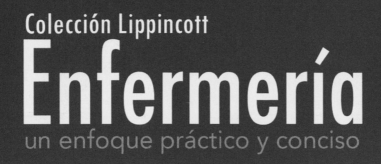

Colección Lippincott
Enfermería
un enfoque práctico y conciso

Enfermería medicoquirúrgica

4.ª edición

T0176386

Colección Lippincott
Enfermería
un enfoque práctico y conciso

Enfermería medicoquirúrgica

4.ª edición

Editores clínicos:

Carolyn Gersch, MSN, RN, CNE
Nicole Heimgartner, MSN, RN, COI
Cherie Rebar, PhD, MBA, RN, COI
Laura M. Willis, DNP, APRN, FNP-C

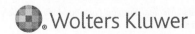
. Wolters Kluwer

Philadelphia • Baltimore • New York • London
Buenos Aires • Hong Kong • Sydney • Tokyo

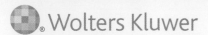

Av. Carrilet, 3, 9.ª planta, Edificio D - Ciutat de la Justícia
08902 L'Hospitalet de Llobregat, Barcelona (España)
Tel.: 93 344 47 18   Fax: 93 344 47 16   e-mail: consultas@wolterskluwer.com

Revisión científica
María Cristina Cometto
Doctora en Ciencias de la Salud. Magíster en Sistemas y Servicios de Salud. Lic. en Enfermería.
Profesora Titular de la Universidad Nacional de Córdoba, Argentina

Cecilia Sánchez Moreno
Maestra en Ciencias en Enfermería. Docente del Área Académica de Enfermería del Instituto de Ciencias de la Salud (ICSa) de la Universidad Autónoma del Estado de Hidalgo (UAEH), México

Traducción
Gustavo Mezzano
Cirujano general por la Universidad de Buenos Aires, Argentina. Traductor y supervisor médico

Dinorah Soberanes R.
Traductora por el Instituto Superior de Intérpretes y Traductores, México

Dirección editorial: Carlos Mendoza
Editora de desarrollo: Núria Llavina
Gerente de mercadotecnia: Juan Carlos García
Cuidado de la edición: Doctores de Palabras

Diseño de portada: Juan Esteban Mendoza
Crédito de la imagen de cubierta: iStock.com/ViktorCap
Impresión: R.R. Donnelley Shenzhen / Impreso en China

Se han adoptado las medidas oportunas para confirmar la exactitud de la información presentada y describir la práctica más aceptada. No obstante, los autores, los redactores y el editor no son responsables de los errores u omisiones del texto ni de las consecuencias que se deriven de la aplicación de la información que incluye, y no dan ninguna garantía, explícita o implícita, sobre la actualidad, integridad o exactitud del contenido de la publicación. Esta publicación contiene información general relacionada con tratamientos y asistencia médica que no debería usarse en pacientes individuales sin antes contar con el consejo de un profesional médico, ya que los tratamientos clínicos que se describen no pueden considerarse recomendaciones absolutas y universales.

El editor ha hecho todo lo posible para confirmar y respetar la procedencia del material que se reproduce en este libro y su copyright. En caso de error u omisión, se enmendará en cuanto sea posible. Algunos fármacos y productos sanitarios que se presentan en esta publicación sólo tienen la aprobación de la Food and Drug Administration (FDA) para uso limitado al ámbito experimental. Compete al profesional de la salud averiguar la situación de cada fármaco o producto médico que pretenda utilizar en su práctica clínica, por lo que aconsejamos consultar con las autoridades sanitarias competentes.

Derecho a la propiedad intelectual (C. P. Art. 270)
Se considera delito reproducir, plagiar, distribuir o comunicar públicamente, en todo o en parte, con ánimo de lucro y en perjuicio de terceros, una obra literaria, artística o científica, o su transformación, interpretación o ejecución artística fijada en cualquier tipo de soporte o comunicada a través de cualquier medio, sin la autorización de los titulares de los correspondientes derechos de propiedad intelectual o de sus cesionarios.

Reservados todos los derechos.
Copyright de la edición en español © 2017 Wolters Kluwer
ISBN de la edición en español: 978-84-16781-60-7
Depósito legal:
Edición en español de la obra original en lengua inglesa *Medical-Surgical Nursing Made Incredibly Easy!*, 4.ª ed., editada por Carolyn Gersch y cols., publicada por Wolters Kluwer

Copyright © 2017 Wolters Kluwer
Two Commerce Square
2001 Market Street
Philadelphia, PA 19103
ISBN de la edición original: 978-1-4963-2484-9

RRS1705

Colaboradores

Natalie Burkhalter, MSN, ACNP, FNP, CS
Family Nurse Practitioner
Mercy Ministries of Laredo
Laredo, Texas

Melanie N. DeGonzague, MSN, APRN,
 AGPCNP-BC
Nurse Practitioner
The Christ Hospital Health Network
Cincinnati, Ohio

Katie Dinh, MSN, APRN, AGPCNP-BC
Nurse Practitioner
The Christ Hospital Health Network
Cincinnati, Ohio

Shelba Durston, MSN, CCRN, SAFE
Professor of Nursing, San Joaquin Delta
 College
Staff Nurse, San Joaquin General Hospital
French Camp, California

Eileen Danaher Hacker, PhD, RN, AOCN, FAAN
Associate Professor and Associate
 Department Head
Department of Biobehavioral Health
 Science
College of Nursing
University of Illinois at Chicago
Chicago, Illinois

Mary Jones, DNP, CNM, ENP-BC, FNP-BC
Family Nurse Practitioner, Nurse-Midwife
Quaker City, Ohio
Associate Professor; Course Coordinator;
 Course Faculty; Regional Clinical Faculty
Frontier Nursing University
Hyden, Kentucky

Jessica Ledford, MSN, RN
Unit Manager at Premier Health Partners
Dayton, Ohio

Katrin Moskowitz, DNP, APRN
Nurse Practitioner Specialist
Torrington, Connecticut

Mary Jane Nottoli, MSN, RN
Nurse-Educator
Cuyahoga Community College
Rocky River, Ohio

Amy Potter, MSN, RN, CNL
Registered Nurse
Dayton VA Medical Center
Dayton, Ohio

Marilyn J. Schuler, MSN, RN, CNE
Nursing Instructor II
Mercy Hospital School of Nursing
Pittsburgh, Pennsylvania

Tracy Taylor, MSN, RN
Associate Professor, Division of Nursing
Kettering College
Kettering, Ohio

Estella J. Wetzel, MSN, APRN, FNP-C
Nurse Practitioner
Horizon Primary Care, LLC
Vandalia, Ohio

Colaboradores de la edición anterior

Natalie Burkhalter, MSN, ACNP, FNP, CS

Kimberly Clevenger, MSN, RN, EdDC

Shelba Durston, MSN, RN, CCRN, SAFE

Ginger E. Fidel, MSN, RN, CNL

Stephen Gilliam, PhD, RN, FNP-BC

Eileen Danaher Hacker, PhD, RN, AOCN, FAAN

Juanita Hickman, PhD, RN

Julia Isen, MS, RN, FNP-C

Lynn D. Kennedy, MN, RN, CCRN

Mary Jane Nottoli, MSN, RN

Donna Scemons, PhD, FNP-BC, CNS

Marilyn J. Schuler, MSN, RN, CNE

Kendra S. Seiler, MSN, RN

Beth H. Snitzer, MSN, RN, GCNS-BC, CS

Prefacio

Nos encontramos en un tiempo de transformación en el manejo de la información y la tecnología. Existe una enorme cantidad de recursos disponibles (en línea, libros digitales y, por supuesto, textos impresos). A veces el volumen de los recursos puede ser abrumador. El concepto de sobrecarga informativa se remonta a los siglos III o IV a. C., y el filósofo Séneca escribió que "la abundancia de libros es una distracción". Por lo tanto, con tantas referencias disponibles en la actualidad para estudiantes y profesionales de enfermería, ¿por qué elegir otro texto medicoquirúrgico? La cuarta edición de *Enfermería medicoquirúrgica* de la *Colección Lippincott Enfermería. Un enfoque práctico y consiso* es esencial para los estudiantes, el personal de enfermería en activo y quienes vuelven a la práctica. La enfermería medicoquirúrgica es un campo complejo y diverso, con muchas subespecialidades que se expanden continuamente en diversos entornos. Nuestro lugar ya no está sólo junto a la cama del paciente. Cualquiera que sea tu entorno de práctica, esta referencia única lo tiene todo en un único y práctico tomo: trastornos frecuentes, etiología, fisiopatología, manifestaciones clínicas y métodos de diagnóstico y tratamiento actualizados.

Comienza con las bases de la enfermería medicoquirúrgica y el proceso de enfermería, luego cubre los conceptos básicos de la atención, incluidos los líquidos y los electrólitos, el equilibrio acidobásico, el control del dolor y los cuidados perioperatorios. Siguen 13 capítulos que abarcan los trastornos frecuentes organizados por aparatos y sistemas. Los capítulos adicionales incluyen la atención en caso de cáncer, obesidad, los cuidados gerontológicos y la atención durante el final de la vida.

Todos los contenidos se presentan en un formato fácil de leer, con marcadores que hacen hincapié en los datos importantes. Los capítulos sobre enfermedades comienzan con una revisión de la anatomía y la fisiología, la anamnesis y la exploración física; siguen con los métodos de diagnóstico, incluyendo la preparación del paciente, el seguimiento y los puntos importantes que se deben aprender; por último, se presentan los diagnósticos enfermeros de NANDA. Los trastornos frecuentes incluyen la etiología, la fisiopatología, las manifestaciones clínicas, los métodos diagnósticos y terapéuticos y las intervenciones de enfermería que incluyen recomendaciones sobre la práctica basada en la evidencia.

Los siguientes íconos permiten identificar rápidamente las secciones especiales para potenciar y reforzar la comprensión del contenido por parte del lector:

Mira con cuidado proporciona ilustraciones y gráficos sobre anatomía, fisiología y vías complejas.

Educación de vanguardia ofrece consejos prácticos sobre cómo instruir a los pacientes.

¿Qué hago? identifica los pasos a tomar en situaciones de urgencia.

El peso de la evidencia incluye consejos actualizados sobre la práctica basada en la evidencia para apoyar las acciones de enfermería.

Para recordar proporciona reglas mnemotécnicas útiles para potenciar la memoria y reforzar conceptos importantes.

Preguntas de autoevaluación evalúa la comprensión del lector sobre el material cubierto en cada capítulo.

Algunos apoyos adicionales incluyen ilustraciones que destacan los puntos importantes. Para complementar el texto se encuentran materiales auxiliares en línea (en inglés) para estudiantes de enfermería, que incluyen:

- 1 000 preguntas estilo NCLEX en el formato más reciente
- Tutoriales NCLEX
- Estudios de casos de simulación clínica
- Estrategias de evaluación y técnicas de estudio

Los contenidos relevantes y las características presentadas en un formato extremadamente legible y disfrutable ayudan a que éste sea un libro esencial para enfermeras y enfermeros, estudiantes y profesiones afines. Los estudiantes disfrutarán del estilo de escritura amigable y pueden utilizar el texto como auxiliar de los materiales de la clase. Los docentes pueden recomendarlo como una ayuda para clarificar conceptos o como preparación para el NCLEX. El personal de enfermería ya graduado puede tenerlo a la mano para hacer una revisión rápida cuando atiende a un paciente con un diagnóstico con el que no está familiarizado o emplearlo para refrescar la memoria. Sin importar cuál sea tu entorno ni tus antecedentes, la cuarta edición de *Enfermería medicoquirúrgica* de la *Colección Lippincott Enfermería. Un enfoque práctico y consiso* te resultará una forma útil y divertida para aprender o refrescar tus conocimientos y tu comprensión de la enfermería medicoquirúrgica, el campo que todos amamos.

Carolyn Gersch, MSN, RN, CNE
Nicole Heimgartner, MSN, RN, COI
Cherie Rebar, PhD, MBA, RN, COI
Laura M. Willis, DNP, APRN, FNP-C
Beavercreek, Ohio

Contenido

Capítulo 1

Práctica de la enfermería medicoquirúrgica

Objetivos

En este capítulo aprenderás:

◆ Roles y funciones del personal de enfermería medicoquirúrgica

◆ Definiciones de los términos *salud* y *enfermedad*

◆ Importancia de la promoción de la salud en la atención del paciente

Una mirada a la enfermería medicoquirúrgica

La enfermería medicoquirúrgica se centra en los pacientes adultos con enfermedades agudas y crónicas, y sus respuestas a alteraciones reales o potenciales en la salud. Esta rama de la enfermería es una de varias especialidades cuyo espectro es mucho mayor que, por ejemplo, la enfermería cardiovascular u ortopédica.

Gracias a la Academia

La Academy of Medical-Surgical Nurses fue creada en 1991 y hoy en día tiene 80 subsidiarias a lo largo de Estados Unidos. El personal de enfermería medicoquirúrgica asume diversos papeles y responsabilidades. Puede trabajar en cualquier entorno médico y gran parte está empleado en instituciones de atención a trastornos agudos.

Qué debes saber

Debido a que atienden un amplio rango de pacientes en términos de edad y enfermedad, el personal de enfermería medicoquirúrgica necesita mucho conocimiento sobre biología, fisiología y ciencias sociales. Además, como el paciente medicoquirúrgico en general tiene más de 65 años, es útil contar con una sólida base en gerontología.

El paciente medicoquirúrgico típico tiene más de 65 años, por lo que una base sólida en gerontología resulta muy útil.

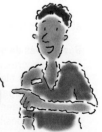

Roles y funciones

Los cambios recientes en la atención médica también reflejan los cambios en la población que requiere atención de enfermería y un cambio de filosofía hacia la promoción de la salud en lugar del tratamiento de la enfermedad. El papel del personal de enfermería medicoquirúrgica se ha ampliado en respuesta a estos cambios, y además de ser cuidadores, como siempre, ahora también son educadores, defensores, coordinadores de atención, agentes de cambio, planificadores del alta e investigadores.

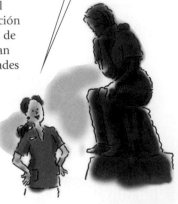

Estoy tan orgullosa de mi nuevo trabajo… Le llamo "El pensador crítico".

Cuidador

Los integrantes del personal de enfermería siempre han sido cuidadores, pero las actividades que abarca este rol cambiaron drásticamente en el siglo XX. La mayor educación de enfermeras y enfermeros, la investigación expandida a ellos y el consecuente reconocimiento de que el personal de enfermería se compone de profesionales autónomos e informados, han provocado un aumento en su nivel de independencia y de oportunidades de colaboración (véase *Pensamiento crítico: una habilidad esencial*).

Un modelo de independencia

El personal de enfermería medicoquirúrgica realiza evaluaciones independientes y planifica la atención del paciente de acuerdo con su conocimiento y habilidades. También colabora con otros miembros del equipo de salud para implementar y evaluar la atención.

Educador

El papel del personal de enfermería como educador se ha vuelto cada vez más importante, con un mayor énfasis en la promoción de la salud y la prevención de la enfermedad. Parte de sus funciones consiste en evaluar

---

Pensamiento crítico: una habilidad esencial

En el complejo y rápidamente cambiante entorno médico, el pensamiento crítico es una habilidad necesaria para dar una atención segura y eficaz. Esta forma de pensamiento lleva un paso más allá la solución básica del problema considerando todos los factores relacionados, incluidas las necesidades únicas del paciente y cualquier pensamiento y creencia propia del personal de enfermería que pueda influir la capacidad de toma de decisiones. Las habilidades de pensamiento crítico permiten a enfermeras y enfermeros dar un paso atrás en la situación y observar el cuadro completo con mayor objetividad.

Buscadores de la verdad

Los pensadores críticos no se apoyan en la tradición para obtener todas las respuestas. Más bien, buscan la verdad y persiguen activamente las respuestas a las preguntas para ver el cuadro completo. Además tienen la mente abierta y son creativos, y pueden evaluar las experiencias pasadas para comprender todas las alternativas posibles y así poner la mira en la mejor solución para el paciente.

Practica para tu práctica

Existen libros, artículos y cursos en línea que le permiten a enfermeras y enfermeros mejorar sus habilidades de pensamiento crítico. Cuando se usa el pensamiento crítico, los pacientes tienen mayores probabilidades de tener mejores resultados.

las necesidades de aprendizaje, planificar e implementar estrategias educativas que permitan llenar tales necesidades, y evaluar la eficacia de la enseñanza. Para ser educadores efectivos, el personal de enfermería debe tener habilidades de comunicación interpersonal y estar familiarizado con los principios de aprendizaje en los adultos. También debe considerar los antecedentes educativos, culturales y socioeconómicos del paciente cuando planifica y proporciona capacitación.

Antes de irte

La enseñanza del paciente también es una parte importante de la planificación del alta. La instrucción para el paciente, los familiares y los cuidadores tiene una importancia crítica, ya que hoy en día las altas son más tempranas, y a menudo los pacientes están más enfermos. Junto con la educación, vienen responsabilidades, como hacer derivaciones, identificar recursos comunitarios y personales, y ordenar el equipamiento y los implementos necesarios para el cuidado en el hogar.

Defensor

La primera responsabilidad del equipo de enfermería como defensor es asegurar la salud, el bienestar y la seguridad del paciente. Ser un protector también significa que se hace todo lo posible para respetar las decisiones del paciente y comunicar estos deseos a los demás miembros. Enfermeras y enfermeros deben aceptar las decisiones del paciente sin juzgarlas, aun si difieren de las suyas.

El personal de enfermería desempeña un papel importante en la coordinación de los esfuerzos de todos quienes integran el equipo de salud.

Coordinador

Todo el personal de enfermería ejerce el liderazgo y el manejo de tiempo, recursos humanos y materiales y entorno en el cual proporciona atención. Lleva a cabo estas tareas dirigiendo, delegando y coordinando las actividades (véase *Cómo delegar con seguridad*, p. 4).

¡A reunión!

Todos los miembros del equipo de salud, incluido el personal de enfermería, proporcionan atención al paciente. Aunque puede considerarse que el médico de atención primaria es el jefe del equipo, el personal de enfermería desempeña un papel importante en la coordinación de los esfuerzos de todos los miembros para alcanzar los objetivos y puede conducir las sesiones para facilitar la comunicación entre el resto del equipo.

Agente de cambio

Como agente de cambio, el personal de enfermería trabaja con el paciente para establecer las preocupaciones sobre su salud y con los miembros del equipo para solucionar los problemas organizativos y comunitarios. Este papel demanda conocimiento de la teoría del cambio, que permite comprender su dinámica, las respuestas humanas a éste y las estrategias para un cambio eficaz.

Cómo delegar con seguridad

El personal de enfermería debe comprender bien sus responsabilidades para asegurar una delegación segura y exitosa. Debe recordar que, aunque se puede delegar la ejecución de una tarea, la responsabilidad no. Cuando un miembro del personal de enfermería delega una tarea, debe asegurarse de que la persona asignada la comprende y tiene el conocimiento y las habilidades necesarias para hacerla. Quien delega también debe recibir información de forma regular de la persona a la que le encomendó la tarea, hacer preguntas específicas y evaluar los resultados.

Los seis correctos

El National Council of State Boards of Nursing identifica los "6 correctos" de la delegación que el personal de enfermería que delega debe respetar. Estos puntos son:

1. Tarea correcta: la tarea asignada o transferida debe estar dentro del espectro de capacidades y práctica del individuo que recibe la orden.
2. Circunstancias correctas: la variable individual (estado del paciente, entorno, capacitación del cuidador) debe ser adecuada para la delegación.
3. Persona correcta: quien recibe la orden debe tener la autoridad legal para realizar la tarea. La política institucional respecto de la delegación debe ser congruente con la ley.
4. Dirección y comunicación correctas: las instrucciones y expectativas deben ser claras, específicas y bien comprendidas.
5. Supervisión y seguimiento correctos: el miembro del personal de enfermería que delega la tarea debe supervisar, guiar y evaluar el rendimiento de los individuos a quienes delega. Además de asegurar que una tarea en particular ha sido realizada con éxito, también debe proporcionar capacitación y retroalimentación al colaborador que trabaja bajo su dirección.
6. Documentación correcta.

Otras fuentes agregan cuatro "correctos" más:

7. Derecho a rehusarse a hacer la tarea.
8. Valoración correcta.
9. Capacitación correcta del paciente.
10. Evaluación correcta.

Hacer lo correcto

En la comunidad, el personal de enfermería sirve como modelo y ayuda a las personas a cambiar circunstancias para mejorar el entorno, las condiciones de trabajo u otros factores que afectan la salud. También trabajan para cambiar la legislación ayudando a dar forma y fundamento a las leyes que promueven la salud y la seguridad, como las que establecen el empleo de asientos de seguridad en los automóviles y cascos en las motocicletas.

Planificador del alta

Como planificador del alta, el personal de enfermería inicia evaluando las necesidades del paciente para su alta desde el momento de la admisión, lo que incluye los sistemas de apoyo del paciente y su situación vital. También vincula al paciente con los recursos comunitarios disponibles.

Investigador

Las tareas primarias de la enfermera o enfermero investigador son promover el crecimiento en la ciencia de la enfermería y el desarrollo de bases científicas para la práctica de la enfermería. Todos los integrantes deben involucrarse en la investigación y aplicar los hallazgos en su práctica.

La evidencia se encuentra en...

El personal de enfermería proporciona el mejor cuidado posible al paciente cuando basa su práctica en la evidencia científica. La práctica de enfermería basada en la evidencia depende del empleo consciente y constante de la investigación científica para tomar decisiones informadas. El personal de enfermería puede obtener la última información científica de varias fuentes, incluidos medios electrónicos e impresos. Sin embargo, para utilizar esta información apropiadamente, debe evaluar o formar un juicio propio sobre la evidencia. Asimismo, debe valorar la investigación de acuerdo con su fuerza y calidad para determinar la mejor información científica a fin de emplearla en su práctica, siempre teniendo en mente la importancia de la atención centrada en el paciente. Un estudio científico sólido ofrece conclusiones válidas (o sea, fiables o correctas). Un estudio de calidad está bien diseñado e implementado, y sus datos están bien recolectados y evaluados (véase *Tipos y potencia de la evidencia*).

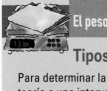

El peso de la evidencia

Tipos y potencia de la evidencia

Para determinar la potencia o la fuerza de la evidencia utilizada para apoyar una teoría o una intervención, primero hay que identificar el tipo de evidencia presentado. Después, se clasifica de acuerdo con la fuerza relativa, de débil a fuerte, como se muestra a continuación:

Revisión sistemática de los estudios aleatorizados controlados (EAC) o guías de
   práctica clínica basada en la evidencia en revisiones sistemáticas de EAC
EAC bien diseñados
Estudios controlados sin aleatorización, cuasiexperimentales
Estudios de casos, controles y de cohortes bien diseñados
Revisiones sistemáticas de estudios descriptivos
   y cualitativos
Un solo estudio descriptivo o cualitativo
Opinión de autoridades o comités
   de expertos

*La fuerza de la evidencia
aumenta*

Continuo salud-enfermedad

La manera en la que las personas se ven a sí mismas (como individuos y como parte del entorno) afecta la forma de definir la salud. Muchas consideran la salud como un continuo, con el bienestar (el mayor nivel de funcionalidad) en un extremo y la enfermedad y la muerte en el otro. Todas las personas están en algún punto en este continuo y, a medida que su estado de salud cambia, su ubicación en el continuo también cambia.

> Podemos hablar de "salud" todo el tiempo, ¡y la definición de este término tiene muchas implicaciones diferentes!

Definición de salud

Aunque *salud* es un término muy utilizado, abundan las definiciones. No hay una universalmente aceptada. Una frecuente describe la salud como el estado libre de enfermedad, pero esto presenta una situación binaria. Una persona está sana o está enferma. En realidad, las personas pueden estar enfermas para ciertas capacidades y bien para otras.

¿Quién lo dice? La OMS lo dice

La Organización Mundial de la Salud (OMS) llama *salud* al "estado de bienestar total físico, mental y social y no solamente la ausencia de enfermedad". Esta definición no permite grados de salud o enfermedad. Tampoco permite reflejar el concepto de salud dinámica y en constante cambio.

Es cultural

Los sociólogos ven a la salud como un estado que permite la búsqueda y el disfrute de los valores culturales deseados. Ellos incluyen la capacidad de llevar a cabo actividades de la vida diaria, como trabajar y realizar las tareas domésticas.

Es cosa de niveles

Muchas personas ven a la salud como un nivel de bienestar. De acuerdo con esta definición, una persona se esfuerza por alcanzar su máximo potencial. Esto permite una visión más holística y subjetiva de la salud.

Factores que afectan la salud

Una de las principales funciones del personal de enfermería es asistir al paciente para alcanzar un nivel óptimo de bienestar. Cuando evalúan a los pacientes, deben conocer los factores que afectan el estado de salud y planificar las intervenciones de acuerdo con ello. Tales factores incluyen:
- Genética (el carácter biológico y genético que causa enfermedad y condiciones crónicas)

- Habilidades cognitivas (que afectan la visión que tiene la persona sobre la enfermedad y la capacidad de buscar recursos)
- Factores demográficos, como la edad y el sexo (ciertas enfermedades son más prevalentes en ciertos grupos etarios o sexos)
- Sitio geográfico (que predispone a una persona a ciertas alteraciones)
- Cultura (que determina la percepción de una persona acerca de la salud, la motivación para buscar atención y los tipos de prácticas de salud realizados)
- Estilo de vida y entorno (como la dieta, el nivel de actividad y la exposición a toxinas)
- Creencias y prácticas médicas (que pueden afectar de manera positiva o negativa la salud)
- Experiencias de salud previas (que influyen en las reacciones a la enfermedad y la decisión de buscar atención)
- Espiritualidad (que afecta la visión de una persona sobre la salud y la atención médica)
- Sistemas de apoyo (que afectan el grado en el que la persona se adapta y afronta la situación)

Definición de enfermedad

El personal de enfermería debe comprender la manera en la que el concepto de enfermedad puede afectar al paciente. La *enfermedad* puede definirse como una desviación del estado de salud. Es un concepto muy amplio, ya que se refiere a los problemas biológicos y psicológicos específicos que provocan las manifestaciones físicas y producen el mal funcionamiento de aparatos, sistemas y órganos del cuerpo. Puede producirse por factores externos, como agentes infecciosos, o por factores internos, por ejemplo, la ateroesclerosis. El aspecto subjetivo de una enfermedad es importante, ya que un paciente puede tener una enfermedad pero no sentirse enfermo si se encuentra adaptado a ella.

Me dice que no se encuentra bien. Ayúdeme a comprender qué significa la salud para usted.

¿Qué significa para ti?

Una enfermedad también incluye lo que el paciente interpreta como una fuente del trastorno y su importancia, la manera en la que el trastorno afecta su comportamiento y sus relaciones con otros, y los mecanismos de afrontamiento que utiliza. Otro componente importante es el significado que la persona asocia con la experiencia de estar enfermo.

Tipos de enfermedad

La enfermedad puede ser aguda o crónica. Las enfermedades agudas, por lo general, son alteraciones que tienen un inicio relativamente abrupto, una intensidad alta y una duración corta. Si no aparecen complicaciones, la mayoría de las enfermedades agudas terminan con una recuperación completa y la persona vuelve a su nivel de funcionamiento previo o a uno similar.

Recuperar y mantener

Una *enfermedad crónica* es una condición que por lo general tiene un inicio más lento, intensidad menor y mayor duración que la enfermedad aguda. La enfermedad crónica en general incluye períodos de exacerbación (cuando aumentan los síntomas) y de remisión (cuando los síntomas están bien controlados o no se encuentran). El objetivo es ayudar al paciente a recuperar y mantener el mayor nivel posible de salud, aunque algunas personas pueden no volver a su nivel previo de funcionamiento.

Efectos de la enfermedad

Cuando una persona experimenta una enfermedad pueden producirse uno o más cambios que señalan su presencia. Estos cambios incluyen:

- Cambios en la apariencia o la función corporal
- Excreciones corporales inusuales
- Cambios sensoriales
- Manifestaciones físicas incómodas
- Cambios en el estado emocional
- Cambios en las relaciones

La mayoría de las personas experimentan una forma leve de estos cambios en sus vidas. Sin embargo, cuando son suficientemente graves como para interferir con sus actividades diarias, la persona se considera generalmente enferma.

Percepción y reacción

Las reacciones de las personas a sentirse enfermas varían. Algunas buscan atención de forma inmediata, y otros no hacen nada. Algunos pueden exagerar sus síntomas, y otros negarlos. La percepción y la reacción de una persona a la enfermedad es siempre singular y en general depende de la cultura, el conocimiento, el concepto de salud y las experiencias previas con la enfermedad y el sistema de salud.

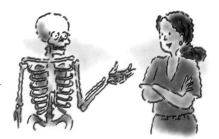

¿Qué te hace pensar que estoy negando mi condición? Perdí un poco de peso… y puede que un poco de piel… pero me siento perfectamente bien, de verdad.

Efectos de la enfermedad en la familia

La presencia de enfermedad en una familia puede tener un efecto dramático en el funcionamiento del grupo como unidad. El tipo de efecto depende de los siguientes factores:

- Qué miembro de la familia está enfermo
- Gravedad y duración de la enfermedad
- Costumbres sociales y culturales de la familia (el papel de cada miembro en la familia y la tarea específica de ese papel)

¿Qué miembro?

Los tipos de cambios de roles que ocurren también pueden variar según el miembro de la familia afectado. Por ejemplo, si el miembro afectado es el principal sostén económico, otros miembros pueden tener que buscar empleo para completar el ingreso familiar. A medida que el sostén económico asume un papel dependiente, el resto de la familia debe ajustarse a sus nuevos roles. Si el afectado es un padre soltero que trabaja, puede haber problemas económicos graves y de cuidado de los niños. Esa persona debe depender de sistemas de apoyo para afrontar el estrés adicional.

Promoción de la salud

La investigación muestra que las prácticas incorrectas de cuidados a la salud contribuyen con un amplio rango de enfermedades, una menor expectativa de vida y un aumento en los costes de salud. Las buenas prácticas de salud pueden tener el efecto opuesto: menos enfermedades, una expectativa de vida más larga y menores costes de salud.

> Mejor tarde que nunca cuando se trata de ciertas prácticas. Por ejemplo, dejar de fumar trae beneficios inmediatos.

Mejor tarde que nunca

Un buen cuidado de la salud puede beneficiar a la mayoría de las personas sin importar cuándo comiencen. Por supuesto, cuanto antes se inicie, menos hábitos errados hay que resolver. Aun así, mejor tarde que nunca. Por ejemplo, dejar de fumar trae beneficios inmediatos y de largo plazo. De forma inmediata, hay una mejoría en la circulación, la frecuencia cardíaca y la presión arterial. Después de 10 años sin fumar, un individuo puede reducir el riesgo de muerte por cáncer de pulmón a la mitad.

¿Qué significa promoción de la salud?

De forma simple, la *promoción de la salud* significa enseñar buenas prácticas de cuidados a la salud y encontrar la manera de ayudar a las personas a corregir los hábitos incorrectos.

Pero, ¿qué debes enseñar específicamente? El proyecto *Healthy People 2020* establece metas integrales para el pueblo estadounidense con el objetivo de reducir la morbilidad y la mortalidad en todas las edades. Estos objetivos constituyen un plan didáctico útil (véase *Healthy People 2020: metas y objetivos*, p. 10).

Atención médica en los adultos

Los adultos mayores de 25 años de edad pueden ser víctimas de varios problemas de salud, incluyendo enfermedades cardíacas y cáncer. Aunque algunos de estos problemas tienen predisposición genética,

Healthy People 2020: metas y objetivos

Cada década, el U.S. Department of Health and Human Services identifica un conjunto de objetivos para mejorar la salud que el pueblo estadounidense debe lograr durante la siguiente década. Los objetivos globales de la iniciativa actual, *Healthy People 2020*, incluyen:

• Lograr vidas largas y de alta calidad, libres de enfermedades prevenibles, incapacidad, lesiones y muerte prematura
• Alcanzar el equilibrio en la salud, eliminar las desigualdades y mejorar la salud en todos los grupos
• Crear entornos sociales y físicos que promuevan la buena salud para todos
• Promover el desarrollo de la salud y los comportamientos saludables en todas las etapas de la vida

Las metas específicas y mensurables en un amplio rango de áreas apoyan estos objetivos; incluyen objetivos para nutrición, condición física y acceso a la atención, así como objetivos específicos, por ejemplo, para el VIH, la diabetes y el cáncer.

Healthy People es manejado por la Office of Disease Prevention and Health Promotion del U.S. Department of Health and Human Services. http://www.healthypeople.gov/

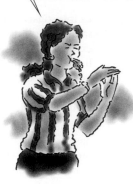

¡Tiempo fuera para fumar y otros hábitos malsanos!

también pueden asociarse con hábitos poco saludables como comer demasiado, fumar, falta de ejercicio y abuso de alcohol o drogas. Tus enseñanzas pueden ayudar a un adulto a reconocer y corregir estos hábitos y asegurar una vida más larga y más saludable.

Cuidados geriátricos

Hoy en día, la gente vive más que antes. En el siglo pasado, la expectativa de vida en Estados Unidos aumentó de 47 a 78 años. Por fortuna, cada vez más adultos mayores mantienen su independencia, con menos necesidades de hospitalización.

Afrontar y evitar

Aun así, la gente más anciana sufre al menos un problema crónico de salud. Con la ayuda del personal de enfermería, puede afrontar sus problemas y aprender a evitar nuevos. De esta forma mejoran su calidad de vida y pueden seguir contribuyendo con la sociedad.

Un estado mental

Recuerda que el envejecimiento es un estado mental y corporal. Alienta al paciente anciano para que continúe con la mayor cantidad de actividades posible según su movilidad y fomenta la exploración de nuevos intereses o pasatiempos. Recomienda la asistencia a seminarios patrocinados por el hospital o la comunidad durante su retiro, que por lo general cubren temas como la preparación de presupuestos así como salud y estado físico.

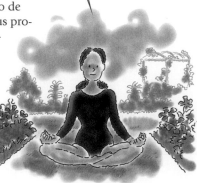

El envejecimiento es un estado tanto de la mente como del cuerpo.

Preguntas de autoevaluación

1. ¿Cuál de los siguientes rasgos no es una característica del pensador crítico?
- A. Confiar en la tradición
- B. Creatividad
- C. Apertura de mente
- D. Búsqueda de la verdad

Respuesta: A. Los pensadores críticos no confían en la tradición, sino que buscan de forma activa las respuestas a las preguntas y consideran todas las alternativas al tomar una decisión. Esto requiere creatividad, deseo de saber la verdad y apertura mental.

2. Un miembro del personal de enfermería que se prepara para delegar una tarea:
- A. Puede delegar la tarea a cualquiera
- B. Puede delegar cualquier tarea
- C. No tiene responsabilidad respecto del seguimiento
- D. Se asegura de que la persona a quien delega tiene la autoridad legal para realizarla

Respuesta: D. Para delegar con seguridad, el personal de enfermería debe observar varios "correctos": la tarea correcta, la circunstancia correcta, la persona correcta, la dirección y comunicación correcta, y la supervisión correcta y el seguimiento.

3. ¿Cuál de las siguientes acciones es un ejemplo de promoción de la salud?
- A. Administrar antibióticos a un paciente
- B. Colocar una férula en un hueso fracturado
- C. Ayudar a un paciente a dejar de fumar
- D. Colocar un catéter i.v.

Respuesta: C. La promoción de la salud implica enseñar buenas prácticas de cuidados de salud y ayudar a las personas a corregir los hábitos incorrectos. De las opciones anteriores, dejar de fumar ayuda al paciente a corregir un hábito incorrecto.

4. El efecto de la enfermedad sobre la unidad familiar depende de varios factores, incluidos:
- A. Cuándo aparece la enfermedad
- B. Qué miembro de la familia se ve afectado
- C. Si la enfermedad se debe a hábitos incorrectos
- D. En qué punto el paciente busca atención

Respuesta: B. El efecto de la enfermedad sobre la unidad familiar depende de qué miembro de la familia se ve afectado, la gravedad y duración de la enfermedad, y las costumbres sociales y culturales de la familia.

Puntuación

★☆☆   Si respondiste las cuatro preguntas correctamente, ¡súper! ¡Estás al tope en la práctica medicoquirúrgica!

★★   Si contestaste tres preguntas de manera acertada, ¡muy bien! ¡Seguro has estado estudiando práctica de enfermería!

★   Si respondiste menos de tres preguntas del modo correcto, ¡no desesperes! ¡Relee el capítulo y mejorarás tu comprensión sobre la salud!

Bibliografía

CDC. Healthy People 2020. Tomado de: www.cdc.gov/nchs/healthy_people/hp2020. htm

Ignatavicius, D., & Workman, L. (2014). *Medical surgical nursing: Patient-centered collaborative care* (8th ed.). St. Louis, MO: Elsevier.

Perry, A., Potter, P., & Ostendorf, W. (2014). *Clinical nursing skills & techniques* (8th ed.). St. Louis, MO: Elsevier Mosby.

University of Wisconsin – Madison. (2015). Nursing resources: Levels of evidence (I-VII). Tomado de: http://researchguides.ebling.library.wisc.edu/c. php?g=293229&p=1953406

WHO. Re-defining Health. Tomado de: www.who.int/bulletin/bulletin_board/83/ ustun11051/en/

Capítulo 2

Proceso de atención de enfermería

Objetivos

En este capítulo aprenderás:

◆ Los cinco pasos clave del proceso de atención de enfermería
◆ Herramientas para una comunicación eficaz con el paciente al recabar la historia clínica
◆ Los componentes de la anamnesis
◆ Técnicas adecuadas para realizar la inspección, la palpación, la percusión y la auscultación

Una mirada al proceso de atención de enfermería

Uno de los avances más significativos en la práctica de la enfermería ha sido el desarrollo y la aceptación del proceso de atención de enfermería. Este abordaje empleado para resolver problemas en la atención de la salud ofrece una estructura para aplicar tus conocimientos y habilidades de una manera organizada y orientada a objetivos. Muy relacionado con el método científico, sirve como la piedra angular de la enfermería clínica proporcionando un método sistemático para determinar los problemas de salud del paciente, diseñar un plan de atención que establezca y resuelva estos problemas, implementar ese plan y evaluar su eficacia.

> La orientación hacia los objetivos es la piedra angular de la enfermería clínica. El proceso de atención de enfermería ayuda a alcanzar este propósito.

Cinco peldaños

Las cinco fases del proceso de atención de enfermería son dinámicas y flexibles. Debido a que están interrelacionadas, a menudo se superponen. Juntas se asemejan a los pasos o etapas en los que muchas otras profesiones se basan para identificar y corregir problemas. Incluyen:

1. Valoración inicial
2. Diagnóstico enfermero
3. Planificación/resultados
4. Implementación
5. Evaluación

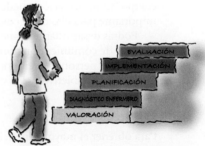

Ventajas del proceso

Cuando se utiliza de manera eficaz, el proceso de atención de enfermería ofrece varias ventajas importantes:

- Los problemas de salud específicos del paciente, no la enfermedad, se vuelven el foco de la atención del equipo de salud. Este énfasis promueve la participación del paciente y alienta su independencia y el cumplimiento (factores importantes para lograr un resultado positivo).
- Identificar los problemas de salud de un paciente mejora la comunicación, proporcionando personal que lo cuida con una lista común de problemas reconocidos.
- El proceso de atención de enfermería proporciona una estructura profesional consistente y ordenada, y promueve la responsabilidad fomentando actividades de enfermería basadas en la evaluación y, de este modo, mejora la calidad.

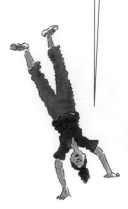

Dinámica y flexible, esa soy yo... y ¡el proceso de atención de enfermería!

Valoración inicial

De acuerdo con la American Nurses Association en el 2015, el personal de enfermería certificado obtiene y analiza datos para poder proporcionar atención enfocada en el paciente e incluye el cuidado de la persona como un todo. Los datos recogidos deben incluir factores psicológicos, psicosociales, espirituales, sociales, culturales y vitales para estar completos. La recolección de los datos puede realizarse durante la anamnesis, la exploración física y la revisión de la información de las pruebas de laboratorio y médica pertinente.

Historia clínica y anamnesis

La anamnesis se utiliza para obtener datos subjetivos sobre el paciente y permite identificar el estado, los tipos de comportamiento y los riesgos para la salud. Pregunta al paciente sobre su salud física y emocional; después, realiza preguntas específicas sobre aparatos y sistemas del cuerpo. La información puede provenir del paciente, de alguna persona importante para él o de su cuidador, o de otros profesionales de la salud.

Podrás desarrollar una buena relación enfermero-paciente si empleas técnicas de comunicación apropiadas para recabar la información mencionada. El personal de enfermería no debe juzgar y debe ser sensible a la cultura, los objetivos y los valores del paciente.

Técnicas eficaces

Para obtener el mayor beneficio de una anamnesis, trata de asegurarte de que el paciente se sienta cómodo y respetado, y de que comprende

que puede confiar en ti. En la entrevista, utiliza técnicas eficaces para ayudarle a identificar recursos y mejorar su capacidad para resolver los problemas. Sin embargo, recuerda que las técnicas exitosas en una situación pueden no ser efectivas en otra. Tu actitud y la interpretación que el paciente haga de tus preguntas pueden variar. Por lo general, debes:
- Dar tiempo al paciente para que piense y reflexione
- Motivarlo para que hable
- Alentarlo a describir una experiencia particular
- Indicarle que le has escuchado repitiendo de alguna manera sus respuestas

Diferenciar entre lo correcto y lo incorrecto

Aunque existen muchas maneras correctas de comunicarse con un paciente, también hay algunas formas incorrectas que pueden entorpecer tu entrevista (véase *Técnicas para la entrevista que debes evitar*).

Durante la entrevista

El entorno físico, la atmósfera psicológica, la estructura de la entrevista y el estilo de las preguntas pueden afectar el flujo de la entrevista y su resultado; también influye tu habilidad para adoptar un estilo de comunicación que se adapte a las necesidades y a la situación. Cierra la puerta para evitar las interrupciones y trata de colocarte de manera tal para que estés frente al paciente, lo suficientemente cerca como para crear un entorno de confianza. Si es posible, siéntate de forma que transmitas tu deseo de invertir el tiempo que sea necesario para escucharlo.

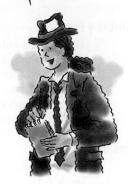

En la entrevista, usa técnicas efectivas para alentar al paciente a hablar sobre sus problemas y experiencias, y para demostrarle que puede confiar en ti.

Técnicas para la entrevista que debes evitar

Algunas técnicas para la entrevista provocan problemas en la comunicación entre el personal de enfermería y el paciente. Las que deben evitarse incluyen:
- Realizar preguntas de tipo "por qué" y "cómo"
- Llevar a cabo preguntas inquisitivas o persistentes
- Utilizar un lenguaje inapropiado o confuso
- Dar consejos
- Dar falsas esperanzas
- Cambiar el tema de conversación o interrumpir

También evita utilizar clisés o respuestas estereotipadas, aprobar o estar de acuerdo con todo, llegar a conclusiones apresuradas o emplear respuestas defensivas.

Comienza desde el principio

Comienza presentándote. Establece un marco de tiempo para la evaluación y pregunta al paciente si tiene dudas sobre el procedimiento. Conversa con él unos minutos de manera informal antes de iniciar la entrevista.

Una nota sobre las notas

Debes tomar notas para recordar con precisión lo que el paciente te dijo, pero asegúrate de que esto no interfiera con la comunicación. Si debes documentar tus hallazgos durante la entrevista empleando un dispositivo manual o electrónico, asegúrate de no dar la espalda al paciente. Mirarlo a los ojos y asentir con la cabeza son pistas visuales que le informan al paciente que le estás escuchando.

Cortito y dulce

Un paciente enfermo, que experimenta dolor o que está sedado puede tener dificultades para completar la anamnesis. En estos casos, sólo recaba la información pertinente para el problema inmediato. Para evitar cansar a un paciente gravemente enfermo, obtén la anamnesis en varias sesiones o interroga a algún familiar o amigo cercano para obtener la información esencial.

Dos tipos

De manera típica, la anamnesis incluye dos tipos de preguntas: las de final abierto, que permiten respuestas más sutiles y flexibles, y las de final cerrado, que requieren sólo un sí o un no. Las preguntas abiertas en general producen información más útil y dan al paciente la sensación de que participa activamente y tiene cierto control sobre la entrevista. Las cerradas ayudan a eliminar las conversaciones vagas. También son útiles cuando la entrevista debe ser breve (p. ej., cuando un paciente informa un dolor extremo o divaga demasiado).

Lógico y paciente

Cualquiera que sea el tipo de preguntas que utilices, muévete de forma lógica desde una sección de la entrevista hacia la siguiente. También deja que el paciente se concentre y dé toda la información necesaria sobre el tema antes de pasar a otro.

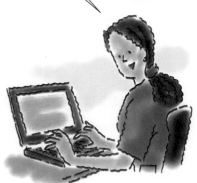

Si debes registrar tus hallazgos durante la entrevista en un dispositivo electrónico, asegúrate de no darle la espalda al paciente.

Obtener los datos para la historia clínica

La anamnesis tiene cinco secciones principales: datos biográficos, patrones de salud y enfermedad, patrones de promoción y protección de la salud, roles y patrones de relación, y un resumen de los datos.

Datos biográficos

Comienza la anamnesis con una revisión de la información personal. Estos datos identifican al paciente y proporcionan información demográfica importante, como dirección, número de teléfono, edad, sexo, fecha de nacimiento, número de seguridad social, lugar de nacimiento, etnia, nacionalidad, estado civil, ocupación, nivel educativo, religión, antecedentes culturales y persona de contacto en caso de urgencia. En algunos centros de salud, esta información la recaba la oficina o el área de ingreso en lugar del personal de enfermería.

Patrones de salud y enfermedad

Esta información incluye el motivo de consulta principal, los antecedentes actuales, pasados y familiares, el estado fisiológico, cualquier tipo de exposición a amenazas ambientales y enfermedades contagiosas, y las consideraciones evolutivas.

Presta atención de la P a la T

Determina por qué el paciente busca atención preguntándole: "¿qué lo trae aquí?". Si el paciente tiene síntomas específicos, registra esa información empleando sus palabras. Pregúntale cuáles son los síntomas específicos o su preocupación para describir el problema con detalle, incluida la supuesta causa. Para asegurarte de que no omites datos pertinentes, usa la regla mnemotécnica PQRST, que proporciona un sistema para obtener información (véase *PQRST: ¿cuál es la historia?*, p. 18).

En un paciente que busca evaluación de seguimiento, consejo o educación, tendrás que tomar pocas notas.

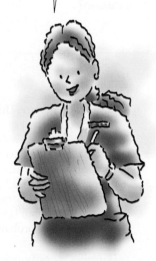

Al paciente que tiene una preocupación específica, pídele que describa el problema con detalle. Asegúrate de registrar la información empleando sus palabras.

Piensa para atrás

A continuación, registra las enfermedades de la niñez y cualquier trastorno, lesión, hospitalización, procedimiento quirúrgico, vacunación, alergia y fármacos que haya tomado con regularidad.

Háblame sobre tu madre

La información sobre parientes cercanos también puede revelar posibles problemas de salud. Algunas enfermedades, como las cardiovasculares, el alcoholismo, la depresión y el cáncer, pueden tener componentes genéticos. Otros, como la hemofilia, la fibrosis quística, la anemia falciforme y la enfermedad de Tay-Sachs, se transmiten genéticamente.

Genograma y abuelos

Determina el estado de salud general de los familiares inmediatos, incluidos los abuelos maternos y paternos, los padres, los hermanos, los tíos y tías, y los hijos. Si alguno ha fallecido, registra el año y

PQRST: ¿cuál es la historia?

Utiliza la regla mnemotécnica PQRST para explorar completamente los síntomas del paciente. Cuando hagas las preguntas, aliéntalo a que describa con gran detalle sus síntomas.

    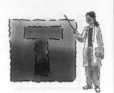

Factores precipitantes o paliativos
Pregunta al paciente:
• ¿Qué provoca o alivia los síntomas?
• ¿El estrés, la ira, ciertas posiciones físicas o alguna otra cosa dispara el dolor?
• ¿Qué hace que los síntomas empeoren o mejoren?

Calidad o cantidad (*quality/quantity*)
Pregunta al paciente:
• ¿Cómo se siente, a qué se parece o cómo suena el síntoma?
• ¿Tiene el síntoma en este momento? Si es así, ¿es más intenso o más leve que lo habitual?
• ¿En qué grado afecta sus actividades normales?

Región o irradiación
Pregunta al paciente:
• ¿En qué lugar del cuerpo aparece el síntoma?
• ¿El síntoma aparece en otras regiones? Si es así, ¿dónde?

Gravedad (*severity*)
Pregunta al paciente:
• ¿Qué tan intenso es el síntoma?, ¿cómo lo calificaría en una escala del 1 al 10, siendo el 10 el más intenso?
• ¿El síntoma parece disminuir, intensificarse o permanecer igual?

Momento (*time*)
Pregunta al paciente:
• ¿Cuándo comienza el síntoma?
• ¿El comienzo fue repentino o gradual?
• ¿Qué tan a menudo aparece?
• ¿Cuánto dura el síntoma?

la causa de muerte. Utiliza un genograma para organizar los datos de la historia familiar.

La información sobre el estado fisiológico pasado y presente del paciente (también denominada *revisión por aparatos y sistemas*) es otro componente de la anamnesis. Comenzando por la cabeza y dirigiéndose de forma sistemática hasta los dedos de los pies, pregunta al paciente sobre cualquier síntoma pasado o presente de enfermedad en cada aparato y sistema corporal. Una evaluación cuidadosa ayuda a identificar trastornos fisiológicos probables o no detectados.

Patrones de promoción y protección de la salud

Lo que un paciente hace o no para mantenerse sano se ve afectado por factores como sus creencias sobre la salud, los hábitos personales, sus patrones de sueño y vigilia, el ejercicio y la actividad, y por sus patrones laborales de salud. Para ayudar a evaluar los patrones de promoción y protección de la salud, pide que describa un día típico y averigua qué comportamientos cree que son saludables.

Roles y patrones de relación

Los patrones de roles y relaciones se reflejan en la salud psicosocial del paciente (psicológica, emocional, social, espiritual y sexual). Para evaluar estos patrones, investiga su autoconcepto, sus influencias culturales y religiosas, el rol y los patrones familiares, sus patrones de sexualidad y reproductivos, los patrones de apoyo social y otras consideraciones psicosociales. Cada uno de estos patrones puede influir en la salud del paciente.

Resumen de los datos de la anamnesis

Concluye la anamnesis con un resumen de todos los hallazgos. Enumera las fortalezas y los recursos para la promoción de la salud junto con las necesidades de educación sobre salud definidas. Si la entrevista mostró un problema médico importante, menciona al paciente cuál es y comienza a establecer y resolver el problema. Ello puede implicar derivación a un médico u otro profesional, así como educación o planificación de mayor investigación.

Exploración física

Lávate las manos frente al paciente antes de comenzar con la exploración física. Los Centers for Disease Control and Prevention (CDC, 2014) recomiendan que todos los trabajadores de atención a la salud se laven las manos para evitar diseminar infecciones. Utiliza campos para que sólo quede expuesta el área que se examinará. Desarrolla un patrón para tu evaluación, comenzando con el mismo aparato o sistema y procediendo siempre con la misma secuencia. Organiza tus pasos para disminuir el número de veces que el paciente debe cambiar de posición. Empleando un abordaje sistemático, es menos probable que olvides un área.

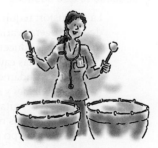

La percusión siempre ha sido mi técnica de evaluación favorita.

Cuenta hasta cuatro

No importa dónde comiences con la exploración física, utilizarás cuatro técnicas:
1. Inspección
2. Palpación
3. Percusión
4. Auscultación

Utiliza estas técnicas en secuencia, excepto cuando realices una evaluación abdominal. Debido a que la palpación y la percusión pueden alterar los ruidos abdominales, la secuencia para la evaluación del abdomen es inspección, auscultación, percusión y palpación. A continuación se presenta cada paso de la secuencia.

Inspección

Inspecciona al paciente utilizando la visión, el olfato y el oído para observar condiciones normales y desviaciones. Realizada de manera correcta, la inspección puede revelar más que las otras técnicas.

La inspección comienza en cuanto ves al paciente y continúa a través de toda la anamnesis y la exploración física. A medida que evalúas cada aparato y sistema, observa el color, el tamaño, la ubicación, el movimiento, la textura, la simetría, el olor y los sonidos.

Palpación

La palpación requiere que toques al paciente con diferentes partes de tus manos, utilizando varios grados de presión. Para ello, debes tener las uñas cortas y las manos cálidas. Siempre palpa las áreas suaves al final. Menciona al paciente el propósito de la palpación y qué es lo que sientes con tus manos.

Palpa para evaluar

Cuando palpes cada parte del cuerpo, evalúa las siguientes características:

- Textura: ¿es rugosa o suave?
- Temperatura: ¿es cálida, caliente o fría?
- Humedad: ¿está seca, húmeda o mojada?
- Movimiento: ¿está quieta o vibra?
- Consistencia de las estructuras: ¿es sólida o está llena de líquido?

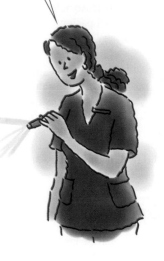

La inspección comienza en cuanto ves al paciente. Realizada correctamente, puede revelar más que otras técnicas en tu exploración física.

Percusión

La percusión implica golpear con tus dedos o con tu mano rápidamente y de forma puntual varias partes del cuerpo del paciente, por lo general el pecho o el abdomen. Esta técnica ayuda a localizar los límites de ciertos órganos, su forma y posición, y determinar si un órgano es sólido o está lleno de líquido o gas (véase *Tipos de percusión*).

¿Escuchas lo que escucho?

La percusión requiere cierta habilidad táctil y un oído entrenado para detectar ligeras variaciones de sonido. Según su densidad, los órganos y los tejidos producen sonidos de diferente intensidad, timbre y duración. Por ejemplo, las cavidades llenas de aire, como los pulmones, producen sonidos marcadamente diferentes a los del hígado y otros tejidos densos (véase *Los sonidos y sus fuentes*, p. 22).

Cuando percutas, muévete de forma gradual de áreas de resonancia a las de sonido más mate y luego compara los sonidos. Además, compara un lado del cuerpo con el otro.

Tipos de percusión

Puedes realizar la percusión utilizando los métodos directo e indirecto. La percusión directa revela blandura. La percusión indirecta produce sonidos que dan claves para identificar los tejidos subyacentes.

Percusión directa

Golpea directamente con uno o dos dedos una parte del cuerpo. Pide al paciente que te diga qué áreas son dolorosas y busca signos de malestar. Esta técnica se emplea por lo general para evaluar los senos de un paciente adulto en busca de dolor.

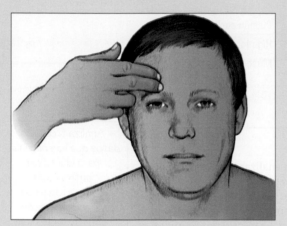

Percusión indirecta

Coloca con firmeza el extremo distal del dedo medio de tu mano no dominante sobre una parte del cuerpo del paciente. El resto de tu mano no debe tocar la superficie del cuerpo. Flexiona la muñeca de tu mano dominante. Golpea directa y rápidamente el punto donde tu dedo medio toca la piel del paciente con el dedo medio de tu mano dominante. Escucha los sonidos producidos.

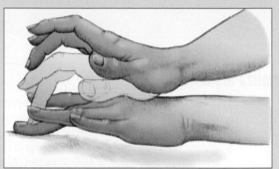

Auscultación

La auscultación, por lo general el último paso de la evaluación, implica escuchar los diferentes ruidos respiratorios, cardíacos e intestinales con un estetoscopio. Para evitar la diseminación de infecciones entre pacientes, limpia las campanas y las piezas terminales del estetoscopio con alcohol o un desinfectante después de utilizarlo.

Hallazgos de las pruebas diagnósticas

Los hallazgos de las pruebas diagnósticas completan la base de datos objetiva. Junto con la anamnesis de enfermería y la exploración física, forman un perfil significativo del estado del paciente.

Sonidos y sus fuentes

A medida que practiques la percusión, reconocerás diferentes sonidos. Cada uno se relaciona con la estructura subyacente. Este cuadro ofrece una guía rápida para identificar los sonidos a la percusión y sus fuentes.

Sonido	Calidad del sonido	Dónde se escucha	Fuente
Timpánico	Sonido de un tambor	En aire encerrado	Aire en el intestino
Sonoro	Hueco	En áreas en parte aéreas, en parte sólidas	Pulmón normal
Hipersonoro	Retumbo	En aire	Pulmón con enfisema
Mate	Seco	En tejidos sólidos	Hígado, bazo, corazón
Sordo	Seco	En tejidos densos	Músculo, hueso

Analiza los datos

El aspecto final de la valoración inicial implica analizar los datos que has recopilado. En tu análisis incluye los siguientes pasos:

- Agrupa los datos significativos en conjuntos lógicos. No basarás tu diagnóstico enfermero en un solo signo o síntoma, sino en una constelación de hallazgos de la evaluación. Al analizar los datos reunidos e identificar los patrones de comportamientos relacionados con la enfermedad, puedes comenzar a percibir el problema del paciente o el riesgo de desarrollar otros problemas.
- Identifica vacíos en los datos. Los signos, los síntomas y los incidentes aislados que no encajan en patrones consistentes pueden proporcionar los hechos faltantes que necesitas para determinar el patrón global del problema de paciente.
- Identifica datos conflictivos o inconsistentes. Aclara la información en conflicto con otros hallazgos de la evaluación y determina qué causa la inconsistencia. Por ejemplo, un paciente con diabetes que dice que cumple con la dieta indicada y la posología de la insulina, pero cuyos valores de glucosa en sangre son muy elevados, puede requerir una revisión de su régimen terapéutico.
- Determina la percepción del paciente sobre una salud normal. Para un paciente puede ser difícil cumplir con el régimen terapéutico cuando su idea de "normal" no concuerda con la tuya.
- Determina cómo maneja el paciente su problema de salud. Por ejemplo: ¿afronta con éxito su problema de salud, o necesita ayuda?, ¿niega que tiene un problema, o lo admite pero no encuentra soluciones?

Analiza todos los datos que has obtenido para identificar patrones de comportamiento relacionados con enfermedades y la percepción de salud del paciente. Utiliza esta información, junto con tu conocimiento de las habilidades de afrontamiento del paciente, para formular un diagnóstico enfermero.

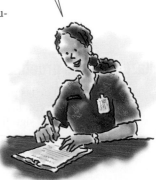

- Fórmate una opinión sobre el estado de salud del paciente. Basa tu opinión en preocupaciones reales, potenciales o posibles reflejadas en las respuestas del paciente a su trastorno y utiliza esto para formular tu diagnóstico enfermero.

Diagnóstico enfermero

El NANDA International (NANDA-I) define el *diagnóstico enfermero* como aquel que lleva a cabo el personal de enfermería y que define las características y los riesgos que se relacionan y afectan el resultado de la atención del paciente a través de estrategias de enseñanza y un plan de tratamiento. El NANDA International actualiza la lista de diagnósticos y puede emplearse como un recurso de consulta para la enfermería (NANDA International, 2015-2017).

Identifica, diagnostica y valida

Al realizar un diagnóstico enfermero, identificarás los problemas del paciente, escribirás un informe diagnóstico y validarás dicho diagnóstico. Establecerás varios diagnósticos enfermeros para cada paciente. Determina la lista de diagnósticos de acuerdo con su prioridad, de manera que primero se aborden los problemas más importantes.

Identificación del problema

El primer paso para desarrollar un diagnóstico enfermero es identificar el problema. Para ello, debes evaluar al paciente y obtener la información clínica. Después, organiza los datos obtenidos durante la evaluación y determina cómo pueden establecerse las necesidades básicas del paciente. El problema identificado puede ser real o potencial. El diagnóstico debe poder ser resuelto por el personal de enfermería dentro del espectro de su práctica.

La taxonomía NANDA-I ayuda al personal de enfermería a establecer un diagnóstico enfermero claro y preciso para los pacientes.

Escribir el informe diagnóstico

El *informe diagnóstico* consiste en un diagnóstico enfermero y la etiología (causa) relacionada con él. Por ejemplo, un informe diagnóstico para un paciente demasiado débil para bañarse adecuadamente podría ser *Déficit para bañarse e higienizarse relacionado con debilidad*. Un informe diagnóstico relacionado con un problema actual podría ser *Deterioro del intercambio de gases relacionado con edema pulmonar*. Un informe relacionado con un problema potencial podría ser *Riesgo de lesión relacionado con marcha inestable*.

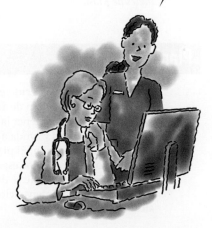

Estrés presente, equilibrio ausente

La *etiología* es un factor estresante o algo que produce una respuesta, un efecto o un cambio. Un factor estresante (a veces conocido como *estresor*) se produce por la presencia de un agente o la ausencia de un factor equilibrante. Los agentes causales pueden ser defectos del nacimiento, factores hereditarios, enfermedades, lesiones, signos o síntomas, factores psicosociales o iatrogénicos, fases del desarrollo, estilos de vida o factores situacionales o ambientales.

Validar cada diagnóstico

A continuación, valida el diagnóstico. Revisa el conjunto de datos. ¿Son consistentes?, ¿el paciente verifica el diagnóstico? Si no es así, tal vez debas volver a observar los datos y modificar el diagnóstico.

Priorizar el diagnóstico

Una vez establecidos varios diagnósticos enfermeros, categorízalos en orden de prioridades. Obviamente, los problemas que amenazan la vida deben solucionarse primero, seguidos de aquellos que amenazan la salud. Además, considera cómo el paciente percibe el problema; la prioridad del paciente puede diferir de la tuya.

Jerarquía de Maslow

Un sistema para clasificar los diagnósticos utiliza la jerarquía de las necesidades de Maslow, que clasifica las necesidades humanas con base en la idea de que las necesidades fisiológicas de menor nivel deben satisfacerse antes que las necesidades abstractas de mayor nivel. Por ejemplo, un paciente que experimenta disnea probablemente no está interesado en discutir el estado de sus relaciones actuales (véase *Jerarquía de las necesidades de Maslow*).

Planificación

Una vez que haz establecido el diagnóstico enfermero, desarrollarás por escrito un plan de atención. Un plan escrito sirve como herramienta para mantener la comunicación entre los miembros del equipo de salud y ayuda a asegurar una continuidad en el intercambio de información. El plan tiene dos partes: los resultados del paciente (o los resultados esperados), que describen comportamientos o resultados que se deben alcanzar dentro de un tiempo determinado; y las intervenciones de enfermería necesarias para alcanzar tales resultados.

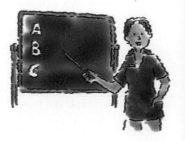

Prioriza las necesidades del paciente, estableciendo primero cuáles son las necesidades que amenazan la vida y después las que amenazan la salud.

Jerarquía de las necesidades de Maslow

Para formular diagnósticos enfermeros, debes conocer las necesidades y los valores del paciente. Por supuesto, primero deben satisfacerse las necesidades fisiológicas (representadas por la base de la pirámide del diagrama).

Autorrealización
El reconocimiento y la realización del potencial propio, el crecimiento, la salud y la autonomía

Autoestima
Sentido de autoestima, autorrespeto, independencia, dignidad, privacidad y autoconfianza

Amor y pertenencia
Afiliación, afecto, intimidad, apoyo y consuelo

Seguridad
Seguridad contra las amenazas fisiológicas y psicológicas, protección, continuidad, estabilidad y ausencia de peligros

Necesidades fisiológicas
Oxígeno, comida, excretas, control de la temperatura, movilidad, descanso y comodidad

AUTO REALIZACIÓN
AUTOESTIMA
AMOR Y PERTENENCIA
SALUD Y SEGURIDAD
NECESIDADES FISIOLÓGICAS

Asegúrate de incluir dos partes en tu plan escrito: los resultados del paciente y las intervenciones de enfermería que correspondan. De igual importancia, establece ambas partes del plan de intervención en términos y fechas mensurables y observables.

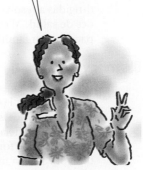

Mide y observa

Asegúrate de establecer ambas partes del plan de atención en términos y tiempos observables y mensurables. La afirmación "el paciente percibe un aumento en su autoestima" es demasiado vaga, le falta un marco de tiempo y no ofrece medios para observar la autopercepción del paciente. Un resultado como "el paciente se describirá a sí mismo de una forma positiva dentro de la semana", da un medio observable y un marco de tiempo para evaluar el comportamiento del paciente (véase *Asegurar un plan de atención exitoso, p. 26*).

Opciones de intervención

Antes de implementar un plan de atención, revisa tus opciones y evalúa su potencial de éxito. Determina si puedes obtener el equipamiento y los recursos necesarios. Si no es así, intenta obtenerlos o cambia la intervención. Observa el deseo del paciente de participar en las intervenciones y mantente preparado para posponerlas o modificarlas si es necesario.

Asegurar un plan de atención exitoso

Tu plan de atención debe apoyarse en las bases sólidas de un diagnóstico enfermero cuidadosamente seleccionado. También debe adecuarse a las necesidades del paciente, como edad, nivel de desarrollo, cultura, fortalezas y debilidades, y buena voluntad y capacidad para formar parte de su atención. Tu plan debe ayudar al paciente a alcanzar el máximo nivel funcional posible a la vez que plantea un mínimo riesgo, sin crear nuevos problemas. Si la recuperación completa no es posible, tu plan debe ayudarlo a afrontar física y emocionalmente el deterioro o la disminución de su salud.

Las siguientes guías te ayudarán a asegurar que tu plan de salud sea eficaz.

Sé realista

Evita establecer objetivos demasiado difíciles de lograr para el paciente, ya que puede desalentarse, deprimirse y volverse apático si no puede alcanzar las metas esperadas.

Adapta tu abordaje

Individualiza tus objetivos de resultados y tus intervenciones de enfermería. Ten en mente que cada paciente es único; los problemas de dos pacientes no son exactamente iguales.

Evita los términos ambiguos

Utiliza términos precisos y cuantitativos en lugar de ambiguos. Por ejemplo, si el paciente está inquieto describe su comportamiento específico, como "se encuentra moviéndose y dándose vueltas en la cama". Para indicar que las constantes vitales del paciente se encuentran estables, documenta mediciones específicas, como "frecuencia cardíaca de 100 latidos/min" más que "frecuencia cardíaca estable".

Implementación

La fase de implementación es cuando pones en acción tu plan de atención. La implementación incluye todas las intervenciones de enfermería dirigidas a resolver los problemas del paciente y satisfacer sus necesidades de salud. Al coordinar la implementación, también busca ayuda del paciente, su familia y otros cuidadores.

Observar y evaluar

Una vez implementado el plan de atención, sigue observando al paciente para establecer la eficacia de las intervenciones y ajustarlas de acuerdo con los cambios en su estado. La documentación de los resultados alcanzados debe reflejar el plan de atención. Revisa y actualiza todo el plan de atención de forma periódica, de acuerdo con las políticas de tu institución. Ten en mente que el plan de atención en general es una parte permanente del registro médico del paciente.

Evaluación de resultados

Una vez que pasó el tiempo suficiente para que el plan permitiera los cambios deseados, estás listo para la evaluación, el paso final del procedimiento de enfermería. Durante este paso, debes decidir si las intervenciones realizadas permitieron que se alcanzaran los resultados deseados.

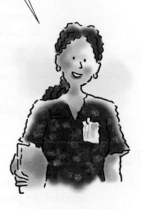

Una evaluación positiva significa que el estado del paciente ha cambiado según lo esperado, los objetivos se han cumplido y ha ocurrido algún progreso.

Comienza por el final

Comienza revisando los resultados del paciente enunciados para cada diagnóstico enfermero. Después, observa los cambios en el comportamiento del paciente y juzga cómo satisfacen los objetivos relacionados con ellos. ¿El comportamiento cuadra con el resultado o falta algo?

Considera la evaluación como positiva si el comportamiento del paciente ha cambiado como se esperaba, si se han conseguido los resultados o si ha habido algún progreso. El fracaso en alcanzar estos criterios constituye una evaluación negativa y requiere nuevas intervenciones.

Éxito en el proceso

La fase de evaluación también permite juzgar la eficacia del proceso de atención de enfermería como un todo. Si el proceso se ha aplicado exitosamente, el estado de salud del paciente mejorará. El progreso puede significar la resolución del problema. El paciente puede realizar las acciones de autocuidados con un sentido de independencia y confianza, y puedes confiar en que has cumplido con tu responsabilidad profesional.

Preguntas de autoevaluación

1. Al realizar la anamnesis en un paciente, primero pregunta sobre:
   A. Datos biográficos
   B. Motivo de consulta
   C. Cobertura de salud
   D. Antecedentes familiares

Respuesta: A. Primero toma nota de los datos biográficos; de otra manera, puedes confundirte con el relato del paciente y olvidar preguntar cuestiones básicas.

2. La primera técnica en la secuencia de tu exploración física es:
   A. Palpación
   B. Auscultación
   C. Inspección
   D. Percusión

Respuesta: C. La evaluación de aparatos y sistemas inicia con la inspección. Es la técnica más usada, y puede revelar más que cualquier otra.

3. Cuando palpas el abdomen comienza:
   A. Con suavidad
   B. Con firmeza
   C. Profundamente
   D. En las áreas más blandas

Respuesta: A. La palpación suave siempre se realiza primero para detectar características superficiales. Las áreas blandas deben palparse siempre al final.

4. Los resultados esperados se definen como:
   A. Objetivos que el paciente debe alcanzar como resultado de las intervenciones de enfermería planificadas
   B. Lo que el paciente y la familia te piden que cumplas
   C. Objetivos un poco más altos de los que el paciente de forma realista puede alcanzar para ayudar a motivarlo
   D. Objetivos establecidos por el equipo médico de cada paciente

Respuesta: A. Los resultados esperados deben ser objetivos realistas y mensurables, y debe haber fechas límite.

Puntuación

☆☆☆ Si respondiste las cuatro preguntas correctamente, ¡bravo! Eres un profesional del proceso.

☆☆ Si contestaste tres preguntas de manera acertada, ¡así se hace! Tienes el proceso de atención de enfermería bastante aprendido.

☆ Si respondiste menos de tres preguntas correctamente, ¡ánimo! Procesa este capítulo una vez más y prueba otra vez.

Bibliografía

American Nurses Association. (2015). Tomado de: http://www.nursingworld.org/EspeciallyForYou/What-is-Nursing/Tools-You-Need/Thenursingprocess.html

Centers for Disease Control and Prevention. (2014). *Hand hygiene basics.* Tomado de: http://www.cdc.gov/handhygiene/Basics.html

Edelman, C. L., Kudzma, E. C., & Mandle, C. L. (2014). *Health promotion: Throughout the life span* (8th ed.). St. Louis, MO: Elsevier/Mosby.

Giddens, J. F. (2013). *Concepts for nursing practice.* St. Louis, MO: Elsevier/Mosby.

Jensen, S. (2015). *Nursing health assessment: A best practice approach* (2nd ed.). Philadelphia, PA: Wolters Kluwer.

NANDA International. (2010). Position Statement: The structure of the nursing diagnosis statement when included in a nursing care plan. Tomado de: http://www.nanda.org/nanda-international-structure-nursing-diagnosis-statement.html

Capítulo 3

Líquidos y electrólitos

Objetivos

En este capítulo aprenderás:

◆ Cómo se distribuyen los líquidos y los electrólitos por todo el cuerpo

◆ El significado de ciertos términos relacionados con los líquidos y los electrólitos

◆ Los tipos de líquidos intravenosos (i.v.) y cómo se utilizan

◆ Las complicaciones asociadas con la terapia i.v.

◆ Consideraciones de enfermería para pacientes que reciben terapia i.v.

Una mirada a los líquidos

¿Podríamos existir sin los líquidos corporales? Los líquidos son vitales para todas las formas de vida. Ayudan a mantener la temperatura corporal y la forma de las células, y transportan nutrientes, gases y residuos. Da un vistazo a los líquidos y la forma en la que el cuerpo los equilibra.

Los ingresos deben ser iguales que las pérdidas

La piel, los pulmones y los riñones (casi todos los órganos principales) trabajan juntos para mantener un equilibrio adecuado de los líquidos. Para mantener el equilibrio correcto, la cantidad de líquido que ingresa a lo largo del día debe ser igual a la cantidad perdida. Algunas de estas pérdidas pueden medirse (pérdidas sensibles), otras no (pérdidas insensibles).

Un seguimiento de los líquidos

El cuerpo mantiene los líquidos en dos áreas o compartimentos básicos (dentro de las células y fuera de ellas). El líquido dentro de las células se llama *líquido intracelular* (LIC); el líquido hallado fuera de ellas se denomina *líquido extracelular* (LEC). Las paredes capilares y las membranas celulares separan los compartimentos intracelular y extracelular (véase *Compartimentos de los líquidos*, p. 30). Para mantener un adecuado equilibrio hídrico, la distribución de los líquidos entre los dos compartimentos debe mantenerse relativamente constante.

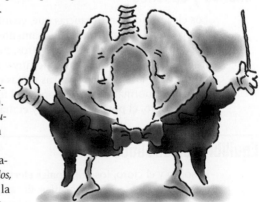

Junto con otros órganos principales del cuerpo, nosotros ayudamos a dirigir los líquidos corporales.

Compartimentos de los líquidos

Esta ilustración muestra los compartimentos principales de los líquidos corporales: el intracelular y el extracelular. El líquido extracelular se divide a su vez en los líquidos intersticial e intravascular. Las paredes capilares y las membranas celulares separan los líquidos intracelulares de los extracelulares.

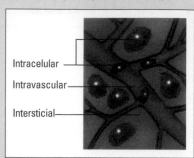

Intracelular

Intravascular

Intersticial

El LEC puede separarse a su vez en el líquido intersticial, que rodea a las células, y el líquido intravascular, o plasma, que es la parte líquida de la sangre. En los adultos, la cantidad de líquido intersticial representa el 75 % del LEC. El plasma representa el 25 % restante.

Una mirada a los electrólitos

Los electrólitos trabajan en conjunto con los líquidos para mantener la salud y el bienestar. Se encuentran en concentraciones variadas dependiendo de si están dentro o fuera de las células (véase *Para entender los electrólitos*, p. 31). Los electrólitos son cruciales para casi todas las reacciones y funciones celulares. Echa un vistazo a qué son los electrólitos, cómo funcionan y qué altera su equilibrio.

Aniones y cationes

Los electrólitos son sustancias que, cuando están en solución, se separan (o disocian) en partículas eléctricamente cargadas llamadas *iones*. Algunos iones tienen carga positiva; otros, negativa. Los *aniones* son electrólitos que generan una carga negativa; los *cationes* son electrólitos que producen una carga positiva. Las cargas eléctricas hacen que las células funcionen normalmente. El cloruro, el fosfato y el bicarbonato son aniones; el sodio, el potasio, el calcio y el magnesio son cationes.

Equilibrio electrolítico

El sodio y el cloro, los principales electrólitos del LEC, ejercen la mayoría de sus efectos fuera de las células. El calcio y el bicarbonato son otros dos electrólitos encontrados en el LEC. El potasio, el fosfato y el magnesio son los electrólitos más abundantes dentro de la célula.

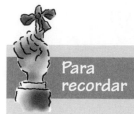

Para recordar

Para ayudarte a recordar qué líquido pertenece a qué compartimento, ten en mente que **INTER** significa entre (como en **inter**valo, entre dos eventos) e **IN-TRA** significa dentro (como en **intra**venoso, dentro de las venas).

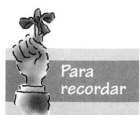

Para recordar

Para recordar la diferencia entre aniones y cationes, recuerda que la **T** en "ca**t**ión" se parece al símbolo positivo "**+**".

Para entender los electrólitos

Los electrólitos ayudan a regular la distribución del agua, controlar el equilibrio acidobásico y transmitir los impulsos nerviosos. También contribuyen en la generación de energía y la coagulación de la sangre. Este cuadro muestra los principales electrólitos del cuerpo. Revisa la ilustración para ver su distribución en las células.

Potasio (K)
Rango de referencia de 3.5 a 5.0 mEq/L
• Principal catión del líquido intracelular (LIC).
• Regula la excitabilidad celular.
• Atraviesa las membranas celulares, por lo que afecta el estado eléctrico de las células.
• Ayuda a controlar la osmolalidad del LIC y, en consecuencia, la presión osmótica del LIC.

Magnesio (Mg)
Rango de referencia de 1.3 a 2.1 mEq/L
• Catión importante del LIC.
• Contribuye con muchos procesos enzimáticos y metabólicos, en especial la síntesis de proteínas.
• Modifica la transmisión del impulso nervioso y la respuesta musculoesquelética (el desequilibrio en sus concentraciones afecta drásticamente los procesos neuromusculares).

Fósforo (P)
Rango de referencia de 3.0 a 4.5 mg/dL
• Principal anión del LIC.
• Promueve el depósito de energía y el metabolismo de los hidratos de carbono, las proteínas y las grasas.
• Actúa como amortiguador (*buffer*) de hidrogeniones.

Sodio (Na)
Rango de referencia de 136 a 145 mEq/L
• Catión del líquido extracelular (LEC).
• Ayuda a controlar la osmolalidad normal del LEC (un cambio en sus concentraciones desencadena cambios en el volumen líquido para restablecer las relaciones entre solutos y agua).
• Ayuda al equilibrio acidobásico.

• Activa las células nerviosas y musculares.
• Influye en la distribución del agua (junto con el cloruro).

Cloro (Cl)
Rango de referencia de 98 a 106 mEq/L
• Principal anión del LEC.
• Ayuda a mantener la osmolalidad normal del LEC.
• Afecta el pH del cuerpo.
• Desempeña un papel vital para mantener el equilibrio acidobásico; se combina con los hidrogeniones para producir ácido clorhídrico.

Calcio (Ca)
Rango de referencia de 9.0 a 10.5 mg/dL
• Catión abudante en dientes y huesos; hallado en concentraciones bastante parecidas en el LIC y el LEC.
• También hallado en las membranas celulares, donde ayuda a las células a adherirse entre sí y mantener su forma.
• Actúa como activador enzimático dentro de las células (los músculos requieren calcio para contraerse).
• Ayuda a la coagulación.
• Afecta la permeabilidad de las membranas celulares y los niveles de disparo.

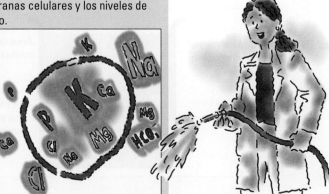

Los electrólitos influyen en la distribución del agua en las células.

Aunque los electrólitos se concentran en un compartimento u otro, no están fijos o congelados en estas áreas. Al igual que los líquidos, se mueven tratando de mantener el equilibrio y la neutralidad eléctrica.

Movimiento de los líquidos y los electrólitos

Así como el corazón late constantemente, los líquidos y los solutos se mueven de manera persistente dentro del cuerpo. Este movimiento permite que el organismo mantenga la *homeostasis*, un estado constante de equilibrio que busca el cuerpo.

Compartimentar

Los solutos dentro de los compartimentos intracelular, intersticial e intravascular del cuerpo se mueven a través de las membranas separando estos compartimentos de diferentes formas. Las membranas son semipermeables, lo que significa que permiten que algunos solutos pasen a través de ellas, pero otros no. Los líquidos y los solutos se mueven a través de las membranas a nivel celular por difusión, transporte activo y ósmosis, y a través de los capilares por filtración capilar y reabsorción.

La difusión va con el flujo

En la difusión, los solutos se mueven de un área de mayor concentración a una de menor concentración, lo que eventualmente produce una igual distribución de los solutos dentro de las dos áreas. La difusión es una forma de transporte pasivo porque no requiere energía para producirse; simplemente ocurre. Como los peces que nadan con la corriente, los solutos simplemente van con el flujo (véase *Difusión*).

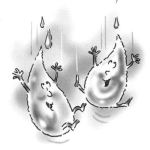

La difusión es nuestra forma favorita de movernos por el cuerpo. Vamos con el flujo.

Difusión

En la difusión, los solutos se mueven de áreas de mayor concentración a zonas de menor concentración hasta que ésta es igual en ambas áreas.

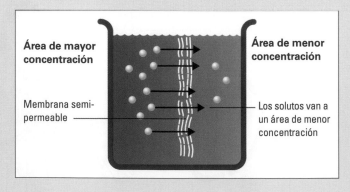

Área de mayor concentración

Área de menor concentración

Membrana semipermeable

Los solutos van a un área de menor concentración

Transporte activo

En el transporte activo, los solutos van de un área de menor concentración a una de mayor concentración. Al igual que los peces nadando corriente arriba, el transporte activo requiere energía para producirse.

La energía requerida por un soluto para moverse contra un gradiente proviene de una sustancia llamada *trifosfato de adenosina* (ATP, de *adenosine triphosphate*). Almacenado en las células, el ATP aporta energía para el movimiento de los solutos dentro y fuera de las células.

Algunos solutos, como el sodio y el potasio, usan ATP para moverse dentro y fuera de las células en una forma de transporte activo llamada *bomba de sodio-potasio*. Con la ayuda de esta bomba, los iones de sodio se mueven del LIC (un área de menor concentración) al LEC (un área de mayor concentración). Con el potasio ocurre lo contrario: una gran cantidad de potasio en el LIC produce un potencial eléctrico en la membrana celular. Los impulsos eléctricos se conducen cuando los iones de potasio se mueven dentro y fuera de las células. Estos impulsos son esenciales para el mantenimiento de la vida.

Otros solutos que requieren transporte activo por la membrana celular son iones de calcio, hidrogeniones, aminoácidos y ciertos azúcares.

El sodio y el potasio mantienen las cosas en movimiento.

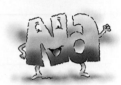

La ósmosis deja salir los líquidos

La *ósmosis* se refiere al movimiento pasivo de los líquidos a través de una membrana de un área de menor concentración de solutos y comparativamente más líquidos a una de mayor concentración de solutos y comparativamente menos líquidos. La ósmosis se detiene cuando se ha movido el suficiente líquido a través de la membrana para igualar la concentración de solutos en ambos lados (véase *Ósmosis*, p. 34).

Vaya, estas paredes son delgadas

Dentro del aparato vascular, sólo los capilares tienen paredes lo suficientemente delgadas como para dejar pasar los solutos. El movimiento de los líquidos y los solutos a través de las paredes de los capilares desempeña un papel crítico en el equilibrio de los líquidos.

La presión está encendida

El movimiento de los líquidos a través de los capilares (llamado *filtración capilar*) se produce porque la sangre empuja a través de las paredes de los capilares. Esta presión, llamada *hidrostática* (o de "líquidos empujados"), fuerza a los líquidos y los solutos a salir a través de las paredes capilares.

Cuando la presión hidrostática dentro de un capilar es mayor que la presión en el espacio intersticial circundante, los líquidos y solutos en los capilares son forzados a entrar en el espacio intersticial. Cuando la presión dentro de los capilares es menor que la presión fuera de ellos, los líquidos y los solutos se vuelven a introducir dentro de los capilares.

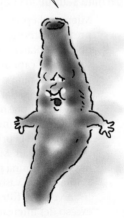

A veces, la presión sólo me llega y no puedo contenerme… ¡tengo que dejarla salir!

Cómo se conservan los líquidos dentro

Un proceso llamado *reabsorción* evita que salga demasiado líquido de los capilares sin importar cuánta presión hidrostática existe dentro de éstos.

Ósmosis

En la ósmosis, los líquidos se mueven de áreas con más líquidos (y menos solutos) a áreas con menos líquidos (y más solutos). Recuerda que en la ósmosis los líquidos se mueven, mientras que en la difusión se mueven los solutos.

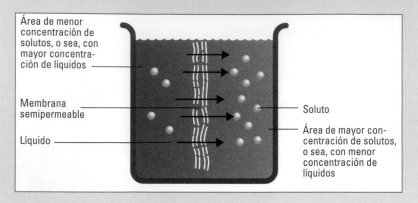

Cuando el líquido se filtra a través de un capilar, la proteína albúmina se queda atrás en un volumen menor de agua. La albúmina es una molécula grande que por lo general no puede atravesar las membranas capilares. Conforme la concentración de albúmina dentro del capilar aumenta, el líquido comienza a volver dentro de los capilares por medio de ósmosis.

Piensa en la albúmina como un "imán de agua". La fuerza osmótica de la albúmina en el espacio intravascular se conoce como *presión osmótica coloidal del plasma*, que en los capilares es en promedio de unos 25 mm Hg (véase *Albúmina*).

Se permite salir de los capilares

Mientras la presión sanguínea capilar (la presión hidrostática) exceda la presión osmótica coloidal del plasma, el agua y los solutos pueden salir de los capilares e ingresar en el líquido intersticial. Cuando la presión sanguínea capilar cae por debajo de la presión osmótica coloidal del plasma, el agua y los solutos difusibles regresan a los capilares.

Por lo general, la presión en un capilar excede la presión osmótica coloidal del plasma en la arteriola terminal y cae por debajo de ella en la vénula terminal. Como resultado, se produce filtración capilar a lo largo de la primera mitad del vaso y reabsorción a lo largo de la segunda mitad. Mientras la presión sanguínea capilar y las concentraciones de albúmina permanezcan normales, la cantidad de agua que pasa al interior del vaso es igual a la cantidad que sale de éste.

A veces se filtra líquido adicional fuera del capilar; cuando ocurre, el exceso del intercambio de líquidos pasa a los vasos linfáticos localizados junto a los capilares y regresa al corazón mediante su recirculación.

Albúmina

La albúmina, una molécula proteica grande, actúa como un imán que atrae agua y la mantiene dentro del vaso.

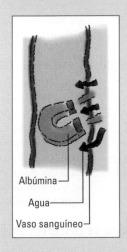

Mantener el equilibrio

Varios elementos y procesos corporales trabajan juntos para mantener el equilibrio de los líquidos y los electrólitos. Debido a que un problema puede afectar todo el sistema de mantenimiento hidroelectrolítico, es importante controlar todos los problemas. He aquí una explicación sobre lo que hace que este equilibrio sea posible.

> Mantener el sistema hidroelectrolítico es todo un acto de equilibrio.

Riñones

Los riñones desempeñan un papel vital en el equilibrio de líquidos y electrólitos. Si no funcionan de forma adecuada, el cuerpo tiene una gran dificultad para mantener el equilibrio líquido. El caballo de batalla de los riñones es la nefrona, que forma la orina. El cuerpo controla la actividad de las nefronas todo el día.

Una nefrona consiste de un glomérulo y un túbulo. El *túbulo*, en ocasiones convoluto, termina en un conducto colector. El *glomérulo* es un cúmulo de capilares que filtran la sangre. Como una cuna vascular, la cápsula de Bowman rodea al glomérulo.

La presión sanguínea capilar fuerza los líquidos a través de las paredes capilares hacia la cápsula de Bowman en el extremo proximal del túbulo. A lo largo de todo el túbulo, el agua y los electrólitos son excretados o retenidos de acuerdo con las necesidades del cuerpo. Por ejemplo, si el cuerpo requiere más líquidos, conserva más. Si necesita menos líquidos, se reabsorbe menos y se excreta más. Los electrólitos, como el sodio y el potasio, son filtrados o reabsorbidos en la misma área. El filtrado resultante, que al final se convierte en orina, fluye a través del túbulo en los conductos colectores y por último llega a la vejiga como orina.

> Cuando el cuerpo pierde demasiado líquido, nosotros conservamos agua.

> Puede que hayamos exagerado un poco...

Superabsorbente

Las nefronas filtran aproximadamente 125 mL de sangre/min, o unos 180 L/día. Esta tasa, llamada *tasa de filtración glomerular*, lleva a la producción de 1-2 L de orina por día. Las nefronas reabsorben los 178 L de líquido remanente o más, ¡una cantidad equivalente a 30 cambios de aceite para un automóvil familiar!

Conservacionista estricto

Si el cuerpo pierde un 1-2% de líquido, los riñones toman medidas para conservar el agua. Quizá el paso más importante es reabsorber más agua del filtrado, lo que produce una orina más concentrada.

Los riñones deben seguir excretando al menos 20 mL de orina cada hora (500 mL/día) para eliminar los desechos del cuerpo. Por lo general, una tasa de excreción de orina de menos de 20 mL/h indica una enfermedad renal. La tasa de excreción de orina mínima varía según la edad.

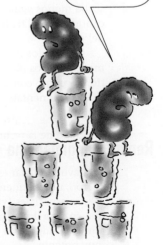

Los riñones responden al exceso de líquidos excretando orina más diluida, la cual libera al cuerpo de líquidos y conserva los electrólitos.

Otros órganos y glándulas

Además de los riñones, otros órganos y glándulas son esenciales para mantener el equilibrio hidroelectrolítico. El tubo digestivo elimina sodio, potasio, cloruro y agua, pero también absorbe líquidos y electrólitos.

De igual manera, las glándulas paratiroides desempeñan un papel esencial en el equilibrio electrolítico, en especial el equilibrio del calcio y el fósforo. La glándula tiroides también está involucrada en el equilibrio de las concentraciones de calcio en el cuerpo.

Hormona antidiurética

Varias hormonas afectan el equilibrio de los líquidos, entre ellas un preservador de agua llamado *hormona antidiurética* (ADH, de *antidiuretic hormone*, también conocida como *vasopresina*). El hipotálamo produce ADH, pero la glándula hipófisis posterior la almacena y la libera. Si puedes recordar qué significa ADH, podrás recordar su función: restablecer el volumen de sangre reduciendo la diuresis y aumentando la retención de agua.

Como la represa en un río, el cuerpo retiene el agua cuando los niveles de líquidos caen y la libera cuando los niveles crecen. ¡Lo justo para mantener el cuerpo a flote!

Sensible a los cambios

El aumento de la osmolalidad sérica o la reducción del volumen de sangre puede estimular la liberación de ADH, que a su vez aumenta la reabsorción de agua por los riñones. El aumento de la reabsorción de agua da como resultado una orina concentrada.

Además, una reducción de la osmolalidad sérica o el aumento del volumen de sangre inhibe la liberación de ADH y hace que se reabsorba menos agua, lo que produce una orina menos concentrada. La cantidad de ADH liberada durante el día varía según las necesidades del cuerpo.

Estos ciclos de aumento y disminución de la liberación de ADH mantienen los niveles de líquidos equilibrados. Como la represa en un río, el cuerpo conserva agua cuando los niveles líquidos caen y la libera cuando aumentan.

Renina y angiotensina

Para ayudar a mantener un equilibrio entre el sodio y el agua en el cuerpo, un volumen de sangre saludable y la presión arterial, unas células especiales (yuxtaglomerulares) cerca de los glomérulos secretan una enzima llamada *renina*. A través de una serie de pasos complejos, la renina conduce a la producción de angiotensina II, un vasoconstrictor muy potente.

La angiotensina II provoca la vasoconstricción periférica y estimula la producción de aldosterona. Ambas acciones elevan la presión arterial (véase *Producción de aldosterona*).

Una vez que la presión arterial alcanza un nivel normal, el cuerpo interrumpe la liberación de renina y el ciclo de retroalimentación de renina a angiotensina para detener la aldosterona.

Altas y bajas de la renina

La cantidad de renina secretada depende del flujo de sangre y de las concentraciones de sodio en el torrente sanguíneo. Si el flujo de sangre a los riñones disminuye, como ocurre en un paciente que sangra, o si la cantidad de sodio que llega al glomérulo cae, las células yuxtaglomerulares secretan más renina. La renina provoca vasoconstricción y el aumento consecuente de la presión arterial.

A la inversa, si el flujo de sangre a los riñones aumenta, o si la cantidad de sodio que llega al glomérulo se incrementa, las células yuxtaglomerulares secretan menos renina. La caída en la secreción de renina reduce la vasoconstricción y ayuda a normalizar la presión sanguínea.

Producción de aldosterona

La ilustración muestra los pasos involucrados en la producción de aldosterona (una hormona que ayuda a regular el equilibrio de los líquidos) a través del sistema renina-angiotensina-aldosterona.

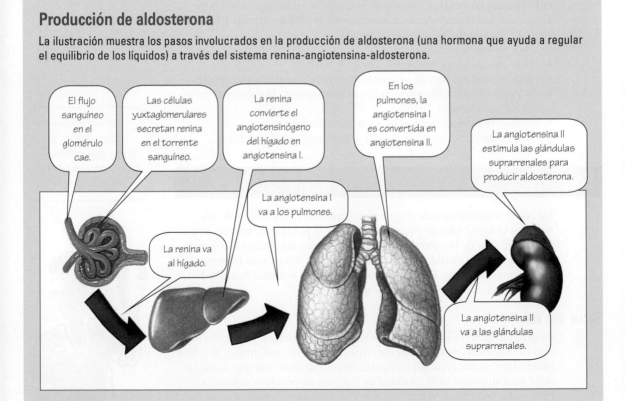

El flujo sanguíneo en el glomérulo cae.

Las células yuxtaglomerulares secretan renina en el torrente sanguíneo.

La renina convierte el angiotensinógeno del hígado en angiotensina I.

En los pulmones, la angiotensina I es convertida en angiotensina II.

La angiotensina II estimula las glándulas suprarrenales para producir aldosterona.

La renina va al hígado.

La angiotensina I va a los pulmones.

La angiotensina II va a las glándulas suprarrenales.

Aldosterona

La hormona aldosterona también desempeña un papel en la conservación de la presión arterial y el equilibrio de líquidos y electrólitos. Secretada por la corteza suprarrenal, la aldosterona regula la reabsorción de sodio y agua dentro de la nefrona.

Comienza el transporte activo

Cuando el volumen de sangre cae, la aldosterona inicia el transporte activo de sodio desde los túbulos distales y los conductos colectores hacia el torrente circulatorio. El transporte activo fuerza al sodio a reingresar en el torrente circulatorio. Al forzar este ingreso se reabsorbe más agua y el volumen de sangre se expande.

Péptido natriurético auricular

El sistema renina-angiotensina no es el único factor en el equilibrio de los líquidos. Una hormona cardíaca llamada *péptido natriurético auricular* (ANP, de *atrial natriuretic peptide*) también ayuda a mantener ese equilibrio. Almacenado en las células de la aurícula, el ANP es liberado cuando aumenta la presión en la aurícula. La hormona se opone al sistema renina-angiotensina aumentando la presión arterial y reduciendo el volumen de sangre intravascular.

Esta poderosa hormona:
- Suprime las concentraciones séricas de renina.
- Reduce la liberación de aldosterona en las glándulas suprarrenales.
- Aumenta la filtración glomerular, que incrementa la excreción urinaria de sodio y agua.
- Reduce la liberación de ADH en la hipófisis posterior.
- Disminuye la resistencia vascular al provocar vasodilatación.

Sed

Tal vez el mecanismo más simple para mantener el equilibrio de los líquidos es la *sed*. Ocurre como resultado de la pérdida de incluso pequeñas cantidades de líquido. La pérdida de líquidos corporales o el consumo de grandes cantidades de comidas saladas llevan a un incremento en la osmolalidad del LEC. Este aumento seca las mucosas bucales, lo que estimula el centro de la sed en el hipotálamo.

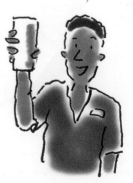

Beber cuando tienes sed es la forma más simple de mantener el equilibrio líquido. ¿Quién lo diría?

Saciar esa sed

En general, cuando una persona tiene sed, bebe líquidos. El líquido ingerido es absorbido desde el intestino hacia el torrente sanguíneo, donde se mueve libremente entre los compartimentos líquidos. Este movimiento lleva a un aumento en la cantidad de líquidos corporales y reduce la concentración de solutos, lo cual equilibra las concentraciones en todo el cuerpo.

Desequilibrio de líquidos y electrólitos

El equilibrio de líquidos y electrólitos es esencial para la salud. Muchos factores, como enfermedades, lesiones, cirugías y tratamientos, pueden alterar este equilibrio. Incluso un paciente con una enfermedad menor está en riesgo de un desequilibrio hidroelectrolítico (véase *Para comprender los desequilibrios electrolíticos*, p. 41).

Deshidratación

El cuerpo pierde agua todo el tiempo. Una persona responde al reflejo de la sed bebiendo líquidos y comiendo alimentos que contengan agua. Sin embargo, si no se repone de forma adecuada, las células del cuerpo pueden perder agua. Esto produce una deshidratación o un déficit en el volumen de los líquidos. La deshidratación es una pérdida de líquidos del 1 % o más del peso corporal.

Los signos y los síntomas de deshidratación incluyen:
- Mareos
- Cansancio
- Debilidad
- Irritabilidad
- Delirio
- Sed extrema
- Piel y mucosas secas
- Reducción de la turgencia cutánea
- Aumento de la frecuencia cardíaca
- Caída de la presión arterial
- Reducción de la producción de orina
- Convulsiones y coma (en la deshidratación grave)

Los valores de laboratorio incluyen una concentración de sodio sérico por encima de 145 mEq/L y una densidad urinaria mayor de 1.030. El paciente también puede tener un aumento en los valores de nitrógeno ureico en sangre y hemoglobina.

El tratamiento de la deshidratación incluye la determinación de la causa (como diarrea o una reducción en la ingestión de líquidos) y el reemplazo de las pérdidas: oral, para deshidratación leve a moderada si el paciente está alerta y orientado; i.v., para la grave. La mayoría de los pacientes reciben líquidos hipotónicos bajos en sodio, como dextrosa al 5 % en agua; sin embargo, el tipo de líquidos puede depender de la evaluación cardíaca y de los valores de laboratorio recientes.

Hipervolemia

La *hipervolemia* es un exceso de líquidos isotónicos (agua y sodio) en el LEC. El cuerpo tiene mecanismos compensatorios para tratar con la hipervolemia, pero si éstos fracasan, entonces aparecen sus signos y síntomas.

La hipervolemia puede ocurrir si una persona consume más líquidos que los necesarios, si se deteriora la excreción de éstos o se retiene demasiado sodio. Los trastornos que pueden producir hipervolemia son insuficiencia renal, cirrosis, insuficiencia cardíaca y terapia con esteroides.

Según la gravedad de la hipervolemia, sus signos y síntomas pueden incluir:

- Edema
- Aumento de peso
- Distensión de las venas de cuello y manos
- Insuficiencia cardíaca
- En principio, la elevación de la presión arterial y el gasto cardíaco; luego, la caída de estos valores

Las pruebas de laboratorio revelan electrólitos normales, pero reducción de hematócrito, hemoglobina y concentraciones de proteínas.

La terapia incluye determinar la causa y tratar el trastorno subyacente. Por lo general, los pacientes requieren restricción de líquidos y sodio, y terapia diurética.

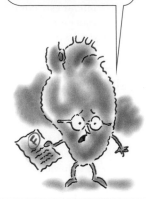

Si los mecanismos compensatorios del cuerpo fallan, también puedo fallar yo. ¡Gulp!

Para comprender los desequilibrios electrolíticos

Este cuadro resume causas, signos y síntomas (con sus características definitorias en *cursivas*) y atención de enfermería relacionados con los desequilibrios electrolíticos. Para todos los desequilibrios, los objetivos terapéuticos incluyen diagnóstico y corrección de las causas subyacentes, restablecimiento de las concentraciones normales de electrólitos y prevención de las complicaciones y recurrencias del desequilibrio.

Causa	Signos y síntomas	Atención de enfermería
Hipocalcemia • Hipoparatiroidismo, infusión de sangre citratada, pancreatitis aguda, hiperfosfatemia, ingestión inadecuada de vitamina D, o empleo continuo o prolongado de laxantes • Deficiencia de magnesio, carcinoma medular de tiroides, valores bajos de albúmina sérica o alcalosis • Empleo de aminoglucósidos, cafeína, calcitonina, diuréticos de asa, corticoesteroides, nicotina, fosfatos, medio radiográfico de contraste o antiácidos que contengan aluminio	• Concentraciones de *calcio sérico total por debajo de 9.0 mEq/L* • Adormecimiento alrededor de la boca y la punta de los dedos, entumecimiento, espasmos musculares dolorosos y tetania • Signos de Trousseau y de Chvostek positivos • Broncoespasmo, laringoespasmo y obstrucción de la vía aérea • Convulsiones • Conducción cardíaca alterada • Depresión, deterioro de la memoria, confusión y alucinaciones • Piel seca o con descamación, uñas quebradizas, pelo seco y cataratas • Fracturas esqueléticas por osteoporosis	• Identificar los factores de riesgo para hipocalcemia del paciente • Buscar signos y síntomas de hipocalcemia, en especial cambios en el estado cardiovascular y neurológico, y en las constantes vitales • Administrar calcio i.v., según indicación • Suministrar antiácidos unidos a fosfatos • Revisar los procedimientos para desencadenar los signos de Trousseau y Chvostek • Tomar precauciones o medidas de urgencia contra las convulsiones, según la necesidad • Alentar al paciente con osteoporosis a realizar regularmente ejercicios con peso • Motivar al paciente a aumentar la ingestión de alimentos ricos en calcio y vitamina D • Educar al paciente y su familia sobre cómo evitar, reconocer y tratar la hipocalcemia

Para comprender los desequilibrios electrolíticos *(continuación)*

Causa	Signos y síntomas	Atención de enfermería
Hipercalcemia • Neoplasias malignas, cáncer óseo metastásico, hiperparatiroidismo, inmovilización y pérdida mineral ósea, o empleo de diuréticos tiazídicos • Ingestión elevada de calcio • Hipertiroidismo o hipotiroidismo	• Concentraciones de *calcio sérico total por encima de 10.5 mEq/L* • Debilidad muscular y falta de coordinación • Anorexia, estreñimiento, dolor abdominal, náuseas, vómitos, úlceras pépticas y distensión abdominal • Confusión, deterioro de la memoria, alteraciones del habla y coma • Poliuria y cólicos renales • Paro cardíaco	• Identificar a los pacientes con riesgo de hipercalcemia • Si el paciente está recibiendo digoxina, buscar signos de toxicidad digitálica • Evaluar al paciente en busca de signos y síntomas de hipercalcemia • Estimular la deambulación • Mover al paciente con cuidado para no provocar fracturas • Tomar precauciones de seguridad o contra las convulsiones, según necesidad • Tener disponible el equipamiento de urgencia • Administrar fosfatos para inhibir la absorción gastrointestinal de calcio • Suministrar diuréticos de asa para promover la excreción de calcio • Estimular la ingestión de líquidos para acidificar la orina, como jugo (zumo) de arándanos, para diluir y absorber el calcio • Reducir el calcio de la dieta • Educar al paciente y su familia para evitar, reconocer y tratar la hipercalcemia, sobre todo si hay cáncer metastásico
Hipocalemia • Pérdidas gastrointestinales por diarrea, abuso de laxantes, sonda nasogástrica por tiempo prolongado, vómitos duraderos, ileostomía o colostomía • Pérdidas renales por el uso de diuréticos, acidosis tubular, estenosis renal o hiperaldosteronismo • Utilización de ciertos antibióticos, incluida la penicilina G sódica o la anfotericina B • Terapia con esteroides • Diaforesis (sudoración intensa)	• Concentraciones séricas de *potasio por debajo de 3.5 mEq/L* • Cansancio, debilidad muscular y parestesias • Repolarización cardíaca prolongada, disminución de la fuerza de contracción miocárdica y de la sensibilidad a la digoxina, hipotensión ortostática, aumento de la resistencia a antiarrítmicos y paro cardíaco • Segmento ST y onda Q planos en el electrocardiograma (ECG) • Motilidad intestinal reducida • Supresión de la liberación de insulina y aldosterona • Incapacidad para concentrar la orina, aumento de excreción de fosfato	• Identificar al paciente con factores de riesgo para hipocalemia • Evaluar su dieta respecto a la falta de potasio • Valorar en busca de signos y síntomas de hipocalemia • Administrar un suplemento de potasio, según indicación • Alentar la ingestión de comidas ricas en potasio, como bananas, frutos secos y jugo de naranja • Valorar al paciente en busca de complicaciones • Tener disponible el equipamiento de urgencia para reanimación cardiopulmonar y desfibrilación cardíaca • Educar al paciente y su familia para evitar, reconocer y tratar la hipocalemia

(continúa)

Para comprender los desequilibrios electrolíticos *(continuación)*

Causa	Signos y síntomas	Atención de enfermería
Hipocalemia *(cont.)* • Alcalosis, hiperalimentación, o cantidades excesivas de insulina en sangre • Desnutrición	• Debilidad muscular respiratoria • Alcalosis metabólica, baja osmolalidad urinaria, concentraciones de glucosa ligeramente aumentadas y mioglobinuria	
Hipercalemia • Reducción de la excreción renal relacionada con insuficiencia renal oligúrica, empleo de diuréticos ahorradores de potasio o deficiencia suprarrenal de esteroides • Dieta rica en potasio relacionada con el empleo inadecuado de suplementos orales, utilización excesiva de sales sustitutas o infusión rápida de soluciones de potasio • Acidosis, daño tisular o lisis de células malignas después de la quimioterapia	• Concentraciones de *potasio por encima de 5 mEq/L* • Alteraciones de la conducción cardíaca, arritmias ventriculares, despolarización prolongada, reducción de la fuerza de contracción y paro cardíaco • Elevación de la onda T en forma de tienda de campaña, prolongación del complejo QRS e intervalo PR en el ECG • Debilidad muscular y parálisis • Náuseas, vómitos, diarrea, cólicos intestinales, enteritis urémica, reducción de los ruidos intestinales, distensión abdominal e íleo paralítico	• Identificar a los pacientes con riesgo de hipercalemia • Evaluar la dieta del paciente en busca de abuso de sales sustitutas • Buscar signos y síntomas de hipercalemia • Evaluar los gases arteriales en busca de alcalosis metabólica • Tomar precauciones al adquirir las muestras de sangre. Un valor elevado de potasio falso puede deberse a hemólisis o aplicación prolongada de un torniquete • Tener disponible el equipamiento de urgencia • Reducir la irritabilidad miocárdica con gluconato de calcio • Dar insulina y glucosa i.v. para reintroducir el potasio en las células. Valorar la glucemia • Administrar sulfonato sódico de poliestireno con sorbitol al 70 % para intercambiar iones de sodio por iones de potasio en el intestino • Realizar hemodiálisis o diálisis peritoneal para eliminar el exceso de potasio • Educar al paciente y su familia para evitar, reconocer y tratar la hipercalemia
Hipomagnesemia • Alcoholismo, desnutrición proteíno-calórica, terapia i.v. sin reemplazo de magnesio, abuso de laxantes, sonda nasogástrica, síndrome de mala absorción, bulimia, anorexia, derivación intestinal por obesidad, diarrea o neoplasias colónicas	• Concentraciones de *magnesio por debajo de 1.3 mEq/L* • Debilidad muscular, temblores, tetania y convulsiones clónicas o focales • Estridor laríngeo • Reducción de la presión arterial, fibrilación ventricular, taquiarritmias y aumento en la susceptibilidad de toxicidad digitálica • Apatía, depresión, agitación, confusión, delirio y alucinaciones	• Identificar los factores de riesgo del paciente para hipomagnesemia • Evaluar al paciente en busca de signos y síntomas de hipomagnesemia • Administrar magnesio i.v., según indicación • Alentar al paciente a consumir alimentos ricos en magnesio • Si el paciente está confundido o agitado, tomar precauciones de seguridad • Tomar precauciones contra las convulsiones, según necesidad

Para comprender los desequilibrios electrolíticos *(continuación)*

Causa	Signos y síntomas	Atención de enfermería
Hipomagnesemia *(cont.)* • Hiperaldosteronismo o nefropatía que deteriora la reabsorción del magnesio • Uso de diuréticos osmóticos o antibióticos (p. ej., gentamicina) • Sobredosis de vitamina D o calcio, quemaduras, pancreatitis, sepsis, hipotermia, exanguinotransfusión, hiperalimentación o cetoacidosis diabética	• Náuseas, vómitos y anorexia • Reducción de las concentraciones de calcio • Signos de Chvostek y de Trousseau	• Tener disponible el equipamiento de urgencia. Utilizar gluconato de calcio para tratar la tetania • Educar al paciente y su familia para evitar, reconocer y tratar la hipomagnesemia
Hipermagnesemia • Insuficiencia renal, empleo excesivo de antiácidos (especialmente en un paciente con insuficiencia renal), insuficiencia suprarrenal o abuso de diuréticos • Reemplazo excesivo de magnesio o de leche de magnesia u otros laxantes con magnesio	• Concentraciones de *magnesio por encima de 2.1 mEq/L* • Vasodilatación periférica con descenso de la presión arterial, rubicundez facial y sensaciones de calor y sed • Letargia o somnolencia, apnea y coma • Pérdida de los reflejos tendinosos profundos, paresias y parálisis • Paro cardíaco	• Identificar pacientes en riesgo • Revisión de los medicamentos para un paciente con insuficiencia renal • Evaluar al paciente en busca de signos y síntomas de hipermagnesemia • Evaluación de los reflejos; si están ausentes, notificar al médico tratante • Administrar gluconato de calcio • Tener disponible el equipamiento de urgencia • Preparar al paciente para hemodiálisis • Si el paciente toma antiácidos, laxantes u otro fármaco con magnesio, suspenderlo • Educar al paciente y su familia para evitar, reconocer y tratar la hipermagnesemia
Hiponatremia *Dilucional* • Exceso de ingreso de agua debido a la administración inadecuada de soluciones i.v., síndrome de secreción inadecuada de hormona antidiurética, empleo de oxitocina para inducción del trabajo de parto, intoxicación hídrica, insuficiencia cardíaca o renal, o cirrosis	• Concentraciones de *sodio por debajo de 136 mEq/L* • Confusión • Náuseas, vómitos • Aumento de peso • Edema • Espasmos musculares, convulsiones	• Identificar pacientes en riesgo de hiponatremia • Evaluar ingresos y egresos de líquidos • Evaluar al paciente en busca de signos y síntomas de hiponatremia • Si el paciente tiene hiponatremia dilucional, restringir la ingestión de líquidos • Si el paciente tiene una hiponatremia verdadera, administrar líquidos isotónicos i.v. • Educar al paciente y su familia sobre medidas dietéticas que aseguren una ingestión de líquidos y sodio adecuadas

(continúa)

Para comprender los desequilibrios electrolíticos *(continuación)*

Causa	Signos y síntomas	Atención de enfermería
Hiponatremia *(cont.)* *Verdadera* • Pérdida excesiva de sodio por pérdida gastrointestinal, sudoración excesiva, empleo de diuréticos, insuficiencia suprarrenal, quemaduras, uso de litio o inanición	• Valores de *sodio por debajo de 136 mEq/L* • Hipotensión ortostática • Taquicardia • Mucosas secas • Pérdida de peso • Náuseas, vómitos • Oliguria	• Si el paciente está recibiendo litio, enseñarle cómo evitar las alteraciones en las concentraciones de sodio • Si el paciente tiene insuficiencia suprarrenal, enseñarle cómo evitar la hiponatremia • Educar al paciente y su familia para evitar, reconocer y tratar la hiponatremia
Hipernatremia • Aumento de sodio que excede el ingreso de agua asociado con intoxicación por sal (por uso de bicarbonato de sodio en un paro cardíaco), hiperaldosteronismo o uso de diuréticos, vasopresina, corticoesteroides o algunos antihipertensivos • Pérdida de agua que excede la de sodio asociada con hiperhidrosis, diarrea, poliuria por diabetes insípida o mellitus, alimentación por sonda alta en proteínas, ingestión de agua inadecuada o su pérdida insensible	• Concentraciones de *sodio por encima de 145 mEq/L* • Sed; lengua rugosa y seca; mucosas secas y pegajosas; piel enrojecida, oliguria; y fiebre baja que regresa a la temperatura normal cuando los valores de sodio vuelven a la normalidad • Inquietud, desorientación, alucinaciones, letargia, convulsiones y coma • Debilidad muscular e irritabilidad • Osmolalidad del suero por encima de 295 mOsm/kg y densidad urinaria por encima de 1.015	• Identificar los factores de riesgo del paciente para hipernatremia • Evaluar al paciente sobre los ingresos y egresos de líquidos • Evaluar al paciente en busca de signos y síntomas de hipernatremia • Consultar con un nutriólogo para determinar la cantidad de agua libre necesaria con tubos de alimentación • Alentar al paciente a aumentar la ingestión de líquidos pero reducir la de sodio • Si el paciente está agitado o presenta convulsiones, tomar precauciones • Educar al paciente y a la familia para evitar, reconocer y tratar la hipernatremia
Hipofosfatemia • Dar glucosa o liberación de insulina, síndrome de recuperación nutricional, alimentación excesiva con hidratos de carbono simples, alcalosis respiratoria, abstinencia de alcohol, cetoacidosis diabética o inanición • Mala absorción, diarrea, vómitos, aldosteronismo, terapia con diuréticos o fármacos que se unen al fosfato, (p. ej., hidróxido de aluminio o sales de magnesio)	• Concentraciones de *fósforo por debajo de 3.0 mg/dL* • Irritabilidad, confusión, convulsiones, aprehensión, reducción del nivel de consciencia y coma • Debilidad, entumecimiento y parestesias • Miocardiopatía congestiva • Debilidad muscular respiratoria • Anemia hemolítica • Deterioro de la función de los granulocitos, aumento de los valores de creatina cinasa, hiperglucemia y acidosis metabólica	• Identificar a los pacientes con riesgo de hipofosfatemia • Evaluar al paciente en busca de signos y síntomas de hipofosfatemia, en especial neurológicos y hemáticos • Administrar suplementos con fosfato, según indicación • Evaluar las concentraciones de calcio y fósforo, porque éstos tienen una relación inversa • Introducir de forma gradual hiperalimentación, según indicación • Educar al paciente y su familia para evitar, reconocer y tratar la hipofosfatemia

Para comprender los desequilibrios electrolíticos *(continuación)*

Causa	Signos y síntomas	Atención de enfermería
Hiperfosfatemia • Nefropatía • Hipoparatiroidismo o hipertiroidismo • Ingestión excesiva de vitamina D • Necrosis muscular, ingestión excesiva de fosfatos o quimioterapia	• Concentraciones de *fósforo por encima de 4.5 mg/dL* • Calcificación de tejidos blandos (hiperfosfatemia crónica) • Hipocalcemia, posiblemente con tetania • Aumento del recuento de eritrocitos	• Identificar a los paciente en riesgo de hiperfosfatemia • Evaluar al paciente en busca de signos y síntomas de hiperfosfatemia e hipocalcemia, incluidos tetania y contracciones musculares • Aconsejar al paciente que evite comidas y medicamentos que contengan fósforo • Administrar antiácidos que contengan compuestos que se unen al fósforo • Preparar al paciente para una posible diálisis • Educar al paciente y su familia para evitar, reconocer y tratar la hiperfosfatemia

Intoxicación hídrica

La intoxicación hídrica ocurre cuando un exceso de líquido se mueve desde el LEC hacia el LIC. Un LEC muy bajo en sodio es hipotónico respecto de las células; éstas son hipertónicas en comparación con el líquido. Como resultado, el líquido va hacia las células, que tienen en comparación menos líquido y más solutos. De esta manera, el líquido que ingresa equilibra las concentraciones entre los dos espacios.

Un desempeño inapropiado

Este trastorno puede ocurrir junto con el síndrome de secreción inadecuada de la hormona antidiurética, que puede deberse a trastornos del sistema nervioso central o los pulmones, traumatismos de cráneo, tumores o el uso de ciertos fármacos. Otras causas de intoxicación hídrica incluyen:

- Infusión rápida de soluciones hipotónicas
- Empleo excesivo de agua corriente para irrigar la sonda nasogástrica o para enemas
- Polidipsia psicógena, un trastorno psicológico en el que una persona bebe grandes cantidades de líquidos sin necesitarlos

Reemplazo de líquidos intravenosos

Para mantenerse sano, el equilibrio de líquidos y electrólitos en los espacios intracelular y extracelular debe mantenerse relativamente constante. Cuando una persona experimenta una enfermedad o una condición que impide la ingestión normal de líquidos o causa su pérdida excesiva, puede requerirse un reemplazo i.v. de líquidos.

Rápido y predecible

La terapia i.v., que proporciona al paciente líquidos, electrólitos y fármacos para el sostén vital, tiene la ventaja de producir efectos terapéuticos inmediatos y predecibles. Por esta razón es la vía preferida para la administración de líquidos, electrólitos y medicamentos, sobre todo en una urgencia.

Esta vía también permite el ingreso de líquidos cuando el paciente tiene una mala absorción gastrointestinal y permite adecuar la dosis de analgésicos y otras sustancias. Las desventajas potenciales asociadas con la terapia i.v. incluyen algunas incompatibilidades entre los fármacos y la solución, reacciones adversas, infección y otras complicaciones.

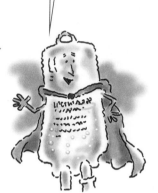

¡Al rescate! Ofrezco una terapia inmediata y predecible para el desequilibrio hídrico.

Tipos de soluciones

Las soluciones utilizadas para el reemplazo de líquidos i.v. se clasifican en dos amplias categorías: cristaloides (que pueden ser isotónicos, hipotónicos o hipertónicos) y coloides (que siempre son hipertónicos).

Soluciones isotónicas

Las soluciones isotónicas, como la dextrosa al 5 %, tienen una osmolalidad de 275-295 mOsm/kg. Sin embargo, la dextrosa se metaboliza con rapidez, actuando como una solución hipotónica y dejando agua. Grandes cantidades de esta solución pueden producir hiperglucemia.

Comparación de la tonicidad de los líquidos

La ilustración muestra los efectos de diferentes tipos de líquidos i.v. en el movimiento de líquidos y el tamaño celular.

Isotónica

Los líquidos isotónicos, como la solución salina normal, tienen una concentración de partículas disueltas o tonicidad igual a la del LIC. La presión osmótica es, por lo tanto, la misma dentro y fuera de la célula, y ésta no se encoge ni se hincha con el movimiento del líquido.

Hipertónica

Los líquidos hipertónicos tienen mayor tonicidad que el LIC, por lo que la presión osmótica es diferente dentro y fuera de la célula. La deshidratación o un líquido hipertónico infundido con rapidez (p. ej., solución salina al 3 % o dextrosa al 50 %) extraen agua de la célula al LEC concentrado.

Hipotónica

Los líquidos hipotónicos (p. ej., solución salina al 0.45 %) tienen menos tonicidad que el LIC, así que la presión osmótica atrae agua hacia las células. La pérdida grave de electrólitos o el uso inapropiado de líquidos i.v. pueden hacer hipotónicos los líquidos corporales.

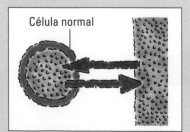

Célula normal

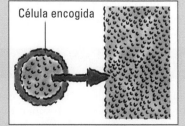

Célula encogida

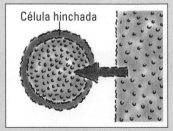

Célula hinchada

¿Alguien pidió más soluciones isotónicas?

La solución salina normal, otra solución isotónica, contiene sólo los electrólitos sodio y cloruro. Otros líquidos isotónicos son más parecidos al LEC. Por ejemplo, la solución de Ringer contiene sodio, potasio, calcio y cloruro. La solución de Ringer lactato contiene estos electrólitos más lactato, que el hígado convierte en bicarbonato.

Líquidos hipotónicos

Los líquidos hipotónicos son los que tienen una osmolalidad de menos de 275 mOsm/kg. Algunos ejemplos de líquidos hipotónicos son:

* Solución salina al 0.45 %
* Solución al 0.33 % de sodio cloruro
* Dextrosa al 2.5 %

Provoca que una célula se hinche

Las soluciones hipotónicas deben administrarse con precaución por que el líquido se mueve del espacio extracelular al interior de las células, haciendo que se hinchen. Este intercambio de líquidos puede provocar un colapso cardiovascular por pérdida del líquido vascular. También puede causar un aumento de la presión intracraneal (PIC) por movimiento del líquido hacia las células cerebrales.

Este tipo de soluciones no deben administrarse a pacientes en riesgo de una PIC elevada (p. ej., aquellos que han tenido ictus, traumatismos cerebrales o neurocirugía). Los signos de aumento de la PIC incluyen un cambio en los niveles de consciencia del paciente, déficit motor o sensitivo y cambios en el tamaño, la forma o la respuesta a la luz de las pupilas. Las soluciones hipotónicas tampoco deben emplearse en pacientes que sufren un intercambio anómalo de líquidos en el espacio intersticial o en las cavidades corporales (p. ej., como resultado de hepatopatías, quemaduras o traumatismos).

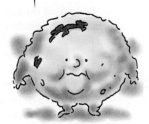

Sí, estoy hinchada, pero demasiado de lo bueno puede ser malo. Por favor, administra las soluciones hipotónicas con precaución.

Soluciones hipertónicas

Las soluciones hipertónicas son aquellas que tienen una osmolalidad mayor de 295 mOsm/kg. Por ejemplo:

* Dextrosa al 5 % en solución salina hipotónica
* Dextrosa al 5 % en solución salina normal
* Dextrosa al 5 % en solución de Ringer lactato
* Dextrosa al 10 %

La increíble célula que se encoge

Una solución hipertónica extrae líquidos del espacio intracelular, provocando que las células se encojan y el espacio extracelular se expanda. Los pacientes con cardiopatías o nefropatías pueden no tolerar el exceso de líquidos; busca signos de sobrecarga de líquidos y edema pulmonar.

Como las soluciones hipertónicas extraen líquidos de las células, los pacientes en riesgo de deshidratación celular (p. ej., los individuos con cetoacidosis diabética) no deben recibirlas.

Métodos de administración

La elección del método de administración para la terapia i.v. depende de su propósito y duración; el diagnóstico, edad e historia clínica del paciente, y del estado de sus venas. Las soluciones i.v. pueden suministrarse a través de una vena periférica o una central. Los catéteres se eligen de acuerdo con la terapia y el sitio que se utilizará. Echa un vistazo a la forma de elegir el sitio (periférico o central) y el equipo que necesitarás.

Vías periféricas

La terapia i.v. periférica se administra durante poco tiempo o de forma intermitente a través de una vena del brazo, la mano, la pierna o, rara vez, el pie. Los posibles sitios i.v. incluyen las venas metacarpianas, cefálica, basílica, mediana cubital y safena mayor. En raras ocasiones se usan venas de las piernas o los pies debido al riesgo de tromboflebitis. También ten en mente que las concentraciones de dextrosa mayores del 10 % no deben administrarse por vía periférica debido al riesgo de irritación venosa.

Vías centrales

La terapia venosa central implica administrar soluciones a través de un catéter colocado en una vena central, por lo general, la subclavia o la yugular interna y, de manera menos frecuente, la vena femoral.

Esta terapia se utiliza en pacientes que:
- Tienen venas periféricas inadecuadas.
- Necesitan accesos para obtención de muestras de sangre.
- Requieren un gran volumen de líquidos.
- Necesitan que una solución hipertónica se diluya con rapidez en el flujo sanguíneo de una vena grande.
- Necesitan recibir fármacos que irritan las venas.
- Requieren un suplemento nutricional hipercalórico.

Los tipos de catéteres venosos centrales incluyen el tradicional de varias luces para una terapia a corto plazo y un catéter central colocado mediante vía periférica o un dispositivo de acceso vascular para una terapia prolongada. Existen varios tipos de dispositivos de catéteres disponibles de acuerdo con su empleo, duración y sitio de introducción preferido en el paciente.

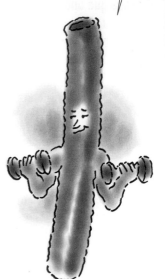

La elección del sistema de administración de la terapia i.v. depende de varios factores, incluyendo el estado de las venas del paciente. Como puedes ver, estoy en las mejores condiciones.

Complicaciones de la terapia intravenosa

El cuidado de un paciente con una vía i.v. requiere una valoración minuciosa, así como el conocimiento claro de las posibles complicaciones, qué hacer si aparecen y cómo solucionar los problemas de flujo.

Infiltración

En una infiltración, el líquido puede salir de la vena hacia el tejido circundante. Ello ocurre cuando el dispositivo de acceso se desplaza fuera de la vena. Verifica si el sitio en la piel está frío, hay dolor o edema, se presenta filtración o no hay retorno de sangre. También revisa si el flujo es lento o continúa aunque apliques un torniquete por encima del sitio. Si encuentras una infiltración, suspende la infusión, eleva el miembro y aplica compresas calientes.

Más pequeño es mejor

Con el objetivo de prevenir las infiltraciones, emplea el catéter más pequeño que sirva para la infusión, evita colocarlo en áreas de articulaciones y asegúralo en su sitio.

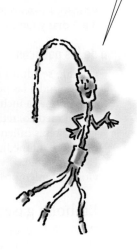

> Puedo ser engañoso. Verifica que estoy bien colocado para evitar infiltraciones.

Infección

La terapia i.v. implica puncionar la piel, una de las barreras corporales contra la infección. Verifica si hay exudado purulento y dolor en el sitio, eritema, calor o dureza a la palpación. Los signos y los síntomas de que la infección se ha vuelto sistémica incluyen fiebre, escalofríos y un recuento de leucocitos elevado.

Esta valoración es vital

Las acciones de enfermería para un sitio i.v. infectado incluyen la valoración de las constantes vitales y la notificación al médico de atención primaria. Obtén una muestra del sitio para cultivo con un hisopo y retira el catéter, según la indicación. Siempre respeta la técnica estéril para evitar esta complicación.

Flebitis y tromboflebitis

La *flebitis* es la inflamación de una vena. La *tromboflebitis* constituye una irritación de la vena con formación de un coágulo; por lo general, es más dolorosa que la flebitis. Una técnica incorrecta de introducción, el pH o la osmolalidad de la solución de infusión, o el medicamento pueden producir estas complicaciones. Busca dolor, enrojecimiento, edema o induración en el sitio, una línea roja a lo largo de la vena, fiebre o un retraso del flujo de la solución

La prevención comienza con las venas grandes

Si aparece una flebitis o una tromboflebitis, retira la vía i.v., revisa las constantes vitales del paciente, informa al médico tratante y aplica compresas calientes en el área. Para evitar estas complicaciones, elige venas grandes y cambia los catéteres de acuerdo con las políticas institucionales al infundir un medicamento o una solución con alta osmolalidad.

Extravasación

La extravasación, parecida a la infiltración, es la filtración de líquidos en el tejido circundante. Se produce cuando un medicamento, como la dopamina, las soluciones de calcio y los quimioterápicos, se filtra por las venas y puede producir ampollas y necrosis. Al inicio, el paciente puede experimentar molestias, ardor y dolor en el área afectada. Además, busca endurecimiento o blanqueamiento de la piel, y falta de retorno venoso. Las reacciones tardías incluyen inflamación y dolor dentro de 3 a 5 días y úlceras o necrosis tisular dentro de las 2 semanas.

Revisión de las políticas

Cuando se administren fármacos que puedan extravasarse, estudia las políticas institucionales. Las acciones de enfermería incluyen suspender la infusión, informar al médico, retirar el catéter, aplicar hielo al inicio y compresas calientes posteriormente, y elevar el miembro. El médico puede inyectar un antídoto en el área afectada. Evalúa la circulación y la función nerviosa del miembro.

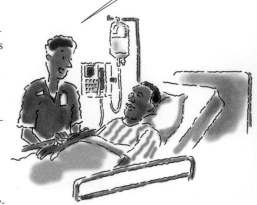

Antes de administrar un medicamento que pueda extravasarse, asegúrate de conocer las políticas institucionales.

Embolia gaseosa

Una *embolia gaseosa* se produce cuando entra aire en una vena. Puede haber una caída de la presión arterial, incremento de la frecuencia cardíaca, dificultad respiratoria, aumento de la PIC y pérdida de la consciencia.

Problemas en el aire

Si el paciente presenta una embolia gaseosa, notifica al médico tratante y pinza la vía i.v. Coloca al paciente sobre el lado izquierdo y baja la cabeza para permitir que el aire ingrese en la aurícula derecha, donde puede dispersarse con más seguridad a través de la arteria pulmonar. Valora al paciente y administra oxígeno. Para evitar esta complicación grave, purga las sondas totalmente, ajusta de forma segura todas las conexiones y utiliza un dispositivo de detección de aire en la bomba i.v.

Cómo intervenir

La atención de enfermería para un paciente con una vía i.v. incluye las siguientes acciones:
* Revisa la indicación i.v. para confirmar que está completa y es precisa. La mayoría de las indicaciones para vía i.v. expiran después de 24 h, por lo que deberás seguir las políticas institucionales. Una indicación para vía i.v. completa debe especificar la cantidad y el tipo de solución, las sustancias añadidas específicas y sus concentraciones, y la velocidad y duración de la infusión. Si la orden está incompleta o es confusa, aclara las indicaciones con el médico antes de proceder.

- Mide ingresos y egresos de forma cuidadosa y a intervalos regulares. Los riñones intentan restablecer el equilibrio hídrico durante la deshidratación reduciendo la producción de orina. Una producción de orina menor de 30 mL/h indica retención de desechos metabólicos. Notifica al médico si la producción de orina del paciente cae por debajo de 30 mL/h.
- Mide diariamente el peso del paciente para documentar la retención o pérdida de líquidos. Un aumento o una reducción del 2% en el peso corporal son importantes. Un cambio de 1 kg o 2.2 lb corresponde con 1 L de aumento o pérdida de líquidos.
- Observa con cuidado la infusión de soluciones que contienen medicamentos, porque su infusión rápida y circulación inmediata pueden ser peligrosas.
- Evalúa el pH de la solución, ya que puede alterar el efecto y la estabilidad de las soluciones mezcladas en la bolsa para vía i.v. Consulta la bibliografía sobre fármacos, al farmacéutico y al médico si tienes dudas.
- Cambia el sitio, las gasas y el sistema de perfusión mediante una técnica estéril tan a menudo como las políticas institucionales lo exijan. Las soluciones deben cambiarse por lo menos cada 24 h.
- Cuando cambies las vías i.v., asegúrate de no mover o retirar el catéter. Si tienes problemas para desconectar una vía, utiliza una pinza hemostática para sostener el cono i.v. mientras la mueves. No cierres la pinza porque al hacerlo se puede romper el cono.
- Informa siempre de manera inmediata las lesiones por pinchazo con agujas para poder iniciar el tratamiento. La exposición a la sangre de un paciente aumenta el riesgo de infecciones hematógenas por virus, como la del virus de la inmunodeficiencia humana (VIH), hepatitis B, hepatitis C y citomegalovirus.
- Siempre respeta las precauciones estándar cuando coloques, manipules o suspendas una vía i.v.

Enfocarse en el paciente

- Siempre escucha con cuidado al paciente. Las afirmaciones sutiles como "No me siento bien" pueden ser la clave del comienzo de una reacción alérgica.
- Proporciona una enseñanza adecuada al paciente (véase *Capacitación sobre terapia i.v.*).
- Ten en mente que un candidato para terapia i.v. en el hogar debe contar con un miembro de la familia o amigos capaces de administrar con seguridad líquidos i.v., así como un ayudante de respaldo, ambiente hogareño adecuado, teléfono, transporte disponible, habilidades de lectura correctas y capacidad de preparar, manipular, almacenar y desechar adecuadamente el equipamiento. Los procedimientos de atención para las vías i.v. son los mismos en el hogar que en la institución donde se hospitalizó, excepto que en casa el paciente emplea técnicas limpias en lugar de estériles.

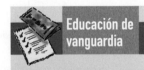

Educación de vanguardia

Capacitación sobre terapia i.v.

Asegúrate de cubrir los siguientes puntos con los pacientes y después evalúa el aprendizaje:
- Qué esperar antes, durante y después de un procedimiento i.v.
- Signos y síntomas de complicaciones y cuándo informarlos
- Restricciones sobre actividad o dieta
- Cómo manipular una vía i.v. en el hogar

Preguntas de autoevaluación

1. La presión hidrostática, la cual impulsa los líquidos fuera de los capilares, se opone a la presión osmótica, que implica:
   A. Reducción en la secreción de renina
   B. Capacidad de la albúmina para lograr la reabsorción de agua
   C. Aumento en la secreción de ADH
   D. Producción de aldosterona

Respuesta: B. La albúmina en los capilares atrae el agua hacia su interior, un proceso llamado *reabsorción*.

2. Cuando la presión arterial de un paciente cae, los riñones:
   A. Secretan renina
   B. Producen aldosterona
   C. Reducen la liberación de ADH
   D. Aumentan la producción de orina

Respuesta: A. Las células yuxtaglomerulares en los riñones secretan renina en respuesta a la reducción del flujo de sangre o a una disminución en la concentración de sodio. El efecto final de la secreción de renina es un aumento en la presión arterial.

3. El principal catión extracelular es:
   A. Calcio
   B. Potasio
   C. Magnesio
   D. Sodio

Respuesta: D. El sodio es el principal catión extracelular. Entre otras cosas, ayuda a regular el equilibrio hídrico en el cuerpo.

4. Las soluciones hipertónicas hacen que los líquidos vayan del:
   A. Espacio intersticial al intracelular
   B. Espacio intracelular al extracelular
   C. Espacio extracelular al intracelular
   D. Espacio extracelular al intersticial

Respuesta: B. Debido a su mayor osmolalidad, las soluciones hipertónicas extraen líquido de las células hacia el espacio extracelular.

5. ¿La extravasación de líquidos i.v. se asocia con la administración de qué soluciones?
   A. Líquidos hipertónicos
   B. Dextrosa al 5 %
   C. Un antineoplásico
   D. Solución salina normal

Respuesta: C. Los antineoplásicos son irritantes importantes de las venas y, por lo general, se administran utilizando agujas de acero. La extravasación es frecuente en estas situaciones.

Puntuación

★★★ Si respondiste las cinco preguntas correctamente, ¡buen trabajo! Tu conocimiento sobre líquidos y electrólitos fluye suavemente.

★★ Si contestaste cuatro preguntas de forma acertada, ¡vas bien! No tendrás desequilibrios hidroelectrolíticos en ningún momento.

★ Si respondiste menos de cuatro preguntas correctamente, ¡relájate! Con un poco más de transporte activo de este capítulo, equilibrarás tu conocimiento.

Bibliografía

Ignatavicius, D. D., & Workman. M. L. (2016). *Medical–surgical nursing: Patient-Centered collaborative care* (8th ed.). St. Louis, MO: Elsevier.

Kee, J. (2014). *Laboratory and diagnostic tests with nursing implications* (9th ed.). Upper Saddle River, NJ: Pearson Education Inc.

Capítulo 4

Cuidados perioperatorios

Objetivos

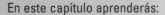
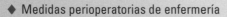

En este capítulo aprenderás:

◆ Medidas perioperatorias de enfermería

◆ Los efectos de la anestesia

◆ Técnicas para evitar y controlar las complicaciones postoperatorias

◆ Pasos en la planificación del alta del paciente

Una mirada a los cuidados perioperatorios

Muchos avances tecnológicos han hecho que las operaciones sean más rápidas, seguras y eficaces. Aun así, la cirugía sigue siendo una de las experiencias más estresantes que un paciente tiene que enfrentar. Antes de que el paciente entre en el quirófano, debes determinar todas sus necesidades psicológicas y fisiológicas. Si está preparado de forma adecuada y cuidadosamente instruido, un paciente quirúrgico experimentará menos dolor y tendrá menos complicaciones postoperatorias, así como una hospitalización más corta.

Cuidados preoperatorios

Una atención preoperatoria cuidadosa y considerada ayudará a evitar futuras complicaciones para el paciente y calmará la ansiedad que sienten él y su familia.

Evaluación preoperatoria

Una evaluación preoperatoria completa ayuda a identificar de manera sistemática y corregir problemas antes de la cirugía, y establecer valores de referencia para la comparación postoperatoria. Comienza confirmando la identidad del paciente mediante dos identificadores, de acuerdo con la política institucional. Después verifica el procedimiento y el sitio quirúrgico con el paciente. A continuación, enfócate en las áreas problemáticas sugeridas por los antecedentes y en cualquier aparato o sistema que esté directamente afectado por la cirugía (véase *Lección de historia*, p. 56). Considera tus hallazgos en relación con las normas etarias específicas. No olvides incluir el estado psicológico del paciente en tu evaluación porque la depresión y la ansiedad pueden interferir de manera importante con la recuperación postoperatoria.

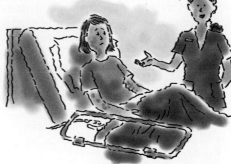

Explica al paciente qué esperar antes, durante y después del procedimiento.

Instrucción del paciente

Tu instrucción puede ayudar al paciente a afrontar el estrés físico y psicológico previo a la cirugía. La instrucción preadmisión y preoperatoria son más importantes en estos días de hospitalizaciones cortas y cirugías ambulatorias.

Evalúa, adáptate y considera

Evalúa lo que comprende el paciente y explica qué puede esperar antes, durante y después del procedimiento. Adapta tu instrucción según la edad, el nivel de comprensión y los antecedentes culturales del paciente. Además, considera las necesidades de la familia y los cuidadores.

Qué enseñar

Asegúrate de incluir estos temas en tu instrucción preoperatoria del paciente:
- Pruebas diagnósticas
- La necesidad de abstenerse de comer y beber durante determinado tiempo antes de la operación
- Qué tipo de anestesia se planea utilizar, por ejemplo, general, regional o balanceada
- Control de la vía aérea
- Colocación de otras vías, tales como sondas nasogástricas o drenajes quirúrgicos
- Procedimiento en el quirófano
- Terapia i.v.
- Qué esperar de la unidad de cuidados postanestésicos (UCPA)
- Control del dolor (que puede enseñarse antes de la operación)
- Los cuidados postoperatorios, incluyendo la dieta, la movilidad y los tratamientos

Instrucción para el postoperatorio

Antes de la cirugía, instruye al paciente sobre la movilidad postoperatoria temprana y las técnicas de deambulación y ejercicios para las piernas. Además, enseña ejercicios para toser y de respiración profunda, incluido el uso del espirómetro de incentivo. Deja claro que el paciente tendrá que repetir estas maniobras varias veces después de la cirugía (véase *Ejercicios para la tos y respiraciones profundas*, p. 57).

Lección de historia

Recabar la historia del paciente es muy importante, pero hacerlo exige que hagas muchas preguntas. Para realizar una anamnesis completa, debes preguntar sobre:
• Alergias a fármacos, comidas y factores ambientales
• Antecedentes familiares y personales sobre problemas con la anestesia
• Empleo regular de medicamentos o preparados herbolarios por parte del paciente (es importante conocer cuán a menudo toma estos medicamentos y la última dosis)

No te detengas ahí

También pregunta al paciente sobre abuso de alcohol o drogas. Un paciente que utiliza drogas recreativas o abusa del alcohol tiene una mayor tolerancia a los medicamentos anestésicos y analgésicos. Un paciente en abstinencia de sustancias puede mostrar cambios del comportamiento y puede ser difícil de controlar en el quirófano y en el postoperatorio. Determina la frecuencia con la que abusa de estas sustancias para evaluar la probabilidad de abstinencia postoperatoria.

Antes de la cirugía, también pregunta al paciente si:
• Tiene dientes flojos.
• Utiliza dentadura postiza total o parcial.
• Emplea anteojos o lentes de contacto.
• Utiliza auxiliar auditivo.
• Usa alhajas (sobre todo joyas corporales).
• Tiene implantes articulares, implantes metálicos o un marcapasos.

Para las mujeres

Pregunta a las pacientes sobre embarazos. Algunas instituciones realizan control sistemático de un posible embarazo a todas las mujeres de más de 10 años. Ten cuidado al preguntar a las adolescentes sobre si son sexualmente activas o si están embarazadas en presencia de otros miembros de la familia.

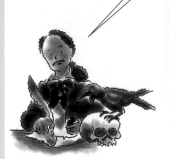

Sigue este consejo de un verdadero historiófilo. Una historia completa proporciona información importante que debes considerar cuando se planifica la atención.

Menciona al paciente que los ejercicios postoperatorios ayudan a evitar complicaciones como:
• Atelectasia
• Neumonía hipostática
• Tromboflebitis
• Estreñimiento
• Distensión abdominal
• Acumulación de sangre en las venas

Haz que el paciente realice ejercicios postoperatorios para evaluar si se requiere más educación y apoyar el plan de enseñanza.

Preparación

Antes de la cirugía, debes preparar la piel y el intestino del paciente, y administrar fármacos.

Educación de vanguardia

Ejercicios para la tos y respiraciones profundas

Estos ejercicios acelerarán la recuperación del paciente y reducirán el riesgo de complicaciones respiratorias.

Ejercicios para la tos

Los pacientes en riesgo de desarrollar exceso de secreciones tienen que realizar ejercicios para toser antes de la cirugía. Sin embargo, quienes se someterán a cirugías de oído u oculares, o a reparaciones de hernias hiatales o abdominales grandes, no necesitan practicar estos ejercicios. Además, los pacientes sometidos a neurocirugías no deben toser después de la operación porque esto eleva la presión intracraneal. Pide al paciente que practique los ejercicios para la tos de la siguiente forma:

• Si el estado del paciente lo permite, enséñale a sentarse en el borde de la cama (como se muestra en la imagen). Si sus pies no llegan al suelo, pon un taburete. Dile que se siente con las piernas dobladas y se incline un poco hacia adelante.

• Si se someterá al paciente a una cirugía torácica o abdominal, capacítalo para contener la herida antes de toser.

• Instrúyelo para que respire lenta y profundamente, inspire a través de la nariz y se concentre en expandir por completo el pecho. El paciente debe espirar por la boca y concentrarse en sentir cómo el pecho se contrae hacia abajo y hacia adentro, y luego volver a inspirar de la misma manera.

• A continuación, pide al paciente que inspire profundamente por tercera vez y que contenga el aliento. Luego, debe toser dos o tres veces (una vez no es suficiente). De esta forma, limpia las vías respiratorias. Aliéntalo a que se concentre en sentir cómo el diafragma fuerza el aire para que salga del pecho. Después debe realizar de tres a cinco

respiraciones normales, espirar lentamente y relajarse.

• Haz que el paciente repita este ejercicio al menos una vez. Después de la operación, pide que lo repita al menos cada 2 h para ayudar a los pulmones a expulsar las secreciones. Para tranquilizarlo, comenta que los puntos son muy fuertes y no se romperán durante la tos.

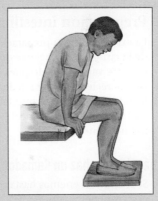

Ejercicios de respiración profunda

Recuerda al paciente que los ejercicios de respiración profunda realizados varias veces por hora ayudan a mantener los pulmones completamente expandidos. Para respirar profundamente de forma correcta, la persona debe usar el diafragma y los músculos abdominales, no sólo los torácicos. Pídele que practique estos ejercicios dos o tres veces al día antes de la cirugía.

• El paciente debe acostarse sobre la espalda en una posición cómoda con una mano sobre el pecho y la otra sobre el abdomen (como se muestra a la derecha). Capacítalo para que se relaje y doble un poco las piernas.

• Después, el paciente debe exhalar con normalidad. Debe cerrar la boca e inhalar profundamente por la nariz, concentrándose en sentir que el abdomen se eleva. El pecho debe expandirse. Instrúyelo para contener la respiración mientras cuenta hasta cinco.

• A continuación, haz que frunza los labios como si fuera a silbar y exhale completamente por la boca, sin permitir que las mejillas se inflen. Las costillas deben dirigirse hacia abajo y adentro.

• Después de reposar varios segundos, el paciente debe repetir el ejercicio de 5 a 10 veces. También debe realizar este ejercicio acostado de cada lado, sentado, parado o mientras se da vuelta en la cama.

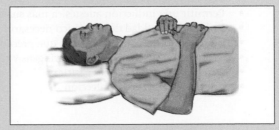

Preparación de la piel

En la mayoría de las instituciones, la preparación de la piel se realiza durante la fase intraoperatoria. Sin embargo, verificar que la piel está lo más libre posible de microorganismos reduce el riesgo de infección en el sitio de incisión. Puedes pedir al paciente que se bañe, se duche o higienice el área de la piel con un antiséptico la noche anterior o la mañana previa a la operación. Por lo general, el cirujano especifica el sitio para una higiene local si está indicado.

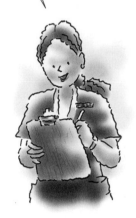

Registra la preparación de la piel, incluyendo el área preparada, el agente utilizado y cualquier resultado inesperado.

Ampliar la preparación de la piel

Para reducir el número de microorganismos en áreas cercanas al sitio de incisión, prepara un área mayor que el sitio de incisión planificado. Esto también ayuda a evitar la contaminación durante la colocación de los campos. Documenta la preparación de la piel, incluyendo el área preparada, el agente utilizado y cualquier resultado inesperado.

Preparación intestinal

La extensión de la preparación intestinal depende del tipo y el sitio de la cirugía. Un paciente de quien se espera que deberá guardar reposo durante varios días después de la operación y que no ha tenido evacuaciones recientemente puede recibir un laxante suave o un enema con fosfato de sodio. Por otro lado, un paciente sometido a una cirugía digestiva, pélvica, perineal o rectal debe recibir una preparación intestinal más intensa.

Si son más de tres, haz un llamado

Si se indican enemas hasta que la evacuación sea un líquido claro y el tercer enema aún no ha eliminado toda la materia fecal, informa al médico, pues más enemas pueden provocar desequilibrios hidroelectrolíticos. Los pacientes ancianos, los niños y aquellos en ayuno total que no poseen una vía i.v. tienen un riesgo más alto de desequilibrio.

Fármacos preoperatorios

El médico tratante puede indicar medicamentos preoperatorios o preanestésicos para:
* Calmar la ansiedad
* Permitir una inducción anestésica más suave
* Reducir la cantidad de anestésico necesaria
* Producir amnesia de los eventos que preceden a la cirugía
* Reducir el flujo de secreciones faríngeas y respiratorias
* Disminuir las secreciones gástricas
* Aminorar el riesgo de infección

Sobre los fármacos

Es probable que debas administrar fármacos de 30 a 75 min antes de la inducción anestésica. Instruye al paciente sobre los fármacos indicados, sus efectos deseados y sus posibles efectos adversos. Estos fármacos incluyen:

- Anticolinérgicos (agentes vagolíticos o desecantes)
- Sedantes
- Ansiolíticos
- Analgésicos opiáceos
- Neuroleptoanalgésicos
- Antagonistas de los receptores H2
- Antibióticos

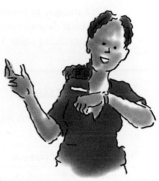

El paciente no debe comer alimentos sólidos durante al menos 6 h y líquidos por al menos 2 h antes de la cirugía.

Control final

Antes de la operación, sigue estos pasos importantes:

- Verifica que el paciente no haya comido nada sólido por al menos 6 h ni líquidos al menos 2 h antes de la operación.
- Revisa que la historia clínica contenga toda la información necesaria, como el consentimiento quirúrgico firmado, los resultados de las pruebas diagnósticas, la anamnesis y la exploración física. También debes incluir las alergias del paciente.
- Pide al paciente que se quite todas las alhajas (y los adornos corporales), el maquillaje y el barniz de uñas.
- Dile que se duche con un jabón antiséptico si está indicado.
- Lleva a cabo una inspección bucal. Advierte que no debe tomar agua. Pide al paciente que se retire la dentadura postiza. Escribe en la historia clínica si el sujeto tiene coronas dentales, fundas o frenos. También haz que se quite anteojos, lentes de contacto o prótesis (p. ej., ojos artificiales).
- Quita los auxiliares auditivos y verifica que no se pierdan; sin embargo, si el paciente no se los quiere quitar, informa al personal de quirófano y de la UCPA sobre esta decisión.
- Haz que el paciente orine.
- Coloca al sujeto un cubrepelo y una bata quirúrgica.
- Mide y registra las constantes vitales.
- Verifica que el consentimiento informado esté firmado por el paciente o un familiar responsable.
- Si el sitio quirúrgico involucra una diferenciación entre izquierda y derecha o múltiples estructuras (como dedos de las manos o los pies), la persona que realizará el procedimiento debe marcar el sitio con un rotulador permanente. El sitio debe marcarse antes de que el paciente sea llevado al quirófano; la marca debe ser visible una vez que el paciente ha sido preparado y los campos colocados.
- Administra la medicación preoperatoria indicada.

Cuidados intraoperatorios

El período intraoperatorio comienza con la transferencia del paciente a la mesa de operaciones y termina con su admisión en la UCPA. Sin importar qué clase de cirugía necesite el paciente, durante este tiempo recibirá anestesia.

Anestesia

Para inducir la pérdida de la sensación de dolor, el anestesiólogo o el personal de enfermería certificado en anestesia inducirán alguna forma de anestesia (véase *Tipos de anestesia*).

Tipos de anestesia

Los tres tipos de anestesia son general, regional y balanceada. Este cuadro describe cada tipo.

Tipos	Descripción
General	• Bloquea los centros de vigilia del cerebro. • Produce inconsciencia, relajación corporal y pérdida de la sensibilidad. • Se administra mediante inhalación o infusión i.v.
Regional	• Inhibe el proceso excitatorio en las terminaciones o fibras nerviosas. • Proporciona analgesia en un área específica. • No produce inconsciencia. • Puede aplicarse de forma tópica o inyectable (p. ej., infiltración nerviosa, epidural o administración raquídea).
Balanceada	• Combina analgésicos opiáceos, hipnóticos-sedantes, óxido nitroso o relajantes musculares. • Induce con rapidez la anestesia con mínima depresión cardíaca y reduce los efectos adversos postoperatorios (p. ej., náuseas y dolor). • Produce sueño y analgesia, elimina ciertos reflejos y proporciona relajación muscular.

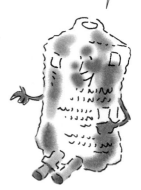

Soy un tipo bastante relajante. De hecho, ¡te pondré directamente a dormir!

¿Qué hace el personal de enfermería de quirófano?

Las responsabilidades dentro del quirófano se dividen entre los instrumentistas y el personal de enfermería de quirófano. Un instrumentista se lava antes de la operación, prepara la mesa estéril, las suturas y el equipamiento especial, y proporciona ayuda al cirujano y a los ayudantes durante la operación. El personal de enfermería circulante maneja el quirófano y controla la limpieza, la humedad y la seguridad del equipamiento; también coordina las actividades del personal de quirófano, vigila las prácticas asépticas, ayuda a supervisar al paciente y cuida la seguridad de este último.

Otras responsabilidades del personal de enfermería durante el período intraoperatorio incluyen la colocación en posición del paciente, la preparación del sitio de la incisión, la colocación de campos y el registro de la información (p. ej., la información del equipo quirúrgico, la evaluación, el cuidado y la manipulación de las muestras, y el recuento del material).

Tiempo fuera para la seguridad

Justo antes de comenzar el procedimiento, todo el equipo quirúrgico se detiene y realiza una verificación final del paciente, el procedimiento y el sitio quirúrgico correctos. Llamado *tiempo fuera*, este tiempo final evita generar errores graves.

Cuidados postoperatorios

La recuperación del paciente de la anestesia se vigila en la UCPA. La recuperación se lleva a cabo en la unidad de cuidados intensivos (UCI) o en la unidad medicoquirúrgica. El período postoperatorio se extiende desde el momento en que el paciente sale del quirófano hasta la última consulta de seguimiento con el cirujano.

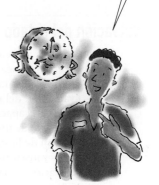

Gracias a los avances tecnológicos, la estadía promedio en la UCPA es de menos de 1 hora.

¿Qué hace el personal de enfermería de la UCPA?

El período postoperatorio comienza cuando el paciente llega a la UCPA, acompañado por el anestesiólogo o el personal de enfermería certificado en anestesia. El objetivo principal de las enfermeras y enfermeros de la UCPA es satisfacer las necesidades físicas y emocionales del paciente, reduciendo el desarrollo de complicaciones postoperatorias. Los factores como el dolor, la falta de oxígeno y los movimientos repentinos pueden amenazar el equilibrio fisiológico del paciente.

Gracias al empleo de anestésicos de acción corta, la estadía promedio en la UCPA dura menos de 1 h. Sin embargo, el tiempo de la estadía en esta unidad se relaciona directamente con el nivel de dolor, las náuseas y los vómitos al momento de llegar a la unidad. El paciente es evaluado cada 10-15 min al principio y después según su estado.

Alta

Cuando el paciente es dado de alta de la UCPA a la unidad medicoquirúrgica, a la UCI o a la unidad de procedimientos cortos, la seguridad sigue siendo la principal consideración. El paciente debe:
- Presentar una respiración tranquila y no trabajosa
- Estar consciente o alerta en respuesta a preguntas simples
- Tener constantes vitales estables con una vía aérea permeable y respiraciones espontáneas
- Tener reflejo de náuseas
- Sentir poco dolor
- Poder mover los miembros y que la sensación haya retornado de forma parcial en las áreas anestesiadas si se administró anestesia regional.

Si el paciente tuvo una cirugía mayor o presenta una enfermedad grave concurrente, o si hubo complicaciones durante o inmediatamente después de la cirugía, puede ser trasladado a la UCI. La documentación adecuada debe acompañar al individuo en el alta según la política institucional.

Unidad medicoquirúrgica

Cuando evalúes al paciente al regresar de la unidad medicoquirúgica, sé sistemático y a la vez sensible a sus necesidades. Compara tus hallazgos con las evaluaciones intraoperatorias y preoperatorias, e informa de inmediato los cambios significativos.

Ten un sistema

Sigue un abordaje sistemático en tu exploración física para facilitar las comparaciones. Las instituciones en general tienen protocolos para evaluar a los pacientes postoperatorios. Algunas exigen evaluaciones cada 15 min hasta que el paciente se estabilice, cada hora por las siguientes 4 h, y luego cada 4 h.

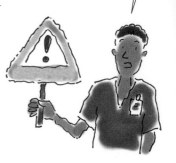

Informa de inmediato los hallazgos postoperatorios que difieran de manera significativa de los hallazgos de las evaluaciones preoperatorias o intraoperatorias.

Evaluación del estado postoperatorio

Pon especial atención a la respiración del paciente. Verifica que tenga la vía aérea permeable y controla la frecuencia respiratoria, su ritmo y profundidad. Las mediciones adicionales incluyen:
- Evaluación del nivel de consciencia del paciente mediante el control de su capacidad para responder a órdenes
- Búsqueda de una desviación traqueal de la línea media
- Control de la simetría torácica, la expansión pulmonar y el empleo de los músculos respiratorios auxiliares
- Valoración de la presión arterial (la sistólica no debe variar más del 15 % respecto de las lecturas preoperatorias, excepto en pacientes que experimentaron hipotensión preoperatoria)
- Medición de la frecuencia de pulso apical durante 1 min y evaluar la frecuencia y calidad de los pulsos radial y pedio, así como búsqueda de edema de decúbito
- Medición de la temperatura, que puede ser baja (debido a la reducción del metabolismo basal asociado con la anestesia, el frío del quirófano o las soluciones i.v.) o alta (a causa de la respuesta corporal al traumatismo quirúrgico)

Estimula las respiraciones profundas y promueve la eliminación del anestésico, así como un intercambio gaseoso y un equilibrio acidobásico óptimos. Estimula la tos si el paciente tiene secreciones. La sedación excesiva por analgesia o anestesia general puede provocar una depresión respiratoria, la cual también puede observarse si la acción del agente de reversión se termina (véase *Evaluación de la dificultad respiratoria*, p. 63).

Evaluación de la dificultad respiratoria

Debes buscar signos de dificultad respiratoria como parte de tu evaluación postoperatoria. Contacta con el médico si tus hallazgos incluyen los siguientes signos:

Coloración azul

La cianosis es un indicador fundamental de dificultad respiratoria. Esta coloración alrededor de la boca o en el lecho ungueal o sublingual indica un nivel de saturación de oxígeno arterial menor del 90 %. La cianosis en los lóbulos de las orejas, que en general acompaña a una enfermedad obstructiva crónica, puede verse exacerbada por la anestesia.

Otros signos

Además, busca otros signos de dificultad respiratoria, a saber:
• Aleteo nasal
• Ruidos inspiratorios o espiratorios
• Cambios en la postura para facilitar la respiración
• Desorientación progresiva

Un poco de ayuda de tus amigos

Puedes utilizar un oxímetro de pulso para complementar tu evaluación. Informa cualquier nivel de saturación de 90 % o menor.

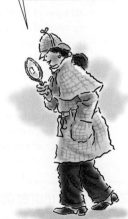

Examinar de cerca las heridas quirúrgicas puede ayudar a reducir las complicaciones.

Valoración de la herida quirúrgica

Al examinar una herida quirúrgica, sigue las indicaciones del cirujano. No retires los apósitos de una herida sin permiso. Algunos apósitos son compresivos; otros, mantienen en su sitio las grapas de piel. Si el apósito está teñido con exudado, estima la cantidad y percibe el color y el olor. Refuerza los apósitos húmedos con gasas estériles. Si el paciente tiene un dispositivo de drenaje, registra la cantidad y el color del exudado. Verifica que el dispositivo esté fijo y no esté acodado. Si el paciente tiene una ileostomía o una colostomía, describe el exudado. Si la herida no tiene un apósito, observa la ubicación y describe la longitud, anchura y tipo (horizontal, transversal o puntiforme). Describe las suturas, las grapas o las tiras adhesivas empleadas para cerrar la herida y evalúa la aproximación de los bordes.

Evaluación del abdomen

Al evaluar el abdomen, observa primero los cambios en el contorno abdominal. Los apósitos, drenajes, sondas u otros dispositivos pueden alterar ese contorno. Para detectar asimetrías, observa la forma del abdomen desde los pies de la cama del paciente. Además, busca el signo de Cullen, un hematoma o equimosis alrededor de la cicatriz umbilical que generalmente acompaña al sangrado intraabdominal o peritoneal.

Momento de auscultación

Ausculta los ruidos abdominales por al menos 1 min en cada uno de los cuatro cuadrantes. Probablemente no puedas detectar sonidos durante 6 h o más luego de una cirugía porque la anestesia general reduce el peristaltismo. Si el cirujano manipula los intestinos del paciente durante la operación, los ruidos intestinales estarán ausentes por más tiempo.

Todo está permeable

Si el paciente tiene una sonda nasogástrica, controla su permeabilidad con regularidad. Confirma que está bien colocado controlando el pH del aspirado gástrico (el pH normal es de 1 a 4) o mediante una radiografía. Documenta los hallazgos para establecer una evaluación basal para futuras referencias.

Comodidad del paciente

El paciente recién operado puede no ser capaz de encontrar una posición cómoda debido al dolor en la herida quirúrgica, la restricción de la actividad, los dispositivos de inmovilización o la cantidad de drenajes o sondas y vías de monitorización. Evalúa el dolor del paciente preguntando cuánto siente en una escala analógica visual (EVA) del 0 al 10 (siendo 0 ningún dolor y 10 el peor dolor que pueda imaginar) y ofrece analgésicos según la indicación. Aunque la mayoría de los pacientes te avisarán cuando sientan un dolor intenso, algunos sufren en silencio. En los niños puede utilizarse la escala del dolor por caras revisada. Un aumento de la frecuencia del pulso y la presión arterial pueden proporcionar la única pista de su estado.

Apoya, promueve y discute

Aunque el apoyo emocional puede hacer mucho para aliviar el dolor, no reemplaza una analgesia adecuada. Las medidas físicas, como la posición, los masajes de espalda y un ambiente cómodo en la sala del paciente, también pueden promover el bienestar y aumentar la eficacia de los analgésicos (véase *Reducción del dolor después de la cirugía*).

Comenta las medidas específicas que el paciente puede adoptar para evitar o reducir el dolor en la herida quirúrgica (véase *Consejos para reducir el dolor en la herida quirúrgica*, p. 65). Aliéntalo para que solicite analgésicos o utilice analgesia controlada por el paciente antes de que el dolor se vuelva intenso.

Registro de ingresos y egresos

Calcula los ingresos postoperatorios de comida y líquidos, incluyendo trocitos de hielo, líquidos i.v., hemoderivados y líquidos de irrigación. Calcula los egresos postoperatorios como la orina, el exudado de los drenajes y el exudado de la herida.

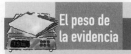
El peso de la evidencia

Reducción del dolor después de la cirugía

En un estudio reciente, los investigadores evaluaron a 517 individuos sometidos a cirugía abdominal que recibieron analgesia controlada por el paciente para el control del dolor. El estudio observó los efectos de dos intervenciones adicionales para el control del dolor: la instrucción del paciente y la relajación con música.

Conclusiones
El estudio halló que la instrucción para los pacientes no producía una reducción significativa del dolor. En contraste, la relajación con música produjo una disminución estadísticamente significativa del dolor. Los investigadores concluyeron que agregar música con relajación a los analgésicos podía ayudar a aliviar el dolor sin efectos adversos.

Good, M., Albert, J. M., Anderson, G. C., Wotman, S., Cong, X., Lane, D., & Ahn, S. (2010). Supplementing relaxation and music for pain after surgery. *Nursing Research,* 59 (4), 259–269.

Consejos para reducir el dolor en la herida quirúrgica

Enseña al paciente postoperatorio técnicas para reducir el dolor al moverse, toser o respirar profundamente.

Movimientos apropiados

Instruye al paciente sobre el empleo de las barandas en la cama para apoyarse cuando se mueva o se dé vuelta. El paciente debe moverse lenta y suavemente, sin movimientos rápidos. Aconseja que espere para moverse después de recibir el analgésico, si es posible.

El paciente debe mover con frecuencia las partes del cuerpo no afectadas por la cirugía para evitar que se endurezcan y duelan. Verifica que esté medicado de manera que pueda realizar esta actividad con comodidad. Si moverse sólo resulta difícil, comenta que debe pedir ayuda a algún miembro del equipo.

Apoyo de la herida quirúrgica

Después de una cirugía de tórax o abdominal, apoyar la herida quirúrgica puede ayudar al paciente a reducir el reducir el dolor cuando tosa o se mueva.

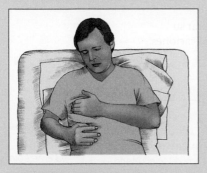

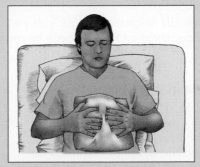

Apoyo con las manos
El paciente coloca una mano por encima y otra por debajo de la herida quirúrgica, como se muestra en la imagen, y luego presiona suavemente con una respiración normal cuando se mueva.

Apoyo con una almohada
Como alternativa, el paciente puede poner una pequeña almohada sobre la herida quirúrgica, mantenerla en el sitio con las manos y los brazos, presionar suavemente como se muestra en la imagen, respirar con normalidad y moverse para sentarse o pararse.

Actuar como un adulto

Un adulto debe producir una cantidad mínima de orina de 0.5-1 mL/kg/h. Informa cualquier diuresis menor de 30 mL/h por más de 2 h consecutivas. Después de la cirugía, el sujeto puede tener dificultades para orinar, lo cual ocurre cuando se utilizan fármacos como la atropina, que inhiben la estimulación parasimpática. Para evaluar la necesidad de cateterismo, controla el ingreso de líquidos del paciente y palpa su vejiga o utiliza un escáner vesical con regularidad. Como algunos anestésicos reducen el peristaltismo, el individuo puede no defecar hasta que regresan los ruidos abdominales.

Egresos ordinarios

Al documentar los egresos, anota la fuente de éstos, su cantidad, color y consistencia, así como su duración. Informa al cirujano los cambios importantes, como el color y la consistencia de los líquidos nasogástricos de verde oscuro a "porráceo" (en forma de "granos de café") o un volumen mayor del esperado.

Complicaciones postoperatorias

Después de la cirugía, se deben evitar las complicaciones. Pon atención para reconocerlas y controlarlas cuando aparezcan.

Reducir el riesgo de complicaciones

Para evitar extender la estadía hospitalaria del paciente y acelerar su recuperación, adopta estas medidas a fin de impedir las complicaciones postoperatorias.

Rota y reposiciona al paciente

Rota y cambia de posición al paciente cada 3 h para promover la circulación y reducir el riesgo de lesiones cutáneas, sobre todo sobre las prominencias óseas. Si el paciente está en decúbito lateral, coloca almohadas bajo las prominencias óseas para reducir la fricción y aumentar la comodidad. Cada vez que rotes a un paciente inspecciona con cuidado la piel para detectar enrojecimiento u otro signo de lesión.

No los rotes a todos

Ten en mente que rotar y cambiar de posición puede estar contraindicado en algunos pacientes, como aquellos sometidos a cirugías neurológicas o musculoesqueléticas que requieren inmovilización postoperatoria.

Estimula la tos y la respiración profunda

La respiración profunda promueve la expansión pulmonar, la cual ayuda a eliminar los anestésicos del cuerpo. La tos y las respiraciones profundas también reducen el riesgo de embolia

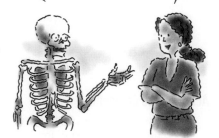

Escuché que el apoyo cuando se rota a un paciente reduce el riesgo de lesión de la piel sobre prominencias óseas.

Pero tú ya eres sólo una gran prominencia ósea.

pulmonar y grasa, y de neumonía hipostática asociada con la acumulación de secreciones en las vías aéreas.

Estimula al paciente para que realice respiraciones profundas y tosa cada hora mientras está despierto (las respiraciones profundas no aumentan la presión intracraneal). Además, muéstrale cómo utilizar un espirómetro de incentivo (véase *Empleo de espirómetros*, p. 68).

Controla la nutrición y los líquidos

La nutrición e ingestión de líquidos adecuada es esencial para asegurar una hidratación correcta, promover la curación y proporcionar la energía para alcanzar el aumento del metabolismo basal asociado con la cirugía. Si el paciente tiene un déficit de proteínas o un compromiso del funcionamiento del sistema inmunitario antes de la operación, tal vez se necesite administrar un suplemento proteico mediante alimentación parenteral para promover la curación. Si el paciente tiene insuficiencia renal, este tratamiento estará contraindicado porque la incapacidad de degradar las proteínas puede elevar de forma peligrosa las cifras de nitrógeno ureico en sangre.

Promueve el ejercicio y la deambulación

El ejercicio postoperatorio temprano y la deambulación pueden reducir de manera significativa el riesgo de tromboembolia. También mejora la ventilación y la perspectiva del paciente.

Pasivo está bien, activo es mejor

Lleva a cabo ejercicios pasivos de amplitud de movimiento (AdM) y, mejor aún, alienta estos ejercicios para evitar contracturas en las articulaciones y la atrofia muscular, y promover la circulación. Este ejercicio también puede ayudar a evaluar la fuerza y la tolerancia del paciente.

Pruebas de tolerancia

Antes de alentar la deambulación, haz que el paciente se siente y cuelgue las piernas por los lados de la cama y realice ejercicios de respiración profunda. La tolerancia del paciente a este paso en general es un factor de predicción clave de su tolerancia fuera de la cama. Registra la frecuencia de los movimientos, la tolerancia del paciente, el empleo de analgésicos y otra información relevante.

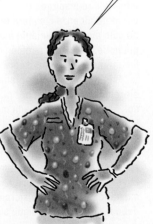

A pesar de tus mejores esfuerzos, las complicaciones a veces ocurren.

Detección y control de las complicaciones

A pesar de tus esfuerzos, en ocasiones se presentan complicaciones. Éstas pueden incluir atelectasias, neumonía y embolia pulmonar y tromboflebitis. Al saber cómo reconocerlas y tratarlas, puedes limitar sus efectos (véase *Detección y tratamiento de las complicaciones postoperatorias*, p. 69).

Empleo de espirómetros

Aunque todos los espirómetros estimulan la inspiración máxima lenta y sostenida, pueden dividirse en dos tipos: de incentivo de flujo y de incentivo de volumen.

Diferencias entre los dos tipos

Un espirómetro de incentivo de flujo mide el esfuerzo inspiratorio del paciente (la velocidad de flujo) en centímetros cúbicos por segundo (cm^3/s). Un espirómetro de incentivo de volumen va un paso más allá. A partir de la velocidad de flujo del paciente, calcula el volumen de aire que inhala. Debido a este paso adicional, muchos espirómetros de volumen son más grandes, más complicados y más costosos que los de flujo.

Incentivo de volumen

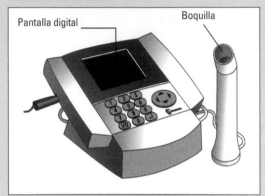

Incentivo de flujo

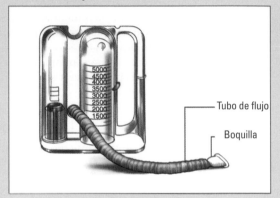

Para que el paciente utilice un espirómetro de incentivo de volumen, el inhaloterapeuta debe indicar el "volumen objetivo" (en cm^3) que debe alcanzarse, es decir, la cantidad de aire que el individuo debe inspirar con cada respiración profunda.

Un tipo de espirómetro de incentivo de volumen incluye una pantalla con el volumen objetivo. Cuando el paciente inhala, también se marca el volumen de aire inspirado por los pulmones hasta que el paciente alcanza o supera el volumen objetivo. Ello no sólo ayuda al paciente a expandir totalmente los pulmones, sino que también proporciona una retroalimentación inmediata sobre cómo lo está haciendo.

Por lo general, el paciente lleva a cabo este ejercicio cinco veces por día. Debe tomar descansos entre ejercicios. Cada mañana debe reiniciar la pantalla de volumen objetivo alcanzado, lo que ofrece una forma de mejorar.

Con espirómetros de uso fácil más pequeños, el paciente inhala lento y profundo a medida que un pistón en un cilindro se eleva hasta alcanzar el volumen ajustado. El número de ejercicios que el paciente debe realizar a diario sigue siendo el mismo.

Los espirómetros de incentivo de flujo no tienen preajustado el volumen. Estos espirómetros contienen flotadores de plástico que se elevan de acuerdo con la cantidad de aire que el paciente extrae del dispositivo con la inhalación. El cilindro que rodea al flotador está graduado para que el paciente pueda controlar su progreso. El número de ejercicios que el paciente debe realizar diariamente es el mismo que con los espirómetros de volumen.

Elección del tipo correcto

El tipo correcto de espirómetro depende de la condición del paciente. Para un paciente de bajo riesgo, un espirómetro de incentivo de flujo probablemente es el mejor. Son livianos y durables, y pueden quedar al lado de la cama para que el paciente los use aun sin tu supervisión.

Un paciente con alto riesgo de desarrollar atelectasias puede requerir un espirómetro de incentivo de volumen. Como mide el inflado del pulmón con más precisión, este tipo de espirómetros te ayuda a determinar si el paciente está inhalando de forma adecuada.

Detección y tratamiento de las complicaciones postoperatorias

Este cuadro muestra algunas complicaciones postoperatorias y cómo intervenir de forma adecuada.

Complicación	Qué buscar	Qué hacer
Septicemia y *shock* séptico	*Para septicemia* • Fiebre, escalofríos, erupción cutánea, distensión abdominal, postración, dolor, cefaleas, náuseas o diarrea	*Para septicemia* • Obtén muestras (de sangre, orina y secreciones de exudados de la herida) para cultivo y antibiograma. • Administra antibióticos según indicación. • Mide las constantes vitales y valora el nivel de consciencia para detectar un *shock* séptico.
	Para shock *séptico* • Etapas tempranas: piel caliente, seca y enrojecida; estado mental ligeramente alterado; taquicardia y taquipnea; presión arterial reducida o normal; oliguria. • Etapas tardías: piel pálida, húmeda y fría; deterioro del estado mental; taquicardia y taquipnea; hipotensión y oliguria.	*Para* shock *séptico* • Administra antibióticos i.v. según indicación. • Mide los niveles séricos pico y mínimos. • Administra líquidos i.v. y sangre o productos de la sangre.
Íleo paralítico	• Distensión abdominal grave y posiblemente vómitos • Estreñimiento grave o salida de gases y heces líquidas y escasas	• Alienta la deambulación y mantén al paciente en ayuno. • Coloca una sonda nasogástrica según indicación; mantén la sonda permeable y funcional. • Busca náuseas y vómitos. Si aparecen náuseas, administra un antiemético.
Retención urinaria	• Anuria • Distensión vesical por encima de la sínfisis del pubis a la palpación • Molestias o dolor, inquietud, ansiedad, sudoración o hipotensión	• Ayuda al paciente a deambular lo más pronto posible después de la cirugía, a menos que esté contraindicado. • Ayuda al paciente a adoptar una posición en la que pueda orinar normalmente y, si es posible, déjalo solo. • Abre el grifo para que el paciente pueda oírlo y vierte agua tibia sobre su perineo. • Prepárate para un sondaje urinario si el paciente no puede orinar a pesar de otras intervenciones.
Infección, dehiscencia y evisceración de la herida	*Para infección de la herida* • Dolor a la palpación, dolor profundo y edema en el sitio de la herida • Taquicardia e hipertermia • Recuento de leucocitos elevado	*Para infección de la herida* • Toma muestras de la herida para cultivo y antibiograma, según indicación. • Administra antibióticos según indicación. • Irriga la herida con la solución apropiada según indicación y valora el exudado.

(continúa)

Detección y tratamiento de las complicaciones postoperatorias *(continuación)*

Complicación	Qué buscar	Qué hacer
Infección, dehiscencia y evisceración de la herida *(continuación)*	*Para dehiscencia* • Exudado sanguinolento por la herida • El paciente informa "una sensación de rotura" después de un esfuerzo por vomitar o toser *Para evisceración* • Protrusión de los contenidos abdominales; salida de intestinos	*Para dehiscencia o evisceración* • Permanece con el paciente; pide a un colega que informe al médico. • En caso de dehiscencia, ayuda al paciente a adoptar la posición de Fowler doblando las rodillas. Ello reduce la presión abdominal. • Cubre los contenidos que salen por la herida con compresas empapadas en solución salina normal estéril tibia. • Controla las constantes vitales del paciente.
Alteración de la imagen corporal	• Comentarios del paciente que indican depresión o inseguridad • Incapacidad de mirarse o hablar sobre la herida quirúrgica o el estoma	• Alienta la verbalización y ofrece apoyo. • Derívalo a un grupo de apoyo o consejo. • Alienta la participación en la atención.
Psicosis postoperatoria	• Cambios en el comportamiento de base	• Reorienta al paciente respecto de la persona, el lugar y el tiempo. • Coloca un reloj y un calendario en la habitación, donde el paciente pueda verlo. • Reduce los cambios en el entorno. • Coloca objetos familiares cerca del paciente. • Alienta la participación familiar en la atención postoperatoria. • Utiliza sedantes y medidas de contención sólo si es necesario.

Planificación del alta

Comienza la planificación del alta del paciente en tu primer contacto. Incluye a la familia u otro cuidador en tu planificación para asegurar una atención adecuada en la casa. La planificación del alta incluye:

- Medicación
- Dieta
- Actividad
- Procedimientos de atención en el hogar y derivaciones
- Posibles complicaciones
- Consultas postoperatorias

Posibles problemas

Reconocer los probables problemas con rapidez te ayudará a una planificación exitosa. La historia de enfermería inicial y la evaluación postoperatoria, así como las evaluaciones posteriores, pueden proporcionar información útil. Adapta los contenidos de tu plan a las necesidades individuales del paciente. Evalúa las fortalezas y las limitaciones del individuo y la familia. Considera varios factores, a saber:

- Factores fisiológicos: capacidades físicas generales y funcionales, medicamentos actuales y estado nutricional general.
- Factores psicológicos: autoconcepto, motivación y capacidades de aprendizaje.
- Factores sociales: duración de la necesidad de cuidado, tipos de servicios disponibles y compromiso de la familia en la atención del paciente.

¿Puedo tenerlo por escrito?

Proporciona materiales escritos como referencia para el paciente en el hogar. Evalúa el nivel de lectura y comprensión del paciente, y siempre asegúrate de que el escrito esté reforzado por la instrucción personal. Incluye información sobre los siguientes temas:

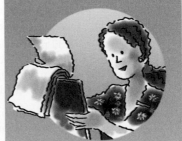

Medicamentos… dieta… actividades… atención domiciliaria… ¡Sí! ¡Tengo gente para que se encargue de todo!

- Medicamentos: enseña al paciente el propósito del tratamiento con fármacos, las dosis y vías adecuadas, instrucciones especiales, efectos adversos potenciales y cuándo informar al médico. Trata de establecer una posología que se ajuste con el estilo de vida del paciente.
- Dieta: instruye al paciente y, si es adecuado, a los miembros de la familia o los cuidadores que prepararán la comida. Deriva al paciente con un dietista si fuera apropiado.
- Actividad: después de la cirugía, por lo general se aconseja que el paciente no levante peso, como canastas o ropa para lavar. Las restricciones por lo general duran de 4 a 6 semanas después de la operación. Menciona cuándo puede volver a trabajar, conducir y tener actividad sexual.
- Procedimientos de atención domiciliaria: una vez que el paciente ha visto cómo realizas un procedimiento, haz que él o un cuidador realice la misma tarea. Si el paciente debe alquilar o comprar equipamiento especial, como una cama de hospital, proporciona una lista de los proveedores en el área.
- Atención de la herida: instruye al paciente sobre el cambio de curaciones. La herida quirúrgica debe estar limpia y seca; enseña la técnica correcta de lavado de manos.
- Complicaciones posibles: verifica que el paciente pueda reconocer signos y síntomas de infección de la herida y otras posibles complicaciones, y proporciona esta información por escrito. Aconseja que llame al médico si tiene cualquier duda.
- Consultas postoperatorias: destaca la importancia de las consultas de seguimiento y verifica que el paciente tiene el número de teléfono de su médico. Si no tiene medios de transporte, derívalo a un recurso comunitario apropiado.
- Derivaciones: evalúa si el paciente necesita derivaciones a un sistema de atención domiciliaria u otro recurso comunitario. En algunos hospitales, la responsabilidad de las derivaciones recae en un coordinador de atención domiciliaria, personal de enfermería planificador de alta o el responsable del caso.

Preguntas de autoevaluación

1. ¿Cuál es el propósito de una evaluación preoperatoria completa?
   A. Identificar y corregir problemas antes de la operación y establecer información basal para la comparación postoperatoria
   B. Ahorrar tiempo de evaluación después de la operación
   C. Ahorrar tiempo al médico antes de comenzar el procedimiento
   D. Verificar que no aparezcan complicaciones postoperatorias

Respuesta: A. Una evaluación preoperatoria minuciosa ayuda a identificar de forma sistemática y corregir problemas antes de la cirugía, y establecer una línea de base para la comparación postoperatoria. Durante la evaluación, el personal de enfermería debe enfocarse en áreas problemáticas sugeridas por los antecedentes y los aparatos y sistemas directamente afectados por la operación.

2. Al instruir sobre el control del dolor, el personal de enfermería-educador debe discutir:
   A. La necesidad de utilizar analgésicos sólo cuando sea absolutamente necesario
   B. Que el analgésico debe emplearse y administrarse según las necesidades del paciente
   C. Que el método de administración no puede alterarse después de la operación
   D. La necesidad de limitar los opiáceos para evitar la adicción

Respuesta: B. El paciente debe saber que los analgésicos se indicarán y administrarán de acuerdo con sus necesidades. Como cada paciente responde de forma diferente al dolor y los medicamentos, la dosis y la administración es individualizada.

3. ¿Qué es una anestesia balanceada?
   A. Una medicación que aumenta ciertos reflejos y proporciona buen tono muscular
   B. El empleo de analgésicos opiáceos antes, durante o después de la operación
   C. Una combinación de analgésicos opiáceos, hipnóticos-sedantes, óxido nitroso y relajantes musculares
   D. El uso de anestesia tanto local como general

Respuesta: C. La anestesia balanceada es una combinación de analgésicos opiáceos, hipnóticos-sedantes, óxido nitroso y relajantes musculares.

4. La razón de que los pacientes se internen en la UCPA después de la operación es:
   A. Estar controlados mientras se recuperan de la anestesia
   B. Estar cerca del cirujano justo después de la operación
   C. Dar tiempo a la unidad medicoquirúrgica para que se prepare para la transferencia
   D. Dar tiempo al paciente para que afronte los efectos de la cirugía

Respuesta: A. Los pacientes se envían a la UCPA para ser vigilados mientras se recuperan de la anestesia.

5.   Para ayudar a prevenir las complicaciones postoperatorias, el personal de enfermería debe:

A.   Hacer que el paciente descanse tranquilo las primeras 24 h con mínimo esfuerzo

B.   Hacer que el paciente sostenga la herida quirúrgica y haga respiraciones profundas y rápidas antes de moverse

C.   Alentar al paciente a que comience a ejercitarse lo más pronto posible después de la operación

D.   Alentar al paciente para que beba cada vez más líquidos inmediatamente después de la cirugía

Respuesta: C. Los ejercicios postoperatorios tempranos y la deambulación pueden mejorar de manera importante la circulación, la ventilación y el aspecto psicológico.

6.   La planificación del alta comienza:

A.   El día de la hospitalización

B.   El día después de la operación

C.   El día del alta

D.   El día de la operación

Respuesta: A. Aunque el día de la hospitalización también puede ser el día de la cirugía, la planificación del alta debe comenzar en ese momento y durante el primer contacto con el paciente.

Puntuación

☆☆☆   Si respondiste las seis preguntas correctamente, ¡wiiiii! ¡Eres la perfección perioperatoria!

☆☆   Si contestaste cuatro de cinco preguntas de manera acertada, ¡por Dios! ¡Estás muy cerca de la perfección en la atención perioperatoria!

☆   Si respondiste menos de cuatro preguntas correctamente, ¡anímate! Sigue este plan de instrucción perioperatoria: ¡revisa este capítulo e inténtalo de nuevo!

Bibliografía

Ganter, M. T., Blumenthal, S., Dübendorfer, S., Brunnschweiler, S., Hofer, T., Klaghofer, R., … Hofer, C. K. (2014). The length of stay in the post-anaesthesia care unit correlates with pain intensity, nausea and vomiting on arrival. *Perioperative Medicine, 3*(1), 10.

International Association for the Study of Pain. Faces pain scale—Revised Home. Tomado de: http://www.iasp-pain.org/Education/Content. aspx?ItemNumber=1519, on November 9, 2014.

Capítulo 5

Control del dolor

Objetivos

En este capítulo aprenderás:

◆ Los tipos de dolor y las teorías que los explican

◆ Las formas en que los analgésicos opiáceos y no opiáceos controlan el dolor

◆ Las intervenciones que ayudan a aliviar el dolor

Una mirada al dolor

El dolor es un fenómeno complejo y subjetivo que involucra factores biológicos, psicológicos, culturales y sociales. Para explicarlo de manera resumida, el dolor es lo que el paciente dice que es y aparece cuando el paciente dice que aparece. La única autoridad real en el dolor es la persona que lo experimenta. Por lo tanto, los profesionales de la salud deben comprender y confiar en la descripción que el paciente hace de su dolor cuando desarrollan un plan de control del dolor. La Joint Commission de Estados Unidos indica evaluar a todos los pacientes en busca de dolor como la quinta constante vital.

Cada paciente reacciona al dolor de forma diferente porque el umbral y la tolerancia a él varían. El umbral doloroso es un atributo fisiológico que denota la menor intensidad de estímulo doloroso requerido para percibir dolor. La tolerancia al dolor es un atributo psicológico que describe la cantidad de estímulo (duración e intensidad) que el paciente puede soportar antes de declarar que tiene dolor. La tolerancia al dolor y a los fármacos aparece cuando un paciente ya no responde a un medicamento en la manera que inicialmente lo hacía. Cuando esto ocurre, se requiere una dosis más alta de fármaco para alcanzar el mismo nivel de respuesta logrado al comienzo. Un paciente que ha desarrollado tolerancia requerirá una dosis más alta del analgésico para lograr controlar el dolor.

Dos tipos de pacientes...

Durante años, los algoritmos de control del dolor siempre han dividido a los pacientes en los que "no están tomando opiáceos" y los que "están tomando opiáceos". Los conceptos *virgen de opiáceos* y *tolerante a los opiáceos* han evolucionado de los términos generalizados para describir a los pacientes y sus respuestas a la terapia con estos fármacos. La U.S. Food and Drug Administration (FDA) ha definido las características de estos términos para los médicos tratantes. La National Comprehensive Cancer Network (NCCN) ha simplificado las definiciones de la FDA

- Virgen de opiáceos: paciente que no recibe de forma crónica analgésicos opiáceos en una base diaria.
- Tolerante a los opiáceos: paciente que recibe de forma crónica analgésicos opiáceos en una base diaria.

La tolerancia a los opiáceos hace al paciente menos susceptible a los efectos de estos fármacos, incluidos el alivio del dolor y la mayoría de los efectos adversos. Así, el paciente es menos propenso a responder a los opiáceos con sedación profunda o compromiso respiratorio (Apéndice 1, "Genotipificación para el control del dolor").

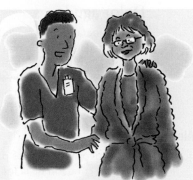

> El dolor es cualquier cosa que el paciente diga que es y aparece cuando el paciente dice que aparece.

Teorías sobre el dolor

Estas teorías intentan explicar el mecanismo del dolor:
1. De la compuerta para el dolor
2. Teoría de la neuromatriz

De la compuerta para el dolor

La teoría de la compuerta, formulada en 1965, establece que ciertos tipos de mecanismos de compuerta en la médula espinal permiten que las fibras nerviosas reciban las sensaciones dolorosas. Esta teoría ha estimulado un abordaje más holístico hacia el control del dolor y la investigación, teniendo en cuenta los componentes no biológicos de éste. Las técnicas de control del dolor, tales como la estimulación cutánea, la distracción y la acupuntura, se basan, en parte, en esta teoría.

Una experiencia multidimensional

Un marco conceptual más reciente, la teoría de la neuromatriz del dolor, propone que el dolor es una experiencia multidimensional producida por patrones de impulsos nerviosos generados por la red neural en el cerebro. Las aferencias sensitivas pueden ser las que disparan estos impulsos, o ser generados de manera independiente. El dolor es causado por la aferencia de una amplia red neural distribuida en el cerebro más que directamente por la aferencia evocada por la lesión, la inflamación u otra patología. Esta neuromatriz está genéticamente determinada y es modificada por las experiencias sensitivas, emotivas y cognitivas y por la memoria. Es un marco conceptual relativamente nuevo, utilizado para describir el mecanismo primario que genera el dolor (Melzack, 2001). (Apéndice 2, "Diagrama del modelo de la neuromatriz").

Categorización del dolor según su duración

Hay dos tipos fundamentales de dolor que se clasifican de acuerdo con su duración: agudo y crónico.

Dolor agudo

Por lo general, el dolor agudo acompaña al daño tisular por una lesión o enfermedad. Varía de leve a grave en intensidad y en general prevalece durante poco tiempo (menos de 6 meses). Este dolor se considera un mecanismo protector, que alerta al individuo sobre el daño tisular o una enfermedad orgánica. Un paciente puede sentir alivio del dolor agudo, y el propio dolor desaparece a medida que el trastorno subyacente se cura.

Alivio y curación

Los objetivos terapéuticos para el dolor agudo incluyen el alivio del dolor y la curación de la lesión subyacente o la enfermedad responsable. El tratamiento paliativo puede incluir cirugía, tratamiento farmacológico, aplicación de calor o frío, o técnicas psicológicas o conductuales para controlar el dolor.

Dolor crónico

La causa del dolor crónico no siempre es un cáncer. El dolor crónico puede deberse a una enfermedad prolongada o una disfunción, como el cáncer o la artritis, o puede asociarse con trastornos de la salud mental como el síndrome de estrés postraumático o la depresión. Puede ser intermitente, limitado o persistente, y por lo general dura 6 meses o más. En lugar de provenir de un sitio que se puede identificar con facilidad, el dolor crónico es típicamente generalizado. También está muy influido por las emociones del paciente y por el entorno.

No soy el dolor vecino de al lado

Los pacientes con dolor crónico a menudo tienen dificultad para describir lo que sienten. Además, diferentes pacientes reaccionan al dolor de distintas maneras. Un individuo puede gritar o gemir; otro, simplemente retirarse. También puede haber cambios en el apetito o en el ritmo del sueño, y el paciente puede tornarse ansioso o irritable, pero por lo general las constantes vitales se encuentran estables.

Si no puedes vencerlo, trabaja con él

En muchos pacientes incapaces de hallar un alivio completo, el dolor crónico puede volverse una condición que altera la vida, lo que hace que el control del síntoma a largo plazo sea más complicado. El principal objetivo es ayudar a estos pacientes a que participen lo más posible en las actividades diarias deseadas y que puedan descansar, lo que puede mejorar su bienestar emocional. Los tratamientos incluyen el empleo de analgésicos complementados con terapias como los masajes, compresas calientes o frías, ejercicio, meditación y distracciones. Los tratamientos no farmacológicos para tratar el dolor incluyen terapias alternativas como el uso de imágenes, hipnosis, acupuntura, imanes, fitoterapia, aromaterapia y musicoterapia.

El dolor visceral proviene de órganos, como el estómago. Eso no hace que me sienta bien.

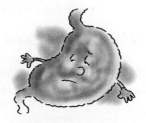

Categorización del dolor según la fuente fisiológica

El dolor puede clasificarse no sólo por su duración, sino también por su fuente fisiológica.

Dolor nociceptivo

En el *dolor nociceptivo*, la lesión o la inflamación estimulan receptores especiales en el sistema nervioso periférico sensibles a la lesión. Los receptores comunican esta información al cerebro, lo que produce la sensación de dolor. Los dos tipos de dolor nociceptivo son el *dolor somático*, que proviene de la piel, las estructuras musculoesqueléticas o el tejido conectivo, y el *dolor visceral*, que comienza en los órganos y los epitelios de las cavidades corporales.

Dolor neuropático

El daño de los nervios periféricos o del sistema nervioso central puede producir *dolor neuropático*. Los pacientes describen este tipo de dolor no localizado como un hormigueo o un dolor ardiente o fulgurante. Los tipos de dolor neuropático incluyen el dolor del miembro fantasma, el cual ocurre tras la amputación de una extremidad, así como el dolor periférico, que a menudo se experimenta en la diabetes.

Valoración del dolor

La única forma de lograr una comprensión total del dolor del paciente o la paciente es preguntándoles. Comienza pidiendo que describa el dolor. ¿Dónde le duele?, ¿cómo es ese dolor?, ¿cuándo comienza, cuánto dura y cuán frecuente es?, ¿qué lo provoca?, ¿qué provoca que se sienta mejor? Existe una variedad de herramientas que pueden ayudar a realizar una evaluación objetiva del dolor. Debes utilizar alguna para obtener una descripción más precisa y consistente de la intensidad y el alivio del dolor (dos medidas importantes). La clave para lograr un control eficaz del dolor es una valoración inicial precisa y la reevaluación continua del síntoma. Selecciona la herramienta de evaluación del dolor de acuerdo con su propósito, el tiempo necesario para completarla y la capacidad del paciente para comprender y completar el cuestionario (véase *Herramientas de evaluación del dolor*, p. 78) (Apéndice 3, "Herramientas de evaluación dirigidas").

¿Dónde le duele?

Investiga cómo responde el paciente al dolor: ¿el dolor interfiere con la alimentación?, ¿con el sueño?, ¿con el trabajo?, ¿con la vida sexual?, ¿con las relaciones? Pide al individuo que señale el área donde siente dolor, teniendo en cuenta que:

- El dolor localizado sólo se siente en su origen.
- El dolor proyectado viaja a lo largo de las vías nerviosas.
- El dolor irradiado se extiende en varias direcciones desde el punto de origen.
- El dolor referido ocurre en sitios remotos respecto del sitio de origen.

La fuente de la naturaleza

Los factores que influyen en la naturaleza del dolor del paciente incluyen la duración, la intensidad y la fuente. Las fuentes pueden ser:

- Cutánea, de la piel o el tejido subcutáneo.
- Somática profunda, que incluye nervios, huesos, músculos y tejidos de sostén.
- Visceral, que incluye los órganos del cuerpo.

Busca las respuestas fisiológicas al dolor (náuseas, vómitos, cambios en las constantes vitales), las respuestas conductuales al dolor (movimientos y posición, expresión facial, qué dice o no dice el paciente), y también observa las respuestas psicológicas, como ira, depresión e irritabilidad.

Todo es cuestión de actitud

Evalúa la actitud del paciente frente al dolor, así como los mecanismos de afrontamiento. ¿Menciona a los demás cuando le duele o intenta ocultarlo? ¿La familia o los cuidadores comprenden el dolor del paciente y lo contienen? ¿El paciente acepta ayuda?

Herramientas de evaluación del dolor

Varias herramientas fáciles de utilizar te pueden ayudar a comprender mejor el dolor del paciente:

- Una *escala numérica* es un método rápido para determinar la percepción del paciente sobre la intensidad del dolor. Pide al individuo que evalúe el dolor en una escala del 0 al 10, siendo el 0 libre de dolor y 10 el peor dolor imaginable.
- Una *escala de evaluación por caras* emplea ilustraciones de cinco o más caras con expresiones que van desde feliz hasta muy infeliz. El paciente elige la cara que representa cómo se siente en ese momento. Es particularmente útil con niños pequeños o con un paciente con dificultad en el lenguaje.
- Un *diagrama corporal* permite al paciente mostrar la ubicación y la irradiación del dolor en una ilustración del cuerpo.
- Un *cuestionario* proporciona al paciente preguntas clave sobre la ubicación, la intensidad, la calidad y el inicio del dolor, y los factores que lo alivian o lo agravan.
- Una herramienta de evaluación del comportamiento observable no verbal proporciona la evaluación de un paciente con deterioro cognitivo o muy enfermo (Apéndice 4, "Validación de cuatro escalas de graduación de la intensidad del dolor").

Control del dolor

El control del dolor puede implicar tratamiento farmacológico mediante analgésicos opiáceos y no opiáceos, incluyendo analgesia controlada por el paciente (ACP) y analgésicos adyuvantes, neurocirugía, estimulación eléctrica del nervio, estrategias cognitivo-conductuales y suministro intratecal de fármacos a través de una bomba de infusión.

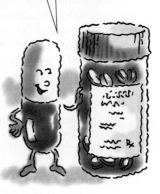

Los agonistas son los fármacos de elección para el dolor intenso.

Analgésicos opiáceos

Los analgésicos opiáceos están indicados para aliviar un dolor de moderado a intenso. Los opiáceos pueden ser naturales o sintéticos. Los alcaloides naturales del opio y sus derivados se conocen como *opiáceos*. La morfina es el prototipo de los analgésicos opiáceos, tanto naturales como sintéticos. (En español se utilizaba la palabra "opiáceo" para nombrar a los agentes naturales y "opioides" para los sintéticos; en la actualidad son sinónimos).

La agonía y el éxtasis

Los analgésicos opiáceos se clasifican como agonistas completos, parciales o mixtos agonistas-antagonistas. Los *agonistas* producen analgesia al unirse a receptores opiáceos en el sistema nervioso central (SNC). Éstos son los fármacos de elección para el dolor intenso, e incluyen:

- Codeína
- Hidromorfona
- Hidrocodona
- Fentanilo
- Oxicodona
- Metadona
- Morfina

Y están los anti

Los agonistas-antagonistas también producen analgesia al unirse a los receptores del SNC. Sin embargo, son de uso limitado para pacientes con dolor porque muchos tienen un efecto techo o un límite de dosis superior. Conforme la dosis se incrementa, también pueden ocasionar alucinaciones y otros efectos psicotomiméticos, y pueden producir síntomas de abstinencia en los pacientes dependientes de los opiáceos. Esta clase incluye:

- Buprenorfina
- Butorfanol
- Nalburfina
- Pentazocina

Cualquier vía que elijas

Los analgésicos opiáceos pueden administrarse por muchas vías, incluidas oral, sublingual, bucal, intranasal, rectal, transdérmica, i.m., i.v., epidural, intratecal, tópica y con dispositivos de ACP. Para la mayoría de los pacientes es preferible la vía oral. La vía i.m., aunque eficaz, puede mostrar una absorción errática, sobre todo en pacientes debilitados.

Para el dolor intenso, como el causado por la angina de pecho, la administración i.v. puede ser preferible porque permite que el fármaco logre su efecto con rapidez, además de un control preciso de la dosis. Recuerda que usando esta vía puede producirse una depresión respiratoria profunda e hipotensión. La infusión i.v. continua con el sistema ACP permite usar dosis más bajas (véase *Sobre la analgesia controlada por el paciente*, p. 82).

El modo de administración que elijas

Los nuevos modos de analgesia controlada por el paciente son:

- Sistema de administración de fentanilo *IONSYS (Iontrophoretic transdermal system)*. Un sistema de administración de fentanilo preprogramado sin agujas aplica el opiáceo por vía transdérmica mediante una corriente eléctrica. Es del tamaño de una tarjeta de crédito, se aplica directo en la piel, contiene 80 dosis de fentanilo y no requiere una bomba de infusión. Es alimentado por una pequeña batería que emite una corriente eléctrica débil, la cual ayuda a administrar la medicación al interior de la dermis. El paciente puede autoadministrarse una dosis de 40 µg por razón necesaria, con un mínimo de 10 min entre las dosis. Este método de control del dolor está indicado como tratamiento de corto plazo para el dolor agudo postoperatorio en adultos. El sistema opera durante 24 h o hasta administrar las 80 dosis (FDA, 2015).
- Medicación a demanda. Es un dispositivo inalámbrico de medicación analgésica oral controlada por el paciente. El dispositivo se deja junto a la cama del paciente y se fija al pie de las soluciones para que pueda alcanzarlo. El paciente utiliza una pulsera de identificación por frecuencia de radio (RFID, de *radio frequency identification*) que ha sido programada con el dispositivo. Una vez que pasa el intervalo de bloqueo, el paciente ve una luz verde en el dispositivo de medicación a demanda. El paciente registra su nivel de dolor en el dispositivo, pulsa el RFID y retira un solo comprimido (WiFi MOD Device, 2015) (*véase* Apéndice 5, "Dispositivos de analgesia oral controlada por el paciente").

La precaución es clave

Los opiáceos pueden producir efectos adversos graves; por lo tanto, la precaución es clave. Están contraindicados en pacientes con depresión respiratoria grave y deben emplearse con precaución en pacientes con:

- Obesidad mórbida/apnea del sueño (D'Arcy, 2015)
- Enfermedad pulmonar obstructiva crónica
- Deterioro hepático o renal, pues son metabolizados por el hígado y excretados por los riñones
- Traumatismos de cráneo o cualquier trastorno que incremente la presión intracraneal (PIC), porque los opiáceos aumentan la PIC y pueden inducir miosis, la cual puede enmascarar la midriasis, un indicador de aumento de la PIC
- Pacientes demasiado jóvenes o ancianos (The Joint Commission, 2012)

Pero espera, hay más...

Otros posibles efectos adversos incluyen somnolencia, mareos, náuseas, vómitos, prurito, estreñimiento y retención urinaria. El uso prolongado

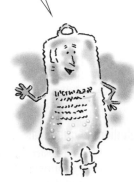

La administración i.v. es la preferida para el dolor intenso porque permite que el fármaco haga efecto con rapidez y una dosificación precisa. Recientemente se ha comenzado a vender el paracetamol i.v. (Apéndice 6).

de opiáceos puede causar dependencia física, y las consecuencias esperables del empleo prolongado de opiáceos no deben confundirse con la adicción.

Anota esto

Los analgésicos se utilizan con frecuencia para el control del dolor crónico. Este abordaje puede implicar un solo medicamento (por lo general, un opiáceo) o una combinación farmacológica en un conjunto de posologías diferentes. Si aparece una exacerbación o crisis de dolor agudo, pueden agregarse otros fármacos. En 1986, la Organización Mundial de la Salud (OMS) publicó un conjunto de recomendaciones respecto del uso de analgésicos para tratar el dolor canceroso. Es un abordaje secuencial en tres pasos con opiáceos, no opiáceos y agentes adyuvantes para aliviar el dolor según lo informe el paciente. El protocolo se basa en tres pasos progresivos desde analgésicos no opiáceos, y de forma gradual, hasta opiáceos cuando el dolor es de moderado a intenso. Las guías han sido revisadas recientemente y, debido a su concepto paso a paso, el abordaje escalonado ha sido aceptado y ampliado al control del dolor agudo y crónico (Leung, 2012) (Apéndice 7, "Esquema de la OMS").

Observación

Antes de dar un opiáceo, verifica que el paciente no esté tomando un depresor del SNC, como algún fármaco sedante-hipnótico. El empleo simultáneo de otro depresor del SNC aumenta la somnolencia, la sedación y la desorientación. Controla las constantes vitales del paciente y busca depresión respiratoria, observando la calidad y profundidad de las respiraciones. Evalúa la lectura del oxímetro de pulso o la capnografía, que mide la cantidad de dióxido de carbono al final de la espiración. Si se utilizan opiáceos, la capnografía puede ser más eficiente para la detección de una depresión respiratoria que el oxímetro de pulso (D'Arcy, 2013). Si la frecuencia respiratoria disminuye a 10 respiraciones/min o menos, llama al paciente por su nombre, tócalo con suavidad y pide que respire profundamente. Valora el nivel de sedación. Si no puedes despertarlo, está confuso o inquieto, o si la lectura del oxímetro está muy baja según la política institucional, informa al médico. Prepárate para administrar oxígeno, si no está ya indicado. El oxígeno suplementario puede alterar la precisión de las lecturas del oxímetro; el paciente podría tener un porcentaje de oxigenación más bajo de lo que indica el aparato. Suspende el opiáceo y administra un antagonista opiáceo, como la naloxona, según la política institucional (D'Arcy, 2011).

Lucha frente a los efectos adversos

Los opiáceos pueden tener varios efectos adversos. Para evitarlos o controlarlos, sigue estas recomendaciones:
* Si el paciente presenta náuseas y vómitos persistentes durante la terapia, analiza estos efectos colaterales con el médico tratante y administra un antiemético según la indicación.

Sobre la analgesia controlada por el paciente

Un sistema de analgesia controlada por el paciente (ACP) proporciona varias dosis de opiáceo mientras mantiene una concentración sérica constante del fármaco.

¿Cómo funciona?

Un sistema de ACP consiste en una bomba de inyección de una jeringa que se encuentra en paralelo en un puerto de infusión i.v. o s.c. El dispositivo es un sistema computarizado programado para administrar determinada cantidad del fármaco, por lo general morfina u otro opiáceo, dentro de un intervalo específico conocido como *intervalo de bloqueo*. Cuando el paciente oprime el botón, recibe una dosis en bolo preajustada de medicación. El médico establece la dosis de demanda y el tiempo de "bloqueo" entre los bolos, lo que evita las sobredosis. El dispositivo registra de forma automática el número de veces que el paciente oprime el botón, lo que ayuda al médico a ajustar la dosis. El régimen de ACP también puede consistir en una infusión continua o a una velocidad basal con dosis a demanda. La infusión del opiáceo más la dosis a demanda proporciona una analgesia más constante para el paciente.

En algunos casos, el sistema de ACP permite reducir la dosis del fármaco, posiblemente porque el paciente siente que tiene más control sobre el alivio del dolor y sabe que, si experimenta dolor, la analgesia está disponible de inmediato. Esto tiende a reducir la cantidad de estrés y la ansiedad, que pueden exacerbar el dolor.

Una característica de seguridad importante de la ACP es que los pacientes demasiado sedados como para recibir un opiáceo no podrán oprimir el botón para obtener una dosis adicional. Este rasgo de seguridad se anula si alguien oprime el botón por ellos. La ACP por poder (*by proxy*) es más propensa a causar daño en el paciente. Este esfuerzo bien intencionado puede resultar en depresión respiratoria, sobresedación y hasta la muerte. Remítete a las políticas institucionales sobre la ACP por poder. La American Society for Pain Management Nursing ha publicado una declaración de posición para guiar la analgesia ACP por poder. La información sobre esta declaración está disponible en http://www.aspmn.org (Cooney y cols., 2013; D'Arcy, 2008) (Apéndice 8, "Consejos para la analgesia controlada por el paciente").

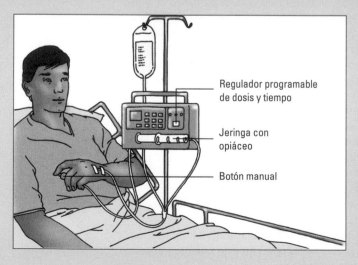

Regulador programable
de dosis y tiempo

Jeringa con
opiáceo

Botón manual

- Para ayudar a evitar el estreñimiento, administra un ablandador de materia fecal junto con un laxante suave. Además, proporciona una dieta rica en fibras y alienta la ingestión de líquidos según indicación. El ejercicio regular también promueve la motilidad.
- Incentiva al paciente a que practique la tos y la respiración profunda. Estos ejercicios promueven la ventilación y evitan la acumulación de secreciones, que pueden causar dificultad respiratoria.
- Como los analgésicos opiáceos pueden causar hipotensión, toma medidas para evitar las caídas. Por ejemplo, mantén la cama en el nivel más bajo posible con las barandas elevadas y deja el timbre de llamada a la mano. Si el paciente puede moverse, ayuda a que salga de la cama y camina a su lado por si necesita asistencia (Apéndice 9, "Genotipificación para efectos adversos").

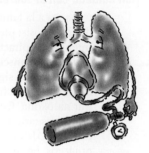

¡Aaah! Si la frecuencia respiratoria del paciente disminuye a 10 respiraciones por minuto o menos, debes actuar de inmediato, ¡por favor!

Evalúa los efectos

Evalúa la eficacia del fármaco. ¿El paciente experimenta alivio?, ¿debe aumentarse la dosis debido al dolor persistente o en aumento?, ¿el individuo ha desarrollado tolerancia al medicamento? Recuerda que el paciente debe recibir la menor dosis eficaz en un período corto. Al mismo tiempo, una dosis demasiado baja no será efectiva. Los analgésicos opiáceos pueden ser seguros y eficaces; simplemente, requieren una observación cercana para asegurar la dosis correcta. La dependencia física y psicológica pueden ser un problema, sobre todo en pacientes que toman opiáceos por dolor crónico. La prevención de la adicción a los opiáceos requiere estrategias que fomenten una prescripción selectiva por parte del médico (Kolodny y cols., 2015).

¿Empeora en lugar de mejorar?

No todos los pacientes desarrollan tolerancia a los opiáceos. Si un paciente ha tomado un opiáceo por mucho tiempo y de repente no siente alivio de su dolor, verifica si el estado no ha empeorado. No des por hecho que es una tolerancia.

Instrucción del paciente

Instruye al paciente sobre el tratamiento farmacológico y las maneras de evitar o resolver los efectos adversos. Capacítalo para:
- Tomar el medicamento prescrito antes de que el dolor se vuelva intenso para maximizar su eficacia y hablar con el médico si le parece que el fármaco se está volviendo menos efectivo.
- No aumentar la dosis o la frecuencia de administración, y tomar la dosis que olvidó lo más rápido posible, pero manteniendo los intervalos entre las dosis.
- Saltearse la dosis olvidada si ya es tiempo de la siguiente, para evitar complicaciones graves por una dosis doble.

- Abstenerse de ingerir alcohol mientras toma el fármaco para evitar una depresión grave del SNC.
- Hablar con el médico tratante si decide dejar de tomar el fármaco, ya que podría sugerirle una reducción gradual de la dosis para evitar síntomas de abstinencia.
- Evitar la hipotensión postural levantándose con lentitud de la cama o de la silla.
- Comer una dieta rica en fibras, beber muchos líquidos y tomar ablandadores de materia fecal si está indicado.

¡Ten cuidado con la sobredosis!

Capacita a la familia del paciente y sus cuidadores para buscar signos de sobredosis: piel fría y pegajosa, confusión, somnolencia o inquietud intensas, respiración lenta o irregular, pupilas puntiformes (miosis patológica) o inconsciencia. Pide que informen de inmediato al médico si observan estos signos. Enseña cómo mantener la respiración del paciente en una urgencia hasta que llegue la ayuda y, si está disponible, administrar naloxona. Existen dispositivos que generan instrucciones audibles para el usuario cuando se activan; en este caso, el usuario administra una dosis de naloxona, el tratamiento estándar para la sobredosis de opiáceos. En muchos estados de Estados Unidos, los asistentes no médicos administran este fármaco sin temor a complicaciones legales (Drug News, 2014; The Network, 2015).

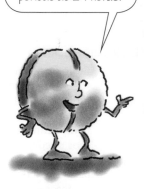

Cuando se utilizan analgésicos opiáceos y no opiáceos juntos en combinación, alivian dolores moderados a intensos... Ten cuidado con la cantidad de paracetamol consumida en un período de 24 horas.

Evita la adicción

La preocupación que muchos trabajadores sanitarios tienen cuando atienden a pacientes que toman analgésicos opiáceos es el riesgo de adicción. Comentar esta posibilidad con los pacientes con este riesgo puede ayudar a reducirlo. Predecir qué paciente se volverá adicto a los opiáceos es difícil. Los estudios de las consecuencias de la terapia crónica con opiáceos muestran que un tercio de los pacientes desarrollarán trastornos adictivos (Juurlink & Dhalla, 2012). Recientemente, ha habido un llamamiento nacional para reducir el abuso y la sobredosis de opiáceos recetados, publicado por la White House Office of National Drug Control Policy, la Drug Enforcement Agency y la U.S. Food and Drug Administration (Office of National Drug Control Policy, 2011; VonKorff, 2013).

Analgésicos no opiáceos

Los analgésicos no opiáceos están indicados para el control del dolor de leve a moderado. Cuando se emplean en conjunto con un opiáceo, pueden ayudar a aliviar el dolor moderado a intenso y también permiten reducir la dosis del opiáceo. Estos medicamentos incluyen el paracetamol y los antiinflamatorios no esteroides (AINE), como el ácido acetilsalicílico, el ibuprofeno, la indometacina, el naproxeno, el naproxeno sódico y el ketorolaco.

Efectos especiales

Los AINE y el paracetamol tienen efectos antipiréticos y analgésicos. Además, como su nombre lo sugiere, los AINE tienen un efecto antiinflamatorio. Ya que estos fármacos difieren en su estructura química, varían en su inicio de acción, duración y método de metabolización y excreción.

En la mayoría de los casos, el régimen analgésico incluye fármacos no opiáceos, aun si el dolor del paciente es lo suficientemente intenso como para justificar el empleo de un opiáceo. Por lo general, se utilizan para tratar el dolor postoperatorio o posparto, cefaleas, mialgias, artralgias, dismenorreas y dolor canceroso.

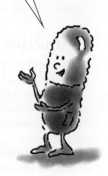

...además, permiten reducir la dosis de opiáceos, ¡que siempre es algo bueno!

Efectos no tan especiales

Los principales efectos adversos de los AINE incluyen:
* Inhibición de la agregación plaquetaria (que se restablece cuando se suspende el fármaco)
* Irritación gastrointestinal
* Hepatotoxicidad
* Nefrotoxicidad
* Cefaleas
* Aumento del riesgo de eventos cardiovasculares o cerebrovasculares (excepto el ácido acetilsalicílico) (Antman y cols., 2007).

Los AINE no deben usarse en pacientes con sensibilidad al ácido acetilsalicílico, en especial en aquellos con alergias, asma y pólipos nasales debidos a este medicamento, debido a un aumento del riesgo de broncoconstricción y anafilaxia. Además, los AINE están contraindicados en pacientes con trombocitopenia y deben utilizarse con precaución en aquellos con neutropenia, ya que su actividad antipirética puede enmascarar el único signo de infección. Algunos AINE están contraindicados en individuos con disfunción renal, hipertensión, inflamación digestiva o úlceras.

Llámeme en la mañana

Como el ácido acetilsalicílico aumenta los tiempos de sangría y de protrombina, está contraindicado en pacientes con trastornos de sangrado. No administres ácido acetilsalicílico con fármacos anticoagulantes o que provoquen úlceras, tales como los corticoesteroides, y evita usarlo en un paciente que será operado dentro de la siguiente semana.

El paracetamol puede emplearse en lugar del ácido acetilsalicílico y otros AINE en pacientes con úlcera péptica o trastornos hemorrágiparos. Las dosis elevadas de paracetamol pueden producir daño hepático. Muchas combinaciones con opiáceos y preparados de venta libre contienen paracetamol. Cuando estas combinaciones de opiáceos y medicamentos de venta libre se utilizan juntas, tienen un efecto aditivo y aumenta el riesgo de daño hepático (Michna, 2007) (Apéndice 10, "Paracetamol oculto en los medicamentos de venta libre").

Observación

Antes de administrar analgésicos no opiáceos, verifica los antecedentes del paciente en busca de reacciones previas de hipersensibilidad, que pueden indicar hipersensibilidad a un fármaco de este grupo. Si el paciente ya está tomando AINE, pregúntale si tiene irritación gastrointestinal o antecedentes de úlceras. Si las tiene, el médico puede elegir reducir la dosis o continuar con el medicamento.

Informa siempre cualquier anomalía en los estudios de función renal y hepática. Además, valora los estudios hemáticos y pregunta si el paciente tiene náuseas o pirosis. Busca signos de anemia por deficiencia de hierro, como palidez, cansancio inusual o debilidad (astenia y adinamia).

Instrucción del paciente

Instruye al paciente que toma AINE sobre los signos y síntomas de sobredosis, hipersensibilidad y hemorragia digestiva, como erupciones cutáneas, disnea, confusión, visión borrosa, náuseas, vómitos con sangre y heces negras alquitranadas. Pide que informe cualquiera de estos signos y síntomas al médico inmediatamente.

Si el paciente está tomando paracetamol, menciona que las náuseas, los vómitos, la diarrea y los calambres abdominales pueden indicar una sobredosis y que debe contactar al médico de inmediato.

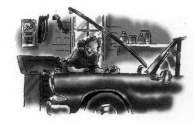

> Pide al paciente que toma AINE que tenga cuidado al conducir. Por supuesto, si su auto no funciona, no es un problema…

Sobre los efectos adversos

Para ayudar al paciente a solucionar los efectos adversos, capacítalo para:
- Tomar el medicamento con las comidas con un vaso completo de agua para disminuir los problemas gastrointestinales
- Quedarse en posición erguida durante 15-30 min después de tomar el medicamento para evitar la irritación esofágica
- Informar al médico si tiene epigastralgia o pirosis
- Cuidarse de evitar las lesiones que puedan causar sangrado porque los AINE pueden aumentar el tiempo de sangría
- Llamar al médico si tiene acúfenos persistentes (un efecto adverso reversible relacionado con la dosis)
- Tener cuidado al conducir o usar máquinas cuando usa ibuprofeno, naproxeno o sulindaco (que pueden provocar mareos)
- Realizarse pruebas periódicas en busca de nefrotoxicidad o hepatotoxicidad

Analgésicos adyuvantes

Los analgésicos adyuvantes son medicamentos que tienen otras indicaciones primarias, pero se usan como analgésicos en algunas circunstancias. Los adyuvantes se pueden administrar en combinación con opiáceos o solos para tratar el dolor crónico. Aquellos pacientes que reciben analgésicos adyuvantes deben ser reevaluados de forma periódica para controlar su nivel de dolor y en busca de reacciones adversas.

Un verdadero popurrí

Los fármacos que se utilizan como analgésicos adyuvantes incluyen ciertos anticonvulsivos, anestésicos locales y tópicos, relajantes musculares, antidepresivos tricíclicos, inhibidores selectivos de la recaptación de la serotonina, benzodiazepinas, psicoestimulantes y bloqueadores colinérgicos (véase *Sobre los analgésicos adyuvantes*).

Sobre los analgésicos adyuvantes

Los analgésicos adyuvantes son fármacos que tienen otras indicaciones primarias, pero se utilizan como analgésicos en algunas circunstancias. A continuación se muestran los principales tipos.

Anticonvulsivos

Los anticonvulsivos pueden emplearse para tratar el dolor neuropático (dolor generado por los nervios periféricos). La carbamazepina y la gabapentina son los anticonvulsivos utilizados con mayor frecuencia como adyuvantes; otros son el clonazepam, la fenitoína y el ácido valproico.

Anestésicos locales

Los anestésicos locales pueden emplearse para controlar el dolor neuropático o como alternativa a la anestesia general, e incluyen:
• Amidas, como bupivacaína, lidocaína, mepivacaína, prilocaína y ropivacaína
• Ésteres, como benzocaína, cocaína y cloroprocaína

Anestésicos tópicos

Los anestésicos tópicos se aplican directamente sobre la piel o las mucosas para evitar o aliviar dolores menores. Estos fármacos incluyen:
• Amidas, como lidocaína
• Ésteres, como benzocaína, cocaína, pramoxina y tetracaína

Esta categoría de medicamentos también incluye combinaciones tópicas de anestésicos locales, tales como:
• Aerocaína: una mezcla de benzocaína y benzetonio.
• Cetacaína: una mezcla de benzocaína, butambeno, diclonina, lidocaína y tetracaína.
• Mezcla eutéctica de anestésicos locales (EMLA, de *eutectic mixture of local anesthetics*), que contiene lidocaína y prilocaína.

Relajantes musculares

Los relajantes musculares pueden clasificarse en:
• Agentes neuromusculares (como el pancuronio), utilizados sobre todo como adyuvantes para la anestesia general (y de forma secundaria para inducir relajación muscular y promover la relajación en pacientes con ventilación mecánica).
• Agentes antiespasmódicos, usados para aliviar la espasticidad asociada con trastornos del sistema nervioso central, como baclofeno, dantroleno y diazepam.
• Agentes usados para el alivio del dolor a corto plazo y los espasmos musculares, como carisoprodol, clorzoxazona, coclobenzaprina y tizanidina.

Antidepresivos tricíclicos (ATC)

De los varios tipos de antidepresivos, los ATC tienen la historia más larga en el control del dolor (sobre todo el neuropático). Los ATC incluyen amoxapina, desipramina, doxepina, imipramina, nortriptilina y protriptilina.

Inhibidores selectivos de recaptación de serotonina (ISRS)

Una clase bien conocida de antidepresivos, los ISRS se están evaluando también para el alivio del dolor. Estos fármacos incluyen fluoxetina, paroxetina y sertralina.

Benzodiazepinas

Las benzodiazepinas se utilizan principalmente para controlar la ansiedad. Aunque no son eficaces en el tratamiento del dolor agudo, tienen cierto valor para reducir los espasmos musculares. Las benzodiazepinas incluyen el alprazolam, el diazepam y el lorazepam.

(continúa)

Sobre los analgésicos adyuvantes *(continuación)*

Psicoestimulantes

Los psicoestimulantes se utilizan principalmente para tratar trastornos como la enfermedad de Parkinson y los trastornos por déficit de atención e hiperactividad. En el control del dolor, pueden emplearse como adyuvantes para controlar trastornos de dolor agudo o crónico. Los psicoestimulantes incluyen la cafeína, la dextroanfetamina y el metilfenidato.

Bloqueadores colinérgicos

Los bloqueadores colinérgicos se usan para tratar enfermedades espásticas o hiperactivas del tubo digestivo. Relajan los músculos y reducen las secreciones del tubo digestivo. Los principales bloqueadores colinérgicos son los alcaloides de la belladona, que incluyen la belladona y el bromhidrato de escopolamina.

Terapia TENS/PENS

La estimulación eléctrica nerviosa transcutánea (TENS, de *transcutaneous electrical nerve stimulation*) y la estimulación eléctrica nerviosa percutánea (PENS, de *percutaneous electrical nerve stimulation*) son terapias que combinan características de electroacupuntura y estimulación eléctrica del nervio. La TENS alivia el dolor agudo y crónico mediante una corriente eléctrica débil que estimula las fibras nerviosas en los tejidos blandos para bloquear la transmisión de los impulsos dolorosos hacia el cerebro. La corriente es administrada a través de electrodos colocados sobre la piel en puntos relacionados con el dolor. La TENS se emplea para tratar:

- Dolor crónico
- Dolor postoperatorio
- Dolor dental
- Dolor pélvico o por el trabajo de parto
- Dolor por neuropatías periféricas o daño nervioso
- Neuralgias postherpéticas
- Distrofia refleja simpática
- Traumatismos musculoesqueléticos
- Dolor del miembro fantasma

La PENS es similar al concepto de la TENS, pero difiere en que se insertan agujas alrededor e inmediatamente adyacente a los nervios del área dolorosa y luego se estimulan. La PENS por lo general se reserva para pacientes en los que fracasó la TENS (Blue Cross Blue Shield, 2014).

No toques ahí

Aunque la terapia TENS tiene muy poco riesgo, los electrodos nunca deben colocarse sobre los nervios del seno carotídeo o sobre los músculos laríngeos o faríngeos. De manera similar, los electrodos nunca deben colocarse sobre los ojos o sobre el útero en una mujer embarazada, porque su seguridad durante el embarazo nunca se ha determinado.

La TENS está contraindicada si el paciente tiene un marcapasos. La corriente también puede interferir con la electrocardiografía o la monitorización cardíaca. Además, la TENS no debe emplearse cuando se desconoce la etiología del dolor, ya que podría enmascarar una nueva patología. Ten en mente que la mayoría de las unidades TENS son aplicadas durante la fisioterapia por un fisioterapeuta.

Neurocirugía

La neurocirugía es una forma extrema de control del dolor y rara vez se necesita. Sin embargo, existen varios procedimientos, como la rizotomía y la cordotomía, que pueden controlar el dolor a través de la modificación quirúrgica de puntos críticos en el sistema nervioso (véase *Intervenciones quirúrgicas para el dolor*).

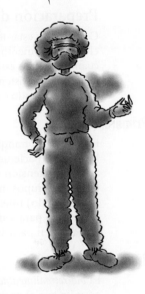

Cuando las terapias farmacológicas fracasan, la cirugía puede ser la mejor alternativa para el alivio del dolor del paciente.

Intervenciones quirúrgicas para el dolor

Por lo general, sólo se considera la cirugía para el control del dolor cuando los tratamientos farmacológicos fracasan. Sin embargo, cada vez más, estas técnicas se están empleando antes con efectos excelentes. Los procedimientos utilizados para tratar el dolor incluyen la neurectomía, la rizotomía, la cordotomía, la crioanalgesia y la lesión por radiofrecuencia.

Neurectomía

La neurectomía implica la resección o extirpación total o parcial de un nervio raquídeo o craneal. Este procedimiento es relativamente rápido y sólo requiere anestesia local o regional. Por desgracia, la pérdida de la sensación motora es un efecto adverso posible, y el alivio del dolor puede ser sólo temporal. La neurectomía periférica se considera cuando las demás terapias de control del dolor estándares han fracasado.

Rizotomía

Implica la sección de un nervio para aliviar el dolor. La rizotomía de raíces nerviosas dorsales puede producir analgesia para el dolor intenso localizado, como en tronco, abdomen o un miembro. En general, la función motora no se ve afectada si se deja intacta una raíz nerviosa dorsal para el área.

Cordotomía

La cordotomía puede realizarse como cirugía a cielo abierto o percutánea. Para aliviar el dolor somático de un lado del cuerpo, se hace una cordotomía unilateral. Para aliviar el dolor visceral en ambos lados del cuerpo, se lleva a cabo una cordotomía bilateral.

Crioanalgesia

La crioanalgesia desactiva un nervio empleando una sonda de enfriamiento que ocasiona una lesión temporal. La función nerviosa regresa con el tiempo y el procedimiento puede repetirse. La crioanalgesia puede proporcionar alivio en pacientes con dolor en una cicatriz, con un neuroma por atrapamiento cicatricial y en la neuralgia occipital.

Lesión por radiofrecuencia

Se usa para afectar al nervio mediante la generación de calor o por el campo magnético creado por las ondas de radio. La función nerviosa se detiene durante un período prolongado. Si regresa, el procedimiento puede repetirse. El uso más frecuente de esta tecnología es para tratar el dolor relacionado con las facetas articulares y los nervios simpáticos lumbares y periféricos. Como es una terapia localizada, puede dirigirse a nervios específicos.

Técnicas cognitivo-conductuales

Las técnicas de modificación de la conducta y relajación se pueden utilizar para ayudar al paciente a reducir el sufrimiento asociado con el dolor. Estas técnicas incluyen biorretroalimentación, distracción, imágenes guiadas, hipnosis y meditación. Estas técnicas de "mente sobre el dolor" permiten que el paciente ejerza cierto grado de control sobre el dolor. Además, poseen el beneficio agregado de estar virtualmente libres de riesgos y tener muy pocas complicaciones. Aun así, si el paciente padece un problema psiquiátrico importante, es un psicoterapeuta quien debe enseñarle técnicas de relajación.

> *Las técnicas de modificación del comportamiento y de relajación pueden ayudar a reducir el dolor.*

Preparación del paciente

Como todas estas técnicas requieren concentración, trata de elegir un momento en el que el paciente no sienta dolor o cuando el dolor está en su menor intensidad. Sin embargo, si el dolor es persistente, inicia con ejercicios cortos y sencillos, y ve aumentando conforme a la habilidad del paciente.

Primero, relááájate...

Elige un sitio tranquilo y reduce la intensidad de las luces. Haz que el paciente se quite o afloje la ropa. Para ayudarle a relajar la tensión muscular, pide que vaya aflojando y relajando grupos musculares específicos (p. ej., los músculos del cuello) mientras se concentra en la tensión y la relajación. Repite el ejercicio para todos los grupos musculares. Si hay dolor en un grupo muscular en particular, pasa al siguiente grupo.

Buena retroalimentación

La *biorretroalimentación* requiere el empleo de una máquina especial que permite que el paciente vea cómo reacciona el cuerpo ante el esfuerzo. Cuando el paciente está conectado a la máquina, realiza las técnicas de relajación que le parezcan más beneficiosas. El equipo proporciona retroalimentación respecto al progreso con tonos, luces y lecturas digitales. De esta manera, el paciente puede determinar qué técnicas funcionan mejor para promover la relajación y reducir el dolor.

Cuando se olvida de sentir dolor

La *distracción* es una técnica que implica enfocarse en la música, un libro o una revista, o en la televisión o una película, y no en el dolor y los asuntos relacionados. Si el paciente escucha música, sugiérele que utilice audífonos para ayudarle a enfocarse en la música o en imágenes producidas por la música. Llevar el ritmo o aumentar el volumen puede ayudar si el dolor empeora. Otras estrategias de distracción incluyen cantar, respiración rítmica y meditación (véase Apéndice 11, "Musicoterapia").

Tengo un sueño

En las *imágenes guiadas*, el paciente se concentra en visualizar imágenes tranquilas y pacíficas descritas por el líder, seas tú o una grabación en la red. Hay muchos archivos disponibles y el paciente puede experimentar hasta hallar la imagen que más le ayuda. Las imágenes naturales de paz y tranquilidad (como el olor de la hierba en primavera, el sonido de las olas del mar o el ruido de un arroyo en el bosque) parecen ser las más eficaces.

Mírame a los ojos

Un terapeuta calificado debe realizar la *hipnosis*. Durante la sesión, el terapeuta utiliza técnicas como la supresión de síntomas que ayudan a bloquear la consciencia del dolor que tiene el paciente, o la sustitución de los síntomas, que ayuda a tener una interpretación positiva del dolor.

Actúa de un modo diferente

En la terapia de *modificación de la conducta*, el paciente debe identificar comportamientos que refuercen o exacerben el dolor, el sufrimiento y la incapacidad, como ser excesivamente dependiente de los demás o utilizar un bastón cuando no está médicamente indicado. Con ayuda del terapeuta, el paciente define objetivos específicos, como reducir la dependencia de otros, y después emplea refuerzos positivos y negativos para deshacerse del antiguo comportamiento y promover patrones conductuales nuevos y beneficiosos.

Observación

Recuerda ser constante cuando trabajes con el paciente y verifica que todos los miembros del equipo conozcan sus elecciones sobre la reducción cognitiva del dolor. Si el paciente se frustra con el progreso de cualquiera de estas técnicas, pide con calma que se detenga y lo intente de nuevo más tarde. Termina cada sesión con una afirmación positiva, remarcando las mejorías; hasta las pequeñas mejorías pueden significar un progreso.

Instrucción del paciente

Si el paciente tiene problemas psicosociales que lo abruman, recomienda que busque terapia. Derívalo a los profesionales adecuados. Cualquier adelanto en el control del dolor puede perderse a menos que luche contra tales factores.

Después, ayuda al paciente a desarrollar un plan para utilizar las estrategias cognitivo-conductuales en el hogar. Un plan aumenta la probabilidad de que el sujeto siga beneficiándose de estas estrategias cuando vuelva a casa.

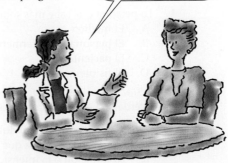

Hasta las pequeñas mejorías pueden mostrar el progreso en el control del dolor. ¡Lo estás haciendo muy bien!

Atención de enfermería del paciente con dolor

Estas intervenciones de enfermería son apropiadas para un paciente con dolor:

- Busca el sitio del dolor y pide al paciente que le asigne un valor utilizando una escala.
- Pide al paciente que describa la calidad del dolor y su patrón, incluyendo cualquier factor que lo precipite o lo alivie empleando una herramienta de evaluación dirigida.

Cuando hacen caritas

- Mide y valora las constantes vitales del paciente y observa las respuestas subjetivas, como cualquier mueca facial o gesto de defensa sobre la parte afectada del cuerpo.
- Administra un analgésico a la hora indicada. Seguir la posología es preferible a las dosis "por razón necesaria", ya que evita los picos y valles en el dolor y su alivio. Instruye al paciente sobre la importancia de tomar los analgésicos indicados antes de que el dolor se vuelva grave. Antes de tomar fármacos de venta libre, el individuo debe confirmar con el médico que están libres de paracetamol.
- Proporciona comodidad con masajes, cambios de posición, cambios de sábanas o cuidados bucales o cutáneos.
- Enseña al paciente técnicas no invasivas para el control del dolor, como relajación, imágenes guiadas, distracción y estimulación cutánea.
- Explica el papel del sueño y la importancia de un buen descanso.

Preguntas de autoevaluación

1. La persona que sabe más sobre el dolor del paciente es:
   A. El médico
   B. El personal de enfermería
   C. El paciente
   D. El fisioterapeuta

Respuesta: C. La persona que experimenta el dolor (el paciente) es la única verdadera autoridad sobre ese dolor.

2. ¿Qué refleja el umbral del dolor?
   A. La frecuencia con la que el paciente experimenta dolor en 24 h
   B. La duración o la intensidad que el paciente puede tolerar antes de expresarlo abiertamente
   C. La ubicación del dolor y las áreas a las que se irradia
   D. La menor intensidad de estímulo doloroso requerido para percibir dolor

Respuesta: D. El umbral doloroso de una persona es un componente psicológico que refleja la intensidad del estímulo necesario para causar la sensación dolorosa.

3. El mejor tipo de herramienta de evaluación del dolor para utilizar con un adulto con dificultades para comunicarse por un ictus es:
    A. La escala numérica del 0 al 10
    B. La escala de evaluación por caras
    C. El diagrama corporal
    D. El cuestionario

Respuesta: B. La escala de evaluación por caras sería la mejor para estos pacientes porque sólo tiene que señalar la cara que ilustra cómo se siente.

4. ¿Qué controlarías en un paciente que toma altas dosis de paracetamol por largos períodos?
    A. El tiempo de protrombina
    B. La irritación gastrointestinal
    C. La función hepática
    D. La función renal

Respuesta: C. El empleo prolongado de altas dosis de paracetamol aumenta el riesgo de daño hepático.

5. ¿Qué hace que las técnicas como la relajación, la distracción y las imágenes guiadas sean herramientas eficaces para el control del dolor?
    A. La interacción con los fármacos
    B. La estimulación eléctrica
    C. Las intervenciones quirúrgicas
    D. El poder de la mente

Respuesta: D. El poder de la mente hace que las técnicas cognitivo-conductuales de control del dolor sean eficaces.

Puntuación

☆☆☆ Si respondiste las cinco preguntas correctamente, ¡bravo! No necesitas un hipnotizador… tienes este tema del dolor bajo control.

☆☆ Si contestaste tres o cuatro preguntas de manera acertada, ¡bien hecho! Pero puedes mejorar en el cuestionario.

☆ Si respondiste menos de tres preguntas correctamente, no sufras innecesariamente. Una revisión rápida aliviará tu dolor.

Referencias

Antman, E., Bennett, J., Daugherty, A., Furberg, C., Roberts, H., Taubert, K. A; American Heart Association. (2007). Use of nonsteroidal anti-inflammatory drugs: An update for clinicians: A scientific statement from the American heart association. *Circulation, 115*, 1634–1642. Tomado de: http://circ.ahajournals.org/content/115/12/1634

Blue Cross Blue Shield Association, Medical Policy Reference Manual. (July 2014). Percutaneous electrical nerve stimulation (PENS) or percutaneous neuromodulation therapy. Tomado de: BlueWeb at https://www.bcbsnc.com/assets/services/public/pdfs/medicalpolicy/percutaneous_electrical_nerve_stimulation_pens_or_neuromodulation%20therapy.pdf

Chapman, R. C. (1996). Neuromatrix theory do we need it? *Pain Forum, 5*(2), 139–142.

Cooney, M., Czarnecki, M., Dunwoody, C., Eksterowicz, N., Merkel, S., Oakes, L., & Wuhrman, E. (2013). American Society for Pain Management Nursing position statement with clinical practice guidelines; authorized agent controlled analgesia. *Pain Management Nursing, 14*(3), 176–181.

D'Arcy, Y. (2008). Keeping your patient safe during PCA. *Nursing, 38*(1), 50–55.

D'Arcy, Y. (2011). New thinking about postoperative pain management. *OR Nurse Journal, 5*(6), 29–36.

D'Arcy, Y. (2013). Turning the tide on respiratory depression. *Nursing, 43*(9), 39–45.

D'Arcy, Y. (2015). Managing pain in obese patients. *Nursing, 45*(2), 42–49.

Dubois, M. (Ed.) (2009). Pain medicine position paper. *American Academy of Pain Medicine, 10*(6), 973–1007. Tomado de: http://www.painmed.org/files/pain-medicine-position-paper.pdf

Drug News. (2014). Naloxone autoinjector approved to reverse opioid overdose. *Nursing, 44*(6), 14.

FDA Approves IONSYS Fentanyl Delivery System for Acute Post-op Pain. *Anesthesiology News*. (May 2015). Tomado de: http://www.anesthesiologynews.com/ViewArticle.aspx?d=Web%2BExclusives&d_id=175&i=May+2015&i_id=1183&a_id=32331

Ferreira-Valente, M., & Pais-Ribeiro, J. (2011). Validity of four pain intensity rating scales. *Pain, 152*, 2399–2404.

Fishman, S., Young, H., Arwood, E., Roger, C., Herr, K., Murinson, B., … Strassels, S. (2013). Core competencies for pain management: Results of an interprofessional consensus summit. *Pain Medicine, 14*, 971–981.

Ford, B., Snow, A., Herr, K., & Tripp-Reimer, T. (2015). Ethnic differences in nonverbal pain behaviors observed in older adults with dementia. *Pain Management Nursing, 16*(5), 692–700.

Herr, K. (2011). Pain assessment in the patient unable to self-report: Position statement with clinical practice recommendations. *Pain Management Nursing, 12*, 230–250.

Ignatavicius, D., & Workman, L. (2013). *Medical surgical nursing* (7th ed., p. 46). Philadelphia, PA: Elsevier.

ISMP (Institute for Safe Medication Practices). (2003). Patient controlled analgesia: Making it safer for patients. Tomado de: https://www.ismp.org/profdevelopment/PCAMonograph.pdf

Jahr, J. (2013). Intravenous acetaminophen: A review of pharmacoeconomic science for perioperative use. *American Journal of Therapeutics, 20*, 189–199.

Juurlink, D., & Dhalla, I. (2012). Dependence and addiction during chronic opioid therapy. *Journal of Medical Toxicology, 8*(4), 393–399.

Jungquist, C., Karan, S., & Perlis, M. (2011). Risk factors for opioid-induced excessive respiratory depression. *Pain Management Nursing, 12*(3), 180–187.

Keefe, F. (1996). From the gate control theory to the neuromatrix revolution or evolution? *Pain Forum, 5*(2), 139–142.

Kolodny, A., Courtwright, D., Hwang, C., Kreiner, P., Eadie, J., Clark, T., & Alexander, G. (2015). Prescription opioids and heroin crisis: A public health approach to an epidemic of addiction. *Annual Review Public Health, 36,* 559–574. Tomado de: http://www.annualreviews.org/doi/pdf/10.1146/annurev-publhealth-031914-122957

Lambert, T., & Cata, D. (2014). The traditional method of oral as-needed pain medication compared to an oral patient-controlled analgesia device following total knee arthroplasty. *Orthopaedic Nursing, 33*(4), 217–223.

Leung, L. (2012). From ladder to platform: A new concept for pain management. *Journal of Primary Health Care, 4*(3), 254–258.

Melzack, R. (1965). Pain mechanisms: A new theory. *Science, 150*(3699), 971–979.

Melzack, R. (2001). Pain and the neuromatrix in the brain. *Journal of Dental Education, 65*(12), 1378–1382.

Michna, E. (2010). Removal of opioid/acetaminophen combination prescription pain medications: Assessing the evidence of hepatotoxicity and consequences of removal of these medications. *Pain Medicine, 11,* 369–378.

Moayedi, M., & Davis, K. (2013). Theories of pain: From specificity to gate control. *Journal of Neurophysiology, 109,* 5–12.

Nisbet, A., & Mooney-Cotter, F. (2009). Comparison of selected scales for reporting opioid-induced sedation assessment. *Pain Management Nursing, 10*(3), 154–164.

Oliver, J., Coggins, C., Compton, P., Hagan, S., & Matteliano, D. (2012). American society for pain management nursing position statement: Pain management in patients with substance use disorders. *Journal of Addiction Nursing, 23*(3), 210–222.

Office of National Drug Control Policy. (2011). Prescription drug abuse prevention plan: Epidemic: Responding to America's prescription drug abuse crisis. Tomado de: http://whitehouse.gov/ondcp/prescription-drug-abuse

Ozer, N., Ozlu, Z., Arslan, S., & Günes N. (2013). Effect of music on postoperative pain and physiologic parameters of patients after open heart surgery. *Pain Management Nursing, 14*(1), 20–28.

Pain: Current understanding of assessment, management, and treatments. (2005). Published by the National Pharmaceutical Council, Inc. Tomado de: http://www.npcnow.org/system/files/research/download/Pain-Current-Understanding-of-Assessment-Management-and-Treatments.pdf

Pizzi, L., Chelly, J., & Marlin, V. (2013). Nursing time study for the administration of a PRN oral analgesic on an orthopedic postoperative unit. *Pain Management Nursing, 15*(3), 603–608.

Ritter, H. (2011). Making patient controlled analgesia safer for patients. *Pennsylvania Patient Safety Advisor, 8*(3), 94–99.

Schecter, N. (2014). Pediatric pain management and opioids the baby and the bathwater. *Journal of the American Medical Association, 168*(11), 987–988.

Suresh, S., & DeOliveira, G. (2015). The effects of audio therapy to treat postoperative pain in children undergoing major surgery: A randomized controlled trial. *Pediatric Surgery International, 31,* 197–201.

The Joint Commission. (2005). Focus on five: Preventing patient controlled analgesia overdose. *Joint Commission Perspective on Patient Safety, 5*(10), 11–11(1).

The Joint Commission. (2012). Sentinel event alert. *Safe use of opioids in hospitals.* Issue 49.

The Network for Public Health Law. (May 2015). Legal interventions to reduce overdose mortality: Naloxone overdose and good samaritan laws. Tomado de: https://www.networkforphl.org/_asset/qz5pvn/network-naloxone-10-4.pdf

Trescot, A., & Faynboym, S. (2014). A review of the role of genetic testing in pain medicine. *Pain Physician, 17,* 425–445.

Turkoski, B. (2015). Acetaminophen by infusion. *Orthopaedic Nursing, 34*(3), 166–169.

The Joint Commission. (2014). Safe use of opioids in hospitals. Tomado de: http://www.jointcommission.org/assets/1/18/SEA_49_opioids_8_2_12_final.pdf

U.S. Food and Drug Administration. (January 2013). Don't double up on acetaminophen. FDA Consumer Health Information. Tomado de: www.fda.gov/ForConsumers/ConsumerUpdates/ucm336581.htm

VonKorff, M. (2013). Long term use of opioids for complex chronic pain. *Best Practices & Research Clinical Rheumatology, 27*(5), 663–672.

Wermeling, D. (2015). Review of naloxone safety for opioid overdose: Practical considerations for new technology and expanded public access. *Therapeutic Advances in Drug Safety, 6*(1), 20–31.

Capítulo 6

Trastornos neurológicos

Objetivos

En este capítulo aprenderás:

◆ Las estructuras neurológicas y sus funciones

◆ Los componentes de una evaluación neurológica

◆ Las pruebas diagnósticas, los diagnósticos enfermeros y los tratamientos para los trastornos neurológicos más frecuentes

Una mirada a los trastornos neurológicos

Complejo e infinitamente diverso, el *sistema nervioso* es la red de comunicación interna del cuerpo. Coordina todas las funciones corporales y las adaptaciones a los cambios en el entorno interno y externo. Debido a su complejidad e intrincación, los deterioros neurológicos pueden manifestarse de varias maneras.

Anatomía y fisiología

El sistema nervioso se divide en el sistema nervioso central (SNC), el sistema nervioso periférico y el sistema nervioso autónomo. A través de interacciones complejas y coordinadas, estas tres partes integran todas las actividades físicas, intelectuales y emocionales de los seres humanos.

Sistema nervioso central

El SNC incluye el encéfalo y la médula espinal, las dos estructuras que recogen e interpretan los estímulos voluntarios e involuntarios motores y sensitivos (véase *Sistema nervioso central*, p. 98).

No hay que disimular el hecho de que soy el cerebro de esta operación.

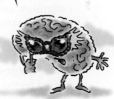

Sistema nervioso central

Esta ilustración muestra un corte del encéfalo y la médula espinal, que en conjunto forman el sistema nervioso central (SNC). El encéfalo se une a la médula espinal en la base del cráneo y ésta termina cerca de la segunda vértebra lumbar. Observa la masa en forma de "H" de sustancia gris en la médula espinal.

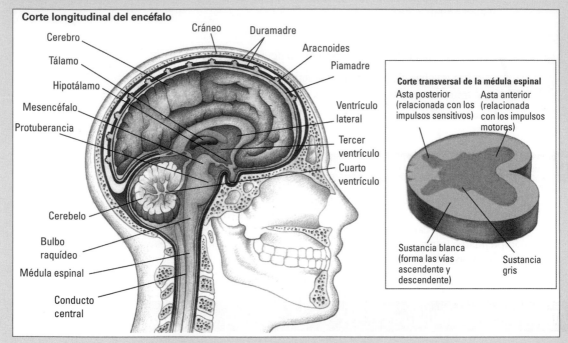

Corte longitudinal del encéfalo

Cerebro
Tálamo
Hipotálamo
Mesencéfalo
Protuberancia
Cerebelo
Bulbo raquídeo
Médula espinal
Conducto central

Cráneo   Duramadre
Aracnoides
Piamadre

Ventrículo lateral
Tercer ventrículo
Cuarto ventrículo

Corte transversal de la médula espinal
Asta posterior (relacionada con los impulsos sensitivos)
Asta anterior (relacionada con los impulsos motores)

Sustancia blanca (forma las vías ascendente y descendente)
Sustancia gris

Encéfalo

El *encéfalo* está conformado por el cerebro (cortezas cerebrales), el tronco encefálico y el cerebelo. Recoge, integra e interpreta todos los estímulos; asimismo, inicia y controla la actividad motora voluntaria e involuntaria.

Pienso, luego existo

El cerebro nos da la capacidad para pensar y razonar. Dentro del cráneo, el cerebro está rodeado por tres membranas llamadas *meninges*. Si se acumula sangre, aire u otro líquido entre estos planos, la presión aumenta dentro del cráneo y compromete la función encefálica.

Lóbulos cerebrales

Los cuatro lóbulos cerebrales (parietal, occipital, temporal y frontal) están delimitados por puntos de referencia anatómicos y diferencias funcionales. El nombre de cada lóbulo deriva del hueso craneal suprayacente. Esta ilustración muestra la localización de los lóbulos cerebrales y explica sus funciones. También se muestra la ubicación del cerebelo.

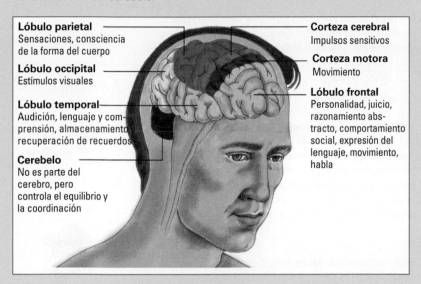

Lóbulo parietal
Sensaciones, consciencia de la forma del cuerpo

Lóbulo occipital
Estímulos visuales

Lóbulo temporal
Audición, lenguaje y comprensión, almacenamiento y recuperación de recuerdos

Cerebelo
No es parte del cerebro, pero controla el equilibrio y la coordinación

Corteza cerebral
Impulsos sensitivos

Corteza motora
Movimiento

Lóbulo frontal
Personalidad, juicio, razonamiento abstracto, comportamiento social, expresión del lenguaje, movimiento, habla

El cerebro tiene cuatro lóbulos y dos hemisferios. El hemisferio derecho controla el lado izquierdo del cuerpo, y el hemisferio izquierdo controla el lado derecho. Cada lóbulo controla y coordina funciones específicas (véase *Lóbulos cerebrales*).

Asuntos regulatorios

Una parte del cerebro denominada *diencéfalo* contiene el tálamo y el hipotálamo. El tálamo retransmite impulsos sensoriales y tiene un papel importante en la percepción consciente del dolor. El hipotálamo regula muchas funciones corporales, como el control de la temperatura, la producción de hormonas hipofisarias, el apetito, la sed y el equilibrio hídrico.

Subir la senda

El tronco encefálico está debajo del diencéfalo y se divide en mesencéfalo, protuberancia y bulbo; contiene los núcleos de los nervios craneales III

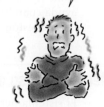

¡Maldición! ¡Mi hipotálamo debe estar estropeado otra vez!

al XII. Retransmite mensajes entre el cerebro, el diencéfalo y la médula espinal; también regula funciones corporales automáticas, como la frecuencia cardíaca, la deglución y la tos.

En la nuca

El cerebelo se localiza debajo de los lóbulos occipitales en la parte posterior del encéfalo y está formado por dos hemisferios. Facilita los movimientos coordinados y delicados, así como el equilibrio.

Médula espinal

La médula espinal es la vía principal para los impulsos nerviosos que viajan entre las áreas periféricas y el encéfalo. Contiene vías sensitivomotoras conocidas como *arcos reflejos*. Un arco reflejo es una vía seguida por impulsos nerviosos hacia y desde el SNC en la producción de una acción refleja (véase *Sobre el arco reflejo*, p. 101).

Dónde está y qué tiene

La médula espinal se extiende desde el borde superior de la primera vértebra cervical hasta el borde inferior de la primera vértebra lumbar. Está rodeada por las meninges, las mismas estructuras membranosas que rodean el encéfalo, y es protegida por las vértebras de la columna cervical. La médula espinal está formada por una masa de sustancia gris en forma de "H" dividida en las astas dorsal (posterior) y ventral (anterior). La sustancia blanca rodea a las astas.

¿Qué sustancia? ¿La blanca?

La sustancia blanca dorsal contiene vías ascendentes que transmiten impulsos por la médula espinal a los centros sensitivos superiores. La sustancia blanca ventral contiene vías motoras que transmiten impulsos nerviosos desde los centros motores superiores hasta la médula espinal.

Cartografía de los nervios

Las fibras nerviosas sensitivas (aferentes) se originan en las raíces nerviosas a lo largo de la columna (cervical, torácica, lumbar o sacra) e inervan áreas específicas de la piel. Estas áreas, conocidas como *dermatomas*, proporcionan un "mapa" del cuerpo y sirven de ayuda cuando se prueba la sensibilidad para determinar la ubicación de una lesión.

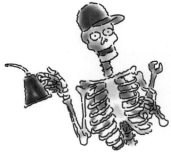

¿Mapas nerviosos? Seguro, tenemos montones acá atrás. ¡Sírvanse solos! ¿Se han perdido?

Sistema nervioso periférico

El sistema nervioso periférico incluye los nervios periféricos y craneales. Los nervios sensitivos periféricos transmiten estímulos de

Sobre el arco reflejo

El arco reflejo es una respuesta sistémica que puentea el encéfalo y proporciona un reflejo (o respuesta) rápido a un estímulo dado. Los nervios raquídeos tienen porciones sensitivas y motoras y controlan los tendones profundos y los reflejos superficiales. Un arco reflejo simple requiere una neurona sensitiva (aferente) y una motora (eferente). El reflejo rotuliano o patelar ilustra la secuencia de eventos de un arco reflejo normal.

Primero, un receptor sensitivo detecta un estímulo mecánico producido por el martillo al golpear el tendón patelar. La neurona sensitiva lleva el impulso a través de su axón por el nervio raquídeo a la raíz dorsal, donde entra en la columna.

A continuación, en el asta anterior de la médula espinal, mostrada aquí, la neurona sensitiva se conecta con la motoneurona, que envía un impulso por su axón a través de un nervio raquídeo hasta el músculo. La motoneurona transmite el impulso a las fibras musculares a través de la estimulación de la placa terminal motora. Esto dispara la contracción muscular que extiende la pierna. *¡No te pares directamente frente al paciente cuando pruebes este reflejo!*

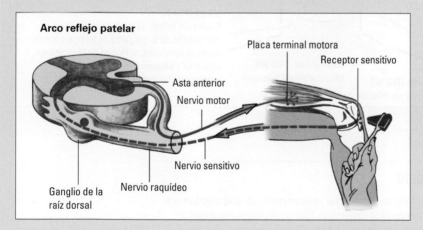

Arco reflejo patelar

Placa terminal motora

Receptor sensitivo

Asta anterior

Nervio motor

Nervio sensitivo

Ganglio de la raíz dorsal

Nervio raquídeo

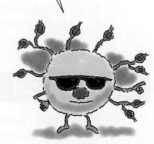

Mis amigas y yo formamos el sistema nervioso autónomo y ayudamos a controlar los órganos viscerales, así como algunos músculos y glándulas (lo que nos hace geniales).

receptores periféricos en la piel, los músculos, los órganos sensoriales y las vísceras hacia el asta dorsal de la médula espinal. Las motoneuronas superiores del encéfalo y las motoneuronas inferiores de los cuerpos celulares en la médula espinal llevan impulsos que afectan el movimiento. Los 12 pares de nervios craneales son las principales vías sensitivas y motoras para el encéfalo, la cabeza y el cuello (véase *Identificación de los nervios craneales*, p. 102).

Identificación de los nervios craneales

Cada nervio craneal (NC) tiene una función sensitiva o motora. Aunque cada nervio craneal tiene un nombre, también se identifican con números romanos, que se escriben así: NC I, NC II, NC III, etcétera. La ilustración muestra la ubicación y las funciones de cada nervio craneal.

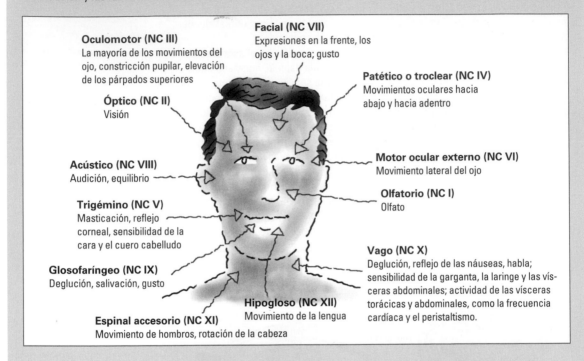

Oculomotor (NC III)
La mayoría de los movimientos del ojo, constricción pupilar, elevación de los párpados superiores

Óptico (NC II)
Visión

Facial (NC VII)
Expresiones en la frente, los ojos y la boca; gusto

Patético o troclear (NC IV)
Movimientos oculares hacia abajo y hacia adentro

Acústico (NC VIII)
Audición, equilibrio

Motor ocular externo (NC VI)
Movimiento lateral del ojo

Olfatorio (NC I)
Olfato

Trigémino (NC V)
Masticación, reflejo corneal, sensibilidad de la cara y el cuero cabelludo

Glosofaríngeo (NC IX)
Deglución, salivación, gusto

Vago (NC X)
Deglución, reflejo de las náuseas, habla; sensibilidad de la garganta, la laringe y las vísceras abdominales; actividad de las vísceras torácicas y abdominales, como la frecuencia cardíaca y el peristaltismo.

Espinal accesorio (NC XI)
Movimiento de hombros, rotación de la cabeza

Hipogloso (NC XII)
Movimiento de la lengua

Sistema nervioso autónomo

El sistema nervioso autónomo contiene motoneuronas que regulan los órganos viscerales e inervan los músculos liso y cardíaco, así como a las glándulas. Este sistema nervioso consta de dos partes:
1. La porción simpática, que controla las respuestas de lucha o huida.
2. La porción parasimpática, que mantiene las funciones basales del cuerpo (descanso y digestión).

Valoración inicial

Realizar una valoración de posible deterioro neurológico incluye una anamnesis completa y la búsqueda de signos físicos de deterioro.

Anamnesis

Comienza preguntándole al paciente por qué motivo asiste a consulta. Recaba detalles sobre su salud actual, previa y familiar, así como de su estilo de vida. Además, realiza una revisión completa de aparatos y sistemas. Es bueno incluir familiares o amigos cercanos en el proceso de evaluación. Si el paciente tiene un deterioro neurológico, puede tener problemas para recordar o precisar recuerdos. La familia y los amigos pueden colaborar o corregir los detalles.

Estado de salud actual

Investiga el motivo de la consulta haciendo preguntas del tipo: "¿Qué le trae al hospital?" o "¿Qué le ha estado molestando últimamente?". Documenta la razón de la consulta utilizando las palabras del paciente. Si presenta un deterioro neurológico, puedes esperar informes de cefaleas, trastornos motores (incluyendo debilidad, paresias y parálisis), convulsiones, trastornos sensitivos o alteraciones del nivel de consciencia.

Pregunta y percibirás

Alienta al paciente o a un familiar suyo a seguir contando sobre su estado actual haciendo preguntas como:
- ¿Tiene cefaleas? Si es así, ¿cuán a menudo? ¿Qué dispara o causa las cefaleas?
- ¿Se siente mareado a veces? Si es así, ¿cuán a menudo y qué parece disparar los episodios?
- ¿Alguna vez ha sentido hormigueos, prurito o entumecimiento? Si es así, ¿dónde?
- ¿Ha presentado convulsiones o temblores? ¿Qué tal debilidad o parálisis en los brazos o las piernas?
- ¿Tiene problemas para orinar? ¿Qué tal problemas para caminar?
- ¿Cómo está su memoria o su capacidad para concentrarse?
- ¿Ha tenido alguna vez problemas para hablar o comprender a los demás?
- ¿Tiene problemas para leer o escribir?

Estado de salud previo

Muchas enfermedades crónicas pueden afectar al sistema nervioso, por lo cual debes preguntar qué medicamentos toma el paciente, así como los antecedentes de salud. En especial, pregúntale si ha tenido:
- Enfermedades graves
- Enfermedades leves recurrentes
- Accidentes o lesiones
- Procedimientos quirúrgicos
- Alergias

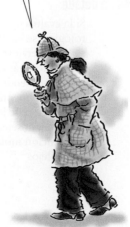

Las enfermedades crónicas pueden afectar el sistema nervioso; por lo tanto, debes averiguar los problemas de salud previos y cualquier fármaco que tome el paciente.

Estado de salud de la familia

La información sobre la familia del paciente puede revelar un trastorno hereditario. Pregúntale si algún familiar tiene diabetes, enfermedades cardíacas o renales, hipertensión arterial, trastornos hemorragíparos, trastornos mentales o ictus.

Patrones de estilo de vida

Los antecedentes culturales o sociales del paciente afectarán las decisiones de atención a la salud, así que pregúntale al paciente sobre estos aspectos. Además, pregunta sobre la escolaridad, la ocupación, el abuso de drogas y los pasatiempos. Mientras obtienes la información, también debes evaluar su autoimagen.

Exploración física

Un examen neurológico completo es tan largo y detallado que, como personal de enfermería medicoquirúrgico, probablemente nunca realices uno completo. En su lugar, deberás depender de una evaluación abreviada de indicadores clave del estado neurológico, que incluye:

- Alteración del nivel de consciencia
- Tamaño y respuesta pupilar
- Respuestas verbales
- Fuerza y movimiento de las extremidades torácicas o pélvicas
- Constantes vitales

Una vez establecidos los valores iniciales, una reevaluación regular de estos indicadores, llamada *control*, revelará las tendencias en las funciones neurológicas y ayudará a detectar los cambios pasajeros que pueden señalar problemas pendientes.

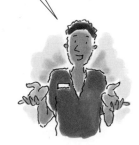

Como una evaluación neurológica completa tarda mucho tiempo, seguramente realizarás una evaluación abreviada llamada *control*.

Más a detalle

Si la evaluación inicial sugiere que el paciente tiene un problema neurológico, se justifica una evaluación más detallada. Siempre examina el sistema nervioso del paciente de una forma ordenada. Comienza por los niveles más elevados de función neurológica y procede con los más bajos, cubriendo estas cinco áreas:

1. Estado mental (función cerebral)
2. Función de los nervios craneales
3. Función sensitiva
4. Función motora
5. Reflejos

Estado mental

Intenta darte una idea sobre el estado mental del paciente mientras hablas con él durante la anamnesis. Escucha y mira en busca de pistas sobre la orientación y la memoria. Si tienes dudas sobre el estado mental, realiza un examen breve (véase *Control rápido del estado mental*, p. 106).

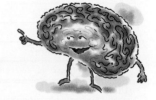

Una alteración del nivel de consciencia es el signo más temprano de un cambio en el estado neurológico.

Para, mira y escucha

Evaluar el estado mental implica evaluar el nivel de consciencia, el aspecto, el comportamiento, el habla, la función cognitiva y la capacidad constructiva.

- *Nivel de consciencia:* un cambio en el nivel de consciencia es el indicador más temprano y sensible de que el estado neurológico ha cambiado. La escala de coma de Glasgow es una forma objetiva de evaluar el nivel de consciencia del paciente (véase *Sobre la escala de coma de Glasgow*, p. 107).
- *Apariencia y comportamiento:* observa el comportamiento, la ropa y la higiene. Incluso cambios sutiles en la conducta pueden señalar el inicio de una enfermedad crónica o un cambio agudo que compromete los lóbulos frontales.
- *Habla:* escucha cómo expresa las ideas el paciente. La capacidad para seguir instrucciones y cooperar con el examen proporcionará claves sobre el nivel de comprensión.
- *Función cognitiva:* evalúa la memoria, la orientación, el nivel de atención, el contenido de los pensamientos, la capacidad para realizar cálculos simples, la capacidad de pensamiento abstracto, el juicio y el estado emocional del paciente.
- *Capacidad constructiva:* evalúa la habilidad del paciente para realizar tareas simples y utilizar objetos comunes.

Nervios craneales

La evaluación de los nervios craneales proporciona información valiosa sobre el estado del SNC, en especial del tronco encefálico.

Para ponerse nervioso

Debido a su localización, los nervios óptico, oculomotor, troclear y motor ocular externo son más vulnerables durante un aumento de la presión intracraneal (PIC) que los demás nervios craneales. Por esta razón, la evaluación sistemática se enfoca en estos cuatro nervios. Sin embargo, si los antecedentes y los síntomas del paciente indican el trastorno potencial de un nervio craneal, o si está indicada una evaluación completa del sistema nervioso, valora todos los nervios craneales.

Control rápido del estado mental

Puedes darte una idea rápida de cómo organiza el paciente sus pensamientos haciéndole las siguientes preguntas. Una respuesta incorrecta a cualquier pregunta puede indicar la necesidad de un examen completo del estado mental. Asegúrate de conocer las respuestas correctas antes de hacer las preguntas.

Pregunta	Función evaluada
¿Cuál es su nombre?	Orientación en la persona
¿Qué fecha es hoy?	Orientación en el tiempo
¿Qué año es?	Orientación en el tiempo
¿Dónde se encuentra?	Orientación en el lugar
¿Qué edad tiene?	Memoria
¿Dónde nació?	Memoria remota
¿Qué desayunó?	Memoria reciente
¿Quién es el presidente?	Conocimiento general
¿Puede contar desde 20 hasta 1?	Atención y habilidades de cálculo
¿Por qué vino aquí?	Juicio

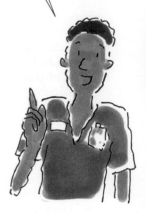

¡Ah!, una sugerencia rápida... asegúrate de que sabes las respuestas antes de hacer las preguntas.

Función sensitiva

La evaluación de la función sensitiva ayuda a revelar problemas relacionados con:

- Detección de estímulos por los receptores sensitivos
- Transmisión del impulso sensitivo a la médula espinal por los nervios aferentes
- Transmisión del impulso sensitivo al cerebro por las vías sensitivas en la médula espinal

Pocos y leves

Por lo general, la evaluación sistemática consiste en evaluar la sensación al tacto ligero en todas las extremidades, y comparar los brazos y las piernas en busca de simetría. La mayoría de los expertos también recomiendan evaluar la sensibilidad al dolor en las manos y los pies, así como la capacidad de reconocer objetos por el tacto, en general con los ojos cerrados (estereognosia). Como el sistema sensitivo se fatiga con la estimulación repetida, la evaluación completa del sistema sensitivo en todos los dermatomas muestra resultados poco confiables. Por lo general, unas pocas evaluaciones sistemáticas son suficientes para mostrar una disfunción.

Sobre la escala de coma de Glasgow

La escala de coma de Glasgow proporciona una vía fácil para describir el estado mental basal del paciente y ayuda a detectar e interpretar cambios en los hallazgos iniciales. Para usar la escala, prueba la sensibilidad del paciente. Si un paciente está alerta, puede obedecer órdenes simples y está orientado en persona, espacio y tiempo, la puntuación total será de 15 puntos, la máxima puntuación posible. Una puntuación baja en una o más categorías puede señalar una crisis neurológica inminente. Una puntuación total de 7 o menos indica un daño neurológico grave.

Prueba	Puntos	Respuesta del paciente
Respuesta de apertura ocular		
Espontánea	4	Abre los ojos de forma epontánea.
Frente a la orden	3	Abre los ojos cuando se le ordena.
Frente al dolor	2	Abre los ojos sólo frente al estímulo doloroso.
Nunca	1	No abre los ojos en respuesta al estímulo.
Respuesta motora		
Obedece órdenes	6	Muestra dos dedos cuando se le ordena.
Localiza el dolor	5	Alcanza el sitio del estímulo doloroso y trata de retirarlo.
Se retira	4	Se aleja del estímulo doloroso.
Flexión anómala	3	Asume una postura de decorticación (en la cual las manos se acercan a la médula, mostrada abajo).

Extensión anómala	2	Asume una postura de descerebración (mostrada abajo).

Ninguno	1	Sin respuesta; yace flácido (signo ominoso).
Respuesta verbal		
Orientado	5	Dice la fecha correcta.
Conversación confusa	4	Dice el año incorrecto.
Palabras inapropiadas	3	Responde al azar con palabras incorrectas.
Incomprensible	2	Responde con gemidos y gritos.
Ninguna	1	Sin respuesta.

Puntuación total ☐

Función motora

La evaluación del sistema motor incluye la inspección de los músculos y del tono y la fuerza muscular. También se realizan pruebas cerebelosas, porque el cerebelo desempeña un papel en los movimientos musculares finos, como tics, temblores o fasciculaciones.

Tono

El tono muscular representa la resistencia muscular al estiramiento pasivo. Para evaluar el tono muscular, mueve el hombro en toda la amplitud de movimiento. Debes sentir una ligera resistencia. Luego deja caer el brazo al costado del paciente. Debe caer con facilidad.

Para probar el tono muscular en una pierna, guía la cadera en toda la amplitud de movimiento pasivo; luego deja caer la pierna en la cama. Si cae en una posición de rotación externa, es un hallazgo anómalo.

Fuerza y simetría

Para realizar un examen general de la fuerza muscular, observa la marcha del paciente y las actividades motoras. Para evaluar la fuerza muscular, pídele al paciente que mueva los músculos grandes y los grupos musculares contra una resistencia. Por ejemplo, para probar la fuerza de la cintura escapular, haz que el paciente extienda los brazos con las palmas hacia arriba y mantenga la posición por 30 seg.

Si el paciente no puede mantener esta posición, prueba empujando hacia abajo con los brazos extendidos. Si el paciente eleva los brazos por igual, busca pronación de la mano y caída del brazo del lado débil.

Talón y punta para el cerebelo

La función cerebelosa se evalúa probando el equilibrio y la coordinación del paciente. Pídele que camine en paso de talón y punta, y observa el equilibrio. Luego, realiza la maniobra de Romberg (véase *Maniobra de Romberg*, p. 109).

Reflejos

La evaluación de los reflejos en general se realiza como parte de una evaluación neurológica completa. Evalúa los reflejos de los tendones profundos y superficiales para determinar:

- La integridad del órgano receptor sensitivo
- El grado de eficacia de los nervios aferentes para transmitir impulsos sensitivos a la médula espinal
- El grado de eficiencia de las motoneuronas inferiores para transmitir impulsos a los músculos
- La respuesta de los músculos a los impulsos motores

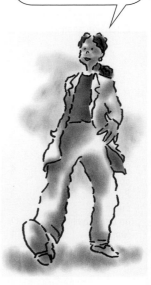

Ser capaz de caminar de los talones a las puntas de los pies pone a prueba el equilibrio y la coordinación.

Maniobra de Romberg

La maniobra de Romberg detecta la incapacidad de una persona para mantener la postura con los ojos cerrados. Para realizar este estudio:
• Observa el equilibrio del paciente de pie con los ojos abiertos, los pies juntos y los brazos a los costados.
• Pídele al paciente que cierre los ojos.
• Coloca ambos brazos a los lados del paciente para protegerlo de las caídas y observa si oscila o se cae.
    La oscilación o la caída hacia un lado se consideran una prueba positiva.

¿Profundo o superficial?

Los reflejos tendinosos profundos (reflejos de estiramiento muscular) se producen cuando los músculos profundos se estiran en respuesta a un estímulo repentino. Los reflejos superficiales (reflejos cutáneos) pueden dispararse mediante la estimulación rápida y suave, como acariciar o rascar la piel. A veces llamados *reflejos primitivos*, los reflejos superficiales patológicos en general aparecen en la infancia y luego desaparecen. Cuando aparecen en un adulto, indican una enfermedad neurológica subyacente.

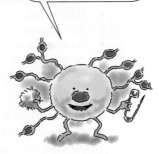

Un estímulo táctil suave y rápido puede disparar un reflejo superficial. No te preocupes; ¡usaré la bola de algodón, no el alfiler!

Pruebas diagnósticas

Una evaluación completa del sistema nervioso suele incluir estudios diagnósticos por imagen, angiografía y estudios electrofisiológicos. Ten en mente que, aunque estas pruebas pueden ser de rutina para ti, para el paciente pueden ser aterradoras. Es importante explicar por completo cada procedimiento y preparar con cuidado al paciente, porque el estrés y la ansiedad pueden afectar los resultados.

Diagnóstico por imagen

Los estudios diagnósticos por imagen utilizados con mayor frecuencia para detectar trastornos neurológicos incluyen:
• Tomografía computarizada (TC)
• Resonancia magnética (RM)
• Tomografía por emisión de positrones (PET, de *positron emission tomography*)
• Radiografías de cráneo y de columna

Tomografía computarizada

La TC combina la radiología con un análisis informático de la densidad tisular (determinada por absorción de un contraste) para estudiar las estructuras intracraneales. Aunque la TC no muestra vasos sanguíneos como una angiografía, tiene menos riesgo de complicaciones y causa menos traumatismos que la angiografía cerebral.

Un barrido por todas las estaciones

Una TC de la columna ayuda al médico a evaluar trastornos raquídeos, como hernias de disco, tumores en la médula espinal y estenosis espinal. Una TC cerebral puede ayudar a detectar:

* Contusión cerebral
* Calcificaciones cerebrales
* Atrofia cerebral
* Hidrocefalia
* Inflamación
* Lesiones ocupantes de espacio (tumores, hematomas, abscesos)
* Anomalías vasculares (malformaciones arteriovenosas [MAV], infartos, coágulos, hemorragias) (véase *Tomografía computarizada e ictus)*

Consideraciones de enfermería

* Confirma que el paciente no es alérgico al yodo o a los mariscos (un paciente con estas alergias puede tener una reacción adversa al medio de contraste y requiere premedicación con corticoesteroides).

El peso de la evidencia

Tomografía computarizada e ictus

De acuerdo con la American Stroke Association, bajo cualquier sospecha de ictus en un paciente se debe realizar una TC de cráneo dentro de los 25 min posteriores a su llegada a la sala de urgencias, los resultados deben leerse dentro de los 45 min. Estos resultados pueden ayudar a guiar el tratamiento durante las cruciales tres primeras horas del inicio del ictus.

Fuente: 2005 American Heart Association Guidelines for Cardiopulmonary Resuscitation and Emergency Cardiovascular Care, Part 9: Adult Stroke. (2005). *Circulation, 112* (24 Suppl.), IV-111–IV-120.

- Si el estudio requiere un medio de contraste, explica que se colocará un catéter i.v. para la inyección.
- Explica al paciente que el contraste puede causar una sensación de rubor o un sabor metálico en la boca cuando se inyecta.
- Dile que la TC requerirá de 10 a 30 min (según el procedimiento y el tipo de equipo) y que es importante que permanezca quieto durante el estudio.

Listo y preparado

- Alienta al paciente a reasumir sus actividades normales y su dieta regular después de la prueba.
- Explica que el medio de contraste puede decolorar la orina por 24 h, y alienta al paciente a beber más líquidos para ayudar a eliminar el contraste del organismo.

Consideraciones de enfermería

- Suspende los medicamentos, según indicación.
- Confirma que el paciente no es alérgico al yodo o los mariscos (un paciente con estas alergias puede tener una reacción alérgica al contraste).
- Explica que se le colocará un catéter i.v. para inyectar el contraste.
- Dile al paciente que alguien le pedirá que cambie de posición varias veces durante el procedimiento mientras el técnico realiza tomas de su encéfalo.
- A menos que esté contraindicado, alienta al paciente a beber más líquidos para ayudar a eliminar el contraste del organismo.

Resonancia magnética

La RM genera imágenes detalladas de las estructuras corporales. El estudio implica el uso de un medio de contraste como el gadolinio.

Un poco superior

Comparada con las radiografías convencionales y la TC, la RM proporciona un contraste superior de partes blandas, lo que permite diferenciar mejor los tejidos sanos, benignos y cancerosos, y muestra con claridad los vasos sanguíneos. Además, la RM permite realizar imágenes en múltiples planos, incluidas vistas sagitales y coronales en regiones en las que los huesos, por lo general, dificultan la visualización. La RM es especialmente útil para estudiar el SNC porque puede detectar anomalías estructurales y biomecánicas asociadas con afecciones como ataques isquémicos transitorios (AIT), tumores, esclerosis múltiple (EM), edema cerebral e hidrocefalia.

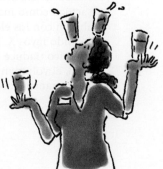

Alienta al paciente a beber líquidos para ayudar a eliminar el medio de contraste.

Consideraciones de enfermería

- Explica al paciente que el procedimiento puede llevar hasta 1½ h y que es importante que se quede quieto durante intervalos de 5 a 20 min.
- Haz que el paciente se quite todos los elementos metálicos, como clips y horquillas para el pelo, alhajas (incluidos adornos corporales), relojes, anteojos, audífonos o dentaduras postizas.
- Pregunta al paciente si se siente claustrofóbico en espacios confinados. Pide al médico que indique medicamentos ansiolíticos, según necesidad.
- Explica al paciente que el estudio es indoloro, pero que la máquina puede parecer muy ruidosa y atemorizante, y el portal muy estrecho. Además indica al sujeto que el técnico le proporcionará tapones para los oídos, pero que también se comunicará con él de manera constante.
- Administra sedación, según indicación, para promover la relajación durante el estudio.
- Alienta al paciente a reasumir sus actividades normales, según la indicación.

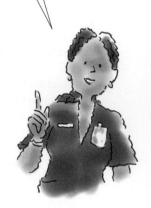

Antes de la RM, haz que el paciente se quite todos los objetos metálicos, como clips y horquillas para el pelo y alhajas. ¡Y no te olvides de los anteojos!

Tomografía por emisión de positrones

La PET proporciona información colorimétrica sobre la actividad metabólica del encéfalo al detectar la velocidad con la que los tejidos consumen los isótopos radiactivos. Esta tecnología puede ayudar a revelar disfunciones cerebrales asociadas con tumores, convulsiones, AIT, traumatismos craneoencefálicos, algunas enfermedades mentales, enfermedad de Alzheimer, enfermedad de Parkinson y esclerosis múltiple (véase *Neuroimágenes y enfermedad de Alzheimer*, p. 113). Además, una PET permite evaluar el efecto del tratamiento farmacológico y la neurocirugía.

Inyecta, obtén imágenes y traslada

En la PET, el técnico administra un gas radiactivo o inyecta glucosa (u otra sustancia bioquímica) por vía i.v. marcada con isótopos que actúan como marcadores. El isótopo emite positrones que se combinan con los electrones cargados negativamente en las células creando rayos X. El dispositivo registra los rayos X y un sistema informático traduce la información en patrones que reflejan el flujo cerebral, el volumen de sangre y el metabolismo de las neuronas y los neurotransmisores.

El peso de la evidencia

Neuroimágenes y enfermedad de Alzheimer

El *Alzheimer's Disease Neuroimaging Initiative* es un estudio prospectivo multicéntrico que examina los potenciales marcadores del líquido cefalorraquídeo y los marcadores de la enfermedad de Alzheimer, y su relación con los cambios cognitivos. El resultado de 12 meses de estudio (que incluyó 210 sujetos controles, 357 con deterioro cognitivo leve y 162 con diagnóstico de enfermedad de Alzheimer) apoya fuertemente la hipótesis de que hay cambios mensurables en el líquido cefalorraquídeo, la tomografía por emisión de positrones y la resonancia magnética mucho antes del diagnóstico de la enfermedad.

Beckett, L. A., Harvey, D. J., Gamst, A., Donohue, M., Kornak, J., Zhang, H., Kuo, J. H; Alzheimer's Disease Neuroimaging Initiative. (2010). The Alzheimer's disease neuroimaging initiative: Annual change in biomarkers and clinical outcomes. *Alzheimer's & Dementia*, *6*(3), 257–264.

Consideraciones de enfermería

- Asegura al paciente que el estudio no le expondrá a concentraciones peligrosas de radiación.
- Explica que el estudio puede requerir la colocación de un catéter i.v.
- Aliéntalo a reasumir sus actividades normales, según indicación.

Radiografías de columna y cráneo

En general, la radiografía de cráneo se toma en dos ángulos: el anteroposterior (AP) y el lateral. El médico también puede solicitar otros ángulos, como la proyección de Waters para valorar los senos frontales y maxilares, los huesos faciales y las órbitas oculares, y la proyección de Towne para evaluar los huesos occipitales. Las radiografías de cráneo ayudan a detectar:

- Fracturas
- Tumores óseos o calcificaciones inusuales
- Desplazamientos pineales (que indican lesiones ocupantes de espacio)
- Erosiones del cráneo o la silla turca (por lesiones ocupantes de espacio)
- Anomalías vasculares

¿Su columna está bien?

Si el médico sospecha una enfermedad de la columna o lesión vertebral cervical, torácica, lumbar o sacra, puede indicar radiografías de columna AP y laterales. Según el estado del paciente, el médico puede indicar ángulos especiales como proyecciones con la boca abierta (para confirmar una fractura de la odontoides). Las radiografías de columna ayudan a detectar:

- Fracturas de columna

- Desplazamientos y subluxaciones (dislocación parcial)
- Lesiones destructivas (como tumores óseos primarios y metastásicos)
- Cambios artríticos o espondilolistesis
- Anomalías estructurales (como cifosis, escoliosis y lordosis)
- Anomalías congénitas

Consideraciones de enfermería
- Asegura al paciente que las radiografías son indoloras.
- Administra un analgésico antes del procedimiento, según indicación, si el paciente tiene dolor, para que pueda estar más cómodo.
- Retira collares cervicales si la radiografía cervical no muestra fracturas y el médico lo indica.
- Alienta al paciente a reasumir su actividad normal, según indicación.

Estudios angiográficos

Los estudios angiográficos incluyen la angiografía cerebral y la angiografía con sustracción digital (ASD).

Angiografía cerebral

Para la angiografía cerebral, el radiólogo inyecta un medio de contraste radiopaco, en general en la arteria braquial (a través de una inyección braquial retrógrada) o en la arteria femoral (mediante un cateterismo). Este procedimiento resalta los vasos cerebrales, lo que hace más fácil:
- Detectar estenosis u oclusiones asociadas con trombos o espasmos
- Identificar aneurismas o MAV
- Localizar desplazamientos vasculares asociados con tumores, abscesos, edema cerebral, hematomas o herniaciones
- Evaluar la circulación colateral

Consideraciones de enfermería
- Explica el procedimiento al paciente y responde cualquier pregunta.
- Confirma que el paciente no es alérgico al yodo o los mariscos (un paciente con estas alergias puede tener una reacción adversa al medio de contraste y requiere premedicación con corticoesteroides).
- El paciente posiblemente tenga que mantenerse quieto durante el procedimiento.

Siente los signos
- Explica al paciente que no es raro sentir una sensación de rubor en el rostro cuando se inyecta el contraste.
- Según la indicación, pide al paciente que guarde reposo y valora las constantes vitales y el nivel de consciencia.
- Valora el sitio del catéter en busca de signos de sangrado.

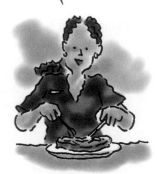

Mi alergia a los mariscos significa que puedo tener una reacción adversa al medio de contraste (¡o sea que mejor ordeno un bistec en lugar de camarones para cenar!).

- Evalúa las constantes vitales con frecuencia en busca de hemorragia interna.
- Mantén la presión sobre el sitio de inyección, según indicación.
- Valora el pulso del paciente en el brazo o la pierna utilizados para la introducción del catéter (marca el sitio).
- A menos que esté contraindicado, alienta al paciente a beber más líquidos para ayudar a eliminar el contraste del organismo.
- Busca cambios neurológicos en el paciente y complicaciones como hemiparesia, hemiplejía, afasia y deterioro del nivel de consciencia.
- Busca reacciones adversas al contraste, que pueden incluir inquietud, taquipnea y dificultad respiratoria, taquicardia, rubefacción, urticaria, y náuseas y vómitos.

Consideraciones de enfermería

- Confirma que el paciente no es alérgico al yodo y los mariscos (un paciente con estas alergias puede tener una reacción adversa al medio de contraste y requiere premedicación con corticoesteroides).
- Tras consultar con el médico, determina el tiempo necesario para suspender los medicamentos antes del estudio y establece cómo y cuándo el paciente debe volver a recibirlos, así como las pruebas de seguimiento para determinar las concentraciones terapéuticas.
- Informa al paciente que es posible que tenga que estar en ayuno al menos 4 h antes del estudio.
- Explica que el estudio requiere la colocación de un catéter i.v. y que será retirado al terminar, si se realiza de forma ambulatoria.
- El paciente debe quedarse quieto durante el estudio.
- Explica que es probable que sienta rubor y posiblemente un sabor metálico en la boca cuando se inyecte el contraste.
- Dile al paciente que informe al médico de inmediato si siente alguna molestia o falta de aire.
- Una vez retirado el catéter, alienta al paciente a reasumir sus actividades normales.
- Alienta al paciente a beber más líquidos el resto del día para ayudar a eliminar el contraste del organismo.

Estudios electrofisiológicos

Los estudios electrofisiológicos son habituales e incluyen el electroencefalograma (EEG) y la electromiografía.

Electroencefalograma

Al registrar la actividad eléctrica continua del encéfalo, el EEG puede ayudar a identificar trastornos convulsivos, lesiones cerebrales, lesiones intracraneales (como abscesos y tumores), AIT, ictus o muerte cerebral.

En el EEG, los electrodos fijados en áreas estandarizadas del cuero cabelludo del paciente registran una porción de la actividad encefálica. Estos impulsos eléctricos son transmitidos a un electroencefalógrafo, que los amplifica 1 millón de veces y registra como ondas cerebrales en una tira de papel.

Consideraciones de enfermería

- Durante un EEG, el paciente se coloca en una posición cómoda en una silla reclinable o una cama.
- Explica que el técnico colocará un adhesivo y fijará electrodos en áreas de la piel en la cabeza y el cuello después de limpiarlos bien para asegurar un buen contacto.
- Indica que debe quedarse quieto durante todo el estudio.
- Explica cualquier actividad específica que se le pida al paciente que haga, como hiperventilar por 3 min o dormir, según el propósito del EEG.
- Usa acetona para eliminar cualquier resto de adhesivo de la piel del paciente.
- Alienta al paciente a reasumir sus actividades normales, según indicación.

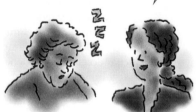

Se le puede pedir a un paciente que realice una actividad específica para un EEG, como dormir. Creo que esta paciente está lista...

Electromiografía

La *electromiografía* (EMG) registra los impulsos eléctricos musculares. Se utiliza para ayudar a distinguir los trastornos de las motoneuronas inferiores de los trastornos musculares (p. ej., diferenciar entre la esclerosis lateral amiotrófica [ELA] de la distrofia muscular). También ayuda a evaluar los trastornos neuromusculares como la miastenia grave. En este estudio, se introduce un electrodo aguja percutánea en un músculo. Las descargas eléctricas musculares se registran y miden en la pantalla de un osciloscopio.

Consideraciones de enfermería

- Indica al paciente que el estudio puede llevar 1 h para completarse y que se realiza sentado o acostado.
- Advierte al paciente sobre una posible sensación de molestia cuando el médico introduce la aguja fijada a un electrodo en el músculo y cuando se le aplica una ligera descarga eléctrica.
- Explica que debe quedarse quieto durante el estudio, excepto cuando se le pida que contraiga o relaje un músculo.
- Comenta que un amplificador puede emitir sonidos crepitantes cuando se mueve un músculo.

- Alienta al paciente a reasumir sus actividades normales, según la indicación.
- Explica la importancia de no tomar estimulantes, depresores o sedantes durante 24 h antes del estudio.

Tratamientos

Los tratamientos más frecuentes para los trastornos neurológicos son la terapia farmacológica y la cirugía.

Tratamiento farmacológico

El tratamiento farmacológico es una forma de manejo frecuente e importante para los trastornos neurológicos. Cuando atiendas a un paciente bajo tratamiento farmacológico, debes estar alerta a la aparición de reacciones alérgicas e interacciones con otros medicamentos. Algunos fármacos, como los barbitúricos, también tienen alto riesgo de toxicidad.

Ten en mente que el éxito del tratamiento farmacológico depende del estricto cumplimiento del paciente con la posología. El cumplimiento es crítico, sobre todo para los fármacos que requieren concentraciones estables en sangre para lograr su eficacia terapéutica, como los anticonvulsivos, o para los que se usan de forma profiláctica, tales como los bloqueadores β-adrenérgicos (véase *Fármacos empleados para tratar los trastornos neurológicos*, p. 118) (Bulaj, Tellez-Zenteno & Bianchin, 2014).

Cirugía

Los procedimientos quirúrgicos que se emplean para tratar los trastornos neurológicos incluyen la reparación de un aneurisma cerebral, la craneotomía y la aspiración de un hematoma intracraneal. Como parte del personal de enfermería medicoquirúrgica, debes estar preparado para realizar las evaluaciones y la preparación preoperatorias del paciente, así como el cuidado postoperatorio.

Preguntas, preocupaciones y temores

Cuando se enfrenta a una operación, el paciente y su familia, por lo general, tienen preguntas, preocupaciones y temores que requieren tu atención. Ten en mente que un paciente que será sometido a una operación para resolver un trastorno neurológico puede quedar con déficits frustrantes, tanto para el

> Un paciente que será sometido a una operación, por lo general, tiene preguntas, preocupaciones y temores que requieren tu atención compasiva.

Fármacos empleados para tratar los trastornos neurológicos

Este cuadro enumera las clases más frecuentes de fármacos utilizados para tratar los trastornos neurológicos e incluye varios ejemplos de cada una.

Clasificación de los fármacos	Ejemplos
Analgésicos opiáceos	Codeína, morfina
Anticoagulantes	Heparina, heparina de bajo peso molecular, warfarina, dabigatrán, rivaroxabán y apixabán
Anticonvulsivos	Carbamazepina, fosfenitoína, gabapentina, fenitoína, ácido valproico y levetiracetam
Antiparkinsonianos	Benzatropina, carbidopa-levodopa, pramipexol, ropinirol
Bloqueadores adrenérgicos	Mesilato, ergotamina
Bloqueadores de canales de calcio	Nicardipino
Corticoesteroides	Dexametasona, prednisona
Diuréticos	Manitol, bumetanida, furosemida
Moduladores inmunitarios	Acetato de glatirámero, interferón β-1a, interferón β-1b
Relajantes musculoesqueléticos	Baclofeno, metocarbamol, ciclobenzaprina

paciente como para su familia. Una actitud positiva y apoyo pueden ayudarlos a combatir su sufrimiento.

Reparación de un aneurisma cerebral

La cirugía es el método estándar para prevenir la rotura o el resangrado de un aneurisma cerebral. Primero, se realiza una craneotomía para exponer el aneurisma. Después, existen varias técnicas correctivas que el cirujano puede emplear, según la forma y la ubicación del aneurisma. Un cirujano puede pinzar la arteria afectada, envolver la pared aneurismática con material biológico o sintético, o pinzar o ligar el aneurisma (véase *Pinzado de un aneurisma cerebral*, p. 119).

Los nuevos abordajes quirúrgicos utilizan una combinación de tratamientos para reparar los aneurismas. Por ejemplo, puede emplearse la radiología intervencionista junto con un balón endovascular para ocluir el aneurisma o el vaso y tratar el vasoespasmo arterial con angiografía cerebral.

Pinzado de un aneurisma cerebral

El pinzado o *clipado* es un método de reparación quirúrgica para un aneurisma cerebral.

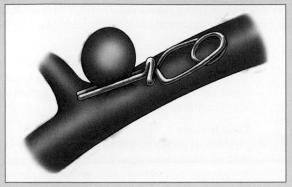

Y eso no es todo

Otra técnica menos invasiva que se ha empleado con éxito en algunos pacientes es la electrotrombosis y la colocación de *coils* (espirales). Esta técnica endovascular no requiere de una cirugía abierta; en su lugar, el cirujano utiliza un catéter para introducir un espiral de platino en el saco aneurismático y, a través de electrólisis, sellar el aneurisma para evitar que siga sangrando (véase *Electrotrombosis*, p. 120).

Preparación del paciente

Antes del procedimiento, sigue estos pasos:

- Indica al paciente y su familia que será atendido en la unidad de cuidados intensivos (UCI) después de la cirugía y, durante ese tiempo, se buscarán signos de vasoespasmo, sangrado y elevación de la presión intracraneal.
- Explica que volverá a la unidad medicoquirúrgica cuando se encuentre estable.

Control y cuidados posteriores

Después del procedimiento, sigue estos pasos:

- Aumenta de forma gradual el nivel de actividad del paciente, según indicación.
- Valora la herida quirúrgica en busca de signos de infección o exudado.
- Controla el estado neurológico y las constantes vitales del paciente, e informa los cambios agudos de inmediato.
- Busca un aumento de la PIC: cambios pupilares, debilidad en las extremidades, cefaleas y cambios en el nivel de consciencia.
- Proporciona al paciente y su familia apoyo emocional para afrontar los déficits neurológicos residuales.

Electrotrombosis

Para algunos pacientes, la reparación quirúrgica de un aneurisma cerebral no es la mejor opción, o ni siquiera es una opción. En estos casos, el cirujano puede decidir realizar un abordaje intravascular (a través de los vasos). La *electrotrombosis*, o colocación de *coils* (espirales), es una técnica que ha ganado popularidad, y ha probado ser especialmente exitosa para el sellado de aneurismas pequeños del cuello y aquellos sin una trombosis intrafúndica importante.

¿Qué es la electrotrombosis?

La *electrotrombosis* es un procedimiento fluoroscópico relativamente no invasivo que emplea la electrólisis y la colocación de *coils* de platino para taponar un aneurisma, lo que incluye la trombosis y el sellado del aneurisma para prevenir el resangrado o la rotura.

Cómo se realiza

• El cirujano introduce un catéter en la arteria femoral y lo avanza hasta la arteria cerebral afectada.
• Se introducen *coils* de platino unidos a un sistema de aplicación de acero inoxidable (guía) dentro del fondo del aneurisma a través de un microcatéter.
• Se aplica una corriente eléctrica leve al sistema de introducción y la guía se retira, dejando los *coils* de platino en el sitio.

• Se introducen guías adicionales una a la vez. Este proceso se continúa hasta que el aneurisma queda densamente empaquetado con platino y ya no se opacifica cuando se inyecta contraste.

Cómo funciona

En teoría, el platino cargado positivamente que se dejó en el aneurisma atrae elementos de la sangre cargados negativamente, como eritrocitos y leucocitos, plaquetas y fibrinógeno. Lo anterior induce la trombosis intraaneurismática.

Los *coils* proporcionan protección inmediata frente a otra hemorragia al reducir las pulsaciones de sangre en el fondo y el sellado del orificio o la porción débil de la pared arterial. Finalmente, se forman coágulos y el aneurisma se separa del vaso principal mediante la formación de nuevo tejido conectivo.

Instrucciones para la atención domiciliaria

Antes del alta, dale al paciente estas instrucciones:

• Instruye al paciente y su familia sobre la forma adecuada de cambiar las curaciones, las técnicas de cuidado de la herida y cómo evaluar la herida quirúrgica regularmente en búsqueda de rubor, calor o dolor, e informar cualquier problema al médico de inmediato.

Aturdido y confuso

• Recuerda al paciente que continúe tomando los anticonvulsivos prescritos para disminuir el riesgo de presentar convulsiones. Según el tipo de cirugía realizado, el paciente puede tener que tomar los anticonvulsivos por hasta 12 meses después de la operación. Además, indica que informe al médico cualquier reacción adversa, como exceso de somnolencia o confusión.
• Enfatiza la importancia de cumplir con las consultas y los estudios de seguimiento.
• Deriva al paciente y su familia a atención domiciliaria o al grupo de apoyo adecuado.

Craneotomía

La *craneotomía* implica la realización de una incisión en el cráneo con el fin de exponer el cerebro para diferentes tratamientos, como una derivación ventricular, la resección de un tumor o un absceso, la aspiración de un hematoma y el pinzado de un aneurisma. La craneotomía tiene muchas posibles complicaciones, como infección, hemorragia, compromiso respiratorio y aumento de la PIC. El grado de riesgo depende de la afección del paciente y de la complejidad de la cirugía.

Preparación del paciente

Antes del procedimiento, sigue estos pasos:

- Responde las preguntas que la familia pueda tener sobre el procedimiento para ayudar a reducir la confusión y la ansiedad con el objetivo de que puedan afrontar la situación.
- Explica al paciente que el pelo debe estar recogido o ser afeitado.
- Conversa sobre el período de recuperación para que el paciente sepa qué debe esperar. Explica que se despertará con una venda en la cabeza para proteger la herida y que puede tener un drenaje.
- Dile que es posible que tenga cefaleas y edema facial por 2 o 3 días después de la operación, y tranquilízalo sobre el uso de analgésicos.
- Realiza una evaluación neurológica inicial y documéntala.
- Explica que irá a la UCI después de la cirugía para un control intensivo.

Control y cuidados posteriores

Después del procedimiento, sigue estos pasos:

- Aumenta gradualmente el nivel de actividad del paciente, según la indicación.
- Valora el sitio de la herida en busca de signos de infección o secreciones.
- Evalúa el estado neurológico y las constantes vitales del paciente, e informa cualquier cambio de inmediato.
- Busca signos de aumento de la PIC, como cambios pupilares, debilidad en las extremidades, cefaleas y cambios en el nivel de consciencia.
- Proporciona al paciente y su familia apoyo emocional para afrontar los déficits neurológicos residuales.

Instrucciones para la atención domiciliaria

Antes del alta, sigue estos pasos:

- Instruye al paciente o su familia de manera adecuada sobre técnicas de cuidado de las heridas y cómo evaluarlas con regularidad en busca de rubor, calor y dolor, e informar los hallazgos al médico.
- Recuerda al paciente que continúe tomando los anticonvulsivos para disminuir el riesgo de convulsiones. Según el tipo de cirugía realizado, el paciente deberá seguir con anticonvulsivos hasta 12 meses después de la operación. Además, pídele informar cualquier reacción adversa, como somnolencia excesiva o confusión.

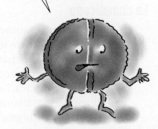

Según el tipo de cirugía, el paciente puede tener que seguir con anticonvulsivos hasta 12 meses después de la operación.

¿Qué hago?

Aspiración de urgencia de un hematoma intracraneal

Un hematoma intracraneal (epidural, subdural o intracerebral) en general requiere cirugía inmediata para reducir la presión intracraneal. Incluso si la vida del paciente no está en peligro de forma inmediata, una cirugía rápida sigue siendo la única opción viable para prevenir el daño irreversible por isquemia cerebral del tronco encefálico.

Cuando se requiere una aspiración de urgencia, adapta la preparación del paciente al tiempo disponible. Comienza con una descripción breve del procedimiento. Si el tiempo lo permite, cubre estos puntos:
• Aclara las explicaciones del cirujano, si fuera necesario, y pregúntale al paciente si tiene dudas. Proporciona respuestas concisas y claras.
• Dile al paciente que debe atarse o cortarse el pelo para el procedimiento.
• Explica que después de la operación se despertará con una venda en la cabeza para proteger la herida quirúrgica y que puede tener un drenaje.
• El paciente puede tener cefaleas y edema en la cara durante 2 o 3 días después de la operación.
• Tranquiliza al paciente explicando que recibirá analgésicos.
• Explica que estará en la Unidad de Cuidados Intensivos después de la cirugía para un control intensivo.
• Realiza una evaluación neurológica inicial.

- Enfatiza la importancia de regresar a las consultas y los estudios de seguimiento.
- Deriva al paciente y su familia a atención domiciliaria o a los grupos de apoyo adecuados.
- Proporciona copias por escrito de las instrucciones para la atención domiciliaria, además de una lista de medicamentos, al paciente y los familiares.

Aspiración de un hematoma intracraneal

En este procedimiento se aspira cualquier hematoma epidural, subdural o intracerebral con una pequeña cánula aspirativa. Estas cánulas se introducen a través de orificios en el cráneo (para los hematomas líquidos) o a través de una craneotomía (para coágulos sólidos o líquidos que no puedan ser aspirados por orificios).

Es complicado

Los pacientes sometidos a la aspiración de un hematoma tienen un riesgo elevado de infección y convulsiones, así como de problemas fisiológicos asociados con la inmovilidad por un período prolongado. Incluso si la extracción del hematoma fue exitosa, las lesiones cerebrales y otras complicaciones asociadas, como el edema cerebral, pueden producir déficits neurológicos permanentes, coma y hasta la muerte (véase *Aspiración de urgencia de un hematoma intracraneal*).

Qué puede hacer

La preparación del paciente, el control y los cuidados posteriores, así como las instrucciones para la atención domiciliaria, son las mismas que para la reparación de un aneurisma cerebral.

Diagnóstico enfermero

Cuando atiendes a pacientes con trastornos neurológicos, por lo general, se utilizan ciertos diagnósticos enfermeros. Cuando desarrolles tu plan de atención, considera las intervenciones para evitar las tres complicaciones más frecuentes en los pacientes con trastornos neurológicos: infecciones respiratorias y urinarias y las úlceras por decúbito. *Véase* "Listado por dominio de los Diagnósticos NANDA-I (2015-2017)" en la página 940 para una descripción completa de los diagnósticos.

> Ten en mente las tres complicaciones más frecuentes en un paciente con trastornos neurológicos: infección respiratoria y urinaria y las úlceras por decúbito.

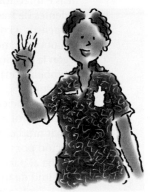

Deterioro de la movilidad física

El *deterioro de la movilidad física* puede verse en la ELA, la parálisis cerebral, el ictus, la EM, la distrofia muscular, la miastenia grave, la enfermedad de Parkinson, la poliomielitis y la lesión de la médula espinal.

Resultados esperados

- El paciente no muestra signos de complicaciones, como contracturas, estasis venosa, formación de trombos o úlceras cutáneas.
- El individuo alcanza los máximos niveles de movilidad posibles.
- El paciente conserva la fuerza muscular y la amplitud de movimiento articular.

Intervenciones de enfermería y sus justificaciones

- Haz que el paciente haga sus ejercicios de amplitud de movimiento al menos una vez por turno, a menos que esté contraindicado. Progresa de los ejercicios pasivos a los activos según su tolerancia. Lo anterior evita las contracturas de las articulaciones y la atrofia muscular.
- Cambia la posición del paciente dependiente cada 2 h. Establece un esquema de rotación, coloca este esquema en la cabecera de la cama y supervisa la frecuencia de rotación. Esto evita las lesiones de la piel al aliviar la presión.
- Coloca las articulaciones en sus posiciones funcionales (utiliza férulas manuales si es necesario), emplea un rollo para trocánter a lo largo del muslo, abduce los muslos, protege los tobillos y coloca una almohada pequeña bajo la cabeza del paciente. Estas maniobras mantienen las articulaciones en una posición funcional y evitan las deformaciones musculoesqueléticas.
- Identifica el grado de funcionamiento del paciente con una escala de movilidad funcional. Comunica el nivel de habilidad del paciente

a los demás miembros del equipo para proporcionar continuidad y mantener un nivel específico de independencia.

- Alienta la independencia en la movilidad ayudando al paciente a utilizar un trapecio o el barandal para reposicionarse. Alienta el uso de la pierna sana para mover la afectada y las actividades de autocuidado, como comer o vestirse, para aumentar el tono muscular y elevar la autoestima.

Declaración de independencia

- Si tiene una debilidad o parálisis de un lado, coloca los artículos dentro del alcance del brazo no afectado para promover su independencia.
- Valora y registra los signos de complicaciones por inmovilidad (como contracturas, estasis venosa, trombos, neumonía, úlceras cutáneas e infecciones urinarias) todos los días. Los pacientes con antecedentes de trastornos neuromusculares o una disfunción pueden ser propensos a complicaciones.
- Promueve la movilización progresiva hasta el grado que resulte posible según la afección del paciente (movilización de la cama a la silla o deambulación), con el fin de mantener el tono muscular y evitar complicaciones.
- Deriva al paciente con el fisioterapeuta o el terapeuta ocupacional para desarrollar un régimen de movilidad que ayude a rehabilitar el déficit musculoesquelético del paciente. Solicita planes para la movilización por escrito y utilízalos como referencia.
- Enseña al paciente y a su familia cómo realizar los ejercicios de amplitud de movimiento, las transferencias y la inspección de la piel, y explica el régimen de movilización para preparar al paciente para el alta.
- Demuestra cómo realizar el régimen de movilización, y haz que el paciente y los cuidadores repitan la demostración y anoten las fechas. Lo anterior asegura la continuidad de la atención así como su cumplimiento.
- Ayuda a identificar los recursos que ayudarán al paciente a cumplir el régimen de movilización, como el Stroke Survivors International, las United Cerebral Palsy Associations y la National Multiple Sclerosis Society, para ayudar a proporcionar un abordaje amplio para la rehabilitación.

Deterioro de la integridad cutánea

El *deterioro de la integridad cutánea* es un problema potencial (y frecuente) para cualquiera con un nivel de actividad menor que el normal. Sin embargo, puede ser letal para un paciente que no puede rotarse o moverse si no es asistido. Las úlceras por decúbito (escaras) infectadas son la causa principal de muerte en los enfermos neurológicos. Aun si no están infectadas, estas úlceras son causa de molestias prolongadas y afectan de forma adversa la capacidad funcional del paciente y su calidad de vida.

Resultados esperados

- El paciente mantiene su piel intacta.
- En caso de dehiscencia, no desarrolla complicaciones cutáneas.
- El paciente mantiene la nutrición óptima necesaria para evitar las úlceras por decúbito.

Intervenciones de enfermería y sus justificaciones

- Rota y mueve al paciente al menos cada 2 h si no puede hacerlo solo. Enséñale a los pacientes en sillas de ruedas a cambiar de posición varias veces por hora; ayúdales si es necesario. La compresión reduce la circulación de la piel muy rápidamente, lo que es un precursor de escaras.

Prevención de las úlceras

- Utiliza las superficies de apoyo apropiadas, como colchones de espuma de 10 cm o almohadillas de gel. Si el paciente presenta úlceras por decúbito, consulta las guías y los protocolos para determinar las superficies apropiadas para el paciente. Su reposicionamiento y las superficies de apoyo adecuadas reducen la presión sobre la piel y ayudan a evitar las úlceras.
- Consulta con un terapeuta de enterostomías y las guías publicadas al respecto para determinar las medidas e intervenciones preventivas.
- Alienta la alimentación e ingestión de líquidos adecuada para mantener la salud de la piel.

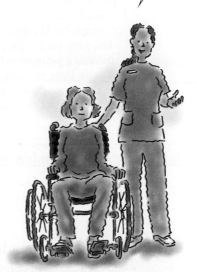

Para ayudar a un paciente en silla de ruedas a evitar las úlceras por decúbito, enséñale a cambiar de posición varias veces por hora.

Deterioro de la eliminación urinaria

El *deterioro de la eliminación urinaria* es otra de las complicaciones importantes que afectan a los pacientes con trastornos neurológicos. Muchos de estos pacientes tienen vejigas espásticas y no pueden vaciarlas completa y adecuadamente. Las infecciones urinarias son frecuentes y pueden llevar a hospitalizaciones prolongadas o hasta la muerte.

Resultados esperados

- El paciente vacía su vejiga completamente y con regularidad.
- El paciente no presenta infección urinaria.

Intervenciones de enfermería y sus justificaciones

- Emplea las estrategias apropiadas para evaluar la producción y el vaciado de la vejiga. Aunque la micción regular es esencial para la salud de las vías urinarias, el paciente puede no ser capaz de hacerlo o de sentir si la vejiga se ha vaciado por completo o no.
- Alienta al paciente a beber muchos líquidos. La ingestión de líquidos es esencial para la producción de orina que ayuda a limpiar las vías urinarias y la vejiga.
- Si el paciente no puede vaciar su vejiga solo, utiliza las estrategias menos invasivas para mejorar la micción. Comienza con la maniobra de Credé, en la cual el paciente se inclina hacia adelante y comprime la vejiga al orinar. El sondaje intermitente es más invasivo, pero menos propenso a causar una infección que la sonda urinaria a permanencia.
- Si el paciente orina de forma adecuada, pero es incontinente, un catéter condón ayudará a mantener la piel seca y con menos predisposición a la infección que con el cateterismo.

Deterioro del intercambio de gases

El *deterioro del intercambio de gases* se asocia con la tercera complicación más frecuente de los pacientes con trastornos neurológicos: la infección respiratoria.

Resultados esperados

- El paciente no desarrolla infección respiratoria.
- El paciente mantiene valores de saturación de oxígeno óptimos.

Intervenciones de enfermería y sus justificaciones

- Si el paciente está inmóvil o tiene un deterioro de la función de los músculos respiratorios, estimúlalo para que use la espirometría de incentivo, las respiraciones profundas y la tos varias veces por día. Estas últimas ayudan a evitar las atelectasias, que pueden producir una infección respiratoria si se acumulan secreciones.
- Estimula la ingestión de líquidos. Éstos hacen que las secreciones respiratorias sean menos viscosas y más fáciles de limpiar con la tos.
- Desalienta tanto el hábito tabáquico como la exposición al humo, que deterioran la respiración y la capacidad del cuerpo de limpiar los pulmones.
- Estimula el descanso adecuado, el ejercicio y la buena nutrición, que ayudan a mantener la fuerza de los músculos respiratorios.

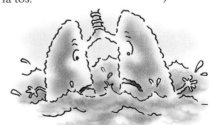

Sé que el aumento en la ingestión de líquidos puede hacer que las secreciones pulmonares sean menos viscosas y más fáciles de eliminar con la tos, ¡pero esto es ridículo!

Trastornos neurológicos frecuentes

A continuación se analizan varios trastornos neurológicos frecuentes, junto con sus causas, fisiopatología, signos y síntomas, hallazgos de las pruebas diagnósticas, tratamientos e intervenciones de enfermería.

Enfermedad de Alzheimer

La *enfermedad de Alzheimer* es un trastorno neurológico progresivo que afecta al cerebro y produce un daño cognitivo, con deterioro del pensamiento, pérdida de la memoria y comportamiento extraño. La enfermedad de Alzheimer es la forma más frecuente de demencia y la sexta causa de muerte en los adultos.

Qué la causa

La causa de la enfermedad de Alzheimer no se conoce; varios factores parecen asociarse con la enfermedad. Entre éstos se incluyen:
- Deficiencias en los neurotransmisores de acetilcolina, somatostatina, substancia P y noradrenalina
- Traumatismos craneoencefálicos repetidos
- Anomalías en los cromosomas 14 o 21
- Depósito de la proteína β-amiloide

Fisiopatología

El tejido cerebral de los pacientes con enfermedad de Alzheimer tiene tres características distintivas:
1. Cúmulos neurofibrilares (proteínas fibrosas)
2. Placas amiloideas (compuestas por axones y dendritas degenerados)
3. Degeneración granulovacuolar
   La autopsia por lo general muestra un cerebro atrófico que puede pesar 1 000 g o menos. Un cerebro normal pesa unos 1 380 g (véase *Cambios en el tejido cerebral en la enfermedad de Alzheimer*, p. 128).

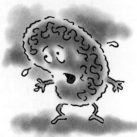

¡No tienes que ser un cerebro para saber que "atrófico" no suena bien!

Qué buscar

El inicio de la enfermedad de Alzheimer es asintomático. Los cambios iniciales son casi imperceptibles, pero progresa de forma gradual a problemas graves. Los signos y síntomas iniciales incluyen:
- Olvidos y pérdida de la memoria a corto plazo
- Dificultades en el aprendizaje y para recordar nueva información
- Deterioro de la higiene y la apariencia personal
- Incapacidad para concentrarse

Mira con cuidado

Cambios en el tejido cerebral en la enfermedad de Alzheimer

El tejido cerebral en pacientes con enfermedad de Alzheimer muestra tres rasgos característicos:

• *Cúmulos neurofibrilares*, que son haces de filamentos (en las neuronas) que se enrollan de forma anómala unos con otros. Son más numerosos en áreas del cerebro asociadas con la memoria y el aprendizaje, el temor y la agresión, y el pensamiento.

• *Placas amiloideas*, también llamadas *placas seniles*, son depósitos hallados fuera de las neuronas en el espacio extracelular de la corteza cerebral y el hipocampo. Las placas amiloides contienen un núcleo de proteína β-amilodea rodeado por terminaciones nerviosas anómalas, o neuritas.

• *Degeneración granulovacuolar*, o degeneración de neuronas en el hipocampo, es un proceso en el que espacios llenos de líquidos llamados *vacuolas* agrandan los cuerpos celulares, lo que produce el mal funcionamiento y la muerte neuronal.

Los signos y síntomas tardíos incluyen:

- Dificultad con el pensamiento abstracto y las actividades que requieren racionalidad
- Dificultad progresiva para comunicarse
- Deterioro grave de la memoria, el lenguaje y la función motora
- Acciones repetitivas e insistentes (signo característico)
- Despertar durante la noche, desorientación, cambios de la personalidad, desasosiego e irritabilidad

Qué dicen las pruebas

- Los estudios psicométricos y el examen neurológico pueden ayudar a establecer el diagnóstico.
- Una PET mide la actividad metabólica de la corteza cerebral y puede ayudar a confirmar un diagnóstico temprano.
- El EEG, la TC y la RM pueden ayudar a diagnosticar las etapas tardías de la enfermedad de Alzheimer.
- Las pruebas para los precursores de la proteína β-amiloidea ayudan a evaluar los depósitos extracelulares de péptido β-amiloideo, el cual es un signo neuropático mayor de enfermedad de Alzheimer.
- Algunas pruebas adicionales pueden ayudar a descartar otras causas de demencia, como la deficiencia de vitamina B_{12} y el hipotiroidismo.

Cómo se trata

Aunque no se conoce una cura para la enfermedad de Alzheimer, el donepezilo, la tacrina y la rivastigmina (transdérmica) han demostrado ser parcialmente eficaces para mejorar los resultados. El tratamiento

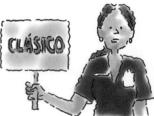

La insistencia o repetición inapropiada de un pensamiento o acto es un signo clásico de la enfermedad de Alzheimer

farmacológico también se emplea para tratar los síntomas conductuales, como agresión, paranoia, depresión y alucinaciones. Entre los fármacos utilizados se incluyen:

- Antipsicóticos, por ejemplo, haloperidol, olanzapina, quetiapina y risperidona
- Ansiolíticos, por ejemplo, alprazolam, buspirona, diazepam y lorazepam
- Antidepresivos, por ejemplo, amitriptilina, bupropión, fluoxetina y paroxetina

Qué hacer

- Establece un sistema de comunicación eficaz con el paciente y su familia para ayudarlos a ajustarse a la alteración de las capacidades cognitivas.

Vuelta al refugio

- Protege al paciente de lesiones proporcionando un entorno seguro, estructurado y supervisado.
- Alienta al paciente a ejercitarse, según indicación, para mantener la movilidad.
- Deriva la familia a las agencias de servicios sociales apropiadas que puedan ayudarles a evaluar sus necesidades.
- Revisa al paciente. No debe tener lesiones; debe tener patrones de sueño establecidos y una nutrición adecuados.
- Valora a la familia para determinar si tienen los sistemas de apoyo suficientes para ayudarles a afrontar esta crisis.
- Alienta al paciente y su familia a expresar sus sentimientos de pérdida (véase *Consejos sobre enseñanza para la enfermedad de Alzheimer*).

Esclerosis lateral amiotrófica

Esta enfermedad provoca una degeneración física progresiva y deja el estado mental del paciente intacto. Por lo tanto, el paciente está muy consciente de sus cambios físicos. Es la enfermedad más frecuente de motoneuronas con atrofia muscular y produce una degeneración de las motoneuronas superiores en el bulbo raquídeo y las inferiores en la médula espinal.

Por lo general comienza entre los 40 y los 70 años de edad, y la mayoría de los pacientes mueren dentro de los 3-10 años del inicio, casi siempre debido a una neumonía o una insuficiencia respiratoria.

Qué la causa

La causa de la ELA es desconocida, pero los factores asociados con ella incluyen:

- Una herencia autosómica dominante
- Un virus de lenta actividad

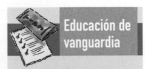

Educación de vanguardia

Consejos sobre enseñanza para la enfermedad de Alzheimer

- Instruye al paciente y su familia sobre la enfermedad de Alzheimer (qué se sabe, qué se sospecha y la naturaleza degenerativa del trastorno). Escucha sus preocupaciones y responde todas las preguntas de forma honesta y compasiva.
- Deriva a la familia a grupos de apoyo locales y nacionales para obtener más información y estrategias de afrontamiento. Los familiares, por lo general, hallan cierto grado de consuelo al saber que otras familias están pasando por la misma experiencia devastadora. Para localizar los grupos de apoyo locales en tu área, contacta con la Alzheimer's Disease and Related Disorders Association.
- Alienta a la familia a permitir que el paciente tenga la mayor independencia posible a la vez que le proporcionan seguridad.
- Explica cómo ayudan una dieta apropiada, rutinas diarias regulares y patrones de sueño normales.

- Una deficiencia nutricional en las motoneuronas relacionada con un trastorno en el metabolismo enzimático
- Una interferencia metabólica en la producción de ácidos nucleicos por las fibras nerviosas
- Un trastorno autoinmunitario

Los factores precipitantes para el deterioro agudo incluyen traumatismos, infecciones víricas y agotamiento físico.

Fisiopatología

En la ELA mueren las motoneuronas localizadas en las astas anteriores de la columna y los núcleos localizados en la parte baja del tronco encefálico. A medida que mueren, los músculos que inervan se atrofian. La pérdida de las motoneuronas puede producirse en los sistemas motores superiores o inferiores. Los signos y síntomas varían de acuerdo con las motoneuronas afectadas, ya que neuronas específicas activan fibras musculares específicas.

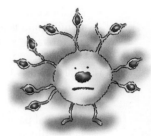

La pérdida de motoneuronas puede producirse en los sistemas motores superior e inferior.

Qué buscar

Los pacientes con ELA desarrollan fasciculaciones (espasmos, contracciones musculares involuntarias) acompañadas por atrofia y debilidad, en especial de los músculos de los antebrazos y las manos. Otros signos y síntomas son:

- Deterioro del habla
- Dificultad para masticar y deglutir
- Dificultades para respirar
- Depresión
- Atragantamientos
- Babeo excesivo

Qué dicen las pruebas

- La electromiografía y la biopsia muscular ayudan a determinar si la enfermedad afecta a los nervios más que a los músculos.
- En un tercio de todos los pacientes con ELA, el examen del líquido cefalorraquídeo (LCR) muestra un aumento en la concentración de proteínas.

Cómo se trata

No existe al momento un tratamiento eficaz para la ELA. La terapia se enfoca en el control de los síntomas y en proporcionar al paciente y su familia el apoyo emocional, psicológico y físico que necesitan. Debes comenzar con una evaluación neurológica completa, que funciona como información inicial o de referencia para las futuras evaluaciones. Estas evaluaciones mostrarán de manera colectiva la progresión de la ELA en el tiempo.

Qué hacer

- Implementa un programa de rehabilitación que mantenga la mayor independencia para el paciente por el mayor tiempo posible.
- Ayuda al paciente a obtener el equipamiento que le ayude con su capacidad para moverse, como andaderas (caminadoras) o sillas de ruedas. Organiza la visita de personal de enfermería para supervisar la atención domiciliaria, proporcionar apoyo constante y enseñar a la familia sobre la enfermedad.
- Según la capacidad muscular del paciente, ayúdalo con el baño, la higiene personal y las transferencias de la silla de ruedas a la cama, según necesidad. Alienta una rutina para la evacuación y la micción.
- Proporciona atención minuciosa a la piel si el paciente está postrado en la cama para evitar las escaras y las úlceras cutáneas. Además, rótalo con frecuencia, mantén su piel seca y limpia, y emplea dispositivos de alivio de la presión para preservar la integridad cutánea.
- Si el paciente tiene problemas para deglutir, dale una dieta blanda y colócalo recto cuando se alimenta. El paciente puede necesitar sondas nasogástricas o de gastrostomía cuando ya no pueda tragar.
- Proporciona al paciente y su familia la información sobre grupos de apoyo.

Decisiones informadas

- Proporciona al paciente y su familia el apoyo emocional y la información que requieren para tomar decisiones informadas respecto de los cuidados para el fin de la vida, así como para ayudarlos a prepararse para la muerte del paciente. Aliéntalos a comenzar con el proceso de duelo. Los pacientes con ELA pueden beneficiarse con un programa de enfermos terminales.
- Evalúa al paciente. Intervén, según la necesidad, para mantener una función respiratoria adecuada con vías aéreas permeables, pulmones limpios y resultados aceptables en las pruebas pulmonares. Ayúdale a mantener un sistema de comunicación y movilidad el mayor tiempo posible. Registra cada vez que el paciente exprese sentimientos de pérdida (véase *Consejos sobre enseñanza para la ELA*).

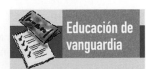

Educación de vanguardia

Consejos sobre enseñanza para la ELA

- Instruye a uno o más familiares sobre la forma apropiada de aspirar al paciente. Lo anterior ayuda al paciente a afrontar la acumulación de secreciones y la disfagia.
- Explica al paciente que debe comer lentamente y siempre sentado recto. Si desarrolla dificultades para deglutir, derívalo al equipo de disfagia para mayor evaluación y tratamiento.
- Si el paciente aún puede alimentarse de forma independiente, instrúyelo y a su familia sobre cómo administrar alimentos por la gastrostomía.
- Cuando la comunicación verbal se vuelve difícil, enseña al paciente un método alterno de comunicación.

Malformación arteriovenosa

En las MAV, un manojo de vasos dilatados forma una red anómala de comunicaciones entre los sistemas arterial y venoso. Las MAV, por lo general, se encuentran en los hemisferios cerebrales. El sangrado espontáneo de estas lesiones en el espacio subaracnoideo o en el tejido encefálico casi siempre produce los signos y síntomas del paciente.

Las MAV van de pocos milímetros a formaciones grandes que se extienden de la corteza cerebral a los ventrículos. La mayoría de ellas están presentes desde el nacimiento, pero rara vez dan síntomas antes de los 10-30 años. Las MAV son más frecuentes en hombres que en mujeres.

Qué la causa

La mayoría de las MAV son causadas por defectos en el desarrollo de los capilares. La lesión traumática es otra causa posible de esta enfermedad.

Fisiopatología

Las MAV no tienen las características estructurales típicas de los vasos sanguíneos. Los vasos de las MAV son muy finos; cuando más de una arteria las irriga, aparecen dilatadas y tortuosas. Como los vasos son finos, existe riesgo de aneurisma. Si la MAV es lo suficientemente grande, el cortocircuito puede privar al tejido circundante del flujo adecuado de sangre. Además, los vasos de paredes finas pueden filtrar sangre o romperse y provocar una hemorragia encefálica o en el espacio subaracnoideo.

Qué buscar

- Convulsiones en principio focales, pero que luego se generalizan
- Cefaleas que no responden al tratamiento

Juegos mentales

- Episodios pasajeros de síncope, mareos, debilidad motora o déficit sensitivo
- Parestesias, afasia, disartria y déficit visual (en general hemianopsia)
- Confusión mental
- Deterioro intelectual

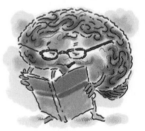

Dice aquí que la angiografía cerebral proporciona información diagnóstica definitiva para una MAV.

Qué dicen las pruebas

- La angiografía cerebral proporciona la información diagnóstica definitiva al localizar la MAV y permite la visualización de las grandes arterias que la irrigan y de las venas de drenaje.
- Una TC puede ayudar a diferenciar entre una MAV y un coágulo o un tumor, en especial cuando se utiliza contraste.
- El EEG puede ser útil para localizar una MAV.
- Los estudios encefálicos realizados inmediatamente después de la inyección de un isótopo pueden revelar la recaptación en la MAV.
- La angiografía por RM (ARM, angioRM), en especial con gadolinio, puede proporcionar información que apoye un diagnóstico de MAV.

Cómo se trata

La elección del tratamiento depende del tamaño y la ubicación de la MAV, los vasos principales, la edad y el estado general del paciente.

Algunos métodos posibles son la embolización, la irradiación con rayo de protones, la cirugía con láser Nd:YAG, la resección quirúrgica y una combinación de embolización y cirugía.

Qué hacer

- Evita el sangrado si no ha ocurrido ya.
- Controla la hipertensión y las convulsiones, reduce las actividades y elimina el factor estresante que eleva la presión arterial del paciente.
- Mantén un entorno tranquilo y terapéutico.
- Valora y controla la hipertensión asociada con el tratamiento farmacológico, según indicación.
- Establece valores de referencia y luego continúa con la valoración neurológica.
- Valora las constantes vitales del paciente con frecuencia.
- Evalúa y observa las características de las cefaleas, las convulsiones o los soplos, según necesidad.
- Proporciona apoyo emocional.
- Evalúa el nivel de consciencia del paciente, su temperatura corporal, las frecuencias cardíaca y respiratoria, y la presión arterial.
- Evalúa si el paciente sigue sintiendo dolor o convulsiones.
- Proporciona un control del dolor apropiado.
- Informa a los miembros del equipo, los amigos o la familia cada vez que el paciente exprese sentimientos de pérdida. De la misma manera, informa cada vez que la familia o los amigos expresen su falta de comprensión de la enfermedad, las opciones terapéuticas o los resultados (véase *Consejos sobre enseñanza para las MAV*).

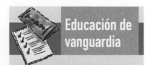

Educación de vanguardia

Consejos sobre enseñanza para las MAV

- Adapta tu enseñanza al procedimiento quirúrgico elegido por el cirujano.
- Describe el procedimiento y todos los estudios y las evaluaciones postoperatorias. Responde todas las preguntas del paciente y su familia de forma directa y honesta.
- Describe qué puede esperar el paciente cuando se despierte de la cirugía.
- Después de la operación, enfoca la enseñanza en ayudar al paciente a desarrollar el máximo nivel posible de independencia.

Parálisis de Bell

La parálisis de Bell bloquea la conducción de los impulsos del nervio facial (NC VII), el responsable de la inervación motora de los músculos faciales. Este bloqueo produce una reacción inflamatoria alrededor del nervio (en general en el conducto auditivo interno).

La parálisis de Bell afecta a todos los grupos etarios pero es más frecuente en los pacientes menores de 60 años. El inicio es rápido y, en el 80-90 % de todos los pacientes, remite de manera espontánea, con recuperación total a las 1-8 semanas. La recuperación puede ser más larga en los ancianos. Si el paciente experimenta sólo una recuperación parcial, pueden producirse contracturas en el lado paralizado de la cara. La parálisis de Bell puede recurrir en el mismo lado o el lado opuesto de la cara.

Qué la causa

La parálisis de Bell puede ser causada por:
- Infección
- Hemorragia
- Tumores
- Meningitis
- Lesión traumática local

Fisiopatología

Una inflamación alrededor del NC VII, donde sale del tejido óseo, bloquea la conducción a lo largo del nervio. Como consecuencia, el NC VII no puede estimular de manera adecuada las fibras nerviosas y se produce una debilidad o parálisis facial unilateral o bilateral.

Qué buscar

El paciente puede presentar el cierre incompleto del ojo y el fenómeno de Bell (la rotación del ojo hacia arriba cuando los párpados están cerrados). Otros signos y síntomas de la parálisis de Bell son:
- Debilidad o parálisis facial unilateral, con dolor en el ángulo mandibular
- Caída de la boca, lo que causa babeo en el lado afectado
- Alteración de la percepción del gusto localizada en la porción anterior afectada de la lengua
- Deterioro importante de la capacidad para cerrar el ojo en el lado debilitado
- Incapacidad para elevar la ceja, sonreír, mostrar los dientes o inflar la mejilla en el lado afectado

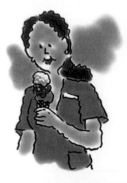

Cuando el helado sabe a tiza, algo está definitivamente mal.

Qué dicen las pruebas

La electromiografía ayuda a predecir la recuperación al diferenciar entre los defectos temporales de la conducción y una interrupción patológica de las fibras.

Cómo se trata

La prednisona, un corticoesteroide oral, reduce el edema facial y mejora la conducción nerviosa y el flujo sanguíneo. Algunos antivirales específicos también pueden ser útiles. Después de 14 días de terapia con prednisona, la electroterapia puede ayudar a evitar la atrofia de los músculos faciales.

Qué hacer

- Aplica calor húmedo en el lado afectado de la cara para reducir el dolor, cuidando de no quemar la piel.

- Masajea la cara del paciente con un movimiento suave hacia arriba dos o tres veces al día durante 5-10 min, y enséñale al paciente cómo realizar este masaje.
- Aplica un cabestrillo facial para mejorar el alineamiento de los labios.

Efectos residuales

- Dale al paciente atención bucal frecuente y completa. Retira los residuos de alimentos que se acumulan entre las mejillas y las encías.
- Proporciona apoyo y tranquiliza al paciente diciéndole que la recuperación total es probable en entre 1 y 8 semanas.
- Evalúa la eficacia de los analgésicos.
- Valora el estado nutricional del paciente. La parálisis de Bell no debe interferir con la capacidad del paciente para mantener una nutrición adecuada.
- Informa a los miembros del equipo, los amigos y los familiares cada vez que el paciente exprese sentimientos de pérdida o temor (véase *Consejos sobre enseñanza para la parálisis de Bell*).

Aneurismas cerebrales

Un *aneurisma cerebral* es la dilatación de una arteria cerebral producida por una debilidad en la pared arterial (véase *Sitios habituales de aneurismas cerebrales*, p. 136). La incidencia es un poco más alta en las mujeres que en los hombres, en especial a finales de la quinta década de la vida y mediados de la sexta, pero el aneurisma cerebral puede aparecer a cualquier edad.

El pronóstico es incierto porque los aneurismas cerebrales pueden romperse y causar una hemorragia subaracnoidea; la mitad de los pacientes con hemorragias subaracnoideas mueren de forma inmediata. Sin embargo, con los nuevos y mejores tratamientos, el pronóstico está mejorando.

Qué los causa

Los aneurismas cerebrales pueden producirse por enfermedades vasculares congénitas, infecciones o ateroesclerosis.

Fisiopatología

El flujo sanguíneo ejerce presión contra las áreas congénitamente débiles, lo que produce estiramiento y afinamiento, algo parecido al sobreinflado de un balón. En este punto, el riesgo de rotura es alto. La rotura sigue con una hemorragia subaracnoidea, en la que la sangre se derrama dentro del espacio normalmente ocupado por LCR. En algunos casos, la sangre también se filtra dentro del tejido encefálico, y el coágulo puede dañar el tejido o causar un aumento de la PIC que puede ser letal.

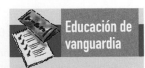

Consejos sobre enseñanza para la parálisis de Bell

- Aconséjale al paciente que proteja su ojo del lado afectado cubriéndolo con un parche, en especial cuando salga de su casa. El párpado debe estar cerrado durante la noche con cinta hipoalergénica. Dile que lo mantenga tibio y que evite la exposición al polvo y al viento. Si la exposición no se puede evitar, instruye al paciente para que se cubra el rostro.
- Para evitar una pérdida de peso excesiva, instruye al paciente sobre cómo afrontar las dificultades para comer y beber. Dile que mastique sobre el lado no afectado de la boca. Proporciona una dieta blanda nutricionalmente equilibrada. Elimina comidas y líquidos calientes (p.ej., sopas, salsas y purés). Asegura su privacidad durante las comidas para reducir la vergüenza.
- Cuando el paciente esté listo, enséñale a ejercitar los músculos faciales haciendo muecas frente al espejo.

Sitios habituales de aneurismas cerebrales

Un aneurisma cerebral por lo general aparece en bifurcaciones arteriales en el polígono de Willis y sus ramas. Las áreas sombreadas en la ilustración a continuación indican los sitios más frecuentes de aparición de aneurisma.

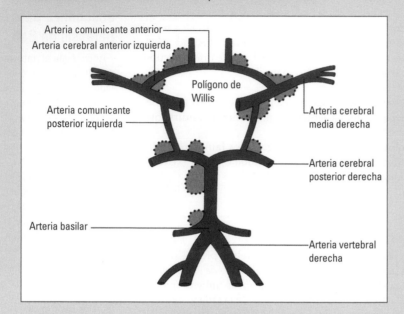

Qué buscar

La mayoría de los pacientes son asintomáticos hasta que sangran. Los síntomas premonitorios se producen por el babeo de sangre en el espacio subaracnoideo, e incluyen:

- Cefaleas y náuseas intermitentes
- Rigidez de nuca
- Rigidez en espalda y piernas
  La rotura en general ocurre de forma abrupta y puede provocar:
- Cefaleas repentinas e intensas
- Náuseas y vómitos
- Alteraciones del nivel de consciencia, incluido coma profundo
- Irritación meníngea, que produce rigidez de nuca, dolor de espalda y piernas, fiebre, nerviosismo, irritabilidad, convulsiones, fotofobia y visión borrosa
- Hemiparesias, defectos hemisensitivos, disfagia y defectos visuales (diplopia, ptosis, pupilas dilatadas e incapacidad para rotar el ojo)

Los síntomas preliminares de un aneurisma incluyen cefaleas y náuseas intermitentes.

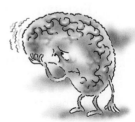

Qué dicen las pruebas

- La angiografía puede confirmar un aneurisma cerebral no roto. Por desgracia, el diagnóstico en general se hace después de la rotura.
- Una TC puede ayudar a detectar una hemorragia subaracnoidea.
- La RM puede detectar el vasoespasmo.

Cómo se trata

Para reducir el riesgo de resangrado, el cirujano puede intentar reparar el aneurisma. En general, la reparación quirúrgica (mediante pinzado o ligadura, envolviendo el cuello del aneurisma con músculo o usando electrotrombosis) se realiza varios días después del sangrado inicial.

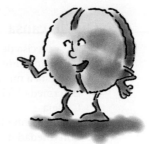

Si la cirugía es muy riesgosa, puede realizarse un tratamiento más conservador para el aneurisma cerebral, como tratamiento farmacológico.

Más conservador

El paciente puede recibir tratamiento conservador si la corrección quirúrgica es demasiado riesgosa (algo frecuente en pacientes ancianos o con enfermedades graves, cardíacas o pulmonares), el aneurisma está en un sitio particularmente peligroso o si un vasoespasmo exige un retraso en la cirugía.

En general, el tratamiento para un paciente que es buen candidato para la cirugía incluye reposo en una habitación tranquila y a oscuras por hasta 4-6 semanas. El paciente debe evitar estimulantes (incluida la cafeína) y ácido acetilsalicílico. Puede recibir codeína u otros analgésicos, hidralazina u otros antihipertensivos (si está hipertenso), corticoesteroides para reducir el edema y fenobarbital u otro sedante. Puede indicarse nimodipino para limitar los posibles déficits neurológicos. Si hay hipotensión, el paciente puede recibir dopamina para asegurar una perfusión cerebral adecuada.

Una evaluación neurológica precisa, la buena atención del paciente, la enseñanza del paciente y su familia, y el apoyo psicológico pueden acelerar la recuperación y reducir las complicaciones. El personal de enfermería medicoquirúrgica asume la atención para la recuperación del paciente después de una reparación de aneurisma cuando es transferido a la UCI.

Qué hacer

- Evalúa el estado neurológico en busca de cambios en el estado del paciente.
- Administra los medicamentos según la indicación.
- Mantén una nutrición adecuada.
- Promueve la actividad de acuerdo con la capacidad del paciente.
- Proporciona apoyo al paciente y su familia, especialmente si se ha producido un déficit neurológico.
- Deriva al paciente con los miembros del equipo adecuados, como servicios sociales y una organización de atención domiciliaria.

- Valora la vía aérea del paciente, los ruidos respiratorios, un nivel de consciencia consistente sin déficit neurológico adicional, y la hidratación y nutrición adecuadas (véase *Consejos sobre enseñanza para los aneurismas cerebrales*).

Síndrome de Guillain-Barré

Una forma de polineuritis aguda, con progresión rápida y potencialmente letal, el síndrome de Guillain-Barré, causa debilidad muscular y una pérdida sensitiva distal leve. Alrededor del 95 % de los pacientes experimentan una recuperación espontánea y completa, aunque pueden persistir déficits motores y reflejos leves en los pies y las piernas.

Qué lo causa

La causa precisa de este síndrome es desconocida, pero puede deberse a un ataque inmunitario mediado por células sobre los nervios periféricos en respuesta a un virus. Los factores precipitantes pueden incluir:
- Enfermedad febril leve o vírica
- Cirugía
- Vacuna contra la rabia o influenza porcina
- Enfermedad de Hodgkin o algún otro cáncer
- Lupus eritematoso sistémico

Fisiopatología

La desmielinización segmentaria de los nervios periféricos, que impide la transmisión normal de los impulsos eléctricos, es la principal manifestación patológica del síndrome de Guillain-Barré. Como este síndrome provoca inflamación y cambios degenerativos en las raíces nerviosas posteriores (sensitivas) y anteriores (motoras), los signos de pérdida sensitiva y motora aparecen de manera simultánea. Además, puede estar deteriorada la transmisión nerviosa autónoma (véase *Fases del síndrome de Guillain-Barré*, p. 139).

Qué buscar

En general hay debilidad muscular simétrica, primero en las piernas (de tipo ascendente), que luego se extiende a los nervios de los brazos y faciales dentro de las 24-72 h. Otros signos y síntomas pueden incluir:
- Diplejía facial, posiblemente con oftalmoplejía (parálisis ocular)
- Disfagia y disartria
- Hipotonía y arreflexia

Qué dicen las pruebas

- Las concentraciones de proteínas en el LCR comienzan a elevarse varios días después del comienzo de los signos y los síntomas, y tienen un pico a las 4-6 semanas. El recuento de leucocitos en el LCR

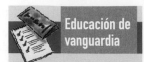

Educación de vanguardia

Consejos sobre enseñanza para los aneurismas cerebrales

- Tu instrucción depende de la extensión del déficit neurológico.
- Si el paciente no puede hablar, establece un medio de comunicación simple; trata de usar tarjetas o una pizarra.
- Dile a la familia que hable en un tono normal, aun si el paciente no parece responder.
- Proporciona al paciente y su familia información sobre los grupos de apoyo locales y otros servicios útiles.

permanece normal pero, en la enfermedad grave, la presión del LCR puede elevarse por encima de lo normal.

- El hemograma completo muestra leucocitosis y formas inmaduras al principio de la enfermedad, pero con rapidez regresan a los valores normales.
- La electromiografía puede mostrar un disparo repetido de la misma unidad motora en lugar de una estimulación diseminada. Las velocidades de conducción nerviosa se reducen una vez que aparece la parálisis.

Cómo se trata

Al comienzo de los síntomas, el paciente debe quedar hospitalizado. Valora la función respiratoria varias veces al día porque el ascenso de la enfermedad puede producir insuficiencia respiratoria. Puede requerirse ventilación mecánica. Otro tratamiento clave es la plasmaféresis, que reduce temporalmente los anticuerpos circulantes. Los pacientes requieren menos el apoyo con ventilador si la plasmaféresis comienza dentro de las 2 semanas del inicio de la enfermedad. También se usan altas dosis de inmunoglobulinas y esteroides.

Qué hacer

- Busca una pérdida motora ascendente. En general, la sensibilidad no se pierde; de hecho, el paciente puede tener hipersensibilidad al dolor y el tacto.
- Valora las constantes vitales y el nivel de consciencia del paciente.

Respira profundamente

- Evalúa la función respiratoria. Busca signos de aumento de la presión parcial del dióxido de carbono arterial ($Paco_2$), como confusión y taquipnea. Ausculta los ruidos respiratorios, rota y coloca en posición al paciente, y estimula la tos y las respiraciones profundas. Si la insuficiencia respiratoria es inminente, coloca una vía aérea de urgencia y asiste en la intubación endotraqueal.
- Proporciona cuidados cutáneos minuciosos para evitar las úlceras.

Gracias, lo necesitaba

- Realiza ejercicios de amplitud de movimiento pasivo dentro de los límites de dolor del paciente, tal vez con un tanque de Hubbard para prevenir las contracturas. Cuando el estado del paciente se estabilice, cambia a estiramientos suaves y ejercicios activos con asistencia.
- Evalúa el reflejo nauseoso del paciente. Si no lo presenta, administra alimentación por sonda nasogástrica, según indicación. Coloca al paciente en una posición adecuada para prevenir la broncoaspiración.
- A medida que el paciente gana fuerza y puede tolerar la posición vertical, alerta sobre la posibilidad de hipotensión; evítala cambiando su posición con lentitud.
- Inspecciona las piernas del paciente de forma regular en busca de signos de tromboflebitis, una complicación frecuente en el síndrome de

---

Fases del síndrome de Guillain-Barré

El curso clínico del síndrome de Guillain-Barré tiene tres fases:

1. *Fase aguda*, que comienza cuando aparece el primer síntoma definitivo y termina 1-3 semanas después, cuando ya no hay más deterioro.

2. *Fase de meseta*, que dura entre varios días y dos semanas.

3. *Fase de recuperación*, que se cree coincide con la remielinización y la regeneración de los procesos axónicos y puede durar entre 4 meses y 3 años.

Guillain-Barré. Para evitarla, usa medias de compresión antiembólicas y dispositivos de compresión secuencial, y administra anticoagulantes profilácticos, según indicación.

- Proporciona cuidados de ojos y boca cada 4 h si el paciente tiene parálisis facial.
- Ten en cuenta la retención de orina. Mide y registra los ingresos y egresos cada 8 h, y ofrece el orinal cada 3-4 h. Alienta la ingestión de líquidos (2 L/día), a menos que esté contraindicado. Si se produce retención urinaria, el paciente puede requerir usar presión manual sobre la vejiga (maniobra de Credé) para orinar. Realiza sondaje intermitente, si es necesario.

Otras medidas

- Para evitar o aliviar el estreñimiento, ofrece jugo (zumo) de ciruela pasa y una dieta para aumento de volumen de las heces. Si es necesario, agrega supositorios diariamente o en días alternos (docusato de sodio o bisacodilo) o enemas, según la indicación.
- Deriva al paciente al fisioterapeuta, según la necesidad.
- Evalúa la función respiratoria para las vías aéreas permeables y los pulmones limpios, un estado nutricional adecuado y niveles de actividad óptimos.
- Informa si el paciente ha expresado sentimientos sobre la enfermedad a los miembros del equipo, los amigos o los familiares (véase *Consejos sobre enseñanza para el síndrome de Guillain-Barré*).

Cefaleas

Las contracturas musculares, la tensión y los cambios vasculares causan el 90 % de las cefaleas. Sin embargo, a veces una cefalea puede indicar un trastorno intracraneal, sistémico o psicológico subyacente.

Las cefaleas vasculares pulsátiles (cefaleas migrañosas) afectan hasta el 10 % de los estadounidenses. Las migrañas, por lo general, comienzan en la niñez o la adolescencia y recurren durante la adultez. Las cefaleas migrañosas tienden a aparecer en las familias y son más frecuentes en las mujeres que en los hombres.

Qué las causa

La mayoría de las cefaleas crónicas se deben a la tensión muscular provocada por:
- Estrés emocional o cansancio
- Menstruación
- Estímulos ambientales (ruidos, hacinamiento, luces brillantes)
Otras posibles causas son:
- Glaucoma
- Inflamación ocular o de la mucosa de los senos nasales o paranasales

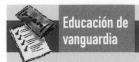

Educación de vanguardia

Consejos sobre enseñanza para el síndrome de Guillain-Barré

• Antes del alta, prepara un plan para la atención domiciliaria y revisa todo con el paciente y su familia.

• Refuerza las instrucciones del fisioterapeuta y el terapeuta ocupacional sobre cómo transferirse de la cama a la silla de ruedas, y de ésta al baño o la bañera, y sobre cómo caminar distancias cortas con una andadera o un bastón.

• Instruye a la familia sobre cómo ayudar al paciente a comer, compensar la debilidad facial, y evitar las úlceras cutáneas.

• Determina la necesidad de una rutina para la defecación y la micción. Explica cómo se realiza la maniobra de Credé si vaciar la vejiga es un problema.

• Proporciona al paciente y la familia la información apropiada sobre las organizaciones de apoyo y las agencias de servicios públicos en el área.

- Enfermedades del cuero cabelludo, los dientes, las arterias extracraneales o el oído externo o medio
- Vasodilatores (nitratos, alcohol, histamina)
- Enfermedad sistémica
- Hipertensión
- Traumatismos o tumores de la cabeza
- Sangrado, abscesos o aneurismas intracraneales

Fisiopatología

La cefalea puede provenir de estructuras sensibles al dolor en la piel, el cuero cabelludo, los músculos, las arterias y las venas; los nervios craneales V, VII, IX y X, o los nervios cervicales 1, 2 y 3. Los mecanismos intracraneales de las cefaleas incluyen la tracción o el desplazamiento de arterias, senos venosos, tributarias venosas e inflamación, o presión directa de los nervios craneales con fibras aferentes para el dolor.

La causa de las cefaleas migrañosas es desconocida, pero los investigadores las asocian con trastornos en la constricción y la dilatación de las arterias intracraneales y extracraneales.

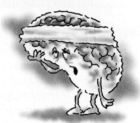

> Aproximadamente el 90 % de las cefaleas provienen de contracciones musculares, tensión y cambios vasculares (sin embargo, éstas a veces pueden indicar un trastorno subyacente).

Qué buscar

Los signos y los síntomas dependen del tipo o la causa de la cefalea: cefaleas migrañosas, contractura muscular y vasculares inflamatorias por tracción, sangrado intracraneal o tumores.

Cefaleas migrañosas

- Dolor unilateral pulsátil, que se vuelve más generalizado con el tiempo y dura hasta 2 días.
- A veces presenta aura premonitoria de escotoma centelleante, hemianopsia, parestesia unilateral o trastornos del habla.
- Irritabilidad, anorexia, náuseas, vómitos y fotofobia.

Contractura muscular y cefaleas vasculares inflamatorias por tracción

- Dolor persistente, embotante, grave e implacable
- Puntos dolorosos en la cabeza o el cuello
- Sensación de compresión alrededor de la cabeza con distribución característica en cinta de sombrero

Sangrado intracraneal

- Déficits neurológicos, como parestesias y debilidad muscular
- Dolor que no se calma con opiáceos

Tumor

- Dolor que empeora cuando el paciente se levanta

Qué dicen las pruebas

Las radiografías de cráneo (incluidas la columna cervical y los senos), el EEG, la RM, la TC (antes de la punción lumbar para descartar un aumento de la PIC), el estudio encefálico y la punción lumbar pueden ayudar a determinar la causa.

Cómo se trata

Según el tipo de cefalea, los analgésicos, que van desde el ácido acetilsalicílico hasta la codeína o la meperidina, pueden proporcionar alivio sintomático. Un tranquilizante, como el diazepam, puede ayudar durante los ataques agudos, así como la identificación y la eliminación de los factores causales y, posiblemente, psicoterapia para las cefaleas causadas por estrés emocional. Las cefaleas tensionales crónicas pueden requerir relajantes musculares.

Descanso para el café

Para las cefaleas migrañosas, la ergotamina, sola o con cafeína, es el tratamiento más eficaz. El sumatriptán, que se une a los receptores de serotonina, también es efectivo para terminar las cefaleas migrañosas. Estos fármacos, y otros, como la metoclopramida o el naproxeno, funcionan mejor cuando se toman al principio del ataque. Los antieméticos, como la prometazina, pueden indicarse para controlar las náuseas y los vómitos. Los fármacos que pueden ayudar a prevenir las cefaleas migrañosas incluyen el propranolol, los bloqueadores de los canales de calcio, como el verapamilo y el diltiazem, y los medicamentos anticonvulsivos, como el ácido valproico.

Qué hacer

A menos que la cefalea sea causada por un trastorno subyacente grave, rara vez se requiere hospitalización. En estos casos raros, dirige tu atención a tratar el problema primario. El paciente con migraña en general debe hospitalizarse sólo si las náuseas y los vómitos son lo suficientemente graves como para llegar a la deshidratación y el *shock*.

Un mar de tranquilidad

Evalúa al paciente para determinar la eficacia de los analgésicos, los tranquilizantes o los relajantes musculares indicados, y documenta tus hallazgos. Ayúdale a comprender las posibles causas y remedios para la cefalea (véase *Consejos sobre enseñanza para las cefaleas*).

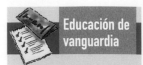

Educación de vanguardia

Consejos sobre enseñanza para las cefaleas

• Ayuda al paciente a comprender la razón de la cefalea para que evite los factores que la exacerban. Usa la anamnesis y el diagnóstico como guía.
• Aconseja al paciente que se acueste en una habitación oscura y tranquila durante el ataque y que se ponga paquetes de hielo sobre la frente o trapos fríos sobre los ojos, o que use cualquier maniobra que le resulte útil.
• Instrúyelo a tomar medicamentos prescritos en el inicio de los síntomas de migraña, que evite la deshidratación bebiendo mucho líquido una vez que las náuseas y los vómitos ceden, y que use otras maniobras para el alivio de la cefalea.

Enfermedad de Huntington

La enfermedad de Huntington (corea de Huntington) es una enfermedad hereditaria que causa la degeneración de la corteza cerebral y los ganglios basales. Esta degeneración lleva a una corea crónica progresiva y a un deterioro mental que termina en demencia.

Qué la causa

La causa de la enfermedad de Huntington es desconocida. Sin embargo, se transmite como un rasgo autosómico recesivo.

Fisiopatología

La enfermedad de Huntington implica una alteración en los neurotransmisores, principalmente el ácido γ-aminobutírico (GABA) y la dopamina. Las neuronas GABA en los ganglios basales, la corteza frontal y el cerebelo son destruidas y reemplazadas por células gliales. La deficiencia del GABA (un neurotransmisor inhibidor) causa un exceso de dopamina y una neurotransmisión anómala a lo largo de las vías afectadas.

Qué buscar

- Movimientos coreicos graves (movimientos involuntarios, rápidos, en general violentos y sin propósito), inicialmente unilaterales y más prominentes en la cara y los miembros superiores que en los miembros inferiores.
- Demencia, en general leve que luego se acrecienta hasta que altera la personalidad.
- Pérdida del control musculoesquelético.
- El paciente desarrolla signos y síntomas entre los 30 y 40 años de edad, pero el inicio de la enfermedad puede ser antes o después. Cuando comienza antes de la tercera década de la vida, se conoce como *enfermedad de Huntington juvenil*. El inicio temprano a menudo tiene síntomas diferentes y una progresión más rápida (Mayo Clinic, 2014).

Qué dicen las pruebas

- La PET y el análisis del ácido desoxirribonucleico pueden detectar la enfermedad de Huntington.
- La TC y la RM muestran atrofia cerebral.

Cómo se trata

La enfermedad de Huntington no tiene cura conocida. Por lo tanto, el tratamiento se enfoca en la atención y la protección del paciente, así como en el tratamiento de los síntomas y el apoyo emocional para el paciente y su familia. Los tranquilizantes y otros fármacos, como la clorpromazina, el haloperidol y la imipramina, tienen el potencial de ayudar a controlar los movimientos coreicos y aliviar el malestar y la depresión. Sin embargo, no detienen el deterioro mental, es más, pueden incrementarlo.

Qué hacer

- Atiende las necesidades básicas del paciente, como la higiene, el cuidado de la piel, las evacuaciones, la micción y la nutrición. Aumenta el apoyo a medida que el deterioro mental y físico se vuelve más pronunciado.
- Proporciona apoyo emocional. El paciente y su familia pueden sentir un desaliento abrumador debido al curso degenerativo e irreversible de la enfermedad. Un paciente extremadamente deprimido puede intentar suicidarse. Mantente alerta en busca de signos, y asegúrate de que el entorno del paciente esté libre de instrumentos que le permitan autolesionarse.

Conserva los niveles elevados

- Evalúa la movilidad y el nivel de funcionamiento del paciente. Planifica intervenciones que le ayuden a mantener el máximo nivel de movilidad e independencia posible durante el mayor tiempo posible.
- Trata de que el paciente no se lesione.
- Ayuda a la familia a identificar recursos que le ayuden a afrontar la enfermedad del paciente (véase *Consejos sobre enseñanza para la enfermedad de Huntington*).

Meningitis

En la meningitis, una infección (bacteriana o de otro tipo) provoca una inflamación de las meninges encefálicas y medulares que puede comprometer las tres membranas: duramadre, aracnoides y piamadre.

Qué la causa

- La bacteriemia, sobre todo la debida a neumonía, empiema, osteomielitis o endocarditis
- Otras infecciones, como sinusitis, otitis media, encefalitis o mielitis
- Abscesos encefálicos, en general causados por *Neisseria meningitidis, Haemophilus influenzae, Streptococcus pneumoniae* o *Escherichia coli*
- Traumatismo craneoencefálico, como fractura de cráneo, heridas penetrantes o neurocirugía
- Virus u otros microorganismos (meningitis aséptica) (véase *Reconocimiento de la meningitis aséptica*, p. 147)

Qué buscar

- Fiebre, escalofríos y mal estado general
- Cefaleas y vómitos
- Signos de irritación meníngea, como rigidez de nuca, signos de Brudzinski y de Kernig positivos (véase *Signos importantes de meningitis*, p. 145), reflejos tendinosos exagerados y simétricos u opistótonos
- Convulsiones
- Delirio, estupor profundo y coma

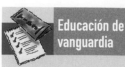

Educación de vanguardia

Consejos sobre enseñanza para la enfermedad de Huntington

- Habla con el paciente y su familia sobre la enfermedad. Escucha sus preocupaciones y temores, y proporciona respuestas claras a sus preguntas.
- Ten en cuenta la disartria del paciente, y dale tiempo para que exprese sus pensamientos.
- Instruye a la familia en cuanto a las medidas apropiadas para el cuidado del paciente, y ayúdales a asumir un papel mayor a medida que su estado se deteriora.
- Explica al paciente que los niños tienen una probabilidad del 50 % de heredar la enfermedad y que el asesoramiento genético es una buena idea antes de comenzar una familia.
- Deriva al paciente y su familia a organizaciones que les ayuden a afrontar la enfermedad, como un servicio de personal de enfermería a domicilio, servicios sociales, asesoramiento psiquiátrico e instituciones para cuidados crónicos.

Signos importantes de meningitis

Una respuesta positiva a estas pruebas ayuda a establecer el diagnóstico de meningitis.

Signo de Brudzinski

Coloca al paciente en decúbito dorsal, y luego coloca tus manos detrás de su cuello e inclínalo hacia adelante. El dolor y la resistencia pueden indicar lesión cervical o artritis. Sin embargo, si el paciente también dobla las caderas y las rodillas, hay probabilidades de que tenga una irritación e inflamación meníngea, un signo de meningitis.

Signo de Kernig

Coloca al paciente en posición supina. Flexiona la pierna en la cadera y la rodilla; luego endereza la rodilla. El dolor o la resistencia sugieren meningitis.

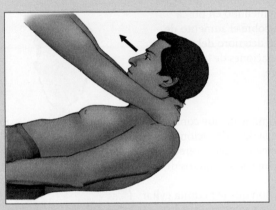

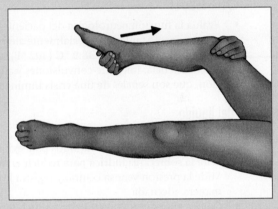

Qué dicen las pruebas

De manera frecuente, el estudio del LCR y los signos de Brudzinski y Kernig positivos establecen el diagnóstico:

- Debes buscar un incremento en la presión del LCR, valores de proteínas elevados en LCR y, posiblemente, concentraciones bajas de glucosa.
- El cultivo y el antibiograma del LCR en general identifican el microorganismo a menos que sea un virus. La prueba Xpert EV® identifica enterovirus en el LCR.

Cómo se trata

El tratamiento incluye terapia antibiótica (si la causa es bacteriana) y un cuidado sintomático intensivo. En general, el paciente recibe antibióticos i.v. durante 2 semanas o más, seguidos de antibióticos orales.

Otros fármacos son:

- Digoxina para controlar las arritmias
- Manitol para reducir el edema cerebral
- Un anticonvulsivo o un sedante para reducir la inquietud

¡Oh no! Un cultivo y un antibiograma casi siempre me delatan en la meningitis.

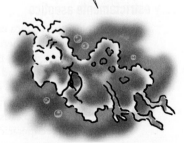

- Paracetamol o un analgésico opiáceo para el control del dolor si es absolutamente necesario para aliviar las cefaleas y la fiebre. Se debe tener precaución si se toman opiáceos, porque pueden afectar la evaluación neurológica.

¡El club del cultivo!

Las medidas sintomáticas incluyen reposo y evitar la deshidratación. Si los cultivos nasales son positivos, es obligatorio el aislamiento. Cualquier enfermedad coexistente, como endocarditis y neumonía, también debe tratarse.

Qué hacer

- Evalúa la función neurológica del paciente a menudo en busca de deterioro. Mantente especialmente alerta sobre el aumento de la temperatura a más de 38.9 °C (102 °F), un deterioro del nivel de consciencia, inicio de convulsiones y alteraciones de la respiración, que son señales de una crisis inminente.

Equilibrio del líquido

- Valora el equilibrio hídrico del paciente. Asegúrate de que consume la cantidad suficiente de líquidos para evitar la deshidratación, pero evita la sobrecarga hídrica para reducir el riesgo de edema cerebral. Mide la presión venosa central y registra los ingresos y egresos de manera adecuada.
- Coloca al paciente con cuidado en una posición que le permita evitar la rigidez articular y el dolor de nuca. Rota al paciente a menudo, de acuerdo con un esquema planificado. Ayuda en los ejercicios de amplitud de movimiento.
- Mantén una nutrición adecuada y controla la evacuación y la micción.

En silencio...

- Mantén un ambiente tranquilo y cómodo. Si es necesario, oscurecer la habitación puede ayudar a reducir la fotofobia.
- Alivia las cefaleas con analgésicos no opiáceos, como paracetamol, según la indicación (los opiáceos interfieren con una evaluación neurológica adecuada).

...y estrictamente aséptico

- Emplea una técnica estrictamente aséptica cuando trates a un paciente con una herida en la cabeza o una fractura de cráneo.
- Tranquiliza y apoya. El paciente puede estar atemorizado por la enfermedad y la necesidad de punciones lumbares frecuentes. Si está desorientado o confuso, cálmalo y reoriéntalo tantas veces como necesite. Tranquiliza a la familia sobre que el delirio y los cambios en el comportamiento causados por la meningitis en general desaparecen durante la recuperación. Sin embargo, si aparece un déficit neurológico grave y permanente, deriva al paciente a un programa de rehabilitación ni bien haya pasado la fase aguda de la enfermedad.

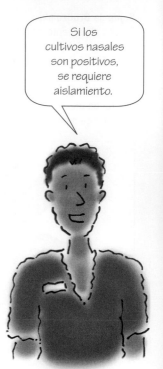

Si los cultivos nasales son positivos, se requiere aislamiento.

Reconocimiento de la meningitis aséptica

La meningitis aséptica es un síndrome benigno que se caracteriza por cefaleas, fiebre, vómitos y síntomas meníngeos. Es resultado de una infección por enterovirus (con más frecuencia), arbovirus, herpes virus, virus de la parotiditis o coriomeningitis linfocítica.

Primero, una fiebre

La meningitis aséptica comienza de manera repentina con una fiebre de hasta 40 °C (104 °F), alteraciones en el nivel de consciencia (somnolencia, confusión, estupor) y rigidez de cuello o de la columna (leve al principio) al inclinarse hacia adelante. Otros signos y síntomas son cefaleas, náuseas, vómitos, dolor abdominal, dolor de pecho mal definido y dolor de garganta.

¿Pero qué virus es?

La anamnesis de enfermedades recientes y el conocimiento de epidemias estacionales es esencial para diferenciar entre las muchas formas de meningitis asépticas. Los cultivos bacteriológicos negativos y un análisis del líquido cefalorraquídeo (LCR) que muestra pleocitosis y un aumento de las concentraciones de proteínas sugieren el diagnóstico. El aislamiento del virus en el LCR lo confirma.

Comienza con reposo

Las medidas sintomáticas incluyen reposo, mantenimiento del equilibrio hidroelectrolítico, analgésicos para el dolor y ejercicios para combatir la debilidad residual. El aislamiento no es necesario. La cuidadosa manipulación de las excretas y una buena técnica de lavado de manos evitan la diseminación de la enfermedad.

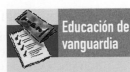

Educación de vanguardia

Consejos sobre enseñanza para la meningitis

• Instruye al paciente y su familia sobre la enfermedad y la expectativa de recuperación. La familia puede necesitar recibir antibióticos profilácticos.
• Explica al paciente y su familia cómo ayudar a prevenir la meningitis y buscar el tratamiento médico adecuado para la sinusitis crónica u otras infecciones crónicas.

• Evalúa el progreso del paciente. Si el tratamiento es exitoso, estará libre de enfermedad y el nivel de consciencia será normal. El paciente mantendrá una hidratación y una nutrición adecuadas, y la presión arterial y las frecuencias cardíaca y respiratoria estarán dentro de los límites normales (véase *Consejos sobre enseñanza para la meningitis*).

Esclerosis múltiple

La EM es una causa importante de discapacidad crónica en adultos jóvenes. Es resultado de la desmielinización progresiva de la sustancia blanca en el cerebro y la médula espinal, y se caracteriza por exacerbaciones y remisiones. El pronóstico varía. La EM puede progresar con rapidez, incapacitando al paciente en su adultez temprana, o causar la muerte dentro de los pocos meses de su inicio. Sin embargo, por fortuna, el 70 % de todos los pacientes llevan una vida activa y productiva con largos períodos de remisión.

Qué la causa

La causa exacta no es clara; sin embargo, las teorías actuales sugieren que puede ser ocasionada por una respuesta autoinmunitaria a infecciones víricas lentas o latentes o a factores ambientales o genéticos.

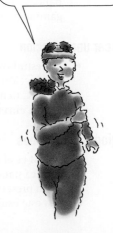

Por fortuna, el 70 % de los pacientes con EM viven vidas activas y productivas con largos períodos de remisión.

Fisiopatología

En la EM, la desmielinización del axón y la pérdida de fibras nerviosas ocurren en parches a lo largo del SNC, provocando la diseminación amplia y variada de la disfunción neurológica.

Qué buscar

El diagnóstico preciso requiere evidencia de múltiples exacerbaciones y remisiones neurológicas. Los signos y síntomas, que pueden variar considerablemente, incluyen:

- Trastornos de la visión, como neuritis óptica, diplopia, oftalmoplejía y visión borrosa
- Deterioro sensitivo, como parestesias
- Disfunción muscular, como debilidad, parálisis que va desde la monoplejía a la cuadriplejía, espasticidad, hiperreflexia, temblores de intención y ataxia de la marcha
- Trastornos urinarios, como incontinencia, polaquiuria, urgencia miccional e infecciones frecuentes
- Labilidad emocional, como cambios de humor, irritabilidad y euforia
- Signos asociados, como habla mal articulada y disfagia

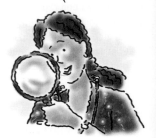

Como el diagnóstico de la EM es difícil, algunos pacientes pasan años siendo estudiados y observados.

Qué dicen las pruebas

Debido a la dificultad inherente para establecer el diagnóstico, algunos pacientes pueden pasar años en estudios periódicos y observación. Estos estudios pueden ayudar a diagnosticar la EM:

- En un tercio de todos los pacientes, el EEG mostrará anomalías no específicas.
- La punción lumbar muestra LCR con una elevación de la fracción gammaglobulina de la inmunoglobulina G, pero valores de proteínas normales. Una concentración elevada de gammaglobulinas en el LCR sólo es significativa cuando los valores séricos de gammaglobulinas son normales. Lo anterior refleja hiperactividad del sistema inmunitario debido a desmielinzación crónica. Pueden detectarse bandas oligoclonales de inmunoglobulinas cuando se examina la gammaglobulina del LCR mediante electroforesis.

Evocar una reacción

- Los estudios de potenciales evocados demuestran un retraso en la conducción de los impulsos nerviosos en el 80 % de los pacientes.
- Una TC tiene la capacidad de mostrar lesiones dentro de la sustancia blanca encefálica.

Legiones de lesiones

- La RM es el método más eficaz para detectar lesiones y también se emplea para evaluar la progresión de la enfermedad. Las lesiones están presentes en más del 90 % de los pacientes en los que se realiza este estudio.

Cómo se trata

El objetivo del tratamiento es acortar las exacerbaciones y aliviar los déficits neurológicos para ayudar al paciente a mantener un estilo de vida lo más normal posible. El tratamiento farmacológico y otras medidas pueden alcanzar estos objetivos.

Medicar, no exacerbar

La metilprednisolona por lo general se utiliza durante las exacerbaciones agudas para reducir la inflamación del SNC. Otros corticoesteroides utilizados con frecuencia incluyen dexametasona, prednisona, betametasona y prednisolona. Para las recaídas de la EM puede emplearse el acetato de glatirámero con el objetivo de reducir la frecuencia de los ataques. El interferón β-1a o el interferón β-1b son eficaces para reducir la progresión de la incapacidad y la frecuencia de las exacerbaciones. El cumplimiento del plan terapéutico es fundamental para asegurar la recuperación del paciente en las exacerbaciones.

Junto con los corticoesteroides, el médico puede indicar:
* Fluoxetina para combatir la depresión
* Baclofeno o dantroleno para aliviar la espasticidad
* Oxibutinina para aliviar la retención urinaria y disminuir la polaquiuria y la urgencia miccional

Apoya y corta por lo sano

Durante las exacerbaciones agudas, el tratamiento de rutina es:
* Reposo
* Fisioterapia y masajes
* Medidas para evitar el cansancio
* Un cuidado minucioso de la piel para evitar las úlceras por decúbito
* Entrenamiento intestinal y vesical (si es necesario)
* Tratamiento antibiótico de la infección vesical
* Asesoramiento

Qué hacer

* Las intervenciones de enfermería apuntan a mantener la movilidad, asegurar la nutrición apropiada y controlar el dolor en las exacerbaciones.
* Establece un plan de atención basado en capacidades y síntomas.
* Ayuda con la fisioterapia y proporciona masajes, baños relajantes y otras medidas que promuevan la comodidad.
* Ayuda con ejercicios activos de resistencia y estiramiento para mantener el tono muscular y la movilidad articular, reducir la espasticidad, mejorar la coordinación y elevar la moral.
* Alienta la estabilidad emocional ayudando al paciente a establecer una rutina diaria que mantenga una funcionalidad óptima. Deja que la tolerancia del paciente regule el nivel de actividad diaria. Alienta el ejercicio físico diario y períodos regulares de reposo para evitar el cansancio.
* Busca los efectos adversos del tratamiento farmacológico (véase *Consejos sobre enseñanza para la EM*).

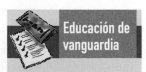
Educación de vanguardia

Consejos sobre enseñanza para la EM

* Instruye al paciente y su familia sobre el curso crónico de la enfermedad. Explica que las exacerbaciones son impredecibles y que requerirán adaptaciones físicas y emocionales.
* Enfatiza la necesidad de evitar el estrés, las infecciones y el cansancio, y mantener la independencia buscando nuevas maneras de realizar las actividades diarias.
* Explica el valor de una dieta nutritiva y bien equilibrada con suficientes fibras.
* Evalúa las necesidades de entrenamiento intestinal y vesical, y proporciona instrucción, según necesidad.
* Alienta una adecuada ingestión de líquidos y la micción regular.
* Instruye al paciente sobre el uso correcto de los supositorios para ayudar a establecer un esquema de evacuación intestinal regular.
* Deriva al paciente y su familia a la National Multiple Sclerosis Society para más información.

Miastenia grave

La miastenia grave produce una debilidad esporádica pero progresiva y cansancio anómalo en los músculos estriados (esqueléticos). Esta debilidad y cansancio se exacerban con el ejercicio y los movimientos repetidos, pero mejoran con fármacos anticolinesterásicos. En general, la miastenia grave afecta a los músculos inervados por los nervios craneales (cara, labios, lengua, cuello y garganta), pero puede afectar a cualquier grupo muscular.

Difícil de predecir

La miastenia grave tiene un curso impredecible que incluye períodos de exacerbación y remisión. No tiene cura conocida. El tratamiento farmacológico que mejora el pronóstico permite al paciente llevar una vida relativamente normal, excepto en las exacerbaciones. Sin embargo, si la enfermedad compromete el aparato respiratorio, puede ser mortal. La miastenia grave afecta entre 2 y 20 personas por cada 100 000. Es más frecuente en las mujeres entre los 18 y 25 años de edad, y en los hombres entre los 50 y 60 años.

Qué la causa

La causa de la miastenia grave es desconocida; sin embargo, en general acompaña a trastornos autoinmunitarios y tiroideos. De hecho, el 15 % de todos los pacientes con miastenia grave tienen timomas.

Fisiopatología

Las células sanguíneas y el timo del paciente producen anticuerpos que bloquean, destruyen o debilitan los neurorreceptores que transmiten los impulsos nerviosos, lo que produce fallos en la transmisión de los impulsos nerviosos en la unión neuromuscular (véase *Qué pasa en la miastenia grave*, p. 151).

Qué buscar

Los signos frecuentes de miastenia grave incluyen:
* Debilidad muscular esquelética y cansancio gradual y progresivo durante el día
* Cierre débil de los párpados, ptosis y diplopia
* Expresión facial nula similar a una máscara
* Dificultad para masticar y deglutir
* Una mandíbula colgante
* Movimiento oscilante de la cabeza
* Síntomas de insuficiencia respiratoria si están comprometidos los músculos respiratorios

Qué dicen las pruebas

* La prueba con edrofonio confirma el diagnóstico al mejorar de forma temporal la función muscular

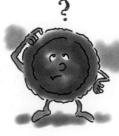
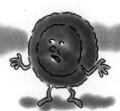

En la miastenia grave, las células sanguíneas producimos anticuerpos que finalmente causan fallos en la transmisión del impulso nervioso. ¿Puedes decirme por qué?

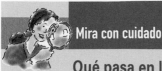

Mira con cuidado

Qué pasa en la miastenia grave

Durante la transmisión neuromuscular normal, un impulso nervioso motor viaja hacia la terminal nerviosa motora, estimulando la liberación de un neurotransmisor químico llamado acetilcolina (ACh). Cuando la ACh se difunde por la sinapsis, los sitios receptores en la placa terminal motora reaccionan y despolarizan la fibra muscular. La despolarización se disemina a través de la fibra muscular y provoca la contractura muscular.

Esos malditos anticuerpos

En la miastenia grave, los anticuerpos atacan los sitios receptores de ACh. Bloquean, destruyen y debilitan estos sitios, lo que los deja insensibles a la ACh, interfiriendo con la transmisión neuromuscular.

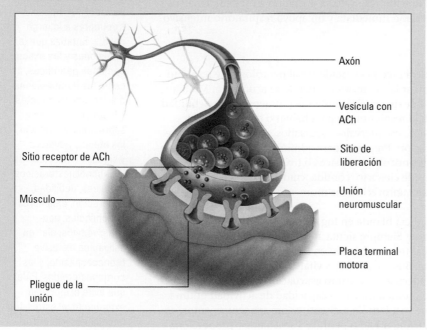

después de la inyección i.v. de edrofonio o neostigmina. Sin embargo, la disfunción de los músculos oculares de largo plazo puede no responder. Esta prueba también diferencia una crisis miasténica de una crisis colinérgica.

- La electromiografía ayuda a diferenciar los trastornos nerviosos de los musculares.
- Los estudios de conducción nerviosa evalúan anticuerpos para receptores.

Cómo se trata

El tratamiento es sintomático. Los anticolinesterásicos, como la piridostigmina, contrarrestan la fatiga y la debilidad muscular y permiten hasta un 80 % de la función muscular normal. Sin embargo, estas medidas se vuelven menos eficaces a medida que empeora la enfermedad. Los corticoesteroides pueden ayudar a aliviar los síntomas. Se puede intentar la plasmaféresis. Los pacientes con timomas requieren tiroidectomía, que puede llevar a la remisión en la miastenia grave de inicio en el adulto.

En una crisis

Las exacerbaciones agudas que causan dificultad respiratoria grave requieren tratamiento de urgencia. En general, la traqueostomía, la ventilación con presión positiva y la aspiración intensiva de secreciones mejoran el estado del paciente en unos pocos días. Los anticolinesterásicos no son eficaces durante las crisis miasténicas, por lo que se suspenden hasta que la función respiratoria comienza a mejorar. Una crisis requiere la hospitalización inmediata y un apoyo respiratorio intensivo.

Qué hacer

- Establece de manera precisa el estado basal neurológico y respiratorio. Ayuda a eliminar las secreciones cuando se acumulan. Mantente alerta a los signos de una crisis inminente (aumento de la debilidad muscular, dificultad respiratoria y para hablar o deglutir).
- Administra fármacos en intervalos espaciados y en el momento preciso, según indicación. Prepárate para administrar atropina si ocurre una sobredosis de anticolinesterásicos o toxicidad.
- Planifica períodos de ejercicio, comida, cuidados del paciente y actividades diarias para aprovechar los momentos en los que el paciente tiene más energía.
- Proporciona una dieta blanda en lugar de líquida para reducir el riesgo de aspiración. Siempre sienta al paciente para comer.
- Aliéntalo a adoptar un papel activo en la decisión sobre su atención.
- Evalúa al paciente. Busca constantes vitales normales, evidencia de una hidratación adecuada, así como evacuación y micción normales, piel sin heridas o problemas, y una capacidad de actividad óptima.
- Alienta al paciente y su familia a discutir sobre sus sentimientos, en especial de frustración, duelo o pérdida. Escúchalos y proporciona apoyo emocional (véase *Consejos sobre enseñanza para la miastenia grave*).

Enfermedad de Parkinson

La *enfermedad de Parkinson*, un trastorno degenerativo y lentamente progresivo, es uno de los trastornos neurológicos más frecuentes en Estados

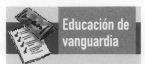
Educación de vanguardia

Consejos sobre enseñanza para la miastenia grave

- Ayuda al paciente a planificar sus actividades diarias para que coincidan con el mayor nivel de energía. Destaca que necesita períodos de reposo frecuentes a lo largo del día. Enfatiza que las remisiones y las exacerbaciones periódicas, así como las fluctuaciones diarias, son frecuentes.
- Instruye al paciente sobre cómo reconocer los efectos adversos y signos de toxicidad de los anticolinesterásicos (cefaleas, debilidad, sudoración, calambres abdominales, náuseas, vómitos, diarrea, salivación excesiva, broncoespasmo) y los corticoesteroides. Pídele que evite el ejercicio extenuante, el estrés, las infecciones y la exposición innecesaria al sol o al clima frío. Debe evitar tomar otros fármacos sin consultar al médico tratante.
- Deriva al paciente a la Myasthenia Gravis Foundation para más información.

Unidos. La enfermedad de Parkinson puede aparecer a cualquier edad, pero es rara en pacientes de menos de 30 años y el riesgo aumenta con la edad. La enfermedad de Parkinson afecta más frecuentemente a los hombres y aparece en 1 de cada 100 personas de más de 60 años.

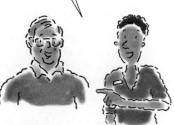

La enfermedad de Parkinson afecta con más frecuencia a los hombres y su riesgo aumenta con la edad.

Qué la causa

En la mayoría de los casos, la causa de la enfermedad de Parkinson es desconocida. Sin embargo, en ocasiones se debe a la exposición de toxinas, como el polvo de manganeso y el monóxido de carbono, que destruyen las células de la sustancia negra encefálica.

Fisiopatología

La enfermedad de Parkinson afecta al sistema extrapiramidal, que influye en la iniciación, la modulación y la terminación del movimiento. El sistema extrapiramidal incluye el cuerpo estriado, el globo pálido y la sustancia negra.

En la enfermedad de Parkinson hay una deficiencia de dopamina en los ganglios basales, la vía liberadora de dopamina que conecta la sustancia negra con el cuerpo estriado. La reducción de dopamina en el cuerpo estriado altera el equilibrio normal de los neurotransmisores dopamina (inhibidor) y acetilcolina (excitador). Los síntomas aparecen cuando las células cerebrales ya no pueden realizar su función inhibitoria normal dentro del SNC.

Qué buscar

- Temblores graduales que comienzan en los dedos (temblor unilateral como "contar monedas"), aumentan con el estrés y la ansiedad, y disminuyen con el movimiento intencional y el sueño
- Rigidez muscular que resiste al estiramiento pasivo de los músculos; puede ser uniforme (rigidez en tubo de plomo) o desigual (rigidez en rueda dentada)
- Dificultades para caminar (a la marcha le falta el movimiento paralelo y puede ser retropulsiva o propulsiva)
- Bradicinesia o lentitud en los movimientos musculares
- Voz monótona de timbre elevado
- Babeo y disfagia
- Expresión facial como una máscara, reducción del reflejo de parpadeo y ojos bien abiertos
- Pérdida del control postural (el cuerpo se inclina hacia adelante al caminar)
- Habla lenta, monótona y arrastrada que puede volverse disártrica
- Crisis oculógiras (los ojos están fijos hacia arriba, con movimientos tónicos involuntarios) y, a veces, blefarospasmo

Qué dicen las pruebas

Las pruebas de laboratorio rara vez identifican la enfermedad de Parkinson. En consecuencia, el diagnóstico depende de la edad del paciente, sus antecedentes y la presencia de los signos característicos de la enfermedad. Sin embargo, el análisis de orina muestra una reducción en las concentraciones de dopamina, y la TC y la RM pueden ayudar a descartar otros trastornos, como un tumor intracraneal.

Cómo se trata

No hay cura conocida para la enfermedad de Parkinson. El tratamiento se enfoca en aliviar los síntomas y mantener un nivel funcional lo más elevado el mayor tiempo posible. El tratamiento farmacológico y la fisioterapia son los modos terapéuticos. En la enfermedad grave, puede usarse la neurocirugía estereotáctica.

Levodopa: con o sin hidratos de carbono

En general, el tratamiento farmacológico incluye levodopa, un reemplazo de la dopamina que es más eficaz en etapas tempranas. La levodopa puede causar reacciones adversas importantes, por lo que no es raro dar una combinación con carbidopa, que modifica la síntesis periférica de dopamina. Si la carbidopa/levodopa es ineficaz o muy tóxica, el tratamiento farmacológico alternativo puede incluir:

- Agonistas de la dopamina, como la bromocriptina, el pramipexol o el ropinirol
- Anticolinérgicos como el trihexifenidilo
- Antihistamínicos como la difenhidramina
- Amantadina, un fármaco antigripal
- Selegilina, un inhibidor enzimático

Una clase por sí mismos

Los inhibidores de la catecol-O-metiltransferasa (COMT) (tolcapono), una nueva clase de fármacos que se combinan con la levodopa, está alcanzando cierto nivel de éxito para proporcionar alivio a los síntomas. Estos fármacos bloquean la enzima que degrada la levodopa antes de que ingrese en el encéfalo. Lo anterior potencia y prolonga los efectos de la levodopa. En pacientes jóvenes, los agonistas de la dopamina pueden utilizarse antes que los inhibidores de la COMT. Por desgracia, el uso prolongado de cualquier fármaco tiende a reducir su efectividad.

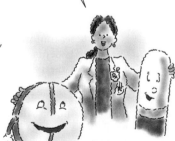

Una nueva clase de fármacos llamados inhibidores de la COMT ayuda a prolongar el alivio de los síntomas.

En estéreo

Si el tratamiento farmacológico fracasa, la neurocirugía estereotáctica puede ofrecer una alternativa viable. Este procedimiento interrumpe la función del núcleo subtalámico, el pálido o el núcleo ventrolateral del tálamo y evita los movimientos involuntarios. Este tratamiento es más eficaz en los pacientes jóvenes y sanos que tienen temblores unilaterales o rigidez muscular. La neurocirugía es una medida paliativa que sólo puede aliviar síntomas, no revertir la enfermedad.

Cerebro profundo

En algunos casos, la estimulación profunda del encéfalo se emplea para detener los movimientos incontrolados. El cirujano coloca electrodos en el tálamo o el globo pálido. Los electrodos se conectan con un dispositivo que el paciente puede activar cuando aparecen los síntomas.

Ten en cuenta el físico

La fisioterapia complementa al tratamiento farmacológico y la neurocirugía para mantener un tono y una función muscular normales. En general, la fisioterapia con ejercicios activos y pasivos de amplitud de movimiento, actividades rutinarias diarias, caminar y tomar baños y masajes ayudan a relajar los músculos.

Qué hacer

- Si el paciente ha tenido una cirugía, valora el nivel de consciencia y las constantes vitales en busca de hemorragia o aumento de la PIC.
- Estimula la independencia. Un paciente con temblor excesivo puede tener control si está sentado en una silla y la emplea para ayudar a estabilizarse. Recuerda que la fatiga o el cansancio pueden exacerbar los síntomas y, a su vez, aumentar la dependencia del paciente de los demás.
- Establece una rutina de evacuación alentando al paciente a beber 2 L de líquidos por día y comidas ricas en fibras. Un asiento de inodoro elevado puede hacer más fácil la transición de parado a sentado.
- Motiva al paciente para que sea lo más activo posible. La enfermedad progresa más lentamente en quienes permanecen activos.
- Alienta al paciente y su familia a hacer preguntas. Escucha sus preocupaciones y proporciona respuestas breves y precisas.
- Evalúa al paciente. Los niveles óptimos de saturación de oxígeno pueden indicar una función respiratoria adecuada. El paciente debe tener una función urinaria normal y no presentar infecciones urinarias. Además, debe realizar actividades diarias normales dentro de los límites impuestos por su afección. El paciente y su familia deben comprender la enfermedad de Parkinson y su tratamiento (véase *Consejos sobre enseñanza para la enfermedad de Parkinson*).

Trastornos convulsivos

Los pacientes con trastornos convulsivos rara vez tienen una sola convulsión. Son susceptibles a convulsiones recurrentes (eventos paroxísticos asociados con descargas eléctricas anómalas de las neuronas encefálicas). Estas descargas pueden ser focales o difusas, y los sitios determinan las manifestaciones clínicas producidas durante los ataques.

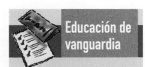

Educación de vanguardia

Consejos sobre enseñanza para la enfermedad de Parkinson

- Instruye al paciente y su familia sobre la enfermedad, sus posibles etapas progresivas, el tratamiento y la prevención de complicaciones y lesiones.
- Instruye al paciente sobre el tratamiento farmacológico y las relaciones de los medicamentos con la dieta y la ingestión si toma levodopa. Adviértele que los fármacos para la enfermedad de Parkinson, por lo general, interactúan con los medicamentos tomados para otros trastornos.
- Estimula el ejercicio, la máxima independencia en las actividades diarias y la fisioterapia y terapia ocupacional para mantener la fuerza muscular.
- Deriva al paciente y la familia a la National Parkinson Foundation o la United Parkinson Foundation para más información.

Las convulsiones están entre las disfunciones neurológicas observadas con más frecuencia en niños y pueden ocurrir en una amplia variedad de trastornos. El inicio de las convulsiones en adultos debe llevar a los médicos a sospechar un tumor cerebral o una lesión cerebral.

Qué los causa

Las convulsiones son idiopáticas (de causa desconocida) en casi la mitad de los casos. Para la otra mitad, las causas posibles incluyen:

- Trastornos genéticos o enfermedades degenerativas, como la fenilcetonuria o la esclerosis tuberosa
- Traumatismos en el nacimiento (suministro inadecuado de oxígeno al cerebro, incompatibilidad sanguínea o hemorragia)
- Enfermedades infecciosas (meningitis, encefalitis o absceso cerebral)
- Ingestión de toxinas (mercurio, plomo o monóxido de carbono)
- Tumores cerebrales, lesiones o traumatismos craneoencefálicos
- Ictus (hemorragia, trombosis o embolia)

Fisiopatología

Aunque la causa de las convulsiones sigue siendo poco clara, se cree que un grupo de neuronas puede perder su estimulación aferente (capacidad para transmitir impulsos desde el sistema periférico al SNC) y funciona como foco convulsivo. Estas neuronas son hipersensibles y se activan con facilidad. En respuesta a cambios en el entorno cerebral, estas neuronas se vuelven hiperactivas y se disparan de manera anómala.

Combatir fuego con fuego

Tras la estimulación, el foco convulsivo dispara y disemina la corriente eléctrica hacia la sinapsis y las células circundantes. Estas células disparan a su vez, y el impulso conecta en cascada un lado del cerebro (convulsión parcial), ambos lados del cerebro (convulsiones generalizadas) o hacia áreas corticales, subcorticales o del tronco encefálico. Un estado de convulsión continua, que se conoce como *estado epiléptico*, puede causar dificultad respiratoria e incluso la muerte (véase *Tratamiento del estado epiléptico*, p. 157).

Qué buscar

En general hay seis tipos de convulsiones:
1. Parciales simples
2. Parciales complejas
3. Ausencias
4. Mioclónicas
5. Tónico-clónicas generalizadas
6. Atónicas

Convulsiones parciales simples

- Síntomas sensitivos (luces centellantes, olores, alucinaciones auditivas)
- Síntomas autonómicos (sudoración, rubores, dilatación pupilar)
- Síntomas psicóticos (ensoñaciones, ira, temor)

Convulsiones parciales complejas

- Alteraciones del nivel de consciencia
- Amnesia

Ausencias

- Un breve cambio en el nivel de consciencia indicado por parpadeos o balanceos de los ojos, quedarse mirando en blanco y movimientos leves de la boca.

Convulsiones mioclónicas

- Contracciones breves e involuntarias del cuerpo o los miembros

Convulsiones tónico-clónicas generalizadas

- En general, comienzo con un fuerte grito
- Cambios en el nivel de consciencia
- Rigidez corporal, que alterna entre espasmos y relajación muscular
- Mordedura de la lengua, incontinencia, dificultad para respirar, apnea y cianosis
- Al despertar, posible confusión y dificultad para hablar
- Somnolencia, cansancio, cefaleas, dolorimiento muscular y debilidad

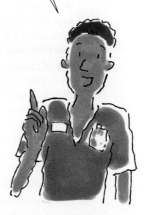

Síntomas sensitivos, como luces centelleantes, pueden indicar el inicio de una convulsión parcial simple.

¿Qué hago?

🖐 Tratamiento del estado epiléptico

El estado epiléptico es una convulsión continua que debe interrumpirse mediante medidas de urgencia. Puede ocurrir durante todos los tipos de convulsiones. Por ejemplo, el estado epiléptico tónico-clónico generalizado es una convulsión tónico-clónica generalizada continua sin retorno de la consciencia.

Siempre una urgencia

El estado epiléptico se acompaña de dificultad respiratoria y puede ser mortal. Puede deberse a la suspensión de medicación anticonvulsiva o antiepiléptica, encefalopatía hipóxica o metabólica, traumatismos agudos de cráneo o sepsis debida a encefalitis o meningitis.

Actuar rápido

En general, el tratamiento de urgencia consiste en diazepam, lorazepam, fosfenitoína o fenobarbital; se administra dextrosa al 50 % por vía i.v. cuando las convulsiones se deben a hipoglucemia, y tiamina i.v. en pacientes con alcoholismo crónico o con abstinencia.

Convulsiones atónicas
- Pérdida general del tono postural
- Pérdida temporal de la consciencia

Qué dicen las pruebas

Las pruebas diagnósticas primarias son:
- TC y RM, que proporcionan lecturas sobre la densidad del cerebro y pueden indicar anomalías estructurales.
- EEG, que puede mostrar anomalías paroxísticas que confirman el diagnóstico de trastornos convulsivos al proporcionar evidencia de una tendencia continua a tener convulsiones (un EEG negativo no descarta un trastorno convulsivo, ya que hay anomalías paroxísticas intermitentes).
  Otros estudios informativos son:
- Concentraciones séricas de glucosa, electrólitos, fármacos y calcio
- Punción lumbar
- Estudios cerebrales
- PET
- Angiografía cerebral

Cómo se trata

En general, el manejo consiste en el tratamiento farmacológico. Los fármacos más frecuentemente prescritos son fenitoína, carbamazepina, fenobarbital y primidona para las convulsiones tónico-clónicas generalizadas y complejas parciales, y ácido valproico, clonazepam y etosuximida para las ausencias.

Si el tratamiento farmacológico fracasa, el cirujano puede elegir extirpar una lesión localizada confirmada para terminar con las convulsiones. El tratamiento de urgencia para el estado epiléptico en general es diazepam, lorazepam, fosfenitoína o fenobarbital; se administra dextrosa al 50 % i.v. (cuando las convulsiones se deben a hipoglucemia) y tiamina i.v. (en el alcoholismo crónico y la abstinencia). Hay preparaciones rectales de diazepam y soluciones orales de diazepam y lorazepam que actúan con rapidez.

Qué hacer

- Observa al paciente en busca de signos y síntomas de toxicidad del fármaco, como nistagmo, ataxia, letargia, mareos, somnolencia, entorpecimiento del habla, irritabilidad, náuseas y vómitos.
- Administra fenitoína de acuerdo con las recomendaciones (no más de 50 mg/min), y supervisa las constantes vitales del paciente y el estado cardíaco con frecuencia.

> Asegúrate de valorar las constantes vitales del paciente y el estado del corazón antes de administrar fenitoína.

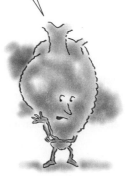

Educación de vanguardia

Consejos sobre enseñanza para los trastornos convulsivos

• Alienta al paciente y la familia a expresar sus sentimientos sobre el trastorno del paciente. Responde sus preguntas con franqueza, y ayúdalos a afrontar la situación eliminando algunos de los mitos sobre las convulsiones.

• Asegura al paciente y su familia que el régimen de medicación indicado le ayudará a controlar las convulsiones y a mantener un estilo de vida normal.

• Diles que es fundamental que se cumpla el esquema terapéutico.

• Asegura al paciente que los medicamentos anticonvulsivos son seguros cuando se toman de forma regulada. Haz hincapié en las instrucciones de las dosis, y encuentra métodos para ayudar al paciente a recordar tomar la medicación. Adviértele que controle la cantidad de medicamento que le queda para no quedarse sin él. El paciente no debe tomar medicamentos no prescritos o herbolarios sin consultar al médico.

• Describe los signos que pueden indicar una reacción adversa, como somnolencia, letargia, hiperactividad, confusión y trastornos de la visión y el sueño. Dile que informe estos signos al médico de inmediato porque pueden indicar la necesidad de ajustar la dosis.

• La terapia con fenitoína puede provocar hiperplasia gingival, que mejora con una buena higiene bucal.

• Enfatiza la importancia de tener controles regulares de las concentraciones del fármaco anticonvulsivo en sangre, aun si las convulsiones están controladas. Además, adviértele que no debe beber bebidas alcohólicas.

Convulsiones tónico-clónicas generalizadas

Las convulsiones tónico-clónicas generalizadas pueden requerir primeros auxilios. Instruye al paciente y la familia sobre cómo realizarlos correctamente. Incluye estos puntos:

• Instruye a la familia sobre las medidas de seguridad si ocurre una convulsión y que acueste al paciente, afloje sus ropas y coloque algo blando y plano, como una almohada, una chaqueta o la mano debajo de la cabeza. Aconséjale que retire objetos duros del área y no meta nada dentro de la boca del paciente si tiene los dientes apretados. Sin embargo, si tiene la boca abierta puede introducir algo suave (como una prenda doblada) entre los dientes para proteger la lengua.

• Conoce qué organismos sociales en la comunidad pueden ayudar al paciente. Derívalo a la Epilepsy Foundation of America para información general y al departamento de vialidad para información sobre la licencia de conducir.

• Evalúa al paciente para determinar la eficacia del fármaco; la actividad convulsiva debe reducirse o desaparecer. Determina si el paciente ha expresado sentimientos respecto de la enfermedad a sus amigos o familiares (véase *Consejos sobre enseñanza para los trastornos convulsivos*).

Ictus

El ictus es la interrupción repentina de la circulación en uno o más vasos sanguíneos que irrigan el cerebro. Durante un ictus, el cerebro no recibe la oxigenación adecuada, lo que produce daños graves o necrosis. La velocidad con que la circulación se reestablece determina las probabilidades de que el paciente tenga una recuperación completa.

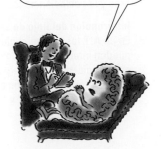

Escuché que durante un ictus el cerebro no tiene oxígeno suficiente. La idea me pone muy ansioso...

Deterioro inminente

Los ictus se clasifican por su progresión. El tipo menos grave, llamado *ataque o crisis isquémica transitoria (AIT)*, se produce por la interrupción temporal del flujo sanguíneo (véase *Sobre el ataque isquémico transitorio.*) Una progresión del ictus, llamado *ictus en evolución* (trombo en evolución), comienza con un ligero déficit neurológico que empeora en uno o dos días. En un ictus completo, el paciente presenta un deterioro neurológico máximo de inmediato.

Ten en cuenta

El ictus es la tercera causa más frecuente de muerte en Estados Unidos y de incapacidad neurológica. Los factores de riesgo incluyen antecedentes de AIT, ateroesclerosis, hipertensión, arritmias, falta de ejercicio, uso de anticonceptivos hormonales, tabaquismo y antecedentes familiares de enfermedad cerebrovascular.

Qué lo causa

- Una trombosis de las arterias cerebrales que irrigan el cerebro o los vasos intracraneales que ocluye el flujo cerebral
- Una embolia por un trombo que se formó fuera del cerebro (p. ej., en el corazón, la aorta o la arteria carótida común)
- Una hemorragia en una arteria o una vena intracraneal, posiblemente debida a hipertensión, rotura aneurismática, MAV, traumatismo, trastorno hemorrágico o embolia séptica

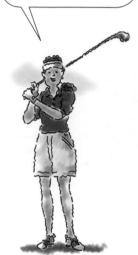

Una trombosis, una embolia y una hemorragia son las causas principales de ictus. *Ictus* en latín significa "golpe". La causa principal de un mal golpe en el golf es no mantener los ojos en la bola.

Sobre el ataque isquémico transitorio

Un ataque isquémico transitorio (AIT) es un episodio recurrente de déficit neurológico, que puede durar segundos a horas, que desaparece dentro de las 12-24 h. En general se considera un signo de advertencia de un ictus trombótico inminente. De hecho, se han informado AIT en el 50-80 % de los pacientes con un infarto cerebral por trombosis. La edad de inicio varía, pero la incidencia aumenta de forma drástica después de los 50 años y es más alta entre los hombres y la población negra.

Interrupción del flujo de sangre

En un AIT, los microémbolos liberados por un trombo pueden interrumpir temporalmente el flujo de sangre, en especial en ramas pequeñas distales del árbol arterial encefálico. Pequeños espasmos en estas arteriolas pueden preceder al AIT y también deterioran el flujo de sangre.

Una experiencia transitoria

Las características más distintivas del AIT son la duración del déficit neurológico y el completo retorno de la función normal. Los signos y síntomas del AIT dependen de la localización de la arteria afectada. Incluyen visión doble, ceguera unilateral, marcha incoordinada o tambaleante, debilidad o entumecimiento unilateral, caídas por debilidad de las piernas, mareos y déficits en el habla, como entorpecimiento.

Para prevenir un ictus completo

El tratamiento apunta a evitar el ictus completo, consiste en ácido acetilsalicílico o anticoagulantes para disminuir el riesgo de trombosis. Después del ataque o entre éstos, el tratamiento preventivo incluye el control de la causa subyacente (como arritmias) y el restablecimiento del flujo adecuado de sangre a través de las arterias carótidas con una endarterectomía carotídea.

Fisiopatología

La trombosis, la embolia y la hemorragia actúan de formas diferentes.

- La trombosis causa bloqueo y edema en los vasos afectados e isquemia en el tejido irrigado por el vaso.
- La embolia obstruye la circulación en la vascularización cerebral al alojarse en una porción estrecha de la arteria, lo que causa isquemia y edema. Si el émbolo es séptico y la infección se extiende más allá de la pared del vaso, puede formarse un aneurisma, lo que aumenta el riesgo de rotura repentina y hemorragia cerebral.
- En la hemorragia, una arteria en el cerebro sangra, lo que reduce la irrigación en el tejido dependiente de ella. La sangre se acumula dentro del cerebro y causa mucho más daño al comprometer el tejido neural.

Qué buscar

Cuando se evalúan los signos del ictus, "repentino" es la palabra clave. Los signos en general incluyen un inicio repentino de:

- Cefaleas sin causa conocida
- Entumecimiento o debilidad en cara, brazo o pierna, especialmente de un lado del cuerpo
- Confusión o dificultad para hablar o comprender
- Problemas con la vista o con caminar, mareos o pérdida de la coordinación

Qué dicen las pruebas

- La RM y la TC muestran evidencia de ictus hemorrágico o trombótico, tumores o hidrocefalia.
- Los estudios cerebrales muestran isquemia, pero pueden no ser positivos sino hasta 2 semanas después del ictus.
- En el ictus hemorrágico, la punción lumbar puede mostrar sangre en el LCR.
- La ecografía carotídea puede detectar un bloqueo, una estenosis o la reducción del flujo de sangre.
- La oftalmoscopia puede detectar signos de hipertensión y ateroesclerosis en las arterias de la retina.
- La angiografía puede ayudar a señalar el sitio de oclusión o rotura.
- El EEG puede ayudar a localizar el área de la lesión.
- Otros estudios de laboratorio, como el análisis de orina, los estudios de la coagulación, el hemograma, la osmolalidad sérica y las concentraciones de electrólitos, glucosa, perfil lipídico, anticuerpos antinucleares, creatinina y nitrógeno ureico en sangre, ayudan a establecer valores iniciales sobre la función orgánica.

Cómo se trata

El tratamiento médico del ictus en general incluye la rehabilitación física y regímenes dietéticos y farmacológicos para ayudar a reducir los factores

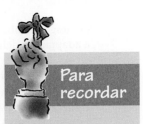

Para recordar

Cuando se evalúan los signos y síntomas de un ictus, puede usarse el acrónimo **FAST**, **F**: simetría **F**acial (pídele al paciente que sonría; ¿los dos lados de la cara y la boca son simétricos?); **A**: brazos (*Arms*) (al elevar los brazos, ¿alguno se cae?); **S**: escucha cómo habla (*Speech*) (pídele al paciente que repita una frase y escucha si no le entiendes o farfulla); **T**: Tiempo = cerebro. Si hay alguno de estos síntomas de ictus, llama a urgencias de inmediato (National Ictus Association, 2014). De nuevo: ¿el rostro es simétrico? ¿Puede mantener ambos brazos elevados? ¿Se entiende lo que dice? ¿Cuándo comenzó el problema? y ¿llegó la atención dentro de los 60 min?

de riesgo, posiblemente la cirugía, y la atención para ayudar al paciente a adaptarse a déficits específicos, como el deterioro motor y la parálisis.

Posibilidades quirúrgicas

Según la causa del ictus y su extensión, el paciente puede requerir una craneotomía para extraer el hematoma, una endarterectomía para extraer las placas ateroescleróticas de la pared arterial, la colocación de endoprótesis para reducir las obstrucciones, o derivaciones extracraneales para puentear una arteria bloqueada. Puede requerirse una derivación ventricular para drenar el LCR.

Tome dos

El tratamiento farmacológico para el ictus incluye:
- Dosis bajas de ácido acetilsalicílico o clopidogrel como agente antiplaquetario para prevenir la recurrencia de los ictus (no en el ictus hemorrágico)
- Benzodiazepinas, como el lorazepam y el diazepam, para tratar las convulsiones
- Anticonvulsivos para tratar las convulsiones una vez que el estado del paciente se estabilizó
- Trombolíticos, como la alteplasa, para el tratamiento de urgencia del ictus embólico (en general dentro de las 3 h del inicio) o ácido acetilsalicílico o heparina para pacientes con ictus embólico o trombótico que no son candidatos para la alteplasa
- Ablandadores de las heces, como el bisacodilo, para evitar el esfuerzo, que aumenta la PIC
- Antihipertensivos y antiarrítmicos, para reducir el riesgo asociado con el ictus recurrente
- Corticoesteroides, como dexametasona, para reducir el edema cerebral
- Analgésicos, para aliviar las cefaleas después de un ictus hemorrágico

Qué hacer

- Mantén una vía aérea permeable y la oxigenación. Afloja las ropas. Observa las mejillas del paciente. Si un lado se infla con la respiración, ese es el lado afectado por el ictus. Si está inconsciente, el paciente puede aspirarse la saliva; mantenlo en posición lateral para promover el drenaje, o aspíralo según necesidad. Introduce una vía aérea artificial y comienza la ventilación mecánica o el suplemento con oxígeno si es necesario.
- Controla las constantes vitales del paciente y el estado neurológico. Registra las observaciones e informa los cambios, como alteraciones pupilares, signos de aumento de la PIC y rigidez de nuca o flacidez. Valora la presión arterial, el nivel de consciencia, la función motora (movimientos voluntarios e involuntarios), la sensibilidad, el habla, el color de la piel y la temperatura. El ictus puede ser inminente si la presión arterial se eleva de forma abrupta, el pulso es rápido o saltón, y el paciente se queja de una cefalea repentina.

Cambios en la coloración

- Busca signos y síntomas de embolia pulmonar, disnea, cianosis (color oscuro) en las mucosas, taquicardia, fiebre y cambios en el centro sensorial. Si el paciente no responde, valora la gasometría arterial a menudo, y alerta al médico si hay una elevación en la $Paco_2$ o una reducción en la presión parcial del oxígeno arterial.
- Mantén el equilibrio hidroelectrolítico. Si el paciente puede beber, ofrécele líquidos de acuerdo con las limitaciones. Administra líquidos i.v. según indicación, pero nunca suministres grandes volúmenes rápidamente, porque pueden aumentar la PIC. Ofrécele el orinal o cómodo (según el sexo), o ayuda al paciente a ir al baño cada 2 h. Si es incontinente, el paciente puede requerir una sonda urinaria; sin embargo, esto aumenta el riesgo de infección.
- Asegura una nutrición adecuada. Controla el reflejo nauseoso antes de ofrecer pequeñas cantidades de comidas semisólidas. Coloca la bandeja dentro del campo visual del paciente. Si no puede comer, coloca una sonda nasogástrica.
- Controla los problemas digestivos. Si el paciente hace esfuerzos por defecar, puede aumentar la PIC. Modifica la dieta del paciente y administra ablandadores de materia fecal, según indicación. Si el paciente está nauseoso, colócalo de costado para evitar la aspiración del vómito. Administra antiácidos para reducir el riesgo de úlceras.
- Limpia e irriga la boca del paciente o la dentadura postiza para eliminar las partículas de comida.

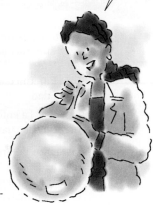

Si una de las mejillas del paciente se infla con la respiración, ese es el lado afectado por el ictus.

Ojo con los ojos

- Proporciona un cuidado minucioso de los ojos. Retira secreciones con una gasa y solución salina normal. Instila colirios según indicación. Si el paciente no puede cerrar un ojo, cúbrelo con un parche.
- Cuida la posición del paciente. Las botas, las férulas o los apoyapiés ayudan a prevenir la caída del pie y la contractura. Evita las úlceras por decúbito rotando al paciente con frecuencia o empleando colchones especiales. Rota al paciente al menos una vez cada 2 h para evitar la neumonía. Eleva las manos del lado afectado para controlar el edema.
- Ayuda al paciente a ejercitarse. Lleva a cabo los ejercicios de amplitud de movimiento para los lados afectado y no afectado. Muéstrale cómo utilizar los miembros no afectados para ejercitar los del lado afectado.
- Administra los medicamentos según las indicaciones y valora al paciente en busca de reacciones adversas.

No digas cosas malas

- Mantén la comunicación con el paciente. Si está apático, establece un método simple de comunicación. Recuerda que un paciente que no responde puede ser capaz de escuchar. No digas nada en su presencia que no quieras que escuche.

- Proporciona apoyo emocional y establece una relación. Pasa tiempo con el paciente. Establece metas realistas a corto plazo e involucra a la familia cuando sea posible.
- Evalúa al paciente. Busca una vía aérea permeable, ruidos respiratorios normales, una movilidad adecuada, un nivel de consciencia estable y en mejoría, y una nutrición adecuada. Alienta al paciente y a su familia a afrontar el trastorno (véase *Consejos sobre enseñanza para el ictus*).

Preguntas de autoevaluación

1. La causa más frecuente de demencia es:
   A. Enfermedad de Alzheimer
   B. Ictus
   C. Enfermedad de Parkinson
   D. Edad

Respuestas: A. La enfermedad de Alzheimer es la causa más frecuente de demencia y la cuarta causa de muerte en adultos.

2. Los signos de Brudzinski y de Kernig sirven para diagnosticar:
   A. Ictus
   B. Trastorno convulsivo
   C. Meningitis
   D. Enfermedad de Parkinson

Respuestas: C. Una respuesta positiva a una o ambas maniobras indica irritación meníngea y ayuda a diagnosticar meningitis.

3. La EM se caracteriza por:
   A. Desmielinización progresiva del SNC
   B. Deterioro de la circulación central
   C. Deficiencia del neurotransmisor dopamina
   D. Deterioro de la columna

Respuestas: A. Parches de desmielinzación provocan una disfunción neurológica diseminada.

4. El tratamiento farmacológico para el trastorno convulsivo en general incluye:
   A. Antibióticos
   B. Anticonvulsivos
   C. Antihipertensivos
   D. Agentes antiparkinsonianos

Respuestas: B. Para el control de las convulsiones en general están indicados los anticonvulsivos. Seguir el plan terapéutico señalado y planificar el seguimiento para evaluar la eficacia del medicamento son muy importantes para controlar la actividad convulsiva.

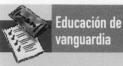

Educación de vanguardia

Consejos sobre enseñanza para el ictus

- Enséñale al paciente a peinarse, vestirse y lavarse, si es necesario. Solicita aparatos, como andaderas, barras de apoyo para la bañera y el baño, y rampas, según la necesidad.
- Aliéntalo a comenzar con logoterapia, y sigue las sugerencias del terapeuta.
- Compromete a la familia en todos los aspectos de la rehabilitación.
- Si se indicó ácido acetilsalicílico para disminuir el riesgo de ictus embólico, dile al paciente que busque signos de hemorragia digestiva por úlcera. Asegúrate de que el paciente comprende que el paracetamol no sustituye al ácido acetilsalicílico.
- Advierte al paciente y su familia que informe síntomas de ictus, como cefaleas intensas, somnolencia, confusión y mareos. Enfatiza la importancia de las consultas de seguimiento regulares.

Puntuación

 Si respondiste las cuatro preguntas correctamente, ¡caramba! ¡Tus neuronas están disparando a hipervelocidad!

 Si contestaste tres preguntas de manera acertada, ¡que logro! Espero no te hayas estirado un nervio craneal.

 Si respondiste menos de tres preguntas correctamente, no temas. Una nueva revisión restablecerá tus conocimientos sobre los trastornos neurológicos.

Bibliografía

Bulaj, G., Tellez-Zenteno, J. F., & Bianchin, M. M. (2014). Combining non-pharmacological treatments with pharmacotherapies for neurological disorders: A unique interface of the brain, drug-device, and intellectual property. *Frontiers in Neurology*, 5, 51–57. doi: 10:3389/fneuro.2014.00126.

Mayo Clinic. (July, 2014). Huntington's disease. Tomado de http://www.mayoclinic.org/diseases-conditions/huntingtons-disease/basics/definition/con-20030685

National Stroke Association. (2014). Act FAST. Tomado de http://www.stroke.org/understand-stroke/recognizing-stroke/act-fast

Capítulo 7

Trastornos oculares

Objetivos

En este capítulo aprenderás:

◆ Las estructuras y funciones de los ojos

◆ Las técnicas para evaluar los ojos

◆ Los diagnósticos de enfermería apropiados para los trastornos oculares

◆ Los trastornos oculares más frecuentes y sus tratamientos

Una mirada a los trastornos oculares

Casi el 70 % de toda la información sensorial llega al cerebro a través de los ojos. Los trastornos de la visión pueden interferir con la capacidad del paciente para funcionar de manera independiente, percibir el mundo y disfrutar de la belleza.

No importa dónde practiques enfermería, es probable que encuentres pacientes con problemas oculares. Algunos pueden informar este tipo de problema como su motivo principal de consulta; otros, decirte sobre éste mientras evalúas otros motivos de consulta o realizas una atención de rutina.

Anatomía y fisiología

El ojo es el órgano sensorial de la visión. Es una esfera hueca llena de líquido (el humor vítreo) y formada por tres planos:
1. Plano fibroso externo: la esclerótica, la conjuntiva bulbar y la córnea.
2. Plano vascular medio: el iris, el cuerpo ciliar y la coroides.
3. Plano interno: la retina.

La lente y los líquidos

Entre el iris y la retina se encuentra la lente (cristalino), suspendido por los ligamentos desde el cuerpo ciliar. Los humores vítreo y acuoso están separados por la lente; el primero se encuentra detrás de la lente, y el segundo por delante de él.

Algunos pacientes pueden buscar atención por un problema ocular, y otros decirte del problema durante la atención de rutina.

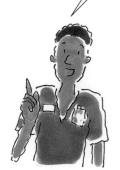

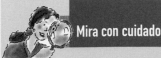

Una mirada al ojo

Esta sección detalla las estructuras anatómicas importantes del ojo.

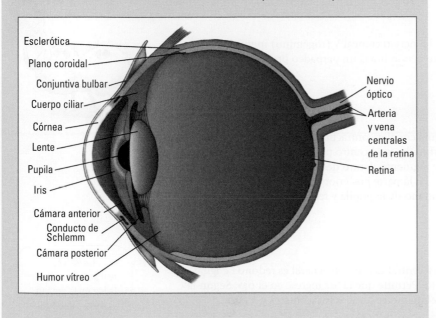

- Esclerótica
- Plano coroidal
- Conjuntiva bulbar
- Cuerpo ciliar
- Córnea
- Lente
- Pupila
- Iris
- Cámara anterior
- Conducto de Schlemm
- Cámara posterior
- Humor vítreo

- Nervio óptico
- Arteria y vena centrales de la retina
- Retina

Músculos motores

Seis músculos extraoculares, inervados por los nervios craneales, controlan el movimiento de los ojos. Las acciones coordinadas de estos músculos permiten a los ojos moverse en conjunto, lo que asegura una visión clara.

Pestañas y lagrimales

Por la parte externa, las órbitas óseas protegen el ojo de los traumatismos. Los párpados, las pestañas y el aparato lagrimal lo protegen de las lesiones, el polvo y los cuerpos extraños (véase *Una mirada al ojo*).

Esclerótica, conjuntiva bulbar y córnea

La *esclerótica* es la capa blanca en la parte externa del ojo. Junto con el humor vítreo del lado interno, la esclerótica ayuda a mantener la retina en su sitio y a que el globo ocular tenga su forma casi esférica. La conjuntiva bulbar,

Los párpados, las pestañas y el aparato lagrimal protegen al ojo. ¡Siempre agradezco tener ayuda en el área de la protección!

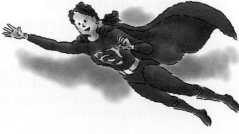

una membrana fina y transparente que tapiza el párpado, cubre y protege la parte anterior de la esclerótica. La córnea es un tejido liso, avascular y transparente ubicado delante del iris que refracta (dobla) los rayos de luz que ingresan en el ojo. Una película de lágrimas cubre la córnea y la mantiene húmeda. La córnea nace con la esclerótica en el limbo esclerocorneal.

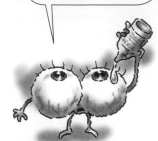

Discúlpenme mientras repongo las lágrimas que cubren mi córnea...

Hay barro en mis ojos

La rama oftálmica del nervio craneal V (trigémino) inerva la córnea. La estimulación de este nervio inicia un parpadeo protector llamado *reflejo corneal*.

Iris y pupila

El *iris* es un diafragma circular contráctil que contiene músculos lisos y radiados, y está perforado en el centro por la pupila. Cantidades variables de gránulos de pigmento dentro de las fibras musculares lisas del iris les dan el color. En la parte posterior hay músculos involuntarios que controlan el tamaño de la pupila y regulan la cantidad de luz que entra en el ojo.

Gran apertura

La *pupila*, la abertura central del iris, en general es redonda e igual a la del lado opuesto. Permite que la luz ingrese en el ojo. Según la edad del paciente, el diámetro pupilar varía entre 3 y 5 mm.

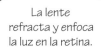

La lente refracta y enfoca la luz en la retina.

Cuerpo ciliar y coroides

Los ligamentos suspensorios fijados al cuerpo ciliar controlan la forma de la lente para lograr la visión cercana y distante. La coroides vascular pigmentada irriga la parte externa de la retina y luego drena su sangre a través del resto de la vascularización.

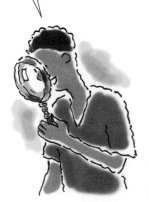

Lente y cámara vítrea

Localizado detrás del iris y la abertura pupilar, la lente está compuesta por fibrillas transparentes avasculares en una membrana elástica llamada *cápsula de la lente*. La lente refracta y enfoca la luz en la retina. La cámara vítrea, localizada detrás de la lente, representa las cuatro quintas partes del globo ocular. Esta cámara está llena con el *humor vítreo*, la sustancia gelatinosa que, junto con la esclerótica, mantienen la forma del globo ocular.

Cámaras posterior y anterior

La cámara posterior, que se halla justo enfrente de la lente, está llena con un líquido acuoso llamado *humor acuoso*. A medida que fluye hacia la pupila dentro de la cámara anterior, este líquido baña la cápsula de la lente. La cantidad de humor acuoso en la cámara anterior varía para mantener la presión en el ojo. El líquido drena de la cámara anterior a través de conductos colectores (una malla trabecular) en el conducto de Schlemm.

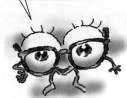

Me mantengo en contacto con el cerebro.

Retina

La *retina* es la capa más interna del globo ocular. Recibe los estímulos visuales y transmite imágenes al cerebro para su procesamiento. La visión de cualquier tipo depende de la retina y sus estructuras. Ésta contiene los vasos retinianos, el disco óptico, la papila o excavación fisiológica, los bastones y los conos, la fóvea central y la mácula.

La retina tiene cuatro conjuntos de vasos retinianos. Cada uno de los cuatro conjuntos contiene una arteriola transparente y una vena que nutren las áreas internas de la retina. Mientras estos vasos se van alejando del disco óptico, se vuelven cada vez más finos, entrelazándose a medida que se extienden hacia la periferia de la retina.

No hay luz aquí

El disco óptico es un área bien definida, redonda u oval, de menos de 0.3 cm (⅛″) dentro de la porción nasal de la retina. Las fibras nerviosas ganglionares (axones) salen de la retina por esta área para formar el nervio óptico. Esta área se conoce como *punto ciego* porque no contiene células sensibles a la luz (fotorreceptores). Esta papila o excavación fisiológica es una depresión decolorada dentro del lado temporal del disco óptico donde los vasos entran en la retina. Cubre un cuarto a un tercio del disco óptico.

¡Ahora veo la luz!

Las neuronas fotorreceptoras, llamadas *bastones* y *conos*, hacen posible la visión. Los bastones responden a la luz de baja intensidad y las sombras de grises. Los conos responden a la luz brillante y son responsables de la visión definida y en colores.

No hace falta demasiada luz para que responda un bastón.

¡Mira bien!

Ubicada en el centro de la retina por fuera del disco óptico, la mácula es ligeramente más oscura que el resto de la retina. Ésta proporciona la visión más aguda, que

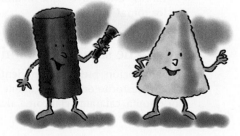

nos permite leer y reconocer rostros, por ejemplo. La *fóvea central*, una ligera depresión dentro de la mácula, contiene la mayor concentración de conos y proporciona la visión más clara y la percepción del color.

Valoración inicial

Ahora que estás familiarizado con la anatomía y la fisiología de los ojos, estás listo para evaluarlos.

Anamnesis

Para obtener una anamnesis precisa y completa del paciente, adapta tus preguntas al motivo de consulta específico y compara las respuestas con los resultados de la exploración física.

Estado de salud actual

Comienza haciéndole al paciente algunas preguntas básicas sobre su visión:
- ¿Tiene algún problema con sus ojos?
- ¿Utiliza o ha usado alguna vez lentes correctores? De ser así, ¿cuánto tiempo? ¿Son anteojos o lentes de contacto blandos?
- ¿Para qué trastorno ocular emplea lentes correctores? ¿Los utiliza todo el tiempo o sólo para ciertas actividades, como leer o conducir?

Estado de salud previo

Para recoger información sobre la salud ocular pasada del paciente, haz estas preguntas:
- ¿Ha tenido alguna vez visión borrosa o pérdida de la visión temporal en un ojo? ¿Alguna vez vio puntos, moscas volantes o halos alrededor de las luces?
- ¿Alguna vez fue sometido a una cirugía de ojo o tuvo una lesión ocular?
- ¿Tiene antecedentes de hipertensión o diabetes?
- ¿Toma algún medicamento indicado para los ojos u otro trastorno? En caso afirmativo, ¿qué medicamentos, cuánto y cuán a menudo los toma?

Estado de salud de la familia

A continuación, pregunta al paciente si alguien de su familia tiene algún tipo de trastorno ocular. Pregúntale si en su familia han sido tratados por miopía, cataratas, glaucoma, desprendimiento de retina o pérdida de la visión.

Patrones de estilo de vida

Para explorar los hábitos diarios que puedan afectar los ojos del paciente, pregúntale:

- ¿Su trabajo requiere el uso intensivo de los ojos, como mucho tiempo de lectura o empleo prolongado de una pantalla?
- ¿El aire donde trabaja o vive contiene algo que cause sus problemas oculares?
- ¿Usa protectores oculares cuando trabaja con herramientas eléctricas, cuando hace deportes que puedan irritar o poner en riesgo sus ojos, como nadar, esgrima o ráquetbol?

Pregunta al paciente sobre las rutinas diarias que puedan afectar la salud de sus ojos, como el uso prolongado de equipo de cómputo.

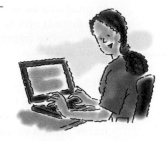

Exploración física

Una evaluación ocular implica la inspección de las conjuntivas, las pupilas, la función muscular del ojo y el examen de las estructuras con un oftalmoscopio.

Inspección de las conjuntivas

Para inspeccionar las conjuntivas, pide al paciente que mire hacia arriba. Tracciona suavemente el párpado inferior hacia abajo para inspeccionar la conjuntiva bulbar. Debe ser clara y brillante. Observa si está roja y tiene exudados. También observa el color de la esclerótica, la cual debe ser blanca o color crema. En pacientes de población negra, puedes ver puntos alquitranados.

En lo rosado

Para examinar la conjuntiva palpebral (la membrana que cubre los párpados por dentro), haz que el paciente mire hacia abajo. Luego tracciona el párpado superior manteniendo las pestañas contra las cejas con tu dedo. La conjuntiva palpebral debe tener un color rosado de manera uniforme.

Evaluación de las pupilas

Las pupilas deben tener el mismo tamaño y ser redondas y reactivas a la luz. En la luz normal de la sala, la pupila tendrá un cuarto del tamaño del iris. Las pupilas desiguales en general indican daño neurológico, iritis, glaucoma o terapia con fármacos.

Enfoque directo

Evalúa las pupilas en busca de la respuesta directa y consensual. En una habitación en penumbra, mantén una linterna a unos 50 cm (20″) de los ojos del paciente y dirige la luz a un ojo desde el costado. Observa la reacción de la pupila que estás evaluando (respuesta directa) y de la pupila opuesta (respuesta consensual). Deben reaccionar de la misma manera. Observa también si existe lentitud o desigualdad en la respuesta.

Para recordar

Una perlita de sabiduría para ti: cuando examinas las pupilas del paciente, recuerda el acrónimo

PERRL:

P: pupilas

E: iguales (*equal*)

R: redondas y

R: reactivas a la

L: luz.

Una pupila que no reacciona a la luz (o sea que está "fija") puede ser un signo neurológico ominoso. Repite la prueba con la otra pupila.

Se acomodan tan bien...

Para evaluar la acomodación de las pupilas, coloca tu dedo a unos 10 cm (4") del puente de la nariz del paciente. Pídele que fije su mirada en un objeto distante y que luego mire tu dedo. Las pupilas deben constreñirse y los ojos converger a medida que el paciente se enfoca en tu dedo.

Evaluación de la función muscular del ojo

La prueba de las seis posiciones cardinales de la mirada evalúa la función de cada uno de los músculos extraoculares y la respuesta de los nervios craneales para su movimiento (nervios craneales III, IV y VI).

Ojos errantes

Para realizar este estudio, pide al paciente que se quede quieto mientras mantienes un lápiz u otro objeto pequeño directamente frente a su nariz a una distancia de 45 cm (18"). Pídele que siga el objeto con los ojos sin mover la cabeza. Luego mueve el objeto hacia cada una de las seis posiciones cardinales, volviendo al centro después de cada movimiento. Los ojos del paciente deben mantenerse paralelos mientras se mueven (véase *Posiciones cardinales de la mirada*).

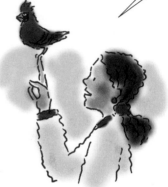

Siga estos puntos cardinales con sus ojos sin mover la cabeza. ¡Dije cardinal, no cardenal!

Posiciones cardinales de la mirada

Este diagrama muestra las seis posiciones cardinales de la mirada.

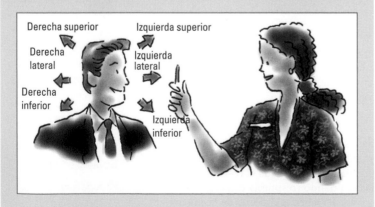

Examen de las estructuras intraoculares

El oftalmoscopio te permite observar de manera directa las estructuras internas del ojo. Para ver estas estructuras de forma apropiada,
debes ajustar el disco del lente varias veces durante tu examen. Usa
los números positivos en negro sobre el disco para enfocar objetos
cercanos, como la córnea y la lente del paciente. Utiliza los números
negativos rojos para enfocar objetos lejanos, como la retina (véase
Míreme a los ojos).

A ver la lente…

Primero, ajusta el disco del lente del oftalmoscopio en cero y mantén
el instrumento a unos 10 cm (4″) del ojo del paciente. Dirige la luz
a través de la pupila buscando el reflejo rojo, la reflexión de la luz que
provoca la coroides.

Ahora mueve el oftalmoscopio más cerca del ojo. Ajusta el disco
del lente para poder enfocar la cámara anterior y la lente del ojo. Si ésta
es opaca, el paciente tiene cataratas y no podrás completar el examen.

Rotemos a las estructuras de la retina

Para examinar las estructuras retinianas, comienza con el dial en cero.
Rota el disco de la lente para mantener las estructuras retinianas enfo-
cadas. Las primeras estructuras que verás son los vasos sanguíneos. Rota
el dial hacia los números negativos para enfocar los vasos. Las arterias
son más finas y brillantes que las venas.

Sigue uno de los vasos en dirección a la nariz hasta que veas el disco
óptico, donde se originan todos los vasos del ojo. Examina los cruces
arteriovenosos en busca de constricciones localizadas de los vasos retinianos, que pueden ser un signo de hipertensión.

Veamos el disco

El disco óptico es una estructura entre rosada y amarillo-anaranjada con
bordes netos y una forma entre redonda y ovalada. El disco puede llenar
o exceder tu campo de visión. Si no lo ves, sigue un vaso sanguíneo en
dirección del centro hasta que lo veas. El borde nasal del disco puede
aparecer un poco borroso.

Me quedo en la retina

Observa toda la retina siguiendo los cuatro vasos desde el disco óptico
hasta las diferentes áreas periféricas. A medida que inspecciones, busca
lesiones o hemorragias (véase *Una mirada a la retina*, p. 174).

Míreme a los ojos

Esta fotografía mues-
tra cómo sostener de
manera apropiada
el oftalmoscopio
cuando se examinan
las estructuras inter-
nas del ojo.

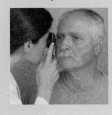

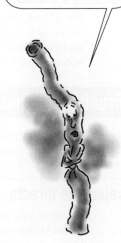

Las constricciones
de los vasos
retinianos pueden
ser un signo de
hipertensión. ¡Auch!

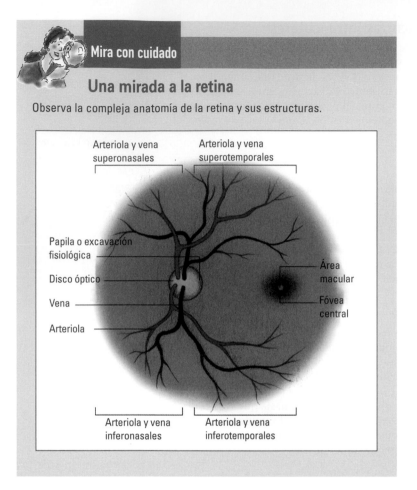

Mira con cuidado

Una mirada a la retina

Observa la compleja anatomía de la retina y sus estructuras.

Viaje hacia la mácula

Por último, mueve la luz de manera lateral desde el disco óptico para localizar la mácula, la parte del ojo más sensible a la luz. Aparece como una estructura más oscura, libre de vasos sanguíneos. Si la localizas, pídele al paciente que siga la luz.

Pruebas diagnósticas

Las pruebas para determinar la presencia de trastornos oculares incluyen evaluación directa, radiografías y estudios por imagen.

Evaluación directa

La refracción, el examen con lámpara de hendidura y la tonometría permiten la evaluación directa de varias estructuras y funciones oculares.

Refracción

Definida como el cambio de dirección de un rayo de luz por la córnea, el humor acuoso, la lente y el humor vítreo en el ojo, la refracción permite enfocar imágenes en la retina y afecta de manera directa la agudeza visual. Esta prueba se realiza de forma rutinaria durante un examen completo del ojo o cuando un paciente se queja de cambios en la visión. Define el grado de deterioro (error de refracción) y establece el grado de corrección requerido para mejorar la agudeza visual con anteojos o lentes de contacto.

Consideraciones de enfermería

- Explica al paciente que el estudio es indoloro y seguro, y que llevará unos 30 min.
- Dile al paciente que no utilice ningún colirio, ni siquiera los prescritos, durante las 24 h antes del estudio.
- Explica que se le pueden colocar gotas para dilatar las pupilas e inhibir la acomodación que realiza la lente. Pregúntale si ha tenido alguna reacción de hipersensibilidad a las gotas, tiene un glaucoma de ángulo cerrado o se le han implantado lentes intraoculares. No deben instilarse colirios dilatadores en pacientes con estas condiciones.

Examen con lámpara de hendidura

La *lámpara de hendidura* es un instrumento equipado con un sistema de luces especial y un microscopio binocular. Este instrumento le permite al médico observar en detalle el segmento anterior del ojo, que incluye los párpados, las pestañas, la conjuntiva, la esclerótica, la córnea, la película de lágrimas, la cámara anterior, el iris, la lente y la porción anterior del humor vítreo (cara vítrea). Si se observan anomalías, pueden fijarse dispositivos especiales a la lámpara de hendidura para permitir una investigación más detallada.

Consideraciones de enfermería

- Si el paciente utiliza lentes de contacto, quítalos antes del estudio, a menos que éste se realice para evaluar la adaptación de los lentes de contacto.
- Cuando se instilen gotas dilatadoras, dile al paciente que su visión cercana será borrosa por 40 min a 2 h. Aconséjale que utilice gafas oscuras cuando salga a la luz del sol hasta que las pupilas regresen a su diámetro normal.
- No administres gotas dilatadoras a aquellos pacientes que presenten un glaucoma agudo de ángulo cerrado, sean hipersensibles a la midriasis o cuenten con lentes intraoculares implantadas.

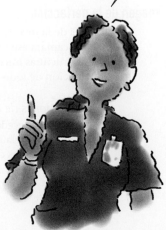

Dile al paciente que recibió colirios dilatadores que use gafas oscuras cuando salga a la luz del sol.

Tonometría

La *tonometría* permite la medición no invasiva de la presión intraocular (PIO) para detectar un glaucoma, una causa frecuente de ceguera, en una etapa temprana de la enfermedad. En las etapas tempranas del glaucoma, el aumento de la PIO hace que el ojo se endurezca y se vuelva más resistente a la compresión extraocular. La neumotonometría usa un soplo de aire para medir la presión; la tonometría de aplanamiento proporciona la misma información midiendo la cantidad de fuerza requerida para aplanar un área corneal conocida.

Consideraciones de enfermería

- Como antes del estudio se instila un anestésico, dile al paciente que no se frote los ojos por al menos 20 min después de la prueba para evitar la abrasión de la córnea.
- Si el paciente emplea lentes de contacto, dile que no se las coloque por lo menos hasta 30 min después del estudio.
- Si el tonómetro se mueve sobre la córnea durante el estudio, dile al paciente que puede sentir un ligero rasguño en el ojo cuando el efecto del anestésico se desvanezca. Explica que esta sensación puede ser el resultado de una abrasión de la córnea y desaparecerá en 24 h; sin embargo, el médico puede indicar gotas antibióticas profilácticas.

Estudios radiográficos y por imagen

Los estudios radiográficos y por imagen incluyen angiografía con fluoresceína, ecografía ocular y tomografía computarizada (TC) de las órbitas.

Angiografía con fluoresceína

La angiografía con fluoresceína registra los vasos sanguíneos dentro del ojo por medio de fotografías de secuencia rápida del fondo (parte posterior interna del ojo).

Imagen de la perfección

Después de la inyección i.v. de fluoresceína sódica, se toman fotografías con una cámara especial. Este medio de contraste potencia la visibilidad de las estructuras microvasculares de la retina y la coroides, lo que permite la evaluación de todo el lecho vascular retiniano, incluida su circulación.

Consideraciones de enfermería

- Revisa los antecedentes del paciente en busca de implantes de lentes intraoculares, glaucoma y reacciones de hipersensibilidad, en especial al contraste y los colirios dilatadores.

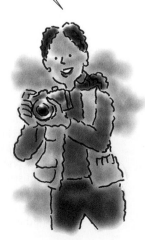

Muéstrame esa hermosa circulación retiniana. ¡Muéstrame tu talento!

- Si se indicaron colirios mióticos, dile al paciente con glaucoma que no los utilice el día del estudio.
- Explica al paciente que las gotas instiladas dilatarán su pupila y que se le inyectará el colorante en el brazo. Recuérdale mantener la posición y la mirada fija mientras tiene lugar la inyección del contraste. Dile que puede sentir náuseas y calor. Tranquilízalo si es necesario.
- Busca reacciones de hipersensibilidad al contrate, como vómitos, aumento de la salivación, estornudos, mareos, desvanecimientos y urticarias. Rara vez aparece un *shock* anafiláctico.
- Recuérdale que la piel y la orina tendrán un tinte amarillento durante las 24-48 h después del estudio y que su visión cercana estará borrosa por lo menos durante 12 h.

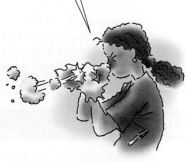

Las reacciones de hipersensibilidad al contraste incluyen boca seca, gusto metálico, mareos, y… y… ¡aaaachís!... estornudos.

Ecografía ocular

La *ecografía ocular* mide las ondas de alta frecuencia que pasan a través del ojo y que se reflejan fuera de las estructuras oculares, lo que hace posible apreciar una imagen de ellas. Este método resulta de utilidad sobre todo para evaluar el fondo oscurecido por un medio opaco como una catarata. En tales pacientes, este estudio permite identificar enfermedades que la oftalmoscopia en general no puede. El médico también puede indicarlo antes de la cirugía de extirpación de cataratas o del implante de lentes intraoculares.

Consideraciones de enfermería

- Dile al paciente que se le colocará un pequeño transductor sobre el párpado cerrado, el cual transmitirá ondas ultrasónicas de alta frecuencia que se reflejarán en las estructuras de su ojo.
- Informa al paciente que se le pedirá mover el ojo o cambiar la dirección de la mirada durante el procedimiento. Explícale que su cooperación permitirá contar con resultados más precisos.
- Después del estudio, retira el gel hidrosoluble colocado sobre los párpados del paciente.

Tomografía computarizada de las órbitas

La TC de las órbitas permite la visualización de anomalías que las radiografías estándares no muestran. Por ejemplo, la TC de las órbitas puede delimitar el tamaño, la posición y las relaciones de estructuras adyacentes. Puede usarse un medio de contraste para delimitar los tejidos oculares y confirmar una sospecha diagnóstica de trastorno circulatorio, hemangioma o hematoma subdural. La TC de las órbitas hace más que simplemente evaluar las órbitas y las estructuras contiguas, también permite precisar el diagnóstico de muchas lesiones intracraneanas que afectan la visión.

Consideraciones de enfermería

- Si se administrará un medio de contraste, suspende alimentos y líquidos 4 h antes del estudio. Busca antecedentes de reacciones de hipersensibilidad al yodo, los mariscos o contrastes radiográficos.
- Dile al paciente que se le colocará sobre la mesa de rayos X y que la cabecera de la mesa se introducirá en el aparato, el cual rotará a su alrededor haciendo un ruido como un zumbido.
- Si se va a emplear un medio de contraste, dile al paciente que puede sentir rubor y calor, y puede tener una cefalea transitoria, gusto salado y náuseas o vómitos después de la inyección. Tranquilízalo y dile que son cuestiones normales.

Tratamientos

Para los trastornos oculares, los tratamientos son la terapia farmacológica y la cirugía.

Tratamiento farmacológico

Los fármacos tópicos, en general, se emplean para tratar trastornos oculares; sin embargo, el médico también puede indicar fármacos sistémicos. Los tópicos incluyen antiinfecciosos, antiinflamatorios, mióticos, midriáticos, vasoconstrictores y demás. Es esencial proporcionar instrucción sobre la instilación de estos medicamentos tópicos (véase *Ungüentos para los ojos y colirios*).

Cirugía

Los tratamientos quirúrgicos para los trastornos oculares incluyen la extracción de cataratas, la iridectomía, la cirugía láser, el moldeo de la esclerótica y la trabeculectomía.

Extracción de cataratas

Dos técnicas permiten la extracción de las cataratas: la extracción intracapsular de las cataratas (EICC) y la extracción extracapsular de las cataratas (EECC).

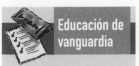
Educación de vanguardia

Ungüentos para los ojos y colirios

Para instilar un ungüento para los ojos, sigue estos pasos:
- Mantén el tubo entre tus manos por varios minutos para calentar el ungüento.
- Haz que el paciente se lave las manos.
- Vierte una pequeña cantidad de 0.5-1.5 cm (¼"-½") dentro del párpado inferior.
- Cierra suavemente el ojo y dispersa el producto en todas las direcciones.
- Espera 10 min antes de instilar otros ungüentos.

Para instilar colirios, sigue estos pasos:
- Haz que el paciente se lave las manos.
- Inclínale la cabeza hacia atrás y tracciona el párpado inferior hacia abajo con el dedo índice limpio.
- Vierte la medicación en el saco conjuntival.
- Aplica presión sobre el canto interno durante 1 min para evitar la absorción sistémica del producto.
- Espera 5 min antes de instilar otra gota.

Lo de adentro sale

En la EICC se extrae toda la lente, por lo general con una criosonda. Sin embargo, esta técnica no se usa de manera extensa hoy en día.

En la EECC, se extraen la cápsula anterior, la corteza y el núcleo, dejando intacta la cápsula posterior; es el tratamiento primario para las cataratas congénitas y traumáticas.

Implante adentro

Inmediatamente después de extraer la lente, a muchos pacientes se les implanta una lente intraocular. Los implantes funcionan muy bien en pacientes ancianos que no pueden usar anteojos o lentes de contacto (p. ej., debido a artritis o temblores) (véase *Cirugía bilateral para cataratas: ¿simultánea o por tiempos?*).

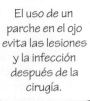

El uso de un parche en el ojo evita las lesiones y la infección después de la cirugía.

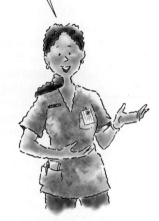

Preparación del paciente

Dile al paciente que:
- Utilice de forma temporal un parche en el ojo después de la operación para evitar lesiones traumáticas e infecciones.
- Pida ayuda cuando salga de la cama.
- Duerma sobre el lado no afectado para reducir la PIO.

Control y cuidados posteriores

Cuando el paciente vuelve de la cirugía, sigue estos importantes pasos:
- Notifica al médico si el paciente tiene dolor intenso. También informa cualquier aumento de la PIO.

El peso de la evidencia

Cirugía bilateral para cataratas: ¿simultánea o por tiempos?

Como muchos pacientes desarrollan cataratas en ambos ojos, por lo general, la cirugía se realiza en los dos ojos para extraer las cataratas. Lo anterior nos hace preguntar: ¿es mejor que el paciente se opere ambos ojos de manera simultánea o en días separados?

Una opción segura y satisfactoria

Para responder esta pregunta, los investigadores compararon 94 pacientes sometidos a extracción bilateral de cataratas con 100 pacientes sometidos a cirugías para cataratas separadas por 2 días. Los investigadores no hallaron diferencias en los resultados clínicos entre los dos grupos. Concluyeron que la cirugía bilateral de cataratas no sólo es segura y eficaz, sino que también tiene un mayor grado de satisfacción por parte de los pacientes.

Chung, J. K., et al. (2009). Bilateral cataract surgery: A controlled clinical trial. *Japanese Journal of Ophthalmology, 53*(2), 107–13.

- Debido a los cambios en la percepción de profundidad del paciente, ayúdalo con la deambulación y observa otras precauciones de seguridad.
- Asegúrate de que el paciente utilice el parche en el ojo por 24 h, excepto cuando se instila el colirio, según indicación, y que use un protector ocular, en especial cuando duerme.
- Instruye al paciente sobre seguir utilizando el protector por la noche o cuando duerme durante varias semanas, según la necesidad.

Instrucciones para la atención domiciliaria

Antes del alta, enséñale al paciente:
- Cómo administrar los colirios o los ungüentos.
- A contactar al médico de inmediato si aparecen dolor en el ojo, ojos rojos o llorosos, fotofobia o cambios repentinos en la visión.
- A evitar aquellas actividades que eleven la PIO, como levantar pesos, esforzarse durante la defecación y toser o estornudar con fuerza.
- A no realizar ejercicios vigorosos durante 6-10 semanas.
- A emplear anteojos oscuros para tolerar el reflejo.
- Que los cambios en la visión pueden causar riesgos en la seguridad si se utilizan anteojos.
- Cómo utilizar los movimientos hacia arriba y hacia abajo de la cabeza para juzgar las distancias y ayudar a compensar la pérdida de percepción de profundidad.
- Cómo insertar, retirar y cuidar los lentes de contacto, si es apropiado, o consultar al médico de manera rutinaria para retirar, limpiar y volver a colocar los lentes de contacto de uso prolongado.
- Cuándo retirar el parche y cuándo comenzar a usar el colirio.

Iridectomía

Realizada con láser o cirugía estándar, una *iridectomía* reduce la PIO al mejorar el drenaje del humor acuoso. Este procedimiento hace un orificio en el iris a través del cual el humor acuoso puede fluir puenteando la pupila. La iridectomía casi siempre se realiza para tratar el glaucoma agudo de ángulo cerrado.

Otro ángulo

Como el glaucoma por lo general afecta finalmente a ambos ojos, los pacientes suelen ser sometidos a una iridectomía preventiva en el lado no afectado. Este procedimiento también puede estar indicado para un paciente con un ángulo anatómicamente cerrado entre la córnea y el iris. Una iridectomía también se emplea para el glaucoma crónico de ángulo cerrado, con resección de tejido para biopsia o tratamiento, y a veces con otra cirugía ocular, como la extracción de cataratas, la queratoplastia y los procedimientos para filtrado en el glaucoma.

Preparación del paciente

Aclárale al paciente que una iridectomía no restablece la visión perdida por el glaucoma, sino que puede evitar un agravamiento de la pérdida.

Control y cuidados posteriores

Después de una iridectomía, sigue estos pasos:

- Busca un hipema (la hemorragia en la cámara anterior del ojo) si aparece un dolor repentino y agudo en el ojo o pequeñas manchas en forma de media luna en la cámara anterior del ojo cuando examinas con una linterna. Si esto ocurre, haz que el paciente se acueste con la cabeza elevada e informa al médico.
- Administra corticoesteroides tópicos para reducir la inflamación y fármacos para dilatar la pupila.
- Suministra ablandadores de la materia fecal para evitar el estreñimiento durante la defecación, lo que aumenta la presión en la cabeza, el cuello y los ojos. Este incremento de la presión puede elevar la PIO o la tensión sobre la línea de suturas o los vasos sanguíneos en el área afectada.

Instrucciones para la atención domiciliaria

Antes del alta, enséñale al paciente a:

- Informar la aparición de dolor repentino y agudo en el ojo, porque esto puede indicar un aumento de la PIO.
- No realizar actividades extenuantes durante 3 meses.
- Evitar la tos, los estornudos y sonarse la nariz de forma vigorosa, ya que esto aumenta la presión venosa.
- Moverse de forma lenta, mantener la cabeza elevada y dormir con dos almohadas bajo la cabeza.

Cirugía láser

El tratamiento de elección para muchos trastornos oftálmicos es la cirugía láser, debido a que es relativamente indolora y muy útil para pacientes ancianos, que pueden tener un riesgo quirúrgico elevado. Según el tipo de láser, los rayos de alta energía enfocados de manera fina brillan con longitudes de onda específicas y colores que producen diferentes efectos. La cirugía láser puede emplearse para tratar los desgarros de retina, la retinopatía diabética, la degeneración macular y el glaucoma.

Preparación del paciente

Antes del procedimiento, sigue estos pasos:

- Dile al paciente que estará despierto y sentado frente a la lámpara de hendidura, como instrumento del procedimiento.
- Explícale que debe colocar su mentón sobre un apoyo y lentes especiales que impedirán que cierre el ojo durante el procedimiento.

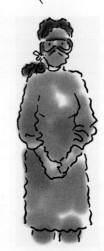

La cirugía láser exige precauciones de seguridad, incluida la protección de todos en el quirófano.

- Explica que el láser requiere precauciones de seguridad, incluida la protección de los ojos de todos los miembros en la sala.

Control y cuidados posteriores

Después del procedimiento, el paciente en ocasiones puede sentir dolor en el ojo. Aplica hielo según la necesidad para reducir el dolor. Es posible que se le dé el alta después del procedimiento.

Instrucciones para la atención domiciliaria

Instruye al paciente sobre el esquema de seguimiento. Dile que el hielo puede reducir el malestar en el ojo.

Moldeo de la esclerótica

Utilizado para reparar el desprendimiento de retina, el *moldeo* de la esclerótica implica aplicar una presión externa sobre el plano retiniano separado y poner la coroides en contacto con dicho plano. Las indentaciones (el moldeo) juntan los planos de manera que se pueda producir la adherencia. También evita que el líquido vítreo se filtre entre los planos desprendidos de la retina, lo que puede causar un mayor desprendimiento y posiblemente ceguera (véase *Moldeo de la esclerótica para el desprendimiento de retina*).

Moldeo de la esclerótica para el desprendimiento de retina

En el moldeo de la esclerótica, la crioterapia (terapia con frío), la fotocoagulación (terapia láser) o la diatermia (energía calórica) crea una reacción inflamatoria estéril que sella el hueco en la retina y hace que se readhiera a la coroides. El cirujano entonces coloca una placa o una esponja de silicona (llamada *explante*) sobre el sitio de fijación y lo mantiene en su sitio con una banda de silicona. Esta presión ejercida por el explante empuja (moldea) el globo ocular y la coroides con suavidad hacia la retina.

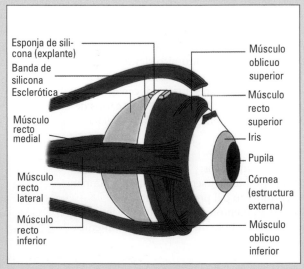

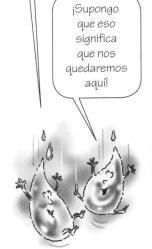

El moldeo de la esclerótica también impide que el líquido vítreo se filtre entre los planos de la retina.

¡Supongo que eso significa que nos quedaremos aquí!

Una mirada fría

Otro método de volver a fijar la retina es la retinopexia neumática. Este procedimiento implica el sellado del desgarro o el orificio mediante crioterapia e introduciendo gas para proporcionar un taponamiento de la retina y el plano debajo de ella.

Preparación del paciente

Según la edad del paciente y la preferencia del cirujano, aconséjale al paciente sobre la anestesia local o general.

Control y cuidados posteriores

Después del procedimiento, sigue estos pasos:

- Informa al médico de inmediato si observas secreciones en el ojo o si el paciente presenta fiebre o un dolor intenso, agudo y repentino en el ojo.
- Según la necesidad, administra un colirio midriático y cicloplejico para mantener la pupila dilatada, un antibiótico para evitar la infección y un corticoesteroide para reducir la inflamación.
- Para el edema de los párpados, aplica hielo.
- Como el paciente probablemente tendrá parches binoculares durante varios días, instruye precauciones de seguridad mientras está hospitalizado. Eleva las barandas de la cama y ayuda con la deambulación.
- Aconseja al paciente que evite actividades que aumenten la PIO, como toser o estornudar con fuerza o el esfuerzo durante la defecación. Si hay náuseas, administra un antiemético, porque los vómitos aumentan la PIO.

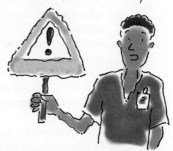

Dile al paciente que evite las actividades extenuantes que aumenten la PIO.

Instrucciones para la atención domiciliaria

Antes del alta, instruye al paciente sobre:

- Informar al médico sobre signos de recidiva del desprendimiento, como puntos flotantes, luces brillantes y una sombra que progresa
- Informar fiebre y dolor persistente y agudo en el ojo o secreciones
- Evitar las actividades que pueda lesionar el ojo
- Evitar levantar objetos pesados, los esfuerzos o cualquier actividad extenuante que aumente la PIO
- Emplear gotas dilatadoras, antibióticas o corticoesteroideas, según indicación
- Evitar los movimientos rápidos del ojo

Trabeculectomía

La trabeculectomía es un procedimiento empleado para filtrar y eliminar parte de la red trabecular para permitir que el humor acuoso evite el bloqueo de los canales de salida y fluya con seguridad fuera del ojo.

Este procedimiento crea una abertura bajo la conjuntiva. Se realiza una iridectomía para evitar que el iris se prolapse hacia la nueva abertura y obstruya el flujo del humor acuoso. Una trabeculectomía ayuda a tratar el glaucoma que no responde al tratamiento farmacológico.

Preparación del paciente
Informa al paciente que este procedimiento puede evitar un mayor deterioro de la visión, pero que no hace posible restablecer la visión ya perdida.

Control y cuidados posteriores
Después de una trabeculectomía:
- Informa si hay sangrado excesivo en el área afectada.
- Informa la presencia de náuseas; si es necesario, administra un antiemético, porque los vómitos pueden elevar la PIO.
- Administra colirios (por lo general, un miótico como la pilocarpina).
- Instila de inmediato algún ciclopléjico, por ejemplo, la atropina. Si está indicado, administra un corticoesteroide para disminuir la iritis, un analgésico para aliviar el dolor y un bloqueante β-adrenérgico con el fin de reducir la presión.
- Continúa con los colirios previamente indicados (un miótico como la pilocarpina o un bloqueante β-adrenérgico) en el ojo que no se encuentra afectado.
- Recuérdale al paciente que evite toda actividad que aumente la PIO, e incluso que trate de evitar toser o estornudar con fuerza, así como el esfuerzo durante la defecación.

Instrucciones para la atención domiciliaria
Instruye al paciente sobre:
- Informar de inmediato la presencia de dolor intenso, fotofobia, lagrimeo excesivo, inflamación o pérdida de la visión.
- Que el glaucoma no es una enfermedad curable, pero que puede controlarse tomando los fármacos prescritos de manera regular para tratar el trastorno.
- Evitar ropas apretadas, toser, estornudar o hacer esfuerzos, porque pueden aumentar la PIO.
- Que anticipe los cambios en la visión que pueden ser riesgosos y procure superar la pérdida de la visión periférica rotando la cabeza totalmente para ver los objetos.

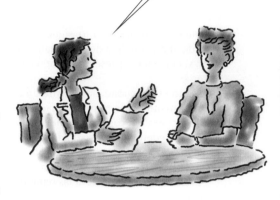

La trabeculectomía probablemente evite que aumenten los problemas de visión, pero no restablecerá la ya perdida.

Diagnóstico enfermero

Cuando atiendas a pacientes con trastornos oculares verás que pueden utilizarse muchos diagnósticos enfermeros una y otra vez. Estos diagnósticos se enumeran a continuación, junto con las intervenciones de enfermería y sus justificaciones. *Véase* "Listado por dominio de los Diagnósticos NANDA-I (2015-2017)", p. 940, para una lista completa de diagnósticos.

Trastorno de la percepción sensorial (visual)

Relacionado con un deterioro de la visión, el término *alteraciones de la percepción sensorial (visual)* se refiere a la privación del paciente del estímulo ambiental. Se asocia con miopía, hipermetropía, diabetes mellitus, cataratas, desprendimiento de retina, glaucoma, hemianopsia, degeneración macular, daño del nervio óptico y ceguera.

Resultados esperados

- El paciente realiza las actividades de autocuidado de manera segura y dentro de los límites.
- El paciente usa dispositivos adaptativos y de asistencia.

Intervenciones de enfermería y sus justificaciones

- Permite al paciente expresar sentimientos sobre la pérdida de su visión. Expresar los temores ayuda al paciente a aceptar la pérdida.
- Retira el exceso de muebles o equipamientos de la habitación del paciente, y orienta el entorno. Si es apropiado, permite que el paciente dirija la disposición de la habitación. Esto promueve su seguridad a la vez que promueve el nivel óptimo de independencia.

Omite la letra pequeña

- Modifica el entorno del paciente para maximizar su visión. Coloca los objetos dentro del campo visual, y asegúrate de que el paciente esté advertido de ellos. Proporciónale libros con letras grandes. Modificar el entorno ayuda a satisfacer las necesidades del paciente.
- Recuerda presentarte siempre o anunciar tu presencia cuando ingreses en la habitación y cuando salgas de ella. Familiarizar al paciente con los cuidadores ayuda a la orientación de la realidad.
- Proporciona estimulación sensorial no visual, como audiolibros, audiovídeos y la radio, para ayudar a compensar la pérdida de la visión. La estimulación sensorial no visual ayuda al paciente a ajustarse a la pérdida de la visión.

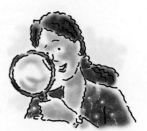

Enséñale al paciente sobre los dispositivos adaptativos con los que puede hacer frente a la pérdida de la visión.

- Enséñale al paciente sobre los dispositivos adaptativos, como anteojos, lupas y lentes de contacto. Un paciente bien informado será más capaz de hacer frente a la pérdida de la visión.
- Deriva al paciente a los grupos de apoyo, los recursos comunitarios u organizaciones apropiados, como la American Foundation for the Blind. El apoyo después del alta ayudará al paciente y la familia a afrontar mejor la pérdida de la visión.

Riesgo de infección

Relacionado con la cirugía ocular, el *riesgo de infección* se refiere al potencial del paciente de contraer una infección.

Resultados esperados

- El paciente tiene temperatura normal.
- El individuo no desarrolla una infección postoperatoria.
- El paciente establece que comprende los cuidados postoperatorios y los signos y síntomas de infección.

Intervenciones de enfermería y sus justificaciones

- Disminuye el riesgo de contraer una infección del paciente lavándote las manos antes y después de atenderlo y empleando guantes cuando lo atiendas. La higiene de las manos es la mejor manera de evitar la diseminación de patógenos, y los guantes ofrecen protección cuando manipulas las curaciones o realizas varios tratamientos.
- Controla la temperatura del paciente. Informa inmediatamente cualquier elevación. Una temperatura alta que dura más de 24 h después de la operación puede indicar una infección.

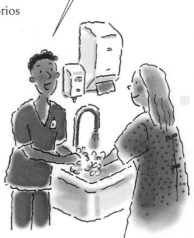

La higiene de las manos es la mejor manera de disminuir el riesgo de infección.

Siempre limpio

- Implementa una estricta técnica aséptica cuando aspires la vía aérea, coloques sondas a permanencia, atiendas la herida y manipules las vías i.v. Esta técnica ayuda a evitar la diseminación de patógenos.
- Enséñale al paciente sobre una correcta higiene de las manos, los factores que aumentan el riesgo de infección y los signos y los síntomas de infección. Estas medidas permiten que el paciente participe en su atención y le ayuda a modificar su estilo de vida para mantener una salud óptima.

Trastornos oculares frecuentes

Las cataratas, el glaucoma, el desprendimiento de retina y las retinopatías vasculares son trastornos oculares frecuentes.

Cataratas

Como causa habitual de la pérdida de la visión, las *cataratas* son la opacificación gradual de la lente o la cápsula de la lente. Por lo general son bilaterales, y progresan en ambos lados de forma independiente. Las excepciones son las cataratas traumáticas, que en general son unilaterales, mientras las cataratas congénitas pueden permanecer estacionarias. Las cataratas son más frecuentes en pacientes de más de 70 años. El pronóstico en general es bueno, y la cirugía mejora la visión en el 95 % de los casos.

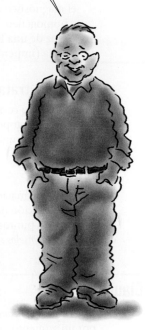

Las cataratas son más prevalentes en pacientes de más de 70 años, pero la cirugía mejora la visión en el 95 % de los casos. ¡Ufff!

Qué las causa

La causa de las cataratas depende de su tipo:
- Las cataratas seniles aparecen en los ancianos, probablemente debido a cambios en el estado químico de las proteínas de la lente.
- Las cataratas congénitas aparecen en neonatos como resultado de defectos genéticos o por rubéola materna durante el primer trimestre.
- Las cataratas traumáticas aparecen después de lesiones de la lente por cuerpos extraños con la fuerza suficiente como para permitir que el humor acuoso o vítreo ingrese en la cápsula de la lente.

Esto se complica

- Las cataratas complicadas pueden deberse a uveítis, glaucoma, retinitis pigmentosa o desprendimiento de retina, y pueden producirse en el curso de una enfermedad sistémica (como diabetes, hipoparatiroidismo o dermatitis atópica) o por radiaciones ionizantes o rayos infrarrojos.
- Las cataratas tóxicas ocurren por toxicidad a fármacos o sustancias como ergot, naftaleno, fenotiazina y, en pacientes con galactosemia, lactosa.

Fisiopatología

La fisiopatología puede variar con cada forma de las cataratas. Sin embargo, el desarrollo pasa de forma típica por estas cuatro etapas:
- Inmadura: lente parcialmente opaca.
- Madura: lente completamente opaca; pérdida de visión significativa.
- Tumescente: lente llena de agua, que puede provocar un glaucoma.
- Hipermadura: las proteínas y los péptidos de la lente se filtran a través de la cápsula, lo cual puede producir un glaucoma si se obstruye el flujo de salida intraocular.

Qué buscar

Los signos y los síntomas de las cataratas incluyen:
* Borramiento de la visión gradual e indoloro con pérdida visual
* Con la progresión, blanqueamiento de las pupilas
* Aparición de halos alrededor de las luces
* Resplandor cegador de los faros en la noche
* Deslumbramiento y mala visión en la luz del sol

Qué dicen las pruebas

* La oftalmoscopia y el examen con lámpara de hendidura confirman el diagnóstico al mostrar áreas oscuras en el reflejo normalmente rojo y homogéneo.
* La luz de una linterna en la pupila revela una zona blanca detrás de ella (imperceptible hasta que la catarata está avanzada).

Cómo se trata

El tratamiento consiste en la extracción quirúrgica de la lente opaca y la corrección postoperatoria de los déficits de visión. La tendencia actual es realizar la cirugía como un procedimiento de un solo día.

Qué hacer

* Para información sobre la atención del paciente sometido a una cirugía de extracción de cataratas, *véase* "Extracción de cataratas," p. 178.
* Para los puntos que enseñar al paciente sobre extracción de cataratas, véase *Consejos sobre enseñanza para las cataratas*.

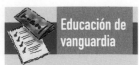

Educación de vanguardia

Consejos sobre enseñanza para las cataratas

• Después de la operación, dile al paciente que use gafas oscuras que filtren los rayos ultravioleta cuando salga al sol.
• Explícale que debe evitar las actividades que aumenten la PIO, como los esfuerzos al toser o defecar y levantar objetos pesados.

Glaucoma

El término *glaucoma* se refiere a un grupo de trastornos caracterizados por un aumento anómalo de la PIO que puede dañar el nervio óptico. Aparece en tres formas primarias: ángulo abierto (primario), ángulo cerrado agudo y congénito. También puede ser secundario a otras causas. En Estados Unidos, el glaucoma afecta al 2 % de la población de más de 40 años de edad y es responsable del 12.5 % de todos los casos nuevos de ceguera. Su incidencia es mayor entre las poblaciones negras. El pronóstico es favorable con el tratamiento temprano.

Qué lo causa

Los factores de riesgo para glaucoma crónico de ángulo abierto incluyen genética, hipertensión, diabetes mellitus, envejecimiento, grupo poblacional (las poblaciones negras tienen más riesgo) y miopía grave. Los factores de riesgo precipitantes de un glaucoma agudo de ángulo cerrado incluyen midriasis inducidas por fármacos (dilatación extrema de la pupila) y excitación o estrés, que producen hipertensión. El glaucoma secundario puede deberse a uveítis, traumatismos, esteroides, diabetes, infecciones o cirugía.

Fisiopatología

El *glaucoma crónico de ángulo abierto* se produce por una hiperproducción de humor acuoso o la obstrucción del flujo de salida a través de la red trabecular o el conducto de Schlemm, lo que produce un aumento de la PIO y daño del nervio óptico (véase *Cómo fluye normalmente el humor acuoso*, p. 190). En el glaucoma secundario, algunas alteraciones como traumatismos y cirugías aumentan el riesgo de obstrucción del flujo intraocular por edema u otros procesos anómalos.

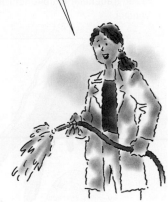

Más allá del tipo de glaucoma, todo se trata del flujo.

Elevación de la presión

El glaucoma agudo de ángulo cerrado o estrecho se debe a la obstrucción del flujo de salida del humor acuoso por una reducción anatómica del ángulo entre la cara anterior del iris y la superficie posterior de la córnea. También se produce por una cámara anterior superficial, el espesamiento del iris que produce un cierre del ángulo cuando la pupila se dilata, o el engrosamiento del iris que comprime las trabéculas, cerrando el ángulo (sinequias periféricas anteriores). Cualquiera de estos trastornos puede elevar la PIO de manera repentina.

Qué buscar

Los pacientes con una PIO dentro del rango normal de 8-21 mm Hg pueden desarrollar signos y síntomas de glaucoma, y aquellos con PIO anómala alta pueden no tener efectos médicos. Sin embargo, cada tipo de glaucoma tiene signos y síntomas específicos.

Despacio pero de forma constante

El glaucoma crónico de ángulo abierto en general es bilateral y lentamente progresivo. Los síntomas no aparecen hasta que la enfermedad está avanzada. Estos síntomas incluyen:
- Dolor leve en los ojos
- Pérdida gradual de la visión periférica
- Ver halos alrededor de las luces
- Reducción de la agudeza visual, en especial por la noche, que no se corrige con lentes

Reacción rápida

El inicio de un glaucoma agudo de ángulo cerrado suele ser rápido, por lo que representa una urgencia oftalmológica. A menos que se trate con rapidez, este glaucoma produce pérdida o una reducción permanente de la visión en el ojo afectado. Los signos y síntomas incluyen:
- Inflamación y dolor unilateral
- Presión sobre el ojo
- Dilatación moderada de la pupila que no reacciona a la luz
- Córnea nublada o borrosa y reducción de la agudeza visual
- Fotofobia y halos alrededor de las luces
- Náuseas y vómitos

Cómo fluye normalmente el humor acuoso

El *humor acuoso*, un líquido similar al plasma producido por el epitelio ciliar del cuerpo ciliar, fluye de la cámara posterior a la anterior a través de la pupila. Allí, fluye de manera periférica y se filtra a través de la red trabecular al conducto de Schlemm y, por último, a la circulación venosa.

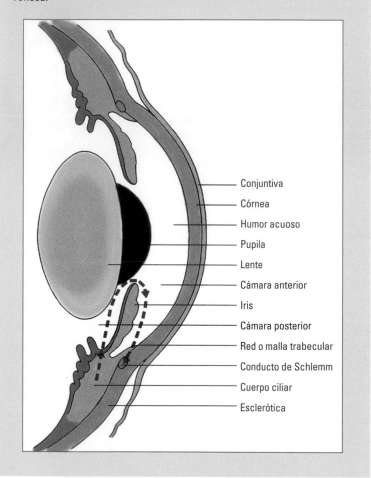

— Conjuntiva

— Córnea

— Humor acuoso

— Pupila

— Lente

— Cámara anterior

— Iris

— Cámara posterior

— Red o malla trabecular

— Conducto de Schlemm

— Cuerpo ciliar

— Esclerótica

Qué dicen las pruebas

- La tonometría (con un tonómetro de aplanamiento, Schiøtz, o neumático) mide la PIO y proporciona una referencia inicial.
- La lámpara de hendidura se usa para evaluar las estructuras anteriores del ojo, incluida la córnea, el iris y la lente.
- La gonioscopia determina el ángulo de la cámara anterior del ojo, y permite la diferenciación entre el glaucoma crónico de ángulo abierto y el glaucoma agudo de ángulo cerrado. El ángulo es normal en el

glaucoma crónico de ángulo abierto; sin embargo, en los pacientes ancianos que tienen glaucoma crónico de ángulo abierto también puede haber un cierre parcial del ángulo, por lo que coexisten ambas formas de glaucoma.

- La oftalmoscopia muestra el fondo, donde el acopamiento y la atrofia del disco óptico son evidentes en el glaucoma crónico de ángulo abierto. En el glaucoma agudo de ángulo cerrado hay un disco pálido.
- La perimetría establece la pérdida periférica de la visión en el glaucoma crónico de ángulo abierto. Las fotografías del fondo se emplean para valorar los cambios en el disco óptico.

Cómo se trata

Para el glaucoma de ángulo abierto, los pacientes reciben en un inicio bloqueantes β-adrenérgicos (como el timolol o el betaxolol), epinefrina o un inhibidor de la anhidrasa carbónica (como la acetazolamida) para reducir la PIO. El tratamiento farmacológico también incluye colirios mióticos, como la pilocarpina, para promover el flujo del humor acuoso. El tratamiento en general es de por vida, a menos que se realice una intervención quirúrgica.

Plan B

Los pacientes que no responden al tratamiento farmacológico pueden ser candidatos a la trabeculoplastia con láser de argón o a un procedimiento de filtrado llamado *trabeculectomía*, que confecciona una abertura para la salida del humor acuoso.

Acción de urgencia

En el glaucoma agudo de ángulo cerrado (una urgencia oftalmológica), el tratamiento farmacológico puede reducir la PIO. Cuando la presión disminuye, el paciente puede ser sometido a una iridotomía láser o una iridectomía periférica quirúrgica para mantener el flujo del humor acuoso de la cámara posterior a la anterior. La iridectomía alivia la presión al extirpar parte del iris para reestablecer el flujo del humor acuoso. El paciente por lo general es sometido a una iridectomía profiláctica unos pocos días después en el ojo normal.

El tratamiento farmacológico médico de urgencia incluye la acetazolamida para reducir la PIO, la pilocarpina para constreñir la pupila (lo que aleja el iris de las trabéculas y permite que el flujo salga) y el manitol i.v. (20 %) o la glicerina oral (50 %) para forzar al líquido del ojo al hacer hipertónica la sangre. El paciente con dolor grave puede requerir analgésicos opiáceos.

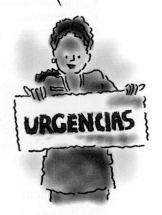

> El inicio del glaucoma agudo de ángulo cerrado por lo general es una urgencia oftalmológica.

> URGENCIAS

Qué hacer

- Para pacientes con glaucoma agudo de ángulo cerrado, administra medicamentos, según la necesidad, y prepáralos psicológicamente para una iridotomía láser o quirúrgica (para la atención del paciente quirúrgico véase "Iridectomía", p. 180, y "Trabeculectomía", p. 183).

- Evalúa a los pacientes. Asegúrate de que cumplen el régimen terapéutico y que realizan las pruebas de PIO con frecuencia. Enséñales cómo reconocer los signos y síntomas de una elevación de la PIO y cuándo buscar atención médica inmediata (véase *Consejos sobre enseñanza para el glaucoma*).

Desprendimiento de retina

En el desprendimiento de la retina, los planos retinianos se separan, creando un espacio subretiniano. Este espacio se llena de líquido, llamado *líquido subretiniano*. El desprendimiento de retina, por lo general, sólo compromete un ojo, pero puede afectar el otro ojo posteriormente. La fijación quirúrgica es casi siempre exitosa. Sin embargo, el pronóstico para una correcta visión depende del área retiniana afectada.

Qué lo causa

Los factores predisponentes incluyen miopía grave y cirugía de cataratas. Las causas más frecuentes son cambios degenerativos en la retina o el humor vítreo. Otras causas son:
- Traumatismo o inflamación
- Enfermedades sistémicas como diabetes mellitus
- Rara vez, retinopatía del prematuro o tumores

Fisiopatología

Cualquier desgarro u orificio en la retina permite que el humor vítreo se deslice entre los planos retinianos, separando la retina de su irrigación coroidea. El desprendimiento de retina también puede producirse por filtración de líquido en el espacio subretiniano o por tracción sobre la retina por bandas o membranas vítreas (véase *Sobre el desprendimiento de retina*, p. 193).

Qué buscar

Los síntomas de desprendimiento de retina incluyen:
- Moscas volantes
- Destellos de luces
- Pérdida de la visión repentina e indolora; descrita en ocasiones como una cortina que obstruye una parte del campo visual

Qué dicen las pruebas

- El examen oftalmoscópico a través de una pupila bien dilatada confirma el diagnóstico. En los desprendimientos graves, el examen muestra pliegues en la retina y un balonamiento del área.
- La oftalmoscopia indirecta también se emplea para buscar desgarros u orificios en la retina.
- La ecografía ocular puede ser necesaria si la lente es opaca o si el humor vítreo es nebuloso.

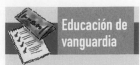

Educación de vanguardia

Consejos sobre enseñanza para el glaucoma

- Establece la importancia de un cumplimiento minucioso del tratamiento farmacológico prescrito para evitar el aumento de la PIO, que puede producir cambios en el disco y pérdida de la visión.
- Informa que la visión ya perdida no regresará, pero el tratamiento puede evitar una pérdida mayor.
- Explica al paciente la importancia del control del glaucoma para la detección temprana y la prevención. Recuerda que las personas de más de 35 años, en especial con antecedentes familiares de glaucoma, deben realizarse un examen tonométrico anual.

Mira con cuidado

Sobre el desprendimiento de retina

Las lesiones traumáticas y los cambios degenerativos causan desprendimientos de retina al permitir que el plano sensorial se separe del epitelio pigmentario retiniano. Lo anterior permite que el líquido (p. ej., del vítreo) se introduzca en el espacio entre el epitelio pigmentario retiniano y los conos y bastones del plano tisular.

La presión que se produce por el ingreso del líquido infla la retina hacia la cavidad vítrea y la separa de la circulación coroidea. Separada de su irrigación, la retina no puede funcionar. Sin una reparación rápida, el desprendimiento de retina puede terminar en una pérdida permanente de la visión.

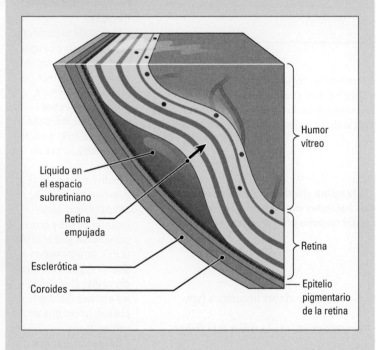

Humor vítreo

Líquido en el espacio subretiniano

Retina empujada

Esclerótica

Coroides

Retina

Epitelio pigmentario de la retina

Cómo se trata

Según el sitio y la gravedad del desprendimiento, el tratamiento puede incluir:

- Indicar descanso y sedación para restringir los movimientos oculares. Si la mácula del paciente está amenazada, colócale la cabeza de manera que el desgarro o el orificio estén por debajo del nivel del resto del ojo.
- Un orificio en la retina periférica puede tratarse con crioterapia, mientras que uno en la porción posterior puede tratarse con terapia láser.

- El desprendimiento de retina rara vez se cura de manera espontánea. La cirugía (incluido el moldeo de la esclerótica, la retinopexia neumática, la vitrectomía o una combinación de éstas) puede fijar la retina.

Qué hacer

- Proporciona apoyo emocional, porque el paciente puede estar comprensiblemente alterado por la pérdida de la visión.
- Coloca al paciente con la cara hacia abajo si se ha inyectado gas para mantener la presión sobre la retina.
- Evalúa al paciente. Con un tratamiento exitoso, la visión puede reestablecerse sin deterioro. El paciente debe realizar consultas postoperatorias según la indicación (véase *Consejos sobre enseñanza para el desprendimiento de retina*).

Retinopatías vasculares

Las *retinopatías vasculares* son trastornos no inflamatorios que aparecen por la alteración de la irrigación ocular. Los cuatro tipos diferentes de retinopatías vasculares son la oclusión de la arteria central de la retina, la oclusión de la vena central de la retina, la retinopatía diabética y la hipertensiva.

Respaldo de la arteria central

La oclusión de la arteria central de la retina en general produce ceguera permanente. Sin embargo, algunos pacientes experimentan la resolución espontánea a las pocas horas del tratamiento y vuelven a tener una visión parcial.

Qué las causan

La oclusión de la arteria central de la retina puede ser idiopática (sin causa conocida) o deberse a:

- Embolias, ateroesclerosis o infecciones (p. ej., la sífilis o la fiebre reumática)
- Afecciones que retrasan el flujo sanguíneo, como arteritis temporal, hemorragia masiva o bloqueo carotídeo por placas ateromatosas

En la misma vena

La oclusión de la vena central de la retina puede deberse a:

- Traumatismo o compresión externa de la vena de la retina
- Diabetes, flebitis, trombosis, ateroesclerosis, glaucoma, policitemia vera o hemoglobinopatías drepanocíticas

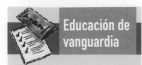

Educación de vanguardia

Consejos sobre enseñanza para el desprendimiento de retina

- Si el paciente va a ser sometido a cirugía láser, explícale que puede tener la visión borrosa varios días después.
- Muéstrale al paciente sometido a una cirugía de moldeo de la esclerótica cómo instilar el colirio de manera adecuada. Después de la operación, debe colocarse en la posición recomendada por el médico.
- Instruye al paciente que descanse y evite conducir, inclinarse, levantar pesos y otras actividades que afecten la PIO durante varios días después de la cirugía ocular. Desalienta las actividades que puedan hacer que se golpee el ojo.
- Revisa los síntomas de desprendimiento de retina, y enfatiza la necesidad de tratamiento inmediato.

Todo está en el nombre

Los nombres de los dos tipos de retinopatías vasculares indican sus causas. La retinopatía diabética se debe a la diabetes y la retinopatía hipertensiva puede deberse a una hipertensión prolongada.

Fisiopatología

La oclusión de la arteria central de la retina y la oclusión de la vena central de la retina se producen cuando se obstruye un vaso de la retina. La reducción del flujo causa déficit en la visión.

Disfunción diabética

La *retinopatía diabética* se produce por cambios en la microcirculación que ocurren en la diabetes. Estos cambios ocurren de manera abrupta en la diabetes mal controlada. La retinopatía diabética puede ser proliferativa o no proliferativa; la proliferativa produce nuevos vasos sanguíneos frágiles (neovascularización) en el disco y otros sitios del fondo.

Estragos de la hipertensión

En la *retinopatía hipertensiva*, la hipertensión prolongada produce vasoespasmo retiniano y el daño y estrechamiento consecuente de la luz arteriolar.

Qué buscar

Los signos y síntomas de las retinopatías vasculares dependen de la causa:

- *Oclusión de la arteria central de la retina:* pérdida de la visión unilateral (parcial o total), repentina y no dolorosa, que no cede; posteriormente puede haber episodios pasajeros de pérdida de la visión unilateral.
- *Oclusión de la vena central de la retina:* reducción de la agudeza visual indolora excepto cuando se debe a glaucoma neovascular (proliferación descontrolada de vasos sanguíneos).
- *Retinopatía diabética:* en la forma no proliferativa puede no haber signos ni síntomas, pero puede haber pérdida de la agudeza visual central y reducción de la visión nocturna por filtración de líquido en la región macular; en la forma proliferativa, hay pérdida repentina de la visión por hemorragia vítrea, distorsión macular o desprendimiento de la retina por formación de tejido tisular.
- *Retinopatía hipertensiva:* los signos y síntomas dependen del sitio de la retinopatía (p. ej., visión borrosa si está cerca de la mácula).

Qué dicen las pruebas

Los estudios dependen del tipo de retinopatía vascular (véase *Pruebas diagnósticas para las retinopatías vasculares*, p. 196).

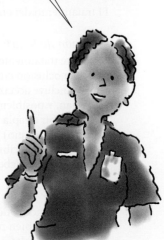

Los síntomas y las pruebas para las retinopatías vasculares dependen del tipo de trastorno.

Pruebas diagnósticas para las retinopatías vasculares

En las retinopatías vasculares, las pruebas diagnósticas varían según el tipo de retinopatía: oclusión de la arteria central de la retina, oclusión de la vena central de la retina, retinopatía diabética o retinopatía hipertensiva.

Oclusión de la arteria central de la retina

• La oftalmoscopia (directa o indirecta) muestra bloqueo de las arteriolas de la retina durante un ataque transitorio.
• El examen de retina dentro de las 2 h del inicio muestra aglomeraciones o segmentación en la arteria. Luego se ve una retina blanquecina alrededor del disco debido a edema y necrosis de las células ganglionares causados por la menor irrigación. Además, se puede ver una mancha rojo cereza que permanece durante varias semanas.
• Los estudios Doppler color evalúan la oclusión carotídea sin necesidad de arteriografía.

Oclusión de la vena central de la retina

• La oftalmoscopia (directa o indirecta) muestra la presencia de hemorragias en llama o en astilla, engrosamiento de la vena de la retina, parches blancos entre las hemorragias y edema alrededor del disco.
• Los estudios Doppler color confirman o descartan la oclusión de los vasos sanguíneos.
• La angiografía con fluoresceína se usa para confirmar el diagnóstico.

Retinopatía diabética

• El examen oftalmoscópico indirecto muestra cambios en la retina, como microaneurismas (cambio más temprano), hemorragias retinianas y edema, dilatación venosa, exudados lipídicos, bandas fibrosas en el vítreo, crecimiento de nuevos vasos sanguíneos e infarto del plano nervioso.
• La angiografía con fluoresceína muestra filtración de fluoresceína por los vasos sanguíneos de paredes finas y microaneurismas "iluminados", que son diferentes de las hemorragias verdaderas.

Retinopatía hipertensiva

• La oftalmoscopia (directa o indirecta) en etapas tempranas muestra depósitos brillantes, hemorragias en llama o en astillas, apariencia de alambre de plata en las arteriolas, y cortes en las venas donde cruzan las arterias (cortes arteriovenosos). En las etapas tardías, esta prueba muestra parches algodonosos, exudados lipídicos, edema de la retina, edema de papila por isquemia e insuficiencia capilar, hemorragias y microaneurismas en ambos ojos.

Cómo se trata

El tratamiento depende de la causa de la retinopatía.

Oclusión de la arteria central de la retina

No existe tratamiento conocido, aunque el médico puede intentar solucionar la oclusión en la circulación periférica. Para reducir la PIO, la terapia incluye acetazolamida, masaje ocular con un gonioscopio tipo Goldman, y posiblemente paracentesis de la cámara anterior. El paciente puede recibir terapia de inhalación de carbógeno (95 % oxígeno y 5 % de dióxido de carbono) para mejorar la oxigenación de la retina. El paciente también puede recibir tratamiento inhalatorio una vez por hora durante 48 h, por lo que debe ser hospitalizado para recibir un control cuidadoso.

Oclusión de la vena central de la retina

La administración de anticoagulantes es el tratamiento de elección. El médico también puede recomendar la fotocoagulación láser para pacientes con falta de perfusión capilar diseminada para reducir el riesgo de glaucoma neovascular.

Retinopatía diabética

El tratamiento incluye controlar la concentración de glucosa del paciente y la fotocoagulación láser para cauterizar los vasos sanguíneos débiles y permeables. Si se produce una hemorragia del vítreo cuando uno de esos vasos se rompe y no se absorbe en 3-6 meses, el paciente puede ser sometido a una vitrectomía para restablecer parcialmente la visión.

Retinopatía hipertensiva

El tratamiento consiste en controlar la presión arterial del paciente.

Qué hacer

- Gestiona una evaluación oftalmológica inmediata si el paciente consulta por una pérdida unilateral de la visión. Una postergación en el tratamiento puede terminar en una ceguera permanente.
- Administra acetazolamida i.m. o i.v. según la necesidad. Durante la terapia de inhalación, valora las constantes vitales de forma cuidadosa y suspéndela si la presión arterial fluctúa marcadamente o si el paciente presenta arritmias o se desorienta. Controla la presión arterial si el paciente se queja de cefaleas occipitales o visión borrosa.
- Evalúa al paciente. Después de una terapia exitosa, el paciente con una enfermedad crónica debe ser controlado, según indicación, y debe respetar el régimen terapéutico.
- Un paciente con diabetes debe comprender la necesidad de mantener estable la concentración de glucosa en sangre.
- Un paciente con hipertensión debe mantener la presión arterial en el rango seguro.
- Si la visión empeora, el paciente debe buscar atención médica inmediata y respetar las indicaciones de seguridad para evitar lesiones (véase *Consejos sobre enseñanza para las retinopatías vasculares*).

Retirar los obstáculos

- Mantén un entorno seguro para todo paciente con deterioro de la visión, y enséñale cómo hacer que su casa sea segura (p. ej., retirando los obstáculos y superficies duras).

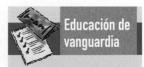

Consejos sobre enseñanza para las retinopatías vasculares

- Alienta al paciente a cumplir con la dieta prescrita, el ejercicio y los regímenes de medicación para disminuir el riesgo de retinopatía diabética.
- Aconseja al paciente que se realice exámenes oftálmicos regulares.
- Para el paciente con retinopatía hipertensiva, destaca la importancia de respetar la terapia antihipertensiva.

Preguntas de autoevaluación

1. Los conos son principalmente responsables de ver:
   A. Luz
   B. Sombras de grises
   C. Formas
   D. Colores

Respuesta: D. Los conos son responsables del reconocimiento del color y se encuentran en la fóvea central.

2. Puede hallarse una opacidad de la lente que se desarrolla gradualmente cuando el paciente tiene:

    A. Cataratas
    B. Glaucoma
    C. Abrasión de la córnea
    D. Retinopatía vascular

Respuesta: A. Una opacidad de la lente que se desarrolla gradualmente es una característica de las cataratas.

3. Un paciente consulta por inflamación y dolor unilateral, presión en un ojo, visión borrosa con reducción de la agudeza visual, ver halos alrededor de las luces y vómitos. Lo más probable es que el paciente tenga:

    A. Glaucoma agudo de ángulo cerrado
    B. Glaucoma crónico de ángulo abierto
    C. Cataratas
    D. Desprendimiento de retina

Respuesta: A. Estos signos y síntomas son característicos del glaucoma agudo de ángulo cerrado.

4. La causa más frecuente de desprendimiento de retina es:

    A. Diabetes mellitus
    B. Tumores cerebrales
    C. Cambios degenerativos en la retina o el vítreo
    D. Traumatismos

Respuesta: C. Los cambios degenerativos son la causa más frecuente del desprendimiento de retina.

5. ¿Qué afirmación sobre el glaucoma crónico de ángulo abierto *no* es verdadera?

    A. Se produce por una sobreproducción de humor acuoso u obstrucción del flujo a través de la malla trabecular
    B. No es familiar
    C. Se produce por la obstrucción del flujo de salida del humor acuoso por ángulos anatómicamente estrechos entre la cara anterior del iris y la superficie posterior de la córnea
    D. Afecta al 90% de los pacientes con glaucoma

Respuesta: C. El glaucoma agudo de ángulo cerrado (no el glaucoma crónico de ángulo abierto) se produce por la obstrucción del flujo de salida del humor acuoso por ángulos estrechos entre la cara anterior del iris y la superficie posterior de la córnea.

Puntuación

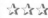 Si respondiste las cinco preguntas correctamente, ¡increíble! Tu conocimiento sobre los trastornos oculares es de 20/20.

Si contestaste tres o cuatro preguntas de manera acertada, ¡buen trabajo! Tienes un profundo conocimiento de los trastornos oculares.

Si respondiste menos de tres preguntas correctamente, ¡sin lágrimas! Enfócate en el capítulo y trata de nuevo.

Bibliografía

Retinal vein occlusion. (2015). En: Epocrates Essentials for Apple iOS [Mobile application software]. Tomado de: https://online.epocrates.com/u/2934959/Retinal+vein+occlusion

Capítulo 8

Trastornos otorrinolaringológicos

Objetivos

En este capítulo aprenderás:

◆ Las estructuras y funciones del oído, la nariz y la garganta

◆ Técnicas para evaluar los oídos, la nariz y la garganta

◆ Los diagnósticos de enfermería apropiados para los trastornos otorrinolaringológicos

◆ Los trastornos y tratamientos otorrinolaringológicos más frecuentes

Una mirada a los trastornos otorrinolaringológicos

Debido a que los trastornos de oídos, nariz y garganta (otorrinolaringológicos) pueden causar dolor y deterioro grave de las capacidades de un paciente para comunicarse, requieren una evaluación de enfermería cuidadosa y, en muchos casos, recomendaciones para el seguimiento. Por ejemplo, puedes tener que derivar a un paciente con pérdida de la audición a un especialista en audiología para posterior evaluación o a uno con rinitis al médico para pruebas de hipersensibilidad.

Anatomía y fisiología

Para realizar una exploración física precisa, tienes que entender la anatomía y la fisiología del oído, la nariz y la garganta. Echémosle un vistazo a cada una de ellas.

Oído

El oído, un órgano sensorial, permite escuchar y mantener el equilibrio. Se divide en tres partes: el oído externo, el medio y el interno.

Una mirada al oído

Utiliza esta ilustración para revisar las estructuras del oído.

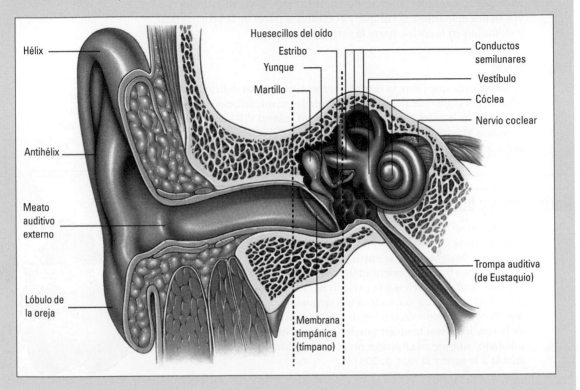

- Hélix
- Antihélix
- Meato auditivo externo
- Lóbulo de la oreja
- Huesecillos del oído
  - Estribo
  - Yunque
  - Martillo
- Membrana timpánica (tímpano)
- Conductos semilunares
- Vestíbulo
- Cóclea
- Nervio coclear
- Trompa auditiva (de Eustaquio)

Comencemos por afuera

El oído externo está compuesto por la oreja cartilaginosa cubierta de piel (pabellón auditivo) y el conducto auditivo externo. La membrana timpánica (tímpano) separa el oído externo del oído medio en la porción proximal del conducto auditivo.

Tres en el medio

El oído medio, una pequeña cavidad llena de aire en el hueso temporal, contiene tres pequeños huesos: el martillo, el yunque y el estribo.

En el laberinto interior

Esta cavidad lleva al oído interno, un laberinto óseo y membranoso que contiene el vestíbulo, los canales semilunares (el aparato vestibular) y la cóclea (véase *Una mirada al oído*).

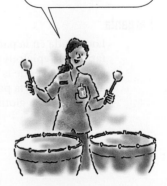

Las ondas sonoras impactan contra la membrana timpánica, que comienza las vibraciones.

Cómo oímos

La oreja recoge las ondas sonoras y las canaliza hacia el conducto auditivo. Ahí, las ondas chocan con la membrana timpánica, la cual vibra y hace que el manubrio del martillo también vibre. Estas vibraciones viajan por el martillo, el yunque y el estribo, a través de la ventana oval y el líquido en la cóclea, hacia la ventana redonda.

Pelos auditivos

La membrana que cubre la ventana redonda sacude las delicadas células ciliadas del órgano de Corti, que estimula las terminaciones sensoriales del ramo coclear del nervio acústico (nervio craneal VIII). El nervio envía impulsos al área auditiva del lóbulo temporal del cerebro, que las interpreta como sonidos.

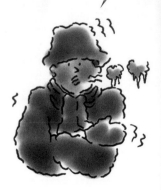

Seguro, oler es importante, pero la nariz también ayuda a mantener tibio el aire inhalado, ¡lo que es muy importante en este momento!

Nariz, senos y boca

La *nariz* no sólo es el órgano sensorial para el olfato, sino que también calienta, filtra y humidifica el aire inhalado. Los senos son cavidades huecas llenas de aire que se encuentran en los huesos faciales e incluyen los senos frontales, esfenoidales, etmoidales y maxilares. La misma mucosa recubre los senos y la cavidad nasal. En consecuencia, los mismos virus y bacterias que causan infecciones de las vías respiratorias superiores también infectan los senos. Además de ayudar a la resonancia de la voz, los senos también pueden calentar, humidificar y filtrar el aire inhalado, aunque esta función no se ha definido firmemente (véase *Una mirada a la nariz y la boca*, p. 203).

Bien abierta

Los labios rodean la boca por delante. El paladar blando y la úvula (un pequeño músculo en forma de cono cubierto por mucosa que cuelga del paladar blando) es el límite posterior. La mandíbula, que está cubierta por tejido blando móvil, forma el suelo de la boca; el paladar duro y el blando forman el techo de la boca.

Garganta

Localizada en la parte anterior del cuello, la garganta incluye la faringe, la epiglotis y la laringe (caja de resonancia). Los alimentos viajan a través de la faringe en dirección al esófago, mientras que el aire se transporta por ella hasta la laringe. La epiglotis deriva el material fuera de la glotis durante la deglución y ayuda a prevenir la broncoaspiración.

Una mirada a la nariz y la boca

Estas ilustraciones muestran las estructuras anatómicas de la nariz y la boca.

Nariz y boca

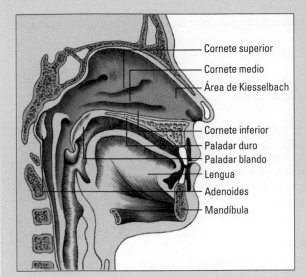

- Cornete superior
- Cornete medio
- Área de Kiesselbach
- Cornete inferior
- Paladar duro
- Paladar blando
- Lengua
- Adenoides
- Mandíbula

Boca y bucofaringe

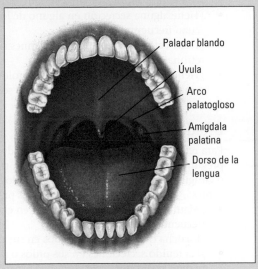

- Paladar blando
- Úvula
- Arco palatogloso
- Amígdala palatina
- Dorso de la lengua

Qué restringe la laringe

Al hacer vibrar el aire exhalado a través de las cuerdas vocales, la laringe produce sonidos. Los cambios en la longitud de las cuerdas vocales y la presión del aire afectan el timbre y la intensidad de la voz. La laringe también estimula el reflejo vital de la tos cuando un cuerpo extraño toca su mucosa sensible. La función más importante de la laringe es actuar como pasaje entre la laringe y la tráquea.

Valoración inicial

Ahora que te has familiarizado con la anatomía y la fisiología de los oídos, la nariz y la garganta, estás listo para evaluarlos.

Anamnesis

Antes de la entrevista, establece si el paciente escucha bien. Si no, emplea la técnica preferida por el paciente para comunicarse.

Estado de salud actual

Documenta el motivo principal de consulta del paciente con sus propias palabras. Hazle preguntas relevantes, a saber:

- ¿Ha notado recientemente alguna diferencia en la audición en uno o ambos oídos?
- ¿Le duele el oído?, ¿de un solo lado o de ambos?
- ¿Tiene alguna secreción en alguno de los oídos?, ¿de qué color es?, ¿cuán frecuente es?
- ¿Tiene cefaleas frecuentes, secreciones nasales (rinorrea) o goteo retronasal?
- ¿Tiene sangrado nasal frecuente o prolongado, dificultades para tragar o masticar, ronquera o cambios en el sonido de su voz?

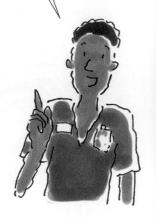

Si el paciente lee los labios, míralo de frente y háblale de forma clara durante tu evaluación.

Estado de salud previo

Para recolectar información sobre la salud otorrinolaringológica pasada pregunta sobre hospitalizaciones previas, tratamientos farmacológicos o cirugías por trastornos otorrinolaringológicos u otras alteraciones relevantes. Además, asegúrate de hacer estas preguntas:

- ¿Alguna vez tuvo un traumatismo en el oído?, ¿sufre de infecciones frecuentes en el oído?
- ¿Escucha campanitas o crujidos en sus oídos?
- ¿Ha tenido secreciones en sus oídos o problemas de equilibrio, mareos o vértigo?
- ¿Ha tenido infecciones o dolor en los senos, alergias que le causen problemas para respirar o sensación de que la garganta se le cierra?
- ¿Utiliza algo para limpiar sus oídos, como hisopos?

Estado de salud de la familia

A continuación, pregunta al paciente sobre posibles trastornos otorrino-laringológicos familiares. Pregúntale si alguien de su familia ha tenido problemas de audición, de los senos o nasales.

Patrones de estilo de vida

Explora los hábitos diarios del paciente que puedan afectar los oídos, la nariz y la garganta y hazle estas preguntas:

- ¿Trabaja con equipamiento ruidoso, como prensas, pistolas de aire o aviones? Si es así, ¿usa protectores acústicos?
- ¿Escucha música en un volumen alto con audífonos?
- ¿Fuma o masca tabaco, usa cocaína o bebe alcohol? En caso afirmativo, ¿cuánto?

Exploración física

Se utilizan principalmente la inspección y la palpación para evaluar los oídos, la nariz y la garganta. Si es apropiado, también se realiza un examen otoscópico.

Inspección y palpación de las orejas

Examina el color y el tamaño de las orejas. Deben tener formas similares, el mismo color que la cara, ser proporcionadas con la cabeza y estar emplazadas simétricamente. Busca secreciones, nódulos y lesiones. El cerumen (cera del oído) es habitual y varía de gris-amarillento a ligeramente marrón o negro.

Palpa hasta la apófisis

Palpa el oído externo, incluido el pabellón auditivo y el trago, y luego la apófisis mastoidea para descubrir áreas de dolor, edema, nódulos o lesiones. Después, tracciona con suavidad el hélix hacia atrás para determinar si el paciente siente dolor espontáneo a la manipulación.

Examen otoscópico

Antes de examinar el conducto auditivo y la membrana timpánica, familiarízate con la función del otoscopio (véase *Uso del otoscopio*, p. 206).

Evaluación de la nariz

Inspecciona la nariz respecto de su posición en la línea media y su proporción con otros rasgos faciales. Para evaluar la simetría facial, pídele al paciente que incline la cabeza hacia atrás; luego observa la posición del tabique nasal. El tabique debe estar alineado con el puente de la nariz. Con la cabeza en esa posición, usa un espéculo nasal para inspeccionar los cornetes medios e inferiores, el tabique y la mucosa. Observa el color de la mucosa, busca signos de sangrado y el color y las características de las secreciones. La mucosa nasal por lo general es más rojiza que la bucal. Identifica anomalías como pólipos.

Pálpame con suavidad...

A continuación, palpa la nariz en busca de áreas de dolor espontáneo o a la manipulación, edema y deformaciones. Evalúa la permeabilidad de las narinas (orificios nasales) ocluyendo una con tu dedo y haciendo que el paciente exhale por la otra.

Uso del otoscopio

Así se emplea el otoscopio para examinar los oídos.

Introducción del espéculo

Antes de introducir el espéculo en el oído del paciente, endereza el conducto traccionando de la oreja hacia arriba y hacia atrás en un adulto, como se muestra en la imagen, o hacia abajo y hacia atrás en un niño.

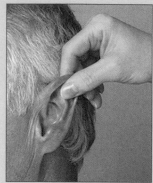

Colocación del otoscopio

Para examinar el conducto auditivo externo, sostén el otoscopio con el mango paralelo a la cabeza del paciente, como se muestra a la derecha. Apoya tu mano con firmeza contra la cabeza del paciente para no golpear el conducto con el espéculo.

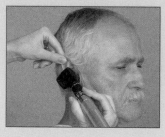

Observación de las estructuras

Introduce con suavidad el espéculo para inspeccionar el conducto y la membrana timpánica. Una vez colocado de manera adecuada el otoscopio, debes ver las estructuras de la membrana timpánica, como se muestra abajo. La membrana timpánica debe ser transparente, gris perlada y brillante. El anillo debe ser blanco y más denso que el resto de la membrana.

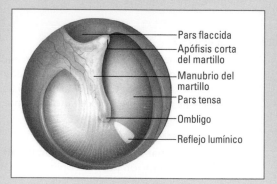

- Pars flaccida
- Apófisis corta del martillo
- Manubrio del martillo
- Pars tensa
- Ombligo
- Reflejo lumínico

Evaluación de los senos

Para evaluar los senos paranasales, inspecciona, palpa y percute los senos frontales y maxilares (los senos etmoidales y esfenoidales yacen bajo los cornetes superiores y medios de las paredes nasales laterales y no pueden ser evaluados). Para evaluar los senos frontales y maxilares, primero observa la superficie cutánea externa y el lado de la nariz en busca de inflamación o edema. Después palpa y percute los senos (véase *Palpación de los senos maxilares*, p. 207). Si la nariz y los senos requieren una evaluación más extensa, usa las técnicas de inspección directa y de transiluminación. Esta última se realiza cuando una luz se coloca contra los senos. Por lo general, aparece un resplandor rojizo. Cuando se bloquea con moco, la luz no puede pasar al seno y éste aparece opaco.

Palpación de los senos maxilares

Para palpar los senos maxilares, oprime con suavidad empleando tus pulgares a cada lado de la nariz justo debajo de los huesos de las mejillas, como se muestra aquí. La ilustración también muestra la localización de los senos frontales.

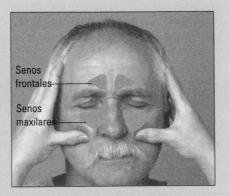

Senos frontales

Senos maxilares

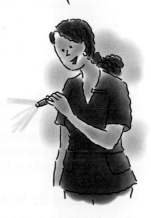

Necesitarás un depresor lingual y una luz brillante para inspeccionar la mucosa bucal.

Evaluación de la boca y la garganta

Utiliza la inspección y la palpación para evaluar la boca y la garganta. Primero, inspecciona los labios del paciente. Deben ser rosados, húmedos, simétricos y sin lesiones. Emplea un depresor lingual o abatelenguas y una luz brillante para inspeccionar la mucosa bucal. Haz que el paciente abra la boca; después, coloca el depresor lingual sobre el dorso de la lengua. La mucosa bucal debe ser rosada, lisa, húmeda y estar libre de lesiones y olores extraños.

Más allá de los dientes y las encías

Posteriormente, observa las encías (*gingiva*). Deben ser rosadas y húmedas, y sus bordes deben estar definidos en cada diente. Inspecciona los dientes, su número, estado y si faltan o tienen coronas.

Próxima parada, la lengua

Ahora, inspecciona la lengua. Debe estar en la línea media, ser húmeda, rosada y estar libre de lesiones. Se debe mover con facilidad en todas las direcciones, y yacer recta en el frente cuando está en reposo.

Úvula, bucofaringe y amígdalas

Inspecciona la parte posterior de la garganta (bucofaringe) pidiéndole al paciente que abra la boca mientras iluminas con la linterna la úvula y el paladar. Puedes requerir un depresor lingual en la boca para bajar la lengua. La úvula y la bucofaringe deben ser rosadas y húmedas, sin inflamación ni exudados. Las amígdalas deben ser rosadas y no deben estar hipertrofiadas. Dile al paciente que diga "Ahhh". Observa los movimientos del paladar blando y la úvula. La úvula debe encontrarse en la línea media.

Palpación

Finalmente, palpa los labios, la lengua y la bucofaringe empleando guantes. Observa tumores, depresiones, úlceras o edema en los labios o la lengua. Evalúa el reflejo nauseoso tocando con suavidad la parte posterior de la faringe con un hisopo o el depresor lingual. Esto debe producir una respuesta bilateral.

Pruebas diagnósticas

Los estudios para determinar la presencia de trastornos otorrinolaringológicos deben provocarle pocas molestias al paciente. Estos estudios incluyen pruebas auditivas sistemáticas, audiométricas y de cultivo.

Pruebas auditivas sistemáticas

Varios estudios pueden ayudarte a determinar la pérdida de la audición. El primer estudio, la prueba de la voz, es un método burdo y debe utilizarse junto con otras pruebas auditivas sistemáticas. Dos de éstas son la de Weber y la de Rinne, que ayudan a detectar la pérdida de la audición conductiva o neurosensorial.

Prueba de la voz

Para la prueba de la voz, haz que el paciente se tape un oído con el dedo. Prueba el otro oído parándote detrás del paciente a una distancia de 30-60 cm y susurrando una palabra o una frase. Un paciente con una agudeza auditiva normal debe ser capaz de repetir la palabra susurrada.

Prueba de Weber

La prueba de Weber evalúa la conducción ósea. Realiza el estudio colocando un diapasón en el centro de la parte superior de la cabeza o en la frente del paciente. El paciente debe percibir el sonido igual en ambos oídos.

Lateral indica una pérdida

Si un paciente tiene una pérdida de la audición conductiva, el sonido se lateralizará hacia el oído con la pérdida conductiva, porque el sonido se conduce de forma directa a través del hueso del oído. Con la pérdida de la audición neurosensorial en un oído, el sonido se lateraliza hacia el oído con el deterioro, ya que el daño nervioso de ese oído impide la audición.

Negativo es normal

Documenta la prueba de Weber como normal cuando registras una lateralización negativa del sonido (o sea, el sonido es oído con igual volumen en ambos oídos).

Prueba de Rinne

La prueba de Rinne compara la conducción ósea con la conducción aérea en ambos oídos. Para esto, golpea el diapasón contra tu mano y colócalo sobre la apófisis mastoidea del paciente. Pídele que te diga cuándo se detiene el sonido, y registra el tiempo en segundos.

Sintonización

A continuación, mueve el diapasón a sus meatos auditivos sin tocar la oreja. Pídele que te diga cuándo se detiene el sonido. Registra el tiempo en segundos (véase *Posición del diapasón*).

El paciente debe oír el tono conducido por el aire dos veces más tiempo que el tono conducido por el hueso. Si no escucha el tono conducido por el aire más tiempo que el conducido por el hueso, tiene una pérdida de la audición conductiva en el oído afectado.

> Pídele al paciente que te diga cuándo se detiene el sonido, y registra el tiempo en segundos.

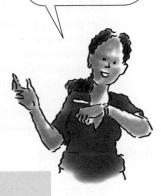

Posición del diapasón

Estas ilustraciones muestran cómo sostener el diapasón para estudiar la audición del paciente. Asegúrate de realizar la prueba de Rinne después de la de Weber.

Prueba de Weber
Con el diapasón vibrando suavemente, pon el vástago del diapasón en la frente del paciente en la línea media o en la parte superior de la cabeza, como se muestra en la figura.

Prueba de Rinne
Golpea el diapasón contra tu mano y luego colócalo detrás de la oreja del paciente, tal como se muestra. Una vez que el paciente te dice que el sonido se ha detenido, mueve el diapasón al meato auditivo.

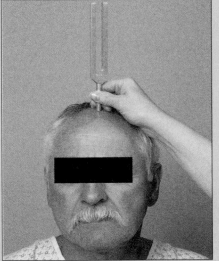

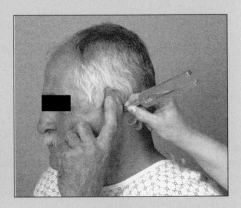

Pruebas audiométricas

Las pruebas audiométricas incluyen la de inmitancia acústica (impedanciometría) y la audiometría tonal pura. Los audiólogos realizan estas pruebas para confirmar la pérdida de la audición.

Pruebas de inmitancia acústica (impedanciometría)

Las pruebas de inmitancia ayudan a diagnosticar los trastornos del oído, las lesiones en los nervios craneales VII (facial) y VIII (acústico) y la disfunción de la trompa auditiva. También ayudan a verificar una fístula en el laberinto e identificar la pérdida no orgánica de la audición. Las pruebas de inmitancia acústica evalúan el funcionamiento del oído medio midiendo el flujo de la energía sonora en el oído (admitancia) y la oposición a ese flujo (impedancia). Estas pruebas incluyen la timpanometría y la prueba del reflejo acústico.

Resistencia creciente

La *timpanometría* es la medición indirecta de la movilidad (elasticidad) y la impedancia (resistencia de la membrana timpánica y los huesecillos del oído medio). Se realiza sometiendo el conducto auditivo externo y la membrana timpánica a presiones positivas y negativas.

Eso es intenso…

La prueba del reflejo acústico mide los cambios en la admitancia producidos por la contracción de los músculos estapedios cuando responden a un sonido intenso. La estimulación en un oído causa una reacción en ambos oídos.

Consideraciones de enfermería
- Instruye al paciente para que no se mueva, hable o trague mientras semide la admitancia.
- Explícale que no debe sobresaltarse durante la medición de los reflejos producidos por sonidos fuertes.
- Dile al paciente que informe molestias o mareos (que rara vez se presentan).
- Explícale que la sonda forma un sello hermético en el conducto auditivo y que puede causar molestias, pero que no dañará su oído.

Audiometría tonal pura

La audiometría tonal pura se realiza con un audiómetro en una cabina insonorizada y proporciona un registro de los umbrales (la menor intensidad) en los que un paciente puede oír un conjunto de sonidos de prueba a través de audífonos o un vibrador para la conducción ósea. La comparación entre la conducción aérea y la ósea puede ayudar a identificar una pérdida de la audición conductiva, neurosensorial o mixta, pero no indica la causa de la pérdida.

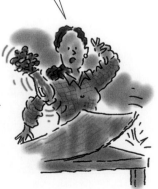

Dile al paciente que no debe sobresaltarse durante la medición de los reflejos producidos por sonidos fuertes. ¡Aunque es más fácil decirlo que hacerlo!

Consideraciones de enfermería

- Asegúrate de que el paciente no ha sido expuesto a sonidos inusualmente fuertes en las últimas 16 h.
- Para las pruebas de conducción ósea, retira los audífonos y coloca el vibrador sobre la apófisis mastoidea del oído con la mejor audición (la oreja no debe tocar el vibrador).
- Es importante que el conducto auditivo esté libre de cerumen antes de comenzar con las pruebas audiométricas.

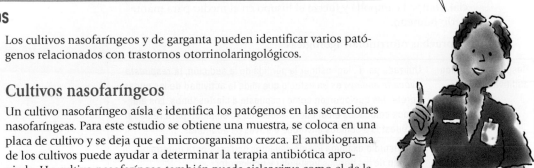

Verifica que el paciente no haya sido expuesto a sonidos inusualmente fuertes en las últimas 16 h.

Cultivos

Los cultivos nasofaríngeos y de garganta pueden identificar varios patógenos relacionados con trastornos otorrinolaringológicos.

Cultivos nasofaríngeos

Un cultivo nasofaríngeo aísla e identifica los patógenos en las secreciones nasofaríngeas. Para este estudio se obtiene una muestra, se coloca en una placa de cultivo y se deja que el microorganismo crezca. El antibiograma de los cultivos puede ayudar a determinar la terapia antibiótica apropiada. Un cultivo nasofaríngeo también puede aislar virus como el de la influenza A/B.

Consideraciones de enfermería

- Pregunta al paciente si tiene tos antes de comenzar a recoger la muestra. Después, haz que se siente con la cabeza inclinada hacia atrás.
- Con una linterna y un abatelenguas (depresor lingual), inspecciona la región nasofaríngea.
- Posteriormente, pasa con suavidad un hisopo estéril por la narina hacia la nasofaringe, pero mantén el hisopo cerca del espéculo y el suelo de la nariz. Rota el hisopo con rapidez y retíralo.
- Ten cuidado de no lesionar la mucosa nasal y provocar sangrado.

Cultivos de garganta

Un cultivo de garganta aísla e identifica principalmente estreptococos β-hemolíticos del grupo A (*Streptococcus pyogenes*). *Es posible que lo conozcas como una "prueba rápida para estreptococos".* Esto permite el tratamiento temprano de la faringitis y puede ayudar a evitar las consecuencias, como la cardiopatía reumática y la glomerulonefritis. Un cultivo de garganta también permite identificar otros patógenos.

Aísla e identifica

Este estudio implica el hisopado de la garganta, sembrar una placa de cultivo y permitir que el microorganismo crezca para poder aislar e identificar los patógenos.

Consideraciones de enfermería

- Antes de comenzar con la antibioticoterapia, obtén la muestra de la garganta. Con el paciente sentado, dile que incline la cabeza hacia atrás y cierre los ojos. Con la garganta bien iluminada, busca áreas inflamadas con un depresor lingual.
- A continuación, usa un hisopo para tomar muestras del área amigdalina de cada lado, incluidos los sitios inflamados o purulentos. No toques la lengua, las mejillas ni los dientes con el hisopo.
- Por último, deberás colocar el hisopo en el medio de cultivo. Si estás empleando un sistema de recolección y transporte estéril comercial, rompe la ampolla y fuerza el hisopo en el medio para mantenerlo húmedo.

Otras pruebas otorrinolaringológicas:

Respuesta evocada auditiva	Utilizada para diagnosticar la pérdida de la audición, la *respuesta evocada auditiva* es un estudio que mide la actividad de las ondas cerebrales que ocurren como respuesta a ciertos tonos. Los electrodos colocados en el cuero cabelludo se emplean para registrar respuestas a sonidos enviados a través de audífonos.
Electronistagmografía	Este estudio examina los movimientos oculares para determinar la función de los nervios vestibular y oculomotor.
Pruebas cutáneas para alergias	La prueba para alergias, conocida desde 1860, se realiza con un punzón o una lanceta en la piel. Se introduce una pequeña cantidad de alérgenos sobre la superficie de la piel. Se observa unos minutos; si existe una alergia, se obtendrá una reacción.

Tratamientos

Aquí damos información práctica sobre los fármacos y los procedimientos quirúrgicos utilizados con mayor frecuencia para tratar los trastornos otorrinolaringológicos.

Tratamiento farmacológico

Los fármacos utilizados para tratar los trastornos otorrinolaringológicos incluyen antihistamínicos y descongestivos, así como antiifecciosos y corticoesteroides. La vía de administración depende del trastorno:
- La vía nasal se emplea para aliviar la rinitis estacional o perenne y la congestión nasal.
- La vía sistémica se utiliza para aliviar la inflamación y la congestión nasal, así como para tratar las infecciones.
- La ótica es la vía de elección para tratar infecciones del oído externo, la extracción de cerumen, el dolor por otitis media y la inflamación del oído externo. Instruye al paciente que utiliza gotas para los oídos para que se quede con el lado afectado hacia arriba durante 15 min para promover la absorción.

Cirugía

El tratamiento quirúrgico de los trastornos otorrinolaringológicos incluye el procedimiento de Caldwell-Luc, la amigdalectomía y la adenoidectomía.

Procedimiento de Caldwell-Luc

El *procedimiento de Caldwell-Luc* es un abordaje del seno maxilar que permite la visualización del antro, promueve el drenaje del seno y posibilita el acceso a los senos infectados cuando el abordaje intranasal no es viable debido a la supuración o la inflamación. En general se utiliza para tratar la sinusitis crónica que no responde a otro tratamiento. Este procedimiento también detiene la epistaxis persistente, proporciona una muestra de tejido para análisis histológico y complementa a otros tratamientos, como la etmoidectomía.

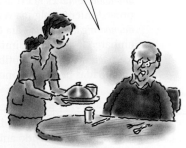

> Hasta que la herida cicatrice, ofrécele al paciente comidas que no requieran masticar mucho.

Preparación del paciente

Antes del procedimiento, sigue estos pasos:
- Dile al paciente que es normal el edema de la mejilla y el adormecimiento u hormigueo en el labio superior.
- Explícale que el seno maxilar y la nariz pueden requerir taponamiento. Hazle saber que el taponamiento nasal se retirará a las 24 h y el del antro después de 48-72 h.

Control y cuidados posteriores

Inmediatamente después de la cirugía, sigue estos pasos:
- Verifica si hay edema facial y aconseja al paciente que informe si hay reacciones adversas, como parestesias en el labio superior.
- Si el paciente tiene un taponamiento colocado, dile cuánto tiempo pasará antes de que el médico lo retire. Si tiene un drenaje para irrigación, ayúdalo con el método y dile que la sonda o catéter se retirará en 3 o 4 días.
- Evalúa la boca del paciente con frecuencia en busca de sangrado.
- Recuérdale que no toque la herida con la lengua o el dedo.
- Si el paciente emplea dentadura postiza, dile que no coloque la placa superior por 2 semanas. Además, adviértele que no se lave los dientes, sino que se enjuague la boca con cuidado utilizando solución salina tibia o un enjuague bucal diluido.
- Hasta que la herida cicatrice, debe evitar las comidas que requieran masticar demasiado.

Instrucciones para la atención domiciliaria

Antes del alta, dile al paciente que:
- Es esperable cierto grado de secreciones por la nariz unos días después de la cirugía y que registre la cantidad, el color y el olor.
- Llame al médico si observa sangrado o un olor extraño, o si el drenaje persiste más de 5 días.

- Evite frotarse o golpearse la herida.
- Evite realizar cualquier actividad vigorosa o sonarse la nariz con mucha fuerza durante 2 semanas y que aspire con suavidad si es necesario para limpiar las narinas.

Amigdalectomía y adenoidectomía

La *amigdalectomía* es la extracción quirúrgica de las amígdalas palatinas. La *adenoidectomía* es la extracción quirúrgica de las amígdalas faríngeas. Estos procedimientos alguna vez se combinaron de forma rutinaria en una *adenoamigdalectomía* para tratar las amígdalas y adenoides agrandadas. Sin embargo, estos procedimientos no son frecuentes hoy en día. En su lugar, los pacientes reciben antibióticos para tratar las amígdalas y las adenoides agrandadas por infecciones bacterianas.

La cirugía aún sirve... a veces

Aun así, un paciente puede requerir una o ambas cirugías para solucionar un problema de tejido amigdalino agrandado que obstruye las vías aéreas superiores y provoca hipoxia o apnea del sueño. Estos procedimientos también pueden utilizarse para solucionar abscesos periamigdalinos, amigdalitis crónica y otitis media recurrente.

Preparación del paciente

Si un paciente va a ser sometido a una adenoidectomía, evalúa si tiene habla nasal o dificultades para articular. Si observas estos problemas, programa una evaluación por un fonoaudiólogo.

Control y cuidados posteriores

Después de la cirugía, sigue estos pasos:

- Valora las constantes vitales con frecuencia durante 24 h, y busca signos de hemorragia. Emplea una linterna para revisar la garganta y buscar sangrado. Recuerda: la sangre puede deslizarse por la garganta del paciente. Pon especial atención a la deglución frecuente, puede indicar un sangrado excesivo.
- Ten cuidado de no desprender coágulos. Asegúrate de que el paciente no se meta pajillas u otros utensilios en la boca. Cuando esté indicado, comienza con comidas blandas.
- Los vómitos son habituales, y hasta los de tipo porráceo (o en borra de café) son frecuentes por la sangre deglutida. Sin embargo, informa al médico si ves sangre roja rutilante; esto indica que los vómitos han provocado un sangrado en el sitio quirúrgico.
- Si el paciente dice que tiene dolor de garganta, dale compresas frías y un collar de hielo.

Instrucciones para la atención domiciliaria

Antes del alta, instruye al paciente para que:

- Informe inmediatamente cualquier sangrado; explícale que el riesgo de sangrado es mayor 7-10 días después de la cirugía, cuando la membrana formada en el sitio quirúrgico comienza a esfacelarse.

- Consuma sólo líquidos y alimentos blandos durante 1 o 2 semanas para evitar desprender los coágulos o precipitar una hemorragia.
- Practique una buena higiene bucal mediante un suave cepillado de los dientes, pero evitando el cepillado enérgico, las gárgaras y los enjuagues bucales irritantes por varias semanas.
- Descanse y evite la actividad vigorosa por 7-10 días después del alta.
- Evite exponerse a personas con resfriados u otras enfermedades contagiosas durante al menos 2 semanas.

Diagnóstico enfermero

Cuando atiendes a un paciente con un trastorno otorrinolaringológico, es probable que utilices varios diagnósticos de enfermería de forma repetida. Los diagnósticos empleados con frecuencia aparecen aquí, junto con las intervenciones de enfermería y sus justificaciones apropiadas. *Véase* "Listado por dominio de los Diagnósticos NANDA-I (2015-2017)", en la página 940, para la lista completa de diagnósticos de la NANDA.

Deterioro de la deglución

Relacionado con el dolor y la inflamación, el *deterioro de la deglución* pueden asociarse con otros trastornos como faringitis, amigdalitis y laringitis.

Resultados esperados

- El paciente puede tragar.
- El individuo mantiene una hidratación adecuada.
- El paciente puede limpiar sus vías aéreas con eficiencia.

Intervenciones de enfermería y sus justificaciones

- Eleva la cabecera de la cama a 90° después de comer o beber y al menos a 45° el resto del tiempo para promover la deglución y evitar la broncoaspiración.
- La posición del paciente de lado cuando está acostado reduce el riesgo de broncoaspiración. Dispón de equipamiento de aspiración en caso de que ésta ocurra.
- Evalúa la función deglutoria con frecuencia, en especial antes de las comidas, para evitar la broncoaspiración.
- Administra analgésicos antes de las comidas para mejorar la capacidad deglutoria.
- Proporciona una dieta blanda, y consulta con el dietista, según la necesidad, para reducir el dolor al deglutir.
- Realiza los cuidados bucales con frecuencia para eliminar las secreciones y aumentar la comodidad y el apetito del paciente.

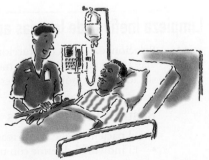

Para mejorar la deglución y evitar la aspiración, eleva la cabecera de la cama al menos a 45° (y a 90° después de comer o beber).

- Si el paciente no puede tragar líquidos, informa al médico y administra líquidos i.v., según indicación, para mantener la hidratación.

Alteraciones de la percepción sensorial (auditiva)

Relacionadas con la recepción o transmisión auditivas, las *alteraciones de la percepción sensorial (auditiva)* pueden asociarse con trastornos como la otitis media, la mastoiditis, la otosclerosis, la enfermedad de Ménière y la laberintitis.

Resultados esperados

- El paciente comprende que la pérdida progresiva de la audición es causada por la enfermedad.
- El paciente puede comunicarse.

Intervenciones de enfermería y sus justificaciones

- Evalúa el grado de deterioro de la audición del paciente y determina la mejor forma de comunicarse con él (p. ej., usando gestos, lectura de los labios o escritura) para asegurar una atención adecuada.
- Cuando hables con una persona con deterioro de la audición, hazlo de forma clara y lenta en un tono de voz normal y ofrece explicaciones concisas del procedimiento que incluyan su autocuidado.
- Proporciona estimulación sensorial utilizando estímulos táctiles y visuales para ayudar a compensar la pérdida de la audición.
- Alienta al paciente a expresar sus sentimientos de preocupación o pérdida por su déficit auditivo, y responde sus preguntas. Lo anterior le ayudará a aceptar la pérdida, aclarará sus conceptos erróneos y reducirá la ansiedad.
- Alienta al paciente a emplear audífonos para potenciar su función auditiva.
- Antes del alta, enséñale al paciente a buscar pistas visuales en el entorno, como luces en el tránsito y los destellos de los vehículos de urgencias, para evitar lesiones.

Limpieza ineficaz de las vías aéreas

Relacionada con la obstrucción nasofaríngea, la limpieza ineficaz de las vías aéreas puede deberse a trastornos como papilomas nasales, hiperplasia adenoidea, pólipos nasales, faringitis y amigdalitis.

Resultados esperados

- El paciente tiene vías aéreas limpias.
- El individuo duerme con una saturación de oxígeno normal.

- El paciente no presenta infecciones.
- El sujeto no muestra complicaciones.

Intervenciones de enfermería y sus justificaciones

- Evalúa el estado respiratorio (incluida la frecuencia y la profundidad de la respiración y la presencia de estridor) al menos cada 4 h para detectar signos tempranos de afección.
- Coloca al paciente con la cabecera de la cama elevada a 45 o 90° para promover el drenaje de las secreciones, ayudar a la respiración y expandir el pecho.
- Aspira las vías aéreas, según necesidad, para ayudar a eliminar las secreciones.
- Ten el equipamiento de urgencias al lado de la cama en caso de obstrucción de la vía aérea.
- Alienta al paciente a toser y respirar profundamente cada 2 h para aflojar las secreciones pulmonares.
- Motiva al paciente a beber al menos 3 L de líquidos por día para asegurar una hidratación adecuada y aflojar las secreciones.

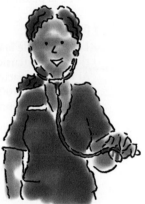

Evalúa el estado respiratorio al menos cada 4 h para detectar signos tempranos de afección.

Trastornos otorrinolaringológicos frecuentes

La pérdida de la audición, la laringitis, la otitis externa, la otitis media y la sinusitis son trastornos otorrinolaringológicos frecuentes.

Pérdida de la audición

El deterioro de la audición, la discapacidad más frecuente en Estados Unidos, se produce por una alteración mecánica o del sistema nervioso en la transmisión de las ondas sonoras. La *pérdida de la audición* se define como la incapacidad para percibir el rango de sonidos audibles para un individuo con una audición normal. Los tipos de pérdida de la audición incluyen la congénita, la sordera repentina, la pérdida de la audición inducida por ruidos y la presbiacusia (pérdida de la audición por el envejecimiento).

Qué la causa

Las causas de la pérdida de la audición dependen del tipo (véase *Causas de la pérdida de la audición*, p. 218).

Fisiopatología

Las principales formas de pérdida de la audición se clasifican como:
- *Conductiva,* en la que la transmisión de los impulsos sonoros desde el oído externo hasta la unión del estribo con la ventana oval está interrumpida.

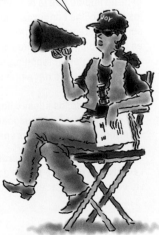

Dije: "El deterioro de la audición es la incapacidad más frecuente en Estados Unidos".

- *Neurosensorial,* en la que una alteración en la función nerviosa del nervio coclear o acústico (NC VIII) impide la transmisión de los impulsos sonoros dentro del oído interno o el cerebro.
- *Mixta,* en la que las disfunciones conductiva y neurosensorial se combinan.

Qué buscar

Aunque la pérdida congénita de la audición puede no producir signos evidentes de deterioro en el nacimiento, una respuesta deficiente al estímulo auditivo se vuelve evidente dentro de los 2 o 3 días. A medida que el niño crece, la pérdida de la audición deteriora el desarrollo del habla.

Fuerte y prolongado

La pérdida de la audición inducida por ruidos causa daño neurosensorial, cuya extensión depende de la duración y la intensidad del ruido. Al inicio, el paciente pierde la percepción de ciertas frecuencias (alrededor de los 4 000 Hz), pero con la exposición continua, finalmente pierde la percepción de todas las frecuencias.

¿Qué es lo que suena?

La presbiacusia en general produce acúfenos, con deterioro progresivo de la audición y la capacidad para comprender el habla.

El grado de pérdida de la audición inducida por ruidos depende de la duración y la intensidad del ruido.

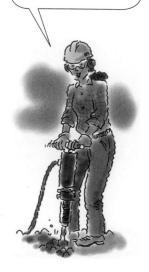

Causas de la pérdida de la audición

La pérdida de la audición cae dentro de dos categorías: la conductiva (PAC) y la neurosensorial (PANS). Los pacientes pueden tener una pérdida de la audición mixta, que se produce por causas tanto conductivas como neurosensoriales.

Pérdida de la audición conductiva
En la PAC, un problema mecánico en el oído medio o externo impide que la membrana timpánica vibre o que los huesecillos conduzcan de manera apropiada los sonidos; este tipo de pérdida de la audición a menudo es reversible. En pacientes ancianos, la PAC en general se produce por un tapón ceruminal. Otras causas son:
- Otitis media, que hace que se acumule líquido en el oído medio
- Esclerosis de los huesecillos, que puede ser idiopática o deberse a factores genéticos o infecciosos
- Perforación de la membrana timpánica

Pérdida de la audición neurosensorial
La PANS se produce por un daño de la cóclea o del nervio vestibulococlear en el oído interno; por desgracia, en general es irreversible. Las causas incluyen exposición prolongada a ruidos fuertes (de más de 85 dB) o a un único sonido extremadamente fuerte (mayor de 90 dB). Las PANS congénitas pueden deberse a rasgos genéticos, exposición materna a la rubéola, ototóxicos o prematuridad. Otras causas incluyen:
- Degeneración de la cóclea en el tiempo, en especial durante la vejez
- Pérdida de los cilios auditivos del órgano de Corti (presbiacusia)
- Uso de agentes ototóxicos como los antibióticos aminoglicósidos (gentamicina) o diuréticos como la furosemida
- Traumatismos o tumores en el oído interno

Qué dicen las pruebas

- Los antecedentes del paciente, la familia y el trabajo y un examen audiológico completo por lo general proporcionan amplia evidencia de la pérdida de la audición y sugieren las causas posibles o los factores predisponentes.
- Las pruebas de Weber y Rinne, así como las pruebas audiológicas especializadas, diferencian entre las pérdidas de la audición conductiva y neurosensorial.
- Las respuestas evocadas auditivas, los estudios diagnósticos por imagen y la electronistagmografía ayudan a evaluar trastornos como el vértigo, los neuromas y los acúfenos.

Cómo se trata

Para tratar la sordera repentina debe identificarse de inmediato la causa subyacente. Enseñar a los pacientes y los profesionales de la salud sobre las muchas causas de sordera repentina puede reducir mucho la incidencia en torno a este problema.

Sordera y decibeles

Para individuos cuya pérdida de la audición fue inducida por niveles de ruido mayores de 90 dB durante varias horas, el tratamiento incluye:
- Descanso nocturno, lo que en general reestablece la audición normal a menos que el paciente se exponga de forma repetida a tal ruido.
- Rehabilitación del habla y la audición a medida que la audición se deteriora, porque los auxiliares auditivos rara vez son útiles.

Qué hacer

- Cuando hablas con un paciente con pérdida de la audición que puede leer los labios, párate directamente frente a él, con la luz sobre tu rostro, y háblale de forma lenta y clara.
- Evalúa el grado de deterioro de la audición sin gritar.
- Acércate al paciente hasta estar dentro de su rango visual y llama su atención elevando tu brazo o saludándolo; tocar al paciente puede asustarlo de manera innecesaria.
- Si es necesario, escribe las instrucciones en una tableta para asegurarte de que el paciente comprende.
- Si el paciente está aprendiendo a utilizar un auxiliar auditivo, proporciona apoyo adicional y dale ánimo.
- Informa a los demás miembros del equipo y el personal del hospital sobre la discapacidad del paciente y establece un método para comunicarse.

Ver las pistas

- Asegúrate de que el paciente está en un área en la que pueda observar las actividades de la unidad y las personas acercándose, porque un paciente con pérdida de la audición depende de las pistas visuales.

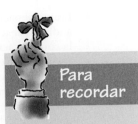

Para recordar

Cuando se trata de los niveles de decibeles, los números bajos pasan la prueba. Los niveles **más bajos** no dañan la audición, y los **elevados** aumentan el riesgo:

60 dB (habla normal): no hay problema.

85 dB: seguro por un tiempo, pero no mucho.

90 dB y más: decibeles peligrosos. ¡Paren ese ruido!

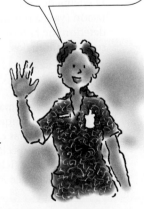

Acércate a un paciente con pérdida de la audición dentro de su rango visual, y llama su atención elevando el brazo o saludándolo.

- Evalúa al paciente. Asegúrate de que exprese que su pérdida de la audición se ha resuelto o se ha estabilizado, puede mantener la comunicación con los demás y ha reducido su ansiedad.
- Asegúrate de que el paciente y su familia comprendan la importancia de emplear dispositivos protectores en entornos ruidosos (véase *Consejos sobre enseñanza para la pérdida de la audición*).
- Para evitar la pérdida de la audición inducida por ruidos, la población debe ser instruida sobre los riesgos de la exposición a los ruidos e insistir en el uso, ordenado por ley, de dispositivos protectores, como los tapones para los oídos, durante la exposición laboral a ruidos.
- Para ayudar a prevenir la pérdida congénita de la audición, las mujeres embarazadas deben comprender los peligros de la exposición a fármacos, químicos e infecciones (especialmente la rubéola) durante el embarazo.

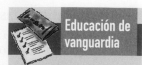

Educación de vanguardia

Consejos sobre enseñanza para la pérdida de la audición

- Explica la causa de la pérdida de la audición y las opciones terapéuticas médicas o quirúrgicas.
- Enséñale al paciente que ha recibido un auxiliar audivito cómo funciona y cómo darle mantenimiento.
- Enfatiza el potencial de daño de la exposición excesiva a los ruidos, y alienta el uso de dispositivos protectores auditivos en un ambiente ruidoso.

Laringitis

La *laringitis* es una inflamación de las cuerdas vocales. El tipo agudo puede ocurrir como una infección aislada o como parte de una infección vírica de las vías respiratorias superiores. Los ataques repetidos de laringitis aguda provocan cambios inflamatorios asociados con la laringitis crónica.

Qué la causa

La laringitis aguda se produce por infección, uso abusivo de la voz, inhalación de humos o aspiración de químicos cáusticos. La crónica es ocasionada por trastornos de las vías respiratorias superiores (como sinusitis, bronquitis, pólipos nasales o alergias), respirar por la boca, fumar, reflujo gastroesofágico, exposición constante a polvo u otros irritantes, abuso de alcohol o cáncer de laringe.

Fisiopatología

El edema de las cuerdas vocales provoca diversas alteraciones como irritación (ya sea por infección, lesión o sobreuso de la voz u otra causa), deterioro de la movilidad normal de las cuerdas vocales y producción de sonidos anómalos.

Qué buscar

Los signos y síntomas de la laringitis incluyen:
- Ronquera (ronquera persistente en la laringitis crónica)
- Cambios en las características de la voz
- Dolor (en especial cuando traga o habla)
- Una tos seca, fiebre, desnutrición, disnea, desasosiego, así como edema laríngeo

Qué dicen las pruebas

- La laringoscopia indirecta confirma el diagnóstico al mostrar exudado y cuerdas vocales rojas, inflamadas y a veces hemorrágicas con bordes enrojecidos y redondos (no agudos). También puede verse un edema bilateral que restringe los movimientos, pero no causa parálisis.
- La videoestroboscopia muestra el movimiento de las cuerdas vocales.

Cómo se trata

El tratamiento de la laringitis incluye:

- Reposo de la voz (tratamiento primario)
- Atención sintomática, como analgésicos y pastillas para la garganta (para las infecciones víricas)
- Terapia antibiótica (infecciones bacterianas), en general con cefuroxima
- Corticoesteroides para ayudar a aliviar el edema, en general con fosfato sódico de dexametasona
- Identificación y eliminación de la causa subyacente (laringitis crónica)
- Posible hospitalización (en la laringitis aguda grave)
- Posible traqueostomía si el edema laríngeo produce obstrucción de la vía aérea
- Tratamiento farmacológico, incluyendo antiácidos, bloqueantes H2 y antibióticos

Qué hacer

- Dile al paciente que evite hablar y exigir esfuerzo de las cuerdas vocales, y que permita que la inflamación de estas últimas disminuya.
- Si el paciente está hospitalizado, coloca una señal sobre su cama para recordarle a los demás las restricciones sobre el habla, y marca el panel del intercomunicador para que el resto del personal esté advertido de que el paciente no puede responder.
- Proporciona lápiz y papel o una pizarra al paciente para que pueda comunicarse.
- Dale un collar de hielo, un irrigador de garganta y líquidos fríos para su comodidad.
- Evalúa al paciente. Asegúrate de que no tiene ronquera, dolor o fiebre, no requiere una traqueostomía, comprende la necesidad de dejar de fumar, mantiene la humidificación, cumple y completa el tratamiento antibiótico, y modifica el entorno de manera adecuada para evitar las recidivas (véase *Consejos sobre enseñanza para la laringitis*).

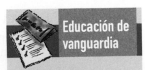

Educación de vanguardia

Consejos sobre enseñanza para la laringitis

- Sugiérele al paciente que mantenga una humidificación adecuada mediante un vaporizador o humidificador durante el invierno, evite el aire acondicionado en el verano (porque deshumidifica), tome pastillas para la garganta medicadas y evite fumar y los ambientes con humo.
- Enseña al paciente sobre los medicamentos indicados, incluyendo la dosis, la frecuencia y los efectos adversos.
- Instruye al paciente para que complete la terapia antibiótica indicada.
- Si el paciente tiene una laringitis crónica, realiza una anamnesis completa y detallada para ayudar a determinar la causa.
- Alienta la modificación de los hábitos que causan el trastorno.
- Aconséjale que evite las multitudes y a gente con infecciones de las vías respiratorias superiores.

Otitis externa

La *otitis externa*, o sea, la inflamación del conducto auditivo externo y la oreja, puede ser aguda y crónica. En general ocurre en el clima cálido y húmedo del verano y también se conoce como *oído del nadador*. Con tratamiento, la otitis aguda puede remitir dentro de los 7 días, aunque también puede volverse crónica. La recurrencia del padecimiento externo puede reflejar diabetes mellitus, hipotiroidismo o nefritis subyacentes.

Qué la causa

Las causas pueden incluir:

- Bacterias, como *Pseudomonas, Proteus vulgaris,* estreptococos y *Staphylococcus aureus*
- Hongos, como *Aspergillus niger* y *Candida albicans*
- Trastornos cutáneos, como la seborrea y la psoriasis

Fisiopatología

La otitis externa en general ocurre cuando una lesión traumática o la humedad excesiva en el conducto auditivo predisponen el área para una infección.

Qué buscar

La otitis externa aguda se caracteriza por un dolor de oído (otalgia) moderado a grave, de inicio rápido, con dolor a la palpación, prurito, presión en el oído y pérdida de la audición. El dolor aumenta cuando se manipula la oreja o el trago, el paciente aprieta los dientes, abre la boca o mastica. Si la palpación del trago y el pabellón provocan dolor, el problema es una otitis externa, no una otitis media. La otitis micótica externa puede ser asintomática. Sin embargo, *A. niger* produce un crecimiento negro o gris con hinchazón en el conducto auditivo. Otros signos y síntomas de una infección aguda incluyen:

- Fiebre
- Secreción auricular maloliente
- Celulitis regional
- Pérdida parcial de la audición
- Descamación, prurito, inflamación o dolor a la palpación
- Conducto auditivo externo y oreja hinchados, que se pueden confirmar con otoscopia
- Linfadenopatía periauricular (ganglios dolorosos por delante del trago, detrás de la oreja o en la parte superior del cuello)

Qué dicen las pruebas

- El examen otoscópico puede determinar la necesidad de un examen microscópico.
- Los cultivos y antibiogramas permiten identificar los microorganismos y ayudan a determinar el tratamiento antibiótico adecuado.

Cómo se trata

El tratamiento de la otitis externa aguda es:

- Aplicación de calor en la región periauricular (compresas húmedas tibias).
- Terapia farmacológica, incluyendo los analgésicos tópicos, como la antipirina y la benzocaína ótica, las gotas antibióticas (con o sin hidrocortisona) que se colocan una vez que el oído está limpio y los residuos se han retirado, y, si persiste la fiebre o aparece celulitis regional, un antibiótico sistémico.

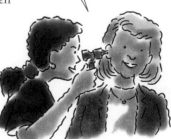

Revisa el oído del paciente con un otoscopio para ver si se necesita un cultivo y un antibiograma.

- Limpieza cuidadosa del oído (en especial con la otitis externa micótica), incluida la aplicación de un queratolítico o ácido salicílico al 2 % en cremas que contienen nistatina (para microorganismos candidiásicos) o la instilación de gotas ligeramente ácidas como la crema de neomicina al 0.5 % (para la mayoría de los hongos y *Pseudomonas*); sólo si el tímpano está intacto.
- Limpieza repetida del conducto auditivo con aceite para bebés (para organismos de la especie *A. niger*).

Tónico para lo crónico

Las infecciones del oído externo son dolorosas, y el paciente con otitis externa crónica puede requerir analgesia. Otros tratamientos incluyen:

- Limpieza del oído y eliminación de los residuos con irrigaciones con antibióticos (primario).
- Instilación de gotas óticas antibióticas y aplicación de ungüentos y cremas antibióticos, como neomicina, bacitracina o polimixina B, posiblemente combinados con hidrocortisona (complementario).
- Para la otitis externa crónica leve, instilar gotas con antibióticos una o dos veces por semana y usar tapones para los oídos especialmente adaptados cuando se ducha, usa champú o nada.
- Paracetamol o ibuprofeno con el propósito de controlar el dolor y la fiebre.

Qué hacer

- Valora las constantes vitales, en especial la temperatura. Busca y registra el tipo y la cantidad de secreción del oído.
- Retira restos y limpia con suavidad el conducto auditivo con neomicina o polimixina al 0.5 %. Coloca una torunda de algodón con solución dentro del oído del paciente y aplica una compresa saturada directamente sobre la oreja. Después, seca suave y completamente el oído (si el paciente tiene una otitis externa grave, esta limpieza puede postergarse hasta terminar el tratamiento con antibióticos en gotas óticas).

Viaje por el canal

- Para instilar las gotas óticas en los adultos, tracciona el pabellón auditivo hacia atrás para alinear el conducto. Para asegurarte de que las gotas alcanzan el epitelio, introduce una torunda de algodón humedecido con las gotas, o haz que el paciente se recueste sobre el lado del oído no afectado hasta 15 min luego de instilarlas.
- Si el paciente tiene una otitis externa crónica, limpia el oído por completo. Utiliza compresas tibias de forma intermitente sobre la piel supurada o infectada. Si el paciente tiene una infección micótica crónica, limpia bien el conducto auditivo y después aplica un ungüento exfoliativo.
- Evalúa al paciente. Asegúrate de que está afebril y sin dolor, puede administrarse las gotas de manera apropiada y sabe qué factores de riesgo evitar (véase *Consejos sobre enseñanza para la otitis externa*).

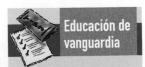

Educación de vanguardia

Consejos sobre enseñanza para la otitis externa

- Enséñale al paciente cómo administrar las gotas en los oídos.
- Sugiérele que utilice tapones para los oídos para mantener el agua fuera de éstos cuando se duche, emplee champú o nade (dile que pueden instilarse dos o tres gotas de alcohol o ácido acético al 2 % antes y después de nadar para curtir la piel del conducto auditivo externo).
- Instruye al paciente para que limpie sus manos después de instilar las gotas para evitar que entren en sus ojos.
- Enseña al paciente sobre los medicamentos y la importancia de completar el tratamiento de antibióticos.
- Instrúyelo para que evite los factores de riesgo, como nadar en aguas contaminadas, limpiar el conducto auditivo con hisopos y utilizar audífonos de forma regular, los cuales atrapan la humedad en el conducto auditivo y crean un medio de cultivo para la infección.
- Dile al paciente que vea al médico inmediatamente si los síntomas reaparecen.

Otitis media

La otitis media, o inflamación del oído medio, puede ser aguda, crónica o serosa. La infección aparece de forma repentina y en general dura poco tiempo. Su incidencia aumenta durante los meses de invierno, de forma paralela con la elevación temporal de las infecciones bacterianas de las vías respiratorias superiores. Se produce por una alteración de la permeabilidad de la trompa auditiva (véase *Sitios de otitis media*, p. 225).

Qué la causa

La otitis media aguda aparece como resultado de la infección por neumococos, estreptococos β-hemolíticos, estafilococos y bacterias gramnegativas como *Haemophilus influenzae*. La otitis media crónica se produce por un tratamiento inadecuado de una infección aguda, así como por infecciones por cepas bacterianas resistentes.

Serio sobre la serosa

La otitis media serosa se produce como resultado de:
- Infecciones víricas de las vías respiratorias superiores, alergias u otitis media residual
- Agrandamiento ganglionar linfático
- Barotrauma (lesión por presión causada por la incapacidad para igualar las presiones entre el ambiente y el oído medio)
  Las causas de otitis media serosa crónica son:
- Sobrecrecimiento tisular adenoideo que obstruye la trompa auditiva
- Edema ya sea por una rinitis alérgica o una infección crónica de los senos
- Tratamiento inadecuado de una otitis media aguda supurada

Fisiopatología

En la forma aguda de la otitis media, las infecciones de vías respiratorias, las reacciones alérgicas o los cambios de posición (como sostener un lactante en posición supina durante la alimentación) permiten el reflujo de la microflora nasofaríngea a través de la trompa auditiva y la colonización del oído medio.

Mediante un tratamiento oportuno, el pronóstico de la otitis media aguda es excelente; sin embargo, la acumulación prolongada de líquido dentro de la cavidad del oído medio causa una otitis media crónica.

En la otitis media serosa, la obstrucción de la trompa auditiva produce una presión negativa en el oído medio que promueve la formación de un trasudado de líquido seroso estéril desde los vasos sanguíneos en la membrana del oído medio.

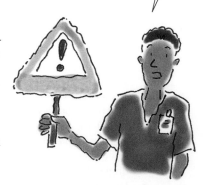

La acumulación progresiva de líquido dentro de la cavidad del oído medio puede producir una otitis media crónica.

Sitios de otitis media

La inflamación del oído medio puede ser supurativa o secretora. En la forma supurativa, la microflora nasofaríngea refluye a través de la trompa auditiva y coloniza el oído medio. En la forma secretora, la obstrucción de la trompa auditiva promueve el trasudado de líquido seroso estéril de los vasos sanguíneos en el epitelio del oído medio.

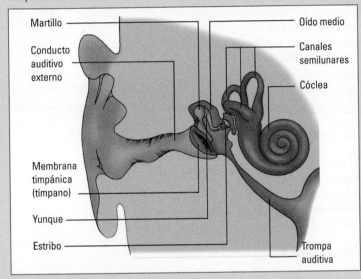

Martillo
Conducto auditivo externo
Membrana timpánica (tímpano)
Yunque
Estribo
Oído medio
Canales semilunares
Cóclea
Trompa auditiva

Qué buscar

Aunque el paciente con otitis media aguda puede ser asintomático, los signos y síntomas típicos incluyen:

- Dolor intenso, profundo y palpitante
- Infección de las vías respiratorias superiores con fiebre moderada o elevada
- Pérdida de la audición, por lo general, leve y conductiva
- Falta de respuesta o inatención a la palabra hablada
- Sensación de bloqueo en el oído, mareos, náuseas y vómitos
- Distorsión o alteración de los puntos de referencia óseos en la membrana timpánica (evidente en la otoscopia)
- Abultamiento de la membrana timpánica con eritema concomitante
- Drenaje purulento en el conducto auditivo por rotura de la membrana timpánica

Síntomas serosos

Muchos pacientes con otitis media serosa son asintomáticos, pero terminan desarrollando una pérdida de la audición conductiva grave que va de los 15 a los 35 dB, según la densidad y la cantidad de líquido en la cavidad del oído medio. Otros signos y síntomas incluyen:

- Una sensación de plenitud en el oído o escuchar un eco al hablar
- Escuchar estallidos, chisporroteos y chasquidos al tragar y mover la mandíbula
- Experimentar un sentimiento vago de pesadez
- Retracción de la membrana timpánica, que hace que los reparos anatómicos parezcan más prominentes (visto mediante otoscopia)
- Líquido claro o ámbar detrás de la membrana timpánica (visto mediante otoscopia) con posible presencia de burbujas aéreas
- Membrana timpánica azul-negruzca (vista mediante otoscopia) si se ha producido una hemorragia en el oído medio

Incapacidad a largo plazo

La otitis media crónica por lo general comienza en la niñez y persiste en la vida adulta. Sus efectos incluyen:

- Reducción o ausencia de la movilidad de la membrana timpánica (timpanoesclerosis)
- Masa similar a un quiste en el oído medio (colesteatoma)
- Eritema y perforación del tímpano
- Secreción purulenta indolora (otorrea)
- Pérdida de la audición conductiva que varía según el tamaño y el tipo de perforación de la membrana timpánica y destrucción de los huesecillos
- Espesamiento y cicatrización hipertrófica de la membrana timpánica (vistos mediante otoscopia)

Qué dicen las pruebas

- El examen otoscópico puede determinar la necesidad de un examen microscópico.
- La tomografía computarizada puede revelar los efectos sobre las estructuras en el oído medio.
- El cultivo y el antibiograma pueden determinar el microorganismo causal.
- La neumatoscopia puede mostrar una reducción en la movilidad de la membrana timpánica. Sin embargo, este procedimiento es doloroso debido al abombamiento eritematosos de la membrana que se produce en la otitis media aguda.

Cómo se trata

En la otitis media secretora aguda, el único tratamiento requerido puede ser la insuflación de la trompa auditiva varias veces por día mediante la maniobra de Valsalva. Los descongestivos nasofaríngeos pueden ayudar.

El peso de la evidencia

Cumplimiento de las guías para el tratamiento de la otitis media

Debido al aumento de la resistencia a los antibióticos, se sugiere la conducta expectante más que los antibióticos para el tratamiento de los casos no complicados de otitis media. Pero, ¿cuán probable es el cumplimiento de estas recomendaciones?

Para responder a esta cuestión, grupos de investigadores observaron el cumplimiento de las guías en un departamento de urgencias en un período de 6 meses. El cumplimiento de las dosis y posologías indicadas por las guías no se respetó de forma estricta. Después de una campaña informativa, se examinó la *decisión de recetar.* Se determinó que, aunque la información no mejoró el cumplimiento de las recomendaciones, la decisión de elegir el uso de antibióticos cambió de manera significativa y la conducta expectante fue la elección terapéutica para casos no complicados de otitis media.

Celind, J., Sodermark, L., & Hjalmarson, O. (2014). *Adherence to treatment guidelines for otitis media aguda in children. The necessity of an effective strategy of guideline implementation. International Journal of Pediatric Otorhinolaryngology,* 78, 1128 1132.

Tiempo de tubo

Si el tratamiento descongestivo fracasa, la miringotomía y la aspiración del líquido del oído medio, seguidos de la colocación de un tubo de poliestireno en la membrana timpánica, proporciona la compensación inmediata y prolongada de la presión. El tubo se caerá de manera espontánea después de 9-12 meses.

Pueden emplearse antibióticos de amplio espectro para ayudar a prevenir la otitis media aguda en pacientes de alto riesgo. En aquellos con otitis media recurrente deben utilizarse antibióticos con cuidado y discreción para evitar el desarrollo de cepas bacterianas resistentes (véase *Cumplimiento de las guías para el tratamiento de la otitis media*).

Otros tratamientos para la otitis media aguda son:
* Terapia antibiótica con ampicilina, amoxicilina o cefaclor, o trimetoprima/sulfametoxazol para los alérgicos a los derivados de la penicilina
* Paracetamol o ibuprofeno para ayudar a controlar el dolor y la fiebre
* La miringotomía para el abultamiento grave y doloroso del tímpano
* Analgésicos tópicos como antipirina/benzocaína para el dolor agudo

Cuando sigue y sigue

Para la otitis media crónica, la terapia incluye:
* Antibióticos para las exacerbaciones de la infección aguda
* Eliminación de la obstrucción de la trompa auditiva

- Miringoplastia (injerto en la membrana timpánica)
- Timpanoplastia para reconstruir las estructuras del oído medio en caso de espesamiento y cicatrización anómala, y, posiblemente, mastoidectomía
- Resección del colesteatoma, de estar presente

Qué hacer

- Después de la miringotomía, mantén las secreciones fluyendo. No coloques algodones ni tapones a profundidad en el conducto auditivo. En su lugar, coloca algodón estéril sin comprimirlo en el conducto auditivo externo para absorber las secreciones.
- Para evitar la infección después del procedimiento, cambia el algodón cada vez que se humedezca y lávate las manos antes y después de la limpieza del oído.
- Mantente atento e informa la presencia de cefaleas, fiebre, dolor intenso y desorientación.

Tratamiento del tímpano

- Después de la timpanoplastia, refuerza las curaciones y mantente alerta ante la presencia de sangrado en el conducto auditivo. Administra un analgésico, según necesidad.
- Una vez completado el tratamiento para la otitis media, evalúa al paciente. Asegúrate de que el individuo no tenga dolor ni fiebre, la audición se haya reestablecido y que comprenda la importancia de completar el tratamiento antibiótico y cómo evitar las recidivas (véase *Consejos sobre enseñanza para la otitis media*).

Sinusitis

El pronóstico es bueno para todos los tipos de sinusitis. Los tipos incluyen:
- Aguda, que en general se debe al resfriado común que persiste en una forma subaguda en sólo el 10 % de los pacientes.
- Crónica, que se debe a infecciones bacterianas persistentes.
- Alérgica, que acompaña a la rinitis alérgica.
- Hiperplásica, que es una combinación de sinusitis aguda y sinusitis o rinitis alérgica.
- Vírica, que se produce por una infección de las vías respiratorias superiores en la que el virus penetra la mucosa normal.
- Micótica, que es inusual, pero más frecuente en pacientes inmunocomprometidos o debilitados.

Qué la causa

La sinusitis puede deberse a:
- Una infección de las vías respiratorias superiores, alergias o rinitis
- Pólipos nasales

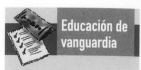

Educación de vanguardia

Consejos sobre enseñanza para la otitis media

- Enseña al paciente las causas, los signos y síntomas y el tratamiento de la otitis media.
- Adviértele que no debe sonarse la nariz o mojarse los oídos al bañarse.
- Aliéntalo a completar el tratamiento de antibióticos indicado.
- Instruye al paciente o el cuidador sobre los medicamentos indicados, su administración correcta, dosis y efectos adversos.
- Sugiere la aplicación de compresas tibias en el oído para aliviar el dolor.
- Aconseja al paciente con otitis media aguda a que esté atento e informe de inmediato de la presencia de fiebre y dolor, que pueden indicar una infección secundaria.
- Para promover la permeabilidad de la trompa auditiva, instruye al paciente para que realice la maniobra de Valsalva varias veces al día.
- Estimula el tratamiento inmediato de la otitis media para evitar la perforación de la membrana timpánica.

- Infecciones bacterianas, víricas o micóticas (p. ej., posiblemente debido a la natación en aguas contaminadas o manipulación odontológica)

Fisiopatología

En general, las bacterias son eliminadas de los senos a través del sistema mucociliar, pero cuando los orificios de los senos se obstruyen por inflamación o moco, estas bacterias quedan en la cavidad sinusal y se multiplican. La mucosa dentro de la cavidad se edematiza e inflama, y la cavidad se llena de secreciones.

Qué buscar

Los signos y síntomas asociados con la sinusitis incluyen:
- Congestión y presión nasal
- Dolor sobre las mejillas y los dientes superiores (en la sinusitis maxilar)
- Dolor sobre los ojos (en la sinusitis etmoidal)
- Dolor sobre las cejas (en la sinusitis frontal)
- Rara vez, dolor detrás de los ojos (en la sinusitis esfenoidal)
- Mucosa nasal edematizada y edema de la cara y el área periorbitaria
- Fiebre (en la sinusitis aguda)
- Secreciones nasales (puede ser purulenta en la sinusitis aguda y subaguda, continua en la sinusitis crónica y acuosa en la sinusitis alérgica)
- Congestión nasal y posible inflamación y pus en el examen nasal

Qué dicen las pruebas

- Las radiografías de los senos pueden mostrar una opacidad en el seno afectado, niveles hidroaéreos o engrosamiento de la mucosa.
- La tomografía computarizada de seno (sin contraste) se usa para evaluar la extensión de la enfermedad sinusal e identificar estructuras anatómicas anómalas.
- La punción del antro promueve el drenaje y la extracción del material purulento y puede proporcionar una muestra para identificación del microorganismo causal, cultivo y antibiograma (rara vez se realiza).
- La transiluminación permite la inspección de las cavidades sinusales al hacer brillar una luz a través de ellas; sin embargo, el drenaje purulento evita la salida de la luz.
- La endoscopia nasal se realiza para buscar eritema mucoso y drenaje purulento.

Cómo se trata

El tratamiento primario de la sinusitis aguda es la antibioticoterapia. Otras medidas apropiadas incluyen:
- Un vasoconstrictor como la fenilefrina para reducir las secreciones nasales (por poco tiempo para prevenir la congestión de rebote)
- Un analgésico para aliviar el dolor

- La inhalación de vapor para promover la vasoconstricción y el drenaje
- La aplicación de calor local para aliviar el dolor y la congestión
- Un antibiótico o antimicótico (para la infección persistente)

Antibióticos: tome dos

La antibioticoterapia también es el tratamiento primario para las sinusitis subagudas. Un vasoconstrictor puede reducir la cantidad de secreciones nasales.

¿Sinusitis alérgica? Trata la rinitis

El tratamiento de la sinusitis alérgica implica resolver la rinitis alérgica, e incluye:

- Administración de un antihistamínico (oral y nasal)
- Identificación de los alérgenos mediante pruebas cutáneas y desensibilización mediante inmunoterapia
- Corticoesteroides y epinefrina para los síntomas alérgicos graves

Si todo lo demás fracasa...

Para la sinusitis crónica e hiperplásica, un pulverizador nasal con un antihistamínico, un antibiótico y un esteroide pueden aliviar el dolor y la congestión. Si la irrigación no alivia los síntomas, uno o más senos pueden requerir cirugía. Estas últimas incluyen:

- Para la sinusitis aguda, abertura de seno e irrigación
- Cirugía endoscópica funcional del seno
- Etmoidectomía externa o esfenoetmoidectomía
- Para la sinusitis crónica, sinusotomía frontal

Qué hacer

- Alienta el reposo con la cabecera de la cama elevada.
- Motiva al paciente para que beba gran cantidad de líquidos para promover el drenaje.
- Utiliza un humificador y pulverizadores salinos nasales para reducir la sequedad.
- Mide la temperatura para detectar infecciones. Realiza la irrigación del seno, según indicación.
- Para aliviar el dolor y promover el drenaje, aplica compresas tibias de forma continua o cuatro veces al día durante intervalos de 2 h.
- Busca e informa complicaciones, como vómitos, escalofríos, fiebre, edema de la frente o los párpados, visión borrosa o doble y cambios en la personalidad.
- Evalúa al paciente. Asegúrate de que no tiene dolor, congestión, cefaleas y fiebre, mantiene la humidificación y el drenaje de los senos, entiende la importancia y cumple con la antibioticoterapia, y puede distinguir olores comunes (véase *Consejos sobre enseñanza para la sinusitis*).

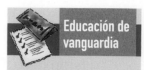

Educación de vanguardia

Consejos sobre enseñanza para la sinusitis

- Instruye al paciente sobre cómo aplicar compresas y tomar antihistamínicos.
- Enséñale sobre todos los medicamentos prescritos, incluidos las dosis, la frecuencia y los efectos adversos.
- Dile que termine el tratamiento con los antibióticos prescritos aunque los síntomas desaparezcan.
- Alienta al paciente a respetar las consultas ulteriores con el médico.

Asegúrate de que el paciente con sinusitis beba muchos líquidos para promover el drenaje.

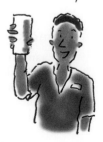

Preguntas de autoevaluación

1. Durante un examen otoscópico, el personal de enfermería debe traccionar la parte superior y posterior de la oreja del adulto:
- A. Hacia arriba y hacia atrás
- B. Hacia arriba y hacia adelante
- C. Hacia abajo y hacia atrás
- D. Hacia abajo y hacia adelante

Respuesta: A. En el paciente adulto, la parte superior y posterior de la oreja debe traccionarse hacia arriba y hacia atrás para enderezar el conducto auditivo.

2. Para evaluar los senos frontales, el personal de enfermería deberá palpar:
- A. La frente
- B. Debajo de los huesos de las mejillas
- C. Sobre las áreas temporales
- D. Sobre las áreas preauriculares

Respuesta: A. Los senos frontales se ubican en la frente, el sitio de palpación para estas estructuras.

3. Después de una amigdalectomía y adenoidectomía, ¿qué intervenciones debe realizar el personal de enfermería? Selecciona todas las que apliquen.
- A. Usar una linterna para revisar la garganta
- B. Buscar deglución frecuente
- C. Permitir que el paciente use una pajilla y otros utensilios
- A. Proporcionar un collar de hielo u otras compresas frías

Respuestas: A, B y D. Utilizar una linterna ayuda a evaluar la garganta en busca de sangrado. La deglución frecuente puede indicar sangrado excesivo. Una compresa fría o un collar de hielo proporcionan comodidad. Los pacientes no deben usar pajillas ni otros utensilios, porque pueden desprender los coágulos.

4. El dolor provocado al palpar el trago o la oreja indica:
- A. Sinusitis
- B. Faringitis
- C. Otitis media
- D. Otitis externa

Respuesta: D. Si palpar el trago o la aurícula provoca dolor, el problema es una otitis externa.

Puntuación

☆☆☆ Si respondiste las cuatro preguntas correctamente, ¡bravo! Tu sentido de los trastornos otorrinolaringológicos es de primera categoría.

☆☆ Si contestaste tres preguntas de manera acertada, ¡bien por ti! Estás en vías de iluminar el camino en cuestiones de oídos, nariz y garganta.

☆ Si respondiste menos de tres preguntas correctamente, ¡mantén la frente en alto! Olfatea las áreas donde haya dificultades y trata de nuevo!

Bibliografía

Acute sinusitis. (2015). En: Epocrates Essentials for Apple iOS [Mobile application software]. Tomado de: https://online.epocrates.com/u/294214/Acute+sinusitis

American College of Allergy, Asthma & Immunology. (2014). Skin test. Allergy Testing. Tomado de: http://acaai.org/allergies/treatment/allergy-testing/skin-test

Celind, J., Sodermark, L., & Hjalmarson, O. (2014). Adherence to treatment guidelines for acute otitis media in children. The necessity of an effective strategy of guideline implementation. *International Journal of Pediatric Otorhinolaryngology, 78*, 1128–1132.

Laryngitis. (2015). En: Epocrates Essentials for Apple iOS [Mobile application software]. Tomado de: https://online.epocrates.com/u/2942423/Laryngitis

Otitis Externa. (2015). En: Epocrates Essentials for Apple iOS [Mobile application software]. Tomado de: https://online.epocrates.com/u/294240/Otitis+externa

Otitis media. (2015). En: Epocrates Essentials for Apple iOS [Mobile application software]. Tomado de: https://online.epocrates.com/u/294239/Otitis+media

U.S. Department of Health and Human Services. (2015). Electronystagmography. Tomado de: https://www.nlm.nih.gov/medlineplus/ency/article/003448.htm

U.S. Department of Health and Human Services. (2015). BAER-Brainstem auditory evoked response. Tomado de: https://www.nlm.nih.gov/medlineplus/ency/article/003926.htm

Capítulo 9

Trastornos cardiovasculares

Objetivos

En este capítulo aprenderás:

◆ La anatomía y la fisiología del corazón y el sistema vascular

◆ Técnicas de anamnesis y exploración física dirigidas a la función cardíaca

◆ Tratamientos apropiados para promover la salud cardíaca

◆ Los trastornos cardiovasculares más frecuentes

Una mirada a los trastornos cardiovasculares

Aunque la gente tiene vidas más largas que antes, viven cada vez más con trastornos crónicos o los efectos de trastornos agudos. De estos problemas, los trastornos cardiovasculares encabezan la lista. En Estados Unidos, más de 80 millones de personas sufren alguna forma de trastorno cardiovascular, y muchos padecen combinaciones. Año tras año, el número de pacientes afectados sigue en aumento.

Debido a esta tendencia a la alza, a menudo tendrás que tratar con pacientes con trastornos cardiovasculares. Para proporcionar una atención eficaz a estos pacientes, necesitas una comprensión clara de la anatomía y la fisiología cardiovascular, las técnicas de valoración, las pruebas diagnósticas y los tratamientos, así como de los trastornos cardiovasculares.

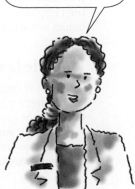

El número de pacientes con enfermedades cardiovasculares sigue aumentando.

Anatomía y fisiología

El sistema cardiovascular envía sangre oxigenada a los tejidos y elimina los productos de desecho. El corazón, controlado por el sistema nervioso autónomo, bombea sangre a todos los órganos y tejidos del cuerpo. Las arterias y las venas (el sistema vascular) llevan la sangre a través del cuerpo, llenan el corazón de sangre y mantienen la presión arterial. Echemos un vistazo a cada parte de este sistema tan crítico.

Corazón

El *corazón* es un órgano muscular hueco y su tamaño aproximado es el de un puño. Se ubica entre los pulmones en el mediastino, tiene unos 12.5 cm de largo y 9 cm de diámetro en su punto más ancho. Su peso es de entre 250 y 285 g.

¿Dónde está tu corazón?

El corazón se encuentra en el área entre el segundo y el quinto espacio intercostal. El borde derecho del corazón se alinea con el borde derecho del esternón. El borde izquierdo se alinea con la línea medioclavicular izquierda. La posición exacta del corazón varía ligeramente en cada paciente. Del corazón salen y entran los grandes vasos:

- Vena cava inferior
- Vena cava superior
- Aorta
- Arteria pulmonar
- Cuatro venas pulmonares

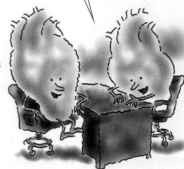

Dime más sobre esos vasos tuyos. ¡Escuché que eran grandes!

Deslizar y rodear

Un fino saco llamado *pericardio* protege al corazón. Tiene una capa interna (o visceral) que forma el epicardio y una externa (o parietal). El espacio entre las dos capas contiene entre 10 y 30 mL de un líquido seroso (líquido pericárdico) que evita la fricción entre las capas cuando el corazón bombea.

Cámaras y más cámaras

El corazón tiene cuatro cámaras (dos aurículas o atrios y dos ventrículos) separadas por un tabique. Las aurículas se encuentran en la parte superior, tienen paredes finas y sirven como reservorio para la sangre. También impulsan cierta cantidad de sangre que va a los ventrículos, que se llenan sobre todo por gravedad (véase *Dentro del corazón*, p. 235).

Rutas de la sangre

La sangre se mueve hacia y desde el corazón a través de rutas específicas.

La sangre venosa desoxigenada regresa a la aurícula derecha a través de tres vasos:

1. Vena cava superior: regresa la sangre de la parte superior del cuerpo.
2. Vena cava inferior: regresa la sangre de la parte inferior del cuerpo.
3. Seno coronario: regresa la sangre del músculo cardíaco.

Mira con cuidado

Dentro del corazón

La estructura interna del corazón está formada por el pericardio, las tres capas de la pared cardíaca, cuatro cámaras y cuatro válvulas.

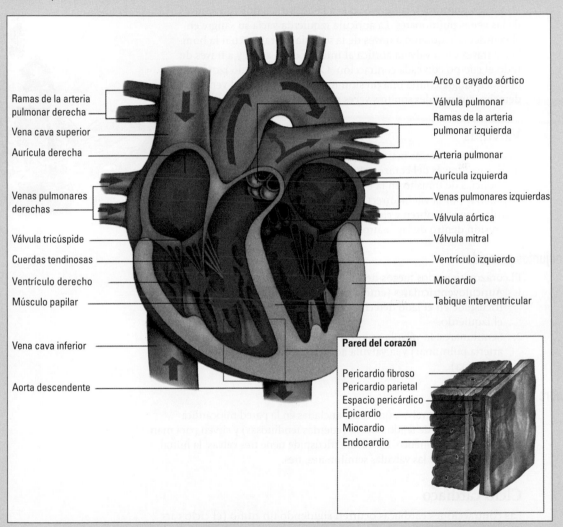

Arco o cayado aórtico

Ramas de la arteria pulmonar derecha

Vena cava superior

Aurícula derecha

Venas pulmonares derechas

Válvula tricúspide

Cuerdas tendinosas

Ventrículo derecho

Músculo papilar

Vena cava inferior

Aorta descendente

Válvula pulmonar

Ramas de la arteria pulmonar izquierda

Arteria pulmonar

Aurícula izquierda

Venas pulmonares izquierdas

Válvula aórtica

Válvula mitral

Ventrículo izquierdo

Miocardio

Tabique interventricular

Pared del corazón

Pericardio fibroso
Pericardio parietal
Espacio pericárdico
Epicardio
Miocardio
Endocardio

Tomemos un poco de aire

La sangre en la aurícula derecha sale a través de la válvula tricúspide hacia el ventrículo derecho y luego es eyectada a través de la válvula pulmonar hacia la arteria pulmonar cuando el ventrículo se contrae. Después viaja a los pulmones para oxigenarse.

Comparte lo que tienes

Desde los pulmones, la sangre viaja a la aurícula izquierda a través de las venas pulmonares. La aurícula izquierda vacía su sangre en el ventrículo izquierdo a través de la válvula mitral, el cual la bombea a través de la válvula aórtica al interior de la aorta y a través de todo el cuerpo con cada contracción. Como el ventrículo izquierdo bombea sangre contra una presión mucho mayor que el ventrículo derecho, sus paredes son tres veces más gruesas.

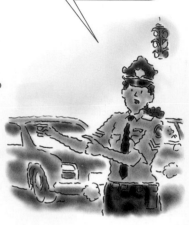

No puede ir en esta dirección. Tome la primera arteria a la izquierda.

Válvulas

Las válvulas cardíacas mantienen el flujo de sangre en una sola dirección a través del corazón. Piensa en las válvulas como si fueran policías de tránsito en la entrada de calles de una sola vía, que impiden ir por la vía incorrecta a pesar de una gran presión. Las válvulas sanas se abren y cierran como resultado de los cambios de presión dentro de las cuatro cámaras.

Conjuntos parecidos

El corazón tiene dos juegos de válvulas:
1. Auriculoventriculares (entre la aurícula y el ventrículo): la válvula tricúspide en el lado derecho del corazón y la mitral (bicúspide) en el izquierdo.
2. Semilunares: la válvula pulmonar (entre el ventrículo derecho y la arteria pulmonar) y la válvula aórtica (entre el ventrículo izquierdo y la aorta).

Sobre las valvas

Cada válvula tiene valvas, que están ancladas en la pared miocárdica mediante cuerdas de tejido fibroso (cuerdas tendinosas) y sirven para mantener un cierre hermético. La válvula tricúspide tiene tres valvas; la mitral, dos; y cada una de las válvulas semilunares, tres.

Ciclo cardíaco

Las contracciones cardíacas ocurren siguiendo un ritmo (el ciclo cardíaco) y son reguladas por impulsos que por lo general comienzan en el nodo sinoauricular (SA), el marcapasos intrínseco del corazón. Los impulsos son conducidos desde ahí a través del corazón. Los impulsos del sistema nervioso autónomo afectan al nodo SA y alteran su frecuencia de disparo para satisfacer las necesidades corporales. El ciclo cardíaco está formado por dos fases: la diástole y la sístole.

Sólo relájate… luego, ¡haz fuerza!

Durante la diástole, el corazón se relaja y se llena de sangre, y el músculo cardíaco recibe su propio suministro por las arterias coronarias. Las válvulas mitral y tricúspide están abiertas, y las válvulas aórtica y pulmonar, cerradas. La diástole tiene tres fases:

1. Relajación isovolumétrica: cuando la presión ventricular cae por debajo de la presión de la aorta y la arteria pulmonar, permite que la sangre retroceda en dirección de los ventrículos y hace que se cierren las válvulas aórtica y pulmonar con un chasquido de cierre, lo que produce el segundo ruido cardíaco (R_2) y el llenado auricular (el comienzo del ciclo cardíaco).
2. Llenado ventricular (pasivo): cuando el 70 % de la sangre de las aurículas se vuelca en los ventrículos por gravedad, lo que puede causar vibraciones que se conocen como tercer ruido (R_3).
3. Contracción auricular (activa), también llamada *patada auricular*: cuando el 30 % restante de la sangre es bombeada hacia los ventrículos, lo que produce el cuarto ruido cardíaco (R_4).

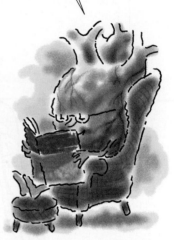

La diástole es un momento tan relajado para mí. Me encanta sentarme con un buen libro…

Circuito mayor

Durante la sístole, la contracción ventricular envía sangre al circuito mayor. La sístole tiene dos fases:

1. Contracción isovolumétrica: cuando la presión dentro de los ventrículos aumenta (debido a la patada auricular), lo que hace que las válvulas mitral y tricúspide se cierren con un chasquido, generando el primer ruido cardíaco (R_1).
2. Eyección ventricular: cuando la presión ventricular sube por encima de las de la aorta y la arteria pulmonar, lo que provoca la apertura de las válvulas aórtica y pulmonar, y la eyección de sangre hacia la arteria pulmonar en dirección a los pulmones y hacia la aorta en dirección al resto del cuerpo.

Sistema vascular

El sistema vascular está formado por una red de arterias, arteriolas, capilares, vénulas y venas. Esta red contiene constantemente unos 5 L de sangre. El sistema vascular envía oxígeno, nutrientes y otras sustancias a las células del cuerpo y elimina los productos de desecho del metabolismo celular (véase *Una mirada a las arterias*, p. 238, y *Una mirada a las venas*, p. 239).

(El texto continúa en la p. 240)

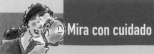

Mira con cuidado

Una mirada a las arterias

Esta ilustración muestra las principales arterias del cuerpo.

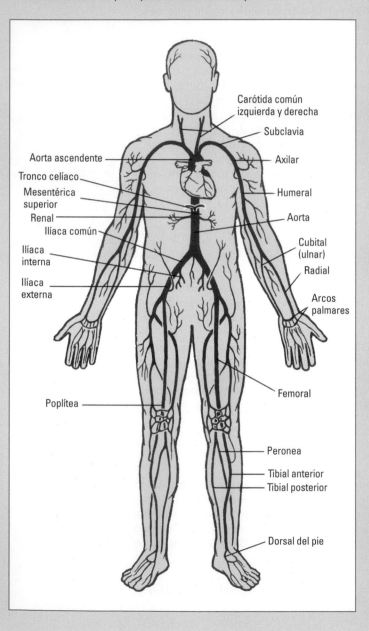

Carótida común izquierda y derecha

Subclavia

Aorta ascendente

Axilar

Tronco celíaco

Mesentérica superior

Humeral

Renal

Aorta

Ilíaca común

Cubital (ulnar)

Ilíaca interna

Radial

Ilíaca externa

Arcos palmares

Femoral

Poplítea

Peronea

Tibial anterior

Tibial posterior

Dorsal del pie

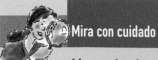

Mira con cuidado

Una mirada a las venas

Esta ilustración muestra las principales venas del cuerpo.

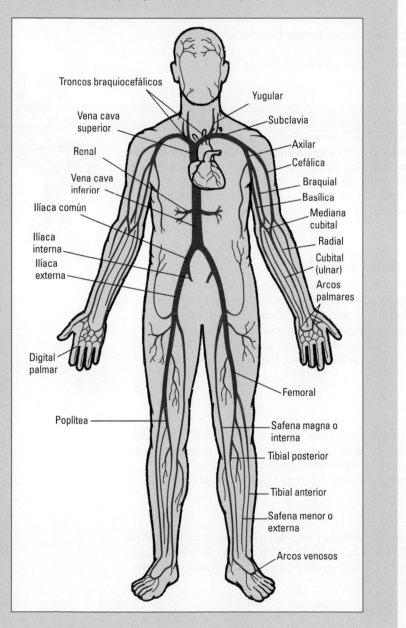

Arterias

Las arterias llevan la sangre fuera del corazón. Casi todas las arterias llevan sangre rica en oxígeno desde el corazón hacia el resto del cuerpo. La única excepción es la arteria pulmonar, que lleva sangre pobre en oxígeno desde el ventrículo derecho a los pulmones.

Trabajo duro

Las arterias tienen paredes gruesas porque transportan sangre bajo alta presión. Las paredes arteriales contienen una capa elástica robusta que les ayuda a propulsar la sangre a través del sistema arterial.

Pulso es presión

Los pulsos arteriales son las ondas de presión de la sangre generadas por la acción de bombeo del corazón. Todos los vasos del sistema arterial tienen pulsaciones, pero tú sólo puedes sentir los de las arterias que se encuentran cerca de la piel. Puedes palpar los siguientes pulsos periféricos: temporal, carotídeo, braquial, cubital, radial, femoral, poplíteo, tibial posterior y dorsal del pie. La ubicación de los puntos del pulso varía entre las personas. Los ancianos pueden tener pulsos periféricos reducidos.

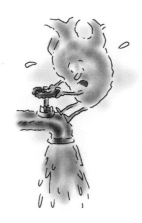

Sin el sistema vascular, yo sería el único en tratar de regular el flujo de la sangre. ¡Hablando de sentir presión!

Capilares, arteriolas y vénulas

El intercambio de líquidos, nutrientes y desechos metabólicos entre la sangre y las células ocurre en los capilares. Este proceso puede realizarse porque los capilares tienen paredes finas y extremadamente permeables. En todo momento, los capilares contienen alrededor del 5 % del volumen de sangre circulante. Están conectados con las arterias y las venas a través de vasos intermediarios llamados *arteriolas* y *vénulas*, respectivamente.

Venas

Las venas llevan sangre hacia el corazón. Casi todas las venas llevan sangre pobre en oxígeno, con la única excepción de la vena pulmonar, que lleva sangre oxigenada de los pulmones hacia la aurícula izquierda. Las venas sirven como un enorme reservorio para la sangre circulante.

Me siento flexible

Las venas tienen paredes más finas y flexibles que las arterias. Esta flexibilidad permite que las venas se adapten a las variaciones de volumen de la sangre. Además, tienen válvulas en intervalos periódicos para evitar que la sangre refluya hacia atrás.

Valoración inicial

La información inicial sobre el estado cardiovascular que recoges durante la valoración te ayudará a guiar tu intervención y la atención de seguimiento. Sin embargo, si el paciente tiene una crisis cardíaca, deberás repensar tus prioridades de valoración. La alteración del paciente y la situación clínica dictarán qué pasos seguir.

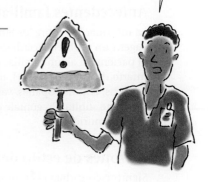

Si el paciente está en una crisis cardíaca, deberás repensar tus prioridades de valoración.

Anamnesis

Comienza la evaluación con una anamnesis completa. Verás que los pacientes con problemas cardiovasculares en general tienen motivos de consulta específicos, a saber:
- Dolor en pecho, cuello, brazo o mandíbula
- Dificultad para respirar o disnea (falta de aire)
- Una sensación de "palpitación" en el pecho
- Cianosis, palidez u otros cambios en la piel (como reducción en la distribución del pelo y piel fina y brillante)
- Hipertensión, hipotensión, debilidad, fatiga o mareos
- Diaforesis

Estado de salud actual

Haz las siguientes preguntas para ayudar al paciente a expresarse sobre su enfermedad actual:
- ¿Hace cuánto que tiene este problema?, ¿cuándo comenzó?
- ¿Dónde se localiza el dolor?, ¿se irradia hacia algún área del cuerpo? Evalúe el dolor en una escala del 0 al 10.
- ¿Hay algo que precipite, exacerbe o alivie el dolor?

Estado de salud previo

Explora las enfermedades graves previas y menores recurrentes, accidentes o lesiones, procedimientos quirúrgicos y alergias.

Preguntas históricas

Pregunta sobre antecedentes de trastornos relacionados con el corazón, como hipertensión, fiebre reumática, escarlatina, diabetes mellitus, hiperlipidemia, defectos cardíacos congénitos y síncopes. Hazle estas preguntas al paciente:
- ¿Alguna vez ha tenido fatiga intensa no causada por esfuerzo?
- ¿Consume alcohol, tabaco o cafeína?, ¿cuánto consume?
- ¿Toma algún medicamento prescrito, de venta libre, herbolario o droga recreativa?

- ¿Es alérgico a algún fármaco, comida u otros productos?, ¿puede describir la reacción que le aparece?
  Si el paciente es una mujer, también hazle estas preguntas:
- ¿Ha comenzado con su menopausia?
- ¿Utiliza anticonceptivos hormonales o estrógenos?
- ¿Ha tenido problemas durante el embarazo?, ¿ha tenido hipertensión gestacional?

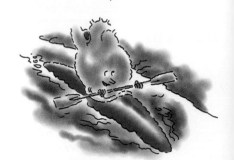

No olvides preguntarle sobre sus pasatiempos. Yo creo que el kayak es bastante relajante.

Antecedentes familiares

La información sobre los familiares directos puede sugerir un problema cardíaco específico. Pregúntale al paciente si algún familiar ha tenido hipertensión, infarto de miocardio (IM), miocardiopatías, diabetes mellitus, coronariopatías, vasculopatías, hiperlipidemia o muerte súbita. Pregúntale qué edad tenía el familiar cuando murió.

Patrones de estilo de vida

Siempre considera el entorno cultural y social del paciente cuando planifiques la atención. Determina su nivel educativo. ¿Cuál es su ocupación y su empleo?, ¿qué sistemas de apoyo tiene?, ¿vive solo o con alguien?, ¿tiene algún pasatiempo?, ¿cómo ve su enfermedad? Evalúa la autoimagen del paciente cuando recabes esta información.

Exploración física

El primer paso en la exploración física es evaluar los factores que reflejan la función cardiovascular, incluyendo las constantes vitales y el aspecto físico. Una vez examinados estos factores, puedes evaluar el aparato cardiovascular del paciente mediante inspección, palpación, percusión y auscultación.

Modificaciones necesarias

Combina partes de la evaluación, según la necesidad, para ahorrarle tiempo y energía al paciente. Si el paciente tiene dificultades cardiovasculares, modifica el orden de tu evaluación, según lo requieras. Por ejemplo, si consulta por dolor de pecho y disnea, controla con rapidez las constantes vitales y ausculta el corazón. Si una mujer se siente avergonzada por exponer su pecho, explícale cada paso de la evaluación, coloca campos para cubrirla y expón sólo las áreas que evaluarás en el momento.

Constantes vitales

La evaluación de las constantes vitales incluye medir la temperatura, la presión arterial, la frecuencia cardíaca y la respiración.

Temperatura

Los cambios en la temperatura pueden deberse a:
- Inflamación o infección cardiovascular (temperatura más alta que la normal)
- Aumento del metabolismo, que incrementa el gasto cardíaco (temperatura más alta que la normal)
- Mala perfusión y ciertos trastornos metabólicos como el hipotiroidismo (temperatura más baja que la normal)

Presión arterial

De acuerdo con la American Heart Association (AHA), tres lecturas sucesivas de una presión arterial por encima de 140/90 mm Hg indican hipertensión. Sin embargo, el estrés emocional causado por la exploración física puede elevar la presión arterial; si está elevada, permite que el paciente se relaje unos minutos y luego mídela de nuevo para descartar estrés.

Toma dos

Al evaluar la presión arterial del paciente por primera vez, mídela en ambos brazos y emplea manguitos de tamaño apropiado. Una diferencia de 10 mm Hg o más entre los brazos puede indicar un síndrome de la abertura torácica superior u otras formas de obstrucción arterial.

Frecuencia cardíaca

Si sospechas una enfermedad cardíaca, ausculta el pulso apical durante 1 min para detectar arritmias. Por lo general, el pulso de un adulto es de entre 60 y 100 latidos/min. El ritmo debe ser regular, excepto por una sutil desaceleración con la espiración causada por los cambios de presión y la respuesta vagal. Fíjate si el pulso parece débil, normal o saltón.

Respiración

Observa si existe eupnea, es decir, un patrón respiratorio regular, sin esfuerzo y similar en ambos lados. La taquipnea puede indicar un gasto cardíaco bajo. La disnea, un posible indicador de insuficiencia cardíaca, puede no ser evidente durante el reposo; sin embargo, el paciente puede necesitar parar después de decir unas cuantas palabras para tomar aliento. El patrón respiratorio de Cheyne-Stokes puede acompañar a la insuficiencia cardíaca grave, aunque se asocia con más frecuencia con el coma. La respiración superficial puede acompañar a la pericarditis aguda, ya que el paciente intenta reducir el dolor asociado con las respiraciones profundas.

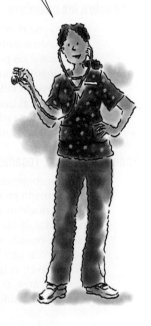

Si la presión arterial del paciente es alta, permite que se relaje y luego mídela de nuevo para descartar estrés.

Aspecto físico

Observa el hábito general del paciente, incluyendo:
- Peso y composición muscular
- Turgencia, integridad y color de la piel
- Nivel de energía
- Aspecto comparado con la edad
- Nivel de comodidad o de ansiedad evidente

Todo sobre los miembros

Inspecciona el vello en los miembros del paciente. El vello debe estar distribuido simétricamente y ser más grueso en la superficie anterior de los brazos y las piernas. Si no es así, puede indicar una reducción del flujo sanguíneo en las extremidades.

Observa si la longitud de los brazos y las piernas es proporcional con respeto al tronco. Los miembros largos y delgados pueden indicar el síndrome de Marfan, un trastorno congénito que provoca problemas cardiovasculares, como disección e insuficiencia aórticas y miocardiopatía.

Rosadas, rosadas, rosadas

Las uñas en general tienen un tono rosado y no tienen marcas. Un color azulado en el lecho ungueal indica cianosis periférica. Para estimar la velocidad del flujo sanguíneo periférico, evalúa el llenado capilar en las uñas de las manos o los pies aplicando presión sobre la uña unos 5 seg y tomando el tiempo que requiere para recuperar el color. En un paciente con una buena irrigación, el color regresa en menos de 3 seg. Un retraso en el llenado capilar sugiere una reducción de la circulación en el área, el cual es un signo de bajo gasto cardíaco que puede llevar a una insuficiencia arterial.

Inspección

Inspecciona el tórax del paciente (véase *Identificación de los puntos de referencia cardiovasculares*, p. 245). Expón la parte anterior del pecho y observa su aspecto general. Por lo general, el diámetro lateral es dos veces el diámetro anteroposterior. Registra cualquier desviación de la forma típica del tórax.

Ve a la yugular

Cuando un paciente está en posición supina, las venas yugulares protruyen; cuando se para, éstas se aplanan. Para buscar una distensión de la vena yugular, coloca al paciente en posición de semi-Fowler con la cabeza ligeramente alejada del sitio que examines. Utiliza una luz tangencial (luz lateral) para observar pequeñas sombras a lo largo del cuello. Lo anterior te permitirá observar ondas de pulso con facilidad. Si las venas

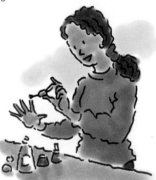

Las uñas, en general, son rosadas y no tienen marcas. ¡Las mías tienen unas bonitas sombras de rosado!

Identificación de los puntos de referencia cardiovasculares

Estas figuras muestran dónde encontrar los puntos de referencia críticos empleados en la evaluación cardiovascular.

Cara anterior del tórax

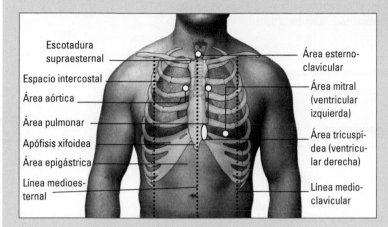

- Escotadura supraesternal
- Espacio intercostal
- Área aórtica
- Área pulmonar
- Apófisis xifoidea
- Área epigástrica
- Línea medioesternal
- Área esternoclavicular
- Área mitral (ventricular izquierda)
- Área tricuspídea (ventricular derecha)
- Línea medioclavicular

Cara lateral del tórax

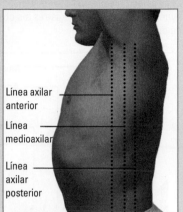

- Línea axilar anterior
- Línea medioaxilar
- Línea axilar posterior

yugulares parecen distendidas, esto indica una presión auricular derecha elevada y un aumento en el volumen de líquidos causado por una disfunción del hemicardio derecho (véase *Distensión de la vena yugular*, p. 246).

Pulsaciones precordiales

Con una luz tangencial, busca movimientos en la pared torácica, pulsaciones visibles y elevaciones o valles exagerados (latidos potentes hacia afuera del pecho durante la sístole) en todas las áreas del precordio. A los pacientes obesos o con mamas grandes pídeles que se sienten durante la inspección para traer el corazón más cerca de la pared torácica anterior y hacer las pulsaciones más notables.

Corazón impulsivo

En general, verás las pulsaciones en el punto de máximo impulso de la punta del corazón (latido o choque de la punta). El choque de la punta de forma habitual aparece en el quinto espacio intercostal en o medial a la línea medioclavicular. Este impulso refleja la ubicación y el tamaño del corazón, en especial del ventrículo izquierdo. En un adulto delgado verás un ligero movimiento esternal y las pulsaciones sobre las arterias pulmonares o la aorta, así como pulsaciones visibles en el área epigástrica.

Llámenme impulsivo, ¡pero amo una buena pulsación en mi ápice!

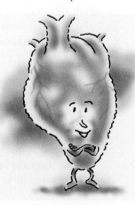

Distensión de la vena yugular

La inspección de las venas yugulares te ayuda a recopilar información sobre el volumen y la presión de la sangre en el hemicardio derecho. De forma habitual, no verás una pulsación más allá de 4 cm por encima de la escotadura esternal (yugular). Una pulsación más alta indica una presión venosa central elevada y una distensión de la vena yugular. Cuando registres tus observaciones, describe la distensión como leve, moderada o intensa.

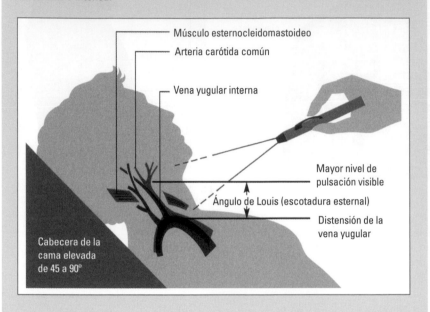

Músculo esternocleidomastoideo
Arteria carótida común
Vena yugular interna
Mayor nivel de pulsación visible
Ángulo de Louis (escotadura esternal)
Distensión de la vena yugular
Cabecera de la cama elevada de 45 a 90°

Palpación

Palpa los pulsos periféricos y el precordio. Asegúrate de que el paciente este cómodo, cubierto de manera adecuada y bien abrigado. Además, calienta tus manos y recuerda ejercer una presión suave a moderada.

Siente el flujo

Ya has palpado el pulso radial durante tu evaluación de las constantes vitales del paciente. Aún debes palpar otros puntos de pulso para evaluar el flujo sanguíneo a los tejidos. Como las arterias principales (las carótidas) yacen cerca del corazón, tienen presiones ligeramente más altas que las periféricas, lo que permite palparlas más con mayor facilidad. Palpa sólo una carótida a la vez; la palpación simultánea puede reducir el pulso o causar una caída de la presión arterial, y hacer que el paciente se desvanezca.

Después de palpar las carótidas, sigue con los pulsos braquiales, radiales, femorales, poplíteos, dorsales del pie y tibiales posteriores (véase *Evaluación de los pulsos arteriales*, p. 248). Estas arterias están cerca de las superficies del cuerpo y yacen sobre los huesos, lo que hace que sean más fáciles de palpar.

Un toque suave

Presiona con suavidad sobre estos sitios de pulso; una presión excesiva puede obliterar la pulsación y hacer parecer que no hay pulso. Busca las siguientes características:

- Frecuencia cardíaca: varía con la edad y otros factores (en general es de 60-100 latidos/min en los adultos).
- Ritmo del pulso: regular.
- Simetría: igual fuerza en los pulsos bilaterales.
- Forma: pulso suave en forma de onda (hacia arriba y hacia abajo).
- Fuerza: los pulsos se palpan con facilidad (se requiere una presión firme para obliterar el pulso).

Escala de grados

Los pulsos se gradúan según una escala numérica:
- 4+ es saltón o capricante.
- 3+ está aumentado.
- 2+ es normal.
- 1+ es débil.
- 0 es ausente.

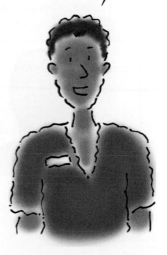

No utilices mucha presión cuando palpes el pulso, o lo obliterarás.

Percusión

Como parte del personal de enfermería medicoquirúrgico, por lo general, no percutirás el corazón. Si notas una anomalía en tu evaluación global, revisa la historia clínica y observa las radiografías de tórax que te proporcionarán una información más precisa y en general eliminan la necesidad de la percusión. Además, los problemas pulmonares, que de forma frecuente acompañan a los trastornos cardiovasculares, reducen la precisión de la percusión. Sin embargo, la percusión del abdomen de un paciente con insuficiencia cardíaca derecha puede mostrar una matidez que se extiende varios centímetros por debajo del reborde costal derecho, lo que indica un agrandamiento del hígado.

Auscultación

El aparato cardiovascular requiere más auscultación que cualquier otro aparato o sistema.

Evaluación de los pulsos arteriales

Para evaluar los pulsos arteriales, aplica presión con tus dedos índice y medio. Las siguientes ilustraciones muestran dónde colocar tus dedos cuando palpes varios pulsos.

Pulso carotídeo

Coloca con suavidad tus dedos en dirección lateral a la tráquea y debajo del ángulo mandibular. Nunca palpes ambas carótidas al mismo tiempo.

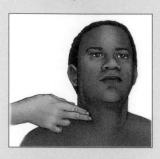

Pulso braquial

Coloca tus dedos en dirección medial respecto del tendón del bíceps.

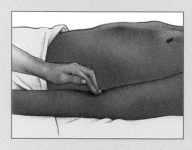

Pulso radial

Aplica una suave presión en el lado medial y ventral de la muñeca, justo debajo de la base del pulgar.

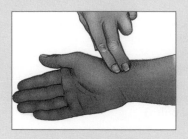

Pulso femoral

Presiona sobre un punto por debajo del ligamento inguinal. En pacientes obesos, palpa el pliegue de la ingle, a medio camino entre el hueso púbico y la cadera.

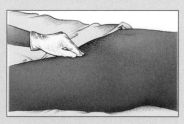

Pulso poplíteo

Presiona firmemente en el hueco poplíteo en la parte posterior de la rodilla.

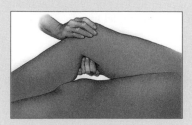

Pulso tibial posterior

Aplica presión detrás y ligeramente por debajo del maléolo en el tobillo.

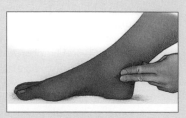

Pulso dorsal del pie

Coloca tus dedos sobre el dorso del pie en posición medial mientras el paciente apunta sus dedos hacia abajo. El pulso es difícil de palpar y puede parecer ausente en pacientes sanos.

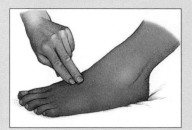

Auscultación de aficionado

Los ruidos cardíacos se auscultan en el área precordial. La identificación de los ruidos cardíacos normales, su frecuencia y su ritmo no es una práctica rutinaria para el personal de enfermería medicoquirúrgica, pero ciertamente es una habilidad valiosa para desarrollar. Aun así, es difícil. Incluso con un estetoscopio, la cantidad de tejido entre la fuente del sonido y la parte externa de la pared torácica puede afectar lo que escuchas. La grasa, los músculos y el aire tienden a reducir la transmisión del sonido. Cuando auscultes un paciente obeso o con mucho músculo en la pared torácica o con pulmones hiperinsuflados, los sonidos pueden parecer distantes (véase *Posición del paciente para la auscultación*).

Observa los sitios

Primero, identifica los sitios de auscultación cardíaca, los cuales incluyen las áreas aórtica, pulmonar, tricuspídea y mitral. La mayoría de los

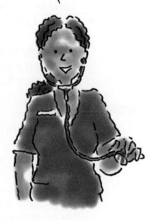

Auscultar los ruidos cardíacos no es fácil, ¡ni siquiera con unos oídos fabulosos!

Posición del paciente para la auscultación

Si los ruidos cardíacos son débiles o indetectables, trata de escucharlos con el paciente sentado e inclinado hacia adelante o acostado de lado, lo que trae el corazón más cerca de la superficie del pecho. Estas ilustraciones muestran cómo colocar al paciente para escuchar los ruidos agudos y graves.

Inclinado hacia adelante
La posición inclinada hacia el frente es más adecuada para escuchar los ruidos agudos relacionados con los problemas de las válvulas semilunares, como los soplos valvulares aórticos y pulmonares. Para auscultar estos ruidos, coloca el diafragma del estetoscopio sobre las áreas aórtica y pulmonar en los segundos espacios intercostales derecho e izquierdo, como se muestra debajo.

Decúbito lateral izquierdo
La posición lateral izquierda es más adecuada para escuchar los ruidos graves, como los soplos de la válvula mitral y ruidos cardíacos adicionales. Para poder escuchar estos ruidos, pon la campana del estetoscopio sobre el área apical, como se muestra debajo.

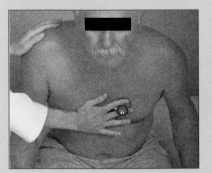
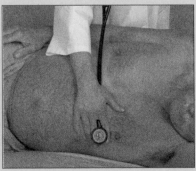

sonidos se producen por vibraciones creadas por la abertura y el cierre de las válvulas cardíacas. Cuando las válvulas se cierran, termina de forma abrupta el movimiento de la sangre; cuando se abren, se acelera el movimiento sanguíneo. Esta aceleración o desaceleración repentina produce los ruidos cardíacos. Los sitios de auscultación no yacen de forma directa sobre las válvulas, sino sobre las vías que sigue la sangre cuando fluyen a través de las cámaras y las válvulas.

Escucha bien

A continuación, escucha por unos ciclos para acostumbrarte a la frecuencia y el ritmo de los ruidos. Debes diferenciar los ruidos cardíacos por su tono (frecuencia), intensidad (fuerza), duración, calidad (si es musical o áspero), ubicación e irradiación. El momento de los ruidos en relación con el ciclo cardíaco es de gran importancia. Por lo general se escuchan dos ruidos: el R_1 y el R_2. Tienen un timbre relativamente alto y se encuentran separados por un período de silencio. Los ruidos cardíacos normales duran sólo una fracción de segundo, seguidos por períodos de silencio ligeramente largos. Escucha:

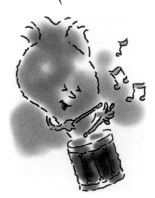

Escucha el ritmo. Pu-pum, pu-pum...

- El R_1 (el *pu* del *pu-pum*), que ocurre al comienzo de la sístole cuando las válvulas mitral y tricúspide se cierran y la sangre es eyectada hacia la circulación.
- El R_2 (el *pum* del *pu-pum*), que ocurre durante la diástole cuando las válvulas aórtica y pulmonar se cierran (más fuerte en las áreas aórtica y pulmonar), que coincide con la bajada de la onda del pulso y es seguido por un período silencioso que de forma habitual excede la pausa entre R_1 y R_2.

Compara y contrasta

En cada sitio auscultatorio, emplea el diafragma para escuchar más de cerca el R_1 y el R_2, y compáralos. Luego, ausculta de nuevo utilizando la campana del estetoscopio. Si escuchas cualquier ruido durante el período diastólico o sistólico, o una variación en R_1 o R_2, documenta las características del ruido. Registra el sitio auscultatorio y la parte del ciclo cardíaco en el que ocurre. Si tienes dificultades para identificar los ruidos cardíacos normales, palpa las arterias carótidas del paciente con tu estetoscopio sobre la punta del *corazón*. El ruido cardíaco que escuches en el momento del pulso carotídeo es el R_1.

Hallazgos anómalos

La auscultación también puede revelar un tercero y un cuarto ruido, así como la suma en galope, soplos, clics, chasquidos o roces.

Cabalgan tres caballos blancos

También conocido como R_3 o *galope ventricular*, el tercer ruido cardíaco es un sonido grave que se escucha mejor colocando la campana del estetoscopio en la punta del corazón. Este ritmo se parece al galopar de un caballo, y su cadencia se parece a la palabra "Ken-tuc-ky" (*pu-pum-pum*). Busca el R_3 con el paciente en posición supina o lateral izquierda.

En general, se trata de un ruido protodiastólico o mesodiastólico, al final de la fase de llenado pasivo de cada ventrículo. Busca este ruido justo después del R_2. Puede deberse a que el ventrículo no es lo suficientemente distensible para aceptar el volumen de llenado sin fuerza adicional. Puedes escuchar la falta de distensibilidad en el ventrículo derecho en el área tricuspídea, y si el que no es distensible es el ventrículo izquierdo, lo escucharás en el área mitral.

¡Arre, Pinto!

Un R_4 es un ruido cardíaco anómalo que aparece al final de la diástole, justo antes de la elevación de la onda de pulso. Precede al R_1 del siguiente ciclo y se asocia con la aceleración o desaceleración de la sangre ingresando en la cámara que se resiste al llenado adicional. Conocido como *galope auricular* o *galope presistólico*, ocurre durante la contracción auricular.

El R_4 tiene la misma cadencia de la palabra "Tennes-see" (*pum-pu-pum*). Se escucha mejor con la campana del estetoscopio y con el paciente en posición supina; el R_4 puede aparecer en las áreas tricuspídea o mitral, según el ventrículo disfuncional.

El ritmo de galope ventricular se parece al sonido de la palabra Kentucky. ¡Ye-ha!

Y al final, un establo completo

A veces, un paciente puede tener tanto un tercero como un cuarto ruido. Cuando esto ocurre, el R_3 y el R_4 están tan juntos que parecen un único ruido; a esto se le conoce como *galope de sumación* o *de adición*. La auscultación puede revelar dos ruidos cardíacos anómalos y dos ruidos normales. En este caso, el paciente en general tiene taquicardia y una fase diastólica más corta.

Un arroyo que sopla

Más largo que un ruido cardíaco, un soplo se escucha como un sonido vibrante, soplante, sibilante o retumbante. Como suena una corriente de agua mientras pasa por un punto estrecho, el flujo sanguíneo turbulento puede producir un soplo. Si detectas uno, identifica su sitio de mayor intensidad, indica el tiempo del ciclo cardíaco en el que ocurre, y describe su timbre, patrón, calidad e intensidad (véase *Clasificación de los soplos*, p. 252).

Clic de las valvas

Los clics son ruidos anómalos agudos que se producen al tensarse las estructuras de las cuerdas tendinosas y las valvas de la válvula mitral. En principio, la válvula mitral se cierra con seguridad, pero luego una valva grande prolapsa hacia la aurícula izquierda, lo que provoca el ruido. Los clics en general preceden a un soplo sistólico tardío causado por la regurgitación de un poco de sangre desde el ventrículo izquierdo hacia la aurícula izquierda. Los clics aparecen en el 5-10 % de los adultos jóvenes y afectan más a las mujeres que a los hombres.

Para detectar los clics agudos del prolapso de la válvula mitral, coloca el diafragma del estetoscopio en la punta del corazón y escucha durante la mesosístole a la telesístole. Para potenciar el sonido, cambia la posición del paciente, siéntalo o haz que se pare, y escucha a lo largo del reborde esternal izquierdo (punto de Erb).

Chasquidos esternales

Coloca el diafragma del estetoscopio en posición medial respecto de la punta del corazón a lo largo del reborde esternal izquierdo para detectar un posible chasquido de apertura justo después del R_2. Estos ruidos se producen por una válvula estenótica (constreñida o estrechada) que intenta abrirse. El chasquido se asemeja al R_1 y el R_2 normal en calidad, y su tono agudo ayuda a diferenciarlo de un R_3. Ya que el chasquido de apertura puede acompañar a una estenosis mitral o tricuspídea, en general precede al soplo mesodiastólico a telediastólico (signo típico de estenosis).

Roce pericárdico

Para detectar un roce pericárdico, emplea el diafragma del estetoscopio para auscultar el tercer espacio intercostal izquierdo a lo largo del reborde esternal izquierdo. Busca un sonido áspero, crujiente o crepitante que aparece durante toda la sístole o la diástole. Para potenciar el ruido, haz que el paciente se siente derecho y se incline hacia adelante o exhale. Un roce pericárdico en general indica pericarditis.

Arterias inaudibles

Ausculta las arterias carótida, femoral y poplítea, así como la aorta abdominal. Sobre las primeras, la auscultación no debe mostrar sonidos anómalos; sobre la aorta abdominal, pueden detectarse los ruidos intestinales, pero ningún sonido vascular anómalo.

¡Cómo sopla ese soplo!

Durante la auscultación de las arterias centrales y periféricas puedes escuchar un soplo (un sonido causado por el flujo de sangre turbulento). Un soplo sobre la aorta o las arterias carótidas, femorales, poplíteas o humerales puede indicar un flujo turbulento causado por vasos tortuosos, obstrucciones, aneurismas (vasos dilatados debido a las paredes débiles) o disecciones (desgarros en las capas de la pared arterial).

> Un chasquido de apertura después del R_2 permite diagnosticar una estenosis en… bueno… ¡en un tris!

Clasificación de los soplos

Emplea el sistema mostrado a continuación para describir la intensidad de un soplo. Cuando registres tus hallazgos, utiliza números romanos como parte de una fracción, siempre con el VI como denominador. Por ejemplo, un soplo grado III se registra como "grado III/VI".
• Grado I es un soplo apenas audible.
• Grado II es audible, pero débil y suave.
• Grado III es moderadamente fuerte, sin golpe o vibración.
• Grado IV es fuerte, con una vibración.
• Grado V es muy fuerte, con un golpe o vibración.
• Grado VI es lo suficientemente fuerte como para ser escuchado antes de que el estetoscopio entre en contacto con el pecho.

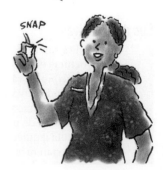

SNAP

Pruebas diagnósticas

Los avances tecnológicos han mejorado la precisión de las pruebas diagnósticas. A pesar de que los estudios de marcadores cardíacos y el electrocardiograma (ECG) son de gran valor, los estudios diagnósticos por imagen pueden señalar la ubicación exacta y la extensión del daño cardíaco a las pocas horas de un IM, permitiendo un tratamiento más eficaz.

Marcadores cardíacos

El análisis de los marcadores cardíacos (enzimas y proteínas) ayuda a diagnosticar el IM. Tras el infarto, el tejido cardíaco dañado libera cantidades importantes de enzimas en la sangre. Las mediciones seriadas de las concentraciones de enzimas revelan la extensión del daño y ayudan a valorar el progreso de la curación (véase *Liberación de enzimas y proteínas cardíacas*, p. 254). Esta enzimas incluyen la creatina-cinasa (CK, de *creatine kinase*), la albúmina modificada por la isquemia (IMA, de *ischemia modified albumin*), la mioglobina y las troponinas I y T. Estas pruebas pueden utilizarse solas o en conjunto. Otros estudios que ayudan a evaluar el riesgo de IM del paciente son la hemoglobina A_{1C} y la proteína C reactiva.

Creatina-cinasa

Los músculos cardíaco y esquelético, y el tejido cerebral contienen CK. Sus isoenzimas son combinaciones de las subunidades M (músculo) y B (de *brain* [cerebro]). La CK-BB aparece sobre todo en el cerebro y el tejido nervioso, la CK-MM en el músculo esquelético, y la CK-MB en el músculo cardíaco. Las concentraciones elevadas de CK-MB indican de forma bastante fiable un IM. En general, los valores de CK-MB se elevan 4-8 h después del inicio del IM, alcanzan un pico en 12-24 h, y pueden permanecer elevados por hasta 96 h.

Consideraciones de enfermería
- Explica al paciente que el estudio ayudará a confirmar un IM.
- No hay restricciones de alimentos o líquidos antes del estudio.
- Infórmale que se le sacarán muestras de sangre a intervalos regulares.
- Recuerda que el traumatismo muscular provocado por las inyecciones i.m. puede elevar las concentraciones de CK.
- Manipula con suavidad los tubos de recolección para evitar la hemólisis, y envía las muestras de manera inmediata al laboratorio.
- Si se produce un hematoma en el sitio de venopunción, aplica compresas tibias.

Liberación de enzimas y proteínas cardíacas

Debido a que son liberadas por el tejido dañado, las proteínas séricas y las isoenzimas (proteínas catalíticas que varían en concentración en órganos específicos) pueden ayudar a identificar el órgano comprometido y a evaluar la extensión del daño. Después de un infarto de miocardio, las enzimas y las proteínas cardíacas se elevan y caen en un patrón característico, como muestra el gráfico.

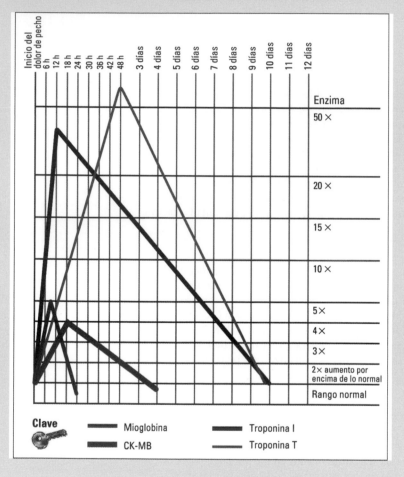

Albúmina modificada por la isquemia

La IMA mide los cambios en la albúmina sérica humana cuando entra en contacto con tejido isquémico. A los pocos minutos del inicio de la isquemia, la IMA alcanza concentraciones detectables en sangre, ya que se eleva con rapidez cuando el corazón no recibe el oxígeno necesario. El aumento en la IMA se produce de forma significativa con mayor rápidez que el de la troponina o la CK, pero los valores de IMA no se elevan con la necrosis del tejido. Este rápido aumento significa que las concentraciones de IMA pueden emplearse para detectar un IM antes que otros estudios. Los valores regresan a la normalidad dentro de las 6 h posteriores a la resolución de la isquemia.

Consideraciones de enfermería
- Manipula con suavidad los tubos de recolección para evitar la hemólisis, y envía la muestra al laboratorio de inmediato.
- La IMA se utiliza con mayor frecuencia en conjunto con un ECG y con la medición de las concentraciones de troponina.

Mioglobina

La mioglobina se encuentra tanto en el miocardio como en el músculo esquelético. En general, se liberan pequeñas cantidades de mioglobina de forma continua en el torrente circulatorio como resultado del recambio de las células musculares. Después, es excretada por los riñones. Durante un IM, los valores de mioglobina se elevan a medida que una cantidad mayor de ésta entra en el torrente sanguíneo. La elevación de las concentraciones de mioglobina puede ser el primer marcador de daño cardíaco después de un IM. Los valores pueden elevarse dentro de los 30 min a 4 h, llegan a un pico dentro de las 6-10 h, y regresan a los valores iniciales a las 24 h. Sin embargo, como el daño en el músculo esquelético también puede provocar una elevación de los valores de mioglobina, esta prueba no es específica de la lesión miocárdica. Las concentraciones de mioglobina pueden estar disponibles en 30 min.

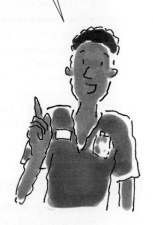

La elevación de las concentraciones de mioglobina puede ser el primer marcador de daño cardíaco después del IM.

Consideraciones de enfermería
- Recuerda que las inyecciones i.m., la angina reciente, la cardioversión, la intoxicación alcohólica aguda, la dermatomiositis, la hipotermia, la distrofia muscular, al polimiositis, las quemaduras graves, los traumatismos, la insuficiencia renal grave y el lupus eritematoso sistémico (LES) pueden elevar las concentraciones de mioglobina.
- Manipula con cuidado los tubos de recolección para evitar la hemólisis, y envía la muestra al laboratorio inmediatamente.
- En caso de un hematoma en el sitio de la venopunción, aplica compresas tibias o frías para ayudar a calmar las molestias.

Troponina I y T

La *troponina* es una proteína hallada en los músculos esquelético y cardíaco. Tanto la troponina I como la T, dos isotipos de esta proteína, se encuentran en el miocardio. La troponina T también puede hallarse en el músculo esquelético, pero el isotipo I sólo se encuentra en el miocardio (de hecho, es más específica para daño miocárdico que la CK, las isoenzimas CK-MB y la mioglobina). Como los valores de troponina T pueden elevarse en ciertos trastornos musculares o en la insuficiencia renal, es menos específica para el daño miocárdico que la troponina I.

Tiempo de elevación

Los valores de troponina se elevan dentro de las 3-6 h posteriores al daño miocárdico. La troponina I alcanza un pico a las 12 h, y regresa a los valores basales en 3-10 días, mientras que el isotipo T alcanza su pico a las 12-48 h, y regresa a los valores basales en 7-10 días. Debido a que las concentraciones de troponina permanecen altas por un período prolongado, pueden detectar un infarto ocurrido varios días antes. Un estudio rápido de las cifras de troponina T puede realizarse en la cama del paciente en pocos minutos, lo cual lo hace una herramienta útil para determinar el tratamiento en el IM.

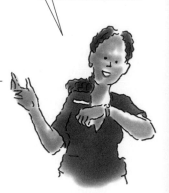

La troponina se toma su tiempo. De hecho, los valores elevados duran tanto que ayudan a detectar un infarto que ocurrió varios días antes.

Consideraciones de enfermería

- No existen restricciones de alimentos o líquidos antes del estudio.
- Pueden requerirse varias muestras de sangre.
- Recuerda que el ejercicio vigoroso sostenido, los fármacos cardiotóxicos como la doxorrubicina, las enfermedades renales y ciertos procedimientos quirúrgicos pueden producir una elevación de los valores de troponina T.
- Manipula con cuidado los tubos de recolección para evitar la hemólisis, y envía la muestra al laboratorio de inmediato.
- Si se produce un hematoma en el sitio de la venopunción, aplica compresas tibias o frías para calmar las molestias.

Estudios de registros gráficos

Los estudios de registros gráficos para diagnosticar trastornos cardíacos incluyen el ECG, el ECG de esfuerzo y la monitorización Holter.

Electrocardiograma

Un estudio diagnóstico valioso que hoy en día es parte de la rutina de cualquier evaluación cardiovascular es el registro de un ECG de la corriente generada por el corazón (véase *Qué muestra la tira del ECG*, p. 257). Este estudio ayuda a identificar anomalías primarias de la conducción, arritmias, hipertrofia cardíaca, pericarditis, desequilibrios electrolíticos e IM (sitio y extensión).

Consideraciones de enfermería

- Dile al paciente que un ECG sólo requiere 10 min y no produce molestias.
- Explícale que debe estar acostado, relajado, respirar con normalidad y quedarse quieto.
- Recuerda que la evaluación del registro orientará el tratamiento posterior.
- Trata el dolor de pecho en caso de que exista (según indicación).

Qué muestra la tira del electrocardiograma

En la tira del ECG, el eje horizontal se correlaciona con la longitud de cada evento eléctrico, en particular con su duración. Cada bloque pequeño en el eje horizontal representa 0.04 seg. Cinco bloques pequeños forman la base de un bloque grande, que a su vez representa 0.2 seg. El trazado gráfico en general consiste en una onda P, el complejo QRS y la onda T.

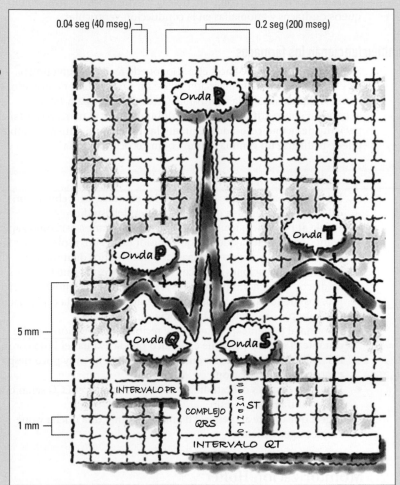

Electrocardiograma de esfuerzo

El ECG de esfuerzo es un estudio no invasivo que ayuda al médico a evaluar la respuesta cardiovascular a un aumento del trabajo. En general se conoce como prueba de esfuerzo, y proporciona información diagnóstica que no puede obtenerse con un ECG de reposo. Este estudio también puede evaluar la respuesta al tratamiento.

El estudio debe detenerse si el paciente presenta dolor de pecho, fatiga u otros signos y síntomas que reflejen intolerancia al ejercicio, que pueden incluir disnea grave, claudicación, debilidad o mareos, hipotensión, palidez o vasoconstricción, desorientación, ataxia, cambios isquémicos en el ECG (con o sin dolor), alteraciones del ritmo o bloqueos cardíacos y anomalías en la conducción ventricular.

También funcionan los fármacos

Si el paciente no puede hacer ejercicio, puede realizarse una prueba de esfuerzo mediante la inyección i.v. de un vasodilatador coronario, como el dipiridamol o la adenosina. Otros métodos para esforzar al corazón son la administración de dobutamina y el marcapasos (si el paciente tiene uno colocado). Durante las pruebas de esfuerzo también puede realizarse un gammagramma o una ecocardiografía.

Consideraciones de enfermería

- Informa al paciente que debe evitar las comidas, las bebidas con cafeína y los cigarrillos durante 4 h antes del estudio.
- Pídele al paciente que utilice ropas flojas y livianas, así como zapatos cómodos, y enfatiza que cualquier dolor de pecho, molestias en las piernas, falta de aliento o fatiga debe informarlos de inmediato.
- Revisa las indicaciones del médico para determinar qué fármacos cardíacos debes administrar o suspender antes del estudio. Por ejemplo, los bloqueadores β-adrenérgicos pueden limitar la capacidad del paciente para aumentar la frecuencia cardíaca.
- Informa al paciente que puede que reciba una inyección de talio durante el estudio para que el médico pueda evaluar el flujo coronario. Tranquilízalo diciendo que la inyección tiene muy poco riesgo de exposición a la radiación.
- Dile que, después del estudio, la presión arterial y el ECG serán evaluados durante 10-15 min.
- Pídele que espere al menos 2 h antes de tomar una ducha y que emplee agua caliente.

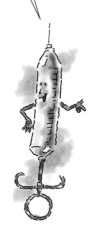

La prueba de esfuerzo también puede realizarse mediante la inyección i.v. de un vasodilatador coronario.

Monitorización Holter

También llamado *ECG ambulatorio*, la monitorización Holter permite el registro de la actividad cardíaca mientras el paciente hace su rutina normal. Igual que el ECG de esfuerzo, puede proporcionar mucha más información que el ECG estándar de reposo. Además, la monitorización Holter puede registrar arritmias intermitentes.

En general dura unas 24 h (unos 100 000 ciclo cardíacos). El paciente emplea un pequeño monitor conectado a electrodos bipolares colocados en el pecho y mantiene un diario de sus actividades y los síntomas asociados.

Consideraciones de enfermería

- Dile al paciente que no debe oprimir el monitor o desconectar los cables o los electrodos. Muéstrale cómo revisar el registro del monitor para ver que funcione de manera adecuada.
- Dile al paciente que no puede bañarse o ducharse mientras utiliza el monitor. También debe evitar los aparatos electrónicos que puedan interferir con el registro de éste.
- Haz énfasis en la importancia de mantener un registro de las actividades, más allá de los síntomas.
- Recuerda que la evaluación de los registros orientará el tratamiento posterior.

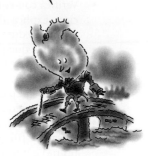

La monitorización Holter registra la actividad cardíaca mientras el paciente sigue su rutina normal.

Diagnóstico por imagen

Los estudios por imagen empleados para diagnosticar los trastornos cardiovasculares incluyen cateterismo cardíaco y angiografía coronaria, radiografías de tórax, ecocardiografía, resonancia magnética (RM), ventriculografía isotópica (MUGA, de *multigated acquisition*), gammagrafía con pirofosfato de tecnecio-99 (^{99m}Tc), gammagrafía con talio, ecocardiografía transesofágica y tomografía computarizada (TC) ultrarrápida. Actualmente siguen desarrollándose nuevos métodos (véase *Diagnóstico de coronariopatía: evitar la invasión*).

El peso de la evidencia

Diagnóstico de coronariopatía: evitar la invasión

En la última década, la tecnología de la TC ultrarrápida ha avanzado de forma significativa. Los avances han ayudado a que la angiografía mediante tomografía computarizada (angioTC) (evaluación de las arterias coronarias con TC) sea una alternativa viable a la angiografía coronaria convencional invasiva.

La tomografía computarizada da un paso más

En ciertas poblaciones de pacientes y entornos, los médicos hallaron que la angioTC puede ayudar a diagnosticar una coronariopatía. Por ejemplo, con este estudio se puede ayudar a descartar una coronariopatía en pacientes con dolor de pecho en el departamento de urgencias. Una mayor investigación puede explorar las ventajas y las limitaciones de la angioTC en comparación con los estudios invasivos.

Yerramasu, A., Venuraju, S., & Lahiri, A. (2011). Evolving role of cardiac CT in the diagnosis of coronary artery disease. *Postgraduate Medical Journal, 87*(1025), 180–188.

Cateterismo cardíaco y angiografía coronaria

El cateterismo cardíaco y la angiografía coronaria, dos estudios invasivos habituales, usan un catéter dentro de una arteria (para el cateterismo izquierdo) o una vena (para el cateterismo derecho) en el corazón para determinar el tamaño y la ubicación de una lesión coronaria, evaluar la función ventricular, así como medir las presiones cardíacas y la saturación de oxígeno.

Consideraciones de enfermería

- Asegúrate de que el paciente comprende el propósito del cateterismo cardíaco.
- Verifica con el médico tratante antes de suspender cualquier medicación. Explica al paciente que se suspenderá la ingestión de alimentos y bebidas durante 6-8 h antes del estudio.
- Explícale que puede emplearse un sedante i.v. u oral leve antes o durante el procedimiento, así como un anestésico local en el sitio de inserción.
- Pregunta al paciente sobre alergias a medios de contraste o mariscos; registra cualquier alergia e infórmala al especialista.
- Evalúa los valores de laboratorio (sobre todo el de nitrógeno ureico en sangre [BUN, de *blood urea nitrogen*] y las concentraciones de creatinina) e informa las cifras anómalas al especialista.

Cuestión de giros

- Advierte el paciente que puede sentir mareos, calor o náuseas unos momentos tras la inyección del contraste. El paciente también puede recibir nitroglicerina durante el estudio para dilatar los vasos coronarios y ayudar a la visualización.
- Solicítale que tosa y respire profundo, según indicación, durante el estudio.
- Indícale que quedará recostado sobre su espalda (decúbito supino) varias horas después del procedimiento, y solicita que te avise si siente dolor de pecho, humedad o calor en el sitio de inserción del catéter.
- Cuando se emplea un abordaje femoral, dile que mantenga la pierna derecha por lo menos 12 h o según la indicación. Eleva la cabecera de la cama a no más de 30°. Cuando se utiliza la arteria humeral, pide al paciente que mantenga el brazo recto durante al menos 24 h o según la indicación. Para inmovilizar la pierna o el brazo, coloca una bolsa de arena encima, si se ordena.
- Recuerda que pueden emplearse varios dispositivos para sellar el sitio de punción, incluyendo tapones de colágeno absorbibles y herramientas de sutura dentro del sitio de punción para suturar la herida desde debajo de la piel.
- Valora las constantes vitales del paciente cada 15 min durante la primera hora después del cateterismo e inspecciona las curaciones con frecuencia en busca de signos de sangrado.

Control de las constantes vitales

- Revisa la coloración y la temperatura de la piel, así como los pulsos distales al sitio de inserción. Un pulso ausente o débil puede deberse a una embolia u otro problema que requiera atención urgente. Notifica al médico cualquier cambio en los pulsos periféricos.
- Si las constantes vitales del paciente cambian o aparece dolor de pecho (posible signo de arritmias, angina o IM), informa al médico.
- Después de la primera hora, evalúa al paciente cada 30 min durante 2 h, luego cada hora durante 4 h, y posteriormente una vez cada 4 h.
- Valora la producción de orina, en especial en los casos de deterioro de la función renal.

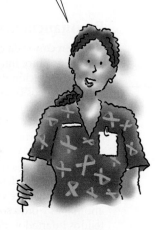

Valora los pulsos distales al sitio de inserción. Un pulso ausente o débil puede deberse a una embolia u otro problema.

Radiografía de tórax

Una radiografía de tórax puede detectar agrandamiento cardíaco, congestión pulmonar, derrame pleural, depósitos de calcio en o sobre el corazón, ubicación del marcapasos, vías de monitorización hemodinámica y posición del tubo traqueal.

Recuerda que una radiografía de tórax sola no puede descartar un problema cardíaco. Además, los signos clínicos pueden reflejar la afección del paciente 24-48 h antes de que el problema aparezca en la radiografía.

Consideraciones de enfermería

- Dile al paciente que, aunque el estudio requiere de unos pocos minutos, el médico puede necesitar más tiempo para evaluar la calidad de las placas.
- Infórmale que vestirá una bata sin broches y que se puede dejar los pantalones, las medias y los zapatos puestos. Dile que se quite cualquier alhaja del cuello o el pecho.
- El paciente debe inhalar aire y contener la respiración cuando el técnico tome la radiografía.
- Permite que el paciente reasuma sus actividades, según indicación.

Ecocardiografía

La *ecocardiografía*, una técnica por imagen no invasiva, registra el reflejo de las ondas de sonido de alta frecuencia dirigidas al corazón del paciente.

Una imagen de sonido

Este procedimiento le permite al profesional visualizar la forma y el tamaño del corazón, el grosor y el movimiento de la pared miocárdica, y la estructura y la función de las válvulas cardíacas. También ayuda a evaluar la función ventricular izquierda global y detectar algunas complicaciones del IM. Además, puede evaluar la función de las válvulas protésicas y ayudar a detectar prolapsos de la válvula mitral; insuficiencia de las válvulas mitral, tricúspide y pulmonar; taponamiento cardíaco; enfermedades pericárdicas; tumores cardíacos; estenosis subvalvular; aneurisma ventricular; miocardiopatías y anomalías congénitas.

Consideraciones de enfermería

- Tranquiliza al paciente explicando que esta prueba, que no toma más de 15-30 min, no causa dolor ni supone riesgo alguno.
- El paciente debe someterse a otros estudios, como ECG y fonocardiografía, de manera simultánea. Infórmale que se realizarán dos registros, uno acostado sobre la espalda y otro sobre el lado izquierdo.
- El paciente debe sentarse quieto mientras se realiza el registro, porque el movimiento puede alterar los resultados.
- Permite que el paciente reasuma sus actividades, según indicación.

Resonancia magnética

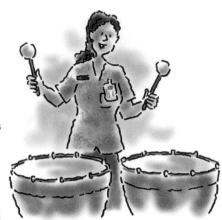

Advierte al paciente sobre los ruidos fuertes durante la RM: ¡y no, no son mis tambores!

También conocida como *resonancia magnética nuclear*, esta prueba produce imágenes tomográficas tridimensionales de alta resolución de las estructuras corporales. Emplea ciertos núcleos corporales que se alinean magnéticamente y se desalinean después de la transmisión de señales de radiofrecuencia. La RM registra la señal que emite el núcleo cuando se realinea en un proceso llamado *precesión*, y luego traduce la señal en cuadros detallados de las estructuras corporales. Las imágenes resultantes muestran las características tisulares sin interferencia pulmonar y ósea.

La RM permite visualizar valvas, estructuras valvulares, anomalías y procesos pericárdicos, hipertrofia ventricular, tejidos infartados, neoplasias cardíacas, malformaciones anatómicas y deformaciones estructurales. Sus aplicaciones incluyen valoración de la progresión de la enfermedad cardíaca isquémica y de la eficacia del tratamiento.

Consideraciones de enfermería

- Instruye al paciente para que se quede quieto durante el estudio.
- El paciente oirá un ruido resonante.
- Pide al paciente que se quite alhajas, relojes, billeteras y otros objetos metálicos antes del estudio. Los pacientes con un clip quirúrgico interno, agujas mariposa, marcapasos, desfibriladores implantados, empastes de oro, válvulas cardíacas protésicas u otros objetos de metal en el cuerpo no pueden realizarse una RM.

Ventriculografía isotópica

La ventriculografía isotópica (MUGA, de *multigated acquisition*) es un estudio por imagen de la acumulación de sangre en el corazón utilizado para evaluar el funcionamiento ventricular regional y global. Durante una MUGA, las cámaras registran de 14 a 64 puntos de un solo ciclo cardíaco, obteniendo imágenes secuenciales que pueden estudiarse como una película para evaluar el movimiento focalizado de la pared y determinar la fracción de eyección y otros índices de la función cardíaca.

Variaciones sobre un tema

Existen muchas variaciones de la MUGA. En la prueba de esfuerzo con MUGA, el paciente es sometido al estudio en reposo y después del ejercicio para detectar cambios en la fracción de eyección y el gasto cardíaco. En una MUGA con nitroglicerina, el gammagrama registra puntos en el ciclo cardíaco después de la administración sublingual de nitroglicerina para evaluar los efectos del fármaco sobre la función ventricular.

Consideraciones de enfermería

- Recuerda que se requiere un ECG para señalar al sistema informático y las cámaras cuándo tomar imágenes en cada ciclo cardíaco.
- En el caso de que una arritmia interfiera con un ECG confiable, el estudio debe postergarse.

Amo ser una estrella de películas. Les saludaré, pero sin autógrafos, por favor.

Gammagrama con pirofosfato de ^{99m}Tc

También conocido como *gammagrama de puntos calientes* o *gammagramma PYP*, este procedimiento ayuda a diagnosticar una lesión miocárdica aguda al mostrar el sitio y la dimensión del tejido miocárdico dañado de manera reciente. Es muy útil para el diagnóstico del infarto transmural, y funciona mejor cuando se realiza 12 h a 6 días después del inicio de los síntomas. También ayuda a diagnosticar los infartos ventriculares derechos; localizar los infartos posteriores verdaderos; evaluar traumatismos, aneurismas ventriculares y tumores cardíacos; y detectar daño miocárdico por una descarga eléctrica reciente, como una desfibrilación. En este estudio, el paciente recibe una inyección de pirofosfato de ^{99m}Tc, un material radiactivo absorbido por las células dañadas. Una cámara gammagráfica estudia el corazón y muestra las áreas dañadas como "puntos calientes", o áreas brillantes. El tamaño del punto por lo general corresponde con el tamaño de la lesión.

Consideraciones de enfermería

- Dile al paciente que el médico inyectará pirofosfato de ^{99m}Tc en la vena de un brazo unas 3 h antes de comenzar con este estudio, que tarda alrededor de 45 min. Tranquilízalo explicando que la inyección sólo causa una molestia transitoria y que implica una exposición insignificante a la radiación.
- Instrúyelo para que permanezca quieto durante el estudio.
- Permite que el paciente reasuma sus actividades, según indicación.

Gammagramma con talio

También conocido como *gammagramma de puntos fríos*, este procedimiento valora la irrigación y el estado de las células miocárdicas. También ayuda a evaluar las arterias coronarias y la función ventricular, así como derrames pericárdicos (véase *Sobre el gammagramma con talio*). El gammagramma con talio también puede detectar un IM en las primeras horas.

El estudio emplea talio 201, un isótopo radiactivo que emite rayos γ y se asemeja un poco al potasio. Cuando se inyecta por vía i.v., el isótopo ingresa en el tejido miocárdico sano con rapidez, pero de forma más lenta en las áreas con irrigación sanguínea pobre y las células dañadas.

Se ve frío

Una cámara cuenta los rayos γ y despliega una imagen. Las áreas con alta recaptación del isótopo se observan brillantes, mientras que las áreas con baja recaptación, conocidas como "puntos fríos", aparecen oscuras. Los puntos fríos representan áreas de reducción de la perfusión miocárdica.

Consideraciones de enfermería
- Dile al paciente que evite comidas pesadas, fumar y actividades extenuantes antes del estudio.
- Si el paciente va a ser sometido a un gammagramma con talio, aconséjale utilizar ropas cómodas o pijamas y zapatos cómodos.
- Permite que el paciente reasuma las actividades según indicaciones.

Ecocardiografía transesofágica

Este procedimiento dirige ondas de alta frecuencia a través del esófago o el estómago, proporcionando una mejor resolución que la ecocardiografía, ya que las ondas de sonido pasan a través de menos tejidos. Para realizar este estudio, se introduce por endoscopia un tubo flexible con un transductor en la punta en el esófago o el estómago.

Consideraciones de enfermería
- Pide al paciente que ayune por 4-6 h antes del estudio.
- Dile que el estudio sólo requiere 15 min y que, en general, se administra una sedación de acción corta por vía i.v. para reducir la ansiedad y un anestésico tópico en el fondo de la garganta para evitar las náuseas.
- Infórmale que se le colocarán electrodos de ECG en el pecho y será monitorizado de forma continua.
- Explícale que se le colocará sobre el lado izquierdo y se le pedirá que trague mientras se introduce un catéter lubricado en el esófago.
- El paciente no podrá ingerir alimentos o bebidas después del procedimiento hasta que el reflejo nauseoso regrese, en general en unas 2 h.

Sobre el gammagramma con talio

En el gammagramma con talio, las áreas con mala irrigación sanguínea y células isquémicas no pueden captar el isótopo (talio 201 o cardiolita) y aparecen como puntos fríos en la pantalla. El gammagramma con talio debe mostrar una distribución normal del isótopo a través de todo el ventrículo izquierdo y ningún defecto (puntos fríos).

Para diferenciar el tejido miocárdico normal del infartado, el médico puede indicar un gammagramma con talio de esfuerzo seguido por uno de reposo. El estudio de perfusión en reposo puede ayudar a diferenciar entre un área isquémica y una infartada o una cicatriz en el miocardio. El miocardio isquémico aparece como un defecto reversible (el punto frío desaparece). El miocardio infartado se ve como un defecto irreversible (el punto frío permanece).

- Observa al paciente en busca de signos y síntomas de perforación esofágica, como hemorragia digestiva y dolor.

Tomografía computarizada ultrarrápida

La TC ultrarrápida, también denominada *TC de rayo de electrones*, utiliza un aparato que hace tomas ultrarrápidas y produce imágenes de alta resolución. Este estudio no invasivo puede identificar microcalcificaciones en las arterias coronarias, resulta útil para detectar una coronariopatía antes de que aparezcan los síntomas, valorar a personas sintomáticas de alto riesgo y evaluar el dolor torácico. También se puede utilizar para diagnosticar embolias pulmonares, disección o aneurismas aórticos, cardiopatías congénitas, enfermedad pericárdica y enfermedades de los grandes vasos (vasos principales que irrigan los órganos).

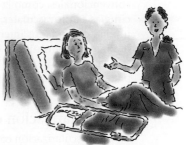

Hasta que el reflejo nauseoso regrese, no podrá tomar ni comer nada. En general, vuelve en unas 2 h.

Consideraciones de enfermería

- Explica al paciente que deberá mantenerse quieto durante el estudio.
- Si se empleará un medio de contraste, pregúntale si es alérgico al medio o los mariscos.
- Si se va a utilizar un medio de contraste, alienta al paciente para que aumente la ingestión de líquidos después del estudio para promover su eliminación. Valora el BUN y las concentraciones de creatinina antes y después del estudio.

Tratamientos

Los avances tecnológicos actuales en el tratamiento de los trastornos cardiovasculares ayudan a los pacientes a vivir por más tiempo con una mejor calidad de vida que antes. Estos tratamientos incluyen terapias farmacológicas, cirugías, tratamientos con catéteres con balón y de urgencia para las alteraciones del ritmo cardíaco.

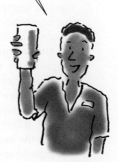

Si se va a emplear un medio de contraste, alienta al paciente a que aumente la ingestión de líquidos después del estudio para promover su eliminación.

Tratamiento farmacológico

Los fármacos son críticos para el tratamiento de muchos trastornos cardiovasculares. Los medicamentos que pueden utilizarse para tratar los trastornos cardiovasculares incluyen:

- Adrenérgicos
- Antiplaquetarios
- Antianginosos
- Antiarrítmicos

- Antihipertensivos
- Diuréticos
- Hipolipemiantes
- Inotrópicos
- Trombolíticos

Cirugía

A pesar del drama del trasplante exitoso de uno o varios órganos, las mejorías en los inmunosupresores y los dispositivos de asistencia ventricular, la mayoría de los pacientes son sometidos a cirugías convencionales, como la revascularización coronaria. En esta y otras cirugías cardiovasculares, los pacientes se recuperan en un inicio en la unidad de cuidados intensivos cardíaca. El papel del personal de enfermería medicoquirúrgico es promover la recuperación y ayudar a una transición más tranquila del hospital al hogar mediante técnicas apropiadas de enseñanza del paciente.

Revascularización coronaria

En la revascularización coronaria se rodea una arteria coronaria ocluida con un injerto autólogo (en general un segmento de vena safena o arteria mamaria interna) que restablece la irrigación del miocardio. Las técnicas de revascularización coronaria varían de acuerdo con la afección del paciente y el número de arterias que requieren un puente. El procedimiento más frecuente, el puente aortocoronario, implica suturar un extremo del injerto autólogo a la aorta ascendente y el otro a la arteria coronaria distal a la oclusión (véase *Puentes de la arteria coronaria*, p. 267).

Advertencias sobre la revascularización coronaria

Más de 400 000 norteamericanos (la mayoría hombres) son sometidos a la revascularización coronaria cada año, lo que la convierte en una de las cirugías cardíacas más frecuentes. Los principales candidatos son pacientes con angina grave por ateroesclerosis y otros con coronariopatías con un riesgo elevado de IM. La revascularización coronaria exitosa puede aliviar el dolor anginoso, mejorar la función cardíaca y, posiblemente, mejorar la calidad de vida del paciente.

Aun así, aunque la cirugía alivia el dolor en alrededor del 90 % de los pacientes, su eficacia a largo plazo no es clara. Problemas como el cierre del injerto y el desarrollo de ateroesclerosis en otras arterias coronarias pueden hacer necesaria una reoperación u otras intervenciones (véase *Contrapulsación externa potenciada: tratamiento para la angina grave*, p. 268). Además, como este procedimiento no resuelve la enfermedad subyacente asociada con el bloqueo arterial, es probable que no reduzca el riesgo de recidiva del IM.

Como la revascularización coronaria no resuelve la enfermedad subyacente, es probable que no reduzca el riesgo de recidiva del IM.

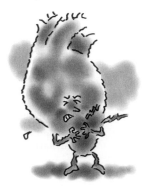

Puentes de la arteria coronaria

En este ejemplo de revascularización coronaria, el cirujano ha utilizado un injerto de vena safena para puentear la arteria coronaria derecha y uno de arteria mamaria interna izquierda para puentear la arteria descendente anterior izquierda.

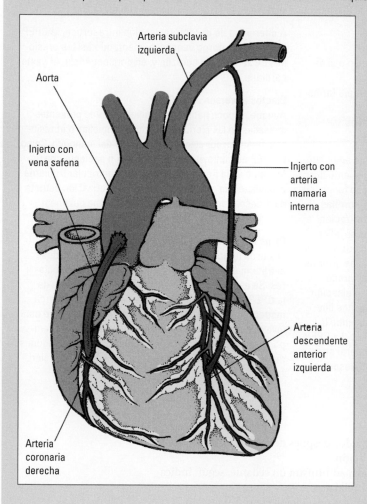

Arteria subclavia izquierda

Aorta

Injerto con vena safena

Injerto con arteria mamaria interna

Arteria descendente anterior izquierda

Arteria coronaria derecha

Preparación del paciente

Sigue estos pasos para ayudar a preparar al paciente para la cirugía y apóyalo después de ella:

• Refuerza las explicaciones del cirujano sobre la cirugía. Además, explícale el complejo equipamiento y los procedimientos empleados en la unidad de cuidados intensivos o de cuidados postanestésicos.

Contrapulsación externa potenciada: tratamiento para la angina grave

Para los pacientes con angina grave, la contrapulsación externa potenciada (CPEP) ofrece una alternativa a la revascularización coronaria y la angioplastia. Este procedimiento puede proporcionar alivio del dolor a un paciente con una angina estable recurrente cuando los tratamientos estándares fracasan. También puede reducir la isquemia coronaria, mejorar la tolerancia al ejercicio y estimular el desarrollo de una circulación colateral.

Candidatos para CPEP

Los pacientes pueden recibir una CPEP si:
• No son candidatos para la revascularización o si el riesgo de este procedimiento es muy alto.
• Tienen una angina recurrente, aun con terapia farmacológica y revascularización.
• Se niegan a recibir procedimientos invasivos.

Sobre la CPEP

La CPEP en general se realiza en un paciente ambulatorio en el curso de 6-7 semanas, y cada tratamiento dura 1-2 h. Para el procedimiento, el paciente debe tener manguitos neumáticos alrededor de sus pantorrillas, muslos y glúteos inferiores, así como monitorización cardíaca. Durante la diástole, los manguitos se inflan de forma secuencial, comenzando por las pantorrillas y subiendo por las piernas. La compresión de las arterias en las piernas promueve el flujo arterial retrógrado y la perfusión coronaria, al igual que la contrapulsación intraaórtica. Al final de la diástole, los manguitos liberan de manera instantánea la presión, reduciendo la resistencia vascular y la sobrecarga cardíaca. La CPEP también puede estimular la circulación colateral alrededor de arterias coronarias ocluidas o estenosadas.

A diferencia de la contrapulsación intraaórtica, la CPEP potencia el retorno venoso, aumentando así las presiones de llenado del corazón y, en consecuencia, el gasto cardíaco.

Efectos adversos de la CPEP

Aunque es poco habitual, el paciente puede presentar molestias en las piernas, equimosis, ampollas o abrasiones cutáneas por el inflado frecuente del manguito. Como la CPEP aumenta el retorno venoso, un paciente con un aumento en la fracción de eyección ventricular izquierda o insuficiencia cardíaca necesita monitorización estricta para descartar una congestión o un edema pulmonar durante y después del procedimiento.

Otros empleos de la CPEP

Los usos terapéuticos de la CPEP pueden expandirse al tratamiento de otras enfermedades cardiovasculares. Se están realizando estudios sobre el empleo de la CPEP para tratar la disfunción ventricular izquierda moderada a grave y la miocardiopatía. También se está investigando el uso de la CPEP como tratamiento temporal de síndromes coronarios agudos e infartos agudos de miocardio hasta poder realizar la revascularización.

• Restringe las comidas y los líquidos después de medianoche y administra un sedante, según indicación.
• La mañana de la cirugía también administra un sedante, según indicación, para ayudar al paciente a relajarse.
• Enseña al paciente a toser y realizar respiraciones profundas con un espirómetro de incentivo.
• Explícale cómo se deben utilizar los analgésicos y los métodos para control del dolor no farmacológicos que se emplearán después de la operación.

Control y cuidados posteriores

El paciente que requiere una revascularización coronaria será monitorizado en la UCI cardíaca después de la operación. Cuando esté estable, el individuo será transferido a la unidad medicoquirúrgica para control postoperatorio. Una vez transferido a esta unidad:

- Administra analgesia o alienta el empleo de analgesia controlada por el paciente (ACP), si es apropiado.
- Valora al paciente en busca de complicaciones postoperatorias, como ictus, embolia pulmonar, neumonía y deterioro de la perfusión renal.
- Permite que el paciente aumente de forma gradual sus actividades, según indicación.
- Valora los sitios de herida en busca de infección o secreciones.
- Proporciona apoyo al paciente y su familia para que puedan afrontar la recuperación y los cambios en el estilo de vida.
- Alienta al paciente a toser y realizar los ejercicios de respiración profunda.
- Aplica dispositivos de compresión en los miembros inferiores con el propósito de ayudar a prevenir la formación de una trombosis venosa profunda.

Instrucciones para la atención domiciliaria

Instruye al paciente para que:

- Informe de forma inmediata al especialista si aparecen signos o síntomas de infección (rubor, edema o secreción en las heridas de las piernas o el pecho; fiebre o dolor de garganta) o una posible reoclusión arterial (angina, mareos, disnea, pulso rápido e irregular, o un tiempo de recuperación del ejercicio prolongado).
- Llame al especialista en caso de un aumento de peso mayor de 1.4 kg en 1 semana.
- Respete la dieta indicada, en especial las restricciones de sodio y grasas.
- Mantenga un equilibrio entre la actividad y el reposo tratando de dormir al menos 8 h todas las noches, tomando siestas cortas después del mediodía y haciendo descansos frecuentes cuando realice actividades físicas extenuantes.
- Siga el programa de ejercicios o la rehabilitación cardíaca, si está indicada.
- Realice las modificaciones pertinentes en el estilo de vida (dejar de fumar, mejorar la dieta y ejercicio regular) para reducir la progresión de la ateroesclerosis.
- Contacte a las agencias locales del Mended Hearts Club y la AHA para obtener información y apoyo.
- Comprenda la dosis, la frecuencia de administración y los posibles efectos adversos de los medicamentos indicados.
- Evite levantar objetos de más de 4.5 kg por al menos 4-6 semanas.
- Realice los ejercicios de toser y respiración profunda, apoye la herida quirúrgica con una almohada para reducir el dolor mientras hace los ejercicios y utilice un espirómetro de incentivo para evitar complicaciones pulmonares.
- No se siente en el asiento delantero del automóvil para evitar posibles traumatismos de tórax por las bolsas de aire.

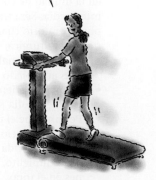

Después de una revascularización coronaria, el paciente debe seguir el programa de ejercicios indicado o una rehabilitación cardíaca.

Puente coronario directo mínimamente invasivo

Hasta hace poco, la cirugía cardíaca requería detener el corazón y emplear una bomba extracorpórea para oxigenar y hacer circular la sangre. Hoy en día, en ciertos pacientes puede utilizarse un puente coronario directo mínimamente invasivo (MIDCAB, de *minimally invasive direct coronary artery bypass*) sobre el corazón latiente a través de una toracotomía pequeña. El paciente puede recibir sólo ventilación en el pulmón derecho junto con fármacos como bloqueadores β-adrenérgicos para disminuir la frecuencia cardíaca y reducir el movimiento del corazón durante la operación.

Acentúa lo positivo

Las ventajas del puente MIDCAB incluyen una estadía hospitalaria más corta, uso de agentes anestésicos de acción corta, menos complicaciones postoperatorias, extubación más rápida, menores costes, heridas pequeñas y retorno más rápido al trabajo. Los candidatos para MIDCAB incluyen aquellos que tienen lesiones proximales de la arteria descendente anterior izquierda y algunos con lesiones de las arterias coronaria derecha y circunfleja.

Preparación del paciente

Antes del procedimiento, sigue estos pasos:
- Revisa el procedimiento con el paciente y responde cualquier pregunta. Infórmale que a menudo los pacientes son extubados en el quirófano o dentro de las 2-4 h de la cirugía.
- Enséñale a toser y realizar ejercicios de respiración profunda con un espirómetro de incentivo.
- Explícale el empleo de analgésicos después de la cirugía, así como los métodos no farmacológicos para el control del dolor.
- Dile que podrá caminar con asistencia el primer día postoperatorio y será dado de alta dentro de las 48 h.

Control y cuidados posteriores

El paciente sometido a un puente MIDCAB puede ser monitorizado en la unidad de cuidados intensivos cardíaca o en una unidad quirúrgica intermedia. Será transferido a la unidad medicoquirúrgica para control postoperatorio cuando esté estable. Una vez transferido a la unidad medicoquirúrgica:
- Administra analgesia o alienta al paciente para que use la ACP si es apropiado.
- Valora al paciente en busca de complicaciones postoperatorias, como ictus, embolia pulmonar, neumonía y deterioro de la perfusión renal.
- Permite que el paciente aumente de forma gradual sus actividades, según indicación.
- Revisa la herida en busca de signos de infección o secreción. Según el procedimiento, el paciente puede tener de una a tres pequeñas incisiones en el tórax.

Tu paciente debe poder caminar con asistencia el primer día después de la operación.

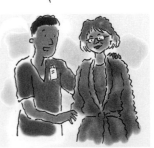

- Proporciona apoyo al paciente y su familia para ayudarlos a afrontar la recuperación y los cambios en el estilo de vida.

Instrucciones para la atención domiciliaria

Antes del alta, instruye al paciente para que:
- Continúe con el ejercicio progresivo comenzado en el hospital.
- Realice ejercicios de tos y respiración profunda, apoye la herida quirúrgica con una almohada para reducir el dolor mientras realiza los ejercicios, y utilice el espirómetro de incentivo para disminuir las complicaciones pulmonares.
- Evite levantar objetos que pesen más de 4.5 kg durante las siguientes 4-6 semanas.
- Espere 2-4 semanas antes de retomar su actividad sexual.
- Revise las heridas quirúrgicas todos los días e informe inmediatamente al médico tratante si aparecen los signos y síntomas de infección (rubor, secreciones malolientes o edema) o de una posible oclusión del injerto (pulso lento, rápido o irregular, angina, mareos o disnea).
- Cuide la herida.
- Respete las modificaciones en el estilo de vida.
- Tome los medicamentos como se indicó, e informe al médico cualquier efecto adverso.
- Considere la participación activa en un programa de rehabilitación cardíaca.
- No se siente en el asiento delantero del automóvil para evitar posibles traumatismos de tórax por las bolsas de aire.

Cirugía cardíaca a través de trocares

La cirugía cardíaca a través de trocares es otra técnica quirúrgica mínimamente invasiva. En este procedimiento, el cirujano realiza un puente coronario a través de incisiones pequeñas con la ayuda de videoscopios. Este procedimiento requiere una estadía hospitalaria más corta y promueve una recuperación más rápida. Además, ya que el corazón puede movilizarse, el acceso por trocares permite al cirujano realizar más de un puente.

Mira por los trocares

Este procedimiento utiliza pequeñas toracotomías anteriores y varias incisiones torácicas pequeñas para trocares. El cirujano introduce un toracoscopio a través de los trocares para observar el corazón. Al igual que con la cirugía cardíaca convencional, el cirujano establece la circulación extracorpórea. Sin embargo, el procedimiento emplea canulaciones por la arteria y vena femorales, lo que reduce el riesgo de fibrilación auricular asociada con la canulación auricular. Además, más que pinzar la aorta (lo que aumenta el riesgo de embolia ateroesclerótica), el acceso por puertos ocluye de manera interna la aorta inflando un balón endoaórtico, lo cual evita la embolia aérea o trombótica durante el puente.

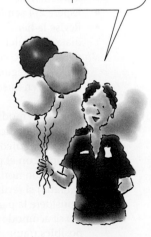

Los balones evitan la embolia gaseosa y la trombótica durante el puente.

Preparación del paciente

Antes del procedimiento, sigue estos pasos:

- Enseña al paciente cómo realizar ejercicios de tos y respiración profunda, así como a utilizar un espirómetro de incentivo.
- Dile al paciente que le ayudarás a sentarse y se le permitirá deambular en la primera tarde después de la operación.

Control y cuidados posteriores

El paciente sometido a una cirugía cardíaca a través de trocares necesitará un cuidado de enfermería similar al usado después de un procedimiento del puente MIDCAB. Una vez transferido a la unidad medicoquirúrgica, sigue estos pasos:

- Administra analgesia o estimula al paciente para que utilice la ACP, según indicación.
- Busca complicaciones postoperatorias, como ictus, disección de la arteria femoral y oclusión de la arteria o la vena femoral.
- Permite que el paciente aumente de forma gradual las actividades, según indicación.
- Revisa la herida quirúrgica en busca de signos de infección, secreción o sangrado.
- Proporciona apoyo al paciente y su familia para ayudarlos a afrontar la recuperación y los cambios en el estilo de vida.

Instrucciones para la atención domiciliaria

Antes del alta, instruye al paciente para que:

- Continúe con los ejercicios progresivos comenzados en el hospital.
- Realice ejercicios de tos y respiración profunda, apoye la herida con una almohada para reducir el dolor mientras hace los ejercicios y utilice el espirómetro de incentivo para reducir las complicaciones respiratorias.
- Evite levantar objetos que pesen más de 4.5 kg durante las siguientes 4-6 semanas.
- Espere 2-4 semanas antes de retomar su actividad sexual.
- Revise la herida todos los días e informe al médico de forma inmediata cualquier signo o síntoma de infección (rubor, secreciones malolientes o edema) o una posible oclusión del injerto (pulso lento, rápido o irregular, angina, mareos o disnea).
- Observe en busca de sangrado o hematoma en los sitios de inserción femoral.
- Realice las modificaciones en el estilo de vida.
- Tome los medicamentos según la indicación e informe los efectos adversos al médico.
- Cumpla con el programa de evaluación de laboratorio para el control de la razón normalizada internacional (INR, de *international normalized ratio*) si recibe warfarina.
- Considere la participación en un programa de rehabilitación cardíaca.
- No se acomode en el asiento delantero del automóvil para evitar posibles traumatismos de tórax por las bolsas de aire.

Reparación vascular

La reparación vascular puede emplearse para tratar:

- Vasos dañados por trastornos arterioescleróticos o tromboembólicos (como un aneurisma de aorta o una arteriopatía oclusiva), traumatismos, infecciones o defectos congénitos
- Obstrucciones vasculares que comprometen de manera grave la circulación
- Valvulopatías que no responden a tratamientos farmacológicos o no quirúrgicos, como el cateterismo con balón
- Aneurismas arteriales agudos que amenazan un miembro
- Oclusiones arteriales agudas que ponen en riesgo un miembro

La reparación vascular incluye resección de aneurismas, reparación endovascular, injertos, embolectomía, colocación de filtros en la vena cava, endarterectomías y fleboextracciones. La cirugía específica depende del tipo, la localización y la extensión de la oclusión o el daño vascular (véase *Sobre los tipos de reparación vascular*, p. 274).

En todas las cirugías vasculares existe la posibilidad de traumatismos vasculares, embolias, hemorragias, infecciones y otras complicaciones. Los injertos tienen riesgos agregados, porque el puente puede ocluirse, estrecharse, dilatarse o romperse.

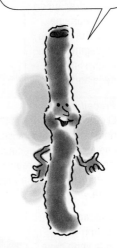

Entre otras afecciones, la reparación vascular trata las obstrucciones vasculares que comprometen la circulación.

Preparación del paciente

La cirugía vascular puede realizarse como un procedimiento de urgencia o un evento programado. Sigue estos pasos antes de la cirugía:

- Refuerza todas las explicaciones sobre la cirugía y la recuperación.
- Realiza y documenta una evaluación vascular, enfocándote en el área que requiere tratamiento.
- Si el paciente espera una cirugía para la reparación de un aneurisma de aorta, mantente alerta a la aparición de signos y síntomas de una disección aguda o una rotura, en especial al dolor grave repentino en pecho, abdomen o espalda baja, debilidad intensa, diaforesis, taquicardia, caída abrupta de la presión arterial o pérdida de los pulsos en los miembros inferiores. Si aparece cualquiera de ellos, llama de inmediato a los cirujanos; puede que sea necesario realizar una cirugía de salvamento de urgencia.

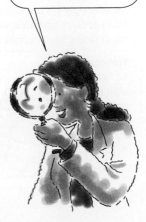

Busca signos y síntomas de disección o rotura aguda, afecciones que requieren tratamiento de salvamento de urgencia.

Control y cuidados posteriores

Después de la cirugía, el paciente quedará internado en la unidad de cuidados intensivos. Será transferido a la unidad medicoquirúrgica para cuidado postoperatorio cuando se encuentre estable. Una vez transferido a la unidad medicoquirúgica, sigue estos pasos:

- Evalúa con frecuencia los pulsos periféricos, y utiliza la ecografía Doppler si la palpación es difícil.
- Evalúa los miembros en ambos lados, su fuerza y movimiento, color, temperatura y tiempo de llenado capilar.
- Administra analgesia o estimula al paciente para que utilice la ACP, según indicación.

Sobre los tipos de reparación vascular

Este procedimiento se realiza para tratar varios trastornos. A continuación se presentan cinco tipos habituales de reparación vascular.

Reparación de un aneurisma aórtico

La reparación de un aneurisma de aorta elimina un segmento aneurismático de la aorta.

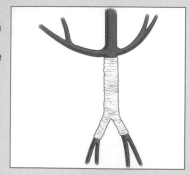

Procedimiento

El cirujano primero hace una incisión para exponer el sitio del aneurisma. Si es necesario, coloca al paciente en circulación extracorpórea y pinza la aorta. A continuación, reseca el aneurisma y repara la porción dañada de la aorta.

Colocación de un filtro en la vena cava

Un filtro en la vena cava atrapa los émbolos e impide que alcancen los vasos pulmonares.

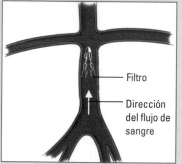

Filtro

Dirección del flujo de sangre

Procedimiento

Un filtro o "paraguas" para la vena cava (mostrado a la derecha) se introduce por vía transvenosa a través de un catéter. Una vez en su sitio en la vena, el paraguas o filtro atrapa los émbolos, pero permite el flujo de sangre venosa.

Fleboextracción

La fleboextracción extirpa la vena safena y sus ramas para tratar varicosidades.

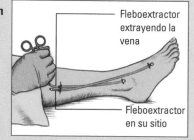

Fleboextractor extrayendo la vena

Fleboextractor en su sitio

Procedimiento

El cirujano liga la vena safena. Introduce el fleboextractor en la vena, lo fija y tracciona hacia afuera, trayendo con él la vena.

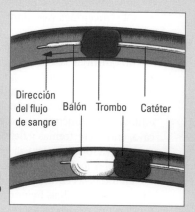

Dirección del flujo de sangre   Balón   Trombo   Catéter

Embolectomía

La embolectomía extrae un émbolo de la arteria.

Procedimiento

El cirujano introduce un catéter con punta de balón en la arteria y atraviesa el sitio del trombo (arriba). Luego, infla el balón y retira el catéter para extraer el émbolo (abajo).

Puente con injerto

El puente con injerto saltea una obstrucción debida a arterioesclerosis.

Procedimiento

Después de exponer la arteria afectada, el cirujano conecta un injerto autólogo para derivar el flujo de sangre alrededor del segmento arterial ocluido. El injerto puede ser una vena recogida de otro sitio en el cuerpo del paciente. La ilustración de la derecha muestra un puente femoropoplíteo.

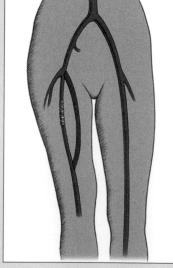

- Permite que el paciente aumente de forma gradual sus actividades, según indicación.
- Valora la herida en busca de signos de infección o secreción.
- Mantente alerta a las complicaciones, como infección, sangrado y oclusión de los vasos.
- Proporciona apoyo al paciente y su familia para ayudarlos a afrontar la recuperación y los cambios en el estilo de vida.
- Mantén los dispositivos de compresión venosa en los miembros inferiores del paciente, según esté indicado, para evitar la trombosis venosa profunda.

Instrucciones para la atención domiciliaria

Instruye al paciente para que:
- Evalúe su pulso (o que un familiar lo haga) en el miembro afectado antes de salir de la cama cada mañana e informe al especialista si no puede palpar el pulso o si hay frialdad, palidez, entumecimiento, dolor o edema en los miembros.
- Continúe con los ejercicios progresivos comenzados en el hospital.
- Realice ejercicios de tos y respiración profunda, apoye la herida quirúrgica con una almohada para reducir el dolor mientras hace los ejercicios y use el espirómetro de incentivo para reducir las complicaciones respiratorias.
- Evite levantar objetos que pesen más de 4.5 kg durante las siguientes 4-6 semanas.
- Revise la herida todos los días e informe al especialista de inmediato sobre cualquier signo o síntoma de infección.
- Tome los medicamentos, según indicación, e informe los efectos adversos al especialista.
- Cumpla con el programa de evaluación de laboratorio para el control del INR si recibe warfarina.

Cirugía valvular

Para evitar la insuficiencia cardíaca, un paciente con una estenosis o una insuficiencia valvular acompañada de síntomas graves e inmanejables puede requerir una valvuloplastia (reparación valvular), una comisurotomía (separación de las válvulas engrosadas y adheridas de la válvula mitral), o un reemplazo valvular (con una válvula mecánica o protésica).

Debido a la alta presión generada por el ventrículo izquierdo durante la contracción, la estenosis y la insuficiencia afectan con mayor frecuencia a las válvulas mitral y aórticas. Otras indicaciones para la cirugía valvular dependen de los síntomas del paciente y de la válvula afectada:
- Para la insuficiencia aórtica, el paciente puede requerir un reemplazo valvular una vez aparecidos los signos y síntomas (palpitaciones, mareos, disnea de esfuerzo, angina y soplos) o si la radiografía de tórax y el ECG muestran una hipertrofia ventricular izquierda.

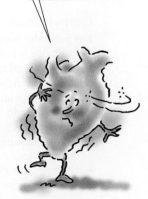

Los mareos son uno de los síntomas de la insuficiencia aórtica. No me siento demasiado bien...

- Para la estenosis aórtica se recomiendan el reemplazo valvular o la valvuloplastia con balón si el cateterismo cardíaco muestra una estenosis importante.
- Para la estenosis mitral están indicadas la valvuloplastia y la comisurotomía si el paciente presenta fatiga, disnea, hemoptisis, arritmias, hipertensión pulmonar o hipertrofia ventricular derecha.
- Para la insuficiencia mitral, el paciente puede requerir una valvuloplastia o un reemplazo valvular si los signos y síntomas (disnea, fatiga y palpitaciones) interfieren con las actividades del paciente o en caso de insuficiencia aguda (como en la rotura del músculo papilar).

Esto se complica

Aunque la cirugía valvular tiene muy bajo riesgo de mortalidad, tiene complicaciones graves. Por ejemplo, puede producirse una hemorragia por vasos no ligados, terapia anticoagulante o una coagulopatía debida a la bomba extracorpórea durante la operación. Puede producirse un ictus debido a trombos causados por el flujo turbulento a través de una válvula protésica o por mala perfusión cerebral con la bomba extracorpórea. En el reemplazo valvular puede producirse una endocarditis bacteriana a los pocos días de la implantación o varios meses después. Puede haber una disfunción valvular y el fracaso si la prótesis se desplaza de su sitio.

Preparación del paciente

Antes de la cirugía, realiza estos pasos:
- Según la necesidad, refuerza y complementa la explicación del cirujano sobre el procedimiento.
- Dile al paciente que puede despertarse de la operación en la unidad de cuidados intensivos o cuidados postanestésicos. Explícale que puede tener conectado un monitor cardíaco y vías i.v. y arteriales y, posiblemente, un catéter en la arteria pulmonar o en la aurícula izquierda.
- Explícale que la respiración se llevará a cabo mediante un tubo endotraqueal conectado a un ventilador mecánico y tendrá colocado un tubo pleural.

Control y cuidados posteriores

Los pacientes sometidos a cirugía valvular deben permanecer en la unidad de cuidados intensivos cardíaca después de la cirugía. De ahí serán transferidos a la unidad medicoquirúrgica una vez que estén estables. Después de la transferencia a la unidad medicoquirúrgica, sigue estos pasos:
- Administra analgesia o estimula al paciente para que utilice la ACP, si es apropiado.
- Busca complicaciones postoperatorias, como ictus, embolia pulmonar, neumonía, deterioro de la función renal, endocarditis y anemia hemolítica.
- Permite que el paciente aumente de forma gradual sus actividades, según indicación.

- Revisa la herida en busca de signos de infección o secreción.
- Proporciona apoyo al paciente y su familia para ayudarlos a afrontar la recuperación y los cambios en el estilo de vida.

Instrucciones para la atención domiciliaria

Instruye al paciente para que:

- Informe de inmediato la presencia de dolor de pecho, fiebre, rubor, edema o secreción en la herida.
- Notifique de inmediato al especialista si aparecen signos de insuficiencia cardíaca (aumento de peso, disnea o edema).
- Informe al médico si aparecen síntomas de síndrome pospericardiotomía (fiebre, dolor muscular o articular, debilidad o molestias en el pecho).
- Respete la medicación prescrita e informe reacciones adversas.
- Siga la dieta prescrita, en especial las restricciones de sodio y grasas.
- Mantenga un equilibrio entre actividad y reposo.
- Siga un programa de ejercicio o rehabilitación, si está indicado.
- Informe al dentista y otros especialistas sobre la válvula protésica antes de someterse a una cirugía o un trabajo odontológico; el paciente puede requerir antibióticos profilácticos antes de tales procedimientos.
- No se acomode en el asiento delantero del automóvil para evitar posibles traumatismos de tórax por las bolsas de aire.

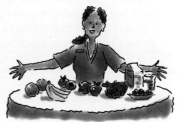

> Enfatiza la importancia de seguir la dieta prescrita, en especial las restricciones de sodio y grasas.

Cardioversor-desfibrilador implantable

El cardioversor-desfibrilador implantable (CDI) tiene un generador de pulsos programable y un sistema de electrodos que controlan la actividad cardíaca, detectan bradiarritmias y taquiarritmias ventriculares y responden con el tratamiento apropiado. Su rango terapéutico incluye marcapasos antitaquicardia y antibradicardia, cardioversión y desfibrilación. Algunos desfibriladores también pueden marcar el ritmo de la aurícula, el ventrículo, ambos ventrículos o dar terapia para la fibrilación auricular.

Los CDI están indicados para pacientes con síndrome de muerte súbita cardíaca o síncope debido a arritmias ventriculares. Los pacientes con alto riesgo de fibrilación ventricular o taquicardia (como aquellos con miocardiopatías dilatadas o hipertróficas, o con un síndrome del QT prolongado) también pueden requerir un CDI. El dispositivo puede programarse para desfibrilar o hacer de marcapasos de acuerdo con la afección del paciente (véase *Colocación de un CDI*, p. 278).

Preparación del paciente

Antes del procedimiento, sigue estos pasos:

- Refuerza las instrucciones del cardiólogo para el paciente y su familia, respondiendo cualquier pregunta que tengan.
- Enfatiza la necesidad del dispositivo para el paciente y explica las posibles complicaciones y la terminología del CDI.

Colocación de un CDI

Para colocar un cardioversor-desfibrilador implantable, el cardiólogo realiza una pequeña incisión cerca de la clavícula y accede a la vena subclavia. Luego, introduce los alambres de los electrodos a través de la vena subclavia hasta el corazón y los pone en contacto con el endocardio.

Los electrodos se conectan con el generador de pulsos, que el cardiólogo coloca bajo la piel en un bolsillo especialmente preparado en el lado izquierdo o derecho del tórax (la colocación es similar a la del marcapasos). Después, el cardiólogo cierra la incisión y programa el dispositivo.

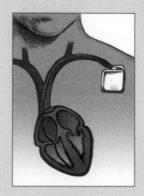

- Restringe la ingestión de alimentos y bebidas durante 12 h antes del procedimiento.
- Administra un sedante en la mañana del procedimiento, según indicación, para ayudar a que el paciente se relaje.

Control y cuidados posteriores

El paciente en quien se implanta un CDI será monitorizado en una unidad de telemetría o medicoquirúrgica. Después del procedimiento, sigue estos pasos:
- Valora en busca de arritmias y observa el correcto funcionamiento del aparato.
- Permite que el paciente aumente de forma gradual sus actividades, según indicación.
- Revisa la herida en busca de signos de infección o secreción.
- Proporciona apoyo al paciente y su familia para ayudarlos a afrontar la recuperación y los cambios en el estilo de vida.
- Alienta a los familiares para que aprendan cómo realizar la reanimación cardiopulmonar (RCP).

Instrucciones para la atención domiciliaria

Antes del alta, instruye al paciente para que:
- Evite presionar demasiado el sitio de inserción, mover o traccionar el área hasta la visita postoperatoria.
- Valore la herida todos los días e informe al especialista de inmediato cualquier signo o síntoma de infección.
- Utilice una banda de identificación e información sobre el CDI en todo momento.
- Tome los medicamentos, según indicación, e informe los efectos adversos al médico.
- Mantenga un registro de las descargas y los síntomas.

Dispositivos de asistencia ventricular: ayuda para un corazón que falla

Un dispositivo de asistencia ventricular, conocido a veces como "puente hasta el trasplante", es una bomba mecánica que alivia la carga de trabajo sobre el ventrículo mientras el corazón se cura o hasta que se ubica un corazón donante. Existen muchos tipos de dispositivos de asistencia ventricular. Esta ilustración muestra un dispositivo (Baxter Novacor®) implantado en la pared abdominal izquierda conectado a un controlador externo mediante un electrodo percutáneo. Este paciente también tiene una batería de reserva. El monitor es una fuente de respaldo que puede funcionar con electricidad.

Tipos típicos

El dispositivo de asistencia ventricular típico se implanta en la pared abdominal superior. Una cánula de admisión drena la sangre del ventrículo izquierdo hacia la bomba, que empuja la sangre dentro de la aorta a través de una cánula de salida. Hay dos tipos de dispositivos de asistencia ventricular:
• Bomba de flujo continuo, que se llena continuamente y retorna la sangre a la aorta a una velocidad constante.
• Bomba pulsátil, que puede llenarse durante la sístole y bombea la sangre en la aorta durante la diástole, o sin tener en cuenta el ciclo cardíaco del paciente.

Complicaciones

Los dispositivos de asistencia ventricular intentan duplicar la aparentemente simple tarea del corazón: bombear sangre a través de todo el cuerpo. El diseño de una bomba es bastante sencillo, pero los investigadores aún no han resuelto el acertijo de cómo la sangre se arremolina a través de las cámaras pulsátiles del corazón sin coagularse. A pesar del empleo de anticoagulantes y materiales especia-

les, los dispositivos de asistencia ventricular en general causan formación de trombos, lo que produce embolia pulmonar, ictus y otras complicaciones ominosas. Por esta razón, un dispositivo de asistencia ventricular no se utiliza hasta que otras medidas han fracasado. Otras

complicaciones posibles de los dispositivos de asistencia ventricular incluyen:
• Taponamiento cardíaco hemorrágico
• Insuficiencia cardíaca derecha
• Infección
• Disfunción renal y hepática
• Hemólisis

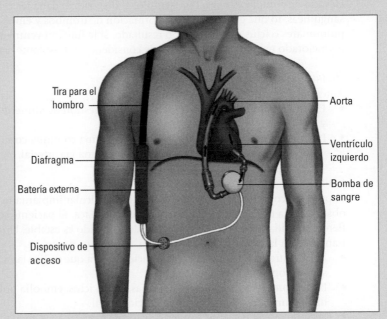

Tira para el hombro

Aorta

Diafragma

Ventrículo izquierdo

Batería externa

Bomba de sangre

Dispositivo de acceso

Dispositivos de asistencia ventricular

Un tratamiento temporal para el mantenimiento de la vida en un corazón insuficiente, el dispositivo de asistencia ventricular, deriva el flujo de sangre sistémico de un ventrículo enfermo hacia una bomba, que luego la envía a la aorta. Utilizado con mayor frecuencia para asistir al ventrículo izquierdo, este dispositivo también puede emplearse para el ventrículo derecho o ambos (véase *Dispositivos de asistencia ventricular: ayuda para un corazón que falla*).

Los candidatos para un dispositivo de asistencia ventricular incluyen pacientes con:

- IM masivo
- Miocardiopatía irreversible
- Miocarditis aguda
- Incapacidad de desconexión de la bomba extracorpórea
- Valvulopatía
- Endocarditis bacteriana
- Rechazo de un trasplante cardíaco

El dispositivo también puede beneficiar a pacientes que están a la espera de un trasplante cardíaco, porque les permite vivir varios meses o años en casa con un dispositivo de asistencia ventricular izquierda portátil hasta que se localice un donante.

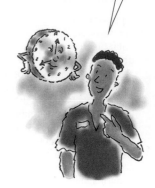

Si la función ventricular del paciente no mejora en 96 h, el médico puede considerar un trasplante cardíaco.

Lado oscuro

Por desgracia, los dispositivos de asistencia ventricular tienen un riesgo elevado de complicaciones. Por ejemplo, el dispositivo daña las células sanguíneas, lo que genera riesgo de formación de trombos y embolias pulmonares o ictus ulterior. Como resultado, si la función ventricular no ha mejorado en 96 h, el médico puede considerar un trasplante cardíaco.

Preparación del paciente

Antes del procedimiento, sigue estos pasos:

- Explica al paciente que debes restringir la ingestión de alimentos y bebidas antes de la cirugía.
- La función cardíaca será monitorizada de forma continua con un ECG, un catéter en la arteria pulmonar y una vía arterial.

Control y cuidados posteriores

El paciente con un dispositivo de asistencia ventricular implantado se observa en la unidad de cuidados intensivos cardíaca. El paciente se transfiere a la unidad medicoquirúrgica cuando su estado es estable. Una vez transferido a la unidad medicoquirúgica, sigue estos pasos:

- Administra analgesia o alienta al paciente para que utilice la ACP, si es apropiado.
- Busca complicaciones postoperatorias, como ictus, embolia pulmonar, neumonía y deterioro de la función renal.
- Permite que el paciente aumente de forma gradual las actividades, según indicación.
- Revisa la herida en busca de signos de infección o secreción.
- Proporciona apoyo al paciente y su familia para ayudarlos a afrontar la recuperación y los cambios en el estilo de vida.

Instrucciones para la atención domiciliaria

Antes del alta, instruye al paciente para que:

- Informe de manera inmediata rubor, edema o secreción en la herida, dolor de pecho o fiebre.
- Notifique de forma inmediata al especialista si aparecen signos o síntomas de insuficiencia cardíaca (aumento de peso, disnea o edema).

- Respete la medicación prescrita e informe sobre cualquier reacción adversa.
- Siga la dieta prescrita, en especial las restricciones de sodio y grasas.
- Mantenga un equilibrio entre actividad y reposo.
- Siga un programa de ejercicio o rehabilitación, si está indicado.
- Cumpla con el programa de evaluación de laboratorio para el control del INR si recibe warfarina.

Tratamiento mediante catéteres con balón

Este tipo de tratamientos para los trastornos cardiovasculares incluyen la valvuloplastia percutánea con balón y la angioplastia coronaria transluminal percutánea (ACTP).

Valvuloplastia percutánea con balón

La valvuloplastia percutánea con balón, que puede realizarse en el consultorio de cateterismo cardíaco, busca mejorar la función valvular. Lo hace agrandando el orificio de una válvula cardíaca estenótica, que puede resultar de un defecto congénito, calcificación, fiebre reumática o envejecimiento. Un pequeño catéter para valvuloplastia con balón se introduce a través de la piel en la arteria femoral. Aunque el tratamiento de elección para la cardiopatía valvular sigue siendo la cirugía (valvuloplastia, reemplazo valvular o comisurotomía), la valvuloplastia con balón percutánea ofrece una alternativa para quienes no son candidatos para la cirugía.

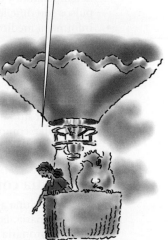

Corazón, sé que estás nervioso, pero una valvuloplastia percutánea con balón puede ayudarte al agrandar el orificio de una válvula cardíaca estenótica. Y debes admitirlo, ¡la vista desde AQUÍ es sorprendente!

Reventar el balón

Por desgracia, los adultos mayores con enfermedad aórtica, por lo general, presentan reestenosis en 1 o 2 años después de la valvuloplastia. Además, a pesar de la reducción de los riesgos asociados con procedimientos más invasivos, la valvuloplastia con balón puede llevar a complicaciones, a saber:

- Empeoramiento de la insuficiencia valvular por deformación de la válvula, de manera que no se cierra por completo.
- Pedazos rotos de la válvula calcificada, que pueden viajar al cerebro o los pulmones y causar embolias (raro).
- Daño grave a las delicadas valvas que requiere cirugía inmediata para reemplazar la válvula (raro).
- Sangrado o hematoma en el sitio de punción arterial.
- IM (raro), arritmias, isquemia miocárdica y defectos circulatorios distales al sitio de entrada del catéter.

Preparación del paciente

Antes del procedimiento, sigue estos pasos:

- Refuerza la explicación del especialista del procedimiento, incluidos los riesgos y las alternativas.

- Restringe la ingestión de alimentos y bebidas durante al menos 6 h antes del procedimiento o según la indicación.

Control y cuidados posteriores

El paciente sometido a una valvuloplastia con balón será monitorizado en la unidad de cuidados intensivos cardíaca o de cuidados postanestésicos después del procedimiento. Será transferido a la unidad medicoquirúrgica cuando su estado sea estable. Una vez transferido a la unidad medicoquirúrgica, sigue estos pasos:

- Valora los efectos de los medicamentos i.v., como la heparina.
- Evalúa el sitio de canulación en busca de sangrado o infección.
- Revisa los pulsos periféricos distales al sitio de inserción y el color, la temperatura y el tiempo de llenado capilar del miembro. Si los pulsos son difíciles de palpar, utiliza un ecógrafo Doppler manual.
- Informa al médico si los pulsos están ausentes.

Instrucciones para la atención domiciliaria

Antes del alta, instruye al paciente para que:

- Reasuma su actividad normal.
- Informe al médico si el paciente presenta sangrado, un aumento del soplo en el sitio de punción o recidiva de los síntomas de insuficiencia valvular, como disnea o reducción de la tolerancia al ejercicio.
- Cumpla con las consultas de seguimiento.

Angioplastia coronaria transluminal percutánea

La ACTP ofrece una alternativa no quirúrgica a la cirugía de revascularización coronaria. Los especialistas usan un catéter balón para dilatar una arteria coronaria que se ha estrechado debido a una placa ateroesclerótica (véase *Sobre la angioplastia*, p. 283).

La ACTP se realiza en el consultorio de cateterismo cardíaco bajo anestesia local y no involucra una toracotomía, por lo que es menos costosa y requiere menos tiempo de hospitalización. Los pacientes en general pueden caminar al día siguiente y volver al trabajo a las 2 semanas.

Mejores condiciones de trabajo

La ACTP funciona mejor cuando las lesiones son accesibles de forma inmediata, no están calcificadas, tienen menos de 10 mm y son concéntricas, pequeñas y levemente ahusadas. Los pacientes con antecedentes de menos de 1 año de angina incapacitante son buenos candidatos, ya que sus lesiones tienden a ser más blandas y compresibles. Las complicaciones de la ACTP son el cierre agudo del vaso y las reestenosis tardías. Para evitar las reestenosis, el paciente puede requerir procedimientos como colocación de endoprótesis, aterectomía y angioplastia láser.

Sobre la angioplastia

La angioplastia coronaria transluminal percutánea puede abrir una arteria coronaria ocluida sin abrir el tórax. Este procedimiento se describe a continuación.

1. Primero, el cardiólogo debe introducir el catéter en la arteria. La ilustración abajo muestra la entrada del catéter guía en la arteria coronaria.

2. Cuando la arteriografía muestra el catéter guía ubicado en el sitio de oclusión, el cardiólogo introduce con cuidado un catéter balón de doble luz más pequeño a través del catéter guía y dirige el balón a través de la oclusión.

3. El cardiólogo infla el balón, con lo cual la arteria se dilata y la placa se fractura. El balón debe inflarse y desinflarse varias veces hasta obtener una dilatación arterial exitosa.

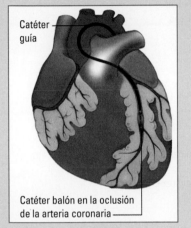

Catéter guía

Catéter balón en la oclusión de la arteria coronaria

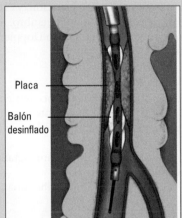

Placa

Balón desinflado

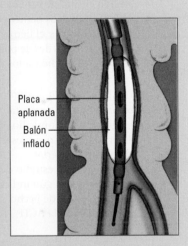

Placa aplanada

Balón inflado

Preparación del paciente

Antes del procedimiento, sigue estos pasos:

- Explica al paciente que se le introducirá un catéter en una arteria y una vena del área de la ingle y que puede sentir presión cuando el catéter se mueve a lo largo del vaso.
- Informa que todo el procedimiento durará 1-4 h y que tendrá que quedarse acostado en una mesa de exploración durante ese lapso.
- Explica al paciente que estará despierto durante el procedimiento y que puede tener que respirar hondo para permitir la visualización del catéter balón radiopaco. Responde las preguntas sobre cómo se sentirá durante el procedimiento.

- Dile al paciente que informe al cardiólogo si experimenta dolor o presión en el pecho durante el procedimiento.
- Explica que tendrá que permanecer en cama mientras el catéter se encuentre colocado.

Control y cuidados posteriores

El paciente sometido a una ACTP puede ser monitorizado en la unidad de cuidados intensivos cardíaca o el área de recuperación intervencionista después del procedimiento. El paciente será transferido al área medicoquirúrgica cuando se encuentre estable. Una vez transferido a la unidad medicoquirúrgica, sigue estos pasos:

- Valora los efectos de los medicamentos i.v., como la heparina.
- Evalúa el sitio de canulación en busca de sangrado o infección.
- Valora los pulsos periféricos distales al sitio de inserción, y el color, la temperatura y el tiempo de llenado capilar del miembro. Si los pulsos son difíciles de palpar, utiliza un estetoscopio Doppler.
- Informa al médico si los pulsos están ausentes.

Instrucciones para la atención domiciliaria

Si los pacientes no presentan complicaciones por el procedimiento, pueden regresar a su domicilio en 6-12 h. Instruye al paciente para que:

- Llame al médico si presenta sangrado, equimosis o edema en el sitio de punción arterial.
- Regrese por un estudio de esfuerzo con talio y una angiografía de seguimiento, según indicación del especialista.
- Informe dolor de pecho al médico, ya que puede haber una reestenosis después de la ACTP.

Tratamiento de urgencia para alteraciones del ritmo cardíaco

El tratamiento de urgencia para las alteraciones del ritmo cardíaco puede incluir la desfibrilación y la colocación de un marcapasos.

Desfibrilación

En la desfibrilación, el corazón recibe una descarga eléctrica potente mediante las paletas del desfibrilador aplicadas sobre el pecho del paciente. Esta breve descarga despolariza por completo el miocardio y permite que el marcapasos natural del corazón retome el control del ritmo cardíaco.

Primera elección

La desfibrilación es el tratamiento de elección para la fibrilación ventricular y la taquicardia ventricular sin pulso. Por cada minuto que se

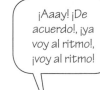

¡Aaay! ¡De acuerdo!, ¡ya voy al ritmo!, ¡voy al ritmo!

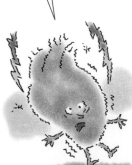

posterga la desfibrilación, las probabilidades del paciente de sobrevivir a una fibrilación ventricular caen del 7 al 10 %. Si la fibrilación ventricular dura más de unos minutos, causa daños irreparables en el cerebro. Algunos pacientes con ciertas arritmias, como la taquicardia ventricular estable, pueden requerir una técnica similar a la desfibrilación llamada *cardioversión sincronizada*.

Colocación de marcapasos

Los marcapasos son generadores operados por batería que emiten señales eléctricas sincronizadas para disparar la contracción del músculo cardíaco, con lo cual se controla el ritmo cardíaco. Ya sea temporal o permanente, se utilizan cuando el marcapasos natural del corazón no trabaja de forma adecuada.

Algo temporal

Los marcapasos temporales se usan para hacer que el corazón lata durante la RCP o una cirugía cardíaca abierta, después de una cirugía cardíaca y en caso de paro sinusal, bradicardia sinusal sintomática o bloqueo cardíaco completo. También corrigen las taquiarritmias que no responden al tratamiento farmacológico. En situaciones de urgencia se puede colocar un marcapasos temporal transvenoso o transcutáneo si el tiempo o las condiciones no permiten o se requiere la implantación de un marcapasos permanente. El médico también puede utilizar un marcapasos temporal para observar los efectos sobre la función cardíaca y poder seleccionar una velocidad óptima antes de implantar un marcapasos permanente. El método de disparo depende del dispositivo.

Posición permanente

La implantación de un marcapasos permanente es un procedimiento habitual; en todo el mundo se colocan unos 110 000 por año. Estos dispositivos se colocan cuando el marcapasos cardíaco natural se altera de forma irreversible. Las indicaciones para un marcapasos permanente incluyen:

- Bloqueo auriculoventricular (AV) adquirido
- Bloqueo bifascicular y trifascicular crónico
- Bloqueo AV asociado con IM
- Disfunción del nodo sinusal
- Síndrome del seno carotídeo hipersensible
- Miocardiopatías hipertróficas y dilatadas

Los diferentes tipos de marcapasos se clasifican de acuerdo con sus capacidades. La elección depende de la edad y el estado del paciente, la preferencia del cardiólogo y, cada vez más, el coste del dispositivo, que puede ser de varios miles de dólares (véase *Revisión de los códigos de los marcapasos*, p. 286).

Revisión de los códigos de los marcapasos

La North American Society of Pacing and Electrophysiology (NASPE) y el British Pacing and Electrophysiology Group (BPEG) desarrollaron un sistema de códigos de cinco letras llamado *NASPE/BPEG Generic (NBG) Pacemaker Code* para describir el tipo y la función del marcapasos. Los códigos consisten en tres o cinco letras. La cuarta y quinta letras se refieren a las funciones de los marcapasos más nuevos que no se utilizan en todos los casos. Aquí mostramos un resumen del significado de cada una de las cinco letras de los códigos:

1. Cámaras cardíacas estimuladas: **A** (aurícula), **V** (ventrículo), **D** (dual, o ambas cámaras) u **O** (ninguna).
2. Cámaras cardíacas que registra el marcapasos: **A**, **V**, **D** u **O**.
3. De acuerdo con la respuesta del marcapasos al evento que se registra: **T** (disparado por el evento [*triggered by the event*]), **I** (inhibido por el evento), **D** (dual, disparado e inhibido por el evento) u **O** (no responde al estímulo).
4. Grado de programabilidad del marcapasos y tasa de respuesta: **P** (programable de forma simple), **M** (multiprogramable), **C** (comunicación de las funciones), **R** (tasa [*rate*] de respuesta) u **O** (ninguna).
5. Cómo reacciona el marcapasos a la taquicardia: **P** (estimulación), **S** (*shock*), **D** (dual: estimulación y *shock*) u **O** (ninguna).

Códigos de estimulación usuales

Los códigos DDD y VVI son los más utilizados. A continuación presentamos una descripción de cada uno junto con sus ventajas y desventajas.

DDD

Estimulación: aurícula y ventrículo.
Registro: aurícula y ventrículo.
Respuesta: inhibición o disparo.
Resumen: si la velocidad auricular cae por debajo de un límite inferior preajustado, se estimula la aurícula. Si la velocidad auricular está por encima del límite preajustado, no se estimula la aurícula. Sin embargo, es posible estimular el ventrículo si el marcapasos no registra una respuesta ventricular con el intervalo auriculoventricular (AV) presente.
Ventajas: como ambas cámaras pueden ser estimuladas, la sincronía AV se conserva. Es utilizado en pacientes con un nodo sinusal intacto por un bloqueo AV en o por debajo del nodo AV. Puede tener un modo de velocidad-respuesta.
Desventajas: requiere dos electrodos.

VVI

Estimulación: ventrículo.
Registro: ventrículo.
Respuesta: inhibición.
Resumen: este tipo de marcapasos estimula sólo cuando la velocidad ventricular cae por debajo de la preajustada.
Ventajas: requiere un solo electrodo y es relativamente simple de operar. Puede usarse para tratar la fibrilación auricular crónica con una respuesta ventricular lenta. Estos pacientes no requieren un electrodo auricular, porque una aurícula fibrilada no puede ser estimulada. Puede tener un modo velocidad-respuesta.
Desventajas: debido a que sólo estimula el ventrículo, no se conserva la sincronía AV.

Diagnóstico enfermero

Cuando atiendas a pacientes con trastornos cardiovasculares, puedes utilizar varios diagnósticos enfermeros con mucha frecuencia. Estos diagnósticos utilizados de manera habitual se enumeran a continuación, junto con las intervenciones de enfermería y sus justificaciones. Para la lista completa de diagnósticos NANDA *véase* "Listado por dominio de los diagnósticos NANDA-I (2015-2017)", en la p. 940.

Intolerancia a la actividad

Relacionada con un desequilibrio entre la oferta y la demanda de oxígeno, la *intolerancia a la actividad* puede asociarse con trastornos como IM, trastornos valvulares, insuficiencia cardíaca, vasculopatías periféricas y otras alteraciones.

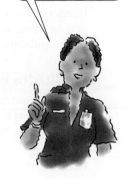

La intolerancia a la actividad se relaciona con un desequilibrio entre la oferta y la demanda de oxígeno.

Resultados esperados

- El paciente establece un deseo de aumentar su nivel de actividad.
- La persona identifica los factores controlables que causan fatiga.
- El paciente demuestra habilidades para conservar su energía mientras realiza actividades de la vida diaria dentro de su nivel de tolerancia.

Intervenciones de enfermería y sus justificaciones

- Conversa con el paciente sobre la necesidad de tener actividad, que mejorará su bienestar físico y psicosocial.
- Identifica las actividades que el paciente considera deseables y significativas para aumentar su impacto positivo.
- Alienta al paciente para que ayude a planificar la progresión de la actividad. Asegúrate de incluir actividades que el paciente considera esenciales para el cumplimiento.
- Instrúyelo y ayúdalo a alternar períodos de reposo y actividad para reducir la demanda de oxígeno del cuerpo y evitar la fatiga.
- Identifica y reduce los factores que disminuyen la tolerancia al ejercicio para ayudar a aumentar el nivel de actividad.
- Valora las respuestas fisiológicas al aumento de la actividad (respiraciones, frecuencia y ritmo cardíaco y presión arterial) para asegurar que regresan a sus valores normales pocos minutos después del ejercicio.
- Enseña al paciente cómo conservar la energía mientras realiza actividades de la vida diaria (p. ej., sentarse en una silla al vestirse, utilizar ropas livianas con cierres rápidos tipo velcro y pocos botones, emplear zapatos cómodos). Estas medidas reducen el metabolismo celular y la demanda de oxígeno.

Explosión de energía

- Muestra los ejercicios utilizados para aumentar la fuerza y la resistencia, que mejorarán la respiración e incrementarán de forma gradual el nivel de actividad.
- Apoya y alienta la actividad apropiada para el nivel de tolerancia del paciente con el objeto de ayudar a desarrollar su independencia.
- Antes del alta, formula un plan con el paciente y sus cuidadores que le permita continuar funcionando con la máxima tolerancia a la actividad o aumentándola de forma gradual. Por ejemplo, enséñale al paciente y los cuidadores cómo valorar el pulso del paciente

durante las actividades, reconocer las necesidades de oxígeno, si está indicado, y a emplear el equipamiento de oxígeno apropiado. La participación en la planificación aumenta la satisfacción y el cumplimiento del paciente.

Disminución del gasto cardíaco

Relacionada con la reducción del volumen sistólico, la *disminución del gasto cardíaco* puede asociarse con trastornos como angina, endocarditis bacteriana, insuficiencia cardíaca, IM, cardiopatía valvular y otras afecciones.

Resultados esperados

- El paciente mantiene la estabilidad hemodinámica.
- La persona no presenta arritmias.
- El paciente mantiene un gasto cardíaco adecuado.

Intervenciones de enfermería y sus justificaciones

- Valora y registra el nivel de consciencia, la frecuencia y el ritmo cardíacos, la saturación de oxígeno (con un oxímetro de pulso) y la presión arterial al menos cada 4 h, o con mayor frecuencia si es necesario, para detectar la hipoxia cerebral que puede resultar de una reducción del gasto cardíaco.
- Ausculta los ruidos cardíacos y respiratorios al menos cada 4 h. Informa ruidos anómalos en cuanto los descubras. Ciertos ruidos cardíacos adicionales pueden indicar una descompensación cardíaca temprana, y algunos ruidos respiratorios adicionales pueden indicar una congestión pulmonar y una reducción del gasto cardíaco.
- Mide y registra los ingresos y los egresos. Una menor producción de orina sin que se reduzcan los ingresos puede indicar una disminución en la perfusión renal, posiblemente por la reducción del gasto cardíaco.
- Trata con prontitud las arritmias potencialmente mortales para evitar el riesgo de muerte.
- Pesa al paciente todos los días antes del desayuno para detectar retención hídrica.
- Busca edema pedio o sacro para detectar estasis venosa y reducción del gasto cardíaco.

Ponerse en forma

- Proporciona cuidados cutáneos cada 4 h para mejorar la perfusión cutánea y el flujo venoso.
- Aumenta de forma gradual las actividades del paciente dentro de los límites de la frecuencia cardíaca indicada para permitir que el corazón se ajuste al aumento de la demanda de oxígeno. Valora la frecuencia cardíaca antes y después de la actividad para comparar la tolerancia.

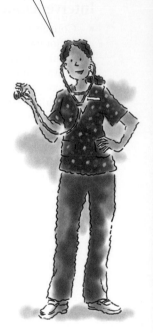

Para pacientes con gasto cardíaco reducido, valora y registra el nivel de consciencia, la frecuencia y el ritmo cardíacos, la saturación de oxígeno y la presión arterial al menos cada 4 h.

- Planifica las actividades del paciente para evitar la fatiga y el aumento de la sobrecarga miocárdica.
- Mantén las restricciones dietéticas, según indicación, para reducir las complicaciones y el riesgo de enfermedad cardíaca.
- Enseña al paciente algunas técnicas de reducción de estrés para disminuir la ansiedad y proporcionar un sentido de control (véase *Biorretroalimentación*).
- Explícale todos los procedimientos y pruebas para aumentar la comprensión y reducir la ansiedad.

Cómo enseñarle trucos nuevos a un perro viejo

- Enseña al paciente sobre el dolor de pecho y otros síntomas que debe informar, la dieta indicada, los medicamentos (nombre, dosis, frecuencia, efectos terapéuticos y adversos), el nivel de actividad prescrito, métodos simples para cargar pesos e inclinarse y técnicas de reducción del estrés. Estas medidas involucran al paciente y su familia en sus cuidados.
- Realiza el plan de atención, según la indicación. La práctica colaborativa mejora la atención global.
- Administra oxígeno, según esté indicado, para aumentar la oferta al miocardio.

Educación de vanguardia

Biorretroalimentación

Ya que el estrés aumenta el riesgo de desarrollar hipertensión, ayudar al paciente a reducir el estrés mejora su salud cardiovascular. La *biorretroalimentación* es una terapia alternativa que enseña a la familia cómo ejercer un control consciente sobre varias funciones autónomas con ayuda de monitores electrónicos. Al observar en un monitor las fluctuaciones de funciones corporales particulares (como respiración, frecuencia cardíaca y presión arterial), el paciente puede aprender a controlarlas mediante ajustes mentales. Con el tiempo, podrá regular condiciones, como la presión arterial elevada, sin medicamentos y sin monitores.

1, 2, 3, luz azul

Por ejemplo, mediante el uso inicial de monitores se le puede enseñar a un paciente con presión arterial alta a reconocer y regular la respuesta corporal al estrés. El individuo se conecta a un monitor de temperatura cutánea que refleja la cantidad de flujo sanguíneo debajo de la piel. Los cambios en la temperatura causados por la vasoconstricción o la vasodilatación disparan luces en el monitor, las cuales indican la respuesta al estrés. Una luz negra indica que el paciente está tenso; una luz azul que está relajado.

Conocimientos deficientes

En relación con las cardiopatías, los *conocimientos deficientes* pueden aplicarse a un trastorno en particular o a los factores de riesgo relacionados con una enfermedad cardiovascular.

Resultados esperados

- El paciente expresa interés en aprender nuevos comportamientos.
- La persona establece objetivos de aprendizaje realistas.
- El paciente practica nuevas conductas relacionadas con la salud durante la hospitalización (p. ej., elegir una dieta adecuada, pesarse todos los días y documentar sus ingresos y egresos).

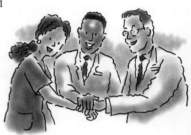

Ten en cuenta que la práctica colaborativa mejora la atención global del paciente.

Intervenciones de enfermería y sus justificaciones

- Establece un ambiente de confianza y respeto mutuos para mejorar el aprendizaje. La comodidad con la creciente consciencia de sí mismo, la capacidad para compartir esta última con los demás, la receptividad a nuevas experiencias y la coherencia entre acciones y palabras son la base de una relación de confianza.
- Ayuda al paciente a desarrollar objetivos de aprendizaje. Su participación en la planificación de objetivos significativos lo estimulará para seguir adelante.
- Selecciona estrategias de aprendizaje (conversaciones, demostraciones, juego de roles o materiales visuales) apropiadas para el estilo de aprendizaje individual (específico) del paciente para mejorar su eficacia.
- Enseña habilidades que el paciente deba utilizar todos los días. Haz que el paciente demuestre las nuevas habilidades para ayudarlo a ganar confianza.
- Haz que el paciente incorpore las habilidades aprendidas en la rutina diaria durante la hospitalización (habilidades específicas) para permitirle practicar nuevas habilidades y recibir retroalimentación.
- Proporciónale los nombres y los números telefónicos de recursos para que contacte personas u organizaciones que puedan darle continuidad a su atención y seguimiento después del alta.

Trastornos cardiovasculares frecuentes

A continuación se enumeran varios trastornos cardiovasculares frecuentes, junto con sus causas, fisiopatología, signos y síntomas, hallazgos de estudios diagnósticos, tratamientos e intervenciones de enfermería.

Aneurisma de la aorta abdominal

El aneurisma de la aorta abdominal, una dilatación anómala de la pared arterial, ocurre en general en la aorta entre las arterias renales y las ilíacas.

Unas 15 000 personas en Estados Unidos mueren cada año por un aneurisma de la aorta abdominal, en general por rotura.

Qué lo causa

Los aneurismas en general se producen por ateroesclerosis, la cual debilita la pared abdominal y distiende de forma gradual la luz. Otras causas incluyen:

- Infección micótica (aneurisma micótico) del arco aórtico y los segmentos descendentes
- Trastornos congénitos, como coartación aórtica, síndrome de Marfan y colagenopatías vasculares
- Traumatismos
- Sífilis
- Hipertensión
- Hábito tabáquico

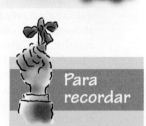

¡Tire ese cigarrillo! ¡Fumar aumenta de forma drástica su riesgo de tener un aneurisma de la aorta abdominal!

Fisiopatología

Los cambios degenerativos en la capa muscular de la aorta (túnica media) crean una debilidad focal, lo que permite que la capa interior (túnica íntima) y la externa (túnica adventicia) se estiren hacia afuera. El abultamiento consecuente se llama *aneurisma*. La presión arterial dentro de la aorta debilita de manera progresiva las paredes de los vasos y agranda el aneurisma.

Qué buscar

Los signos y los síntomas de un aneurisma incluyen:

- Masa pulsátil asintomática en el área periumbilical
- Posible soplo sistólico sobre la aorta a la auscultación
- Posible dolor abdominal a la palpación profunda
- Lumbalgia que se irradia al flanco y la ingle (rotura inminente)

Si el aneurisma se rompe, busca:

- Dolor abdominal y lumbar intenso y desgarrador
- Debilidad
- Diaforesis (sudoración)
- Taquicardia
- Hipotensión
- Colapso circulatorio

Qué dicen las pruebas

- Las angioTC o las ecografías seriadas determinan el tamaño, la forma y la ubicación del aneurisma.
- Las radiografías anteroposteriores y laterales del abdomen pueden detectar calcificaciones aórticas, que delinean la masa, en al menos el 75 % de los pacientes.

Para recordar

Cuando evalúes los signos y síntomas de un aneurisma de la aorta abdominal, recuerda la regla **LAPS**:

Lumbalgia que se irradia al flanco y la ingle (signo de rotura inminente)

Dolor **A**bdominal a la palpación profunda (signo posible)

Masa **P**ulsatil en el área periumbilical

Soplo **S**istólico sobre la aorta (signo posible)

- La aortografía muestra el estado de los vasos proximales y distales al aneurisma, así como su extensión. Sin embargo, este estudio puede subestimar su diámetro porque sólo muestra el canal de flujo y no el coágulo intraluminal o las paredes dilatadas.

Cómo se trata

En general, el aneurisma abdominal requiere la resección del aneurisma y el reemplazo de la sección aórtica dañada con un injerto de dacrón.

Negocio riesgoso

Los aneurismas grandes o que producen síntomas implican un riesgo importante de rotura y requieren reparación inmediata.

Si el aneurisma parece pequeño y asintomático, el especialista puede postergar la cirugía y optar primero por tratar la hipertensión y reducir los factores de riesgo. Sin embargo, considera que hasta los aneurismas pequeños pueden romperse. El paciente debe ser sometido a exámenes físicos regulares y revisiones ecográficas para detectar agrandamientos, que pueden indicar una rotura inminente.

Los injertos endovasculares también pueden utilizarse para reparar un aneurisma de la aorta abdominal. En este procedimiento mínimamente invasivo, el cirujano coloca un catéter con un injerto a través de la arteria femoral o ilíaca y lo avanza sobre una guía hacia la aorta, donde se coloca a través del aneurisma. Se infla un balón sobre un catéter, fijando el injerto a la pared del vaso y corrigiendo el aneurisma.

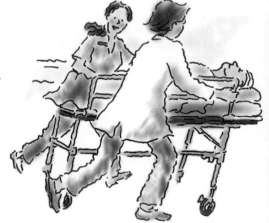

Si se produce una rotura, no hay tiempo que perder. Lleva al paciente directo a cirugía.

¿Qué hacer? ¡Mantente alerta!

- Mantente alerta a la aparición de signos de rotura, que puede ser letal. Busca signos de pérdida aguda de sangre, como hipotensión, aumento de la frecuencia de pulso y respiratoria (taquicardia y taquipnea), piel fría y pegajosa, desasosiego y afectación sensorial.
- Si se produce una rotura, el paciente debe ser operado de inmediato.
- Evalúa al paciente. Observa si tiene dolor y una perfusión tisular adecuada con piel caliente y seca; pulsos y presión arterial adecuados; y ausencia de fatiga (véase *Consejos sobre enseñanza para los aneurismas aórticos abdominales*, p. 294).

Aneurismas femorales y poplíteos

Los cambios ateroscleróticos progresivos en la capa media de las arterias femorales y poplíteas pueden producir un aneurisma. Los aneurismas pueden ser fusiformes (ahusados) o saculares (en forma de bolsa). Los fusiformes son tres veces más frecuentes que los saculares.

Los aneurismas femorales y poplíteos pueden producirse como lesiones segmentarias únicas o múltiples, en muchos casos afectan a ambas piernas y en general ocurren con aneurismas de la aorta abdominal y las arterias ilíacas. Este trastorno se presenta con mayor frecuencia en los hombres de más de 50 años. La cirugía programada antes de que aparezcan las complicaciones mejora mucho el pronóstico.

Qué los causa

Los aneurismas femorales y poplíteos pueden producirse por:
- Ateroesclerosis
- Debilidad congénita en la pared arterial (raro)
- Traumatismo contuso o penetrante
- Infección bacteriana

Fisiopatología

Los aneurismas se ubican en una evaginación o dilatación de una pared arterial debilitada. Esta debilidad puede deberse a la formación de una placa ateroesclerótica que erosiona la pared del vaso o a la pérdida de elastina y colágeno en la pared.

Qué buscar

Si es tan grande como para comprimir el nervio y la vena poplíteos mediales, el aneurisma poplíteo puede causar:
- Dolor en el espacio poplíteo
- Edema
- Distensión vascular y pulso amplio
- Posiblemente síntomas de isquemia grave (en la pierna o el pie)

Los signos de aneurisma femoral incluyen una masa pulsátil ancha a la palpación por encima o por debajo del ligamento inguinal.

Qué dicen las pruebas

- Cuando la palpación no proporciona una identificación positiva, la ecografía dúplex, la angioTC y la arteriografía pueden ayudar en la identificación de los aneurismas femorales y poplíteos. Estos estudios también pueden ayudar a detectar algunos aneurismas asociados, especialmente los de la aorta abdominal y las arterias ilíacas.
- La ecografía también puede ser útil para identificar aneurismas y ayudar a determinar el tamaño de las arterias poplítea y femoral.

Educación de vanguardia

Consejos sobre enseñanza para los aneurismas aórticos abdominales

- Dale apoyo psicológico al paciente y su familia al proporcionar explicaciones y respondiendo todas las dudas.
- Explica el período postoperatorio, y haz que el paciente sepa que será monitorizado en la unidad de cuidados intensivos.
- Instruye al paciente para que tome los medicamentos según la indicación y lleve una lista de ellos en caso de urgencia.
- Dile al paciente que no empuje, traccione o levante objetos pesados hasta que lo autorice el cirujano.

La distensión de los vasos es un signo de aneurisma. ¡Y yo que pensaba que sólo estaba hinchado!

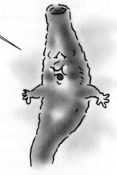

Cómo se trata

Los aneurismas femorales y poplíteos requieren un puente quirúrgico y la reconstrucción de la arteria, en general con un injerto venoso autólogo de safena o una arterioplastia con parche. La oclusión arterial que provoca isquemia grave y gangrena puede requerir la amputación de la pierna si no puede restablecerse el flujo adecuado.

Qué hacer

- Administra antibióticos profilácticos, antihipertensivos o anticoagulantes, según indicación.
- Prepara al paciente para la cirugía (para información sobre la atención de enfermería de los pacientes sometidos a cirugía vascular, *véase* "Reparación vascular", p. 273).
- Evalúa al paciente. Documenta si tiene buen color y temperatura en los miembros, y si no tiene dolor. Los pulsos deben estar presentes en las extremidades (véase *Consejos sobre enseñanza para los aneurismas femorales o poplíteos*).

Arteriopatía oclusiva

Una complicación habitual de la ateroesclerosis, la arteriopatía oclusiva puede afectar cualquier arteria, pero en general afecta a las arterias periféricas, como las carótidas (y sus ramas) y las de los miembros inferiores (femorales, poplíteas, tibiales posteriores, tibiales anteriores y peroneas). Las arterias de los miembros superiores (subclavia, axilar, humeral, radial y cubital) son afectadas con menos frecuencia. Las oclusiones arteriales pueden ser agudas o crónicas. Los hombres sufren más arteriopatías oclusivas que las mujeres.

Qué la causa

Los factores de riesgo para la arteriopatía oclusiva incluyen hábito tabáquico, edad, hipertensión, hiperlipidemia, diabetes mellitus y antecedentes familiares de trastornos vasculares, IM o ictus. Las causas pueden incluir:
- Formación de émbolos
- Infección
- Trombosis
- Traumatismos o fracturas
- Vasculitis

Fisiopatología

En la arteriopatía oclusiva, la obstrucción y el estrechamiento de la luz de la aorta y sus ramas principales causa una interrupción del flujo de sangre, por lo general, en las piernas y los pies.

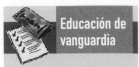

Educación de vanguardia

Consejos sobre enseñanza para los aneurismas femorales o poplíteos

- Explica qué es un aneurisma y cuándo se produce. Proporciona apoyo emocional y determina las preocupaciones.
- Proporciona instrucción preoperatoria y postoperatoria. Explica cómo cuidar la herida después de la cirugía y cómo reconocer sus complicaciones.
- Enseña al paciente cómo evaluar de forma diaria los pulsos en el miembro afectado.
- Dile al paciente que informe la recidiva de los síntomas en cuanto aparezcan.
- Explica al paciente con una resección de la arteria poplítea que puede haber edema. Adviértele que no utilice ropas ajustadas.
- Si el paciente está recibiendo anticoagulantes, sugiérele medidas para evitar el sangrado excesivo.

¿Pronóstico? Depende...

El pronóstico depende de la localización de la oclusión, el desarrollo de circulación colateral para contrarrestar la reducción del flujo sanguíneo y, en la enfermedad aguda, el tiempo entre la oclusión y su extracción.

Qué buscar

Los signos y los síntomas dependen de la gravedad y el sitio de la oclusión arterial. La oclusión aguda puede producir las clásicas "cinco P":

1. Parálisis
2. Dolor (*pain*)
3. Parestesias
4. Palidez
5. Pulso ausente

Otros signos y síntomas incluyen:

- Miembros fríos de forma desigual cuando se los compara
- Claudicación intermitente
- Dolor intenso en los dedos de los pies o los pies (agravado al elevar el miembro y que a veces se alivia dejándolo en posición pendiente)
- Úlcera o gangrena
- Palidez a la elevación, seguida de rubor al descender el miembro
- Reducción en la velocidad de llenado capilar, pérdida de pelo o cambios tróficos en las uñas
- Reducción o ausencia de pulsos en los miembros.

Qué dicen las pruebas

- La arteriografía muestra el tipo (trombo o embolia), la ubicación y el grado de obstrucción, y ayuda a evaluar la circulación colateral. Es en especial útil para el diagnóstico de las formas crónicas y para evaluar a los candidatos para la cirugía reconstructiva.
- La ecografía Doppler dúplex utiliza el ultrasonido para observar los vasos sanguíneos y medir la velocidad, la dirección y el patrón del flujo de sangre.
- La pletismografía detecta pulsaciones arteriales y cuantifica el flujo de sangre en el miembro.
- El registro del volumen del pulso puede determinar el nivel de isquemia de un miembro.

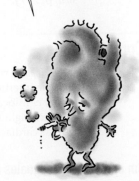

Con la arteriopatía oclusiva, el tratamiento consiste en medidas sintomáticas como dejar de fumar. ¡Es tiempo de dejar el hábito!

Cómo se trata

El tratamiento de la arteriopatía oclusiva depende de la causa, la localización y el tamaño de la obstrucción.

Enfermedad leve... medidas moderadas

Para pacientes con enfermedad crónica, en general consiste en la reducción del factor de riesgo, como dejar de fumar y controlar la hipertensión, así como medidas de apoyo tales como hacer ejercicio caminando.

El tratamiento farmacológico incluye dextrán y medicamentos antiplaquetarios y hemorreológicos, como el ácido acetilsalicílico, la pentoxifilina y el cilostazol. La terapia trombolítica puede emplearse para tratar una trombosis arterial aguda. Los pacientes con hiperlipidemia pueden tratarse con fármacos hipolipemiantes.

Enfermedad grave... cirugía

Los procedimientos quirúrgicos apropiados pueden incluir embolectomía, tromboendarterectomía, injertos para parches y puente con injerto. El paciente puede requerir amputación si la cirugía reconstructiva arterial fracasa o aparecen complicaciones.

Reduce el riesgo

Las técnicas invasivas endovasculares acarrean menos riesgo que la cirugía y pueden incluir angioplastia con balón, aterectomía y colocación de prótesis. Otras terapias apropiadas incluyen heparina para evitar la embolia (para la oclusión embólica) y resección intestinal después del restablecimiento del flujo sanguíneo (para la oclusión arterial mesentérica).

Qué hacer

- Para información sobre la atención de enfermería de pacientes sometidos a una cirugía vascular, véase "Reparación vascular" en la p. 273.
- Después del tratamiento, evalúa al paciente. Debe poder aumentar la tolerancia al ejercicio sin dolor y tener pulsos periféricos normales. También debe mantener un buen color y temperatura de la piel en los miembros (véase *Consejos sobre enseñanza para la arteriopatía oclusiva*, p. 297).

Coronariopatía

La *coronariopatía* se refiere a un estrechamiento u obstrucción de la luz arterial que interfiere con la perfusión cardíaca. Privado de la sangre necesaria, el miocardio desarrolla varias enfermedades isquémicas, incluyendo angina de pecho, IM, insuficiencia cardíaca, muerte súbita y arritmias cardíacas.

Sin oportunidades iguales con esta enfermedad

Las coronariopatías afectan más a individuos de población blanca y negra, y a los hombres más que a las mujeres. Sin embargo, después de la menopausia, el riesgo de coronariopatía en las mujeres aumenta hasta igualar el de los hombres. Las coronariopatías son más frecuentes en países industrializados que en los subdesarrollados y afectan a gente con mejor poder adquisitivo que a gente con escasos recursos.

Qué la causa

De forma habitual, la ateroesclerosis lleva a la coronariopatía. Otras causas posibles son:

- Arteritis
- Espasmo de la arteria coronaria
- Ciertas enfermedades infecciosas
- Anomalías congénitas

Los pacientes con ciertos factores de riesgo parecen tener más probabilidades de desarrollar una coronariopatía. Estos factores incluyen:

- Antecedentes familiares de cardiopatía
- Obesidad
- Hábito tabáquico
- Dietas altas en grasas e hidratos de carbono
- Estilo de vida sedentario
- Menopausia
- Estrés
- Diabetes
- Hipertensión
- Hiperlipoproteinemia

Fisiopatología

Las placas grasas y fibrosas ocluyen de manera progresiva las arterias coronarias y reducen el volumen de sangre que las irriga, lo que produce isquemia miocárdica.

Un equilibrio precario

A medida que la ateroesclerosis progresa, el estrechamiento luminar y los cambios vasculares deterioran la capacidad del vaso de dilatarse. Lo anterior causa un equilibrio precario entre la irrigación miocárdica y la demanda, lo que amenaza al miocardio más allá de la lesión.

Cuando el equilibrio se rompe...

Cuando la demanda de oxígeno excede la cantidad que los vasos enfermos pueden ofrecer, se produce una isquemia miocárdica localizada.

La isquemia temporal provoca cambios irreversibles a niveles celular y tisular, lo que reduce la función miocárdica. Sin tratamiento, puede producirse daño tisular o necrosis. La privación de oxígeno fuerza al miocardio a cambiar del metabolismo aeróbico al anaeróbico. Como resultado, se acumula ácido láctico (producto final del metabolismo anaeróbico) y el pH celular disminuye.

... las cosas se rompen

La combinación de hipoxia, reducción de la disponibilidad de energía y acidosis deteriora con rapidez la función del ventrículo izquierdo. La fuerza de las contracciones disminuye en la región miocárdica afectada porque las fibras se acortan de manera inadecuada, con menos fuerza y velocidad. Además, la sección de pared isquémica se mueve de

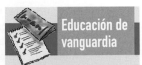

Educación de vanguardia

Consejos sobre enseñanza para la arteriopatía oclusiva

- Enseña la atención apropiada de los pies u otras medidas adecuadas, según las áreas afectadas.
- Instruye al paciente sobre los signos y síntomas de recidiva (dolor, palidez, entumecimiento, parálisis, ausencia de pulsos) que pueden producirse por una oclusión recurrente o en otro sitio.
- Advierte al paciente que no debe utilizar ropas apretadas o cruzar las piernas al sentarse.
- Dile que debe dejar de fumar y derívalo a un programa adecuado, si es apropiado.
- Aliéntalo para que respete la medicación prescrita.
- Enséñale a medir los pulsos de forma diaria.

forma anómala. Lo anterior por lo general produce una reducción de la eyección con cada contracción. Si no se restablece la irrigación de las arterias coronarias, se produce un IM. Si el flujo se restablece, mejoran el metabolismo aeróbico y la contractilidad.

Qué buscar

La *angina*, el síntoma clásico de las coronariopatías, se presenta como una opresión ardiente o asfixiante en el área subesternal o precordial. Puede irradiarse al brazo izquierdo, la mandíbula o la escápula. Las mujeres pueden presentar dolor de pecho atípico (véase *Dolor de pecho atípico en mujeres*). La angina tiene cuatro formas principales:

- Estable: dolor predecible en frecuencia y duración que se alivia con nitratos y reposo.
- Inestable: dolor que aumenta y se puede inducir con facilidad.
- De Prinzmetal o sus variantes: dolor que se produce por un espasmo impredecible de la arteria coronaria.
- Microvascular: dolor anginoso en un paciente con arterias coronarias normales que se produce por deterioro de la reserva vasodilatadora. Otros signos y síntomas de coronariopatía incluyen:
- Náuseas
- Vómitos
- Debilidad
- Diaforesis
- Miembros fríos

Qué dicen las pruebas

- El ECG muestra isquemia y, posiblemente, arritmias ventriculares, como las contracciones ventriculares prematuras. Un paciente sin dolor puede tener un ECG normal. Puede haber arritmias sin infarto debidas a la isquemia.
- El ECG de esfuerzo puede provocar dolor de pecho y signos de isquemia miocárdica en respuesta al esfuerzo físico.
- La angiografía coronaria presenta estenosis de la arteria coronaria u obstrucción y circulación colateral; también muestra el estado de las arterias más allá del área estenosada.

¡Que siga corriendo!

- Durante la prueba ergométrica (en la cinta sin fin), las imágenes de perfusión miocárdica con talio 210 detectan las áreas isquémicas del miocardio, que se ven como "puntos fríos".
- Puede llevarse a cabo una evaluación de los marcadores cardíacos para confirmar o descartar el diagnóstico de IM. También pueden realizarse estudios de lípidos en suero para detectar y clasificar las hiperlipidemias.
- Las cifras elevadas de Hb A_1C indican un aumento del riesgo de ateroesclerosis y eventos cardíacos adversos; los valores altos de

---

Dolor de pecho atípico en mujeres

Las mujeres con coronariopatías en general presentan dolor de pecho (precordialgia) atípico, un dolor de pecho vago o incluso falta de dolor. Sin embargo, también pueden experimentar la precordialgia clásica, que aparece sin relación con la actividad o el estrés.

Aunque los hombres tienden a consultar por un dolor opresivo, las mujeres son más propensas a presentar dolor en el hombro o el brazo, la mandíbula, el cuello o incluso la garganta, los dientes, la espalda, bajo el esternón o el estómago.

Otros signos y síntomas que presentan las mujeres son náuseas o mareos, disnea, ansiedad inesperada, debilidad o fatiga, y palpitaciones, sudor frío o palidez.

proteína C reactiva determinan un riesgo cardíaco elevado. Aunque estos dos estudios solos no pueden determinar si un paciente con angina tiene una coronariopatía, sí pueden detectar un riesgo mayor de coronariopatía.

Cómo se trata

Para pacientes con angina, el tratamiento de las coronariopatías busca reducir la demanda miocárdica de oxígeno o aumentar su oferta. Los nitratos reducen el consumo de oxígeno del miocardio. Los bloqueadores β-adrenérgicos pueden reducir la carga de trabajo y la demanda de oxígeno del corazón al reducir la frecuencia cardíaca y la resistencia periférica. Si la angina se debe a un espasmo de la arteria coronaria, el paciente puede recibir bloqueadores de los canales de calcio. Los antiplaquetarios disminuyen la agregación plaquetaria y el peligro de oclusión coronaria. Los hipolipemiantes pueden reducir el colesterol elevado en suero y los triglicéridos.

Las lesiones obstructivas pueden requerir cirugía de revascularización coronaria o una ACTP. Otras alternativas son la angioplastia láser, la cirugía mínimamente invasiva, la aterectomía rotacional y la colocación de endoprótesis.

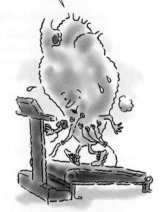

Durante la prueba ergométrica, las imágenes de perfusión miocárdica detectan las áreas isquémicas del miocardio.

Qué hacer

- Valora la presión arterial y la frecuencia cardíaca durante un episodio anginoso.
- Realiza un ECG antes de administrar nitroglicerina u otros nitratos por angina.
- Registra la duración del dolor, la cantidad de medicación requerida para aliviarlo y los síntomas acompañantes. Ten a la mano nitroglicerina disponible para su empleo inmediato.
- Evalúa al paciente. Observa si experimenta dolor o disnea de reposo, o con las actividades usuales. Evalúa si el paciente puede tolerar la actividad (véanse *Consejos sobre enseñanza para las coronariopatías*).

Miocardiopatía dilatada

Este padecimiento ocurre cuando las fibras musculares miocárdicas tienen un daño excesivo. Lo anterior interfiere con el metabolismo miocárdico y dilata de forma macroscópica todas las cámaras cardíacas, lo que le da al corazón un aspecto globular. La miocardiopatía dilatada produce insuficiencia cardíaca intratable, arritmias y émbolos. En general, no se diagnostica hasta etapas avanzadas y tiene un mal pronóstico.

Qué la causa

La causa de la miocardiopatía dilatada es desconocida. Aunque la relación no es clara, a veces puede deberse a:
- Infecciones víricas o bacterianas

- Hipertensión
- Síndrome periparto (relacionado con toxemia)
- Cardiopatía o vasculopatía isquémica
- Hipersensibilidad a fármacos o quimioterapia
- Efectos cardiotóxicos de fármacos o alcohol

Fisiopatología

La miocardiopatía dilatada se caracteriza por un ventrículo muy dilatado e hipodinámico que se contrae mal y, en un grado menor, por una hipertrofia miocárdica.

Aumenta el volumen

Las cuatro cámaras se agrandan como resultado del aumento de los volúmenes y las presiones. En general aparecen trombos dentro de estas cámaras por acumulación y estasis de sangre, que pueden embolizar.

Si coexiste una hipertrofia, el corazón eyecta sangre con menos eficiencia. Un gran volumen permanece en el ventrículo izquierdo después de la sístole, lo que produce insuficiencia cardíaca por reflujo de sangre.

Qué buscar

El paciente puede presentar:
- Disnea (ortopnea, disnea de esfuerzo o disnea paroxística nocturna)
- Fatiga
- Tos seca irritante por la noche
- Edema
- Hepatomegalia
- Distensión de la vena yugular
- Cianosis periférica
- Taquicardia sinusal
- Fibrilación auricular
- Impulsos apicales difusos
- Soplo pansistólico (insuficiencia mitral o tricuspídea debida a cardiomegalia y músculos papilares débiles)
- Ritmo de galope R_3 y R_4

Qué dicen las pruebas

- El ECG y la angiografía descartan una cardiopatía isquémica. El ECG también puede mostrar hipertrofia biventricular, taquicardia sinusal, agrandamiento auricular y, en el 20 % de los pacientes, fibrilación auricular.
- Las radiografías de tórax pueden mostrar cardiomegalia (por lo general de las cuatro cámaras), congestión pulmonar o derrame pleural.
- La MUGA y la ecocardiografía presentan una reducción de la función ventricular izquierda así como disminución del movimiento de la pared.

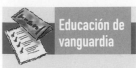

Educación de vanguardia

Consejos sobre enseñanza para las coronariopatías

- Explica al paciente todos los procedimientos y estudios, responde las preguntas de forma adecuada y da apoyo.
- Instruye al paciente para que busque atención médica de manera inmediata si tiene síntomas de angina.
- Ayuda al paciente a determinar qué actividades precipitan episodios de dolor, así como a identificar y seleccionar mecanismos más eficaces de afrontamiento para lidiar con el estrés.
- Establece la necesidad de respetar el régimen farmacológico prescrito.
- Aliéntalo a mantener la dieta prescrita.
- Alienta el ejercicio moderado regular. Deriva al paciente a un centro local de rehabilitación cardíaca, si es apropiado.
- Si el paciente fuma, derívalo a un programa apropiado.
- Remite al paciente a la American Heart Association para más información y apoyo.

Cómo se trata

El tratamiento busca corregir las causas subyacentes y mejorar la capacidad de bombeo del corazón. Los inhibidores de la enzima convertidora de angiotensina (ECA) reducen la poscarga a través de vasodilatación, lo que disminuye la insuficiencia cardíaca. Los diuréticos en general se administran con un inhibidor de la ECA para reducir la retención de líquidos.

Cuando inhibir la ECA no funciona

Para los pacientes cuyos síntomas no mejoran con un inhibidor de la ECA y diuréticos, la digoxina puede mejorar la contractilidad miocárdica. La hidralazina y el dinitrato de isosorbida combinados producen vasodilatación. Los antiarrítmicos, la cardioversión y los marcapasos pueden controlar las arritmias. Pueden indicarse anticoagulantes para reducir el riesgo de embolia. El tratamiento también puede incluir oxígeno, una dieta con restricción de sodio y reposo.

Cirugía selectiva

Las intervenciones quirúrgicas en pacientes cuidadosamente seleccionados pueden incluir revascularización, como la coronaria, si la miocardiopatía dilatada se debe a isquemia. La reparación o el reemplazo valvular pueden ayudar si la miocardiopatía dilatada se debe a una disfunción valvular. La miocardioplastia (en la que se emplea el músculo dorsal ancho para envolver los ventrículos para ayudar a producir un bombeo más eficiente) puede funcionar cuando otros tratamientos farmacológicos fracasan. Un estimulador miocárdico que envía impulsos eléctricos durante la sístole puede ayudar al miocardio a contraerse. Si el paciente no responde a otros tratamientos, puede requerir un dispositivo de asistencia ventricular y finalmente un trasplante cardíaco.

Vivir la buena vida

En todos los pacientes con miocardiopatía dilatada los cambios en el estilo de vida pueden ser útiles. Los pacientes deben dejar de fumar y de beber alcohol, comer sin grasas ni sodio, y mantener una actividad física apropiada.

Qué hacer

- Valora los signos de insuficiencia cardíaca progresiva (reducción de los pulsos arteriales y aumento de la distensión de la vena yugular) y compromiso de la perfusión renal (oliguria, aumento de las concentraciones de nitrógeno ureico en sangre y creatinina sérica, y desequilibrios electrolíticos).
- Pesa al paciente todos los días.
- Evalúa la presión arterial y la frecuencia cardíaca con frecuencia.
- Revisa a los pacientes que reciben diuréticos en busca de signos de resolución de la congestión (reducción de los crepitantes y la disnea) o una diuresis demasiado intensa. Mantén controlados los valores de

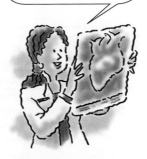

En la miocardiopatía dilatada, las radiografías de tórax pueden mostrar cardiomegalia, congestión pulmonar o derrame pleural.

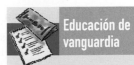

Educación de vanguardia

Consejos sobre enseñanza para la miocardiopatía dilatada

- Antes del alta, enseña al paciente sobre la enfermedad y su tratamiento.
- Enfatiza la necesidad de restringir la ingestión de sodio y valora el aumento de peso.
- Explica la necesidad de la digoxina y estar atento a reacciones adversas (anorexia, náuseas, vómitos y visión amarilla).
- Debido al aumento del riesgo de paro cardíaco repentino, alienta a los familiares a aprender cómo realizar una reanimación cardiopulmonar.

potasio para identificar la hipocalemia, en especial si se incluye un tratamiento con digoxina.

- Ofrece apoyo y alienta al paciente para que exprese sus sentimientos.
- Evalúa al paciente. Busca signos de una perfusión tisular adecuada, como coloración, temperatura y humedad de la piel adecuadas, y pulmones limpios. Los pacientes deben mantener su peso y nivel de actividad. También deben tener una presión arterial apropiada y no presentar mareos o edema (véase *Consejos sobre enseñanza para la miocardiopatía dilatada*, p. 301).

Endocarditis

La endocarditis (la infección del endocardio, las válvulas cardíacas o las prótesis cardíacas) se debe a una invasión bacteriana o micótica. Cuando no es tratada en general es letal, pero con la atención adecuada, muchos pacientes se recuperan. El pronóstico empeora cuando el padecimiento causa un daño valvular grave, lo que produce insuficiencia cardíaca, o cuando compromete una válvula protésica.

Qué la causa

La mayoría de los casos de endocarditis se producen en pacientes con abuso de drogas i.v. o en aquellos con válvulas cardíacas protésicas, prolapso de la válvula mitral o cardiopatía reumática.

Otros trastornos predisponentes incluyen anomalías congénitas (coartación aórtica y tetralogía de Fallot), estenosis valvular aórtica y subaórtica, defectos del tabique ventricular, estenosis pulmonar, síndrome de Marfan, cardiopatía degenerativa y sífilis.

Cuando los bichos atacan

Los microorganismos causales pueden incluir estreptococos no hemolíticos del grupo A, *Pneumococcus*, *Staphylococcus*, *Enterococcus* y, rara vez, *Neisseria gonorrhoeae*.

Fisiopatología

La infección hace que las plaquetas y la fibrina se agreguen sobre el tejido valvular y engullan bacterias y hongos circulantes. De esta manera se forman vegetaciones friables verrugosas sobre las válvulas cardíacas, el endocardio de la cámara cardíaca o el endotelio de un vaso sanguíneo. Tales vegetaciones pueden cubrir superficies valvulares y provocar ulceración y necrosis; también pueden extenderse hacia las cuerdas tendinosas. Finalmente, pueden embolizar hacia el bazo, los riñones, el sistema nervioso central y los pulmones (véase *Efectos de la endocarditis*).

Qué buscar

Los rasgos clínicos tempranos en general son inespecíficos e incluyen:
- Debilidad

Efectos de la endocarditis

Esta ilustración muestra el crecimiento de vegetaciones en el endocardio producido por depósitos de plaquetas y fibrina en los sitios de infección.

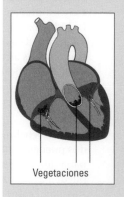

Vegetaciones

- Fatiga
- Pérdida de peso
- Anorexia
- Artralgias
- Diaforesis nocturna
- Fiebre intermitente (puede recurrir durante semanas)
- Soplo fuerte de insuficiencia típico de las cardiopatías congénitas o reumáticas subyacentes
- Soplo que cambia o aparece de manera repentina, acompañado de fiebre

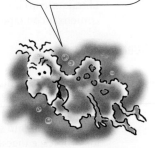

A las bacterias nos gusta reunirnos en el tejido valvular con nuestros amigos los hongos. Somos unos bichos asquerosos, ¿no?

Un montón de manchas

Otras indicaciones de endocarditis son:
- Petequias cutáneas (en especial las comunes en la parte superior del tronco); en las mucosas bucal, faríngea y conjuntival; y en las uñas (hemorragias lineales subungueales)
- Nódulos de Osler (pequeños nódulos en los dedos)
- Manchas de Roth (manchas blancas rodeadas de sangrados en la retina)
- Lesiones de Janeway (lesiones rojas irregulares en las manos; raro)

Cuando las vegetaciones son malas para ti

En la endocarditis subaguda, la embolización de las vegetaciones (compuestas de plaquetas y fibrina) o el tejido valvular enfermo puede causar varios tipos de problemas:
- El infarto esplénico causa dolor en el cuadrante superior izquierdo que se irradia al hombro, así como contractura abdominal.
- El infarto renal produce hematuria, piuria, lumbalgia y reducción de la excreción urinaria (oliguria).
- El infarto cerebral ocasiona hemiparesia y afasia, así como otros déficits neurológicos.
- El infarto pulmonar (que ocurre con más frecuencia en la endocarditis derecha y es habitual en quienes abusan de drogas i.v., y después de una cirugía cardíaca) puede causar tos, dolor pleurítico, roce pleural, disnea y hemoptisis.
- La oclusión vascular periférica provoca inmovilidad y temblores en los brazos y los dedos, o gangrena periférica inminente.

Ciertos tipos de manchas pueden indicar endocarditis, pero… ¡no creo que estas manchas en su cuello signifiquen nada!

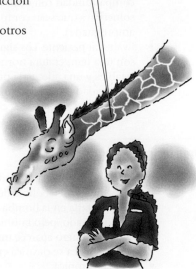

Qué dicen las pruebas

- Tres o más cultivos de sangre, con muestras extraídas al menos con 1 h de separación durante un período de 24 h, identifican el microorganismo causal en hasta el 90 % de los pacientes. El restante 10 % puede tener cultivos negativos, lo que sugiere una infección micótica.
- La ecocardiografía, incluida la transesofágica, puede identificar vegetaciones y daño valvular.
- El ECG puede mostrar fibrilación auricular y otras arritmias que acompañan a una valvulopatía.

- Las anomalías en las pruebas de laboratorio incluyen elevación de leucocitos, histiocitos anómalos (macrófagos), eritrosedimentación acelerada, anemia normocítica y normocrómica (en la endocarditis bacteriana subaguda), y factor reumatoideo (en casi la mitad de los pacientes).

Cómo se trata

El tratamiento intenta erradicar el microorganismo infeccioso. Debe comenzar con rapidez y continuar durante varias semanas.

Guerra bacteriológica

El especialista selecciona los antibióticos con base en los antibiogramas de los microorganismos infecciosos (o probables, si los cultivos son negativos). La antibioticoterapia i.v. en general dura 4-6 semanas y puede venir seguida por antibióticos orales.

El tratamiento sistémico incluye reposo, antipiréticos para la fiebre y los dolores, e ingestión suficiente de líquidos. El daño valvular grave, en especial la insuficiencia aórtica o la infección de una prótesis cardíaca, puede requerir una cirugía correctiva si aparece una insuficiencia cardíaca refractaria.

Qué hacer

- Recaba los antecedentes sobre alergias.
- Administra los antibióticos a tiempo para mantener consistentes las concentraciones sanguíneas. Valora las diluciones respecto de la compatibilidad con otros medicamentos del paciente, y emplea las soluciones que sean compatibles (p. ej., meticilina en una solución amortiguada).
- Evalúa al paciente. Los signos de recuperación de una endocarditis son una temperatura normal, pulmones limpios, constantes vitales estables y una adecuada perfusión tisular; el individuo puede tolerar la actividad durante un período razonable y mantiene un peso normal (véase *Consejos sobre enseñanza para la endocarditis*).

Insuficiencia cardíaca

Cuando el miocardio no puede bombear de forma eficaz para satisfacer las necesidades metabólicas del cuerpo, se produce una insuficiencia cardíaca. La falla en la bomba por lo general ocurre en un ventrículo izquierdo dañado, pero también puede ocurrir en el ventrículo derecho. En general primero aparece una insuficiencia cardíaca izquierda. La insuficiencia cardíaca se clasifica en:

- Aguda o crónica
- Derecha o izquierda (véase *Sobre las insuficiencias cardíacas derecha e izquierda*, pp. 305 y 306)
- Sistólica y diastólica (véase *Clasificación de la insuficiencia cardíaca*, p. 308)

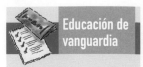

Educación de vanguardia

Consejos sobre enseñanza para la endocarditis

- Enseña al paciente sobre los medicamentos antiinfecciosos que debe seguir tomando. Establece la importancia de seguir la medicación y restringir la actividad todo el tiempo que se le indique.
- Dile al paciente que esté atento e informe signos de embolización, fiebre y anorexia, y signos de recurrencia que pueden ocurrir unas 2 semanas después de terminado el tratamiento.
- Háblale sobre la importancia de completar todo el curso de antibióticos, aunque se sienta mejor. Asegúrate de que los pacientes susceptibles comprendan la necesidad de recibir antibioticoterapia profiláctica antes, durante y después de los trabajos odontológicos, partos y procedimientos urogenitales, gastrointestinales o ginecológicos.

Mira con cuidado

Sobre las insuficiencias cardíacas derecha e izquierda

Estas ilustraciones muestran cómo el daño miocárdico lleva a la insuficiencia cardíaca.

Insuficiencia cardíaca izquierda
1. El aumento de la carga de trabajo y el volumen de fin de diástole agrandan el ventrículo izquierdo (véase ilustración a continuación). Debido a la falta de oxígeno, el ventrículo se agranda con un tejido estirado más que un tejido funcional. El paciente puede experimentar un aumento de la frecuencia cardíaca, piel pálida y fría, parestesias en los miembros, reducción del gasto cardíaco y arritmias.

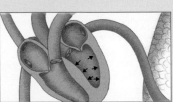

2. La reducción de la función ventricular izquierda permite que la sangre se acumule en el ventrículo y la aurícula, y finalmente retroceda hacia las venas y capilares pulmonares, como se muestra a continuación. En esta etapa, el paciente puede presentar disnea de esfuerzo, confusión, mareos, hipotensión ortostática, reducción de los pulsos periféricos y la presión diferencial, cianosis y un galope con R_3.

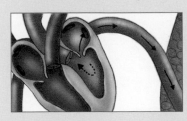

3. Ya que la circulación pulmonar aumenta, la elevación de la presión capilar empuja sodio (Na) y agua (H_2O) en el espacio intersticial (como se muestra a continuación), lo que provoca edema pulmonar. Encontrarás tos, retracción subclavia, crepitantes, taquipnea, presión en la arteria pulmonar elevada, reducción de la distensibilidad pulmonar y aumento de la presión parcial del dióxido de carbono.

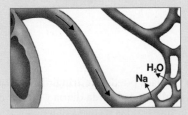

4. Cuando el paciente se acuesta, el líquido de los miembros se mueve a la circulación sistémica. Como el ventrículo izquierdo no puede manejar el aumento del retorno venoso, los líquidos se acumulan en la circulación pulmonar y el edema pulmonar empeora. Puedes encontrar una reducción de los ruidos pulmonares, matidez a la percusión, crepitantes y ortopnea.

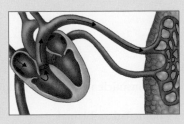

5. Ahora, el ventrículo derecho puede estresarse porque bombea contra una resistencia vascular pulmonar mayor y la presión ventricular izquierda (véase la ilustración a continuación). Cuando esto ocurre, los síntomas del paciente empeoran.

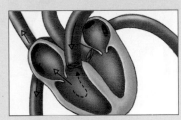

Insuficiencia cardíaca derecha
6. El ventrículo derecho estresado se agranda con la formación de tejido elongado (véase ilustración a continuación). El aumento del tiempo de conducción y la desviación del corazón de su eje normal causan arritmias. Si el paciente no tiene ya una insuficiencia cardíaca izquierda, puede presentar un incremento de la frecuencia cardíaca, piel fría, cianosis, reducción del gasto cardíaco, taquicardia y disnea.

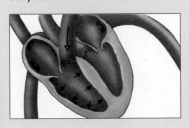

(continúa)

Sobre las insuficiencias cardíacas derecha e izquierda *(continuación)*

7. La sangre se acumula en el ventrículo y la aurícula derechos. La sangre que refluye causa presión y congestión en la vena cava y la circulación sistémica (véase ilustración a continuación). El paciente tendrá una elevación de la presión venosa central, distensión de la vena yugular y reflujo hepatoyugular.

8. El reflujo de sangre también distiende las venas viscerales, en especial las venas suprahepáticas. A medida que el hígado y el bazo se agrandan (véase ilustración a continuación), su función se deteriora. El paciente puede presentar anorexia, náuseas, dolor abdominal, hígado y bazo palpables, debilidad y disnea debida a la distensión abdominal.

9. La elevación de la presión capilar fuerza un exceso de líquido de los capilares hacia el espacio intersticial (véase la ilustración a continuación). Lo anterior causa edema, en especial en los miembros inferiores y el abdomen. El paciente puede presentar aumento de peso, edema con fóvea y nicturia.

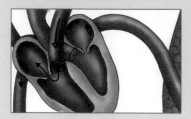 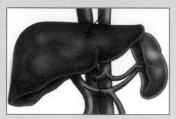 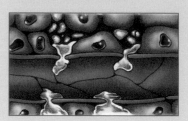

Tiempo de calidad

Los síntomas de insuficiencia cardíaca pueden restringir la capacidad de la persona para realizar las actividades de la vida diaria y afectar de forma grave su calidad de vida. Los avances en las técnicas diagnósticas y terapéuticas han mejorado la evolución de estos pacientes. Sin embargo, el pronóstico todavía depende de la causa subyacente y de su respuesta al tratamiento.

Qué la causa

Los trastornos cardiovasculares que pueden producir una insuficiencia cardíaca incluyen:
- Cardiopatía ateroesclerótica
- IM
- Hipertensión
- Cardiopatías reumáticas
- Cardiopatías congénitas
- Cardiopatías isquémicas
- Miocardiopatía
- Valvulopatías
- Arritmias
  Las causas no cardiovasculares de insuficiencia cardíaca incluyen:
- Embarazo y parto
- Aumento de la temperatura y humedad ambiental

- Estrés físico y mental intensos
- Tirotoxicosis
- Hemorragia aguda
- Embolia pulmonar
- Infección grave
- Enfermedad pulmonar obstructiva crónica

Fisiopatología

Las condiciones subyacentes del paciente determinan si la insuficiencia cardíaca es aguda o crónica. La insuficiencia cardíaca en general se asocia con sobrecarga sistólica o diastólica y debilidad miocárdica. A medida que el estrés sobre el músculo cardíaco alcanza el nivel crítico, la contractilidad muscular se reduce y el gasto cardíaco cae. Sin embargo, el eflujo venoso al ventrículo permanece igual.

La respuesta corporal a la reducción del gasto cardíaco incluye:
- Incremento del reflejo en la actividad simpática
- Liberación de renina de las células yuxtaglomerulares del riñón
- Metabolismo anaeróbico por las células afectadas
- Aumento de la extracción de oxígeno por parte de las células periféricas

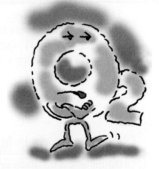

El cuerpo responde a la reducción del gasto cardíaco aumentando la extracción de oxígeno por parte de las células periféricas. Al menos deberían pagarme horas extras…

Adepto a la adaptación

Cuando la sangre en los ventrículos aumenta, el corazón compensa o se adapta. La compensación puede producirse mucho antes de que aparezcan los signos y síntomas. La adaptación puede ser de corto o largo plazo. En las adaptaciones a corto plazo, la longitud de las fibras en el fin de diástole aumenta, lo que hace que el músculo ventricular responda dilatándose y aumentando la fuerza de las contracciones (esto se conoce como *curva de Frank-Starling*). En las adaptaciones de largo plazo, la hipertrofia ventricular aumenta la capacidad de las fibras musculares para contraerse e impulsar el volumen de sangre hacia la circulación.

Qué buscar

Los signos clínicos de la insuficiencia cardíaca izquierda incluyen:
- Disnea, inicialmente de esfuerzo
- Disnea paroxística nocturna
- Respiraciones de Cheyne-Stokes
- Tos
- Ortopnea
- Taquicardia
- Fatiga
- Debilidad muscular
- Edema y aumento de peso
- Irritabilidad
- Inquietud
- Acortamiento del lapso de atención
- Galope ventricular (sobre la punta del corazón)

- Crepitantes en ambas bases
- Esputo espumoso teñido de sangre
  El paciente con insuficiencia cardíaca derecha puede presentar:
- Edema, al principio en zonas declive
- Distensión de la vena yugular
- Hepatomegalia

Qué dicen las pruebas

- Las pruebas de sangre pueden mostrar valores de BUN y creatinina elevados, concentraciones altas de noradrenalina sérica y elevación de las transaminasas y la bilirrubina si hay deterioro de la función hepática.
- La elevación de los valores del péptido natriurético de tipo B (BNP, de *B-type natriuretic peptide*) pueden identificar de forma correcta la insuficiencia cardíaca en hasta el 83 % de los pacientes (véase *BNP: un potente factor de predicción*, p. 309).
- El ECG refleja la tensión cardíaca y el agrandamiento ventricular (isquemia). También puede mostrar agrandamiento auricular, taquicardia y extrasístoles, lo que sugiere una insuficiencia cardíaca.

Clasificación de la insuficiencia cardíaca

La insuficiencia cardíaca se clasifica de acuerdo con su fisiopatología. Puede ser izquierda o derecha, sistólica o diastólica, y aguda o crónica.

Izquierda o derecha

La insuficiencia cardíaca izquierda se produce por una contracción ventricular izquierda ineficaz, que a su vez puede llevar a congestión o edema pulmonares y reducción del gasto cardíaco. Algunas causas frecuentes de insuficiencia cardíaca izquierda incluyen infarto ventricular izquierdo, hipertensión y estenosis o insuficiencia aórtica o mitral. Mientras la reducción de la capacidad del ventrículo izquierdo persiste, el líquido se acumula y refluye hacia la aurícula izquierda y dentro de los pulmones. Si empeora, también aparecen edema pulmonar e insuficiencia cardíaca derecha.

La insuficiencia cardíaca derecha es el resultado de una contracción ineficiente del ventrículo derecho. Puede deberse a un infarto ventricular derecho agudo o a una embolia pulmonar. Sin embargo, la causa más frecuente es un reflujo importante debido a una insuficiencia cardíaca izquierda.

Sistólica o diastólica

En la insuficiencia cardíaca sistólica, el ventrículo izquierdo no puede bombear suficiente sangre hacia la circulación sistémica durante la sístole y la fracción de eyección cae. En consecuencia, la sangre refluye hacia la circulación pulmonar, la presión en el sistema venoso pulmonar se eleva y el gasto cardíaco cae.

En la insuficiencia cardíaca diastólica, el ventrículo izquierdo no puede relajarse y llenarse de manera apropiada durante la diástole, de manera que el volumen sistólico cae. Lo anterior lleva a la necesidad de un volumen ventricular mayor para mantener el gasto cardíaco.

Aguda o crónica

La insuficiencia aguda se refiere al momento de inicio de los síntomas y si se activan mecanismos compensatorios. En general, el estado hídrico es normal o bajo, y no hay retención de sodio y agua.

En la insuficiencia cardíaca crónica, el paciente tiene signos y síntomas desde hace tiempo, los mecanismos compensatorios están en funcionamiento y la sobrecarga de volumen de líquido persiste. En general, los fármacos, el cambio de la dieta y las restricciones de actividad controlan los signos y los síntomas. La insuficiencia crónica es irreversible.

- En las radiografías de tórax se observa un aumento de los marcadores vasculares pulmonares, edema intersticial o derrame pleural y cardiomegalia.
- La MUGA muestra una reducción en la fracción de eyección en la insuficiencia cardíaca izquierda.
- El cateterismo cardíaco revela dilatación ventricular, oclusión de la arteria coronaria y trastornos valvulares (como estenosis aórtica), tanto en la insuficiencia cardíaca izquierda como en la derecha.
- La ecocardiografía puede mostrar hipertrofia ventricular, reducción de la contractilidad y trastornos valvulares, tanto en la insuficiencia cardíaca izquierda como en la derecha. Los ECG seriados pueden ayudar a evaluar la respuesta del paciente al tratamiento.
- Las pruebas de esfuerzo cardiopulmonar para evaluar la eficiencia ventricular del paciente durante el ejercicio pueden mostrar una reducción de la recaptación de oxígeno.

Cómo se trata

El tratamiento de la insuficiencia cardíaca puede planificarse utilizando el sistema de clasificación de la New York Heart Association y el valor de BNP del paciente para determinar el grado de insuficiencia cardíaca (véase *Correlación entre el grado de insuficiencia cardíaca y la concentración de BNP*, p. 310).

Los tratamientos incluyen diuréticos que disminuyen la precarga al reducir el volumen de sangre total y la congestión circulatoria. Los inhibidores de la ECA dilatan los vasos sanguíneos y reducen la resistencia vascular sistémica, con lo que disminuyen la carga de trabajo del corazón. El paciente que no puede tolerar los inhibidores de la ECA puede recibir vasodilatadores, los cuales aumentan el gasto cardíaco al reducir la impedancia al flujo de salida ventricular, que reduce la poscarga.

El peso de la evidencia

BNP: un potente factor de predicción

Ya se ha demostrado que las concentraciones elevadas del péptido natriurético de tipo B (BNP) pueden predecir la muerte súbita en pacientes con insuficiencia cardíaca, pero, ¿es el mejor predictor para la mortalidad?

Para determinar esto, los investigadores compararon los valores de BNP con otros cuatro predictores establecidos de mortalidad: consumo pico de oxígeno, nitrógeno ureico en sangre, presión arterial sistólica y presión de enclavamiento capilar pulmonar. Al analizar los datos de 1 215 pacientes con insuficiencia cardíaca congestiva, determinaron que el BNP fue el predictor más sólido para mortalidad. Concluyeron que el análisis de las concentraciones de BNP pudo ayudar a determinar la urgencia y el momento del trasplante cardíaco.

Sachdeva, A., Horwich, T., & Fonarow, G. (2010). Comparison of usefulness of each of five predictors of mortality and urgent transplantation in patients with advanced heart failure. *American Journal of Cardiology*, *106*(6), 830–835.

Correlación entre el grado de insuficiencia cardíaca y la concentración de BNP

Cuanto mayor sea la concentración de péptido natriurético de tipo B (BNP), mayor el grado de insuficiencia cardíaca. A su vez, cuanto mayor el grado de insuficiencia cardíaca, mayor será el deterioro de la capacidad del paciente para realizar actividades de la vida diaria. Emplea este cuadro para planificar tu atención de enfermería.

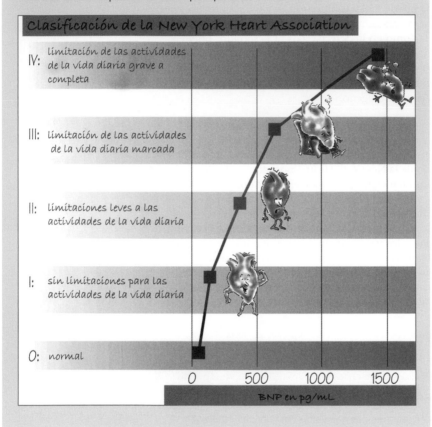

Clasificación de la New York Heart Association

IV: limitación de las actividades de la vida diaria grave a completa

III: limitación de las actividades de la vida diaria marcada

II: limitaciones leves a las actividades de la vida diaria

I: sin limitaciones para las actividades de la vida diaria

0: normal

0   500   1000   1500

BNP en pg/mL

Medicina de fortalecimiento

- La digoxina puede ayudar a fortalecer la contractilidad miocárdica. Los bloqueadores β-adrenérgicos pueden evitar la remodelación cardíaca (dilatación ventricular izquierda e hipertrofia). La nesiritida, un BNP humano, puede aumentar la diuresis y reducir la poscarga. Los fármacos inotrópicos positivos, como la dopamina o la dobutamina i.v., se reservan para aquellos con insuficiencia cardíaca terminal o en espera de un trasplante cardíaco.

Pare y siga

El paciente debe alternar períodos de descanso con períodos de actividad y cumplir con una dieta con restricción de sodio y porciones más pequeñas y frecuentes. También debe utilizar medias antiembólicas para evitar la estasis venosa y la posible formación de tromboembolias. El especialista también puede indicar oxigenoterapia.

Aunque controvertida, la cirugía puede considerarse si la insuficiencia cardíaca del paciente no mejora después del tratamiento y las modificaciones del estilo de vida. Si un paciente con una disfunción valvular tiene una insuficiencia cardíaca aguda recurrente, se puede intentar una cirugía de reemplazo valvular. Un paciente con una insuficiencia cardíaca causada por isquemia puede recibir una revascularización coronaria, una ACTP o una colocación de endoprótesis (*stent*).

Programación de remodelación

El procedimiento de Dor, también llamado *ventriculectomía parcial izquierda* o *remodelación ventricular*, implica la extirpación del músculo cardíaco no viable para reducir el tamaño del ventrículo hipertrofiado, lo que permite que el corazón bombee de forma más eficiente. Los pacientes con insuficiencia cardíaca grave pueden beneficiarse con el empleo de un dispositivo de asistencia ventricular mecánico o con un trasplante cardíaco. Un paciente con una arritmia letal puede requerir un cardioversor-desfibrilador implantable. Un marcapasos biventricular puede controlar una disincronía ventricular.

Qué hacer

- Valora de manera frecuente los valores de BUN, creatinina sérica, potasio, sodio, cloro y magnesio.
- Insiste en la importancia de cumplir con la dieta indicada. Si se ha indicado una restricción de líquidos, acuerda un esquema mutuamente aceptable para los líquidos permitidos.
- Mide el peso del paciente todos los días con el fin de evaluar la sobrecarga hídrica.
- Para evitar la trombosis venosa profunda debido a la congestión vascular, ayuda al paciente con los ejercicios de amplitud de movimiento. Dile que repose en cama y ponle medias antiembólicas. Valora en busca de dolor en las pantorrillas o a la palpación, y edema unilateral. Organiza las actividades para tener períodos de reposo.
- Evalúa al paciente. Un paciente que se ha recuperado de forma exitosa debe tener los pulmones limpios, presentar ruidos cardíacos normales y una presión arterial adecuada, y no tener disnea o edema. El paciente debe poder realizar las actividades de la vida diaria y mantener un peso normal (véase *Consejos sobre enseñanza para la insuficiencia cardíaca*, p. 312).

Educación de vanguardia

Consejos sobre enseñanza para la insuficiencia cardíaca

• Enseña al paciente sobre los cambios en el estilo de vida. Aconséjale evitar comidas ricas en sodio, para ayudar a reducir la sobrecarga hídrica. Explícale que necesitará tomar suplementos de potasio prescritos y comer comidas ricas en potasio para reemplazar el perdido por la terapia diurética. Describe la necesidad de las revisiones regulares y el beneficio de un equilibrio entre actividad y reposo.

• Establece la importancia de tomar los glucósidos cardíacos de la manera exacta en la que se indicaron. Busca signos de toxicidad.

• Dile al paciente que informe al médico si el pulso es inusualmente irregular o menor de 60 latidos/min; si presenta signos y síntomas como mareos, disnea, visión borrosa, disnea paroxística nocturna, tobillos hinchados o reducción de la producción de orina, o si aumenta de peso más de 1.5-2.5 kg en una semana.

Hipertensión

La *hipertensión* se refiere a la elevación intermitente o sostenida de la presión arterial sistólica o diastólica. La hipertensión *esencial* (idiopática) es la forma más frecuente. La hipertensión *secundaria* responde a muchos trastornos. La hipertensión *maligna* es una forma grave y fulminante de hipertensión común a ambos tipos.

La hipertensión representa la causa principal de ictus, enfermedad cardíaca e insuficiencia renal. Su detección y tratamiento antes de que aparezcan complicaciones mejora mucho el pronóstico del paciente. La elevación grave de la presión arterial puede ser letal.

Qué la causa

Los científicos no han podido identificar una causa única para la hipertensión esencial. El trastorno probablemente refleje una interacción de múltiples fuerzas homeostáticas, incluyendo cambios en la regulación renal del sodio y los líquidos extracelulares, en la secreción y el metabolismo de la aldosterona, y en la secreción y el metabolismo de la noradrenalina.

La hipertensión secundaria puede deberse a una vasculopatía renal, feocromocitoma, hiperaldosteronismo primario, síndrome de Cushing o una disfunción tiroidea, hipofisaria o paratiroidea. También puede deberse a una coartación aórtica, embarazo o trastornos neurológicos.

Ciertos factores de riesgo parecen aumentar la probabilidad de hipertensión, a saber:
- Antecedentes familiares de hipertensión
- Raza (más frecuente entre la población negra)
- Sexo (más usual entre los hombres)
- Diabetes mellitus
- Estrés
- Obesidad
- Ingestión elevada de grasas saturadas o sodio
- Hábito tabáquico
- Anticonceptivos hormonales
- Estilo de vida sedentario
- Envejecimiento

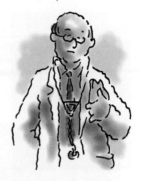

Los hombres tienen un riesgo mucho mayor de padecer hipertensión que las mujeres.

Fisiopatología

La hipertensión esencial en general comienza como una enfermedad benigna, de lenta progresión al estado maligno. Si no se trata, incluso los casos leves pueden tener complicaciones mayores y muerte.

¿Por qué? ¿por qué? ¿por qué?

Varias teorías ayudan a explicar el desarrollo de la hipertensión. Se cree que se debe a:
- Cambios en el lecho arteriolar que causan un aumento de la resistencia
- Aumento anómalo del tono en el sistema nervioso sensitivo que se origina en los centros del sistema vasomotor y causa un incremento en la resistencia vascular periférica
- Aumento en el volumen de sangre debido a una disfunción renal u hormonal
- Engrosamiento arteriolar causado por factores genéticos que lleva a un aumento en la resistencia vascular periférica
- Liberación anómala de renina que produce la formación de angiotensina II, la cual constriñe las arteriolas y aumenta el volumen de sangre (véase *Daño en los vasos sanguíneos*, p. 314)

Efecto domino

La fisiopatología de la hipertensión secundaria se relaciona con la enfermedad subyacente. La causa más frecuente es la nefropatía crónica. El daño de los riñones por glomerulonefritis crónica o estenosis de la arteria renal puede interferir con la excreción del sodio, el sistema renina-angiotensina-aldosterona o la perfusión renal. Esto hace que la presión arterial se eleve.

Otras enfermedades también pueden producir hipertensión secundaria. En el síndrome de Cushing, el aumento de los valores de cortisol eleva la presión arterial al incrementar la retención renal de sodio, las

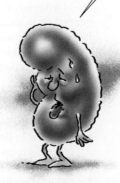

La causa más frecuente de hipertensión secundaria es la nefropatía crónica. No me siento muy bien...

Mira con cuidado

Daño en los vasos sanguíneos

La hipertensión sostenida daña los vasos sanguíneos. El daño vascular comienza con áreas alternantes de dilatación y constricción en las arteriolas. Las siguientes ilustraciones muestran cómo ocurre el daño.

1. El aumento de la presión intraarterial daña el endotelio.

2. La angiotensina induce la contracción de la pared endotelial y permite que el plasma se filtre a través de los espacios interendoteliales.

3. Los constituyentes del plasma depositados en la pared vascular causan necrosis.

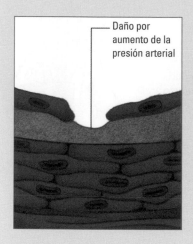

Daño por aumento de la presión arterial

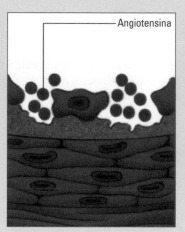

Angiotensina

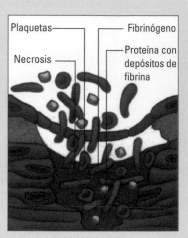

Plaquetas

Necrosis

Fibrinógeno

Proteína con depósitos de fibrina

concentraciones de angiotensina II y la respuesta vascular a la noradrenalina. En el aldosteronismo primario, el aumento del volumen intravascular, la alteración en las concentraciones de sodio en las paredes del vaso o los valores extremadamente altos de aldosterona causan vasoconstricción (aumento de la resistencia).

El *feocromocitoma* es un tumor secretor de células cromafines, en general de la médula suprarrenal. Provoca hipertensión al incrementar la secreción de adrenalina y noradrenalina. La adrenalina funciona sobre todo al aumentar la contractilidad y la frecuencia cardíaca, y la noradrenalina al incrementar la resistencia vascular periférica.

Qué buscar

Los signos y los síntomas pueden incluir:
- Mediciones de la presión arterial de más de 140/90 mm Hg en dos o más lecturas tomadas en dos o más consultas después de una evaluación inicial (véase *Clasificaciones de la presión arterial*, p. 315)
- Cefaleas occipitales palpitantes al despertar

- Somnolencia
- Confusión
- Problemas de visión
- Náuseas

Es normal que un paciente con hipertensión secundaria tenga manifestaciones clínicas de la enfermedad primaria. Otros efectos clínicos no aparecen sino hasta que se producen complicaciones como resultado de cambios vasculares en los órganos diana. Estos efectos incluyen:

- Hipertrofia ventricular izquierda
- Angina
- IM
- Insuficiencia cardíaca
- Ictus
- Ataque isquémico transitorio
- Nefropatía
- Arteriopatía periférica
- Retinopatía

Qué dicen las pruebas

- En el análisis de orina, los valores de proteínas, eritrocitos y leucocitos pueden indicar glomerulonefritis.
- Una glucemia elevada puede indicar diabetes.
- El hemograma completo puede revelar anemia (que provoca un estado de alto gasto que produce hipertensión) o policitemia (aumento del riesgo de hipertensión e ictus).
- El perfil lipídico revela una elevación del colesterol total y las lipoproteínas de baja densidad.
- El urograma excretor muestra atrofia renal, lo que indica nefropatía crónica; un riñón con un tamaño más pequeño que el otro por 1.5 cm o más sugiere una nefropatía unilateral renal.
- Los valores de potasio sérico de menos de 3.5 mEq/L indican disfunción suprarrenal (hiperaldosteronismo primario).

> Los valores elevados de glucosa sérica pueden indicar diabetes, una alteración que predispone al paciente a cambios vasculares e hipertensión.

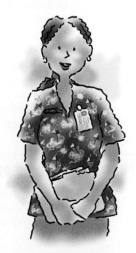

Clasificaciones de la presión arterial

El grado de aumento de las lecturas determina la clasificación de la presión arterial (PA). Esta tabla clasifica la presión arterial de acuerdo con la presión arterial sistólica (PAS) y la presión arterial diastólica (PAD).

Clasificación de la PA	Normal	Prehipertensivo	Estadio 1	Estadio 2
PAS (mm Hg)	< 120	120-139	140-159	≥ 160
	Y	O	O	O
PAD (mm Hg)	< 80	80-89	90-99	≥ 100

- Los valores de BUN mayores de 20 mg/dL y de creatinina de más de 1.5 mg/dL sugieren nefropatía.
  Otros estudios ayudan a detectar el daño cardiovascular y otras complicaciones:
- El ECG puede mostrar hipertrofia ventricular izquierda o isquemia.
- La ecocardiografía puede mostrar hipertrofia ventricular izquierda.
- La radiografía de tórax pueden mostrar cardiomegalia.

Cómo se trata

El tratamiento de la hipertensión secundaria incluye la corrección de la causa subyacente y el control de los efectos hipertensivos. Aunque la hipertensión esencial no tiene cura, las modificaciones del estilo de vida junto con la terapia farmacológica pueden controlarla. Las modificaciones del estilo de vida para todos los pacientes pueden incluir cambios en la dieta (incluida la restricción del consumo de sodio y grasas saturadas), aprendizaje de técnicas de relajación, ejercicios regulares, dejar de fumar y limitación del consumo de alcohol.

Fármacos que pueden reducir la presión

La necesidad de tratamiento farmacológico está determinada por la presión arterial y la presencia de daño en los órganos terminales o de factores de riesgo. El tratamiento farmacológico para la hipertensión no complicada en general comienza con un diurético tiazídico, un inhibidor de la ECA o un bloqueador β-adrenérgico. Otros antihipertensivos incluyen bloqueadores de los receptores de angiotensina II, bloqueadores de los receptores α, dilatadores directos de las arteriolas y antagonistas del calcio.

Qué hacer

- Si el paciente ingresa con hipertensión, averigua si está tomando los fármacos prescritos. Si no, ayúdale a identificar los motivos de incumplimiento. Si la razón es la incapacidad para pagar por los fármacos, derívalo a la agencia de servicios sociales apropiada. Si sufre de efectos adversos, puede requerir un medicamento diferente.
- Evalúa de forma sistemática a todos los pacientes en busca de hipertensión, en especial aquellos con alto riesgo.
- Evalúa al paciente. Después de un tratamiento antihipertensivo exitoso, el paciente tendrá la presión arterial debajo de 140/90 mm Hg en reposo, capacidad para tolerar la actividad y no presentará un agrandamiento del ventrículo izquierdo (según el ECG o la radiografía de tórax) (véase *Consejos sobre enseñanza para la hipertensión*).

Miocardiopatía hipertrófica

La *miocardiopatía hipertrófica* es una enfermedad primaria del músculo cardíaco caracterizada por un engrosamiento desproporcionado y asimétrico del tabique interventricular, en especial en la parte anterosuperior.

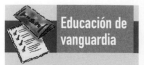

Educación de vanguardia

Consejos sobre enseñanza para la hipertensión

- Enseña al paciente a utilizar un manguito de presión arterial para autoevaluación y a registrar las lecturas durante el mismo momento del día al menos dos veces por semana para revisar con el médico de atención primaria.
- Advierte al paciente que la hipertensión descontrolada puede causar ictus o infarto de miocardio.
- Para alentar el cumplimiento del tratamiento antihipertensivo, sugiérele que establezca una rutina diaria para tomar los medicamentos. Informa los efectos adversos de los fármacos y mantén un registro de su eficacia. Aconséjale al paciente que evite los antiácidos ricos en sodio y los medicamentos de venta libre para el resfriado y la sinusitis, que pueden contener vasoconstrictores peligrosos.
- Ayuda al paciente a examinar y modificar su estilo de vida, y aliéntalo a realizar los cambios necesarios en la dieta.
- Si el paciente fuma, aliéntalo a que deje el hábito y derívalo a un programa de cesación del tabaquismo.

Afecta tanto la función diastólica como la sistólica. A medida que el tabique se hipertrofia, el flujo sanguíneo a través de la válvula aórtica se obstruye. En la medida en la que los músculos papilares se ven afectados, se produce una insuficiencia mitral. El curso de la enfermedad varía; algunos pacientes muestran un deterioro progresivo. Otros permanecen estables durante años. También puede producirse una muerte súbita cardíaca.

Qué la causa

Casi todos los pacientes heredan la miocardiopatía hipertrófica como un rasgo autosómico dominante no ligado al sexo.

Fisiopatología

En la miocardiopatía hipertrófica, la hipertrofia del ventrículo izquierdo y el tabique interventricular obstruyen el flujo de salida ventricular. El corazón compensa la reducción del gasto cardíaco aumentando la frecuencia y la fuerza de las contracciones. El ventrículo hipertrofiado se vuelve rígido e incapaz de relajarse y llenarse durante la diástole. A medida que el volumen ventricular izquierdo disminuye y la presión de llenado se eleva, la presión venosa pulmonar también se eleva, lo que produce congestión venosa y disnea.

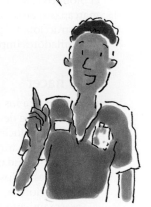

La miocardiopatía hipertrófica es casi siempre un trastorno genéticamente heredado.

Qué buscar

Las características clínicas de la miocardiopatía hipertrófica incluyen:
* Angina de pecho
* Arritmias
* Disnea
* Síncope
* Insuficiencia cardíaca
* Soplo de eyección sistólico (de timbre medio, oído a lo largo del borde esternal izquierdo y de la punta)
* Pulso en mitra
* Pulso irregular (con fibrilación auricular)

Qué dicen las pruebas

* La ecocardiografía muestra un aumento en el espesor del tabique interventricular y un movimiento anómalo de la valva mitral anterior durante la sístole.
* El cateterismo cardíaco indica una elevación de la presión telediastólica ventricular izquierda y una posible insuficiencia mitral.
* El ECG puede confirmar una hipertrofia ventricular izquierda, anomalías en el segmento ST y la onda T, ondas profundas (por hipertrofia, no por infarto), hemibloqueo anterior izquierdo, arritmias ventriculares y, posiblemente, fibrilación auricular.
* La fonocardiografía confirma un soplo sistólico temprano.

Cómo se trata

El tratamiento busca relajar el ventrículo y aliviar la obstrucción del cono arterial ventricular. El metoprolol, el propranolol, un bloqueador β-adrenérgico o el atenolol disminuyen la frecuencia cardíaca y aumentan el llenado ventricular al relajar el músculo obstruido, lo que reduce la angina, los síncopes, la disnea y las arritmias. Sin embargo, el propranolol puede agravar los síntomas de descompensación cardíaca. Los antagonistas del calcio, como el verapamilo o el diltiazem, pueden relajar el músculo cardíaco y mejorar el llenado ventricular. Asimismo, pueden indicarse antiarrítmicos para tratar las arritmias. La fibrilación auricular es indicación de cardioversión para tratar la arritmia y, debido al alto riesgo de embolia sistémica, pueden utilizarse anticoagulantes como la warfarina hasta que ceda la fibrilación para reducir el riesgo de coágulos.

Cuando los fármacos no lo logran

Si la terapia farmacológica fracasa, el paciente puede someterse a una cirugía. La miomectomía septal (resección del tabique hipertrofiado) sola o combinada con un reemplazo de la válvula mitral puede aliviar la obstrucción del cono arterial ventricular y los síntomas. Sin embargo, se trata de un procedimiento experimental y puede causar complicaciones, como el bloqueo cardíaco completo y los defectos del tabique ventricular. Un marcapasos de doble cámara puede evitar la progresión de la hipertrofia y la obstrucción. En pacientes con arritmias ventriculares, pueden utilizarse desfibriladores implantables.

Qué hacer

- Administra los medicamentos, según indicación. Advierte al paciente que no deje de tomar propranolol de forma abrupta, porque esto puede producir efectos de rebote, que llevan al IM o la muerte súbita. Antes de la cirugía, administra profilaxis para la endocarditis bacteriana subaguda; dile al paciente que necesitará antibióticos profilácticos antes de los trabajos odontológicos.
- Proporciona apoyo psicológico. Deriva al paciente y su familia a asesoramiento psicosocial para ayudarlos a ajustarse a la restricción del estilo de vida y afrontar el mal pronóstico. Urge a los padres de niños en edad escolar a disponer la continuación de los estudios en el hospital.
- Evalúa al paciente. Si el tratamiento resulta exitoso, el individuo mostrará una perfusión tisular adecuada, pulmones limpios y ausencia de edema y episodios de síncope. Asimismo, podrá mantener su peso, tolerar la actividad y conservar una adecuada presión arterial (véase *Consejos sobre enseñanza para la miocardiopatía hipertrófica*).

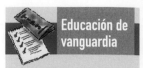

Educación de vanguardia

Consejos sobre enseñanza para la miocardiopatía hipertrófica

- Instruye al paciente para que tome los medicamentos exactamente como se le indicó.
- Adviértele contra la actividad física extenuante, como correr. Puede producirse un síncope o una muerte súbita después de un ejercicio bien tolerado. Aconséjale que evite la maniobra de Valsalva o los cambios de posición repentinos; ambos pueden empeorar la obstrucción.
- Infórmale que antes de cualquier maniobra odontológica o cirugía, debe tomar antibióticos profilácticos para prevenir la endocarditis bacteriana.
- Ya que el paciente tiene riesgo de paro cardíaco repentino, alienta a la familia para que aprenda a realizar la reanimación cardiopulmonar.

Infarto de miocardio

En caso de oclusión de una arteria coronaria, el IM lleva a privación de oxígeno, isquemia miocárdica y eventual necrosis. Es uno de los componentes del síndrome coronario agudo (véase *Sobre el infarto de miocardio*, pp. 320 y 321).

La extensión del deterioro funcional y el pronóstico del paciente dependen del tamaño y la ubicación del infarto, el estado del miocardio comprometido, el potencial de circulación colateral y la eficacia de los mecanismos compensatorios. En Estados Unidos, el IM es la causa principal de muerte en adultos.

Qué lo causa

El IM puede deberse a cualquier trastorno en el que el aporte de oxígeno miocárdico no pueda satisfacer las demandas, incluyendo:

- Coronariopatías
- Embolia de la arteria coronaria
- Trombos
- Espasmo de la arteria coronaria
- Trastornos hemáticos y de la coagulación graves
- Contusión miocárdica
- Anomalías congénitas de la arteria coronaria

Ciertos factores de riesgo aumentan la vulnerabilidad al IM, entre ellos, antecedentes familiares de IM, sexo (los hombres son más susceptibles), hipertensión, hábito tabáquico, diabetes mellitus, obesidad, estilo de vida sedentario, edad, estrés, menopausia y cifras altas de triglicéridos, colesterol y lipoproteínas de baja densidad (LDL).

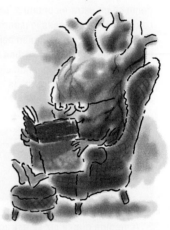

AQUÍ *dice que un estilo de vida sedentario es uno de los factores de riesgo para IM. Tal vez tenga que levantarme…*

Fisiopatología

El IM se debe a una isquemia miocárdica prolongada con daño celular irreversible y muerte muscular. El IM causa:

- Reducción de la contractilidad con movimiento parietal anómalo
- Alteración de la distensibilidad ventricular izquierda
- Disminución del volumen sistólico
- Reducción de la fracción de eyección
- Elevación de la presión telediastólica ventricular izquierda

Qué buscar

El paciente presenta precordialgia intensa y persistente que no se alivia con el reposo o la nitroglicerina. Puede describir el dolor como opresivo. En general subesternal, el dolor puede irradiarse al brazo izquierdo, la mandíbula, el cuello o la escápula. Otros signos y síntomas incluyen sensación de muerte inminente, fatiga, náuseas y vómitos, disnea, miembros fríos, sudoración, ansiedad, hipotensión o hipertensión, pulso precordial palpable y, posiblemente, ruidos cardíacos amortiguados.

Mira con cuidado

Sobre el infarto de miocardio

En el IM, la irrigación miocárdica está interrumpida. Así es cómo ocurre.

1. Una lesión endotelial en las arterias coronarias hace que plaquetas, leucocitos, fibrina y lípidos se acumulen en el sitio lesionado, como se muestra a continuación. Las células espumosas, o macrófagos residentes, se acumulan bajo el endotelio dañado y absorben colesterol oxidado, formando una capa de grasa que estrecha la luz arterial.

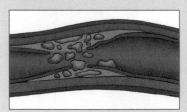

2. A medida que la luz se estrecha de forma gradual, se desarrolla una circulación colateral que ayuda a mantener la perfusión miocárdica distal al vaso obstruido. La siguiente ilustración muestra la circulación colateral.

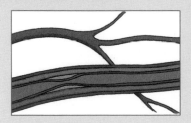

3. Cuando la demanda de oxígeno del miocardio es mayor de la que puede aportar la circulación colateral, el metabolismo miocárdico cambia de aerobio a anaerobio, lo que produce ácido láctico, el cual estimula las terminaciones nerviosas, como se ve a continuación.

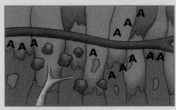

4. La falta de oxígeno hace que las células miocárdicas mueran. Lo anterior reduce la contractilidad, el volumen sistólico y la presión arterial.

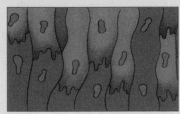

5. La hipotensión estimula a los barorreceptores, los que a su vez estimulan a las glándulas suprarrenales a liberar adrenalina y noradrenalina. Este ciclo se muestra a continuación. Estas catecolaminas

aumentan la frecuencia cardíaca y causan vasoconstricción periférica, lo que aumenta más la demanda de oxígeno miocárdica.

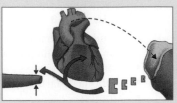

6. Las membranas celulares dañadas en el área infartada permiten que los contenidos intracelulares se viertan en la circulación. Así se producen arritmias ventriculares con elevación de los valores séricos de potasio, creatina-cinasa (CK), CK-MB, aspartato aminotransferasa y lactato deshidrogenasa.

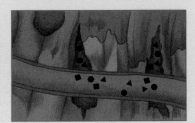

Sobre el infarto de miocardio *(continuación)*

7. Todas las células miocárdicas son capaces de despolarización y repolarización espontánea, por lo que el sistema de conducción eléctrica puede verse afectado en el infarto, la lesión o la isquemia. La siguiente ilustración muestra un sitio de lesión.

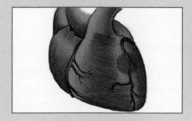

8. El daño extenso del ventrículo izquierdo puede deteriorar la capacidad de bombeo, lo que permite el reflujo de sangre hacia la aurícula izquierda y, finalmente, en las venas y capilares pulmonares, como se ve en la ilustración a continuación. Pueden escucharse crepitantes en la auscultación pulmonar. La presión en cuña en la arteria pulmonar aumenta.

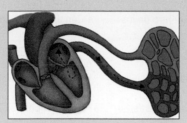

9. A medida que la presión retrógrada se eleva, los líquidos cruzan la membrana alveolocapilar, lo que deteriora la difusión de oxígeno (O_2) y dióxido de carbono (CO_2). Las mediciones de los gases en sangre arterial pueden mostrar una reducción de la presión parcial de oxígeno y el pH arterial, y un aumento de la presión parcial de dióxido de carbono arterial.

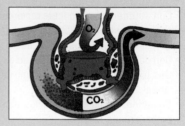

Qué dicen las pruebas

- Un ECG seriado de 12 derivaciones puede no mostrar anomalías o ser no concluyente en las primeras horas tras un IM. Cuando las hay, las anomalías características del ECG pueden ayudar a señalar el sitio del IM.
- La valoración del segmento ST muestra la respuesta del corazón al IM. Su observación continua permite detectar de inmediato episodios isquémicos. En un IM, la valoración ayuda a diferenciar entre un IM con elevación del segmento ST (IMEST) y un IM sin elevación del segmento ST (IMSEST); la detección de un IMEST o un IMSEST ayuda al médico a guiar mejor el tratamiento. La valoración del segmento ST también permite identificar a los pacientes en alto riesgo de reoclusión después de una ACTP o un IM y acelerar la intervención en caso de reoclusión. Después de un IM, la vigilancia puede reducir o eliminar la necesidad de una angiografía en quienes reciben trombolíticos ajustando su eficacia.
- Las mediciones seriadas de los marcadores cardíacos en suero muestran una elevación de la CK, en especial la isoenzima CK-MB (la fracción muscular cardíaca de la CK), la troponina I y T, y la mioglobina.
- La ecocardiografía muestra una discinesia de la pared ventricular (con IM transmural).

Algunas anomalías características en el ECG pueden ayudar a señalar la ubicación de un IM.

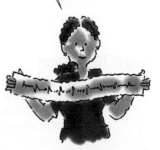

Cómo se trata

El tratamiento primario del IM busca aliviar el dolor, estabilizar el ritmo cardíaco, revascularizar las arterias coronarias, preservar el tejido miocárdico y reducir la carga de trabajo del corazón. Estos tratamientos incluyen terapia trombolítica y ACTP.

Precauciones con los trombolíticos

Aunque es raro que se administre el tratamiento con trombolíticos en la unidad medicoquirúrgica, aun así debes conocer y comprender sus contraindicaciones y precauciones.

Contraindicaciones

Los fármacos trombolíticos están contraindicados en aquellos pacientes:
- Con sangrado interno activo
- Con neoplasias intracraneales
- Con malformaciones arteriovenosas
- Con aneurismas
- Con hipertensión grave no controlada
- Con antecedentes de ictus reciente (dentro de los últimos 2 meses)
- Con hemorragia subaracnoidea
- Con diátesis hemorrágica conocida
- Que presentaron un traumatismo intraespinal o intracraneal
- Sometidos a una cirugía en los últimos 2 meses
- Embarazadas

Precauciones

Los fármacos trombolíticos deben utilizarse con precaución en aquellos pacientes:
- Sometidos a cirugía mayor dentro de los últimos 10 días
- Sometidos a alguna biopsia
- Que experimentaron una lesión traumática (incluida la reanimación cardiopulmonar)
- Con una hemorragia digestiva o urogenital
- Con una vasculopatía cerebral
- Que son hipertensos
- Con estenosis mitral, fibrilación auricular u otro trastorno que pueda conducir a un trombo en el corazón izquierdo
- Con una pericarditis aguda o subaguda, o una endocarditis bacteriana
- Con tromboflebitis séptica
- Con retinopatía hemorrágica diabética
- Con anticoagulantes
- En posparto desde hace 10 días o menos
- Que están amamantando

Cuidado con los trombolíticos

Para preservar el tejido miocárdico, la terapia trombolítica debe comenzar dentro de las 3 h del inicio de los síntomas. Este tratamiento implica la administración de medicamentos como alteplasa o reteplasa. Sin embargo, debido a la naturaleza de los fármacos trombolíticos, tienen muchas contraindicaciones y precauciones (véase *Precauciones con los trombolíticos*).

¡Una ACTP, por favor!

La ACTP representa otra opción para solucionar las arterias bloqueadas o estenosadas. Si se realiza una ACTP de forma inmediata después del inicio de los síntomas, se puede administrar un trombolítico directamente dentro de la arteria coronaria.

Otras opciones

Otros tratamientos incluyen:
- Aumentar la oxigenación de la sangre.
- Administrar nitroglicerina sublingual o intravenosa con el propósito de aliviar el dolor de pecho, a menos que la presión arterial

sistólica sea menor de 90 mm Hg o la frecuencia cardíaca menor de 50 o mayor de 100 latidos/min.

- Administrar morfina para la analgesia (porque el dolor estimula el sistema nervioso simpático, lo que produce un aumento en la frecuencia cardíaca y vasoconstricción).
- Suministrar ácido acetilsalicílico con el fin de inhibir la agregación plaquetaria.
- Administrar heparina i.v. en pacientes que han recibido activador tisular del plasminógeno para aumentar las probabilidades de que haya permeabilidad en la arteria coronaria afectada.
- Limitar la actividad física las primeras 12 h para reducir la carga de trabajo del corazón, lo que debe limitar el área de necrosis.
- Administrar atropina o lidocaína, por razón necesaria.
- Suministrar nitroglicerina i.v. durante 24-48 h en pacientes sin hipotensión, bradicardia o taquicardia excesivas para reducir la poscarga y la precarga, y aliviar la precordialgia.
- Administrar inhibidores de la glucoproteína IIb/IIIa a pacientes con angina continua inestable, precordialgia aguda o después de procedimientos cardíacos invasivos para reducir la agregación plaquetaria. Suministrar con rapidez un bloqueador β-adrenérgico i.v. en pacientes con IM en evolución, seguido de terapia oral (si no hay contraindicaciones) para disminuir la frecuencia cardíaca y la fuerza contráctil del miocardio, lo que debe reducir los requerimientos miocárdicos de oxígeno.
- Administrar un inhibidor de la ECA a los pacientes con IM en evolución con elevación del segmento ST o bloqueo de rama izquierda, pero sin hipotensión u otra contraindicación para reducir la poscarga y la precarga, y evitar la remodelación.
- Realizar una angioplastia láser, una aterectomía, la colocación de endoprótesis o una revascularización transmiocárdica.
- Administrar hipolipemiantes a pacientes con LDL y colesterol elevados.
- Colocar un marcapasos transcutáneo o transvenoso.
- Intervenciones de urgencia para el paro cardíaco.

Qué hacer

- En la atención de pacientes post-IM, dirige tus esfuerzos a la detección de complicaciones, evitar un mayor daño miocárdico y promover la comodidad, el descanso y el bienestar emocional. Muchos pacientes con IM reciben tratamiento en la unidad de cuidados intensivos, bajo observación constante y control de las complicaciones.
- Valora y registra las lecturas del ECG, la presión arterial, la temperatura y los ruidos cardíacos y respiratorios.
- Evalúa el dolor y administra analgésicos, según indicación. Registra siempre la intensidad y duración del dolor. No apliques inyecciones i.m., porque la absorción desde el músculo es impredecible. Además, el daño muscular aumenta los valores de CK, mioglobina y deshidrogenasa láctica, lo que hace más difícil el diagnóstico de IM.

- Valora la presión arterial del paciente después de administrarle nitroglicerina, en especial después de la primera dosis.
- Evalúa con frecuencia el ECG para detectar cambios en la frecuencia o las arritmias.
- Durante los episodios de dolor de pecho, obtén un ECG, mide la presión arterial y evalúa las mediciones de los catéteres en la arteria pulmonar para establecer si hay cambios.
- Busca signos y síntomas de retención de líquidos (crepitantes, tos, taquipnea y edema), que pueden indicar una insuficiencia cardíaca inminente. Valora de forma diaria y con cuidado el peso, los ingresos y egresos, la respiración, las concentraciones de enzimas séricas y la presión arterial. Ausculta de forma periódica en busca de ruidos respiratorios accesorios (los pacientes con reposo en cama, por lo general, tienen crepitantes por atelectasias) y de galopes por R_3 o R_4.

> Promover la comodidad, el reposo y el bienestar emocional es un objetivo importante del personal de enfermería cuando atiende a pacientes con IM.

No molestar

- Organiza la atención y las actividades del paciente para maximizar los períodos de descanso sin interrupción.
- Pídele al departamento de nutrición que indique una dieta líquida hasta que cedan las náuseas. Puede estar indicada una dieta baja en grasas y sodio.
- Administra un ablandador de materia fecal para evitar el esfuerzo, que causa estimulación vagal y puede reducir la frecuencia cardíaca. Permite que el paciente utilice un cómodo, y proporciona la mayor privacidad posible.
- Administra un bloqueador de los receptores de histamina 2 para prevenir las úlceras gástricas por estrés.
- Ayuda al paciente con los ejercicios de amplitud de movimiento y la deambulación, si está permitido. Si el paciente está completamente inmovilizado por un IM grave, cámbialo de posición con frecuencia. Las medias antiembólicas ayudan a prevenir la estasis venosa y la tromboflebitis en pacientes con reposo prolongado.
- Proporciona apoyo emocional y ayúdale a reducir el estrés y la ansiedad; administra tranquilizantes, según necesidad. Involucra a la familia todo lo posible en la atención.
- Evalúa al paciente. Cuando valores los resultados terapéuticos, busca ruidos respiratorios y cardíacos y presión arterial normales; ausencia de arritmias, dolor de pecho, disnea, fatiga y edema; y estima la capacidad de tolerancia al ejercicio. El paciente debe tener un gasto cardíaco adecuado, confirmado por un nivel de consciencia normal, piel seca y caliente, y ausencia de mareos (véase *Consejos sobre enseñanza para el infarto de miocardio*, p. 325).

Consejos sobre enseñanza para el infarto de miocardio

- Explica los procedimientos y responde las preguntas del paciente y su familia.
- Prepara con cuidado al paciente con un IM para el alta. Para promover el cumplimiento del régimen de fármacos prescrito y otras medidas terapéuticas, explica las dosis y la terapia. Adviértele sobre los efectos adversos de los fármacos, y aconséjale que esté atento e informe los signos de toxicidad. Si el paciente tiene un monitor Holter, explícale su propósito y cómo se utiliza.
- Aconseja al paciente sobre los cambios en el estilo de vida. Revisa las restricciones en la dieta. Si el paciente debe respetar una dieta baja en sodio o en grasas y colesterol, proporciónale una lista de alimentos no deseados. Pídele al nutriólogo que hable con el paciente y su familia.
- Recomienda que retome su actividad sexual de forma progresiva, en general después de 2-4 semanas.

- Si es apropiado, establece la necesidad de dejar de fumar y deriva al paciente a un programa adecuado.
- Di al paciente que deberá monitorizar la hipertensión, tratar de alcanzar su peso ideal y, si es necesario, tratar la glucemia.
- Ayúdale a aprender sobre los grupos de apoyo y recursos comunitarios disponibles. Derívalo a la American Heart Association para más información y apoyo.
- Recomienda que participe en un programa de rehabilitación cardíaca para realizar los ejercicios, aprender sobre su estado, controlar sus síntomas y recibir apoyo con la modificación de riesgos.
- Instruye al paciente para que informe la presencia de dolor de pecho. Puede producirse un síndrome postinfarto, que provoca un dolor de pecho que debe diferenciarse del IM recurrente, el infarto pulmonar o la insuficiencia cardíaca.

El paciente con miocarditis en general experimenta una recuperación espontánea sin efectos residuales.

Miocarditis

La *miocarditis*, una inflamación localizada o difusa del músculo cardíaco (miocardio), puede ser aguda o crónica y aparecer a cualquier edad. En muchos casos, esta alteración no produce síntomas cardiovasculares específicos u anomalías en el ECG. En general, el paciente muestra una recuperación espontánea sin efectos residuales. A veces, la miocarditis se complica con insuficiencia cardíaca y, rara vez, lleva a la miocardiopatía.

Qué la causa

Las causas potenciales de miocarditis incluyen:

- Infecciones víricas (la causa más frecuente en Estados Unidos), como las cepas coxsackievirus A y B y, posiblemente, poliomielitis, influenza, rubéola, sarampión, adenovirus y echovirus

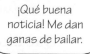

¡Qué buena noticia! Me dan ganas de bailar.

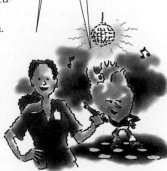

- Infecciones bacterianas, como difteria, tuberculosis, fiebre tifoidea, tétanos e infecciones estafilocócicas, neumocócicas y gonocócicas
- Reacciones de hipersensibilidad, como fiebre reumática aguda y síndrome poscardiotomía
- Radioterapia en el tórax para tratamiento del cáncer de pulmón o de mama
- Alcoholismo crónico
- Infecciones parasitarias, como toxoplasmosis y, especialmente, tripanosomiasis sudamericana (enfermedad de Chagas) en lactantes y adultos inmunodeprimidos
- Infecciones helmínticas como la triquinosis

Fisiopatología

El daño al miocardio ocurre cuando un microorganismo infeccioso dispara una reacción autoinmunitaria, celular o humoral. También puede haber una inflamación tóxica por causas no infecciosas. En ambos casos, la inflamación produce hipertrofia, fibrosis y cambios inflamatorios en el miocardio y el sistema de conducción.

Sensación flácida

El músculo cardíaco se debilita y se reduce la contractilidad. También se vuelve flácido y se dilata, y puede haber hemorragias puntuales.

Qué buscar

Los signos y los síntomas de miocarditis pueden incluir:
- Fatiga
- Disnea
- Palpitaciones
- Fiebre
- Dolor o compresión continuos y leves en el pecho
- Signos y síntomas de insuficiencia cardíaca (con la enfermedad avanzada)

Qué dicen las pruebas

- Las pruebas de laboratorio pueden revelar elevación de las enzimas cardíacas, como CK y CK-MB, elevación de los leucocitos y eritrosedimentación acelerada, y títulos de anticuerpos elevados (como la antiestreptolisina O en la fiebre reumática).
- Los cambios en el ECG proporcionan la ayuda diagnóstica más confiable. En general, el ECG muestra anomalías difusas en el segmento ST y la onda T (como las que aparecen en la pericarditis), defectos de conducción (intervalo PR prolongado) y otras arritmias ectópicas supraventriculares.
- Los cultivos de heces y de exudado faríngeo pueden identificar la bacteria.
- La biopsia endomiocárdica proporciona un diagnóstico definitivo.

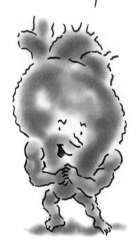

¡¿A quién le llamas fofo?! Puede que me haya dejado llevar un poco, pero todavía estoy en muy buena forma.

Cómo se trata

El tratamiento incluye antibióticos para las infecciones bacterianas, reposo en cama modificado para reducir la carga de trabajo del corazón y manejo de las complicaciones. La tromboembolia requiere terapia anticoagulante. Pueden requerirse inotrópicos, como la dobutamina o la dopamina. Algunos pacientes pueden requerir nitroprusiato y nitroglicerina para reducir la poscarga. El tratamiento con inmunosupresores es controvertido, pero puede ser útil una vez que ha pasado la inflamación aguda. Los pacientes con bajo gasto cardíaco pueden beneficiarse con un balón intraaórtico de contrapulsación y con dispositivos de asistencia ventricular izquierda. El trasplante cardíaco se utiliza sólo como último recurso.

Qué hacer

- Evalúa con frecuencia el estado cardiovascular en busca de signos de insuficiencia cardíaca como disnea, hipotensión y taquicardia.
- Ayuda al paciente a bañarse, si es necesario. Proporciona un cómodo con asiento, porque esto estresa menos el corazón que un orinal.
- Evalúa al paciente. Después del tratamiento quirúrgico, debe tener un gasto cardíaco adecuado, evidenciado por una presión arterial normal, piel seca y caliente, un nivel de consciencia sin alteraciones y no presentar mareos. El paciente debe poder tolerar un nivel de actividad normal. La temperatura debe ser adecuada, y el paciente no debe estar disneico (véase *Consejos sobre enseñanza para la miocarditis*).

Pericarditis

La *pericarditis* es una inflamación aguda o crónica que afecta al pericardio, un saco fibroseroso que envuelve, sostiene y protege al corazón. Este trastorno puede ser fibrinoso o exudativo, con un exudado seroso purulento o hemorrágico. La pericarditis crónica constrictiva por lo general produce un engrosamiento pericárdico fibroso denso. Debido a que este trastorno en general coexiste con otros, el diagnóstico de la forma aguda depende de características clínicas típicas y del descarte de otras posibles causas. El pronóstico depende de la causa subyacente. La mayoría de los pacientes se recuperan de una pericarditis aguda, a menos que se produzca una constricción.

Qué la causa

La pericarditis puede deberse a:
- Infección bacteriana, micótica o vírica (pericarditis infecciosa)
- Neoplasias (primaria o metastásica de pulmón, de mama u otros órganos)
- Altas dosis de radiación en el tórax
- Uremia

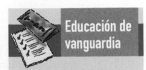

Educación de vanguardia

Consejos sobre enseñanza para la miocarditis

- Enseña al paciente sobre los fármacos antiinfecciosos. Explica la importancia de tomar el medicamento prescrito según la indicación.
- Tranquiliza al paciente sobre que las limitaciones en la actividad son temporales. Ofrece labores para que se distraiga y que no sean físicamente demandantes.
- Explica la importancia del reposo en cama. Durante la recuperación, recomiéndale que reasuma sus actividades normales de forma gradual y evite los deportes competitivos.

¡No seas tan sensible!

- Enfermedades autoinmunitarias o por hipersensibilidad, como la fiebre reumática (la causa más frecuente de pericarditis en los niños), el lupus eritematoso sistémico y la artritis reumatoidea
- Por una lesión cardíaca, como IM (que luego causa una reacción autoinmunitaria [síndrome de Dressler] en el pericardio), traumatismos y cirugías que dejan el pericardio intacto pero causan una filtración de sangre en la cavidad pericárdica
- Enfermedad neoplásica
- Factores idiopáticos (más frecuente en la pericarditis aguda)
- Con menor frecuencia, por un aneurisma de aorta con filtración pericárdica y mixedema con depósitos de colesterol en el pericardio

> La fiebre reumática es la causa más frecuente de pericarditis en los niños.

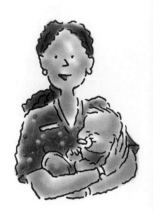

Fisiopatología

Cuando el pericardio se inflama, se vuelve grueso y fibrótico. Si no se cura por completo después del episodio agudo, puede calcificarse a lo largo de un período prolongado y formar una cicatriz dura alrededor del corazón. Esta cicatriz interfiere con el llenado diastólico de los ventrículos.

Qué buscar

La pericarditis provoca un dolor agudo y repentino que en general comienza sobre el esternón y se irradia al cuello, los hombros, la espalda y los brazos. A diferencia del dolor del IM, el dolor pericárdico es pleurítico, aumenta con la inspiración y disminuye cuando el paciente se incorpora y se inclina hacia el frente.

Uno de los clásicos

Uno de los signos clásicos, el *roce pericárdico*, es un sonido rasposo que se debe al movimiento del corazón. Por lo general escucharás mejor el roce durante la espiración forzada con el paciente inclinado hacia adelante o sobre las rodillas y las manos mientras está sobre la cama. A veces, puedes escuchar el roce sólo de manera breve. La pericarditis también causa signos similares a los de la insuficiencia cardíaca derecha crónica, como retención hídrica, ascitis y hepatomegalia (con la pericarditis crónica constrictiva).

Qué dicen las pruebas

- Los resultados de laboratorio no establecen el diagnóstico. Más bien, indican la presencia de una inflamación y pueden ayudar a identificar la causa. Pueden incluir recuento leucocítico normal o elevado (en

especial en la pericarditis infecciosa), eritrosedimentación acelerada y enzimas cardíacas ligeramente elevadas (con miocarditis asociada).
- Un cultivo de líquido pericárdico obtenido mediante drenaje quirúrgico abierto o cardiocentesis a veces permite identificar el microorganismo causal en una pericarditis bacteriana o micótica.
- La ecocardiografía puede establecer el diagnóstico de derrame pericárdico al mostrar un espacio ecogénicamente libre entre la pared ventricular y el pericardio.
- Las radiografías de tórax pueden mostrar un agrandamiento de la silueta cardíaca (en derrames grandes).

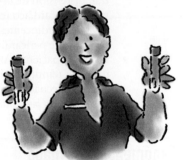

Aunque los resultados de laboratorio no establecen el diagnóstico de pericarditis, pueden indicar una inflamación y ayudar a identificar la causa.

Sigue el ritmo

Los cambios en el ECG en la pericarditis aguda pueden incluir:
- Elevación de los segmentos ST en las derivaciones estándares y en la mayoría de las precordiales sin cambios significativos en la morfología del QRS que aparecen en el IM
- Ritmos auriculares ectópicos como en una fibrilación auricular
- Disminución del voltaje del QRS (cuando hay un derrame pericárdico)

Cómo se trata

El tratamiento de la pericarditis busca aliviar los síntomas y controlar la enfermedad sistémica subyacente. En la pericarditis idiopática aguda, la pericarditis post-IM y la postoracotomía, el tratamiento consiste en reposo mientras persistan la fiebre y el dolor, y antiinflamatorios no esteroides, como el ácido acetilsalicílico o la indometacina, para aliviar el dolor y reducir la inflamación. Si estos fármacos no alivian los síntomas, se pueden administrar corticoesteroides.

Las pericarditis infecciosas que se deben a una enfermedad del espacio pleural izquierdo, abscesos mediastínicos o septicemia, requieren antibióticos o drenaje quirúrgico. Si aparece un taponamiento cardíaco, el médico puede realizar una pericardiocentesis de urgencia. Los signos de taponamiento cardíaco incluyen pulso paradójico, distensión de la vena yugular, disnea y *shock*.

Abre una ventana

La pericarditis recurrente puede requerir una pericardiectomía parcial, que crea una "ventana" que permite que el líquido drene al espacio pleural. En la pericarditis constrictiva, el cirujano puede necesitar realizar una pericardiectomía total para permitir el llenado y la contracción adecuados del corazón. El tratamiento debe incluir el control de la fiebre reumática, la uremia, la tuberculosis y cualquier otro trastorno subyacente.

Qué hacer

- Alienta el reposo total en la cama.
- Valora el dolor en relación con la respiración y la posición del cuerpo para distinguir el dolor pericárdico del dolor de la isquemia miocárdica.
- Coloca al paciente en una posición recta para aliviar la disnea y el dolor de pecho.
- Administra analgésicos y oxígeno, según indicación.
- Tranquiliza al paciente con una pericarditis aguda sobre que su condición es temporal y tratable.
- Busca signos de compresión o taponamiento cardíaco, ambos complicaciones posibles del derrame pericárdico. Los signos incluyen reducción de la presión arterial, aumento de la presión venosa central, distensión de la vena yugular y pulso paradójico. Como el taponamiento cardíaco requiere tratamiento inmediato, ten un equipo para pericardiocentesis listo al lado de la cama cuando sospeches un derrame pericárdico.
- Evalúa al paciente. Algunas evidencias de un tratamiento exitoso incluyen temperatura normal, ausencia de dolor y disnea, presión arterial adecuada y una piel seca y caliente (véase *Consejos sobre enseñanza para la pericarditis*).

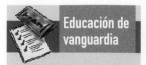

Educación de vanguardia

Consejos sobre enseñanza para la pericarditis

- Explica los estudios y los tratamientos al paciente.
- Instrúyelo para que reasuma sus actividades diarias de forma gradual y que organice sus períodos de reposo en una rutina.
- Muéstrale cómo colocarse para aliviar el dolor.

Fenómeno de Raynaud

El *fenómeno de Raynaud primario* es una de varias enfermedades arterioespásticas caracterizada por espasmos episódicos en las arterias y las arteriolas periféricas pequeñas. Es bilateral y en general afecta las manos o, con menos frecuencia, los pies. Al exponerse al frío o el estrés, el paciente experimenta cambios en la coloración de la piel (blanqueamiento, cianosis y rubor). El paciente puede presentar dolor, entumecimiento y pulsaciones después de un ataque, pero los pulsos arteriales son normales. El fenómeno de Raynaud primario en general es relativamente leve y lleva al desarrollo de otras enfermedades.

Qué lo causa

La causa del fenómeno de Raynaud primario es desconocida. Sin embargo, el secundario es una alteración asociada de forma habitual con varios trastornos del tejido conectivo, como la esclerosis sistémica, el lupus eritematoso sistémico y la polimiositis, y tiene un curso progresivo que lleva a la isquemia, la gangrena y la amputación. La diferenciación entre los dos trastornos es difícil; algunos pacientes presentan síntomas leves de un fenómeno de Raynaud secundario varios años antes de presentar una enfermedad franca del tejido conectivo, como lupus eritematoso sistémico o esclerodermia.

Fisiopatología

El fenómeno de Raynaud es un síndrome de constricción episódica e las arterias y arteriolas de los miembros que produce palidez y cianosis de los dedos de manos y pies. Varios mecanismos pueden ser responsables de la disminución del flujo de sangre digital, a saber:

- Hiperactividad intrínseca de la pared vascular al frío
- Aumento del tono vasomotor debido a estimulación simpática
- Respuesta inmunitaria antígeno-anticuerpo (muy probablemente, porque se han observado estudios inmunitarios anómalos con el fenómeno de Raynaud secundario)

Qué buscar

Tras la exposición al frío o el estrés, el paciente en general experimenta:

- Blanqueamiento de la piel en las puntas de los dedos, que se vuelven cianóticas antes de cambiar al rojo y de estar frías a pasar a la temperatura normal
- Inmovilidad y parestesias de los dedos
- Esclerodactilia, ulceraciones o paroniquia crónica (en la enfermedad de larga evolución)

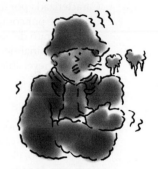

En el fenómeno de Raynaud, la exposición al frío o al estrés dispara un blanqueamiento de la punta de los dedos. ¡Y ahora yo tengo frío y estoy estresada al mismo tiempo!

Qué dicen las pruebas

- El diagnóstico requiere síntomas clínicos de al menos 2 años de duración, después de lo cual el paciente puede ser sometido a estudios para descartar procesos patológicos secundarios, como enfermedades arteriales oclusivas crónicas o del tejido conectivo.
- Los títulos de anticuerpos antinucleares (ANA, de *anti-nuclear antibodies*) permiten identificar enfermedades autoinmunitarias como causa subyacente del fenómeno de Raynaud; deben realizarse estudios más específicos si los ANA resultan positivos.
- La velocidad de eritrosedimentación es una medida de la inflamación. Estará acelerada en el fenómeno de Raynaud secundario, pero no en la forma primaria.
- La ecografía Doppler puede mostrar una reducción del flujo si el paciente también tiene una arteriopatía oclusiva asociada.

Cómo se trata

En principio, el paciente debe evitar el frío, las lesiones mecánicas o químicas, y dejar de fumar. El tratamiento farmacológico en general se reserva para pacientes con síntomas inusualmente graves.

Los antagonistas del calcio, como el nifedipino, el diltiazem y el nicardipino, pueden emplearse para producir vasodilatación y evitar el vasoespasmo. Los bloqueadores adrenérgicos, como la fenoxibenzamina o la reserpina, pueden mejorar el flujo sanguíneo de los dedos.

Qué hacer

- Para pacientes con enfermedad menos avanzada, menciona que los síntomas son benignos. A medida que el trastorno progresa, trata de calmar los temores sobre desfiguración.
- Evalúa al paciente. Si responde de manera adecuada al tratamiento, tendrá las manos y los pies calientes. La piel de las manos tendrá un color normal (véase *Consejos sobre enseñanza para el fenómeno de Raynaud*).

Miocardiopatía restrictiva

Caracterizada por una restricción en el llenado ventricular y un fracaso para contraerse por completo durante la sístole, la *miocardiopatía restrictiva* es un trastorno raro del músculo cardíaco que produce una reducción del gasto cardíaco y, finalmente, una fibrosis y un engrosamiento endocárdicos. Si es grave, es irreversible.

Qué la causa

La causa de la miocardiopatía restrictiva primaria es desconocida. En la amiloidosis hay una infiltración de amiloide en los espacios intracelulares del miocardio, el endocardio y el subendocardio que puede producir un síndrome de miocardiopatía restrictiva.

Fisiopatología

En este trastorno, la hipertrofia ventricular izquierda y la fibrosis endocárdica limitan la contracción miocárdica y el vaciado durante la sístole, así como la relajación ventricular durante la diástole. Como resultado, cae el gasto cardíaco.

Qué buscar

La miocardiopatía restrictiva produce:
- Fatiga
- Disnea
- Ortopnea
- Precordialgia
- Edema generalizado
- Hepatomegalia
- Cianosis periférica
- Palidez
- Ritmos de galope R_3 o R_4

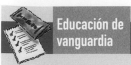

Educación de vanguardia

Consejos sobre enseñanza para el fenómeno de Raynaud

- Advierte al paciente contra la exposición al frío. Dile que utilice guantes o mitones cuando haga frío o vaya a manipular objetos fríos.
- Aconséjale que evite las situaciones estresantes y que deje de fumar. Derívalo a un programa adecuado, si es necesario.
- Recomienda que no utilice descongestivos ni cafeína para reducir la vasoconstricción.
- Instruye al paciente para que inspeccione su piel y busque atención inmediata en caso de ver signos de alteraciones o infección.
- Enseña al paciente sobre los medicamentos prescritos, incluido su modo de empleo y efectos adversos.

Qué dicen las pruebas

- El ECG puede mostrar complejos de bajo voltaje, hipertrofia o defectos en la conducción AV. Las pulsaciones arteriales revelan una onda de percusión carotídea roma de poco volumen.
- Las radiografías de tórax muestran una cardiomegalia masiva, que afecta las cuatro cámaras cardíacas (en los estadios avanzados).
- La ecocardiografía descarta una pericarditis constrictiva como la causa de la restricción del llenado al detectar un incremento de la masa muscular del ventrículo izquierdo y diferencias en las presiones telediastólicas entre los ventrículos.
- El cateterismo cardíaco muestra un aumento en la presión telediastólica ventricular izquierda y también descarta la pericarditis constrictiva como causa de la restricción del llenado.
- La biopsia endomiocárdica puede mostrar amiloidosis.

Cómo se trata

Aunque en la actualidad no existe un tratamiento para la restricción del llenado ventricular, la digoxina, los diuréticos y una dieta con restricción de sodio pueden aliviar los síntomas. El tratamiento anticoagulante puede prevenir la tromboflebitis en pacientes postrados en la cama por períodos largos.

Qué hacer

- En la fase aguda, valora la frecuencia y el ritmo cardíacos, la presión arterial y la producción de orina.
- Apoya y comprende al paciente, y aliéntalo a que exprese sus temores.
- Proporciona actividades lúdicas apropiadas para el paciente que está postrado en la cama por períodos prolongados.
- Si el paciente requiere ayuda adicional para afrontar las restricciones en su estilo de vida, derívalo para recibir asesoramiento psicosocial.
- Evalúa al paciente. Cuando evalúes la respuesta a la terapia, busca una adecuada perfusión tisular, demostrada por una coloración adecuada, piel seca y caliente y pulmones limpios. Los pacientes deben mantener el peso y el nivel de actividad, así como una presión arterial adecuada y no presentar mareos ni edema (véase *Consejos sobre enseñanza para la miocardiopatía restrictiva*).

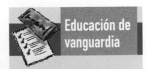

Educación de vanguardia

Consejos sobre enseñanza para la miocardiopatía restrictiva

- Enseña al paciente a buscar e informar signos y síntomas de toxicidad por digoxina (anorexia, náuseas, vómitos y visión amarilla).
- Aconséjale que registre su peso todos los días e informe cualquier aumento de 0.9 kg en 1 día o 2.3 kg en 1 semana.
- Si el paciente debe restringir su ingestión de sodio, dile que evite las comidas enlatadas, los encurtidos, los ahumados y el empleo de sal de mesa.

Tromboflebitis

Como alteración aguda caracterizada por la inflamación y la formación de trombos, la *tromboflebitis* puede producirse en las venas profundas (intermusculares o intramusculares) o las superficiales (subcutáneas).

Eso es profundo

La tromboflebitis venosa profunda en general comienza en las venas pequeñas, como las del sóleo o la pantorrilla. También se pueden formar coágulos o éstos extenderse hacia las venas grandes, como la vena cava y las femorales, ilíacas y subclavias. Este trastorno generalmente progresivo puede producir una embolia pulmonar, enfermedad potencialmente letal.

Tan superficial

La tromboflebitis superficial en general es autolimitada y rara vez produce una embolia pulmonar.

Qué la causa

Aunque la tromboflebitis venosa profunda puede ser idiopática, en general se debe a daño endotelial, coagulación acelerada o reducción del flujo sanguíneo. La tromboflebitis superficial puede deberse a:
- Traumatismos
- Infecciones
- Abuso de drogas i.v.
- Irritación química por uso prolongado de vías i.v.
- Problemas de la coagulación

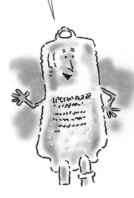

El empleo prolongado de vías i.v. puede causar una tromboflebitis superficial. ¡Perdón por eso!

Riesgo en alza

Ciertos factores parecen aumentar el riesgo de desarrollar una tromboflebitis profunda o superficial. Entre ellos se incluyen:
- Inmovilidad
- Traumatismos
- Parto
- Uso de anticonceptivos orales
- Cirugía mayor abdominal
- Reemplazo de articulaciones

Fisiopatología

Las alteraciones en el endotelio causan agregación plaquetaria y atrapamiento en la fibrina de los eritrocitos, los leucocitos y las plaquetas. El trombo inicia un proceso inflamatorio químico en el endotelio vascular que conduce a la fibrosis, la cual puede ocluir la luz del vaso o embolizar.

Qué buscar

Las características clínicas varían con el sitio y la longitud de la vena afectada. La tromboflebitis venosa profunda puede producir:
- Dolor intenso
- Fiebre
- Escalofríos
- Mal estado general

- Edema sin fóvea de más de 2.5 cm en el miembro afectado
- Posible calor al tacto en el área afectada
- Signo de Homans positivo (dolor a la dorsiflexión del pie); los falsos positivos son frecuentes.

Los signos y síntomas de la tromboflebitis superficial aparecen a lo largo de la vena afectada e incluyen:

- Calor
- Dolor
- Edema
- Rubor
- Dolor a la palpación
- Induración
- Linfadenitis (con el compromiso venoso extenso)
- Cordón palpable

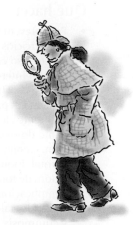

La tromboflebitis produce defectos de llenado y derivación del flujo sanguíneo que pueden detectarse con la flebografía…

Qué dicen las pruebas

- La ecografía Doppler identifica la reducción del flujo en un área específica y cualquier obstrucción al flujo venoso, en especial en la tromboflebitis venosa profunda iliofemoral.
- La angioTC puede ayudar a visualizar el trombo.
- La flebografía (también llamada *venografía*), que rara vez se realiza, muestra defectos de llenado y derivación del flujo de sangre.

Cómo se trata

El tratamiento apunta a controlar el desarrollo de trombos, prevenir las complicaciones, aliviar el dolor y evitar las recurrencias. Las medidas sintomáticas incluyen reposo en cama con elevación de la pierna o el brazo afectados, compresas húmedas calientes en el área afectada y analgésicos, según indicación. Una vez que cede un episodio agudo de tromboflebitis venosa profunda, el paciente puede comenzar a caminar utilizando medias antiembólicas (colocadas antes de que salga de la cama).

Siempre puede estar más diluido

El tratamiento para la tromboflebitis también puede incluir anticoagulantes (al principio, heparina no fraccionada o de bajo peso molecular; luego, warfarina) para prolongar el tiempo de coagulación. Antes de cualquier procedimiento quirúrgico deben suspenderse por completo los anticoagulantes, según indicación médica, para reducir el riesgo de hemorragia. Después de algunos tipos de cirugía, sobre todo de abdomen o pelvis y los reemplazos articulares, las dosis profilácticas de anticoagulantes pueden reducir el riesgo de tromboflebitis venosa profunda y embolia pulmonar.

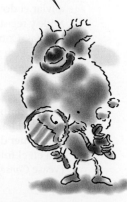

…que por lo general confirma el diagnóstico.

Aguda y para nada muda

Para la lisis de una trombosis venosa profunda aguda extensa, el tratamiento puede incluir trombolíticos como la alteplasa. En casos raros, la tromboflebitis venosa profunda puede causar una oclusión venosa completa, y puede requerirse una embolectomía.

Tratamiento superficial

El tratamiento para la tromboflebitis superficial grave puede incluir antiinflamatorios, como la indometacina, junto con medias antiembólicas, compresas tibias y elevación de la pierna del paciente. Un paciente con riesgo elevado de tromboflebitis venosa profunda y embolia pulmonar junto con contraindicaciones para la terapia anticoagulante o con alto riesgo de complicaciones hemorrágicas debe ser sometido a la colocación de un filtro o paraguas en la vena cava.

Qué hacer

- Para prevenir la tromboflebitis en pacientes con riesgo elevado, realiza los ejercicios de amplitud de movimiento mientras el paciente está con reposo en cama. Emplea un dispositivo de compresión venosa externo intermitente durante procedimientos quirúrgicos o diagnósticos largos. Utiliza las medias antiembólicas después de la operación, y alienta al paciente para que deambule de forma temprana.
- Mantente alerta sobre la aparición de signos de embolia pulmonar, como dolor de pecho agudo y repentino que empeora con inspiración, crepitantes, disnea, hemoptisis, cambios repentinos en el estado mental, inquietud e hipotensión.
- Valora de forma intensiva la terapia anticoagulante para prevenir complicaciones graves como hemorragias internas. Busca signos de sangrado, tales como heces negras alquitranadas, vómitos porráceos y equimosis. Alienta al paciente a utilizar una afeitadora eléctrica y evitar medicamentos que contengan ácido acetilsalicílico.

Sigue fluyendo

Para evitar la estasis venosa en pacientes con tromboflebitis, sigue estos pasos:

- Enfatiza la importancia del reposo en cama, según indicación, y eleva el miembro afectado. Si tu plan es emplear almohadas para elevar la pierna, colócalas apoyando todo el miembro afectado de manera que se evite la compresión del espacio poplíteo.
- Aplica compresas calientes para mejorar la circulación en el área afectada y aliviar el dolor y la inflamación. Administra analgésicos para aliviar el dolor, según indicación.
- Mide y registra la circunferencia del brazo o la pierna afectados todos los días. Compárala con la circunferencia del otro brazo o la otra pierna. Para asegurar la precisión y consistencia de las mediciones seriadas, marca la piel en el área y mide siempre el mismo punto de forma diaria.
- Administra heparina i.v. o s.c., según indicación. Utiliza un monitor o una bomba de infusión para controlar la velocidad i.v.
- Evalúa al paciente. Después de un tratamiento exitoso, el paciente no debe tener dolor en el área afectada ni fiebre. La temperatura cutánea en el miembro afectado debe ser normal, al igual que los pulsos (véase *Consejos sobre enseñanza para la tromboflebitis venosa profunda*).

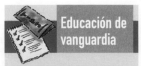

Educación de vanguardia

Consejos sobre enseñanza para la tromboflebitis venosa profunda

- Para preparar a un paciente con una tromboflebitis venosa profunda para el alta, enfatiza la importancia de los estudios sanguíneos de seguimiento para valorar la terapia anticoagulante. Si el médico indica alta con heparina, enséñale al paciente o a un familiar cómo administrar las inyecciones subcutáneas. Si se requiere más ayuda, dispón la visita de personal de enfermería en el domicilio del paciente.
- Dile al paciente que evite estar demasiado tiempo sentado o parado para evitar las recidivas.
- Enséñale cómo colocarse y usae las medias antiembólicas de forma adecuada.
- Dile al paciente que informe de inmediato los signos de edema o dolor crecientes en el miembro afectado.

Preguntas de autoevaluación

1. El estudio más específico para detectar daño miocárdico es:
   A. CK
   B. CK-MB
   C. Troponina I
   D. Mioglobina

Respuesta: C. La troponina es una proteína hallada en los músculos esquelético y miocárdico. Sin embargo, la troponina I se encuentra sólo en el miocardio; es más específica de daño miocárdico que otras opciones.

2. Los factores de riesgo modificables asociados con la coronariopatía incluyen:
   A. Edad, peso y valores de colesterol
   B. Hábito tabáquico, dieta y presión arterial
   C. Antecedentes familiares, peso y presión arterial
   D. Concentración de glucosa sérica, nivel de actividad y antecedentes familiares

Respuesta: B. El hábito tabáquico, la dieta y la presión arterial son factores de riesgo modificables; la edad y los antecedentes familiares no.

3. Un objetivo primario del tratamiento del IM es:
   A. Prevenir la pérdida de sangre
   B. Reducir la presión arterial
   C. Aliviar el dolor
   D. Administrar líquido i.v.

Respuesta: C. Los principales objetivos en el tratamiento del IM son aliviar el dolor, estabilizar el ritmo cardíaco, revascularizar la arteria coronaria, preservar el tejido miocárdico y reducir la carga de trabajo del corazón.

4. Un signo de arteriopatía oclusiva es:
   A. Un pulso saltón
   B. Dolor abdominal
   C. Presión arterial alta
   D. Claudicación intermitente

Respuesta: D. La claudicación intermitente es un signo de arteriopatía oclusiva.

Puntuación

 Si respondiste las cuatro preguntas correctamente, ¡felicidades! Haz puesto el corazón en los trastornos cardiovasculares.

 Si respondiste tres preguntas correctamente, ¡excelente! Bombeas información cardiovascular de una forma muy eficiente.

☆ Si respondiste menos de tres preguntas correctamente, ¡no te pongas taquicárdico! Revisa el capítulo, respira profundamente y trata otra vez.

Bibliografía

Mayo Clinic. http://www.mayoclinic.org/diseases-conditions/hypertrophic-cardiomyopathy/diagnosis-treatment/treatment/txc-20122121

Up to date (September 2015). Patient information: Abdominal aortic aneurysm (Beyond the basics). Tomado de: http://www.uptodate.com/contents/abdominal-aortic-aneurysm-beyond-the-basics

Validated MI with reference. http://www.clevelandclinicmeded.com/medicalpubs/diseasemanagement/cardiology/acute-myocardial-infarction/Default.htm#s0010

Capítulo 10

Trastornos respiratorios

Objetivos

En este capítulo aprenderás:

♦ Las estructuras y las funciones del aparato respiratorio

♦ Técnicas para evaluar el aparato respiratorio

♦ Diagnósticos enfermeros apropiados para los trastornos respiratorios

♦ Los trastornos y los tratamientos respiratorios más frecuentes

Una mirada a los trastornos respiratorios

Las funciones del aparato respiratorio son mantener el intercambio de oxígeno y de dióxido de carbono entre los pulmones y los tejidos, y regular el equilibrio acidobásico. Cualquier cambio en el sistema afecta al resto de los aparatos y los sistemas del cuerpo; y a la inversa, los cambios en cualquier otro aparato o sistema pueden disminuir la capacidad de los pulmones para proporcionar oxígeno y eliminar dióxido de carbono.

Anatomía y fisiología

El aparato respiratorio está formado por las vías aéreas, los pulmones, el tórax óseo y los músculos respiratorios, y funciona en conjunto con el sistema nervioso central (SNC) (véase *Sobre el aparato respiratorio*, p. 340). Estas estructuras trabajan juntas para aportar oxígeno al torrente circulatorio y eliminar el exceso de dióxido de carbono del cuerpo.

El aparato respiratorio aporta oxígeno al torrente circulatorio y elimina el exceso de dióxido de carbono del cuerpo.

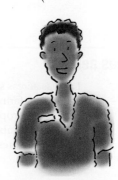

Mira con cuidado

Sobre el aparato respiratorio

Esta ilustración muestra las principales estructuras de las vías aéreas superiores e inferiores. El destacado muestra los alvéolos en detalle.

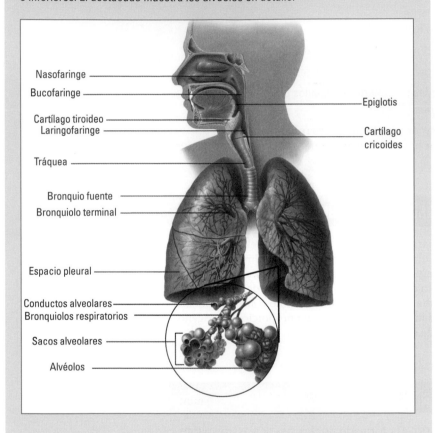

Nasofaringe
Bucofaringe
Cartílago tiroideo
Laringofaringe
Tráquea
Bronquio fuente
Bronquiolo terminal
Espacio pleural
Conductos alveolares
Bronquiolos respiratorios
Sacos alveolares
Alvéolos
Epiglotis
Cartílago cricoides

Vías aéreas

Las vías aéreas se dividen en superiores e inferiores. Las superiores incluyen la nasofaringe (nariz), la bucofaringe (boca), la laringofaringe y la laringe. Su propósito consiste en calentar, filtrar y humidificar el aire inhalado. También ayudan a producir los sonidos y enviar aire a las vías aéreas inferiores.

Nivel superior

La *epiglotis* es un colgajo de tejido que cierra la parte superior de la laringe cuando la persona traga, protegiéndola de la aspiración de comida y líquidos hacia las vías aéreas inferiores.

La laringe se localiza encima de la tráquea y contiene las cuerdas vocales. Es la transición entre las vías aéreas superiores e inferiores.

Viaje por las vías aéreas inferiores

Las vías aéreas inferiores comienzan con la tráquea, que luego se divide en los bronquios principales izquierdo y derecho. Los bronquios principales se dividen en los bronquios lobulares, que están cubiertos por un epitelio ciliado productor de moco, uno de los principales sistemas de defensa de los pulmones.

Los bronquios lobulares se dividen luego en bronquios secundarios y terciarios; bronquiolos terminales y respiratorios; conductos alveolares y, finalmente, los alvéolos, que son las unidades de intercambio de gases de los pulmones. Los pulmones en un adulto normal contienen unos 300 millones de alvéolos.

Pulmones

Cada pulmón está rodeado por una cubierta llamada *pleura visceral*. El más grande de los dos pulmones, el derecho, tiene tres lóbulos: el superior, el medio y el inferior. El izquierdo, más pequeño, tiene sólo dos: el lóbulo superior y el inferior.

Deslizarse con suavidad

Los pulmones comparten el espacio en la cavidad torácica con el corazón, los grandes vasos, la tráquea, el esófago y los bronquios. Todas las áreas de la cavidad torácica que entran en contacto con los pulmones están cubiertas con pleura parietal.

Una pequeña cantidad de líquido llena el área entre las dos capas de pleura. Este líquido pleural permite que las capas con el mismo nombre se deslicen con suavidad una sobre otra cuando el pecho se expande y contrae. La pleura parietal también contiene terminaciones nerviosas que transmiten señales dolorosas cuando hay inflamación.

Tórax

El tórax óseo incluye las clavículas, el esternón, las escápulas, 12 pares de costillas y 12 vértebras torácicas. Puedes utilizar partes específicas del tórax junto con algunas líneas verticales imaginarias dibujadas en el pecho para ayudar a describir la ubicación de tus hallazgos (véase *Evaluación de los puntos de referencia respiratorios*, p. 342).

Evaluación de los puntos de referencia respiratorios

Las siguientes ilustraciones muestran puntos de referencia de uso frecuente en la evaluación respiratoria.

Vista anterior

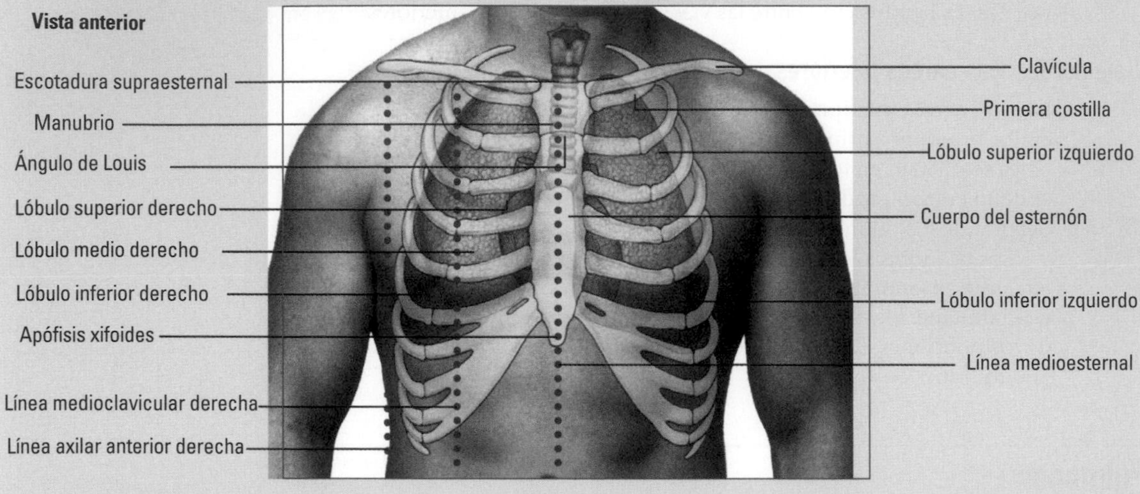

- Escotadura supraesternal
- Manubrio
- Ángulo de Louis
- Lóbulo superior derecho
- Lóbulo medio derecho
- Lóbulo inferior derecho
- Apófisis xifoides
- Línea medioclavicular derecha
- Línea axilar anterior derecha
- Clavícula
- Primera costilla
- Lóbulo superior izquierdo
- Cuerpo del esternón
- Lóbulo inferior izquierdo
- Línea medioesternal

Vista posterior

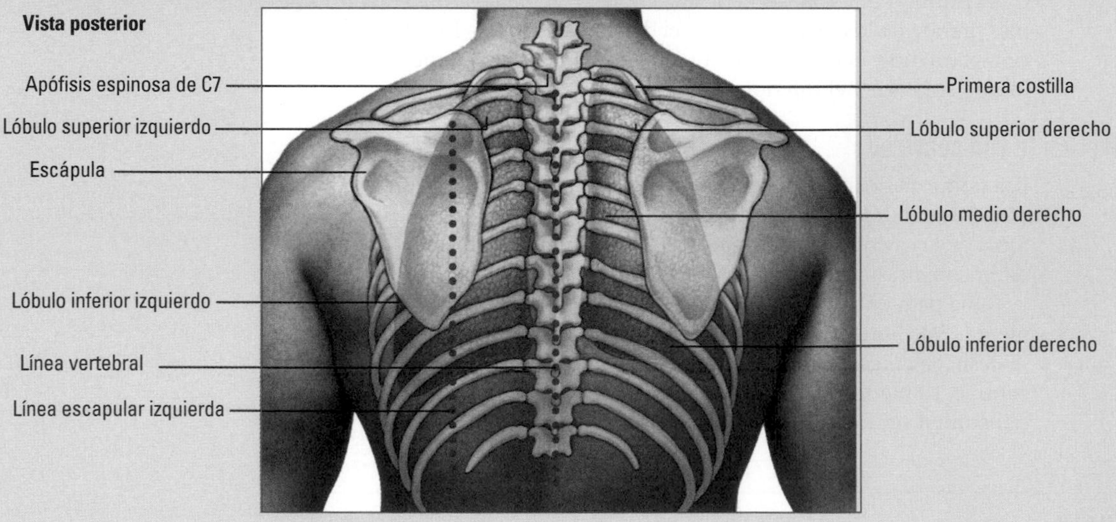

- Apófisis espinosa de C7
- Lóbulo superior izquierdo
- Escápula
- Lóbulo inferior izquierdo
- Línea vertebral
- Línea escapular izquierda
- Primera costilla
- Lóbulo superior derecho
- Lóbulo medio derecho
- Lóbulo inferior derecho

Las costillas están hechas de hueso y cartílago, y permiten que el pecho se expanda y contraiga durante cada respiración. Todas las costillas se fijan a las vértebras. Las primeras siete costillas también se fijan directo en el esternón. Las costillas 8.ª, 9.ª y 10.ª se fijan a los cartílagos costales

Mira con cuidado

Una mirada a la respiración

Estas ilustraciones muestran cómo fuerzas mecánicas, como el movimiento del diafragma y los músculos intercostales, producen una respiración. El signo más (+) indica presión positiva, y el signo menos (–) indica presión negativa.

En reposo
- Los músculos inspiratorios se relajan.
- La presión atmosférica se mantiene en el árbol traqueobronquial.
- No hay movimiento de aire.

Inhalación
- Los músculos inspiratorios se contraen.
- El diafragma desciende.
- La presión alveolar negativa se mantiene.
- El aire se mueve hacia los pulmones.

Exhalación
- Los músculos respiratorios se relajan, y los pulmones vuelven a su tamaño y posición en reposo.
- El diafragma asciende.
- La presión alveolar positiva se mantiene.
- El aire se mueve fuera de los pulmones.

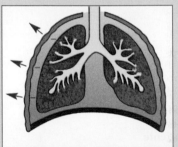
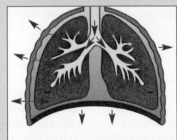
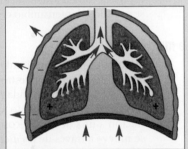

de las costillas superiores. La 11.ª y la 12.ª costilla se conocen como *flotantes* porque no están fijadas por delante.

> El bulbo raquídeo inicia cada respiración enviando mensajes a los principales músculos respiratorios.

Músculos respiratorios

El diafragma y los músculos intercostales externos son los principales músculos utilizados durante la respiración. Se contraen cuando el paciente inhala y se relajan cuando exhala. El centro respiratorio en el bulbo raquídeo inicia cada respiración enviando mensajes a los músculos respiratorios principales a través de los nervios frénicos. Los impulsos de los nervios frénicos ajustan la frecuencia y la profundidad de la respiración, dependiendo de las concentraciones de dióxido de carbono y el pH en el líquido cefalorraquídeo (LCR) (véase *Una mirada a la respiración*).

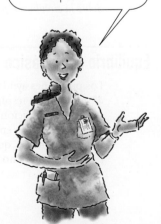

Accesorios de la respiración

Los músculos inspiratorios accesorios también ayudan a la respiración. Incluyen el trapecio, el esternocleidomastoideo y los escalenos, que trabajan juntos para elevar la escápula, la clavícula, el esternón y las costillas superiores. La elevación aumenta el diámetro anteroposterior del tórax cuando el diafragma y los músculos intercostales no son eficaces. Si el paciente tiene una obstrucción en las vías aéreas, también pueden emplearse los músculos abdominales e intercostales para exhalar.

Circulación pulmonar

La sangre privada de oxígeno entra en los pulmones por la arteria pulmonar desde el ventrículo derecho y fluye por los vasos pulmonares primarios hacia las cavidades pleurales y los bronquios, donde continúa fluyendo a través de vasos progresivamente más pequeños hasta que alcanzan los capilares con endotelio de una sola célula que irrigan los alvéolos. Aquí se produce el intercambio del oxígeno y el dióxido de carbono.

Se mueven y se difunden

En la difusión, las moléculas de oxígeno y dióxido de carbono se mueven en direcciones opuestas entre los alvéolos y los capilares. La presión parcial (la presión ejercida por un gas en una mezcla de gases) dicta la dirección del movimiento, que siempre va de un área de mayor concentración a una de menor concentración. Durante la difusión, el oxígeno se mueve a través de las membranas alveolares y capilares en el torrente circulatorio, donde es tomado por la hemoglobina (Hb) en los eritrocitos. Este movimiento del oxígeno desplaza el dióxido de carbono en los eritrocitos, que se mueve hacia el alvéolo.

¿De aquí a dónde?

Una vez atravesados los capilares pulmonares, la sangre oxigenada fluye a través de vasos cada vez más grandes, ingresa en las venas pulmonares y luego en la aurícula izquierda para ser distribuida por el cuerpo (véase *Sobre la circulación pulmonar*).

Equilibrio acidobásico

Los pulmones ayudan a conservar el equilibrio acidobásico en el cuerpo al mantener la respiración externa (intercambio de gases en los pulmones) y la respiración interna (intercambio de gases en los tejidos). El oxígeno recogido en los pulmones es transportado a los tejidos por el sistema circulatorio, que lo intercambia por el dióxido de carbono producido por el metabolismo. Como el dióxido de carbono es 20 veces más soluble

Sobre la circulación pulmonar

Las arterias pulmonares derecha e izquierda transportan sangre desoxigenada desde el lado derecho del corazón a los pulmones. Estas arterias se dividen en ramas distales, llamadas *arteriolas*, que finalmente terminan como una red capilar concentrada en los alvéolos y los sacos alveolares, donde se produce el intercambio de gases. Las ramas terminales de las venas pulmonares, llamadas *vénulas*, recogen la sangre oxigenada de los capilares y la transportan a vasos más grandes, que la llevan a las venas pulmonares. Estas venas entran en el lado izquierdo del corazón, que envía la sangre oxigenada para su distribución a través del cuerpo.

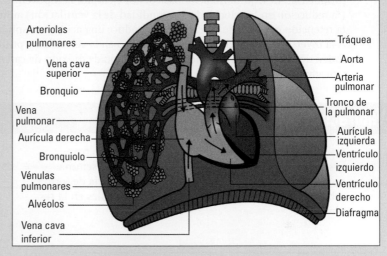

Durante el proceso de intercambio, el oxígeno y el dióxido de carbono difunden continuamente a través de una membrana pulmonar muy fina. Para comprender la dirección del movimiento, recuerda que los gases viajan de áreas de mayor concentración a las de menor concentración. El dióxido de carbono difunde de los extremos venosos de los capilares a los alvéolos, y el oxígeno difunde de los alvéolos a los capilares.

que el oxígeno, se disuelve en la sangre, donde se transforma en bicarbonato (base) y ácido carbónico (ácido).

Un acto de equilibrio

Los pulmones controlan la concentración de hidrogeniones (iones de hidrógeno) y de bicarbonato al regular la cantidad de dióxido de carbono eliminado. Estos órganos pueden cambiar la velocidad y la profundidad de la respiración respondiendo a las señales del bulbo raquídeo. Tales cambios mantienen el equilibrio acidobásico mediante el ajuste de la cantidad de dióxido de carbono perdido. Por ejemplo, en la alcalosis metabólica resultado de un exceso en la retención de bicarbonato, la velocidad y la profundidad de la ventilación se reducen, de manera que se retiene dióxido de carbono. Lo anterior aumenta las concentraciones de ácido carbónico. En la acidosis metabólica (una alteración resultante de un exceso de retención de ácido o un exceso de pérdida de bicarbonato), los pulmones aumentan la velocidad y la profundidad de la ventilación para exhalar el exceso de dióxido de carbono, reduciendo los valores de ácido carbónico.

Cuando el equilibrio se rompe

Sin embargo, el funcionamiento inadecuado de los pulmones puede producir un desequilibrio acidobásico. Por ejemplo, la hipoventilación (la reducción en la velocidad y profundidad de la ventilación) aumenta la retención del dióxido de carbono y produce una acidosis respiratoria. A la inversa, la hiperventilación (el aumento en la velocidad y profundidad de la ventilación) aumenta la exhalación de dióxido de carbono y produce una alcalosis respiratoria.

> Los pulmones trabajan duro para mantener equilibrados los ácidos y las bases.

Valoración inicial

Como el cuerpo depende del aparato respiratorio para la supervivencia, la evaluación respiratoria suele ser una responsabilidad de enfermería crítica. Al realizarla de forma cabal, podrás detectar cambios evidentes y sutiles en la respiración.

Anamnesis

Comienza tu evaluación con una anamnesis completa. Realiza preguntas abiertas. Puede que tengas que hacer tu entrevista en sesiones cortas, dependiendo de la gravedad de la afección del paciente.

Estado de salud actual

Pídele al paciente que te cuente sobre su motivo de consulta. Debido a que muchos de los trastornos respiratorios son crónicos, pregúntale cómo fue el último episodio en comparación con los previos y qué medidas le ayudaron y cuáles no. Un paciente con un trastorno respiratorio puede tener disnea, tos, producción de esputo, sibilancias, precordialgia y edema de tobillos y piernas.

Obtén los antecedentes sobre la disnea del paciente determinando su gravedad (véase *Grados de disnea*, p. 347). Hazle al paciente estas preguntas:

- ¿Qué hace para aliviar la disnea?
- ¿Qué tan bien le funciona?

Pila de tres almohadas

Un paciente con ortopnea (disnea cuando se acuesta) tiende a dormir con la parte superior de su cuerpo elevada. Pregúntale cuántas almohadas emplea. La respuesta describe la gravedad del trastorno. Por ejemplo, se puede decir que un paciente que utiliza tres almohadas tiene una "ortopnea de tres almohadas".

¡Tóselo!

Si el paciente tiene tos, hazle las siguientes preguntas:

- ¿Cuándo comenzó su tos?
- ¿Su tos es productiva?
- Si su tos es crónica, ¿ha cambiado recientemente? Si es así, ¿cómo?
- ¿Qué hace que su tos mejore?
- ¿Qué hace que empeore?
- ¿Qué medicamentos está tomando? (los inhibidores de la enzima convertidora de angiotensina pueden provocar tos en algunos pacientes; véase *Algoritmo para la tos crónica*, p. 348).

¡Escúpelo!

Si el paciente presenta esputo, pídele que estime la cantidad producida en cucharadas cafeteras o alguna otra medida usual. Además, hazle estas preguntas:

- ¿A qué hora del día es más frecuente su tos?
- ¿Cuál es el color y la consistencia del esputo?
- Si el esputo es un problema crónico, ¿ha cambiado recientemente? Si es así, ¿cómo?

Dígame más sobre sus sibilancias, por favor

Si el paciente tiene sibilancias, hazle estas preguntas:

- ¿A qué hora del día aparecen las sibilancias?
- ¿Qué hace que aparezcan?
- ¿Son lo suficientemente fuertes como para que otros las escuchen?
- ¿Qué hace que desaparezcan?

Un dolor en el pecho

El dolor en el pecho debido a un problema respiratorio en general se produce por inflamación pleural o de las uniones costoesternales, dolorimiento de los músculos torácicos por tos, o indigestión. Algunas causas menos frecuentes son fracturas costales o vertebrales causadas por tos u osteoporosis. Si el paciente tiene un dolor en el pecho, hazle estas preguntas:

- ¿Exactamente dónde le duele?
- ¿Cómo es el dolor? ¿Agudo, como una puñalada, una quemadura o sordo?
- ¿Se mueve a otras áreas?
- ¿Cuánto dura?
- ¿Qué lo causa o lo mejora?
- ¿Tiene síntomas asociados, como disnea o náuseas y vómitos?

Estado de salud previo

Enfoca tus preguntas en la identificación de problemas respiratorios previos, como asma o enfisema. Los antecedentes de estos trastornos proporcionan pistas instantáneas sobre el estado actual del paciente. Pregúntale

Grados de disnea

Para evaluar la disnea de la forma más objetiva posible, pídele al paciente que describa cómo afectan distintas actividades su respiración. Luego, documenta su respuesta mediante el sistema de grados descrito a continuación.

Grado 0: no tiene dificultad para respirar, excepto con ejercicio extenuante.

Grado 1: problemas de disnea cuando se apresura en un camino plano o uno con una ligera pendiente ascendente.

Grado 2: camina más lentamente en un camino plano por falta de aire que la gente de la misma edad o se detiene para respirar en un camino plano a su ritmo.

Grado 3: se detiene para respirar cada 100 m en un camino plano.

Grado 4: problemas para dejar la casa o falta de aire cuando se viste o se desviste.

El peso de la evidencia

Algoritmo para la tos crónica

La American Academy of Chest Physicians recomienda este algoritmo para guiar el tratamiento de la tos crónica.

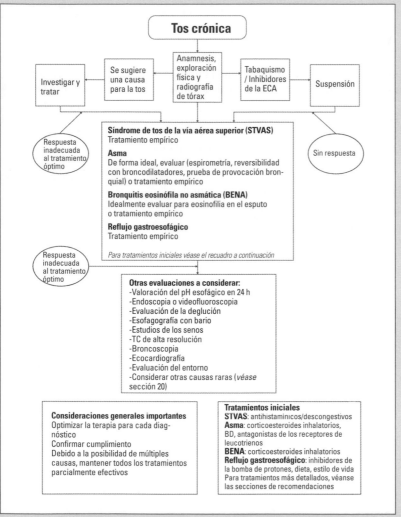

Fuente: Irwin, R. S., Baumann, M. H., Bolser, D. C., Boulet, L. P., Braman, S. S., Brightling, C. E., … Tarlo, S. M.; American College of Chest Physicians (ACCP). (2006). Diagnosis and management of cough executive summary: ACCP evidence-based clinical practice guidelines. *Chest,* 129, 1S–23S. and DeBlasio, F., Virchow, J. C., Polverino, M., Zanasi, A., Behrakis, P. K., Kilin, G, … Lanata, L. (2011). Cough management: a practical approach. *Cough,* 7, 7. Tomado de: http://www.coughjournal.com/content/7/1/7

si fuma. Luego, averigua sobre enfermedades de la niñez. El eccema infantil, la dermatitis atópica o la rinitis alérgica, por ejemplo, pueden precipitar problemas respiratorios actuales como el asma.

Antecedentes familiares

Pregúntale al paciente si alguien en su familia ha tenido cáncer, diabetes, anemia drepanocítica, cardiopatías o una enfermedad crónica, como asma o enfisema. Asegúrate de determinar si el paciente vive con alguien que tenga una enfermedad infecciosa, como gripe o tuberculosis.

Patrones de estilo de vida

La anamnesis del paciente también debe incluir información sobre su estilo de vida, comunidad y otros factores ambientales que puedan afectar su estado respiratorio o cómo afronta los problemas respiratorios. Más importante, pregúntale si fuma; si lo hace, pregúntale cuándo comenzó y cuántos cigarrillos fuma por día.

Además, pregúntale sobre sus relaciones interpersonales, estado mental, manejo del estrés y estilo de afrontamiento. Ten en mente que los hábitos sexuales de un paciente o la drogadicción pueden asociarse con trastornos respiratorios relacionados con el síndrome de inmunodeficiencia adquirida.

Exploración física

En la mayoría de los casos, comenzarás la exploración física tras obtener la anamnesis. Sin embargo, no podrás realizar la anamnesis si el paciente presenta signos ominosos como una dificultad respiratoria aguda (véase *Evaluación respiratoria de urgencia*, p. 351).

Una exploración física del aparato respiratorio tiene cuatro pasos: inspección, palpación, percusión y auscultación. Antes de comenzar, preséntate, si es necesario, y explica qué es lo que harás. Luego, asegúrate de que la habitación esté bien iluminada y sea cálida, y de que haya privacidad.

De atrás a adelante

Examina primero la parte posterior del tórax mediante inspección, palpación, percusión y auscultación. Siempre compara ambos lados. Luego, examina la parte anterior del tórax en la misma secuencia. El paciente puede recostarse sobre su espalda cuando examines el frente y es una posición más cómoda para él.

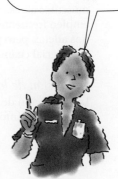

Cuando realices una exploración física del tórax, asegúrate de que la habitación esté bien iluminada y sea cálida.

Inspección

Primero, inspecciona el tórax. Ayuda al paciente a pararse. Debe desvestirse de la cintura para arriba o colocarse una bata para examen que permita un rápido acceso al tórax.

Belleza es simetría

Observa las masas o cicatrices que indiquen traumatismos y cirugías. Busca la simetría en la pared torácica. Ambos lados del pecho deben estar iguales durante el reposo y expandirse de igual forma cuando el paciente inhala. El diámetro del pecho del frente a la espalda debe ser la mitad del ancho del pecho.

Un nuevo ángulo

Además, busca el ángulo entre las costillas y el esternón en el punto justo por encima de la apófisis xifoides. Este ángulo (el ángulo costal) debe ser menor de 90° en un adulto. El ángulo será mayor si la pared torácica se ha expandido de forma crónica debido a un agrandamiento de los músculos intercostales, como en la enfermedad pulmonar obstructiva crónica (EPOC).

Frecuencia y patrón respiratorios

Para hallar la frecuencia respiratoria del paciente, cuenta sus respiraciones durante 1 min (por más tiempo si notas anomalías). No le digas lo que estás haciendo, o puede que altere su patrón respiratorio normal.

Los adultos por lo general respiran a una velocidad de 12-20 respiraciones/min. El patrón respiratorio debe ser uniforme, coordinado y regular, con suspiros ocasionales. La relación inspiración-espiración (longitud de inspiración respecto de longitud de espiración) es de alrededor de 1:2.

Músculos en movimiento

Cuando el paciente inhala, el diafragma debe descender y los músculos intercostales contraerse. Este movimiento dual hace que el abdomen empuje las costillas inferiores hacia afuera y las expanda de forma lateral.

Cuando el paciente exhala, abdomen y costillas vuelven a su posición en reposo. La parte superior del tórax no debe moverse. Los músculos accesorios pueden estar hipertrofiados por uso frecuente. El empleo frecuente de los músculos accesorios puede ser normal en algunos atletas, pero para otros es indicación de problemas respiratorios, en especial cuando frunce los labios y abre las fosas nasales al respirar.

Inspección de las estructuras relacionadas

La inspección de piel, lengua, boca, dedos y lechos ungueales también proporciona información sobre el estado respiratorio.

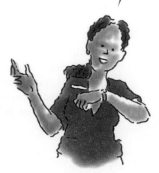

Cuenta las respiraciones por más de 1 min si notas anomalías.

Evaluación respiratoria de urgencia

Cuando el paciente tiene una dificultad respiratoria aguda, evalúa de forma inmediata su vía aérea, la respiración y la circulación (ABC). Si existe compromiso, llama por ayuda y comienza la reanimación cardiopulmonar, según la necesidad. Si su vía aérea está permeable, el paciente respira y tiene pulso, procede con la siguiente evaluación rápida.

Preguntas de crisis
Con rapidez evalúa estos signos de crisis inminente:
- ¿El paciente tiene problemas para respirar?
- ¿Cuál es su frecuencia respiratoria?, ¿respira más rápido o más lento de lo normal?
- ¿Utiliza los músculos accesorios para respirar? Si el movimiento torácico es menor que lo normal (de 3 a 6 cm), empleará los músculos accesorios al respirar. Busca la elevación de los hombros, la retracción de los músculos intercostales y el uso de los músculos escalenos y esternocleidomastoideos.
- ¿Ha disminuido su nivel de consciencia?
- ¿Está confuso, ansioso o agitado?
- ¿Cambia su posición corporal para facilitar la respiración?
- ¿Su piel parece pálida o cianótica?

- ¿Transpira de forma excesiva?

Establecer prioridades
Cuando el paciente está en dificultad respiratoria, establece prioridades para tu evaluación de enfermería. No asumas lo obvio. Busca factores positivos y negativos, comenzando con los más críticos (ABC) y progresando a los menos críticos.

Aunque no tendrás tiempo para cumplir todos los pasos del proceso de enfermería, asegúrate de que obtienes los datos suficientes como para aclarar el problema. Recuerda: un signo o síntoma en particular tiene varios significados posibles. Básate en un grupo de hallazgos para resolver problemas y establecer las intervenciones adecuadas.

Si se pone azul...

El color de la piel varía de forma considerable entre los individuos, pero en todos los casos, un paciente con un tinte azulado en la piel y las mucosas se considera cianótico. La cianosis, que ocurre cuando la oxigenación tisular es mala, es un signo tardío de hipoxemia.

El lugar más confiable para buscar cianosis es la lengua y las mucosas de la boca. A veces pueden verse los lechos ungueales, la nariz y las orejas cianóticos cuando un paciente está frío, lo que indica una reducción del flujo sanguíneo en esas áreas, pero no necesariamente en los órganos principales.

Dedos en palillos de tambor

Busca acropaquia o hipocratismo digital, que puede indicar hipoxia prolongada. La uña por lo general entra en la piel en un ángulo de menos de 180°. Cuando hay acropaquia, el ángulo es mayor o igual a 180°.

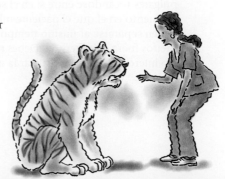

El sitio más confiable para buscar cianosis es la lengua y las mucosas de la boca. Ahora, ¡abre grande la boca!

Palpación

La palpación proporciona información importante sobre el aparato respiratorio y el proceso involucrado en la respiración. Cuando palpes el pecho, busca las siguientes características.

Sin aire adicional

La pared torácica debe sentirse lisa, caliente y seca. La crepitación indica aire subcutáneo en el pecho, un estado anómalo. La crepitación se siente como cereal de arroz inflado estallando bajo la piel e indica que el aire se filtra de las vías aéreas o los pulmones.

Si el paciente tiene una sonda pleural, puedes hallar pequeñas cantidades de aire subcutáneo alrededor del sitio de inserción. Si no tiene sonda pleural o si el área de crepitación se está agrandando, alerta al médico de inmediato.

¡Hey! Eso duele...

Una palpación delicada no debe causar dolor al paciente. Si se queja de dolor de tórax, revisa las áreas dolorosas. Las articulaciones condrocostales con dolor en general se localizan en la línea medioclavicular o al lado del esternón. Las fracturas costales o vertebrales serán dolorosas sobre la fractura, aunque el dolor también puede irradiarse alrededor del pecho. Otra razón pueden ser los músculos doloridos por tos o un pulmón colapsado.

Vibraciones buenas (y malas)

Palpa en busca de *frémito táctil*, vibraciones palpables causadas por la transmisión del aire a través del aparato broncopulmonar. El frémito disminuye sobre las áreas donde se acumula líquido pleural, a veces cuando el paciente habla con suavidad, y en casos de neumotórax, derrame pleural y enfisema. Por lo general, aumenta sobre los conductos bronquiales grandes y de forma poco frecuente sobre áreas en las que los alvéolos se llenan con líquido o exudado, como en la neumonía (véase *En búsqueda del frémito táctil*, p. 353).

Evaluación

Con el objeto de evaluar la simetría y la expansión de la pared torácica del paciente, coloca tus manos en el frente del pecho, con tus pulgares tocándose entre sí en el segundo espacio intercostal. En el momento en el que el paciente inhale profundamente, tus pulgares deben separarse al mismo tiempo y de manera simétrica varios centímetros fuera del esternón. Debes repetir la medición en el quinto espacio intercostal. Puedes realizar la misma medición en la espalda cerca de la 10.ª costilla.

En búsqueda del frémito táctil

Cuando evalúas la espalda en busca de frémito táctil, pide al paciente que cruce sus brazos sobre el pecho. Este movimiento quita las escápulas del camino.

Qué hacer

Busca frémito táctil colocando con suavidad las palmas abiertas en ambos lados de la espalda del paciente, como se ve en la fotografía, sin tocar la espada con tus dedos. Pídele que repita la frase "treinta y tres" en voz alta para producir vibraciones palpables. Luego, palpa el frente del pecho usando la misma posición de las manos.

Qué significan los resultados

Si las vibraciones se sienten con más intensidad en un lado, es indicación de consolidación tisular en esa región. Menos vibraciones pueden indicar enfisema, neumotórax o derrame pleural. Las vibraciones débiles o la ausencia de ellas en la parte superior posterior del tórax pueden indicar obstrucción bronquial o un espacio lleno de líquidos.

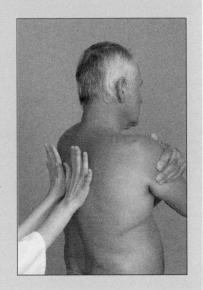

Percusión

Percute el pecho para hallar los límites de los pulmones, determinar si están llenos de aire, líquido o material sólido, y evaluar la distancia que se desplaza el diafragma entre la inhalación y la exhalación (véase *Percusión del tórax*, p. 354).

Diferentes sitios, diferentes sonidos

La percusión te permite evaluar estructuras de hasta 7.5 cm de profundidad. Escucharás diferentes sonidos percutorios en diferentes áreas del pecho (véase *Sonidos percutorios,* p. 355).

También puedes escuchar diferentes sonidos después de ciertos tratamientos. Por ejemplo, si el paciente tiene atelectasias y percutes el pecho antes de la fisioterapia, escucharás sonidos mates suaves agudos. Después de la fisioterapia, escucharás sonidos huecos graves.

Suena con resonancia

Escucharás sonidos sonoros sobre el tejido pulmonar normal, el cual encontrarás sobre la mayor parte del pecho. En la parte anterior del tórax

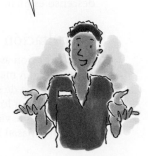

Para evaluar la simetría y la expansión de la pared torácica, ¡mira tus pulgares!

Percusión del tórax

Para percutir el pecho, hiperextiende el dedo medio de tu mano izquierda si eres diestro o el medio de tu mano derecha si eres zurdo. Coloca la palma firmemente sobre el tórax del paciente. Usa la punta del dedo medio de tu mano dominante (la derecha si eres diestro, la izquierda si eres zurdo) para golpear el dedo medio de tu otra mano justo por debajo de la articulación distal (como en la figura).

El movimiento debe venir de la muñeca de tu mano dominante, no del codo o el brazo. Mantén corta la uña del dedo que empleas para golpear para no lastimarte. Sigue la secuencia de percusión estándar sobre el frente y la espalda del tórax.

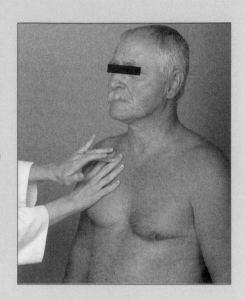

izquierdo, desde el tercer o cuarto espacio intercostal en el esternón hasta el tercer o cuarto espacio intercostal en la línea medioclavicular, encontrarás un área mate. La percusión es mate porque esta área está ocupada por el corazón. La resonancia vuelve a hallarse en el sexto espacio intercostal.

Descenso del diafragma

La percusión también permite evaluar cuánto se mueve el diafragma durante la inspiración y la espiración. El diafragma normal desciende 3-5 cm al inhalar, mientras que en los pacientes con enfisema, depresión respiratoria, parálisis diafragmática, atelectasias, obesidad o ascitis, su descenso es menor (véase *Medición del movimiento diafragmático*, p. 356).

Auscultación

La auscultación ayuda a determinar el estado de los alvéolos y la pleura circundante. A medida que el aire se mueve a través de los bronquios, crea una onda de sonido que viaja por la pared torácica. Los sonidos producidos por los cambios respiratorios cambian a medida que el aire se mueve desde vías aéreas más grandes a más pequeñas. Éstos también cambian si pasan a través de líquidos, moco o vías aéreas estrechas.

> Utilizarás los mismos sitios para la auscultación que para la percusión.

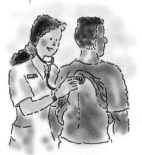

Sonidos percutorios

Emplea este cuadro para aprender sobre la percusión e interpretar los sonidos percutorios con rapidez. Aprende los diferentes sonidos percutorios practicando contigo mismo, tus pacientes y cualquier persona que quiera ayudarte.

Sonido	Descripción	Significado clínico
Mate	Corto, suave, agudo, extremadamente sordo, hallado sobre el muslo	Consolidación, como en la atelectasia y un derrame pleural extenso
Sordo	Intensidad media y alta, longitud moderada, similar al mate, hallado sobre el hígado	Áreas sólidas como en el derrame pleural
Sonoro	Largo, intenso, bajo, hueco	Tejido pulmonar normal
Hipersonoro	Muy fuerte, bajo, hallado sobre el estómago	Pulmón hiperinsuflado, como en el enfisema o el neumotórax
Timpánico	Fuerte, agudo, longitud moderada, musical, como un tambor, hallado sobre una mejilla hinchada	Acumulación de aire, como en una burbuja aérea gástrica o aire en los intestinos

Preparación para auscultar

Los sitios de auscultación son los mismos que para la percusión. Escucha durante una inspiración profunda y una espiración profunda en cada sitio, utilizando el diafragma del estetoscopio. Pide al paciente que respire por la boca; la respiración por la nariz altera el timbre de los ruidos respiratorios.

Sé firme

Para auscultar los ruidos respiratorios, presiona el estetoscopio con firmeza contra la piel. Si el paciente tiene mucho pelo en el pecho, presiona el diafragma del estetoscopio con un poco más de fuerza para que el pelo no produzca un sonido que pueda confundirse con crepitantes. Recuerda que si escuchas a través de la ropa o el pelo del pecho, puedes escuchar ruidos inusuales y engañosos.

Ruidos respiratorios normales

Sobre los pulmones podrás escuchar cuatro tipos de ruidos respiratorios. El tipo de ruido depende de dónde escuches.

- Los ruidos respiratorios traqueales, escuchados sobre la tráquea, son ásperos, agudos y discontinuos. Ocurren cuando el paciente inhala y exhala.
- Los ruidos respiratorios bronquiales, en general escuchados cerca de la tráquea, son ruidos fuertes, agudos y discontinuos. Son más fuertes cuando el paciente exhala.

Medición del movimiento diafragmático

Puedes medir cuánto se mueve el diafragma pidiéndole al paciente que exhale. Percute la espalda en un lado para localizar el borde superior del diafragma, el punto en el que la sonoridad cambia a matidez. Utiliza un marcador para señalar el punto en el que el diafragma está en expansión completa en ese lado de la espalda.

Luego, pide al paciente que inhale lo más profundamente posible. Percute la espalda cuando el paciente ha respirado por completo hasta que ubiques el diafragma. Utiliza el marcador para señalar este punto también. Repite todo en el lado opuesto de la espalda.

Medición

Utiliza una regla o una cinta para medir con el fin de determinar la distancia entre las marcas. Esta medida, por lo general entre 3 y 5 cm, debe ser igual a ambos lados.

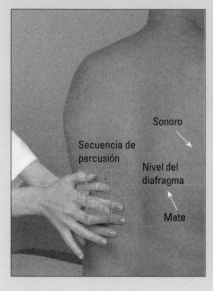
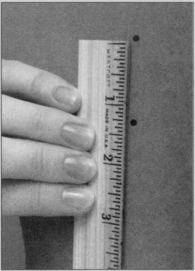

- Los sonidos broncovesiculares, escuchados cuando el paciente inhala o exhala, son de timbre medio y continuo. Se escuchan junto al esternón, entre las escápulas.
- Los ruidos ventriculares, escuchados sobre el resto de los pulmones, son suaves y graves. Se prolongan durante la inhalación y se acortan durante la exhalación.

Cualidades de los ruidos respiratorios normales

Ruido respiratorio	Calidad	Relación inspiración-expiración (I:E)	Localización
Traqueal	Duro, agudo, discontinuo	I = E	Por encima de la escotadura supraventricular, sobre la tráquea
Bronquial	Fuerte, agudo, discontinuo	I < E	Justo encima de las clavículas a cada lado del esternón, sobre el manubrio
Broncovesicular	Mediano en potencia y timbre, continuo	I = E	Cerca del esternón, entre las escápulas
Broncovesicular	Suave, agudo	I > E	Resto de los pulmones

¿Qué es ese ruido?

Clasifica cada ruido de acuerdo con su intensidad, ubicación, timbre, duración y características. Presta atención a si el ruido aparece cuando el paciente inhala o exhala. Si escuchas un ruido en un área fuera de la que esperas oírlo, considera el ruido anómalo (véase *Cualidades de los ruidos respiratorios normales*).

Por ejemplo, los ruidos respiratorios bronquiales o broncovesiculares hallados en un área en la que de forma habitual escucharías ruidos respiratorios vesiculares indican que los alvéolos y pequeños bronquiolos en el área pueden estar llenos de líquido o exudado, como en la neumonía y las atelectasias. En tal situación, no escucharás ruidos ventriculares en esas áreas porque no se mueve aire a través de las vías aéreas pequeñas.

Analizando, analizando...

Un paciente con hallazgos anómalos durante una evaluación respiratoria puede requerir más valoración con estudios diagnósticos como el análisis de la gasometría arterial (GA) y las pruebas de función pulmonar.

Frémito vocal

El *frémito vocal* es el ruido producido por las vibraciones torácicas cuando el paciente habla. Los sonidos de la voz pueden transmitirse de forma anómala en áreas consolidadas. Las anomalías más frecuentes de la voz se llaman *broncofonía*, *egofonía* y *pectoriloquia áfona*. Así es como suenan:
* Pide al paciente que diga "treinta y tres" o "ferrocarril". Sobre el tejido pulmonar normal, las palabras suenan atenuadas. En la broncofonía, las palabras en general suenan más fuertes sobre áreas consolidadas.

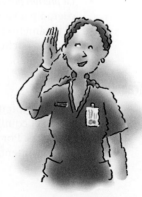

Si escuchas un sonido en un área en la que no lo esperarías, considéralo anómalo.

- Pide al paciente que diga "Aaaaah". Sobre un tejido pulmonar normal, el sonido estará atenuado. En la egofonía, se escuchará una especie de balido sobre el tejido pulmonar consolidado.
- Pide al paciente que susurre "1, 2, 3". Sobre el tejido pulmonar normal, los números serán casi indistinguibles. En la pectoriloquia áfona, los números se escucharán fuertes y claros sobre el tejido pulmonar consolidado.

Pruebas diagnósticas

Si la anamnesis y la exploración física muestran evidencias de disfunción respiratoria, los estudios diagnósticos ayudarán a identificar y evaluar la disfunción. Estos estudios incluyen pruebas de sangre y esputo, estudios por imagen y endoscópicos, así como otros, por ejemplo, oximetría de pulso, toracocentesis y pruebas de función pulmonar.

Estudios de sangre y esputo

Los estudios de sangre y esputo incluyen análisis de GA y del esputo.

Gasometría arterial

El médico por lo general indicará un análisis de GA como uno de los primeros estudios para la evaluación del estado respiratorio, ya que ayuda a evaluar el intercambio de gases en los pulmones. El análisis de GA incluye varias mediciones:

- Como indicación de la concentración de hidrogeniones en sangre, el *pH* muestra la acidez o la alcalinidad de la sangre.
- También conocido como el "parámetro respiratorio de referencia", la *presión parcial de dióxido de carbono arterial* (Pa_{CO_2}) refleja la eficacia de la ventilación pulmonar y de la eliminación del dióxido de carbono.
- La *presión parcial de oxígeno arterial* (Pa_{O_2}) refleja la capacidad del cuerpo para absorber el oxígeno en los pulmones.
- El parámetro metabólico de referencia, la *concentración de bicarbonato* (HCO_3^-), refleja la capacidad de los riñones para retener y excretar bicarbonato.

Trabajo en equipo

El aparato respiratorio y el sistema metabólico trabajan juntos para mantener el equilibrio acidobásico del cuerpo dentro de los límites normales. Por ejemplo, si se produce una acidosis respiratoria, los riñones intentan compensar conservando bicarbonato. Por lo

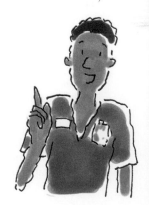

El análisis de GA es una de los primeros estudios utilizados para evaluar el estado respiratorio, ya que determina el intercambio de gases en los pulmones.

tanto, en una acidosis respiratoria, puedes ver valores de bicarbonato por encima de los normales. De forma similar, si se produce una acidosis metabólica, los pulmones tratan de compensar aumentando la frecuencia y la profundidad de la respiración para eliminar dióxido de carbono. Por lo tanto, podrás ver niveles de $Paco_2$ por debajo de los normales (véase *Sobre los trastornos acidobásicos*, p. 360).

Consideraciones de enfermería

- La sangre para un análisis de GA debe obtenerse de una vía arterial si el paciente ya tiene una. Si se requiere una punción percutánea, el sitio debe elegirse con cuidado. Pueden utilizarse las arterias humeral, radial o femoral.
- Una vez tomada la muestra, aplica presión en el sitio de punción durante 5 min y coloca una gasa con firmeza (no apliques cinta alrededor del brazo; esto puede restringir la circulación). Observa de forma regular el sitio en busca de sangrado, y valora el brazo en busca de signos de complicaciones, como hinchazón, cambios en la coloración, dolor, entumecimiento y hormigueos.
- Asegúrate de observar en la tira si el paciente está respirando aire normal u oxígeno. Si es oxígeno, documenta el número en litros. Si el paciente está recibiendo ventilación mecánica, documenta la fracción de oxígeno inspirada. Además, incluye la temperatura del paciente en el rótulo; los resultados pueden corregirse si el paciente tiene fiebre o hipotermia.
- Recuerda que ciertas alteraciones pueden interferir con los resultados de los estudios (p. ej., no heparinizar la jeringa antes de obtener la muestra de sangre o exponer la muestra al aire). La sangre venosa en la muestra puede reducir los valores de Pao_2 y elevar los de $Paco_2$.

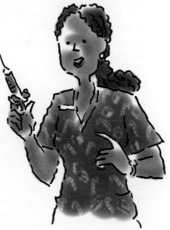

> Cuando tomes una muestra de sangre para la GA, ten en cuenta que ciertas alteraciones pueden interferir con los resultados (como no heparinizar de forma adecuada la jeringa antes de obtener la muestra).

Análisis de esputo

El análisis de una muestra de esputo (el material expectorado por los pulmones y los bronquios durante la tos intensa) ayuda a diagnosticar enfermedades respiratorias, determinar la causa de una infección respiratoria (incluidas causas víricas y bacterianas), identificar células pulmonares anómalas y tratar enfermedades pulmonares.

Bajo el microscopio

La muestra de esputo se tiñe y examina bajo el microscopio y, según la alteración que presente el paciente, en ocasiones se cultiva. Los estudios de cultivo y antibiograma identifican microorganismos específicos y su sensibilidad a los antibióticos. Un cultivo negativo puede sugerir una infección vírica.

Sobre los trastornos acidobásicos

Trastornos y hallazgos en la GA	Causas posibles	Signos y síntomas
Acidosis respiratoria (mayor retención de dióxido de carbono) pH < 7.35 HCO_3^- > 26 mEq/L (si hay compensación) $Paco_2$ > 45 mm Hg	• Depresión del sistema nervioso central debido a fármacos, lesión o enfermedad • Asfixia • Hipoventilación debida a enfermedad pulmonar, cardíaca, musculoesquelética o neuromuscular	Sudoración, cefalea, taquicardia, confusión, inquietud, aprehensión, cara sonrojada
Alcalosis respiratoria (mayor eliminación de dióxido de carbono) pH > 7.45 HCO_3^- < 22 mEq/L (si hay compensación) $Paco_2$ < 35 mm Hg	• Hiperventilación debido a ansiedad, dolor o ajustes inadecuados del ventilador • Estimulación respiratoria debida a fármacos, enfermedad, hipoxia, fiebre o temperatura ambiental elevada • Bacterias gramnegativas	Respiraciones rápidas y profundas, parestesias, mareos, calambres, ansiedad
Acidosis metabólica (pérdida de HCO_3^-, retención de ácidos) pH < 7.35 HCO_3^- < 22 mEq/L $Paco_2$ < 35 mm Hg (si hay compensación)	• Pérdida de HCO_3^- debida a diarrea • Exceso de ácidos orgánicos debido a hepatopatías, trastornos endocrinos, *shock* o intoxicación por fármacos • Eliminación inadecuada de ácidos por nefropatía	Respiraciones rápidas y profundas, aliento con olor a frutas, fatiga, cefaleas, letargia, somnolencia, náuseas, vómitos, dolor abdominal, coma (si es grave)
Alcalosis metabólica (retención de HCO_3^-, pérdida de ácidos) pH > 7.45 HCO_3^- > 26 mEq/L $Paco_2$ > 45 mm Hg (si hay compensación)	• Pérdida de ácido clorhídrico por vómitos prolongados o aspiración gástrica • Pérdida de potasio debida a un aumento en la excreción renal (como con la terapia con diuréticos) o esteroides • Ingestión excesiva de álcalis	Respiraciones lentas, músculos hipertónicos, inquietud, calambres, confusión, irritabilidad, apatía, tetania, convulsiones, coma (si es grave)

Consideraciones de enfermería
- Alienta al paciente a aumentar su ingestión de líquidos la noche antes de obtener la muestra esputo y ayuda a la expectoración.
- Para evitar que partículas extrañas contaminen la muestra, pide al paciente que no ingiera alimentos, se lave los dientes o use enjuagues bucales antes de expectorar; puede limpiarse los dientes con agua.
- Cuando se encuentre listo para expectorar, instrúyelo para que respire tres veces y tosa con fuerza.
- Antes de enviar la muestra al laboratorio, asegúrate de que es esputo y no saliva. La saliva tiene una consistencia menos viscosa y más burbujas (espuma) que el esputo.

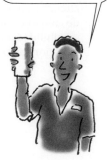

Alienta al paciente a beber líquidos la noche antes de obtener la muestra de esputo.

Diagnóstico por imagen y endoscópico

Los estudios diagnósticos por imagen y endoscópicos incluyen la broncoscopia, las radiografías de tórax, la resonancia magnética (RM), la angiografía pulmonar, la tomografía computarizada (TC) de tórax y el gammagrama de ventilación-perfusión ($\dot{V}/\dot{Q}$).

Broncoscopia

La *broncoscopia* se refiere a la inspección dirigida de la tráquea y los bronquios a través de un broncoscopio flexible o rígido de fibra óptica. Lo anterior le permite al médico determinar la localización y la extensión del proceso patológico, evaluar la resecabilidad de un tumor, diagnosticar los sitios de sangrado, recoger muestras de tejido o esputo, así como extraer cuerpos extraños, tapones de moco o secreciones excesivas.

Consideraciones de enfermería

- Indica al paciente que recibirá un sedante, por ejemplo, diazepam o midazolam.
- Explícale que el médico introducirá el tubo del broncoscopio a través de su nariz o su boca hacia la vía aérea. Luego, introducirá pequeñas cantidades de anestésico a través del tubo para inhibir los reflejos de la tos y las náuseas.
- Informa al paciente que se le solicitará que permanezca sobre un costado o sentado con la cabeza elevada al menos 30° hasta que el reflejo de las náuseas regrese; no se le proporcionarán comida, líquidos o fármacos durante este período. Explícale que la ronquera y el dolor de garganta son temporales y que, cuando el reflejo nauseoso regrese, se le podrán administrar pastillas o gargarismos para aliviarlos.
- Informa de inmediato la presencia de moco sanguinolento, disnea, sibilancias o dolor de tórax al médico tratante. Se obtendrá una radiografía de tórax después del procedimiento y el paciente puede recibir un broncodilatador en aerosol.
- Busca crepitaciones subcutáneas alrededor de la cara y el cuello del paciente, las cuales podrían indicar una perforación traqueal o bronquial.
- Mantente alerta a los problemas respiratorios debidos a un edema laríngeo o un laringoespasmo; llama al médico de inmediato si observas una respiración dificultosa.
- Busca signos de hipoxia, neumotórax, broncoespasmo o sangrado.
- Mantén el equipo de reanimación y una bandeja de traqueotomía disponibles durante el procedimiento y hasta 24 h después.

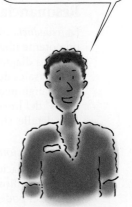

En la broncoscopia se inspecciona la tráquea y los pulmones a través de un broncoscopio.

Radiografía de tórax

Debido a que el tejido pulmonar normal es radiolúcido, cuerpos extraños, infiltrados, líquidos, tumores y otras anomalías aparecen como densidades (áreas blancas) en una radiografía de tórax. Es mucho más útil cuando se compara con las placas previas del paciente porque el radiólogo puede detectar los cambios.

Por sí misma, una radiografía de tórax no proporciona información para un diagnóstico definitivo. Por ejemplo, puede no revelar una enfermedad pulmonar obstructiva leve a moderada. A pesar de esto, puede mostrar la ubicación y el tamaño de las lesiones e identificar anomalías estructurales que influyen en la ventilación y la difusión. Ejemplos de anomalías visibles en los rayos X incluyen neumotórax, fibrosis, atelectasias e infiltrados.

Una radiografía de tórax sola puede no confirmar un diagnóstico, pero puede mostrarte anomalías estructurales y la localización y el tamaño de la lesión.

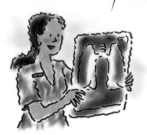

Consideraciones de enfermería

* Dile al paciente que debe utilizar una bata sin broches y quitarse todas las alhajas del cuello y el tórax, pero que no necesita quitarse los pantalones, las medias y los zapatos.
* Si el estudio se realiza en el departamento de radiología, dile que estará parado o sentado frente al aparato. Si se realiza en su cama, alguien le ayudará a sentarse y le colocará una placa fría y dura en la espalda. Se le pedirá que contenga el aliento unos segundos mientras se obtiene la placa. Deberá quedarse quieto esos segundos.
* Tranquiliza al paciente respecto a que la cantidad de exposición a la radiación es mínima. Explícale que el personal de la institución saldrá del área cuando el técnico tome la placa porque ellos se exponen a la radiación varias veces al día.

Resonancia magnética

La *resonancia magnética* (RM) es un estudio no invasivo que emplea un potente imán, ondas de radio y un dispositivo electrónico para ayudar a diagnosticar trastornos respiratorios. Proporciona imágenes transversales de alta resolución de las estructuras del pulmón y traza el flujo sanguíneo. La mayor ventaja de la RM es su capacidad de "ver a través" del hueso y de delimitar tejidos blandos llenos de líquido con gran detalle, sin utilizar radiaciones ionizantes o medios de contraste.

Consideraciones de enfermería

* Dile al paciente que debe quitarse todas las alhajas y sacar todo de sus bolsillos. Explícale que no puede haber metal en la sala del estudio; el poderoso imán podría desmagnetizar las tiras magnéticas de las tarjetas de crédito o hacer que un reloj se detenga. Si tiene algún metal en el cuerpo, como un marcapasos, una clavija o un disco

ortopédicos, y fragmentos de balas o de metralla, dile que debe informarle al médico.

- Explica al paciente que se le pedirá que se acueste sobre una mesa que se desliza 2.4 m dentro del túnel del imán.
- Dile que respire con normalidad, pero que no hable o se mueva durante el estudio para evitar distorsionar los resultados; la prueba en general dura 15-30 min, pero puede requerir hasta 45 min.
- Adviértele que el aparato hace mucho ruido, que va desde un constante "ping" hasta un sonido más fuerte, como un "bang". Dile que se le darán protectores acústicos. Es posible que sienta claustrofobia o aburrimiento. Sugiérele que trate de relajarse y se concentre en la respiración o en su imagen favorita.

Angiografía pulmonar

También llamada *arteriografía pulmonar*, la angiografía pulmonar permite el examen radiográfico de la circulación en los pulmones.

Teñir para descubrir

Tras inyectar un contraste radiactivo a través de un catéter insertado en la arteria pulmonar o una de sus ramas, se obtiene una serie de radiografías para detectar anomalías en el flujo de sangre, posiblemente causadas por embolias o un infarto pulmonar. Este estudio proporciona resultados más confiables que un gammagrama $\dot{V}/\dot{Q}$, pero tiene más riesgos, como producir arritmias cardíacas.

Consideraciones de enfermería

- Dile al paciente quién realizará el estudio y dónde y cuándo se llevará a cabo. Explícale que requiere alrededor de 1 h y permite confirmar una embolia pulmonar.
- Dile que deberá ayunar por 6 h antes del estudio o según indicación. El paciente puede seguir con el régimen de medicamentos a menos que el médico indique otra cosa.
- Pregúntale si tiene o ha tenido reacciones alérgicas a medios de contraste, mariscos o yodo. Si es así, informa al médico antes de comenzar el estudio.
- Explícale que se le proporcionará un sedante, por ejemplo, diazepam, según la indicación. También puede indicarse difenhidramina con el fin de reducir el riesgo de reacción al contraste.
- Explica el procedimiento al paciente. El médico realizará una punción en la vena antecubital, femoral, yugular o subclavia. El paciente puede sentir presión en el sitio. El médico introducirá y avanzará un catéter.

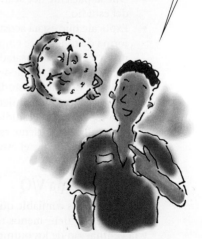

Dile al paciente que deberá ayunar por 6 h antes de la angiografía pulmonar o según indicación.

- Después la inserción de un catéter, revisa la curación compresiva en busca de sangrado y descarta una oclusión arterial valorando la temperatura, la sensación, el color y el pulso periférico distal al sitio de inserción.
- Después del estudio, observa al paciente en busca de hipersensibilidad al contraste o al anestésico local. Mantén el equipamiento de urgencia cerca y mantente alerta a la presencia de disnea.

Tomografía computarizada de tórax

Una TC de tórax proporciona vistas transversales del tórax al hacer pasar rayos X de un aparato computarizado a través del cuerpo a diferentes ángulos y profundidades. La TC proporciona una imagen tridimensional de los pulmones, lo que le permite al médico evaluar anomalías en la configuración de la tráquea o los bronquios principales y valorar masas o lesiones, como tumores y abscesos, y sombras anómalas en los pulmones (véase *No dejes que una embolia pulmonar escape a la detección de los estudios*). A veces se utiliza un medio de contraste para resaltar los vasos sanguíneos y permitir una mejor discriminación visual.

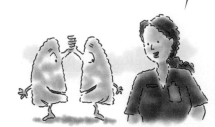

Una TC de tórax proporciona una imagen tridimensional de los pulmones. Así que, amigos, ¿listos para la foto?

Consideraciones de enfermería

- Pregunta al paciente si tiene o ha tenido reacciones alérgicas a medios de contraste, mariscos o yodo. Si es así, informa al médico antes de comenzar el estudio.
- Dile al paciente que si se emplea contraste, debe ayunar 4 h antes del estudio.
- Explícale que estará acostado en un aparato grande y ruidoso con forma de túnel. Si se emplea un contraste, puede tener náuseas, rubor, calor o gusto salado cuando se inyecta en la vena el líquido.
- Dile que el equipo puede hacerle sentir claustrofóbico. No debe moverse durante el estudio y debe tratar de relajarse y respirar con normalidad. El movimiento puede invalidar los resultados y requerir una repetición del estudio.
- Tranquiliza al paciente respecto de que la exposición a la radiación es mínima durante el estudio.

Gammagrama V̇/Q̇

Aunque menos confiable que la angiografía pulmonar, un gammagrama V̇/Q̇ tiene menos riesgos. Este estudio indica la perfusión y la ventilación de los pulmones; se utiliza para evaluar los desequilibrios en estos factores, detectar embolias pulmonares y evaluar la función pulmonar, sobre todo antes de una operación en pacientes con reservas pulmonares limítrofes.

El peso de la evidencia

No dejes que una embolia pulmonar escape a la detección de los estudios

¿Cuál es el mejor estudio?

Cada año, los departamentos de urgencias tienen un flujo continuo de pacientes con dificultades respiratorias. En muchos de estos pacientes se sospecha una embolia pulmonar, pero ¿cómo sabes cuál debe ser estudiada? La evaluación de las probabilidades del paciente de tener una embolia pulmonar mediante las puntuaciones de Well o de Ginebra ayuda a determinar la necesidad de realizar estudios de diagnóstico. Estas herramientas establecen factores de riesgo para la embolia pulmonar, tales como edad, antecedentes de problemas de la coagulación, neoplasias que causan coágulos y cirugía reciente o períodos de inmovilización. Estas herramientas ayudan a tener los costes médicos bajo control y a identificar a los pacientes que necesitan una evaluación adicional cuando se presentan problemas respiratorios.

Combo de dos estudios

Una TC y un dímero D (fragmento de degradación de la fibrina) funcionan de forma eficaz en conjunto. Junto con los resultados de las herramientas de preevaluación sistemática, estos dos estudios ayudan a identificar a los pacientes con embolia pulmonar. *Fuente:* Kamran, B., & Byrd, R. P. (2015). Pulmonary embolism clinical scoring systems. *Medscape.* Disponible en http://emedicine.medscape.com/article/1918940-overview

Consideraciones de enfermería

- Informa al paciente que un gammagrama V̇/Q̇ requiere la inyección de un contraste radiactivo. Explícale que estará en posición supina sobre la mesa mientras se le inyecta una sustancia proteica radiactiva en una vena del brazo.
- Con el paciente en posición supina, un dispositivo obtendrá imágenes mientras el paciente yace de lado, en posición prona y se sienta. Cuando el paciente esté en posición prona, se inyectará más contraste.
- Tranquilízalo respecto de que la cantidad de radiactividad en el contraste es mínima. Sin embargo, el paciente puede experimentar algunas molestias durante la venopunción y por estar acostado en una mesa dura y fría. También puede sentir claustrofobia cuando esté rodeado por el equipamiento.

Otros estudios diagnósticos

Otros estudios diagnósticos incluyen la oximetría de pulso, la toracocentesis y las pruebas de función pulmonar (PFP).

Oximetría de pulso

La *oximetría de pulso* es un estudio no invasivo continuo de la saturación de oxígeno en sangre arterial que utiliza una sonda fijada a un sitio sensor (por lo general el lóbulo de la oreja o un dedo). El porcentaje expresado es una relación entre el oxígeno y la hemoglobina (véase *Niveles de oximetría de pulso*).

Consideraciones de enfermería
- Coloca la sonda en el dedo u otro sitio específico para el sensor de manera que la luz y los sensores estén en lados opuestos.
- Protege el transductor de la exposición a luces fuertes. Revisa de forma frecuencia el sitio del transductor para asegurarte de que el dispositivo está en su lugar, y examina la piel en busca de abrasiones y deterioro de la circulación.
- Cambia de lugar el transductor al menos cada 4 h para evitar la irritación de la piel.
- Si la oximetría se ha realizado de manera apropiada, las lecturas de la saturación estarán dentro del 2 % de los valores de GA cuando la saturación está entre el 84 y el 98 %.

Toracocentesis

También conocida como *aspiración de líquido pleural*, la toracocentesis se usa para obtener una muestra de líquido pleural para análisis, aliviar la compresión pulmonar y, a veces, obtener muestras de tejido pulmonar para biopsia.

Consideraciones de enfermería
- Informa al paciente que se medirán sus constantes vitales y se limpiará el área alrededor del sitio de inserción de la aguja, lo que incluye cortar o rasurar el vello.
- Explícale que el médico limpiará el sitio de inserción de la aguja con una solución antiséptica fría y luego inyectará anestésico local. El paciente puede experimentar una sensación de quemazón cuando se inyecta el anestésico.

Tranquilo... tranquilo...
- Explícale que una vez que la piel esté adormecida, el médico insertará una aguja. El paciente sentirá presión durante la inserción y el retiro. Es necesario que se quede quieto durante el estudio para evitar lesionar el pulmón. Debe tratar de relajarse y respirar de forma normal y debe evitar toser, respirar profundamente o moverse.
- Enfatiza que debe informar al médico si experimenta disnea, palpitaciones, sibilancias, mareos, debilidad o sudoración; estos síntomas pueden indicar dificultad respiratoria. Una vez retirada la aguja, el médico aplicará una presión ligera en el sitio y luego una banda adhesiva.

Niveles de oximetría de pulso

La oximetría de pulso, que puede ser intermitente o continua, valora la saturación arterial de oxígeno. Los niveles de saturación normal de oxígeno están entre el 95 y 100 % para los adultos y entre el 94 y 100 % para los neonatos de término. Niveles inferiores pueden indicar hipovolemia y justifican una intervención.

Factores intervinientes
Ciertos factores pueden interferir con la precisión de la prueba. Por ejemplo, una concentración alta de bilirrubina puede reducir de manera falsa las lecturas de saturación de oxígeno, mientras que los niveles elevados de carboxihemoglobina o metahemoglobina pueden elevar falsamente las lecturas de saturación de oxígeno. Ciertas sustancias intravasculares, como las emulsiones lipídicas y los contrastes, también pueden afectar las lecturas. Otros factores intervinientes incluyen luces (como fototerapia o luz solar directa), movimiento del paciente y pigmento en la oreja excesivo, vasculopatía periférica grave, hipotermia, hipotensión y vasoconstricción.

- Indica al paciente que deberá informar si sale líquido o sangre del sitio de inserción, así como los signos y síntomas de dificultad respiratoria.

Pruebas de función pulmonar

Las PFP pueden medir volumen o capacidad. Estos estudios ayudan al diagnóstico en pacientes con sospecha de disfunción respiratoria. El médico indica estas pruebas para:

- Evaluar la función ventilatoria a través de mediciones espirométricas
- Determinar la causa de la disnea
- Evaluar la eficacia de los medicamentos, como broncodilatadores y esteroides
- Determinar si una anomalía respiratoria se debe a un proceso patológico obstructivo o restrictivo
- Evaluar la extensión de la disfunción

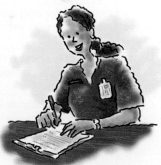

> Algunas pruebas de la capacidad pulmonar deben calcularse. ¡Qué bueno que mis capacidades matemáticas están al máximo!

Verificar el volumen

La espirografía directa mide el volumen corriente y el volumen de reserva espiratoria, dos de las cinco pruebas de función pulmonar. El volumen minuto, el volumen de reserva inspiratoria y el volumen residual se calculan con los resultados de otras PFP.

Cálculo de la capacidad

De las pruebas de capacidad pulmonar, deben calcularse la capacidad residual funcional, la capacidad pulmonar total y el flujo medio espiratorio máximo. Las mediciones o cálculos directos proporcionan la capacidad vital y la capacidad inspiratoria. Las mediciones espirográficas directas incluyen capacidad vital forzada, volumen espiratorio forzado y ventilación voluntaria máxima. La cantidad de monóxido de carbono exhalado permite el cálculo de la capacidad de difusión para el monóxido de carbono (véase *Interpretación de los resultados de los estudios de función pulmonar*, p. 368).

Consideraciones de enfermería

- Para algunos estudios, el paciente deberá estar sentado derecho y utilizar una pinza de nariz.
- Explícale que puede recibir un broncodilatador en aerosol. El paciente puede necesitar su administración más de una vez para evaluar la eficacia del fármaco.
- Enfatiza que el estudio será rápido si el paciente sigue las indicaciones, intenta hacerlo bien y mantiene el sello firme alrededor de la boquilla o el tubo para asegurar resultados precisos.
- Instrúyelo para que afloje sus prendas de vestir y pueda respirar con libertad. Dile que no debe fumar o comer demasiado en las 4 h anteriores al estudio.

Interpretación de los resultados de los estudios de función pulmonar

Puede que debas interpretar los resultados de las pruebas pulmonares en tu valoración del estado respiratorio del paciente. Utiliza el cuadro a continuación como guía para las pruebas de función pulmonar habituales.

Restrictivo u obstructivo

El cuadro menciona defectos restrictivos y obstructivos. Un *defecto restrictivo* es aquel en el que una persona no puede inhalar una cantidad normal de aire. Puede ocurrir por deformaciones en la pared torácica, enfermedades neuromusculares o infecciones respiratorias agudas.

Un *defecto obstructivo* es aquel en el que algo obstruye el flujo de aire hacia o fuera de los pulmones. Puede ocurrir por enfermedades como asma, bronquitis crónica, enfisema y fibrosis quística.

Estudio	Consecuencias
Volumen corriente (VC): cantidad de aire inhalado o exhalado durante una respiración normal.	La reducción del VC puede indicar una enfermedad restrictiva y necesita más estudios, como pruebas completas de función pulmonar y una radiografía de tórax.
Volumen minuto (VM): cantidad de aire respirada por minuto.	En un enfisema puede haber un VM normal. La reducción del VM puede indicar otras enfermedades, como edema pulmonar.
Volumen de reserva inspiratoria (VRI): cantidad de aire inhalada después de una inspiración normal.	El VRI anómalo solo no indica una disfunción respiratoria. El VRI disminuye durante el ejercicio normal.
Volumen de reserva espiratoria (VRE): cantidad de aire que puede exhalarse después de una espiración normal.	El VRE varía incluso en personas sanas.
Capacidad vital (CV): cantidad de aire que puede exhalarse después de una inspiración máxima.	Una CV normal o aumentada con reducción de las tasas de flujo puede indicar una reducción en el tejido pulmonar funcional. La reducción de la CV con tasas de flujo normales o aumentadas puede indicar esfuerzo respiratorio, reducción de la expansión torácica o limitación en el movimiento del diafragma.
Capacidad inspiratoria (CI): Cantidad de aire que puede inhalarse después de una espiración normal.	Una reducción en la CI indica una enfermedad restrictiva.
Capacidad vital forzada (CVF): cantidad de aire que puede exhalarse después de una inspiración máxima.	La reducción de la CVF indica resistencia al flujo en el aparato respiratorio por trastornos obstructivos, como bronquitis crónica, enfisema y asma.
Volumen espiratorio forzado (VEF): volumen de aire en la primera (VEF_1), segunda (VEF_2) o tercera (VEF_3) maniobra de CVF.	La reducción del VEF_1 y el aumento de VEF_2 y VEF_3 pueden indicar una enfermedad obstructiva. Un VEF_1 normal o reducido puede indicar enfermedad restrictiva.

- Recuerda que la ansiedad puede afectar la precisión del estudio. Además, toma en cuenta que ciertos medicamentos, como analgésicos y broncodilatadores, pueden producir resultados engañosos. Puede indicarse suspender los broncodilatadores y otros tratamientos respiratorios antes del estudio. Si el paciente recibe un broncodilatador durante éste, no administres otra dosis por 4 h.

Tratamientos

Los trastornos respiratorios interfieren con la limpieza de las vías aéreas, los patrones respiratorios y el intercambio de gases. Si no se corrigen, pueden afectar de forma adversa muchos otros aparatos y sistemas, y ser mortales. Los tratamientos para los trastornos respiratorios incluyen terapia farmacológica, cirugía, tratamiento inhalatorio y fisioterapia torácica.

Tratamiento farmacológico

Los fármacos se utilizan para tratar las vías aéreas en trastornos como asma bronquial y bronquitis crónica, y pueden incluir:

- Xantinas (teofilina y derivados) y adrenérgicos, para dilatar las vías bronquiales y reducir la resistencia de las vías aéreas, lo que facilita la respiración y permite una correcta ventilación.
- Corticoesteroides, para reducir la inflamación y hacer que las vías aéreas respondan adecuadamente a los broncodilatadores.
- Antihistamínicos, antitusivos y expectorantes, para ayudar a suprimir la tos y movilizar las secreciones.
- Antimicrobianos, para reducir o eliminar los microorganismos con capacidad infecciosa.
- Modificadores de los receptores de leucotrienos, para ayudar a bloquear el efecto vasoconstrictor de los leucotrienos.
- Antihistamínicos, para bloquear o revertir la inflamación causada por la sensibilidad a los alérgenos.
- Agonistas beta, para ayudar a relajar los músculos y permitir la broncoconstricción.

Cirugía

Si los medicamentos u otros abordajes terapéuticos fracasan en mantener la permeabilidad de las vías aéreas y proteger la salud de los tejidos de la enfermedad, el paciente puede requerir una intervención quirúrgica. Las cirugías respiratorias incluyen traqueotomía, colocación de una sonda pleural y toracotomía. También pueden estar indicadas una resección o reducción pulmonares, neumonectomía o cirugía de trasplante pulmonar.

Traqueotomía

Una traqueotomía proporciona una vía aérea para un paciente intubado que necesita ventilación mecánica prolongada y ayuda a eliminar las secreciones traqueobronquiales bajas en un paciente que no puede eliminarlas él solo. También se realiza en urgencias cuando la intubación endotraqueal (ET) no es posible, para evitar que un paciente inconsciente o paralizado broncoaspire alimentos o secreciones, y para puentear una obstrucción en la vía aérea superior debido a traumatismo, quemadura, epiglotitis o tumor.

Una traqueotomía ayuda a eliminar las secreciones traqueobronquiales bajas en un paciente que no puede eliminarlas él solo. ¡Un poco de ayuda por aquí!

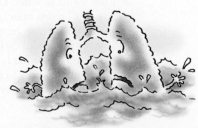

Cuando el médico realiza la incisión quirúrgica, introduce una cánula de traqueotomía para permitir el acceso a la vía aérea. Se pueden seleccionar varios estilos de cánulas, según el estado del paciente (véase *Comparación de las cánulas de traqueotomía*).

Preparación del paciente

Antes de una traqueotomía, sigue estos pasos:

- Para un procedimiento de urgencia, explica de manera breve la traqueotomía mientras el tiempo lo permita y obtén los materiales o la bandeja de traqueotomía con rapidez.
- Para una traqueotomía programada, explica el procedimiento y la necesidad de anestesia general al paciente y su familia. Si es posible, menciona si la traqueotomía será temporal o permanente.
- Establece un sistema de comunicación con el paciente (una pizarra o tarjetas), y realiza prácticas para asegurar que puede comunicarse con comodidad mientras tenga limitaciones en el habla.

Un amigo necesitado

- Si el paciente requiere una traqueotomía prolongada o permanente, preséntale a alguien que haya experimentado el procedimiento y se ha ajustado bien a sus cuidados.
- Asegúrate de que las muestras para análisis de GA y otros estudios diagnósticos han sido recolectadas y que el paciente o un familiar ha firmado el consentimiento informado.

Control y cuidados posteriores

Después de una traqueotomía, sigue estos pasos:

- Ausculta los ruidos respiratorios cada 2 h después de terminado el procedimiento. Busca crepitantes, roncus o reducción de los ruidos respiratorios.
- Busca cualquier sangrado anómalo en el sitio de traqueotomía. Una pequeña cantidad de sangre es normal las primeras 24 h.
- Rota al paciente cada 2 h para evitar la acumulación de secreciones traqueales. Según esté indicado, proporciona fisioterapia torácica para ayudar a movilizar las secreciones, y registra su cantidad, consistencia, color y olor.
- Reemplaza la humedad perdida al puentear la nariz, la boca y la mucosa de la vía aérea para reducir los efectos desecantes del oxígeno sobre las mucosas. La humidificación también ayuda a licuar las secreciones. El oxígeno administrado a través de un tubo en "T" o una máscara de traqueotomía debe conectarse a un nebulizador o un humidificador en cascada calentado.
- Evalúa los resultados de la GA y compáralos con los valores basales para confirmar la adecuación de la oxigenación y la eliminación del dióxido de carbono. Además, revisa los valores de la oximetría del paciente, según indicación.

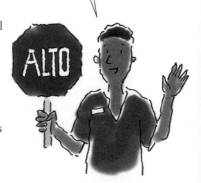

Evita aspirar al paciente más de 10 seg cada vez, y detente si presenta dificultad respiratoria.

Comparación de las cánulas de traqueotomía

Las cánulas de traqueotomía están hechas de plástico o metal y vienen sin manguito, con manguito o fenestradas. La selección del tipo depende del estado del paciente y la preferencia del médico. Asegúrate de estar familiarizado con las ventajas y desventajas de las cánulas de traqueotomía empleadas con frecuencia.

Sin manguito

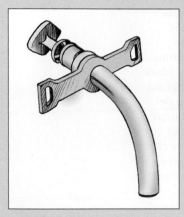

De plástico con manguito
(baja presión y alto volumen)

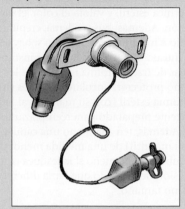

Fenestradas

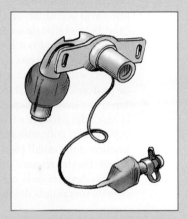

Ventajas
• Flujo de aire libre alrededor de la cánula y a través de la laringe
• Menor riesgo de daño traqueal
• Ventilación mecánica posible en pacientes con enfermedad neuromuscular

Desventajas
• Aumento del riesgo de broncoaspiración en adultos debido a la falta de manguito
• Posible necesidad de un adaptador para la ventilación

Ventajas
• Desechable
• Manguito unido a la cánula (no se desprende de forma accidental dentro de la tráquea)
• Baja presión del manguito que se distribuye contra la pared traqueal (no hay necesidad de desinflarlo con regularidad para reducir la presión)
• Menor riesgo de daño traqueal

Desventajas
• Más costosas que otras cánulas

Ventajas
• Poder hablar a través de la vía aérea cuando la abertura externa está tapada y el manguito está desinflado
• Respiración mediante ventilación mecánica posible mediante una cánula interna colocada y el manguito inflado
• Cánula interna fácil de retirar para limpieza

Desventajas
• Posible oclusión de la fenestración
• Posible desplazamiento de la cánula interna
• Necesidad de retirar la tapa antes de inflar el manguito

• Aspira la traqueotomía con una técnica estéril para eliminar las secreciones sólo cuando sea necesario. Evita aspirar a un paciente por más de 10 seg por vez, y suspende el procedimiento si presenta dificultad respiratoria.

Sentirse seguro

- Asegúrate de que las cintas de la traqueotomía estén fijas, pero no muy apretadas. Para evitar el desplazamiento o la expulsión accidental de la cánula, evita cambiar las tiras hasta que el trayecto del estoma esté maduro o estable. Informa cualquier pulsación de la cánula al médico; esto puede indicar que el tubo está cerca del tronco innominado arterial, lo que puede producir una hemorragia.
- Cambia la curación de la traqueotomía cuando se ensucie o una vez por turno utilizando una técnica estéril, y valora el color, el olor, la cantidad y el tipo de secreción. Además, busca edema, crepitación, eritema y sangrado en el sitio e informa de inmediato si hay sangrado excesivo o secreción inusual. Respeta las políticas institucionales para el cambio de las cánulas de traqueotomía respecto de los equipos de protección personal, como protectores oculares, guantes y máscara.
- Ten una cánula de traqueotomía estéril (con su mandril) al lado de la cama del paciente y mantente preparado para reemplazar un tubo expulsado o contaminado. Además, ten a la mano una cánula de traqueotomía estéril (con su mandril) de una medida menor que el actual. Puedes requerir un tubo más pequeño si la tráquea comienza a cerrarse después de la expulsión del tubo, lo que haría difícil la inserción de una cánula del mismo tamaño.

Instrucciones para la atención domiciliaria

Sigue estos pasos para ayudar al paciente y su familia a que se preparen para regresar a su domicilio:

- Dile al paciente o a su familia que informe al médico cualquier problema respiratorio, dolor de pecho o en el estoma, o un cambio en la cantidad o el color de las secreciones.
- Asegúrate de que el paciente o su familia puedan cuidar del estoma y la cánula de traqueotomía de forma adecuada.
- Dile al paciente que ponga un filtro de espuma sobre el estoma en invierno para calentar el aire inspirado y utilice un babero sobre el filtro.
- Enseña al paciente a doblarse desde la cintura al toser para ayudar a expulsar las secreciones. Dile que tenga a la mano pañuelos desechables para recoger las secreciones.
- Instruye al paciente y su familia para que tengan una cánula de traqueotomía estéril adicional a la mano; asegúrate de que toda la familia sepa dónde está.

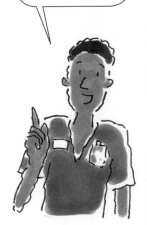

Dile al paciente que se incline desde la cintura al toser, para ayudar a expulsar las secreciones.

Colocación de una sonda pleural

Puede requerirse una sonda pleural para ayudar a tratar casos de neumotórax, hemotórax, empiema, derrame pleural o quilotórax. Colocado en el espacio pleural, la sonda permite drenar sangre, líquidos y pus, así como reinsuflar los pulmones.

Impermeable

En el neumotórax, la sonda restablece la presión negativa en el espacio pleural a través de un drenaje mediante un sistema de sello de agua. El agua en el sistema impide que el aire vuelva por aspiración a la pleura durante la inspiración. Si se produce una filtración a través de los bronquios y no puede sellarse, se aplica aspiración al sistema de agua para extraer el aire del espacio pleural con más rapidez que lo que se acumula.

Preparación del paciente

- Si el tiempo lo permite, el médico obtendrá un consentimiento informado después de explicar el procedimiento. Tranquiliza al paciente respecto de que la colocación de una sonda pleural le ayudará a respirar con más facilidad.
- Mide las constantes vitales iniciales y administra un sedante, según indicación.
- Si el paciente requiere un sistema de drenaje con sello de agua, reúne el equipamiento necesario, incluida una bandeja o caja de tórax y el sistema de recolección elegido. Prepara lidocaína para usar anestesia local, según indicación. El médico limpiará el sitio de incisión con una solución antimicrobiana. Prepara el sistema de drenaje según las instrucciones del fabricante y colócalo al lado de la cama, por debajo del nivel del pecho del paciente. Estabiliza la unidad para evitar que se golpee (véase *Sistema de drenaje torácico cerrado*).

Sistema de drenaje torácico cerrado

Un sistema de drenaje plástico desechable de una sola pieza, como el Pleur-evac®, tiene tres cámaras; la de drenaje está a la derecha y tiene tres columnas para calibrar que muestran la cantidad de secreciones recogida. Cuando la primera columna se llena, el material de drenaje pasa a la segunda y, cuando ésta se llena, a la tercera. La cámara del sello de agua está en el centro. La cámara de control de aspiración a la izquierda está llena de agua para lograr varios niveles de aspiración. En la parte posterior del dispositivo hay varios diafragmas de goma para cambiar el nivel de agua u obtener muestras del material de drenaje. Una válvula de liberación de presión positiva en la punta de la cámara del sello de agua expulsa el exceso de presión hacia la atmósfera, lo que impide un aumento de ésta.

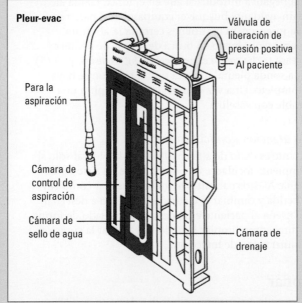

Control y cuidados posteriores

Una vez introducida la sonda, sigue estos pasos:

- Una vez que el paciente con una sonda pleural está estabilizado, indícale que realice varias respiraciones profundas para insuflar los pulmones por completo y ayudar a empujar el aire pleural fuera de la sonda.
- Mide las constantes vitales justo después de la colocación de la sonda y cada 15 min después, de acuerdo con la política de la institución (en general por 1 h).
- Evalúa de forma rutinaria la función de la sonda pleural. Describe y registra la cantidad del material de drenaje en una hoja de ingresos y egresos.
- Revisa la cámara de aspiración para asegurarte de que tiene el nivel de agua necesario. Es probable que tengas que agregar agua si se ha perdido por evaporación.
- Una vez extraída la mayor cantidad de aire, el sistema de drenaje debe burbujear sólo durante la espiración forzada, a menos que el paciente tenga una fístula broncopleural. El burbujeo constante en el sistema puede indicar una conexión floja o que la sonda se ha salido un poco del tórax del paciente. Corrige con rapidez cualquier conexión floja para prevenir complicaciones.
- Cambia las curaciones todos los días (o de acuerdo con la política de la institución) para limpiar el sitio y retirar secreciones.
- Si la sonda pleural se desplaza hacia afuera, cubre las aberturas de inmediato con gasa vaselinada y aplica presión para evitar que la presión inspiratoria negativa introduzca aire en el tórax. Llama al médico y haz que un ayudante busque el equipamiento para reinserción de la sonda mientras tú mantienes cerrada la abertura. Tranquiliza al paciente y obsérvalo en busca de signos de neumotórax hipertensivo (véase *Lucha contra el neumotórax hipertensivo*, p. 375).
- El médico retirará la sonda pleural una vez que el pulmón se haya reexpandido por completo. Una vez retirada la sonda, aplica una curación impermeable con vaselina.

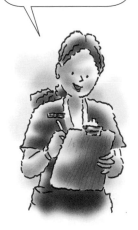

Describe y registra la cantidad de material de drenaje de la sonda pleural en una hoja de ingresos y egresos.

Instrucciones para la atención domiciliaria

Por lo general, un paciente es dado de alta con una sonda pleural sólo si sirve para drenar un empiema loculado, que no requiere un sistema de drenaje con sello de agua. A estos pacientes les debes enseñar cómo cuidar la sonda, curar la herida y cambiar la curación, así como a desechar las curaciones sucias. Enseña al paciente en quien se ha retirado de forma reciente una sonda pleural cómo limpiar la herida y cambiar la curación. Dile que informe cualquier signo de infección.

Resección pulmonar

Una resección pulmonar es la extirpación quirúrgica de parte o todo el pulmón; se realiza con el fin de conservar tejido pulmonar sano. La resección pulmonar puede implicar una neumonectomía, una lobectomía, una resección segmentaria o una resección en cuña.

Lucha contra el neumotórax hipertensivo

Un neumotórax hipertensivo o a tensión, el atrapamiento de aire dentro del espacio pleural, puede ser letal sin un tratamiento inmediato.

¿Qué lo causa?

Una sonda pleural obstruida o desplazada es una causa usual de neumotórax hipertensivo. Otras causas son traumatismo contuso de tórax o ventilación mecánica de alta presión. El aumento de la presión positiva dentro de la cavidad torácica del paciente comprime el pulmón afectado y el mediastino, empujándolos hacia el pulmón opuesto. Esto deteriora el retorno venoso y el gasto cardíaco, y puede hacer que el pulmón colapse.

Signos reveladores

Sospecha un neumotórax hipertensivo si el paciente presenta disnea, dolor de pecho, tos irritativa, vértigo, síncope o ansiedad después de un traumatismo de tórax contuso o si el paciente tiene una sonda pleural colocada. ¿La piel está fría, pálida y húmeda?, ¿la frecuencia respiratoria y cardíaca son inusualmente altas?, ¿el paciente tiene una expansión torácica desigual de ambos lados?

Si observas estos signos y síntomas, palpa cuello, cara y pared torácica del paciente en busca de enfisema subcutáneo y la tráquea en busca de desviación de la línea media. Ausculta los pulmones en busca de reducción o ausencia de ruidos respiratorios de un lado. Luego, percútelos en busca de hipersonoridad. Si sospechas un neumotórax hipertensivo, informa al médico de inmediato y ayuda a identificar la causa.

Totalidad

Una *neumonectomía* es la extirpación de todo el pulmón; en general se realiza para tratar un carcinoma broncogénico, pero también puede emplearse para tratar tuberculosis, bronquiectasias o abscesos pulmonares. Sólo se utiliza cuando un abordaje menos radical no puede extirpar todo el tejido enfermo. La presión de la cavidad torácica se estabiliza después del procedimiento y, con el tiempo, el líquido ingresa en la cavidad donde ha sido retirado el tejido pulmonar, lo que evita una desviación importante del mediastino.

Uno afuera, y quedan cuatro

Una *lobectomía* es la extirpación de uno de los cinco lóbulos del pulmón; se utiliza para tratar carcinoma broncogénico, tuberculosis, absceso pulmonar, bullas enfisematosas, tumores benignos o infecciones micóticas localizadas. Después de la cirugía, los demás lóbulos se expanden hasta llenar toda la cavidad pleural.

Una lobectomía puede emplearse para extirpar un lóbulo en el que se ha localizado una infección micótica. ¡Ay!, ¡sal de aquí!

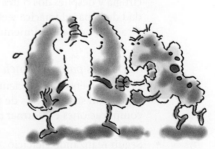

Trozos y trozos

Una *resección segmentaria* es la resección de uno o más segmentos pulmonares; conserva más tejido funcional que la lobectomía y en general se emplea para tratar bronquiectasias. Una *resección en cuña* es la extirpación de una pequeña porción del pulmón sin importar los segmentos; es la que más preserva tejido funcional de entre todas las cirugías, pero sirve para lesiones pequeñas y bien circunscritas. El tejido pulmonar remanente debe reexpandirse después de ambos tipos de resección.

Preparación del paciente

Sigue estos pasos para ayudar a preparar al paciente:

- Explica al paciente la cirugía planificada e infórmale que recibirá anestesia general.
- Dile que después de la operación puede tener sondas pleurales colocadas y recibir oxígeno.
- Enseña al paciente cómo realizar las técnicas de respiración profunda y explícale que las llevará a cabo después de la operación para expandir los pulmones. Además, enséñale a utilizar un espirómetro de incentivo; registra los volúmenes alcanzados para tener información basal.

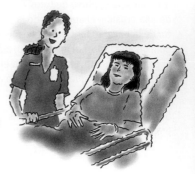

Explica al paciente que puede tener sondas pleurales colocadas y recibir oxígeno después de la cirugía.

Control y cuidados posteriores

Después de la cirugía, sigue estos pasos:

- Después de una neumonectomía, asegúrate de que el paciente esté recostado sólo del lado operado o sobre la espalda hasta que se estabilice su estado. Lo anterior evita que se drene líquido hacia el pulmón no afectado si se abre el bronquio suturado.
- Asegúrate de que la sonda pleural funciona, si se colocó una, y busca signos de neumotórax hipertensivo.
- Administra analgésicos, según indicación.
- Haz que el paciente inicie con los ejercicios de tos y respiraciones profundas tan pronto como su estado sea estable. Ausculta los pulmones, coloca al paciente en la posición de semi-Fowler, y haz que sostenga la herida quirúrgica para promover la tos y las respiraciones profundas.
- Realiza ejercicios pasivos de amplitud de movimiento la tarde de la cirugía y después dos o tres veces por día, para promover la movilidad de la pared torácica y el hombro. Progresa con ejercicios activos de amplitud de movimiento.

Instrucciones para la atención domiciliaria

Antes del alta, enseña al paciente a:

- Seguir con sus ejercicios de tos y respiraciones profundas para prevenir complicaciones e informar al médico sobre cambios en las características del esputo
- Seguir realizando ejercicios de amplitud de movimiento para mantener la movilidad del hombro y la pared torácica
- Evitar el contacto con personas que tienen infecciones respiratorias superiores
- Dejar de fumar
- Cuidar de su herida quirúrgica y cambiar las curaciones, según la necesidad

Terapia inhalatoria

La *terapia inhalatoria* usa técnicas de ventilación controlada para ayudar al paciente a mantener una ventilación óptima en caso de insuficiencia respiratoria. Las técnicas incluyen ventilación mecánica, presión continua positiva en la vía aérea (CPAP, de *continuous positive airway pressure*) y oxigenoterapia.

> La ventilación mecánica corrige el deterioro grave de la ventilación. ¡Eso me serviría mucho ahora!

Ventilación mecánica

La ventilación mecánica corrige el deterioro grave de la ventilación, evidenciado por hipercapnia, hipoxia y signos de dificultad respiratoria (como aleteo nasal, retracción intercostal, reducción de la presión arterial y sudoración). Por lo general, requiere de un tubo ET o una traqueotomía, y administra hasta un 100 % de aire ambiental bajo presión positiva o aire enriquecido con oxígeno en concentraciones de hasta el 100 %.

Presión encendida

Los principales tipos de sistemas de ventilación mecánica incluyen presión positiva, presión negativa y ventilación de alta frecuencia (HFV, de *high-frequency ventilation*). Los sistemas de presión positiva, los más utilizados, pueden ser con ciclado de volumen o de presión. Durante el ciclado respiratorio, la inspiración cesa cuando se alcanza una presión o un volumen preajustado.

Presión apagada

Los sistemas de presión negativa proporcionan ventilación a los pacientes que no pueden generar presiones inspiratorias adecuadas. Los sistemas HFV proporcionan tasas de ventilación altas con picos de presión en la vía aérea bajos, sincronizadas con el propio esfuerzo inspiratorio del paciente.

¿Quién tiene el control?

Los ventiladores mecánicos o respiradores pueden programarse para asistir, controlar o asistir-controlar. En el modo de asistencia, el paciente inicia la inspiración y recibe un volumen corriente preajustado de la máquina, que aumenta su esfuerzo ventilatorio y a la vez le deja determinar su propia frecuencia. En el modo de control, el ventilador envía un conjunto de volúmenes corrientes a una frecuencia prescrita, utilizando tiempos inspiratorios y espiratorios predeterminados. Este modo puede regular completamente la ventilación en un paciente con parálisis o paro respiratorio. En el modo de asistencia-control, el paciente inicia la respiración y un control de respaldo envía un número preajustado de respiraciones en un volumen establecido.

Sincronicidad

En la ventilación obligatoria intermitente sincronizada (SIMV, de *synchronized intermittent mandatory ventilation*), el ventilador envía un conjunto establecido de respiraciones de volúmenes específicos. Sin embargo, el paciente puede respirar de manera espontánea entre las respiraciones SIMV a volúmenes que difieren de los de la máquina. Por lo general, este tipo de ventilación es empleada como una herramienta para la retirada gradual del ventilador, pero también puede utilizarse para la ventilación y como una ayuda para acondicionar los músculos respiratorios.

> La SIMV ayuda a condicionar los músculos respiratorios.

Preparación del paciente

Antes de que la ventilación mecánica comience, sigue estos pasos:

- Describe al paciente el sistema de ventilación mecánica que se utilizará, incluidos sus beneficios y qué puede sentir.
- Si el paciente no ha sido intubado aún o no tiene una cánula de traqueotomía colocada, describe el proceso de intubación.
- Establece un sistema de comunicación con el paciente (como una pizarra), y tranquilízalo respecto de que siempre tendrá personal de enfermería cerca. Recuerda que un paciente con miedo puede luchar con la máquina, lo que interfiere con su propósito.
- Si es posible, coloca al paciente en posición de semi-Fowler para promover la expansión pulmonar. Registra las constantes vitales y los valores de GA iniciales.

Control y cuidados posteriores

El paciente debe estar intubado para establecer una vía aérea artificial. Por lo general, cuando se usa un tubo ET oral se coloca un protector bucal para evitar que el paciente muerda el tubo. Una vez intubado, solicita una radiografía de tórax para evaluar la colocación adecuada del tubo; fíjalo a la cara y marca el extremo proximal para establecer su posición. Asegúrate de que el paciente tiene un dispositivo de comunicación y una campanilla a la mano, y valora de forma continua el nivel de la oximetría de pulso.

En todos los pacientes, evalúa los valores de GA, según la indicación. La sobreventilación puede causar alcalosis respiratoria por reducción de las concentraciones de dióxido de carbono. Una ventilación alveolar o las atelectasias por un volumen corriente inapropiado pueden provocar acidosis respiratoria.

> Evalúa los valores de GA, según indicación, para detectar alcalosis o acidosis respiratorias. ¡A mí me gusta tener las cosas equilibradas!

Sigue estos pasos cada 1-2 h y según la necesidad:

- Revisa todas las conexiones entre el ventilador y el paciente. Asegúrate de que las alarmas críticas estén encendidas, como la de baja presión que indica una desconexión en el sistema y está ajustada a no menos de 3 cm H_2O, y la de alta presión que evita las presiones excesivas en la vía aérea. La alarma de alta presión debe estar ajustada entre 20 y 30 cm H_2O por encima de la presión pico en la vía aérea del paciente. Las alarmas de volumen también deben emplearse si están disponibles. Asegúrate de que el paciente tiene un timbre de llamada a la mano.
- Verifica que los ajustes del ventilador sean los correctos y que están en funcionamiento; compara la frecuencia respiratoria

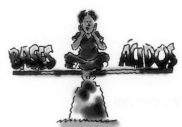

del paciente con el ajuste y, para un aparato con ciclado por volumen, revisa que el espirómetro alcance el volumen correcto. Para un aparato con ciclado por presión, utiliza un respirómetro para controlar el volumen corriente exhalado.

Agua, agua, por todos lados

* Revisa el humidificador y vuelve a llenarlo si es necesario. Revisa los tubos corrugados en busca de condensación; drena el agua recogida en el contenedor y deséchala. No drenes la condensación (que puede estar contaminada con bacterias) en el humidificador, y ten cuidado de no drenarla en la vía aérea del paciente.
* Si está indicado, dale al paciente varias respiraciones profundas (en general dos o tres) una vez por hora mediante el mecanismo de exhalación o una bolsa de reanimación ambú.
* Revisa la concentración de oxígeno cada 8 h y los valores de GA cada vez que se cambien los ajustes del ventilador. Evalúa el estado respiratorio al menos cada 2 h en el paciente agudo y cada 4 h en el crónico estable, para detectar la necesidad de aspiración y evaluar la respuesta al tratamiento. Aspira al paciente, según la necesidad, y registra la cantidad, el color, el olor y la consistencia de las secreciones. Ausculta el tórax para ver si hay una reducción de los ruidos respiratorios del lado izquierdo (una indicación de desplazamiento del tubo en el bronquio fuente derecho).
  Además, realiza lo siguiente:
* Evalúa ingresos y egresos de líquidos, y el equilibrio electrolítico del paciente. Pésalo según las indicaciones.
* Con una técnica estéril, cambia el humidificador, el nebulizador y los tubos del ventilador, de acuerdo con los protocolos de la institución.
* Cambia de posición al paciente frecuentemente y realiza fisioterapia torácica, según necesidad.

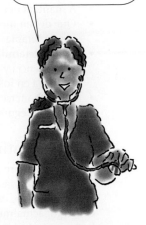

> Para detectar las pérdidas en el tubo de un paciente en ventilación mecánica, ausculta en busca de una reducción de los ruidos respiratorios en el lado izquierdo del pecho.

No más ardor de estómago

* Proporciona apoyo emocional para reducir el estrés, y administra antiácidos u otros medicamentos, según indicación, para reducir la producción de ácido gástrico y para ayudar a prevenir complicaciones gastrointestinales.
* Evalúa al paciente en busca de ruidos intestinales reducidos y distensión abdominal, que pueden indicar un íleo paralítico.
* Revisa la sonda nasogástrica y las heces en busca de sangre; las úlceras por estrés son complicaciones frecuentes de la ventilación mecánica.
* Si el paciente recibe una ventilación de alta presión, busca signos y síntomas de neumotórax (ausencia o disminución de ruidos respiratorios del lado afectado, dolor de pecho agudo y, posiblemente, desviación traqueal o enfisema mediastínico o subcutáneo).
* Si el paciente recibe oxígeno en concentraciones elevadas, busca signos y síntomas de toxicidad (precordialgia subesternal, aumento de la tos, taquipnea, reducción de la distensibilidad pulmonar y la capacidad vital, y reducción de la $Paco_2$ sin cambios en la concentración de oxígeno).

- Si el paciente se resiste a la ventilación mecánica y ésta se vuelve ineficaz, dale un sedante, un agente ansiolítico, un bloqueador neuromuscular o un anestésico de acción corta, según indicación, y obsérvalo de manera estrecha.

Instrucciones para la atención domiciliaria

Si el paciente requiere utilizar un ventilador en casa, enséñale a él y a un familiar:

- Cómo revisar el dispositivo y sus ajustes para tener una mayor precisión, así como el nebulizador y el equipamiento de oxígeno para que tengan un funcionamiento apropiado, al menos una vez por día.
- A mantener el nivel de agua del humidificador, según necesidad.
- Que deben medirse los valores de GA de forma periódica para evaluar la terapia.
- Cómo determinar su frecuencia cardíaca y a informar cambios en la frecuencia y el ritmo, así como dolor de pecho, fiebre, disnea o edema en los miembros.
- Cómo ponerse en contacto con el médico o el terapeuta respiratorio si tiene preguntas o problemas.

Presión continua positiva

Como su nombre lo sugiere, la ventilación CPAP mantiene la presión positiva en las vías aéreas durante todo el ciclo respiratorio del paciente. En un principio, ésta era administrada sólo con un ventilador, sin embargo, actualmente es posible darla a pacientes intubados y no intubados a través de una vía aérea artificial, una máscara o cánulas nasales por medio de un ventilador o un sistema generador de alto flujo separado (véase *Empleo de la presión continua positiva*, p. 381).

Sigue el flujo

La CPAP está disponible como un sistema de flujo continuo o un sistema a demanda. En el sistema de flujo continuo, una mezcla de aire-oxígeno fluye a través de un humidificador y una bolsa reservorio hacia un tubo en "T". En el sistema a demanda, una válvula se abre en respuesta del flujo inspiratorio del paciente.

Otros talentos

La CPAP no sólo trata el síndrome de dificultad respiratoria, también funciona con éxito como tratamiento para edema pulmonar, embolia pulmonar, bronquiolitis, embolia grasa, neumonitis, neumonía vírica, atelectasia postoperatoria y apnea del sueño. En los casos leves y moderados de estos trastornos, la CPAP proporciona una alternativa a la intubación y la ventilación mecánica. Aumenta la capacidad residual funcional al distender los alvéolos colapsados, lo que mejora la PaO_2 y reduce

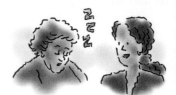

La CPAP ha tratado de manera exitosa varios trastornos, incluyendo síndrome de dificultad respiratoria, edema y embolia pulmonar, bronquiolitis y apnea del sueño.

Empleo de la presión continua positiva

Los dispositivos CPAP aplican presión positiva a las vías aéreas para evitar la obstrucción durante la inspiración en pacientes con apnea del sueño. Aquí se muestran dos tipos de dispositivos CPAP. Por lo general, las preferencias del paciente y el médico determinan qué dispositivo se utiliza.

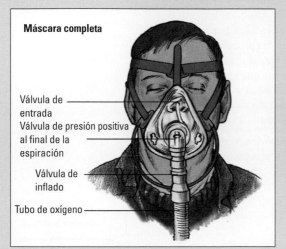

Máscara completa

Válvula de entrada

Válvula de presión positiva al final de la espiración

Válvula de inflado

Tubo de oxígeno

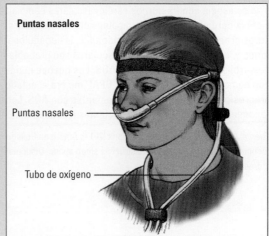

Puntas nasales

Puntas nasales

Tubo de oxígeno

el cortocircuito intrapulmonar y el consumo de oxígeno. También disminuye el trabajo de la respiración. La CPAP también puede emplearse para la desconexión gradual de un paciente de la ventilación mecánica.

A través de la nariz

La CPAP nasal ha demostrado ser exitosa como tratamiento prolongado para la apnea obstructiva del sueño. En este tipo de CPAP, el aire comprimido de alto flujo es dirigido a una máscara que cubre sólo la nariz. La presión aplicada a través de la máscara sirve como apoyo de contrapresión, lo que evita que la vía aérea superior inestable colapse durante la inspiración. También ayuda a reducir otros riesgos de la apnea del sueño (véase *Presión continua positiva y corazón*, p. 382).

No tan positivo

La CPAP puede provocar epigastralgia si el paciente traga aire durante el tratamiento (más frecuente cuando la CPAP se realiza sin intubación). El paciente puede sentir claustrofobia. Como la máscara CPAP también puede causar náuseas y vómitos, no debe utilizarse en pacientes que no responden o están en riesgo de vómitos y aspiración. Rara vez, la CPAP causa barotrauma o reducción del gasto cardíaco.

El peso de la evidencia

Presión continua positiva y corazón

La apnea obstructiva del sueño (AOS) ciertamente puede alterar el sueño, pero también se asocia con trastornos cardiovasculares como arteriopatía coronaria, insuficiencia cardíaca congestiva, hipotensión, arritmias cardíacas e ictus. Los investigadores creen que la disfunción endotelial, las coagulopatías, los procesos inflamatorios y los mecanismos neurovasculares son probablemente los responsables del desarrollo de cardiopatías en la AOS. Las buenas noticias son que varios estudios han demostrado que el uso de la CPAP mejora el estado cardíaco y reduce la progresión de la cardiopatía en pacientes con AOS. Los investigadores hoy en día recomiendan estudiar a estos pacientes en busca de cardiopatía y viceversa.

Fuente: American College of Physicians (2013). American College of Physicians releases new recommendations for treating obstructive sleep apnea. Disponible en https://www.acponline. org/newsroom/sleep_apnea.htm

Preparación del paciente

Si el paciente está intubado o tiene una traqueotomía, puedes utilizar la CPAP con un ventilador mecánico ajustando los parámetros. Evalúa las constantes vitales y los ruidos respiratorios durante la CPAP.

Si la CPAP se administrará a través de una máscara, por lo general es un terapeuta respiratorio quien ajusta el sistema y la máquina. La máscara debe ser transparente y liviana, con un sello suave y flexible. No se requiere un sello ajustado mientras pueda mantenerse la presión. Utiliza estudios de función pulmonar realizados en la cama del paciente y los resultados de la GA para establecer una evaluación de referencia.

Control y cuidados posteriores

Una vez comenzada la CPAP, sigue estos pasos:
- Monitoriza la reducción del gasto cardíaco, que puede producirse por el aumento de la presión intratorácica con la CPAP.
- Busca cambios en la frecuencia y el patrón respiratorios. Los patrones respiratorios incoordinados pueden indicar fatiga muscular respiratoria grave que la CPAP no puede solucionar. Informa al médico; el paciente puede requerir ventilación mecánica.
- Revisa el sistema de la CPAP en busca de fluctuaciones de la presión.
- Recuerda que las presiones altas en la vía aérea aumenta el riesgo de neumotórax, por lo que debes estar atenta en busca de dolor de pecho y reducción de los ruidos respiratorios.

Mira de cerca en busca de patrones respiratorios que puedan indicar fatiga grave de los músculos respiratorios que la CPAP no solucione.

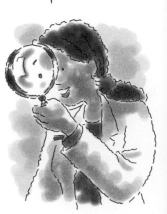

- Si es posible, utiliza el oxímetro para monitorizar la saturación de oxígeno, en especial cuando se quite la máscara de CPAP durante la atención de rutina.
- Si el paciente está estable, retira la máscara brevemente cada 2-4 h para proporcionar cuidados a la boca y la piel junto con líquidos. No apliques aceites o lociones bajo la máscara: reaccionarán con el material del sello. Incrementa el tiempo sin máscara a medida que aumenta la capacidad del paciente para mantener la oxigenación sin CPAP.
- Busca con cuidado filtraciones de aire alrededor de la máscara cerca de los ojos (un área difícil de sellar); el escape de aire puede secar los ojos y provocar conjuntivitis u otros problemas.
- Si el paciente utiliza un dispositivo de CPAP nasal para la apnea del sueño, observa una reducción de los ronquidos y la respiración bucal mientras duerme. Si estos signos no cesan, informa al médico; es posible que el sistema tenga una filtración o la presión sea inadecuada.

Instrucciones para la atención domiciliaria

La CPAP por apnea del sueño es el único tratamiento que requiere instrucciones para atención domiciliaria.

- Haz que el paciente muestre su capacidad para mantener las presiones indicadas sin un exceso de pérdida en el sistema. Enséñale cómo limpiar la máscara y cambiar los filtros de aire.
- Explícale que debe utilizar la CPAP nasal todas las noches, aun cuando se sienta mejor después de los tratamientos iniciales; los episodios de apnea recurrirán si no se emplea la CPAP como se indicó. El paciente debe llamar al médico si los síntomas recurren a pesar de un uso constante.
- Si el paciente es obeso, explícale que los tratamientos con CPAP pueden reducirse o suspenderse si pierde peso.

Oxigenoterapia

En la oxigenoterapia, el oxígeno se administra mediante máscaras, cánulas nasales, catéteres nasales o transtraqueales para prevenir o revertir la hipoxemia y reducir el trabajo respiratorio. Algunas causas posibles de hipoxemia incluyen enfisema, neumonía, síndrome de Guillain-Barré, insuficiencia cardíaca e infarto de miocardio (IM).

Completamente equipado

El equipamiento depende del estado del paciente y la fracción de oxígeno inspirado (FIO_2) requerida. Los sistemas de alto flujo, como la máscara de Venturi y los ventiladores, administran una mezcla de aire-oxígeno controlada con precisión. Los sistemas de bajo flujo, como las cánulas, los catéteres nasales, la máscara sencilla y la recicladora parcial o no recicladora, permiten una variación del porcentaje de oxígeno administrada, según el patrón respiratorio del paciente.

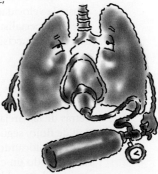

La oxigenoterapia evita o revierte la hipoxemia y reduce el trabajo de la respiración. ¡Gracias!

Compara y contrasta

Las cánulas nasales administran oxígeno a un flujo de 0.5-6 L/min. Son más económicas y fáciles de usar, y permiten hablar, comer y aspirar (e interfieren menos con las actividades del paciente que otros dispositivos). Aun así, las cánulas pueden causar desecación nasal y no pueden administrar concentraciones elevadas de oxígeno. En contraste, los catéteres nasales pueden administrar oxígeno a bajo flujo y concentraciones un poco más altas, pero en general no se utilizan debido a las molestias y la desecación de las mucosas. Las máscaras administran concentraciones de oxígeno de hasta el 100 %, pero no pueden emplearse para dar concentraciones controladas. Además, pueden no adaptarse bien y provocar molestias, y deben retirarse para comer. Los catéteres transtraqueales de oxígeno, utilizados para pacientes que requieren oxigenoterapia crónica, permiten una administración de oxígeno altamente eficiente, aumentan la movilidad con sistemas portables de oxígeno y evitan los efectos adversos de los sistemas de administración nasal. Sin embargo, pueden convertirse en una fuente de infección y requieren control y seguimiento cuidadosos después de la inserción, así como mantenimiento diario.

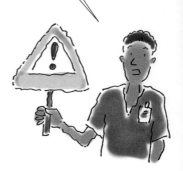

Asegúrate de que esté colocada la señal de oxigenoterapia en la parte de afuera de la puerta del paciente.

Preparación del paciente

Antes de comenzar la oxigenoterapia, sigue estos pasos:

- Instruye al paciente, sus compañeros de habitación y visitantes para que eviten el empleo de radios, televisiones, afeitadoras eléctricas u otros equipos mal conectados a tierra. Coloca el signo de *precauciones para oxígeno* en la puerta del paciente.
- Realiza una evaluación cardiopulmonar y verifica que se hayan tomado los valores iniciales de GA u oximetría.
- Revisa la permeabilidad de las narinas del paciente (puede requerir una máscara si están bloqueadas). Consulta al médico si el paciente requiere un cambio en la vía de administración.

Se requiere ensamblaje

- Ensambla el equipo, revisa las conexiones y abre la fuente de oxígeno. Asegúrate de que el humidificador burbujee y el oxígeno fluya a través de las cánulas, los catéteres o la máscara.
- Ajusta la velocidad de flujo, según indicación. Si es necesario, haz que un especialista respiratorio revise el medidor de flujo para lograr una mayor precisión.

Procedimiento

- Cuando apliques una cánula nasal, dirige las curvas hacia adentro, siguiendo la curvatura natural de las narinas. Engancha los tubos detrás de las orejas del paciente y bajo el mentón. Establece la velocidad de flujo, según la indicación.
- Si estás colocando catéteres nasales, determina la longitud necesaria estirando un extremo del catéter desde la punta de la nariz del paciente hasta el lóbulo de la oreja. Marca este punto. Luego, lubrica

el catéter con agua estéril o un lubricante hidrosoluble e insértalo con suavidad por la narina en la nasofaringe hasta la longitud medida. Utiliza una linterna y un depresor lingual (abatelenguas) para revisar que el catéter esté colocado de manera correcta: debe estar directamente detrás de la úvula, pero no más allá (la dirección incorrecta puede causar distensión gástrica). Si el catéter causa náuseas o se ahoga el paciente, retíralo un poco. Fija el catéter con cintas a la nariz o la mejilla, y ajusta la velocidad de flujo, según indicación.

- Cuando apliques una máscara, asegúrate de que la velocidad de flujo sea de al menos 5 L/min. Las velocidades de flujo menores no eliminarán el dióxido de carbono de la máscara. Coloca la máscara sobre la nariz, la boca y el mentón del paciente y presiona la tira metálica flexible de manera que encaje en el puente de la nariz. Utiliza gasas para asegurar la comodidad y un ajuste apropiado.

¿Reciclar o no reciclar?

- La máscara recicladora parcial tiene una bolsa reservorio fijada para conservar la primera porción de la exhalación del paciente y que se llena con oxígeno al 100 % antes de la siguiente respiración. La máscara administra concentraciones de oxígeno desde el 40 % a una velocidad de flujo de 8 L/min, hasta el 60 % a una velocidad de flujo de 15 L/min y depende de la frecuencia y el patrón respiratorios del paciente. La máscara no recicladora también tiene una bolsa reservorio y puede administrar concentraciones de oxígeno desde el 60 % a una velocidad de flujo de 8 L/min, hasta el 90 % a una velocidad de flujo de 15 L/min. Fija la velocidad de flujo para estas máscaras según esté indicado, pero recuerda que la bolsa reservorio debe estar desinflada sólo de forma ligera durante la inspiración. Si se desinfla de forma marcada o por completo, aumenta la velocidad de flujo hasta que sólo se desinfle ligeramente.
- La máscara Venturi, otra alternativa, administra las concentraciones de oxígeno más precisas (dentro del 1 % de ajuste). Cuando emplees estas máscaras, asegúrate de que los puertos de salida no se encuentren bloqueados o el nivel de FIO_2 del paciente puede elevarse de forma peligrosa. Las máscaras de Venturi vienen con adaptadores que permiten varias concentraciones de oxígeno que van del 24 al 60 %. Ajusta el flujo de oxígeno a la velocidad indicada en el adaptador.
- Si se utiliza un catéter de oxígeno transtraqueal para administrar oxígeno, el médico aplicará un anestésico local antes de insertar el dispositivo en la tráquea del paciente.

Control y cuidados posteriores

Una vez colocado el sistema de administración de oxígeno, sigue estos pasos:

- Realiza de forma periódica una evaluación cardiopulmonar en el paciente que recibe cualquier forma de oxigenoterapia.

Una cama inquieta

- Si el paciente está con reposo en cama, cambia su posición con frecuencia para asegurar una ventilación y una circulación adecuada.
- Proporciona un buen cuidado de la piel para evitar la irritación y las heridas causadas por las sondas, las cánulas o las máscaras.
- Humidifica el oxígeno con un flujo de más de 3 L/min para evitar la desecación de las mucosas. Sin embargo, recuerda que la humidificación no se adiciona en el caso de las máscaras Venturi, porque el agua bloquea los chorros Venturi.
- Busca signos de hipoxia, incluyendo reducción del nivel de consciencia, taquicardia, arritmias, sudoración, desasosiego, alteraciones de la presión arterial o la frecuencia respiratoria, piel pegajosa y cianosis. Si esto ocurre, informa al médico, toma las lecturas de la oximetría de pulso y revisa el equipo de administración de oxígeno para ver si funciona mal. Mantente especialmente alerta en busca de alteraciones en el estado respiratorio cuando cambies o suspendas la oxigenoterapia.
- Si el paciente tiene una EPOC, evalúalo de cerca. Las concentraciones altas de oxígeno pueden reducir el estímulo respiratorio en tales pacientes, hacer que se eleven las cifras de dióxido de carbono y producir depresión respiratoria.
- Si el paciente emplea una máscara sin reciclado, revisa de forma periódica las válvulas para ver si están funcionando correctamente. Si las válvulas se cierran, el paciente reinhalará dióxido de carbono y no recibirá el oxígeno adecuado. Reemplaza la máscara si es necesario.

Oxígeno alto

- Si el paciente recibe concentraciones altas de oxígeno (más del 50 %) por más de 24 h, busca signos y síntomas de toxicidad de oxígeno, como disnea, tos seca y dolor subesternal urente. También pueden presentarse atelectasias y edema pulmonar. Alienta la tos y los ejercicios de respiración profunda para ayudar a prevenir las atelectasias. Evalúa los valores de GA a menudo y reduce las concentraciones de oxígeno cuando los resultados indiquen que es posible.
- Utiliza una velocidad de flujo baja si el paciente tiene una enfermedad pulmonar crónica. Sin embargo, no uses una máscara facial simple, porque las velocidades de flujo bajas no lavarán el dióxido de carbono en la máscara, y el paciente reinhalará el dióxido de carbono. Busca alteraciones en el nivel de consciencia, la frecuencia cardíaca y la frecuencia respiratoria, que pueden indicar narcosis por dióxido de carbono o empeoramiento de la hipoxemia.

Instrucciones para la atención domiciliaria

Si el paciente necesita utilizar oxígeno en su domicilio, el médico indicará la velocidad de flujo, el número de horas por día que lo empleará

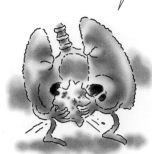

Si el paciente recibe concentraciones elevadas de oxígeno por más de 24 h, busca disnea, tos seca y dolor subesternal quemante (signos de toxicidad del oxígeno).

y las condiciones de uso. Existen varios tipos de sistemas de administración, incluidos tanque, concentrador y sistemas de oxígeno líquido. Elige el sistema de acuerdo con las necesidades del paciente y la disponibilidad de los sistemas y sus costes. Asegúrate de que el paciente pueda usar el sistema indicado con seguridad y eficacia. Necesitará seguimiento regular para evaluar la respuesta a la terapia.

Fisioterapia torácica

La fisioterapia torácica en general se realiza junto con otros tratamientos, como la aspiración, la espirometría de incentivo y la administración de medicamentos, como aerosoles nebulizados de bajo volumen y expectorantes (véase *Tipos de fisioterapia torácica*). Algunos estudios recientes indican que la vibración por percusión no es un tratamiento eficaz para la mayoría de las enfermedades; las excepciones son la fibrosis quística y las bronquiectasias. La mejoría de los ruidos respiratorios, el aumento de la PaO_2, la producción de esputo y la mejoría del flujo sugieren un tratamiento exitoso.

Preparación del paciente

Antes de comenzar la fisioterapia torácica, sigue estos pasos:
- Administra analgésicos antes del tratamiento, según indicación, y enseña al paciente a apoyar la herida.
- Ausculta los pulmones para determinar el estado inicial, y revisa las indicaciones del médico para determinar qué áreas pulmonares requieren tratamiento.
- Debes conseguir algunas almohadas o una mesa basculante en caso de ser necesario.
- No programes ninguna terapia justo después de las comidas; espera 2 o 3 h para reducir el riesgo de náuseas y vómitos.
- Asegúrate de que el paciente esté bien hidratado para promover la eliminación de las secreciones.
- Si está indicado, administra un broncodilatador y nebulizaciones antes del tratamiento.
- Proporciona unos pañuelos, un recipiente para los vómitos y un vaso para el esputo.
- Prepara el equipamiento para aspiración si el paciente no tiene una tos adecuada para limpiar las secreciones.
- Si el paciente requiere oxigenoterapia o se encuentra en el límite hipoxémico sin ella, proporciona la velocidad de flujo de oxígeno adecuada durante la terapia (véase *Cómo realizar la fisioterapia torácica*, p. 388).

Tipos de fisioterapia torácica

La fisioterapia torácica es muy importante para el paciente postrado, ya que mejora la limpieza de las secreciones y la ventilación, y ayuda a prevenir o tratar las atelectasias y la neumonía. Los procedimientos incluyen:
- El drenaje postural, que utiliza la gravedad para promover el drenaje de las secreciones de los pulmones y los bronquios hacia la tráquea.
- La percusión, que implica ahuecar las manos y los dedos y palmear de forma alternativa sobre los campos pulmonares del paciente para aflojar las secreciones (también se logra con la técnica más suave de vibración).
- La vibración, que puede usarse junto con la percusión o como una alternativa a ella en un paciente frágil, dolorido o en recuperación de una cirugía torácica o un traumatismo.
- Los ejercicios de respiración, que ayudan a aflojar las secreciones y promueven una tos más efectiva.
- La tos, que ayuda a limpiar los pulmones, los bronquios y la tráquea de secreciones, y evita la broncoaspiración.

Cómo realizar la fisioterapia torácica

La fisioterapia torácica incluye drenaje postural, percusión y vibración. A continuación se describen los procedimientos para cada método.

Drenaje postural
• Coloca al paciente en la posición indicada (por lo general, el médico determina una secuencia de posiciones según la auscultación y la revisión de las radiografías de tórax). Asegúrate de que colocas al paciente de manera que el drenaje siempre esté orientado hacia la vía aérea más grande y central.
• Si el paciente tiene un trastorno localizado, como una neumonía en un lóbulo específico, se puede comenzar con esa área para evitar infectar zonas no comprometidas. Si el paciente tiene un trastorno difuso, como las bronquiectasias, se puede iniciar con los lóbulos inferiores y trabajar en dirección a los superiores.

Percusión
• Coloca tus manos en forma de copa contra la pared torácica del paciente y flexiona y extiende con rapidez tus muñecas, generando un sonido de chasquido rítmico (un sonido hueco ayuda a verificar la forma correcta de la técnica).
• Percute cada segmento al menos durante 3 min. Las vibraciones que generas pasan a través de la pared torácica y ayudan a aflojar las secreciones de la vía aérea.

• Realiza la percusión durante toda la inspiración y la espiración, y alienta al paciente a que realice respiraciones profundas y lentas.
• No percutas sobre la columna, el esternón, el hígado, los riñones o las mamas en una mujer, porque puedes provocar traumatismos, en especial en pacientes ancianos.
• La percusión es indolora cuando se realiza de forma apropiada; el colchón de aire creado por las palmas en forma de copa disminuye el impacto. Esta técnica requiere práctica.

Vibración
• Pide al paciente que inhale de forma profunda y luego exhale despacio frunciendo los labios.
• Durante la exhalación, comprime con firmeza los dedos y las palmas contra la pared torácica del paciente. Tensa los músculos de tus brazos y hombros en una contracción isométrica para enviar vibraciones finas a través de la pared torácica.
• Repite las vibraciones durante cinco exhalaciones sobre cada segmento torácico.
• Cuando el paciente diga "aaah" en la exhalación, debes sentir un temblor en su voz.

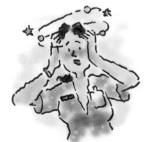

Recuerda que las posiciones de drenaje postural pueden causar náuseas, mareos, disnea e hipoxemia. ¡Uh!, ¡la habitación da vueltas!

Control y cuidados posteriores

Después de la terapia, sigue estos pasos:
• Evalúa la tolerancia del paciente para la terapia y haz los ajustes necesarios. Toma en cuenta la fatiga, y recuerda que la capacidad del paciente para toser y respirar con profundidad disminuye cuando está cansado.
• Evalúa la dificultad para expectorar secreciones. Utiliza la aspiración si el paciente tiene una tos ineficaz o un reflejo nauseoso disminuido.
• Proporciona higiene bucal después de la terapia; las secreciones pueden saber mal o tener un olor desagradable.
• Recuerda que las posiciones de drenaje postural pueden causar náuseas, mareos, disnea e hipoxemia.

Instrucciones para la atención domiciliaria

El paciente con bronquitis crónica, bronquiectasias o fibrosis quística puede requerir fisioterapia torácica en su casa. Enseña al paciente y su familia cómo realizar las técnicas y las posiciones adecuadas. Haz los arreglos necesarios en caso de que el paciente necesite dispositivos de percusión o vibración mecánica.

Diagnóstico enfermero

Una vez completada tu evaluación, podrás analizar los hallazgos y seleccionar los diagnósticos de enfermería. A continuación hallarás los diagnósticos de enfermería utilizados de manera habitual en pacientes con problemas respiratorios. Para cada diagnóstico, hallarás las intervenciones de enfermería junto con sus justificaciones. Para una lista completa de los diagnósticos NANDA, dirígete a "Listado por dominio de los Diagnósticos NANDA-I (2015-2017)", p. 940.

Patrón respiratorio ineficaz

Relacionado con la reducción de la energía o el aumento de la fatiga, el *patrón de respiración ineficaz* en general se asocia con alteraciones tales como la EPOC y la embolia pulmonar.

Resultados esperados

- El paciente informa sentirse cómodo cuando respira.
- La persona alcanza la máxima expansión pulmonar con una ventilación adecuada.
- La frecuencia respiratoria del paciente permanece dentro de 5 respiraciones/min de la línea de base.
- El nivel de oxigenación del paciente permanece dentro de límites aceptables.

Intervenciones de enfermería y sus justificaciones

- Ausculta los ruidos respiratorios al menos cada 4 h para detectar una reducción de los ruidos respiratorios o ruidos accesorios.
- Evalúa la eficiencia de la ventilación para detectar signos tempranos de compromiso respiratorio.
- Enseña técnicas de respiración para ayudar al paciente a mejorar la ventilación.
- Enseña técnicas de relajación para ayudar a reducir la ansiedad del paciente y aumentar la sensación de autocontrol.
- Administra broncodilatadores para ayudar a aliviar el broncoespasmo y las sibilancias.
- Administra oxígeno, según indicación, para ayudar a aliviar la hipoxemia y la dificultad respiratoria.

Limpieza ineficaz de las vías aéreas

Relacionada con la presencia de secreciones traqueobronquiales u obstrucción, la *limpieza ineficaz de las vías aéreas* en general acompaña a alteraciones como asma, EPOC, enfermedad pulmonar intersticial, fibrosis quística y neumonía.

Resultados esperados

- El paciente tose con eficacia.
- La vía aérea del paciente permanece permeable.
- No hay ruidos respiratorios accesorios.

Intervenciones de enfermería y sus justificaciones

- Enseña al paciente las técnicas para que la tos promueva la expansión torácica y la ventilación y mejore la limpieza de las secreciones de las vías aéreas, y compromételo en su propio cuidado.
- Realiza el drenaje postural, la percusión y la vibración para promover el movimiento de las secreciones.
- Alienta la ingestión de líquidos para asegurar una hidratación adecuada y la licuefacción de las secreciones.
- Administra expectorantes y mucolíticos, según indicación, para mejorar la limpieza de las vías aéreas.
- Aplica una vía artificial, según necesidad, para mantener las vías aéreas permeables.

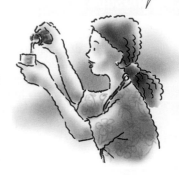

Administra expectorantes y mucolíticos, según indicación, para mejorar la limpieza de la vía aérea.

Deterioro del intercambio de gases

Relacionado con una alteración en la oferta de oxígeno o con la capacidad de la sangre para transportar este elemento, el *deterioro del intercambio de gases* puede producirse por insuficiencia respiratoria aguda (IRA), EPOC, neumonía, embolia pulmonar u otros problemas respiratorios.

Resultados esperados

- La frecuencia respiratoria del paciente permanece dentro de 5 respiraciones/min de la línea de base.
- El paciente tiene ruidos respiratorios normales.
- Los valores de GA del paciente regresan a los niveles basales.

Intervenciones de enfermería y sus justificaciones

- Administra antibióticos según indicación, y evalúa su eficacia en el tratamiento de las infecciones y para mejorar la expansión alveolar.
- Enseña ejercicios de respiración profunda y espirometría de incentivo para mejorar la expansión pulmonar y la ventilación.

- Monitoriza los resultados de la GA e informa al médico de inmediato si la PaO_2 cae o la $PaCO_2$ sube. Si se requiere, comienza con ventilación mecánica para mejorar la ventilación.
- Administra CPAP o presión positiva al final de la espiración (PEEP, de *positive end-expiratory pressure*), según necesidad, para mejorar la presión de oxígeno en la membrana alveolocapilar, mejorar la oxigenación de sangre arterial y aumentar la distensibilidad pulmonar.

Trastornos respiratorios frecuentes

A continuación se enumeran varios de los trastornos respiratorios más frecuentes, junto con sus causas, fisiopatología, signos y síntomas, hallazgos de estudios diagnósticos e intervenciones de enfermería.

Síndrome de dificultad respiratoria aguda

Una forma de edema pulmonar que lleva a la insuficiencia respiratoria aguda (IRA), el síndrome de dificultad respiratoria aguda (SDRA) se produce por un aumento en la permeabilidad de la membrana alveolocapilar. Aunque el SDRA grave puede ser letal, los pacientes que se recuperan pueden tener muy poco daño pulmonar o este daño no ser permanente.

Qué lo causa

El SDRA se produce por:
- Aspiración de contenidos gástricos
- Sepsis (principalmente por gramnegativos)
- Traumatismos (como contusión pulmonar, traumatismo craneoencefálico y fractura de huesos largos con embolia grasa)
- Toxicidad por oxígeno
- Neumonía vírica, bacteriana o micótica
- Microembolias (embolia grasa o aérea, o coagulación intravascular diseminada)
- Sobredosis de fármacos (como barbitúricos y opiáceos)
- Transfusión de sangre
- Inhalación de humo o químicos (como óxido nitroso, cloro, amoníaco u organofosforados)
- Ingestión de hidrocarburos o dipiridilo
- Pancreatitis, uremia o tuberculosis miliar (rara)
- Casi ahogamiento

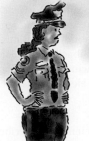
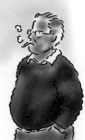

La inhalación de humo o químicos puede causar SDRA. ¡Tire ese cigarrillo!

Fisiopatología

En el SDRA se acumulan líquidos en el intersticio pulmonar, los espacios alveolares y las pequeñas vías aéreas, lo que hace que el pulmón se endurezca. Lo anterior deteriora la ventilación y reduce la oxigenación de la sangre de los capilares pulmonares (*véase Qué ocurre en el SDRA*, p. 393).

Qué buscar

Evalúa al paciente en busca de los siguientes signos y síntomas:
- Respiración rápida y superficial, disnea e hipoxemia
- Taquicardia
- Retracción intercostal y supraesternal, crepitantes y roncus
- Inquietud, aprehensión, lentitud mental y disfunción motora

Qué dicen las pruebas

- Los valores de GA con el aire ambiental muestran una reducción en la Pao_2 (menos de 60 mm Hg) y $Paco_2$ (menos de 35 mm Hg). A medida que el SDRA se agrava, la GA muestra acidosis respiratoria con valores de $Paco_2$ por encima de 45 mm Hg. La Pao_2 del paciente cae a pesar de la oxigenoterapia.
- La monitorización no invasiva del gasto cardíaco puede ayudar a determinar el estado del volumen de líquidos del paciente y la función cardíaca.
- El cateterismo de la arteria pulmonar ayuda a identificar la causa del edema pulmonar al evaluar la presión de enclavamiento de la arteria pulmonar y permite la recolección de sangre de esta arteria, la cual muestra una reducción en la saturación de oxígeno, un signo de hipoxia tisular. También mide las presiones de la arteria pulmonar, así como el gasto cardíaco, mediante técnicas de termodilución.
- Las radiografías de tórax seriadas en principio muestran infiltrados bilaterales. En estadios avanzados, las radiografías tienen una apariencia de vidrio esmerilado y, a medida que la hipoxemia se vuelve irreversible, muestran "tormentas de nieve" en ambos campos pulmonares.
- Pueden realizarse otros estudios para detectar infecciones, ingestión de fármacos o pancreatitis.

Cómo se trata

El tratamiento apunta a corregir la causa subyacente del SDRA para evitar la progresión de complicaciones potencialmente letales. El tratamiento médico sintomático incluye oxígeno humidificado a través de una máscara ajustada, permitiendo el empleo de CPAP. Cuando la hipoxemia no responde a estas medidas, los pacientes requieren apoyo ventilatorio con intubación, ventilación de volumen y PEEP. Otras medidas sintomáticas incluyen restricción de líquidos, diuréticos y corrección de las anomalías electrolíticas y acidobásicas.

Sólo relájese...

Los pacientes que reciben ventilación mecánica en general requieren sedantes u opiáceos o bloqueadores neuromusculares, como vecuronio y pancuronio, para disminuir la ansiedad. Disminuir la ansiedad mejora

Mira con cuidado

Qué ocurre en el SDRA

Las ilustraciones a continuación muestran el desarrollo del síndrome de dificultad respiratoria aguda (SDRA).

1. Las lesiones reducen el flujo normal de sangre a los pulmones y permiten que las plaquetas se agreguen. Estas plaquetas liberan sustancias, como la serotonina (S), la bradicinina (B) y la histamina (H), que inflaman y dañan la membrana alveolar y luego aumentan la permeabilidad capilar.

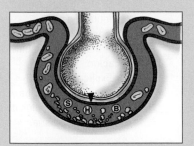

2. Las histaminas (H) y otras sustancias inflamatorias aumentan la permeabilidad capilar. Los líquidos se mueven hacia el espacio intersticial.

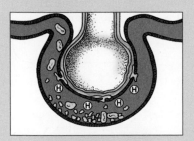

3. A medida que la permeabilidad aumenta, proteínas y más líquido se filtran fuera del sistema, causando edema pulmonar.

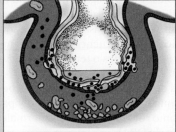

4. Los líquidos y la reducción del flujo de sangre dañan el surfactante en los alvéolos. Esto reduce la capacidad de las células alveolares para producir más surfactante. Sin éste, los alvéolos colapsan, deteriorando el intercambio de gases.

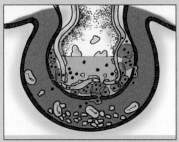

5. El paciente respira más rápido, pero no puede hacer cruzar el sufi-

ciente oxígeno (O_2) por la membrana capilar alveolar. Sin embargo, el dióxido de carbono (CO_2) cruza más fácilmente y se pierde en cada exhalación. Tanto el nivel de O_2 como el de CO_2 en la sangre caen.

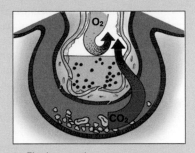

6. El edema pulmonar empeora. Mientras tanto, la inflamación produce fibrosis, que deteriora aún más el intercambio de gases. La hipoxemia resultante produce acidosis respiratoria.

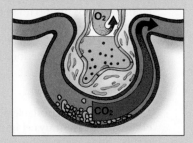

la ventilación al reducir el consumo de oxígeno y la producción de dióxido de carbono. Si se dan con rapidez, un tratamiento de dosis altas de esteroides puede ayudar a los pacientes con SDRA debido a embolia grasa o lesión química de los pulmones. Los líquidos y los vasopresores mantienen la presión arterial del paciente. Las infecciones no víricas requieren fármacos antimicrobianos.

Qué hacer

- Valora con cuidado al paciente y proporciona cuidados de apoyo con el fin de prepararlo para la transferencia a una unidad de cuidados intensivos (UCI).
- Evalúa con frecuencia su estado respiratorio. Busca retracciones en la inspiración. Registra la frecuencia, el ritmo y la profundidad de las respiraciones, y busca disnea y el empleo de los músculos accesorios de la respiración. En la auscultación, busca ruidos respiratorios agregados o disminuidos. Observa si el esputo es rosado y espumoso, lo que puede indicar edema pulmonar.
- Observa y documenta el estado neurológico del paciente hipoxémico. Evalúa su estado de consciencia y busca signos de lentitud mental.
- Mantén la vía aérea permeable aspirando al paciente, según necesidad.
- Evalúa la frecuencia y el ritmo cardíacos, así como la presión arterial.
- Cambia de posición al paciente con frecuencia y busca signos de hipotensión, aumento de las secreciones o temperatura elevada (todos signos de deterioro).
- Evalúa al paciente. Después de un tratamiento exitoso, debe tener valores de GA apropiados, una frecuencia, profundidad y patrón respiratorios adecuados, así como ruidos respiratorios normales (véase *Consejos sobre enseñanza para el SDRA*).

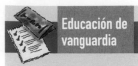

Educación de vanguardia

Consejos sobre enseñanza para el SDRA

- Proporciona apoyo emocional. Dile al paciente con SDRA que la recuperación puede llevar un tiempo, con un regreso gradual a la normalidad.
- Si el paciente requiere ventilación mecánica, proporciónale un medio alternativo de comunicación.
- Explícale los medicamentos que recibe y cualquier restricción de líquidos necesaria.

Insuficiencia respiratoria aguda

Cuando los pulmones ya no pueden satisfacer las necesidades metabólicas del cuerpo, se produce una IRA. En pacientes con tejido pulmonar esencialmente normal, la IRA casi siempre significa una Pa_{CO_2} por encima de 50 mm Hg y una Pa_{O_2} por debajo de 50 mm Hg. Sin embargo, estos límites no se aplican a los pacientes con EPOC, que en general tienen una Pa_{CO_2} consistentemente alta y una Pa_{O_2} baja. En pacientes con EPOC, sólo el deterioro agudo de los valores de GA, con el correspondiente deterioro clínico, indica una IRA.

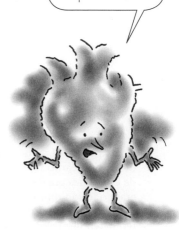

Los trastornos cardiovasculares pueden llevar a una IRA. ¡Yo no quería causar tantos problemas!

Qué la causa

La IRA puede desarrollarse por cualquier alteración que aumente el trabajo o disminuya el impulso respiratorio. Las infecciones respiratorias, como la bronquitis y la neumonía, son los factores precipitantes más frecuentes, pero el broncoespasmo o las secreciones acumuladas por supresión de la tos también pueden llevar a una IRA. Otras causas incluyen:

- Depresión del SNC: traumatismo craneoencefálico o empleo poco prudente de sedantes, opiáceos, tranquilizantes u oxígeno.
- Trastornos cardiovasculares: IM, insuficiencia cardíaca o embolia pulmonar.
- Irritantes de la vía aérea: fumar o aspiración de humos.

- Trastornos endocrinos o metabólicos: mixedema o alcalosis metabólica.
- Anomalías torácicas: traumatismos craneoencefálicos o torácicos, o cirugía abdominal.

Fisiopatología

La insuficiencia respiratoria resulta de un deterioro en el intercambio de gases, cuando los pulmones no oxigenan la sangre de forma adecuada y no pueden evitar que el dióxido de carbono se acumule. Cualquier alteración asociada con hipoventilación (una reducción en el volumen de aire que se mueve dentro y fuera de los pulmones), desequilibrio $\dot{V}/\dot{Q}$ (muy poca ventilación con flujo de sangre normal o muy poco flujo con ventilación normal), o cortocircuito intrapulmonar (cortocircuito derecha a izquierda en el que la sangre pasa del corazón derecho al izquierdo sin oxigenarse) puede causar IRA si no se tratan.

Qué buscar

Los pacientes con IRA experimentan hipoxemia y acidemia que afectan todos los órganos del cuerpo, en especial el sistema nervioso central, y los aparatos respiratorio y cardiovascular. Aunque los síntomas específicos pueden variar con la causa subyacente, siempre debes evaluar:
- Alteraciones en la respiración (frecuencia normal, aumentada o disminuida; superficial, profunda o alternante superficial y profunda; posible cianosis; crepitantes, roncus, sibilancias, o ruidos respiratorios disminuidos en el pecho que se ausculta)
- Estado mental alterado (inquietud, confusión, pérdida de la concentración, irritabilidad, temblores, reducción de los reflejos tendinosos o edema de papila)
- Arritmias cardíacas (por hipoxia miocárdica)
- Taquicardia (ocurre de forma temprana en respuesta a una reducción de la Pao_2)
- Hipotensión pulmonar (presiones aumentadas en el hemicardio derecho, venas yugulares ingurgitadas, agrandamiento hepático y edema periférico)

Qué dicen las pruebas

- El deterioro progresivo en los valores de GA y pH cuando se comparan con los valores basales del paciente sugiere con fuerza una IRA (en pacientes con tejido pulmonar normal, un valor de pH por debajo de 7.35 por lo general indica IRA; sin embargo, los pacientes con EPOC presentan una desviación aún mayor en el pH, junto con desviaciones en la $Paco_2$ y la Pao_2).
- Los valores de la gasometría arterial muestran un pH de 7.35 o menor, una Pao_2 de 50 mm Hg o menor, y una $Paco_2$ de 50 mm Hg o mayor.

- Los valores de hematócrito y hemoglobina son inusualmente bajos, es posible que esto sea debido a una pérdida de sangre, lo que indica una reducción en la capacidad de transportar el oxígeno.
- El recuento de leucocitos está elevado si el IRA se produce por una infección bacteriana (una tinción de Gram y un cultivo de esputo identifican los patógenos).

Toma una foto

- Las radiografías de tórax presentan anomalías pulmonares, por ejemplo, enfisema, atelectasia, lesiones, neumotórax, infiltrados y derrames.
- Los electrocardiogramas (ECG) muestran arritmias, que en general sugieren la presencia de cardiopatía pulmonar (*cor pulmonale*) e hipoxia miocárdica.

Cómo se trata

La IRA es una urgencia que requiere acción inmediata para corregir la causa subyacente y restablecer el intercambio de gases pulmonar adecuado. Si persiste una acidosis respiratoria importante, el paciente puede requerir ventilación mecánica a través de un tubo endotraqueal (ET) o una cánula de traqueotomía. Si el paciente no responde a la ventilación mecánica convencional, el médico puede tratar con la ventilación de alta frecuencia; la posición prona también puede ayudar. El tratamiento de rutina incluye antibióticos para la infección, broncodilatadores y posiblemente esteroides.

Qué hacer

- Evalúa la permeabilidad de la vía aérea y el aporte de oxígeno.
- Con el fin de revertir la hipoxemia, administra oxígeno a la concentración apropiada para mantener la PaO_2 en un mínimo de 50 mm Hg. Los pacientes con EPOC en general sólo requieren cantidades pequeñas de suplemento de oxígeno. Busca una respuesta positiva, como la mejoría en los valores de GA y la respiración y el color del paciente.
- Mantén la vía aérea permeable. Si el paciente está intubado y letárgico, cámbialo de posición cada 1-2 h. Utiliza drenaje postural y fisioterapia torácica para ayudar a limpiar las secreciones.
- Hiperoxigena a un paciente intubado antes de aspirar la vía aérea, según la necesidad. Observa cambios en la calidad, la consistencia y el color del esputo. Con el propósito de evitar la broncoaspiración y reducir el riesgo de neumonía asociada con el ventilador, siempre debes aspirar la bucofaringe y el área por encima del manguito del tubo ET antes de desinflarlo. Proporciona humedad para licuar las secreciones.
- Observa al paciente de cerca por si presenta paro respiratorio. Ausculta los ruidos respiratorios. Evalúa los valores de GA e informa cualquier cambio de inmediato.

Situación de los líquidos

- Evalúa las concentraciones de electrólitos y corrige los desequilibrios; supervisa el equilibrio hídrico registrando ingresos y egresos, así como el peso, todos los días.
- Revisa el monitor cardíaco en busca de arritmias.
- Si el paciente requiere ventilación mecánica y se encuentra inestable, probablemente sea transferido a la unidad de cuidados intensivos. Dispón su transferencia segura.
- Evalúa al paciente. Verifica que los valores de GA regresan a lo normal, con una PaO_2 mayor de 50 mm Hg, y que el paciente pueda hacer un esfuerzo respiratorio normal (véase *Consejos sobre enseñanza para la IRA*).

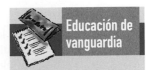

Educación de vanguardia

Consejos sobre enseñanza para la IRA

- Si el paciente no está con ventilación mecánica y retiene dióxido de carbono, aliéntalo a que tosa y realice respiraciones profundas con los labios fruncidos.
- Si el paciente está alerta, enséñale y aliéntale a que realice la espirometría de incentivo.

Atelectasias

Las atelectasias (alteración en la que parte o todo el pulmón está colapsado o no tiene aire) pueden ser crónicas o agudas y en general se encuentran en cierto grado en pacientes sometidos a cirugía abdominal o torácica. El pronóstico depende de la eliminación rápida de la obstrucción de la vía aérea, la corrección de la hipoxia y la reexpansión de los lóbulos o el pulmón colapsados.

Qué las causa

Las atelectasias pueden producirse por:
- Oclusión bronquial por tapones de moco (un problema frecuente en los grandes fumadores o en personas con EPOC, bronquiectasias o fibrosis quística)
- Oclusión por cuerpos extraños
- Carcinoma broncogénico
- Enfermedad pulmonar inflamatoria
- Toxicidad por oxígeno
- Edema pulmonar
- Cualquier trastorno que inhiba la expansión completa del pulmón o haga dolorosas las respiraciones profundas, como incisiones abdominales, fracturas de costillas, ropas apretadas, obesidad y trastornos neuromusculares
- Inmovilidad prolongada
- Ventilación mecánica mediante volúmenes corrientes constantes pequeños sin respiraciones profundas intermitentes
- Depresión del SNC (como en la sobredosis por fármacos), que elimina los suspiros periódicos

La atelectasia es el colapso o una condición sin aire en todo o parte del pulmón. Me siento un poco pinchado...

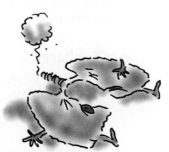

Fisiopatología

En las atelectasias, la expansión incompleta de los lóbulos (racimos de alvéolos) o segmentos pulmonares produce un colapso parcial o total del pulmón. Debido a que partes del pulmón no están disponibles para el intercambio de gases, hay sangre desoxigenada que pasa a través de estas áreas sin cambios, lo que produce hipoxemia.

Qué buscar

Tu evaluación de los hallazgos puede variar con la causa y el grado de hipoxia e incluir:

- Disnea, posiblemente leve y que cede con el tratamiento si la atelectasia implica sólo una pequeña área del pulmón; grave si se ha producido un colapso masivo
- Cianosis
- Ansiedad, sudoración
- Sonidos mates a la percusión si se ha colapsado una gran porción del pulmón
- Hipoxemia, taquicardia
- Retracción subesternal o intercostal
- Hiperinsuflación compensatoria de las áreas no afectadas del pulmón
- Desplazamiento del mediastino hacia el lado afectado
- Reducción o ausencia de ruidos respiratorios

Qué dicen las pruebas

- La radiografía de tórax muestra unas líneas horizontales características en las zonas pulmonares bajas. Sombras densas acompañan a los colapsos segmentarios o lobulares y se asocian sobre todo con hiperinsuflación de las zonas pulmonares vecinas durante las atelectasias diseminadas. Sin embargo, puede haber áreas extensas de "microatelectasias" sin mostrar anomalías en la radiografía de tórax del paciente.
- Cuando la causa de la atelectasia es desconocida, la broncoscopia puede descartar una neoplasia obstructiva o un cuerpo extraño.

> La radiografía de tórax muestra las líneas horizontales características en las zonas bajas de los pulmones.

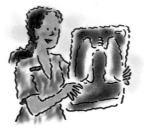

Cómo se trata

Las atelectasias se tratan con espirometría de incentivo, percusión torácica, drenaje postural y ejercicios frecuentes de tos y respiraciones profundas. Si estas medidas fracasan, la broncoscopia puede ayudar a eliminar las secreciones. La humidificación y los broncodilatadores pueden mejorar la limpieza mucociliar y dilatar las vías aéreas, y en ocasiones se utilizan con nebulización. Las atelectasias secundarias a neoplasias obstructivas pueden requerir cirugía o radioterapia.

Qué hacer

- Toma los pasos adecuados para mantener las vías aéreas del paciente limpias y aliviar la hipoxia.
- Para prevenir las atelectasias, alienta al paciente a que tosa, cambie de posición y respire profundamente cada 1-2 h, según indicación. Enséñale a sostener la herida con sus manos cuando tose. Cambia de posición con cuidado y con frecuencia a un paciente recién operado y

ayúdalo a caminar lo más pronto posible. Administra analgésicos adecuados para controlar el dolor.
- Durante al ventilación mecánica, asegúrate de que el volumen corriente se mantiene a 10 o 15 mL/kg de acuerdo con el peso del paciente para asegurar una adecuada expansión pulmonar. Utiliza el mecanismo de suspiro del ventilador, si es apropiado, para incrementar de manera intermitente el volumen corriente a una tasa de tres o cuatro suspiros por hora.
- Humidifica el aire inspirado y alienta la ingestión de líquidos para movilizar las secreciones. Afloja y limpia las secreciones con drenaje postural y percusión torácica.
- Evalúa los ruidos respiratorios y el estado ventilatorio a menudo, e informa cualquier cambio.
- Evalúa al paciente. Las secreciones deben limpiarse y el paciente no debe mostrar signos de hipoxia (véase *Consejos sobre enseñanza para las atelectasias*).

Bronquiectasias

Un trastorno irreversible marcado por la dilatación anómala crónica de los bronquios y la destrucción de la pared bronquial, las *bronquiectasias* pueden aparecer en todo el árbol traqueobronquial o estar confinadas a un segmento o un lóbulo. Sin embargo, en general son bilaterales y comprometen los segmentos basilares de los lóbulos inferiores. Afectan a personas de ambos sexos y a todas las edades.

Qué las causa

Las bronquiectasias pueden deberse a trastornos como:
- Fibrosis quística
- Trastornos inmunitarios
- Infecciones respiratorias bacterianas recurrentes tratadas de forma inadecuada, como la tuberculosis
- Sarampión, neumonía, brucelosis o gripe
- Obstrucción por cuerpos extraños, tumores o estenosis asociadas con infecciones recurrentes
- Inhalación de gases corrosivos o aspiración recurrente de contenidos gástricos en los pulmones

Fisiopatología

Las bronquiectasias se producen por daño de las paredes bronquiales y limpieza mucociliar anómala que causa la destrucción del tejido de sostén adyacente a las vías aéreas. Esta enfermedad tiene tres formas: cilíndrica (fusiforme), varicosa y sacular (quística) (véase *Formas de bronquiectasias*, p. 400).

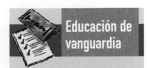

Educación de vanguardia

Consejos sobre enseñanza para las atelectasias

- Tranquiliza al paciente y dale el apoyo emocional adecuado, porque puede estar atemorizado por su limitada capacidad para respirar.
- Enséñale cómo utilizar el espirómetro de incentivo. Aliéntalo a emplearlo durante 10-20 respiraciones por cada hora mientras esté despierto.
- Enséñale sobre los cuidados respiratorios, incluyendo el drenaje postural, toser y los ejercicios de respiración profunda.
- Alienta al paciente a dejar de fumar y perder peso si es necesario. Derívalo a los grupos de apoyo adecuados.

Formas de bronquiectasias

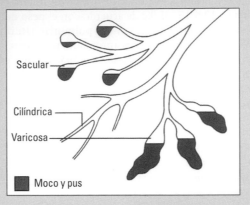

Las diferentes formas de bronquiectasias pueden aparecer por separado o de manera simultánea. En las cilíndricas, los bronquios se expanden de forma dispareja, con pocos cambios en el diámetro y terminan súbitamente en una forma cuadrada. En las varicosas, la dilatación y el estrechamiento anómalo irregular de los bronquios dan la apariencia de várices venosas. En las bronquiectasias saculares, muchas dilataciones grandes terminan en sacos. Estos sacos se transforman en cavidades llenas de pus a medida que se aproximan a la periferia y entonces se llaman *sáculos*.

Qué buscar

Al principio, las bronquiectasias pueden no producir síntomas. Evalúa al paciente respecto de tos crónica que produce secreciones mucopurulentas malolientes y copiosas, que posiblemente puedan ser de varias tazas llenas por día (síntoma clásico). Otros hallazgos característicos incluyen:

- Crepitantes gruesos durante la inspiración sobre los lóbulos o segmentos comprometidos
- Sibilancias ocasionales
- Disnea
- Pérdida de peso, mal estado general
- Acropaquia
- Fiebre recurrente, escalofríos y otros signos de infección

Qué dicen las pruebas

- La prueba diagnóstica más confiable es la broncografía, que muestra la localización y la extensión de la enfermedad.
- La radiografía de tórax muestra espesamiento peribronquial, áreas de atelectasia y cambios quísticos dispersos.
- La broncoscopia ayuda a identificar la fuente de las secreciones o el sitio de sangrado en la hemoptisis.
- El cultivo de esputo y la tinción de Gram identifican los microorganismos predominantes.

- El hemograma completo con recuento diferencial identifica la anemia y la leucocitosis.
- Las PFP detectan una reducción de la capacidad vital y del flujo espiratorio.
- Los análisis de GA muestran hipoxemia.

Cómo se trata

El tratamiento de las bronquiectasias incluye:
- Antibióticos orales o i.v. durante 7-10 días o hasta que la producción de esputo disminuya
- Broncodilatadores, con drenaje postural y percusión torácica, para ayudar a eliminar las secreciones si el paciente tiene broncoespasmo y esputo espeso y persistente
- Broncoscopia, de forma ocasional para ayudar a eliminar las secreciones
- Oxigenoterapia para la hipoxemia
- Lobectomía o resección segmentaria para la hemoptisis grave

Qué hacer

- Establece un ambiente cálido, silencioso y cómodo, y exhorta al paciente para que descanse todo lo que pueda.
- Administra antibióticos, según indicación.
- Realiza fisioterapia torácica varias veces por día (temprano por la mañana y al acostarse es lo mejor); incluye drenaje postural y percusión torácica de los lóbulos involucrados. Haz que el paciente mantenga cada posición por 10 min; luego, realiza la percusión y dile que tosa.
- Alienta una alimentación equilibrada, rica en proteínas, para promover la salud y la curación de los tejidos, y con abundantes líquidos para la expectoración.
- Proporciona cuidados bucales frecuentes para eliminar el mal olor del esputo.
- Evalúa al paciente. Sus secreciones deben ser fluidas y claras o blancas (véase *Consejos sobre enseñanza para las bronquiectasias*, p. 402).

Enfermedad pulmonar obstructiva crónica

La EPOC es un término amplio que puede referirse al enfisema y la bronquitis crónica y, con mayor frecuencia, una combinación de estos dos trastornos. El asma alguna vez se clasificó como un tipo de EPOC y comparte algunas de sus características, pero hoy en día se considera un trastorno inflamatorio crónico diferente (véase *Comparación entre el asma y la EPOC*, p. 402). La enfermedad pulmonar crónica más frecuente, la EPOC, afecta a un estimado de 30 millones de norteamericanos, y su

Comparación entre el asma y la EPOC

	Asma	EPOC
Antecedentes de hábito tabáquico	Posible; contribuye fumar de forma pasiva	Mayoría de los pacientes
Edad de inicio	Niños y adultos jóvenes	Rara en pacientes de menos de 35 años
Síntomas	Variables, episódicos; puede empeorar por la noche	Empeoramiento lento, progresivo y crónico; después de cada exacerbación; disnea persistente
Tos crónica	Tos productiva poco usual	Frecuente; tos productiva
Despertarse al dormir	Frecuente	Raro
Efecto de los broncodilatadores	Resolución del broncoespasmo en general después del tratamiento con broncodilatadores de acción corta	Constricción no reversible por completo tras el tratamiento con broncodilatadores de acción corta

Global Initiative for Chronic Obstructive Lung Disease. (2015). Global strategy for the diagnosis, management and prevention of chronic obstructive pulmonary disease. Disponible en http://www.goldcopd.org/guidelines-global-strategy-for-diagnosis-management.html

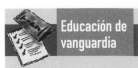

Educación de vanguardia

Consejos sobre enseñanza para las bronquiectasias

• Explica los estudios diagnósticos.
• Muéstrale a los familiares cómo realizar el drenaje postural y la percusión. Además, enseña al paciente a toser y las técnicas de respiración profunda, para promover la adecuada ventilación y la eliminación de las secreciones.
• Aconséjale al paciente que no fume, porque estimula las secreciones e irrita las vías aéreas. Derívalo a un grupo de autoayuda local.
• Enseña al paciente cómo desechar de forma adecuada las secreciones.
• Dile al paciente que evite el aire contaminado y a las personas con infecciones respiratorias. Instrúyelo para que tome los medicamentos (en especial los antibióticos) como se le ha indicado.
• Para ayudar a prevenir esta enfermedad, trata de forma intensiva las neumonías bacterianas y destaca la necesidad de vacunación para evitar las enfermedades de la niñez.

incidencia está en aumento. Se trata de la cuarta enfermedad entre las causas principales de muerte en Estados Unidos.

¿Enfermedad con igualdad de oportunidades?

La enfermedad afecta más a los hombres que a las mujeres, con probabilidad debido a que hasta hace poco ellos fumaban más. Sin embargo, la tasa de EPOC entre las mujeres está aumentando. La EPOC temprana puede no producir síntomas y causar sólo una mínima incapacidad en muchos pacientes, pero tiende a empeorar con el tiempo.

Qué la causa

La EPOC puede deberse a:
• Hábito tabáquico, fumar de forma pasiva
• Infecciones recurrentes o crónicas
• Humo/contaminación ambiental
• Factores familiares y hereditarios, como deficiencia de α1-antitripsina

Fisiopatología

Fumar, una de las principales causas de EPOC, deteriora la acción ciliar y la función de los macrófagos y causa inflamación en las vías aéreas, aumento de la producción de moco, destrucción de los tabiques alveolares y fibrosis peribronquial. Los cambios inflamatorios tempranos pueden revertirse si el paciente deja de fumar antes de que se extienda la enfermedad pulmonar.

Los tapones de moco y el estrechamiento de la vía aérea atrapan aire, como ocurre en la bronquitis crónica y el enfisema, y los alvéolos se hiperinsuflan en la espiración. En la inspiración, las vías aéreas se agrandan, lo que permite que el aire pase más allá de la obstrucción, pero se estrechan en la espiración, lo que impide el flujo de gas. El aire atrapado (fenómeno llamado *válvula de bola*) ocurre con frecuencia en el asma y la bronquitis crónica.

Qué buscar

El paciente típico con EPOC es asintomático hasta la mediana edad, cuando pueden aparecer los siguientes signos y síntomas:
- Reducción de la capacidad para hacer ejercicio o trabajos extenuantes
- Tos productiva
- Disnea con el mínimo esfuerzo

Qué dicen las pruebas

Para los estudios diagnósticos específicos utilizados para determinar la EPOC, véase *Tipos de EPOC*, en las pp. 405 y 406.

Cómo se trata

El tratamiento para la EPOC apunta a aliviar los síntomas y evitar las complicaciones. La mayoría de los pacientes reciben broncodilatadores β-agonistas (albuterol o salmeterol), broncodilatadores anticolinérgicos (ipratropio) y corticoesteroides (beclometasona). Todos estos fármacos en general se administran mediante inhaladores con dosis medidas.

Qué hacer

- Administra antibióticos, según indicación, para tratar infecciones respiratorias.
- Administra bajas concentraciones de oxígeno, según indicación.
- Supervisa los valores de GA de forma periódica para determinar el oxígeno necesario y evitar la narcosis por dióxido de carbono.
- Evalúa al paciente. Las radiografías de tórax, la frecuencia y el ritmo respiratorio, los valores de gasometría arterial y el pH deben aproximarse a los normales. El paciente debe tener una PaO_2 por encima de 60 mm Hg. También debe presentar un peso corporal y una producción de orina normales (véase *Consejos sobre enseñanza para la EPOC*, p. 404).

Derrame pleural

El *derrame pleural* es un exceso de líquidos en el espacio pleural. Por lo general, este espacio contiene una pequeña cantidad de líquido extracelular que lubrica las superficies pleurales. El aumento de la producción o la eliminación inadecuada de líquidos provoca un derrame pleural, que puede ser un exudado o un trasudado. El *empiema* es la acumulación de pus y tejidos necróticos en el espacio pleural.

Qué lo causa

Si el derrame pleural es un trasudado, puede deberse a:
- Insuficiencia cardíaca
- Hepatopatías con ascitis
- Diálisis peritoneal
- Hipoalbuminemia
- Trastornos debidos a una sobreexpansión del volumen intravascular
Si el derrame pleural es un exudado, puede deberse a:
- Tuberculosis
- Abscesos subfrénicos
- Rotura esofágica
- Pancreatitis
- Neumonitis bacteriana o micótica, o empiema
- Cáncer
- Embolia pulmonar con o sin infarto
- Colagenopatías (como lupus eritematoso y artritis reumatoide)
- Mixedema
- Traumatismo torácico

Fisiopatología

En los *trasudados*, el exceso de presión hidrostática o la reducción de la presión osmótica permite que un exceso de líquido pase a través de capilares intactos, lo que produce un ultrafiltrado de plasma que contiene bajas concentraciones de proteínas. En los *exudados*, los capilares presentan un aumento de la permeabilidad, con o sin cambios en las presiones hidrostáticas u osmóticas coloidales, lo que permite que un líquido rico en proteínas se filtre hacia el espacio pleural. El empiema en general se asocia con una infección en el espacio pleural.

(El texto continúa en la p. 407)

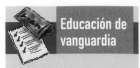

Educación de vanguardia

Consejos sobre enseñanza para la EPOC

- Motiva al paciente para que deje de fumar y evite otros irritantes respiratorios. Sugiérele que un aire acondicionado con un filtro de aire puede ser útil.
- Explícale que los broncodilatadores alivian el broncoespasmo y mejoran la limpieza mucociliar de las secreciones. Familiarízalo con los broncodilatadores indicados. Enséñale o refuerza el método correcto para utilizar un inhalador.
- Para fortalecer los músculos respiratorios, enseña al paciente a respirar de forma lenta y profunda y exhalar a través de los labios fruncidos.
- Enseña al paciente cómo toser de forma eficaz para ayudar a movilizar las secreciones. Si las secreciones son espesas, dile que debe hidratarse de manera adecuada.
- Si el paciente utilizará oxigenoterapia en su domicilio, enséñale cómo emplear el equipo de manera correcta.

Tipos de EPOC

Este cuadro enumera los tipos de enfermedades pulmonares obstructivas crónicas (EPOC) junto con sus causas, fisiopatología, características clínicas, pruebas diagnósticas y tratamiento.

Enfermedad	Causas y fisiopatología	Características clínicas	Pruebas diagnósticas	Tratamiento
Enfisema • Agrandamiento anómalo e irreversible de los espacios aéreos distales a los bronquiolos terminales debido a la destrucción de las paredes alveolares que resulta de una reducción en las propiedades de retroceso elástico de los pulmones. • Causa de muerte más frecuente por enfermedad respiratoria en Estados Unidos.	• Hábito tabáquico y deficiencia congénita de α_1-antitripsina • Inflamación recurrente asociada con liberación de enzimas proteolíticas por las células en el pulmón que causa daño en las paredes bronquiolares y alveolares y, finalmente, su destrucción; reducción de la fuerza de retroceso elástico y colapso de la vía aérea en la espiración por pérdida de las estructuras de sostén del pulmón; reducción de la superficie para el intercambio de gases debido a la destrucción de la pared alveolar.	• Inicio lento, con disnea como síntoma predominante. • *Otros signos y síntomas de enfermedad prolongada:* anorexia, pérdida de peso, mal estado general, tórax en tonel, empleo de músculos respiratorios accesorios, período espiratorio prolongado con estertores, respiración con los labios fruncidos y taquipnea. • *Complicaciones:* infecciones respiratorias recurrentes, cardiopatía pulmonar, insuficiencia respiratoria.	• *Exploración física:* hipersonoridad a la percusión, reducción de los ruidos respiratorios, prolongación espiratoria y ruidos cardíacos apagados. • *Radiografía de tórax:* en la enfermedad avanzada, aplanamiento del diafragma, reducción de los trayectos vasculares en la periferia del pulmón, hiperinsuflación pulmonar, corazón vertical, agrandamiento anteroposterior del diámetro torácico, espacio aéreo retroesternal grande. • *Pruebas de la función pulmonar:* aumento del volumen residual, capacidad pulmonar total y distensibilidad; reducción de la capacidad vital, de difusión y volúmenes espiratorios. • *Gasometría arterial (GA):* reducción de la presión parcial de oxígeno arterial (Pa_{O_2}) con presión parcial del dióxido de carbono arterial (Pa_{CO_2}) normal hasta etapas tardías. • Electrocardiograma (ECG): onda P alta y simétrica en derivaciones II, III y aV_F; eje QRS vertical; signos de hipertrofia ventricular derecha en etapas tardías. • *Recuento de eritrocitos:* aumento de las cifras de hemoglobina en etapas tardías cuando hay una hipoxia grave y persistente.	• Oxígeno a bajo flujo para la hipoxia • Evitar fumar y el aire contaminado • Técnicas de respiración para controlar la disnea • Cirugía de reducción del volumen pulmonar para pacientes seleccionados

(continúa)

Tipos de EPOC *(continuación)*

Enfermedad	Causas y fisiopatología	Características clínicas	Pruebas diagnósticas	Tratamiento
Bronquitis crónica • Producción excesiva de moco con tos productiva por al menos 3 meses por año durante 2 años consecutivos. • Obstrucción importante de la vía aérea en sólo una minoría de los pacientes con síndrome de bronquitis crónica.	• La gravedad de la enfermedad se asocia con la cantidad y la duración del hábito tabáquico; los síntomas se exacerban con la infección respiratoria. • Hipertrofia e hiperplasia de las glándulas de la mucosa bronquial, aumento de las células caliciformes, daño en los cilios, metaplasia escamosa del epitelio cilíndrico e infiltración crónica leucocítica y linfocítica de las paredes bronquiales; resistencia en las pequeñas vías aéreas y desequilibrio ventilación-perfusión grave debido a inflamación generalizada, distorsión y estrechamiento de las vías aéreas, así como a la presencia de moco en las vías aéreas.	• Inicio lento, con tos productiva y disnea de esfuerzo como síntomas predominantes. • *Otros signos y síntomas:* resfriados asociados con producción de esputo y empeoramiento de la disnea, que cada vez requieren más tiempo para resolver, esputo abundante (gris, blanco o amarillo), aumento de peso debido a edema, cianosis, taquipnea, sibilancias, tiempos espiratorios prolongados, empleo de los músculos accesorios de la respiración.	• *Exploración física:* roncus y sibilancias a la auscultación, tiempo de espiración prolongado, ingurgitación yugular y edema pedio. • *Radiografía de tórax:* posiblemente hiperinsuflación y aumento de la trama broncovascular. • *Pruebas de función pulmonar:* aumento del volumen residual, reducción de la capacidad vital y el volumen espiratorio forzados, distensibilidad estática normal, y capacidad de difusión. • *Análisis de GA:* reducción de la Pao₂ y Paco₂ normal o aumentada. • *ECG:* puede mostrar arritmias auriculares; ondas P picudas en derivaciones II, III y aV$_F$; y, a veces, hipertrofia ventricular derecha.	• Antibióticos para las infecciones • Evitar fumar y la polución ambiental • Broncodilatadores para aliviar el broncoespasmo y promover la limpieza mucociliar • Ingestión de líquidos adecuada y fisioterapia torácica para movilizar secreciones • Nebulizador ultrasónico o mecánico para aflojar y ayudar a movilizar las secreciones • A veces, corticoesteroides • Diuréticos para el edema • Oxígeno para la hipoxemia

Qué buscar

Evalúa al paciente en busca de los siguientes signos y síntomas:

- Disnea, tos seca
- Roce pleural
- Posible dolor pleurítico que empeora con la tos o respiración profunda
- Matidez a la percusión
- Taquicardia, taquipnea
- Reducción del movimiento torácico y los ruidos respiratorios

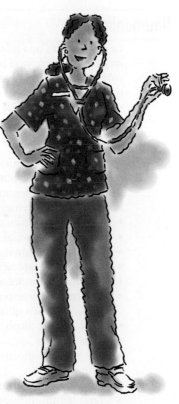

Evalúa al paciente en busca de una reducción de los ruidos respiratorios, signo de derrame pleural.

Qué dicen las pruebas

- En los derrames que son trasudados, el líquido pleural (obtenido mediante toracocentesis) tiene una densidad que en general es menor de 1.015 y proteínas menores de 3 g/dL.
- En los derrames que son exudados, el líquido pleural tiene una densidad que es mayor de 1.020, y la relación de proteínas en el líquido respecto del suero es igual o mayor de 0.5. La lactato deshidrogenasa (LDH) del líquido pleural es igual o mayor de 200 UI, y la relación entre la LDH del líquido pleural y la sérica es igual o mayor de 0.6.
- Si un derrame pleural se debe a una rotura esofágica o una pancreatitis, las concentraciones de amilasa en el líquido aspirado en general son más altas que las del suero.
- En el empiema se debe realizar un análisis celular en busca de leucocitosis.
- El líquido aspirado también puede estudiarse en busca de células de lupus eritematoso, anticuerpos antinucleares y células neoplásicas. Puede analizarse el color y la consistencia, realizarse cultivos para bacilos ácido-alcohol resistentes, hongos o bacterias, así como triglicéridos (en el quilotórax).
- Las radiografías de tórax muestran un líquido radiopaco en las zonas de decúbito.
- La biopsia pleural puede ser particularmente útil para confirmar tuberculosis o cáncer.

Cómo se trata

Según la cantidad de líquido presente, los derrames sintomáticos requieren toracocentesis para extraer el líquido o control de la propia reabsorción del líquido por parte del paciente. El hemotórax requiere drenaje para evitar la formación de un fibrotórax. La hipoxia asociada requiere suplemento de oxígeno.

Qué hacer

- Administra oxígeno, según indicación.
- En el empiema, realiza un cuidado minucioso de la sonda pleural y utiliza la técnica estéril para cambiar las curaciones alrededor del sitio de inserción de la sonda. Registra la cantidad, el olor y la consistencia del material de drenaje de la sonda.

- Si el paciente tiene un drenaje abierto a través de una resección costal o un tubo intercostal, lávate las manos y toma las precauciones de contacto. Como a menudo se necesitan semanas de tales drenajes para obliterar el espacio, establece visitas de enfermería para los pacientes que serán dados de alta con un tubo colocado.
- Si el derrame pleural fue una complicación de una neumonía o una gripe, aconseja al paciente una atención médica inmediata en caso de resfríos.
- Evalúa al paciente. El paciente debe tener mínimas molestias torácicas, estar afebril y tener un patrón respiratorio normal (véase *Consejos sobre enseñanza para el derrame pleural*).

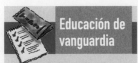

Educación de vanguardia

Consejos sobre enseñanza para el derrame pleural

- Explica la toracocentesis al paciente.
- Tranquilízalo durante el procedimiento y busca complicaciones durante y después del procedimiento.
- Alienta al paciente para que realice ejercicios de respiración profunda a fin de promover la expansión pulmonar y para que utilice la espirometría de incentivo con el objetivo de promover las respiraciones profundas.

Neumonía

La *neumonía* es una infección aguda del parénquima pulmonar que en general deteriora el intercambio de gases. El pronóstico suele ser bueno para aquellos con pulmones normales, pero la neumonía bacteriana es la quinta causa de muerte en pacientes debilitados. El trastorno tiene formas primarias y secundarias.

Qué la causa

Una neumonía es causada por un patógeno infeccioso (bacteria o virus) o por un químico u otro irritante (como material aspirado). Ciertos factores predisponentes aumentan el riesgo de neumonía. Para las neumonías bacterianas y víricas incluyen:
- Enfermedad crónica y debilidad
- Cáncer (en especial el de pulmón)
- Cirugía abdominal o torácica
- Atelectasias, aspiración
- Resfríos u otras infecciones respiratorias víricas
- Enfermedades respiratorias crónicas, como EPOC, asma, bronquiectasias y fibrosis quística
- Tabaquismo, alcoholismo
- Desnutrición
- Anemia drepanocítica
- Traqueotomía
- Exposición a gases nocivos
- Terapia inmunosupresora
- Inmovilidad o reducción del nivel de actividad

La aparición de la neumonía aspirativa es más probable en ancianos o pacientes debilitados, en quienes tienen sondas de alimentación nasogástricas (NG), y en aquellos con alteraciones del reflejo nauseoso, incorrecta higiene bucal o disminución del nivel de consciencia.

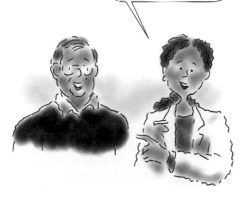

La neumonía aspirativa es más probable en pacientes ancianos.

Fisiopatología

En general, las vías respiratorias inferiores puede estar expuestas a patógenos por inhalación, aspiración, diseminación vascular o contacto directo con equipamiento contaminado, como catéteres aspirativos. Una vez que el patógeno está dentro, comienza a colonizar y se produce la infección.

Informe de estasis

En la neumonía bacteriana, que puede ocurrir en cualquier parte del pulmón, en un inicio, una infección dispara la inflamación alveolar y el edema. Lo anterior da lugar a un área de baja ventilación con perfusión normal. Los capilares se llenan de sangre y se produce estasis. Cuando la membrana capilar alveolar se altera, los alvéolos se llenan de sangre y exudados, lo que produce una atelectasia. En las infecciones bacterianas graves, el pulmón luce pesado y similar al hígado (como en un SDRA).

¡Los virus atacan!

En una neumonía vírica, el virus ataca primero las células epiteliales bronquiales. Esto causa inflamación intersticial y descamación. El virus también invade las glándulas mucosas bronquiales y las células caliciformes. Entonces se dispersa al alvéolo, que se llena de sangre y líquidos.

Sustraer surfactante

En la neumonía aspirativa, la inhalación de jugos gástricos o hidrocarburos provoca cambios inflamatorios e inactiva el surfactante en un área grande. La reducción de surfactante lleva al colapso alveolar. Los jugos gástricos ácidos pueden dañar las vías aéreas y los alvéolos. Las partículas con jugos gástricos aspirados pueden obstruir las vías aéreas y reducir el flujo de aire, lo que lleva a una neumonía bacteriana secundaria.

Qué buscar

Cinco signos y síntomas cardinales de neumonía bacteriana temprana son:
1. Tos
2. Producción de esputo
3. Dolor pleurítico
4. Escalofríos
5. Fiebre
Otros signos varían ampliamente, desde crepitantes finos y difusos hasta signos localizados o una consolidación extensa y derrame pleural.

Qué dicen las pruebas

• Las radiografías de tórax que muestran infiltrados y un frotis del esputo que presenta células inflamatorias agudas apoyan el diagnóstico.

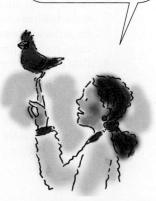

Hay cinco signos y síntomas cardinales de la neumonía bacteriana. Los signos cardinales son tos, producción de esputo, dolor pleurítico, escalofríos y fiebre.

- Los cultivos de sangre positivos en pacientes con infiltrados pulmonares sugieren una neumonía producida por los microorganismos aislados en los cultivos.
- A veces puede realizarse un aspirado transtraqueal de secreciones traqueobronquiales o una broncoscopia con cepillado para obtener material para frotis y cultivo.

Cómo se trata

La terapia antimicrobiana varía dependiendo del agente infectante. La terapia debe reevaluarse de forma temprana en el curso del tratamiento. Las medidas sintomáticas incluyen:
- Oxigenoterapia humidificada para la hipoxemia
- Ventilación mecánica para la insuficiencia respiratoria
- Dieta hipercalórica e ingestión adecuada de líquidos
- Reposo en cama
- Analgésico para aliviar el dolor pleurítico

Qué hacer

- Mantén permeables las vías aéreas y una oxigenación adecuada. Mide los valores de GA, en especial en pacientes hipoxémicos. Administra oxígeno suplementario, según indicación. Si el paciente tiene una EPOC subyacente, dale oxígeno con precaución.
- Administra antibióticos, según la indicación, y analgésicos, por razón necesaria. La fiebre y la deshidratación pueden requerir líquidos i.v. y reemplazo electrolítico.

¡Come, come!

- Mantén una nutrición adecuada para compensar las calorías adicionales quemadas durante la infección. Pide al departamento de nutrición que proporcione una dieta hipercalórica e hiperproteica con comidas blandas fáciles de comer. Alienta al paciente a que coma y beba líquidos. Valora los ingresos y egresos de líquidos.
- Para controlar la diseminación de la infección, elimina las secreciones de forma adecuada. Enseña al paciente sobre la higiene respiratoria, hábitos correctos respecto de la tos, y dile que estornude o tosa en pañuelos desechables; fija una bolsa encerada al costado de la cama para los pañuelos sucios.
- Para prevenir la aspiración durante la alimentación por sonda NG, eleva la cabeza del paciente, revisa la posición de la sonda y administra los alimentos despacio. No des grandes volúmenes de una sola vez, porque esto puede causar vómitos. Si el paciente tiene una traqueotomía o un tubo ET, infla el manguito del tubo. Mantén la cabeza elevada al menos 30 min después de la alimentación.

- Ten en cuenta que los antimicrobianos utilizados para tratar las neumonías por citomegalovirus, *Pneumocystis jirovecii* y virus sincitial respiratorio pueden ser peligrosos para el desarrollo fetal. Las trabajadoras de atención a la salud embarazadas o que intentan concebir deben disminuir su exposición a estos medicamentos (como aciclovir, ribavirina y pentamidina).
- Evalúa al paciente. La radiografía de tórax debe ser normal y los valores de GA deben mostrar una PaO_2 de 50-60 mm Hg (véase *Consejos sobre enseñanza para la neumonía*).

Neumotórax

En el *neumotórax* se acumula aire o gas entre las pleuras parietal y visceral, lo que hace que los pulmones se colapsen. La cantidad de aire o gas atrapado determina el grado de colapso pulmonar. En algunos casos, el retorno venoso del corazón se ve impedido, lo que causa una alteración potencialmente mortal llamada *neumotórax hipertensivo*.

Cuando la espontaneidad es mala

Los neumotórax se clasifican en traumáticos o espontáneos. Los neumotórax traumáticos pueden clasificarse a su vez en abiertos (herida de tórax aspirativa) o cerrados (traumatismo contuso o penetrante). Una herida abierta (penetrante) puede a su vez producir un neumotórax cerrado si la comunicación entre la atmósfera y el espacio pleural se ha sellado solo. El neumotórax espontáneo (también considerado cerrado) puede clasificarse a su vez en primario (idiopático) o secundario (relacionado con una enfermedad específica).

Qué lo causa

El neumotórax espontáneo puede deberse a:
- Rotura de vesículas pulmonares congénitas
- Rotura de bullas enfisematosas
- Lesiones tuberculosas o malignas que erosionan el espacio pleural
- Enfermedad pulmonar intersticial como el granuloma eosinófilo

Los neumotórax traumáticos puede deberse a:
- Inserción de un dispositivo de acceso venoso central
- Cirugía torácica
- Toracocentesis o dispositivos de acceso cerrados
- Herida torácica penetrante
- Biopsia transbronquial

El neumotórax hipertensivo puede desarrollarse a partir de los neumotórax espontáneos o traumáticos (véase *Sobre el neumotórax hipertensivos*, p. 412).

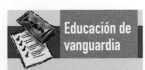

Educación de vanguardia

Consejos sobre enseñanza para la neumonía

- Enseña al paciente cómo toser y realizar ejercicios de respiración profunda para eliminar las secreciones.
- Insta a todos los pacientes en el postoperatorio o reposo en cama a que realicen ejercicios de respiración profunda con frecuencia. Explica la posición adecuada para promover una ventilación completa y el drenaje de las secreciones.
- Promueve la vacunación anual antigripal y antineumocócica para los pacientes de alto riesgo, como aquellos con EPOC, cardiopatías crónicas o anemia drepanocítica.
- Para prevenir la neumonía, aconseja al paciente que evite utilizar antibióticos de forma indiscriminada durante infecciones víricas menores, porque esto puede llevar a la colonización de la vía aérea con bacterias antibioticorresistentes. Si el paciente desarrolla una neumonía, los microorganismos infecciosos pueden requerir tratamiento con antibióticos más tóxicos.

Sobre el neumotórax hipertensivo

En el neumotórax hipertensivo, el aire se acumula dentro de la pleura y no puede escapar. La presión intrapleural se eleva y el pulmón homolateral colapsa.

En la inspiración, el mediastino se desvía hacia el pulmón no afectado, lo que deteriora la ventilación.

En la espiración, la desviación mediastínica acoda la vena cava y reduce el retorno venoso.

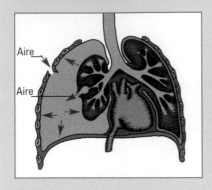

Aire

Aire

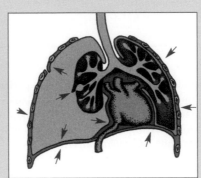

Fisiopatología

La fisiopatología del neumotórax varía de acuerdo con su clasificación.

Cambio en la atmósfera

El *neumotórax* abierto se produce cuando el aire atmosférico (presión positiva) fluye directamente dentro de la cavidad pleural (presión negativa). A medida que la presión del aire en la cavidad pleural se vuelve positiva, el pulmón en el lado afectado colapsa. El colapso pulmonar lleva a una reducción de la capacidad pulmonar total. El paciente presenta entonces un desequilibrio $\dot{V}/\dot{Q}$, lo que lleva a la hipoxia.

Pulmón que filtra

El *neumotórax* cerrado se produce cuando el aire entra en el espacio pleural desde el pulmón, lo que hace que se eleve la presión pleural e impide la expansión pulmonar durante la inspiración. Pueden llamarse neumotórax *traumáticos* cuando algún traumatismo torácico contuso hace que el tejido pulmonar se rompa y se produzca la filtración de aire.

Efecto dominó

El neumotórax espontáneo es un tipo de neumotórax cerrado. La causa típica es la rotura de una vesícula congénita (un pequeño quiste) en la superficie del pulmón. Esta rotura hace que el aire se filtre dentro de los

¡Esto empeora! Los neumotórax espontáneos y traumáticos pueden producir un neumotórax hipertensivo. ¡Me siento tenso de sólo pensarlo!

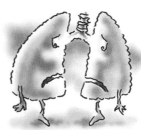

espacioes pleurales; luego, el pulmón colapsa, lo que reduce la capacidad pulmonar total, la capacidad vital y la distensibilidad pulmonar y, en consecuencia, lleva a la hipoxia.

Qué buscar

Un neumotórax espontáneo puede no producir síntomas en los casos leves, pero en los casos moderados a graves hay una profunda dificultad respiratoria. Un pulso débil y rápido, palidez, ingurgitación yugular y ansiedad indican un neumotórax hipertensivo. En la mayoría de los casos, busca estos síntomas:

- Dolor pleurítico intenso y repentino
- Movimiento asimétrico en la pared torácica
- Disnea
- Cianosis
- Reducción o ausencia de ruidos respiratorios sobre el pulmón que ha colapsado
- Hipersonoridad en el lado afectado
- Crepitación a la palpación debajo de la piel (enfisema subcutáneo)

Qué dicen las pruebas

- Las radiografías de tórax muestran aire en el espacio pleural y pueden mostrar la desviación mediastínica.
- Si el neumotórax es importante, los hallazgos de la GA incluyen un pH menor de 7.35, una PaO_2 menor de 80 mm Hg, y una $PaCO_2$ por encima de 45 mm Hg.

Cómo se trata

El tratamiento es conservador para el neumotórax espontáneo si no hay signos de aumento de la presión intrapleural, un colapso menor del 30 %, y el paciente no muestra signos de disnea u otras indicaciones de compromiso fisiológico. El tratamiento consiste en:

- Reposo en cama o actividad, según tolerancia
- Control de la presión arterial, frecuencia cardíaca y respiración
- Administración de oxígeno
- En algunos casos, aspiración del aire con una aguja gruesa unida a una jeringa

Además, ten en cuenta estos consejos terapéuticos:

- Cuando más del 30 % del pulmón ha colapsado, la reexpansión pulmonar se realiza emplazando un tubo de toracotomía en el segundo o tercer espacio intercostal en la línea medioclavicular. Este procedimiento se realiza para permitir que el aire drene hacia la parte superior del espacio intrapleural. El tubo se conecta con un sello bajo agua con aspiración a baja presión.

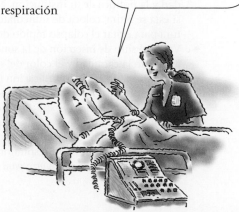

El tratamiento conservador para el neumotórax espontáneo incluye reposo en cama. Ahora voy a tomar una siesta…

- El neumotórax espontáneo recurrente requiere una toracotomía y una pleurectomía. Estos procedimientos evitan las recidivas porque adhieren el pulmón a la pleura parietal.
- Los neumotórax traumáticos o hipertensivos requieren el drenaje con una sonda pleural.
- Los neumotórax traumáticos también pueden requerir una reparación quirúrgica.

Qué hacer

- Mantente alerta respecto de palidez, respiraciones jadeantes y dolor de pecho repentino.
- Valora las constantes vitales al menos una vez por hora en busca de indicios de *shock*, dificultad respiratoria o desviación mediastínica. Escucha los ruidos respiratorios sobre ambos pulmones. La disminución de la presión arterial con aceleración del pulso y la frecuencia respiratoria puede indicar un neumotórax hipertensivo, que puede ser letal si no se trata rápido.
- Haz que el paciente esté lo más cómodo posible (los pacientes con un neumotórax en general están más cómodos sentados rectos).
- Dile al paciente que debe controlar la tos y los jadeos durante la toracotomía.

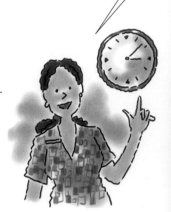

En el paciente con un neumotórax, valora con cuidado las constantes vitales al menos cada hora.

Respira hondo

- Una vez colocada la sonda pleural, alienta al paciente a toser y respirar profundamente al menos una vez por hora para promover la expansión.
- En el paciente que tiene una sonda pleural, busca el drenaje de aire continuo (burbujeo) en la cámara sellada bajo agua. Esto indica que el defecto en el pulmón no se ha cerrado y puede requerir cirugía. Además, intenta detectar un aumento en el enfisema subcutáneo buscando crepitación de la piel en el cuello o el sitio de inserción de la sonda. Si el paciente está con ventilador, mantente alerta ante cualquier dificultad para respirar junto con el ventilador mientras revisas los manómetros en busca de aumentos de presión.
- Cambia las curaciones alrededor de la sonda pleural, según la necesidad y la política de tu institución. No recoloques ni retires la sonda; si ésta se retira, coloca de inmediato una gasa vaselinada sobre la abertura para evitar el colapso rápido del pulmón.
- Vigila el sitio de inserción de la sonda pleural en busca de filtraciones, así como la cantidad y el color del material de drenaje. Haz que el paciente camine, según indicación (en general el primer día postoperatorio), para promover la inspiración profunda y la expansión pulmonar.
- Tranquiliza al paciente explicándole qué ocurre con el neumotórax, su causa y todos los estudios y procedimientos acompañantes.
- Evalúa al paciente. Debe tener radiografía de tórax normal, así como frecuencia y profundidad respiratorias y constantes vitales normales (véase *Consejos sobre enseñanza para el neumotóraxs*, p. 415).

Embolia e infarto pulmonar

La *embolia pulmonar* es una obstrucción del lecho de la arteria pulmonar por un trombo o sustancia extraña desprendidos. El *infarto pulmonar,* o la muerte del tejido pulmonar por una embolia, a veces es leve y puede no producir síntomas. Sin embargo, cuando se presenta una embolia masiva de más del 50 % de la obstrucción de la circulación de la arteria pulmonar, puede ser rápidamente letal.

Qué lo causa

La embolia pulmonar en general se debe a un trombo desprendido que se origina en los miembros inferiores. Otras fuentes menos frecuentes son las venas pélvicas, renales, hepáticas, de los miembros superiores y del lado derecho del corazón.

Fisiopatología

Los traumatismos, la disolución de coágulos, los espasmos musculares repentinos, los cambios en la presión intravascular o en el flujo de la circulación periférica pueden hacer que los trombos se aflojen o fragmenten. Entonces, el trombo (ahora llamado *émbolo*) flota hacia el hemicardio derecho y entra en el pulmón a través de la arteria pulmonar. Una vez ahí puede disolverse, seguir fragmentándose o crecer.

Amenaza de muerte

El émbolo ocluye la arteria pulmonar, colapsa el alvéolo y desarrolla una atelectasia. Si el émbolo se agranda, puede obstruir la mayoría o todos los vasos pulmonares y causar la muerte.

Hallazgo raro

Rara vez, el émbolo contiene aire, grasa, líquido amniótico o células tumorales. También puede contener talco de fármacos diseñados para ser administrados por vía oral que los farmacodependientes i.v. se han inyectado. La embolia pulmonar puede producir un infarto pulmonar, en especial en pacientes con enfermedad pulmonar o cardíaca crónica.

Qué buscar

La oclusión total de la arteria pulmonar principal es rápidamente mortal; los émbolos más pequeños o fragmentados producen síntomas que varían según su tamaño, número y ubicación. La disnea en general es el primer síntoma de embolia pulmonar y puede estar acompañada de dolor pleurítico agudo o anginoso que empeora con la inspiración. Otras características clínicas incluyen taquicardia, tos productiva (el esputo puede estar teñido de sangre) y fiebre baja.

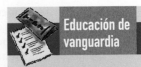

Educación de vanguardia

Consejos sobre enseñanza para el neumotórax

• Alienta al paciente para que realice ejercicios de respiración profunda una vez por hora mientras está despierto.
• Habla con el paciente sobre la probabilidad de neumotórax espontáneo recurrente, y revisa sus signos y síntomas. Enfatiza la necesidad de una intervención médica inmediata si esto ocurre.

Los signos menos frecuentes incluyen hemoptisis masiva, endurecimiento de la pared torácica y edema de miembros inferiores. Un émbolo grande puede producir insuficiencia cardíaca derecha con cianosis, síncope e ingurgitación yugular. También puede haber signos de *shock* (como debilidad, pulso rápido e hipotensión) e hipoxia (como inquietud). La auscultación cardíaca a veces revela el tercer ruido ventricular derecho audible en la parte baja del esternón y un aumento de la intensidad de un componente pulmonar del segundo ruido. También pueden oírse crepitantes y roce pleural en el sitio del infarto.

Qué dicen las pruebas

- La radiografía de tórax muestra un infiltrado característico en forma de cuña que sugiere una embolia pulmonar. Los estudios de rayos X también pueden descartar otras enfermedades pulmonares y revelar áreas de atelectasia, diafragma elevado, derrame pleural y arteria pulmonar prominente.
- El gammagrama pulmonar muestra defectos de la perfusión en áreas más allá de los vasos ocluidos; un gammagrama normal descarta una embolia pulmonar.
- La angioTC helicoidal puede ayudar a visualizar el émbolo en los pulmones.

Negocios riesgosos

- La angiografía pulmonar es el estudio más definitivo, pero tiene cierto riesgo para el paciente (como reacción alérgica al contraste, infección en el sitio del catéter e insuficiencia renal relacionada con la dificultad para excretar el contraste). Su uso depende de la incertidumbre del diagnóstico y de la necesidad de evitar una terapia anticoagulante innecesaria (tratamiento de la embolia pulmonar) en pacientes de alto riesgo.
- El ECG no es concluyente, pero ayuda a distinguir entre una embolia pulmonar y un IM. En la embolia extensa, el ECG puede mostrar una desviación del eje a la derecha, bloqueo de rama derecha, ondas P picudas y altas, segmentos ST deprimidos e inversión de la onda T (que indican esfuerzo del hemicardio derecho) y taquicardias supraventriculares.
- Los valores de GA muestran una reducción de la Pao_2 y la $Paco_2$ que son característicos, pero no siempre ocurren.
- Una elevación de las concentraciones de dímero D indica la presencia de un coágulo en el cuerpo y sugiere una embolia pulmonar.

Cómo se trata

El objetivo del tratamiento es mantener una función cardiovascular y pulmonar adecuada a medida que la obstrucción se resuelve y evitar las recidivas. Como la mayoría de los émbolos resuelven dentro de los 10 días, el tratamiento consiste en oxigenoterapia,

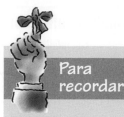

Para recordar

Cuando evalúes a un paciente con una posible embolia pulmonar que tiene tos productiva (en especial si el esputo está teñido con sangre), busca estos signos y piensa rápido (en inglés, *FAST*):

Fiebre (baja)

Angina o dolor pleurítico (posible)

Disnea (*Shortness of breath*)

Taquicardia

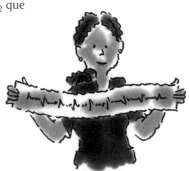

Un ECG puede ayudar a distinguir la embolia pulmonar del IM.

según necesidad, y anticoagulación con heparina para inhibir la formación de nuevos trombos.

Masivo significa más

Los pacientes con embolia pulmonar masiva y *shock* pueden requerir tratamiento tromboembólico con un activador tisular del plasminógeno como alteplasa para potenciar la fibrinólisis de la embolia pulmonar y el trombo remanente. La hipotensión relacionada con la embolia pulmonar puede tratarse con vasopresores.

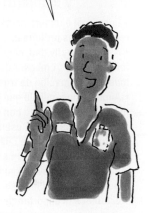

El tratamiento para las embolias sépticas incluye antibióticos.

Busca la fuente de la sepsis

El tratamiento de los émbolos sépticos requiere antibioticoterapia, así como evaluación de la fuente de infección, en especial en los casos de endocarditis. Los anticoagulantes no se utilizan para tratar embolias sépticas.

La cirugía queda para el final

La cirugía para obstruir la vena cava inferior se reserva para pacientes en los que los anticoagulantes estén contraindicados (p. ej., por edad, cirugía reciente o discrasia sanguínea) o para quienes tengan émbolos recurrentes durante la terapia anticoagulante. Sólo debe realizarse cuando se confirma la embolia pulmonar mediante angiografía. La cirugía puede consistir en la ligadura o la plicatura de la vena cava o la colocación de un filtro-paraguas para el flujo que retorna al corazón y los pulmones. El paciente puede recibir una combinación de heparina a bajas dosis o de bajo peso molecular (enoxaparina) para evitar la tromboembolia venosa postoperatoria.

Qué hacer

- Administra oxígeno por cánula nasal o máscara.
- Observa los valores de GA si aparece o empeora la disnea.
- Mantente preparado para proporcionar el equipamiento para intubación ET y asistir en la ventilación si la respiración se ve muy comprometida. Si es necesario, prepara al paciente para transferirlo a la unidad de cuidados intensivos de acuerdo con las políticas de la institución.
- Administra heparina por goteo continuo, según indicación.
- Revisa los estudios de coagulación diariamente y después de cambios en la dosis de heparina. Mantén una hidratación adecuada para evitar el riesgo de hipercoagulación.

Caminando el camino

- Una vez que el paciente está estable, aliéntalo a moverse a menudo y asístelo con los ejercicios isométricos y de amplitud de movimiento. Revisa su temperatura y el color de los pies para detectar estasis venosa. Nunca masajees de forma vigorosa las piernas del paciente. Haz que camine lo más pronto posible después de la operación para evitar la estasis venosa.
- Informa el dolor pleurítico frecuente para poder indicar analgésicos.

Educación de vanguardia

Consejos sobre enseñanza para el edema y el infarto pulmonares

• Enseña al paciente cómo utilizar un espirómetro de incentivo para ayudar a las respiraciones profundas.

• Alienta la actividad, según tolerancia, para reducir la estasis venosa y evitar la formación de trombos. Advierte al paciente que no cruce las piernas; esto promueve la formación de trombos.

• Alienta a la familia a que participe en el cuidado. La mayoría de los pacientes necesitan tratamiento con anticoagulantes orales después de una embolia pulmonar. El seguimiento es esencial.

• Aconseja al paciente que se mantenga atento a los signos de sangrado por la anticoagulación, que tome los medicamentos prescritos exactamente como estén indicados, y que evite tomar fármacos adicionales (ni siquiera para cefaleas o resfriados) o cambiar la dosis sin consultar al médico.

• Establece la importancia de las pruebas de laboratorio de seguimiento para valorar la terapia anticoagulante.

- Evalúa al paciente. Los constantes vitales deben estar dentro de los límites normales, y no debe presentar signos de sangrado cuando tome anticoagulantes (véase *Consejos sobre enseñanza para el edema y el infarto pulmonares*).

Tuberculosis

La *tuberculosis* es una infección aguda o crónica caracterizada por los infiltrados pulmonares y la formación de granulomas con caseificación, fibrosis y cavitación. La American Lung Association estima que la tuberculosis activa afecta a unas 5 personas por cada 100 000. El pronóstico es excelente con el tratamiento correcto.

Qué la causa

La bacteria *Mycobacterium tuberculosis* es la causa principal de la tuberculosis. Otras cepas de micobacterias también pueden estar implicadas. Varios factores aumentan el riesgo de infección, a saber:

- Gastrectomía
- Diabetes mellitus no controlada
- Enfermedad de Hodgkin
- Leucemia
- Tratamiento con corticoesteroides o inmunosupresores
- Silicosis
- Infección por el virus de inmunodeficiencia adquirida

Fisiopatología

La tuberculosis se disemina por inhalación de núcleos de gotitas cuando las personas infectadas tosen o estornudan. Esto es lo que ocurre:

En movimiento

- *Transmisión:* una persona infectada tose o estornuda, diseminando gotitas infectadas. Cuando alguien sin inmunidad inhala estas gotitas, los bacilos se depositan en los pulmones.

Respuesta de las tropas

- *Respuesta inmunitaria:* el sistema inmunitario responde enviando leucocitos y así se produce la inflamación. Después de unos días, los macrófagos reemplazan a los leucocitos. Los macrófagos engullen a los bacilos, y los vasos linfáticos llevan los bacilos hacia los ganglios linfáticos.

¡Los tenemos rodeados...

- *Formación del tubérculo:* los macrófagos que ingirieron los bacilos se fusionan para formar tubérculos celulares epitelioides (pequeños nódulos rodeados por leucocitos). Dentro de la lesión se produce una necrosis caseosa y el tejido cicatricial encapsula el tubérculo. El cuerpo puede morir durante este proceso.

...salgan con las manos en alto!

- *Diseminación:* si los tubérculos y ganglios inflamados se rompen, la infección contamina los tejidos circundantes y puede diseminarse a través de la sangre y los linfáticos a sitios distantes. Este proceso se llama *diseminación hematógena.*

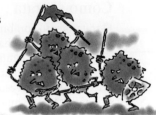

El primer paso en la infección por tuberculosis es la inhalación de gotitas infectadas. Entonces, ¡la batalla comienza!

Qué buscar

En la infección primaria, la enfermedad en general no produce síntomas. Sin embargo, puede causar signos y síntomas inespecíficos como:
- Fatiga
- Tos
- Anorexia
- Pérdida de peso
- Sudores nocturnos
- Fiebre baja

En la reinfección, el paciente puede presentar tos, esputo mucopurulento productivo y dolor de pecho.

Qué dicen las pruebas

- La radiografía de tórax presenta lesiones nodulares, infiltrados en parches (muchos en los lóbulos superiores), formación de cavidades, tejido cicatricial y depósitos de calcio. Sin embargo, no puede diferenciar entre las formas activas e inactivas de la tuberculosis.

- Las pruebas cutáneas de la tuberculina detectan la exposición a la tuberculosis, pero no diferencian las formas no complicadas de la infección. Los pacientes no norteamericanos pueden tener pruebas cutáneas positivas para tuberculosis debido a títulos de anticuerpos positivos producidos por el bacilo de Calmette-Guérin, una vacuna de germen vivo recibida cuando eran niños.
- Las muestras y los cultivos de esputo, el LCR, la orina, el material de drenaje de los abscesos o el líquido pleural presentan bacilos ácido-alcohol resistentes aerobios sensibles al calor y no móviles, y confirman el diagnóstico.

Cómo se trata

El tratamiento combinado antituberculoso de primera línea, incluida la isoniazida (INH) inhalada durante 9 meses o isoniazida inhalada con rifapentina oral durante 12 semanas, en general cura la tuberculosis. Después de 2-4 semanas, la enfermedad ya no es infectante, y el paciente puede reasumir su estilo de vida normal mientras continúa con los medicamentos. El paciente con enfermedad micobacteriana atípica o tuberculosis resistente a fármacos puede requerir medicamentos de segunda línea, como capreomicina, estreptomicina, cicloserina, amikacina y quinolonas.

Qué hacer

- Aísla al paciente infeccioso en una sala con presión negativa hasta que ya no sea contagioso.
- Busca efectos adversos de los medicamentos. A veces se recomienda piridoxina (vitamina B_6) para evitar la neuropatía periférica causada por las dosis altas de isoniazida. Si el paciente recibe etambutol, ten

Educación de vanguardia

Consejos sobre enseñanza para la tuberculosis

- Enseña al paciente aislado a toser y estornudar en pañuelos de papel, y a desechar de manera apropiada las secreciones.
- Instruye al paciente para que use una máscara cuando sale de la habitación. Los visitantes y el personal deben utilizar máscaras respiradoras de aire particulado de alta eficiencia cuando están en la habitación.
- Recuérdale al paciente que descanse mucho.
- Establece la importancia de comer una dieta balanceada. Registra el peso de forma semanal.
- Enseña al paciente a identificar los signos de los efectos adversos de los medicamentos; adviértele que los debe informar de forma inmediata.
- Enfatiza la importancia de los exámenes regulares de seguimiento en busca de recidiva de la tuberculosis.
- Aconseja a las personas expuestas a los pacientes infectados que se realicen los estudios apropiados.

en cuenta la neuritis óptica; si se presenta, suspende el fármaco. Considera la hepatitis y la púrpura en pacientes que reciben rifampicina.

* Evalúa al paciente. El cultivo de esputo debe ser negativo y las secreciones fluidas y claras (véase *Consejos sobre enseñanza para la tuberculosis*, p. 420).

Preguntas de autoevaluación

1. ¿Qué tipo de ruido respiratorio es de tono medio y continuo sobre el tercio superior del esternón en el área interescapular, y se escucha igual durante la inspiración y la espiración?
  A. Vesicular
  B. Bronquial
  C. Broncovesicular
  D. Traqueal

Respuesta: C. Los ruidos respiratorios broncovesiculares muestran estas características.

2. Tu paciente tiene valores de GA que muestran un pH menor de 7.35, bicarbonato mayor de 26 mEq/L, y una $Paco_2$ mayor de 45 mm Hg. El paciente está sudoroso, tiene taquicardia y está inquieto. ¿Qué trastorno es probable que tenga el paciente?
  A. Alcalosis respiratoria
  B. Acidosis respiratoria
  C. Alcalosis metabólica
  D. Acidosis metabólica

Respuesta: B. El paciente con acidosis respiratoria puede mostrar estos signos y síntomas, y también tener cefaleas, confusión, aprehensión y cara sonrojada.

3. Cuando aspiras al paciente debes:
  A. Aspirar de inmediato una vez insertado el catéter
  B. Aspirar al paciente por más de 10 seg cada vez
  C. Oxigenar los pulmones antes y después de aspirar
  D. Aspirar de forma continua mientras introduces el catéter

Respuesta: C. El paciente debe oxigenarse antes y después de aspirar para reducir el riesgo de hipoxemia. Evita aspirar por más de 10 seg y aplicar aspiración de inmediato mientras retiras (no introduces) el catéter.

4. La tuberculosis se transmite a través de:
  A. Inhalación de gotitas infectadas
  B. Contacto con sangre
  C. Vía fecal-oral
  D. Contacto piel-piel

Respuesta: A. La tuberculosis se disemina por inhalación de los núcleos de gotitas cuando una persona infectada tose o estornuda.

Puntuación

 Si respondiste las cuatro preguntas correctamente, ¡vas por buen camino! Puedes tomar un respiro respecto de tus conocimientos de los trastornos respiratorios.

 Si contestaste tres preguntas de manera acertada, ¡muy bien! ¡Tu comprensión de los trastornos respiratorios está con buen aliento!

 Si respondiste menos de tres preguntas correctamente, ¡no te preocupes! Respira hondo, oxigena tus tejidos y revisa el capítulo.

Referencias

American College of Physicians. (2013). American College of Physicians releases new recommendations for treating obstructive sleep apnea. Tomado de: https://www.acponline.org/newsroom/sleep_apnea.htm

DeBlasio, F., Virchow, J., Polverino, M., Zanasi, A., Behrakis, P., Kilinc, G., …, Lanata, L. (2011). Cough management: a practical approach. *Cough, 7*, 7. Tomado de: http://www.coughjournal.com/content/7/1/7

Global Initiative for Chronic Obstructive Lung Disease. (2015). Global strategy for the diagnosis, management and prevention of chronic obstructive pulmonary disease. Tomado de: http://www.goldcopd.org/guidelines-global-strategy-for-diagnosis-management.html

Kamran, B., & Byrd, R. P. (2015). Pulmonary embolism clinical scoring systems. *Medscape*. Tomado de: http://emedicine.medscape.com/article/1918940-overview

Kauffman, D. A. (2015). Interpretation of arterial blood gases. *American Thoracic Society Clinical education*. Tomado de: http://www.thoracic.org/professionals/clinical-resources/critical-care/clinical-education/abgs.php

Seigel, M. (2015). Acute respiratory distress syndrome: Prognosis and outcomes in adults. *Up to date*. Topic 1601 Version 23.0. Tomado de: http://www.uptodate.com/contents/acute-respiratory-distress-syndrome-prognosis-and-outcomes-in-adults

Capítulo 11

Trastornos digestivos

Objetivos

En este capítulo aprenderás:

♦ La anatomía y la fisiología del aparato digestivo

♦ Cuestiones importantes y puntos de discusión para la anamnesis

♦ Técnicas para evaluar el aparato digestivo e interpretar los hallazgos anómalos

♦ Los diagnósticos de enfermería relevantes para los trastornos digestivos

♦ Cuidados de enfermería para trastornos digestivos frecuentes

Una mirada a los trastornos digestivos

Como sitio de los procesos digestivos del cuerpo, el aparato digestivo tiene la función crítica de aportar los nutrientes esenciales para el cerebro, el corazón y los pulmones. La función gastrointestinal también afecta profundamente la calidad de vida por su impacto sobre la salud global.

> El aparato digestivo tiene la tarea crítica de aportar nutrientes esenciales para el cerebro, el corazón y los pulmones. Muy bien, todos, ¡a cenar!

Anatomía y fisiología

Las principales funciones del aparato digestivo incluyen la ingestión y la digestión de la comida, así como la eliminación de productos de desecho. Cuando estos procesos se interrumpen, el paciente puede experimentar problemas que van desde la pérdida del apetito hasta los desequilibrios acidobásicos.

El aparato digestivo tiene dos divisiones principales: el tubo digestivo y los órganos accesorios (véase *Estructuras del aparato digestivo*, p. 424).

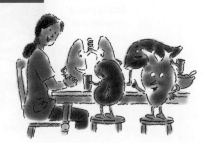

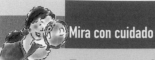

Mira con cuidado

Estructuras del aparato digestivo

Esta ilustración muestra las principales estructuras anatómicas del aparato digestivo. El conocimiento de estas estructuras te ayudará a realizar una exploración física precisa.

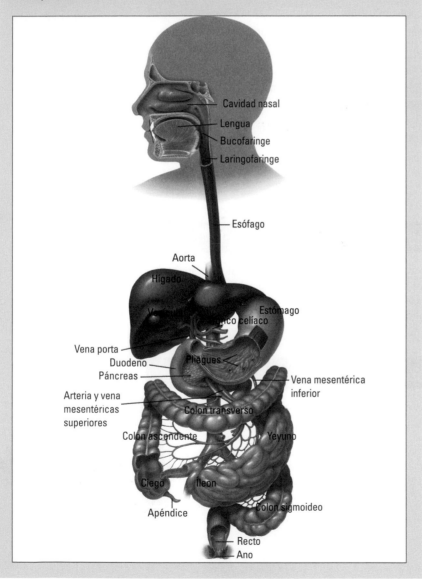

Tubo digestivo

El *tubo digestivo* es un cilindro hueco que comienza en la boca y termina en el ano. Tiene unos 7.5 m de largo y consta de músculo liso que alterna con vasos sanguíneos y tejido nervioso. Fibras longitudinales y circulares especializadas se contraen y producen el *peristaltismo*, lo que permite propulsar los alimentos a través de esta estructura. El tubo digestivo (llamado también *aparato gastrointestinal*) incluye la faringe, el esófago, el estómago, el intestino delgado y el intestino grueso.

Se mueve en la boca

El proceso digestivo comienza en la boca con la masticación, la salivación y la deglución. La lengua proporciona el sentido del gusto. La saliva es producida por tres pares de glándulas: las parótidas, las submandibulares o submaxilares, y las sublinguales.

Sigue por la faringe

La faringe o garganta permite el paso de los alimentos de la boca al esófago. La faringe ayuda al proceso de deglución y secreta moco que colabora con la digestión. La epiglotis (una estructura delgada con forma de hoja hecha de fibrocartílago) yace directamente detrás de la base de la lengua. Cuando se traga la comida, la epiglotis se cierra sobre la laringe, y el paladar blando se eleva para bloquear la cavidad nasal. Estas acciones impiden que la comida y los líquidos sean aspirados hacia las vías aéreas.

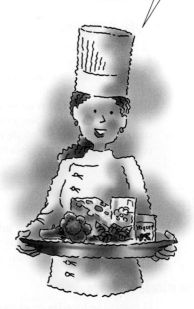

Sin importar lo que elijas, tu sentido del gusto proviene de tu lengua.

Entra en el esófago

El *esófago* es un tubo muscular hueco de unos 25.5 cm de largo que lleva los alimentos de la faringe al estómago. Al tragar la comida, el esfínter esofágico superior se relaja, y el bolo se introduce en el esófago. El peristaltismo propulsa la comida hacia el estómago. El esfínter gastroesofágico (cardias) en el extremo inferior del esófago en general permanece cerrado para evitar el reflujo de contenidos gástricos. Este esfínter se abre durante la deglución, los eructos y los vómitos.

Se desliza hacia el estómago

El *estómago*, un reservorio para la comida, es una estructura en forma de saco que yace oblicuo en el cuadrante superior izquierdo por debajo del esófago y el diafragma, a la derecha del bazo y parcialmente debajo del hígado. El estómago contiene dos esfínteres importantes: el cardias, que protege la entrada al estómago, y el píloro, que controla la salida.

El estómago tiene tres funciones principales:
1. Almacena comida.
2. Mezcla la comida con los jugos gástricos (ácido clorhídrico, pepsina, gastrina y factor intrínseco).

3. Hace pasar el quimo (una mezcla acuosa de comida parcialmente digerida y jugos gástricos) hacia el intestino delgado para continuar la digestión y la absorción.

Una comida promedio puede permanecer en el estómago por 3 o 4 h. Los pliegues en forma de acordeón en el epitelio, llamados *pliegues gástricos*, permiten que el estómago se expanda cuando se ingieren grandes cantidades de comida y líquidos.

A través del intestino delgado

El intestino delgado tiene unos 6 m de largo y se llama así por su diámetro. Tiene tres secciones: el duodeno, el yeyuno y el íleon. Los alimentos pasan por el intestino delgado; los productos finales de la digestión se absorben a través de su fina mucosa hacia el torrente circulatorio.

Los hidratos de carbono, las grasas y las proteínas son degradadas en el intestino delgado. Las enzimas pancreáticas, la bilis del hígado y las hormonas de las glándulas del intestino delgado ayudan a la digestión. Estas secreciones se mezclan con los alimentos a medida que se mueven a través de los intestinos debido al peristaltismo.

Última parada, el intestino grueso

El intestino grueso o colon tiene 1.5 m de largo y es responsable de:
- Absorber el exceso de agua y electrólitos
- Almacenar los residuos alimenticios
- Eliminar los productos de desecho en la forma de materia fecal

El intestino grueso incluye el ciego; el colon ascendente, transverso, descendente y sigmoideo; el recto y el ano (en ese orden). El apéndice, una proyección en forma de dedo, está fijada al ciego. Las bacterias en el colon producen los gases o flatos.

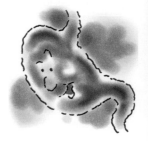

Puedo mantener una comida promedio por 3 o 4 horas. Y gracias a mis pliegues, ¡puedo expandirme para aceptar comidas más grandes también!

Órganos accesorios

Los órganos accesorios del tubo digestivo incluyen el hígado, el páncreas, la vesícula biliar y los conductos biliares. La aorta abdominal y las venas gástrica y esplénica también ayudan al aparato digestivo.

Una mirada al hígado

El hígado se localiza en el cuadrante superior derecho bajo el diafragma. Tiene dos lóbulos principales, divididos por el ligamento falciforme. Se trata del órgano más pesado del cuerpo, con 1.5 kg en el adulto.

Las funciones del hígado incluyen:
- Metabolizar los hidratos de carbono, las grasas y las proteínas
- Desintoxicar la sangre

- Convertir el amoníaco en urea para su excreción
- Sintetizar las proteínas plasmáticas, aminoácidos no esenciales, vitamina A y nutrientes esenciales, como hierro y vitaminas D, K y B_{12}

El hígado también secreta bilis, un líquido verdoso que ayuda a digerir las grasas y absorber ácidos grasos, colesterol y otros lípidos. La bilis también le da el color a las heces.

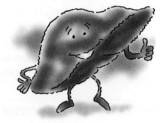

¡Soy una maravilla para metabolizar, desintoxicar y sintetizar!

Un vistazo a la vesícula

La *vesícula biliar* es un órgano pequeño con forma de pera de unos 10 cm de largo que yace a mitad de camino debajo del lóbulo derecho del hígado. Su función principal es almacenar la bilis del hígado hasta que se vacía en el duodeno. Este proceso ocurre cuando el intestino delgado inicia impulsos químicos que hacen que la vesícula se contraiga.

Y presentamos al páncreas

El páncreas, que mide unos 15-20 cm, yace de forma horizontal en el abdomen detrás del estómago. Tiene una cabeza, un cuerpo y una cola. El cuerpo del páncreas yace en el cuadrante superior derecho, y la cola en el cuadrante superior izquierdo, fijado al duodeno. La cola del páncreas toca el bazo. El páncreas libera insulina y glucógeno en el torrente circulatorio y enzimas pancreáticas en el duodeno para la digestión.

He aquí los conductos biliares

Los conductos biliares proporcionan una vía para que la bilis vaya del hígado a los intestinos. Dos conductos hepáticos drenan el hígado, y el conducto cístico drena la vesícula. Estos conductos convergen en el colédoco, que drena en el duodeno.

Observa la vascularización

La aorta abdominal irriga el tubo digestivo. Entra en el abdomen y luego se divide en varias ramas que irrigan todo el tubo digestivo.

Las venas gástrica y esplénica drenan los nutrientes absorbidos en la vena porta hacia el hígado. Una vez allí, la sangre venosa circula y luego sale del hígado a través de las venas suprahepáticas, drenando en la vena cava inferior.

Valoración inicial

Los trastornos digestivos pueden tener muchos signos y síntomas desconcertantes. Para ayudar a clasificar los importantes, necesitas realizar una anamnesis completa del paciente. Luego, seguirás con una exploración física completa, usando la inspección, auscultación, palpación y percusión.

Anamnesis

Para ayudar a rastrear el desarrollo de signos y síntomas relevantes en el tiempo, debes realizar una anamnesis detallada.

Estado de salud actual

Pregunta al paciente sobre cambios en el apetito, dificultades para masticar o deglutir, indigestión, náuseas, vómitos, diarrea, estreñimiento y dolor abdominal. ¿Ha habido algún cambio en las evacuaciones?, ¿hubo sangre en la materia fecal? Si el paciente dice que tiene dolor abdominal, pregúntale hace cuánto que lo tiene, cuál es la localización, cuándo aparece y qué lo mejora o empeora.

Dificultades con los fármacos

Pregunta al paciente si está tomando algún medicamento. Algunos fármacos (incluyendo el ácido acetilsalicílico, las sulfonamidas, los antiinflamatorios no esteroideos [AINE], algunos antihipertensivos y algunos antidepresivos) pueden causar signos y síntomas gastrointestinales. Pregúntale si utiliza suplementos o tratamiento herbolarios, porque algunos pueden causar síntomas digestivos.

No olvides preguntarle sobre el empleo de laxantes; el uso habitual puede causar estreñimiento. Además, indaga si es alérgico a fármacos o comidas. Tales alergias en general causan síntomas gastrointestinales.

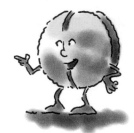

Pregúntale al paciente qué medicamentos está tomando. Algunos fármacos (incluido el ácido acetilsalicílico) pueden causar síntomas gastrointestinales.

Estado de salud previo

Para determinar si el problema del paciente es nuevo o recurrente, pregúntale sobre enfermedades gastrointestinales pasadas, como úlceras, enfermedad vesicular, enfermedad intestinal inflamatoria, reflujo gastroesofágico o hemorragia digestiva. Además, pregúntale si ha sido sometido a cirugías abdominales o ha tenido traumatismos.

Antecedentes familiares

Como algunos trastornos digestivos son hereditarios, pregúntale si algún miembro de la familia ha presentado trastornos digestivos. Entre éstos se incluyen:
* Colitis ulcerosa
* Cáncer gastrointestinal
* Úlceras gástricas
* Diabetes
* Alcoholismo
* Enfermedad de Crohn

Antecedentes sociales

Pregunta sobre el trabajo del paciente, su vida hogareña, su estado financiero, el nivel de estrés y los cambios vitales recientes. Indaga sobre el consumo de alcohol, cafeína y tabaco, así como la dieta, la frecuencia de las comidas y los hábitos de ejercicio e higiene bucal. También pregúntale sobre sus patrones de sueño. ¿Cuántas horas de sueño cree que necesita? ¿Cuántas de ellas duerme?

> La privación del sueño puede tener un efecto negativo sobre la salud, así que pregúntale al paciente sobre sus hábitos de sueño.

Exploración física

La exploración física del aparato digestivo incluye la boca, el abdomen, el hígado y el recto. Para realizar una evaluación abdominal, emplea esta secuencia: inspección, auscultación, percusión y palpación. Llevar a cabo la palpación o la percusión del abdomen antes de auscultarlo puede cambiar las características de los ruidos intestinales del paciente y provocar evaluaciones imprecisas.

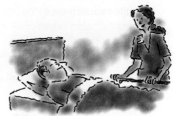

Boca

Utiliza la inspección y la palpación para evaluar la boca.

Abra grande

Primero, inspecciona la boca y la mandíbula del paciente en busca de asimetrías y edema. Revisa su mordida en busca de una mala oclusión o de sobremordida o submordida. Inspecciona los labios superior e inferior, los dientes y las encías con una lámpara. Busca sangrado, úlceras gingivales y piezas dentarias perdidas, desplazadas o rotas. Palpa las encías en busca de dolor a la palpación y el labio inferior y las mejillas en busca de lesiones.

Ahora, saque la lengua

Evalúa la lengua en busca de saburra, temblores, edema y ulceraciones. Determina si hay mal aliento. Por último, examina la faringe, busca desviación de la úvula, anomalías amigdalinas, lesiones, placas y exudados.

Abdomen

Haz que el paciente se acueste en decúbito dorsal con las rodillas ligeramente flexionadas. Utiliza la inspección, la auscultación, la percusión y la palpación para evaluar el abdomen. Valora las áreas dolorosas al final, para evitar que experimente mayores molestias y tensión.

Inspección
Comienza dividiendo mentalmente el abdomen en cuatro cuadrantes y luego imagina los órganos en cada uno (véase *Cuadrantes abdominales*, p. 430).

Cuadrantes abdominales

Para realizar una evaluación digestiva sistemática, puedes visualizar las estructuras abdominales dividiendo el abdomen en cuatro cuadrantes, como se ve aquí.

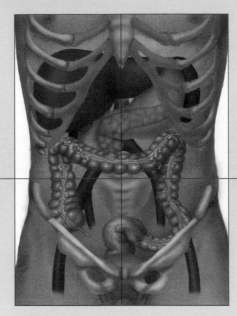

Cuadrante superior derecho
- Lóbulo derecho del hígado
- Vesícula
- Píloro
- Duodeno
- Cabeza del páncreas
- Ángulo hepático del colon
- Partes del colon ascendente y transverso

Cuadrante superior izquierdo
- Lóbulo izquierdo del hígado
- Estómago
- Cuerpo del páncreas
- Ángulo esplénico del colon
- Partes del colon transverso y descendente

Cuadrante inferior derecho
- Ciego y apéndice
- Parte del colon ascendente

Cuadrante inferior izquierdo
- Colon sigmoideo
- Parte del colon descendente

Aprende la jerga

Puedes indicar con más precisión tus hallazgos físicos en la línea media conociendo estos términos:
1. *Epigástrico*: por encima de la cicatriz umbilical y entre los rebordes costales.
2. *Umbilical*: alrededor de la cicatriz umbilical.
3. *Suprapúbico*: por encima de la sínfisis del pubis.

Forma de las cosas

Observa con atención el abdomen en busca de simetría, tumoraciones, bultos y masas. También observa la forma y el contorno abdominal del paciente.

Evalúa la cicatriz umbilical, que debe localizarse en la línea media del abdomen y estar invertida. Si protruye, el paciente puede tener una hernia umbilical.

> Observa el abdomen del paciente en busca de simetría, tumoraciones, bultos y masas. ¡Ésta es una masa que deberá irse pronto!

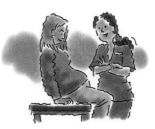

Revisión de la piel

La piel del abdomen debe ser lisa y de color uniforme. Observa marcas de estiramiento, o *estrías*, y venas dilatadas. Registra la longitud de cualquier cicatriz en el abdomen.

Encima de la onda peristáltica

Observa los movimientos y las pulsaciones abdominales. En general, las ondas peristálticas no se ven; si son visibles, aparecen como movimientos suaves en forma de onda. Si observas ondas visibles, infórmalas de inmediato; pueden indicar una obstrucción intestinal. En pacientes delgados, las pulsaciones de la aorta son visibles en el área epigástrica. Las pulsaciones marcadas pueden aparecer en la hipertensión, los aneurismas aórticos y otros trastornos que hacen que la presión diferencial sea amplia.

Auscultación

Coloca con cuidado el diafragma del estetoscopio en el cuadrante inferior derecho, ligeramente debajo y a la derecha de la cicatriz umbilical. Ausculta de dirección horaria en cada uno de los cuadrantes, escuchando al menos 2 min en cada área. Observa las características y la calidad de los ruidos intestinales en cada cuadrante. A veces, puedes necesitar auscultar hasta 5 min antes de oír los ruidos. Asegúrate de permanecer el tiempo suficiente para escuchar cada cuadrante antes de decidir que los ruidos están ausentes.

Antes de auscultar el abdomen de un paciente con una sonda gástrica conectada para aspiración (p. ej., una nasogástrica), pinza brevemente la sonda o apaga la aspiración. Los ruidos de la aspiración pueden ocultar o imitar los verdaderos ruidos intestinales.

Perdone mi borborigmo

En un intestino normal, escucharás ruidos borboteantes agudos causados por la mezcla de aire con el líquido durante el peristaltismo. Los ruidos varían en frecuencia, tono e intensidad y aparecen con regularidad de 5 a 34 veces por minuto. Son más fuertes antes de las comidas. El borborigmo, o gruñido del estómago, es el ruido intestinal fuerte escuchado sobre el intestino grueso cuando el gas pasa por él. Los ruidos intestinales se clasifican en normales, hipoactivos e hiperactivos.

Zumbido en el área

Ausculta en busca de ruidos vasculares con la campana del estetoscopio (véase *Ruidos vasculares*). Con una presión firme, escucha el área de las arterias aorta, renales, ilíacas y femorales en busca de soplos. Si lo escuchas sobre la aorta, el soplo puede indicar un aneurisma aórtico, y se omiten la percusión y la palpación. Este hallazgo debe ser informado con rapidez al médico. Busca zumbidos venosos sobre la vena porta, la vena cava inferior y las ilíacas comunes.

Ruidos vasculares

Utiliza la campana del estetoscopio para auscultar en busca de ruidos vasculares en los sitios mostrados en esta ilustración.

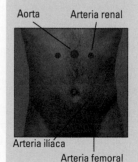

Aorta   Arteria renal

Arteria ilíaca

Arteria femoral

Un toque suave

La palpación suave ayuda a identificar la defensa muscular y el dolor a la palpación, así como la localización de algunos órganos superficiales. Para iniciar, coloca los dedos de una mano todos juntos, comprime la piel 1.5 cm con las puntas de los dedos y realiza un suave movimiento de rotación. Evita las compresiones cortas y rápidas.

El abdomen debe estar blando y no ser doloroso. A medida que palpas los cuatro cuadrantes, observa los órganos, las masas y las áreas dolorosas o con aumento de la resistencia muscular.

Recto y ano

Si el paciente tiene 40 años o más, el médico puede realizar un examen rectal interno como parte de su evaluación. Tú, como parte del personal de enfermería, puedes realizar un examen rectal externo. Explica el procedimiento antes de empezar.

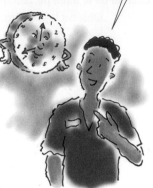

Cuando palpes todo el abdomen, muévete en dirección de las agujas del reloj.

¿Qué hago?

Signos de urgencia

Cuando evalúes a un paciente con un problema digestivo, busca los signos y los síntomas descritos aquí, porque te pueden ayudar a identificar una urgencia. Si observas alguno de estos signos o síntomas, informa al médico y evalúa al paciente en busca de deterioro, como un *shock*. Intervén, según la necesidad, administrando oxígeno y líquidos i.v. Coloca un monitor cardíaco si es apropiado. Ofrece apoyo emocional.

Dolor abdominal
- Dolor progresivo, grave o tipo cólico por más de 6 h sin mejoría
- Dolor agudo asociado con hipertensión
- Dolor agudo en un paciente anciano (puede tener dolor mínimo, aunque tenga un órgano abdominal roto o una apendicitis)
- Dolor intenso con defensa abdominal y antecedentes de una cirugía abdominal reciente
- Dolor acompañado de evidencia radiográfica de aire (gas) intraperitoneal libre o mediastínico
- Dolor desproporcionadamente intenso en condiciones benignas (abdomen blando con hallazgos físicos normales)

Vómitos y heces
- Vómitos con sangre fresca (hematemesis)
- Vómitos violentos o prolongados, con o sin estreñimiento intratable
- Heces sanguinolentas o negras (melena)

Dolor abdominal a la palpación
- Dolor a la palpación y defensa abdominal, aun con el paciente distraído
- Dolor a la descompresión

Otro signos
- Fiebre
- Taquicardia
- Hipotensión
- Deshidratación

Primero inspecciona el área perianal. Colócate guantes y separa los glúteos para exponer el ano y los tejidos circundantes en busca de fisuras, lesiones, cicatrices, inflamación, secreciones, prolapso rectal y hemorroides externas. Pide al paciente que haga fuerza como para defecar; esto puede revelar hemorroides internas, pólipos o fisuras. La piel en el área perianal por lo general es un poco más oscura que la de las áreas circundantes. Si el médico elige realizar un examen interno, asegúrate de explicarle el procedimiento al paciente antes de comenzar.

La materia fecal adherida al guante utilizado para el examen interno (tacto rectal) debe evaluarse en busca de sangre oculta con una prueba de guayacol.

Pruebas diagnósticas

Muchos estudios proporcionan información que te ayudará a dirigir la atención del paciente con un problema digestivo. Aunque no participes en el estudio, debes conocer por qué el médico lo indica, qué significan los resultados y qué responsabilidades tienes antes, durante y después del estudio.

Endoscopia

Con un endoscopio de fibra óptica, el médico especialista puede ver de forma directa la mucosa de vísceras huecas para diagnosticar enfermedades inflamatorias, ulcerativas o infecciosas, neoplasias benignas o malignas, y otras lesiones en la mucosa esofágica, gástrica o intestinal. La endoscopia también puede emplearse para realizar intervenciones terapéuticas o para obtener muestras para biopsia.

Endoscopia digestiva baja

La endoscopia digestiva baja, también llamada *colonoscopia* o *proctosigmoidoscopia*, ayuda a diagnosticar enfermedades intestinales inflamatorias y ulcerativas, confirmar una hemorragia digestiva baja y detectar anomalías digestivas bajas, como tumores, pólipos, hemorroides y abscesos.

Consideraciones de enfermería
- Explica al paciente que se realizará una preparación intestinal consistente en laxantes y enemas por 1 o 2 días antes del procedimiento.
- Dile que debe seguir una dieta líquida el día antes del procedimiento y luego ayunar por la mañana el día del estudio.
- Recuérdale que revise conjuntamente con el médico especialista todos los medicamentos tomados antes del procedimiento.

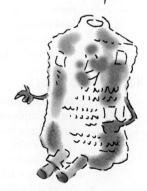

Si el paciente va a ser sometido a una colonoscopia, se utilizará sedación i.v.

Trata de relajarte

- Si el paciente se someterá a una sigmoidoscopia, explícale que es improbable que se utilice sedación completa; si se planifica una colonoscopia, se empleará sedación i.v.
- Informa al paciente que el médico introducirá un tubo flexible en su recto.
- Explícale que sentirá molestias abdominales bajas y una sensación de urgencia para defecar cuando se avance el tubo. Para controlar esa sensación de urgencia para defecar y aliviar el malestar, instrúyelo para que respire profunda y lentamente por su boca.
- Explícale que puede introducirse aire en el intestino a través del tubo. Si el paciente siente la urgencia de expulsar aire, dile que no trate de controlarlo.
- Dile que puede escuchar o sentir la máquina de aspiración retirando líquido que obstruye la visión del médico, pero eso no le causará molestias.
- El paciente puede comer tras la recuperación del sedante, en general 1 h después del estudio.
- Si se introdujo aire en el intestino, el paciente puede eliminar grandes cantidades de flatos. Explícale que esto es normal y ayuda a evitar los calambres abdominales.
- Dile que informe la presencia de sangre en la materia fecal.

Endoscopia digestiva alta

La endoscopia digestiva alta, también llamada *esofagogastroduodenoscopia*, identifica anomalías en el esófago, el estómago y el intestino delgado, como esofagitis, enfermedad intestinal inflamatoria, síndrome de Mallory-Weiss, lesiones, tumores, gastritis y pólipos. Durante la endoscopia, pueden tomarse biopsias para detectar la presencia de *Helicobacter pylori* o descartar un carcinoma gástrico.

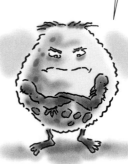

Me llamo **H. pylori** y me dedico a infectar los conductos alimentarios.

Consideraciones de enfermería

- Dile al paciente que debe restringir las comidas y los líquidos al menos 6 h antes del estudio.
- Si el estudio es un procedimiento de urgencia, informa al paciente que los contenidos del estómago serán aspirados para permitir una mejor visualización.

No siento mis labios...

- Antes de la inserción del tubo se rociará la garganta del paciente con un anestésico local. Explícale que el aerosol tiene mal gusto y hará que la boca se sienta hinchada y adormecida, lo que dificultará la deglución.
- Dile al paciente que se le colocará un protector bucal para proteger los dientes del tubo.
- Antes del estudio, pide al paciente que se quite la dentadura postiza, si tiene una.

- Dile que es normal que sienta presión en el abdomen y plenitud gástrica o meteorismo cuando se introduce el tubo y el aire para inflar el estómago.
- El paciente puede volver a comer cuando regrese el reflejo nauseoso, en general después de 1 h.

Estudios de laboratorio

Los estudios de laboratorio habituales para diagnosticar trastornos digestivos incluyen estudios de materia fecal, orina y contenidos esofágicos, gástricos y peritoneales, así como una biopsia hepática percutánea.

Estudio de pH de 24 h

El esfínter esofágico inferior (EEI) en general impide el reflujo gástrico. Sin embargo, si este esfínter es incompetente, el reflujo recurrente de jugos gástricos (y de sales biliares si el píloro también es incompetente) hacia el esófago inflama la mucosa esofágica. Esta inflamación (esofagitis) provoca dolor epigástrico o retroesternal (pirosis o epigastralgia) que se irradia a la espalda y los brazos. Para distinguir este dolor de la angina de pecho, el paciente que consulta por dolor en el pecho debe ser sometido a estudios cardíacos para descartar dicha posibilidad.

Como paciente ambulatorio, el estudio de pH de 24 h proporciona datos de la acidez en forma continua durante el día.

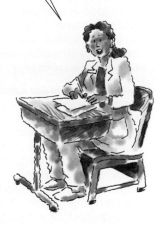

El paciente deberá mantener un diario de actividades durante 24 h para la prueba de pH. ¡Pero me temo que este diario no será secreto!

Querido diario...

Al mismo tiempo, el paciente debe mantener un registro de sus actividades (como caminar, sentarse, acostarse y comer) y de los signos y síntomas (como eructos, vómitos y dolor torácico). Luego, este diario y los datos del estudio de pH de 24 h se ingresan en un dispositivo electrónico, el cual compara los síntomas y las actividades del paciente con los valores de ácido para determinar la gravedad del reflujo.

Aunque la monitorización de 24 h proporciona resultados precisos, es un procedimiento incómodo. Un período de monitorización menor puede dar los mismos resultados con menos molestias para el paciente. Las nuevas tecnologías permiten realizar el estudio de forma inalámbrica, lo que es mucho más cómodo para el paciente (véase *Detección del reflujo: uno largo y otro corto*, p. 436).

Consideraciones de enfermería

- Documenta los medicamentos que toma el paciente para el reflujo, incluida la fecha y la hora de la última dosis.
- Dile al paciente que no utilice antiácidos o mastique goma de mascar, pastillas o caramelos duros durante el estudio.
- Alienta la realización de la rutina normal de manera que el estudio pueda demostrar con precisión las correlaciones entre las actividades y el reflujo.

El peso de la evidencia

Detección del reflujo: uno largo y otro corto

24 sirven…
Los pacientes en general son sometidos a una monitorización de pH de 24 h para diagnosticar el reflujo ácido; sin embargo, este estudio es invasivo e incómodo. Los investigadores se propusieron establecer si una monitorización por un período menor (con reducción del tiempo que los pacientes deben someterse al procedimiento) aún sería útil para diagnosticar con precisión el reflujo gastroesofágico. Para averiguarlo, estudiaron a unos 200 pacientes sometidos a monitorización del pH gástrico de 24 h y compararon los resultados con los de un período de 3 h durante y entre las comidas.

… pero 3 también son útiles
Hallaron que los resultados del estudio de 3 h detectaron con igual precisión el reflujo ácido que los de 24 h. ¿El más largo o el más corto? La reducción del período de monitorización no sólo puede reducir las molestias, sino que también puede aumentar el cumplimiento por parte del paciente. La reciente introducción de la tecnología inalámbrica ha hecho la monitorización del pH aún más tolerable. La tasa de éxitos del estudio Bravo pH fue del 89.1 %, con alta tolerancia del paciente, lo que sugiere que la monitorización inalámbrica del pH debe considerarse en la evaluación del reflujo gastroesofágico.
Fuente: Guijian, F., Lili, Z., & Yulan, L. (2010). Comparing 3-hour pH monitoring in esophagus with 24-hour pH monitoring to diagnose GERD. *Hepatogastroenterology, 57*(97), 86–89.

- Para ayudar a aliviar las molestias en la garganta, dile al paciente que chupe pedazos de hielo o use clorhidrato de diclonina en aerosol.
- Para ayudar a prevenir el reflujo, dile al paciente que evite comidas grandes, cafeína, alcohol y acostarse después de las comidas.

Estudios de materia fecal

La materia fecal normal es de color pardo y bien formada, pero blanda. Las heces con forma de cintas delgadas son signo de colon espástico o irritable, o de una obstrucción intestinal o rectal parcial. La dieta y los medicamentos pueden causar estreñimiento. La diarrea puede indicar un intestino espástico o una infección vírica. La materia fecal blanda mezclada con sangre y moco puede indicar una infección bacteriana, y si está mezclada con sangre y pus, una colitis.

La materia fecal amarilla o verde sugiere una diarrea grave y prolongada; las heces negras sugieren una hemorragia digestiva o ingestión de suplementos con hierro o comidas crudas. Las heces blancas indican obstrucción de los conductos hepáticos o el cístico, hepatitis o cáncer. Las heces rojas pueden indicar sangrado colónico o rectal, pero algunos agentes y alimentos también pueden causar esta coloración.

La materia fecal en general contiene entre 10 y 20 % de grasa. Un contenido graso mayor puede hacer que las heces sean pastosas y grasosas (un posible signo de mala absorción intestinal o enfermedad pancreática) (véase *Exámenes de orina y materia fecal*).

Consideraciones de enfermería

* Recoge la muestra de materia fecal en un recipiente seco y limpio.
* No utilices materia fecal que haya estado en contacto con el agua del inodoro o la orina.
* Envía la muestra al laboratorio inmediatamente para obtener resultados precisos.
* Recuerda que las muestras seriadas de materia fecal en general se recogen una vez por día, con la primera evacuación de la mañana.
* Instruye al paciente para que evite consumir carnes rojas, aves de corral, pescado, nabos o rábanos picantes, o tomar preparados con hierro, ácido ascórbico (vitamina C) o antiinflamatorios 48-72 h antes de recoger las muestras.
* Utiliza el preparado comercial Hemoccult® como un método simple de prueba para sangre en materia fecal. Sigue las instrucciones del envase.

Exámenes de orina y materia fecal

Este cuadro enumera los exámenes de orina y materia fecal; sus valores normales y propósitos; y las consecuencias de resultados anómalos.

Estudios y valores normales	Propósito	Consecuencias de los resultados anómalos
Bilirrubina Ausente	Detectar pigmentos biliares en orina	• Presencia: obstrucción biliar.
Prueba para la toxina de Clostridium difficile Negativa	Detectar colitis seudomembranosa	• Indica la presencia de *C. difficile*. • Hay resultados falsos negativos.
Lípidos en materia fecal Menos de 7 g/24 h	Estudio de recolección de materia fecal de 72 h en busca de aumento de los contenidos de grasa, si se sospecha mala absorción	• Altos: posible mala absorción causada por excreción insuficiente de enzimas pancreáticas.
Estudios de sangre oculta en materia fecal Menos de 2.5 mL/día	Medir sangre oculta en las muestras de heces	• Positivos: hemorragia digestiva o cáncer colorrectal, y sangrado anal.
Urobilinógeno fecal Hombres: 0.3-2.1 unidades Ehrlich/2 h Mujeres: 0.1-1.1 unidades Ehrlich/2 h	Detectar un deterioro de la función hepática	• Alto: deterioro de la función hepática. • Bajo: obstrucción biliar total.
Cultivo de materia fecal Sin patógenos	Detectar patógenos que causan enfermedades digestivas	• Presencia de patógenos: infección bacteriana, vírica o micótica.
Examen de materia fecal en busca de huevos y parásitos Ausentes	Confirmar o descartar una infestación parasitaria intestinal y enfermedad	• Presencia de parásitos y huevos: infestación parasitaria y posible infección.

Biopsia hepática percutánea

Una biopsia hepática percutánea implica la aspiración con aguja de un cilindro de tejido hepático para su análisis histológico. Se realiza bajo anestesia local o general. Esta biopsia puede detectar trastornos hepáticos y puede confirmar un cáncer si la ecografía, la tomografía computarizada (TC) y los estudios con radionúclidos han resultado dudosos.

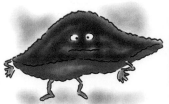

> La biopsia hepática percutánea puede detectar trastornos hepáticos y cáncer de hígado. Bueno, estoy oficialmente preocupado.

¿Cuál es tu perfil?

Debido a que muchos pacientes con trastornos hepáticos tienen defectos de la coagulación, antes de la biopsia hepática debe realizarse un perfil de coagulación (tiempo de protrombina [TP], tiempo de tromboplastina parcial [TTP]) junto con una tipificación y una compatibilidad cruzada.

En una biopsia hepática se introduce una aguja de Menghini en una jeringa de 5 mL con solución salina normal a través de la pared torácica y el espacio intercostal. Se crea presión negativa en la jeringa. Luego, la aguja se empuja con rapidez en el hígado y se retira por completo del cuerpo para obtener una muestra tisular.

Consideraciones de enfermería

Pregunta al paciente sobre los medicamentos que toma, incluidos suplementos dietéticos y fármacos otorrinolaringológicos. Se le puede pedir que suspenda temporalmente los medicamentos y suplementos que afectan la coagulación o interactúan con la anestesia.

* Dile al paciente que no coma ni tome líquidos durante 4 h antes del estudio.
* Explícale el procedimiento:
  o El paciente estará despierto durante el estudio, y aunque éste resulte incómodo, hay medicamentos disponibles para ayudar a su relajación.
  o El médico realizará la antisepsia y la colocación de campos en el abdomen. Luego, administrará anestesia local, lo que puede doler y causar una leve molestia.
  o Se le dirá al paciente cómo y cuándo contener la respiración, y que se quede quieto cuando el médico introduzca la aguja para biopsia en el hígado.
  o La aguja puede causar una sensación de presión y alguna molestia en la parte superior derecha de la espalda, pero estará en el hígado sólo unos pocos segundos.

Cuando todo termina

Después del procedimiento:

* El paciente debe guardar reposo en cama sobre su lado derecho por al menos 2 h y mantener el reposo durante 24 h.
* Es posible que experimente molestias durante varias horas y podrá tomar paracetamol, pero no ácido acetilsalicílico ni medicamentos que interfieran con la coagulación.

- Dile al paciente que reasumirá una dieta normal.
- Busca sangrado y síntomas de peritonitis biliar (dolor a la palpación y defensa abdominal alrededor del sitio de la biopsia).
- Busca signos y síntomas de neumotórax, como aumento de la frecuencia respiratoria, reducción de los ruidos respiratorios, disnea, dolor persistente en el hombro y torácico pleurítico. Informa estas complicaciones de inmediato.
- Pon una curación en el sitio de la punción. Supervisa con frecuencia esta curación, cada vez que revises las constantes vitales. Refuerza la curación o aplica un apósito compresivo, en caso necesario.
- Mantén al paciente sobre su lado derecho por lo menos durante 2 h, porque la presión mejora la coagulación en el sitio.
- Supervisa la producción de orina al menos durante 24 h y busca la presencia de hematuria, lo que puede indicar un traumatismo vesical.

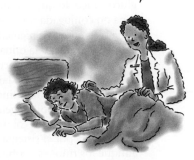

Después del procedimiento, el paciente debe guardar cama sobre su lado derecho durante 2 h.

Análisis del líquido peritoneal

El análisis del líquido peritoneal seriado incluye un examen de la apariencia macroscópica, un recuento de eritrocitos y leucocitos; estudios citológicos microbianos en busca de bacterias y hongos; y determinaciones de proteínas, glucosa, amilasa, amoníaco y concentraciones de fosfatasa alcalina. Las muestras de líquido peritoneal se obtienen mediante paracentesis, lo que implica introducir un trocar y una cánula a través de la pared abdominal con anestesia local. Si la muestra de líquido se retira por razones terapéuticas, la cánula puede conectarse a un sistema de drenaje.

Consideraciones de enfermería
- Antes del procedimiento, haz que el paciente vacíe la vejiga.
- Observa al paciente en busca de mareos, palidez, sudoración y aumento de la ansiedad.
- Valora el sitio en busca de drenaje de líquido peritoneal.

Un aumento del dolor espontáneo o a la palpación abdominal después de una paracentesis puede ser grave.

Signos de *shock*

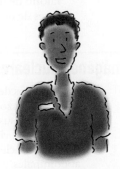

- Busca signos de hemorragia, *shock* y aumento del dolor espontáneo y a la palpación abdominal. Estos signos pueden indicar una perforación intestinal o, según el sitio de la paracentesis, la punción de la arteria epigástrica inferior, un hematoma de la pared anterior del ciego o la rotura de la vena ilíaca y la vejiga.
- Valora las constantes vitales y mantente alerta al aumento de la frecuencia cardíaca y la reducción de la presión arterial relacionados con el intercambio de líquidos corporales y un déficit del volumen de líquidos circulantes, en especial cuando el volumen extraído por la paracentesis es grande.

Exámenes de orina

El análisis de orina proporciona información valiosa sobre la función hepática y biliar. Las pruebas de bilirrubina y urobilinógeno urinarios se utilizan con frecuencia para evaluar la función hepática.

Mi nombre es Rubina, Billy Rubina

La bilirrubina se produce por la degradación de la fracción hemo de la hemoglobina. En el hígado, la bilirrubina libre se conjuga con el ácido glucorónico, lo que permite a los glomérulos filtrar bilirrubina (la bilirrubina no conjugada no se filtra). La bilirrubina por lo general es excretada en la bilis como su pigmento principal, pero esto también ocurre de forma anómala en la orina. La bilirrubina conjugada aparece en la orina cuando se elevan sus concentraciones en suero (como en la obstrucción del conducto biliar o el daño hepatocelular) y se acompaña de ictericia.

Formado en el intestino por la acción bacteriana sobre la bilirrubina conjugada, el urobilinógeno es excretado principalmente en las heces, y es lo que produce su color pardo característico. Una pequeña cantidad es reabsorbida por el sistema porta y es reexcretada sobre todo en la bilis, aunque los riñones también excretan un poco. Como resultado, las concentraciones elevadas de urobilinógeno pueden ser una indicación temprana de daño hepático. En la obstrucción biliar, las concentraciones de urobilinógeno en orina disminuyen.

Consideraciones de enfermería

- Recoge una muestra fresca al azar de orina en el recipiente provisto.

No hay tiempo que perder

- Puedes analizar la bilirrubina junto a la cama del paciente utilizando tiras colorimétricas. Espera 20 seg antes de interpretar el cambio de color en la tira colorimétrica. La bilirrubina debe ser evaluada dentro de los 30 min, antes de que se desintegre. Si se va a evaluar en el laboratorio, envía la muestra de forma inmediata y registra la hora de recolección en la historia del paciente.
- Para el urobilinógeno, obtén una muestra al azar y envíala al laboratorio de inmediato; también debe evaluarse dentro de los 30 min, antes de que la muestra se deteriore.

Imágenes nucleares y ecografía

Los métodos de investigación nucleares, que incluyen el gammagrama de hígado-bazo y la resonancia magnética (RM), analizan las concentraciones de sustancias radiopacas inyectadas o ingeridas para mejorar la evaluación visual de un posible proceso patológico. Los métodos de imágenes nucleares pueden estudiar el hígado, el bazo y otros órganos abdominales.

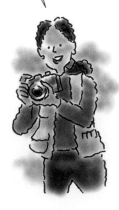

El gammagrama de hígado-bazo emplea una cámara gamma para obtener resultados. Sin embargo, no creo que esta cámara sirva.

La ecografía crea imágenes de los órganos internos, como la vesícula y el hígado. Las estructuras llenas de gas, como los intestinos, no pueden verse con esta técnica.

Gammagrama de hígado-bazo

En un gammagrama de hígado-bazo, una cámara gamma registra la distribución de radiactividad dentro de estos dos órganos tras la inyección de un coloide radiactivo. La mayoría de estos coloides son captados por las células de Kupffer en el hígado, mientras que cantidades más pequeñas son captadas en el bazo y la médula ósea. Al registrar la magnitud de esta absorción, el dispositivo detecta anomalías como tumores, quistes y abscesos. Como el estudio muestra una enfermedad sin especificidad (como un área que no capta el coloide, o *punto frío*), en general se requiere confirmación mediante ecografía, TC, gammagrama con galio o biopsia.

Consideraciones de enfermería

- Explica el procedimiento al paciente:
  - Este estudio examina el hígado y el bazo a través de imágenes tomadas con una cámara especial.
  - El paciente recibirá una inyección de una sustancia radiactiva (tecnecio 99) a través de una vía i.v. en la mano o el brazo para permitir la visualización del hígado y el bazo. La inyección contiene pequeñas cantidades de radiactividad, y el paciente no será radiactivo después del estudio.
  - El paciente debe informar de inmediato cualquier reacción adversa, como rubor, mareos o dificultad para respirar.
  - Si el estudio utiliza un aparato rectilinear, el paciente escuchará chasquidos suaves e irregulares mientras el dispositivo se mueve por el abdomen.
  - Si emplea una cámara gamma, el paciente sentirá la cámara tocar con suavidad el abdomen. Deberá quedarse quieto y relajado y respirar de forma normal. Se le puede pedir que contenga la respiración para asegurar la obtención de imágenes de buena calidad.

Resonancia magnética

Utilizada para registrar el hígado y los órganos abdominales, la RM genera una imagen energizando protones en un campo magnético poderoso. Se emiten ondas de radio a medida que los protones regresan a su estado previo de equilibrio y estas se registran. La RM transmite una radiación no ionizante durante el estudio. Una desventaja es el espacio tubular cerrado que se requiere para la evaluación, aunque nuevos centros de RM tienen aparatos más "abiertos". Los pacientes con dispositivos metálicos o implantes como marcapasos no pueden ser sometidos a una RM debido al fuerte campo magnético generado. La RM es útil para evaluar enfermedades hepáticas y caracterizar tumores, masas o quistes hallados en estudios previos.

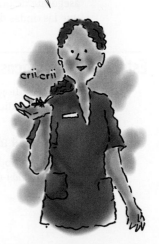

Dile al paciente que va a ser sometido a un estudio rectilinear, y que escuchará chasquidos suaves e irregulares. ¡No, grillito! ¡No se trata de ti!

crii, crii

Consideraciones de enfermería

- Explícale el procedimiento al paciente:
  - El paciente debe quedarse quieto durante el procedimiento, que durará entre 30 y 90 min.
  - Debe quitarse cualquier metal, como alhajas, antes del procedimiento.
  - Si el paciente sufre claustrofobia durante el estudio, se puede administrar un sedante leve.

Ecografía

La ecografía utiliza ondas de sonido de alta frecuencia para crear ecos, que aparecen como imágenes en un monitor. Los ecos varían con la densidad del tejido. Ayuda a diferenciar la ictericia obstructiva de la no obstructiva y a diagnosticar una colelitiasis, una colecistitis y ciertas metástasis y hematomas.

Ilumina los puntos fríos

Cuando se emplea junto con un gammagrama de hígado-bazo, aclara la naturaleza de los puntos fríos, como tumores, abscesos y quistes. La técnica también ayuda a diagnosticar pancreatitis, seudoquistes, cáncer de páncreas, ascitis y esplenomegalias.

Consideraciones de enfermería

- Si el paciente se someterá a una ecografía pélvica, debe tener la vejiga llena; por lo tanto, instrúyelo a que beba tres o cuatro vasos de agua antes y que evite orinar hasta después del estudio.
- Para la evaluación de la vesícula, dile al paciente que no debe comer 12 h antes del estudio.
- Para la evaluación del páncreas, el hígado o el bazo, dile al paciente que ayune durante 8 h antes del estudio.
- Si el paciente requiere un enema de bario o una serie digestiva alta, asegúrate de que se haga después de la ecografía abdominal, porque las ondas de sonido no pueden penetrar el bario.

La ecografía puede ayudar a aclarar la naturaleza de puntos fríos, como tumores. ¡Y yo tengo un poquito de frío justo ahora!

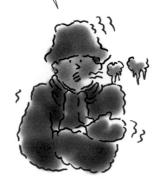

Estudios radiográficos

Los estudios radiográficos incluyen radiografías abdominales, TC, varios estudios con medios de contraste y colonoscopia virtual.

Radiografías abdominales

Una radiografía abdominal, también llamada *placa simple de abdomen* o *radiografía de riñón-uréter-vejiga*, detecta y evalúa tumores, cálculos renales, acumulaciones anómalas de gas y otros trastornos abdominales. El estudio consiste en dos placas: una con el paciente acostado y otra parado. En los rayos X, el aire aparece negro, el tejido adiposo gris y los huesos blancos.

Compara y contrasta

Aunque una radiografía no muestra la mayoría de los órganos abdominales, sí mostrará el contraste entre el aire y los líquidos. Por ejemplo, una obstrucción intestinal atrapa grandes cantidades de líquidos y aire detectables dentro de los órganos. Cuando la pared intestinal se rompe, el aire se filtra en la cavidad peritoneal y se vuelve visible a los rayos X.

Consideraciones de enfermería

- La radiografía no requiere ningún cuidado antes o después. Explícale el procedimiento al paciente.
- La interpretación de las radiografías implica localizar las estructuras anatómicas normales, discernir cualquier imagen anómala y asociar los hallazgos con los datos de la evaluación.

Tomografía computarizada

En la TC, un dispositivo electrónico traduce la acción de varios haces de rayos X en imágenes tridimensionales en un osciloscopio de la vía biliar, el hígado y el páncreas. El estudio puede realizarse con o sin contraste, pero es preferible emplearlo (a menos que el paciente sea alérgico). Este estudio:

- Ayuda a diferenciar entre las ictericias obstructivas y no obstructivas.
- Identifica abscesos, quistes, hematomas, tumores y seudoquistes.
- Puede ayudar a evaluar la causa de una pérdida de peso.
- Detecta neoplasias ocultas.
- Puede ayudar a diagnosticar y evaluar una pancreatitis.

Consideraciones de enfermería

- Dile al paciente que no coma ni beba después de media noche antes del estudio, pero que puede seguir cualquier dieta, según indicación.
- Explícale que debe quedarse quieto y callado, relajado y respirar de forma normal durante el estudio, porque los movimientos desdibujan las imágenes de los rayos X y prolongan el tiempo de realización.
- Si el médico indicó un contraste i.v., el paciente puede presentar molestias por la punción y sentir calor en el sitio de inyección.
- Si el paciente es alérgico a los mariscos o los contrastes, puede administrarse antes prednisona y difenhidramina. Cualquier reacción adversa, como náuseas, vómitos, mareos, cefaleas y urticaria, aunque rara, debe informarse de inmediato.
- Explica al paciente que puede comenzar con su dieta normal después del estudio.

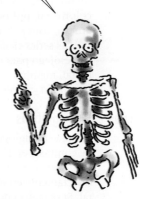

En los rayos X, yo soy blanco, el aire es negro y el tejido adiposo gris. Por supuesto, me veo fantástico con cualquier color, pero el blanco es mi color distintivo.

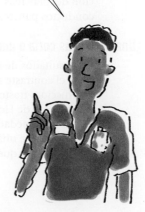

En la TC, la acción de varios haces de rayos X es traducida en imágenes tridimensionales en un osciloscopio.

Radiografía con contraste

Algunos estudios radiográficos requieren contraste para lograr una evaluación más precisa del aparato digestivo, porque el medio acentúa las diferencias entre las densidades de aire, grasas, tejidos blandos y huesos. Estos estudios incluyen enema de bario, series gastroduodenales, colangiografía, colangiopancreatografía retrógrada endoscópica (CPRE), tránsito de intestino delgado y serie digestiva alta.

Bario por arriba, bario por abajo

El enema de bario en general se utiliza para evaluar un trastorno intestinal inferior. Ayuda a diagnosticar trastornos inflamatorios, cáncer colorrectal, pólipos, divertículos y cambios estructurales del intestino grueso, como una intususcepción.

Las series esofagogastroduodenales permiten un examen de la faringe y el esófago para detectar estenosis, úlceras, pólipos, divertículos, hernia hiatal, membranas esofágicas, reflujo gastroesofágico, trastornos de la motilidad y, a veces, acalasia.

Pistas colangiográficas

En una colangiografía (percutánea o postoperatoria), se inyecta un medio de contraste en la vía biliar a través de una aguja flexible. En la colangiografía transhepática percutánea (CTHP) se inyecta un medio radiopaco directamente en el hígado a través del octavo o noveno espacio intercostal. Si se realiza después de una operación, el contraste se inyecta a través de una sonda en "T" (de Kehr). En la colangiografía oral, se administra el medio de contraste por la boca. Estos estudios se emplean para determinar la causa de un dolor abdominal superior que persiste después de la colecistectomía, para evaluar una icteria y para determinar la localización, extensión y, en general, la causa de obstrucciones mecánicas.

Un endoscopio hacia abajo

En la CPRE, el médico introduce un endoscopio en el duodeno e inyecta contraste a través de una cánula en la ampolla de Vater. Este estudio ayuda a determinar la causa de una icteria; evaluar tumores e inflamación del páncreas, la vesícula o el hígado; y localizar obstrucciones en los conductos pancreáticos y el árbol hepatobiliar.

¿Una serie más corta o una mejor distensión?

Los resultados de una serie o un enema del intestino delgado, que sigue el contraste a través del intestino delgado, pueden sugerir esprúe, obstrucción, trastornos de la motilidad, síndrome de mala absorción, enfermedad de Hodgkin, linfosarcoma, isquemia, hemorragia, inflamación o enfermedad de Crohn del intestino delgado. Aunque más larga e incómoda que una serie de intestino delgado, el enema distiende mejor el intestino, lo que permite una mejor identificación de las lesiones.

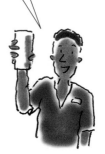

Un trago de bario permite el examen de la faringe y el esófago. ¡Hasta el fondo!

Veo, veo… el aparato digestivo superior

En una serie digestiva alta, el médico sigue el pasaje del bario desde el esófago hacia el estómago. En general se combina con la serie del intestino delgado, con lo cual ayuda a diagnosticar gastritis, cáncer, hernia hiatal, divertículos, estenosis y (más frecuentemente) úlceras gástricas y duodenales. También puede sugerir trastornos de la motilidad.

Consideraciones de enfermería

- Dile al paciente dónde y cuándo se realizará el estudio.
- Explícale que el trago de bario o enema sólo tomarán unos 30- 40 min, pero que pueden requerirse hasta 6 h para la serie completa.
- Instrúyelo para que siga una dieta baja en residuos unos 2 o 3 días y restrinja las comidas, las bebidas y el cigarrillo desde la media noche antes del estudio. Además, la dieta 12-24 h antes del estudio debe ser líquida. El médico puede recomendar suspender los medicamentos hasta 24 h antes del estudio.
- A menos que sólo se indique una serie gastroduodenal, el paciente recibirá un laxante la tarde anterior al estudio y hasta tres enemas de limpieza la noche anterior o la mañana del estudio. Explícale que la presencia de alimentos o líquidos entorpece los detalles de las estructuras que se quieren estudiar.
- El paciente sometido a un enema de bario debe saber que estará sobre su costado izquierdo mientras el médico introduce un tubo pequeño lubricado en el recto. Dile que mantenga el esfínter anal contraído contra el tubo para mantenerlo en posición y ayude a evitar la pérdida del bario. Destaca la importancia de retener el bario.

Eliminación del bario

- Después del estudio, el paciente puede reasumir su dieta y medicamentos de forma normal, según indicación, y recibirá un laxante para ayudarle a eliminar el bario. Destaca la importancia de la eliminación del bario, porque si se retiene puede endurecerse, lo que provocaría una obstrucción y un fecaloma. El bario aclarará las heces durante 24-72 h después del estudio.
- Si el paciente es sometido a un colangiografía oral, explícale que, si está indicado, comerá una dieta con grasas al mediodía antes del estudio y una dieta libre de grasas esa noche. Después de la comida de la noche, el paciente sólo podrá tomar agua, pero deberá continuar cualquier régimen de medicamentos según la indicación.
- Dile al paciente que se le administrará un enema de limpieza y que 2 o 3 h antes del estudio tomará seis comprimidos, uno a la vez, en intervalos de 5 min. El enema y los comprimidos ayudan a delinear la vesícula en las radiografías. El paciente debe informar de inmediato cualquier reacción adversa a los comprimidos, como diarrea, náuseas, vómitos, dolor abdominal o disuria.

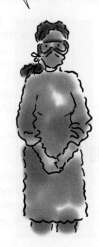

La colonoscopia virtual es un procedimiento nuevo no quirúrgico, útil para pacientes que rechazan una colonoscopia. Creo que eso significa que tampoco tengo que prepararme para la cirugía…

- Explícale que se le pedirá que tome bario varias veces durante el estudio. Describe la consistencia espesa del bario y su sabor a tiza.

Colonoscopia virtual

La colonoscopia virtual es un método no quirúrgico para evaluar el colon. Un catéter de punta blanda introduce aire en el colon mientras se realiza una TC tridimensional. El estudio requiere 10 min. Las imágenes se construyen en un programa informático que puede ser revisado en una pantalla. Este estudio puede ser útil para pacientes que rechazan una colonoscopia tradicional.

Consideraciones de enfermería

- Dile al paciente que puede sentir molestias cuando se introduce el aire en el colon.
- Indícale que permanezca quieto mientras se toman las imágenes.
- Comenta que no tendrá restricciones después del estudio, y que el meteorismo es normal debido al aire introducido en el colon.

Tratamientos

La disfunción gastrointestinal presenta muchos retos terapéuticos. Después de todo, surge de varios mecanismos fisiopatológicos presentes por separado o simultáneamente. Estos mecanismos incluyen tumores, hiperactividad o hipoactividad, mala absorción, infecciones e inflamaciones, trastornos vasculares, obstrucción intestinal y enfermedades degenerativas. Los tratamientos para estos trastornos incluyen terapia, cirugía y medidas relacionadas que requieren un cuidado de enfermería eficaz.

Tratamiento farmacológico

Los fármacos gastrointestinales más frecuentemente utilizados incluyen antiácidos, digestivos, antagonistas de los receptores de histamina 2 (H_2), inhibidores de la bomba de protones, anticolinérgicos, antidiarreicos, laxantes, eméticos y antieméticos. Algunos de estos fármacos, como los antiácidos y los antieméticos, proporcionan alivio inmediato. Otros, como los laxantes y los antagonistas de los receptores H_2, requieren varios días o más tiempo para resolver el problema.

Cirugía

El paciente sometido a una cirugía digestiva puede requerir apoyo postoperatorio especial, porque puede tener que hacer cambios permanentes y difíciles en su estilo de vida. Por ejemplo, además de enseñar a realizar el cuidado del estoma de una

El paciente sometido a una cirugía digestiva puede requerir apoyo especial debido a los posibles cambios permanentes y difíciles en su estilo de vida.

colostomía, también tendrás que ayudarlo a ajustarse a los cambios en la imagen corporal y las relaciones personales. Otro paciente puede requerir llevar a cabo un programa de reentrenamiento intestinal durante semanas o meses, lo que puede ser una experiencia frustrante y embarazosa. Debes aprovechar tus propias fuerzas emocionales para ayudar al paciente a aceptar sus sentimientos. Otro paciente más puede tener gran dificultad para respetar las restricciones en la dieta. Se debe enseñar al paciente el firme vínculo entre estas medidas y la completa recuperación.

Cirugías esofágicas

La cirugía puede ser necesaria para tratar una urgencia, como una obstrucción aguda, o para proporcionar cuidados paliativos para enfermedades incurables como un cáncer esofágico avanzado.

¡Tantas cirugías!

Las cirugías esofágicas mayores incluyen la cardiomiotomía, la miotomía cricofaríngea, la fundoplicatura de Nissen, la esofagectomía, la esofagogastrostomía y la esofagomiotomía. El abordaje quirúrgico se realiza a través del cuello, el tórax o el abdomen, según la ubicación del problema.

Preparación del paciente

Explica el procedimiento al paciente. Dile que se despertará de la anestesia con una sonda nasogástrica para ayudarlo en la alimentación y aliviar la distensión abdominal. Explícale el riesgo de neumonía y la importancia de una buena higiene pulmonar durante la recuperación para evitarla. Muéstrale los ejercicios para toser y de respiración profunda, y cómo sostener la herida quirúrgica para protegerla y reducir el dolor. Analiza las complicaciones postoperatorias posibles y las medidas para evitarlas o disminuirlas.

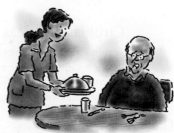

Ayuda al paciente a comprender el firme vínculo entre el cumplimiento de las recomendaciones dietéticas y una recuperación total.

Control y cuidados posteriores

Después de la cirugía, sigue estos pasos:
- Coloca al paciente en posición de semi-Fowler para ayudar a disminuir el reflujo esofágico.
- Administra antiácidos, por razón necesaria, para alivio sintomático.
- Si la cirugía que compromete el esófago superior produce hipersalivación, el paciente puede ser incapaz de tragar el exceso de saliva. Controla el babeo con gasas y aspiración. Alienta al paciente a que escupa en un recipiente colocado a su alcance.

¡La cabeza arriba!

- Para reducir el riesgo de neumonía aspirativa, eleva la cabecera de la cama del paciente y aliéntalo para que se mueva. Valora las constantes vitales y ausculta los pulmones. Aliéntalo para que tosa y realice respiraciones profundas.

- Evalúa el desarrollo de una mediastinitis, en especial si la cirugía implica una invasión extensa del tórax (como en una esofagogastrostomía). Busca e informa la presencia de fiebre, disnea y dolor subesternal. Si está indicado, administra antibióticos para ayudar a prevenir o corregir esta complicación.
- Busca signos de filtración en el sitio de anastomosis. Revisa los tubos de drenaje en busca de sangre, detecta sangre oculta en la materia fecal y en el drenaje, y supervisa los valores de hemoglobina en busca de evidencia de una pérdida. Si el paciente tiene una sonda nasogástrica, no la manipules porque puedes dañar las suturas internas o la anastomosis. Por la misma razón, evita la aspiración intensa en un paciente sometido a una reparación esofágica extensa.

Instrucciones para la atención domiciliaria
Dale estas instrucciones al paciente:
- Aconséjale que duerma con la cabeza elevada para evitar el reflujo.
- Si el paciente fuma, aconséjale que deje el hábito. Explícale que la nicotina afecta de forma adversa el EEI. Dile que evite el alcohol, el ácido acetilsalicílico y los productos efervescentes de venta libre (como el Alka-Seltzer®), ya que pueden dañar la suave mucosa esofágica.
- Aconseja al paciente que evite levantar objetos pesados, hacer esfuerzos o toser, porque puede romper la mucosa debilitada.
- Dile que informe cualquier signo o síntoma respiratorio, como sibilancias, tos y disnea nocturna.

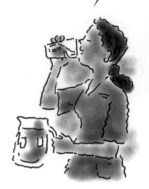

Dile al paciente que evite el alcohol, el cual puede dañar la delicada mucosa esofágica. Por ahora, me quedo con el agua.

Cirugías gástricas

Si una enfermedad ulcerosa crónica no responde a los medicamentos, la dieta y el reposo, se emplea la cirugía gástrica para extirpar el tejido enfermo o maligno, a fin de evitar que las úlceras recidiven o para aliviar una obstrucción o una perforación.

Cirugía gástrica drástica

En una urgencia, la cirugía gástrica puede realizarse para controlar una hemorragia digestiva grave o una perforación. La cirugía también puede ser necesaria cuando la coagulación endoscópica láser para el control de una hemorragia digestiva grave no sea posible.

La cirugía gástrica puede tomar varias formas, según la localización y la extensión del trastorno. Por ejemplo, una gastrectomía parcial reduce la cantidad de mucosa secretora de ácido. Una vagotomía bilateral elimina la estimulación nerviosa vagal de las secreciones gástricas y puede ayudar a aliviar los síntomas ulcerosos. Una piloroplastia mejora el drenaje y evita la obstrucción. Sin embargo, con mayor frecuencia, se combinan dos cirugías gástricas, como una vagotomía y una gastroenterostomía, o una vagotomía y una antrectomía. Aunque controvertido, en casos de obesidad mórbida, la reducción gástrica puede realizarse para ayudar a perder peso (véase *Sobre las cirugías gástricas habituales*, p. 449).

Sobre las cirugías gástricas habituales

Además de tratar las úlceras crónicas, las cirugías gástricas ayudan a eliminar obstrucciones y tumores malignos. Los nombres de las cirugías (aparte de la vagotomía) en general se refieren a la parte del estómago extirpada. La mayoría de los procedimientos combinan dos tipos de operaciones.

Nota: recuerda que -*ostomía* significa "orificio" o "boca". Si sólo le precede un prefijo al término -*ostomía*, entonces es una abertura quirúrgica hacia el exterior (p. ej., *gastrostomía*). Dos prefijos indican una anastomosis (p. ej., *gastroenterostomía* significa anastomosis entre el estómago [*gastro*-] y el intestino delgado [*entero*-]). Asegúrate de estar familiarizado con estas cirugías bastante habituales.

Vagotomía con gastroenterostomía

En este procedimiento, el cirujano reseca el nervio vago y crea un estoma para drenaje gástrico. Se realizará una vagotomía selectiva, troncular o parietal, según el grado de reducción de la secreción gástrica requerido.

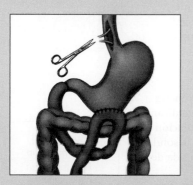

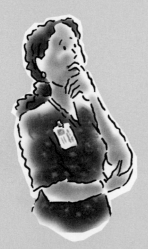

Vagotomía con antrectomía

Después de resecar el nervio vago, el cirujano extirpa el antro. El segmento gástrico remanente se anastomosa con el yeyuno, y el muñón duodenal se cierra.

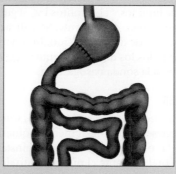

Billroth I

En esta gastrectomía parcial con gastroduodenostomía, el cirujano reseca entre un tercio distal y la mitad del estómago, y anastomosa el remanente gástrico con el duodeno.

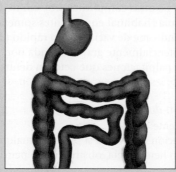

Vagotomía con piloroplastia

En este procedimiento, el cirujano reseca el nervio vago y remodela el píloro para ampliar su luz y ayudar al vaciamiento gástrico.

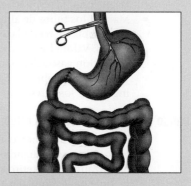

Billroth II

En esta gastrectomía parcial con gastroyeyunostomía, el cirujano extirpa el segmento distal del estómago y el antro. Luego anastomosa el remanente gástrico con el yeyuno y cierra el muñón duodenal.

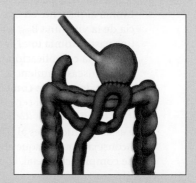

Preparación del paciente

Antes de la cirugía, implementa estas medidas:

- Evalúa y comienza a estabilizar el equilibrio hidroelectrolítico del paciente y su estado nutricional (los cuales pueden estar gravemente comprometidos por úlceras crónicas u otros trastornos digestivos).
- Controla los ingresos y egresos, y obtén muestras de sangre para estudios hemáticos.
- Prepara al paciente para radiografías abdominales.
- La noche antes de la cirugía, da laxantes y enemas, según la necesidad.
- La mañana de la cirugía, introduce una sonda nasogástrica, de acuerdo la indicación.

Control y cuidados posteriores

Sigue estos pasos después de la cirugía:

- Coloca al paciente en posición de semi-Fowler o Fowler baja, las cuales mejoran la respiración y evitan la aspiración si el paciente vomita.
- Mantén los tubos de alimentación o de alimentación parenteral total y la terapia de reemplazo de líquidos y electrólitos i.v., según la indicación. Valora los estudios de sangre diariamente. Si realizas una aspiración gástrica, busca signos de deshidratación, hiponatremia y alcalosis metabólica. Pesa todos los días al paciente y registra los ingresos y los egresos, incluida la sonda nasogástrica.

Cuando los ruidos intestinales retumban

- Ausculta el abdomen con frecuencia para oír los ruidos intestinales (peristaltismo). Cuando regresen, informa al médico, quien indicará el pinzamiento o retiro de la sonda nasogástrica y la reinstauración gradual de la alimentación oral. Durante el pinzamiento de la sonda pueden aparecer náuseas y vómitos; de ser así, despinza la sonda de inmediato y vuelve a colocar la aspiración.
- Durante la recuperación, haz que el paciente tosa, respire profundamente y cambie de posición con frecuencia. Alienta la espirometría de incentivo. Enséñale al paciente cómo sostener la herida quirúrgica mientras tose para reducir el dolor. Evalúa los ruidos respiratorios con frecuencia para detectar atelectasias.
- Evalúa al paciente en busca de otras complicaciones, como deficiencia de la vitamina B_{12}, anemia (habitual en pacientes sometidos a una gastrectomía total) y síndrome de vaciamiento rápido (*dumping*), una complicación potencialmente grave marcada por debilidad, náuseas, flatulencias y palpitaciones que ocurren dentro de los 30 min después de comer.

Instrucciones para la atención domiciliaria

Dale estas instrucciones al paciente:

- Aconséjale que busque atención inmediata si presenta cualquier signo de complicación letal, como hemorragia, obstrucción o perforación.

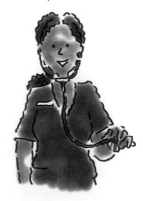

Ausculta el abdomen con frecuencia en busca de ruidos intestinales.

- Explícale el síndrome de vaciamiento rápido y cómo evitarlo. Aconséjale que coma porciones pequeñas, frecuentes y nutritivas repartidas de forma uniforme durante el día. El paciente debe masticar bien los alimentos y tomar líquidos entre las comidas en lugar de con ellas. En la dieta, debe reducir la ingestión de hidratos de carbono y sal, y aumentar la de grasas y proteínas. Después de las comidas, el paciente debe acostarse 20-30 min. Si se le va a dar el alta con una sonda de alimentación, enséñale al paciente y su familia cómo administrar los alimentos.
- Si el médico ha indicado un anticolinérgico gastrointestinal para reducir la motilidad y la secreción de ácido, dile que debe tomar el medicamento 30 min a 1 h antes de las comidas.
- Dile que debe evitar fumar, porque el hábito tabáquico altera las secreciones pancreáticas que neutralizan el ácido gástrico en el duodeno.

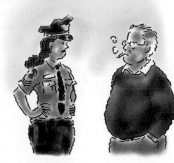

Dile al paciente que no fume, porque promueve factores agresivos e inhibe los mecanismos protectores, lo que lo convierte en un facilitador del desarrollo de trastornos pépticos. ¡Tire eso!

Cirugía intestinal con ostomía

En la cirugía intestinal con ostomía, el cirujano extirpa el colon o el recto enfermos y crea un estoma en la pared abdominal para permitir la eliminación de las heces. Esta cirugía se realiza para trastornos intestinales como la enfermedad intestinal inflamatoria, la poliposis familiar, la diverticulitis y el cáncer colorrectal avanzado, si la cirugía conservadora y otros tratamientos no son exitosos o si el paciente presenta una complicación aguda, como obstrucción, absceso o fístula.

Elige tu opción

El cirujano puede elegir entre varios tipos de cirugía, según la naturaleza y la ubicación del problema.

- Una obstrucción intratable del colon ascendente, transverso, descendente o sigmoideo requiere una colostomía permanente y la resección de los segmentos intestinales afectados.
- El cáncer de recto y el colon sigmoideo bajo en general se pueden tratar con una resección abdominoperineal, que implica la confección de una colostomía permanente y la extirpación de la porción afectada del colon, el recto y el ano.
- La diverticulitis sigmoidea perforada, la enfermedad de Hirschsprung, la fístula rectovaginal y el traumatismo penetrante por lo general requieren una colostomía temporal para interrumpir el flujo intestinal y permitir que el segmento intestinal inflamado o lesionado se curen. Una vez curado (en general dentro de las 8 semanas), los segmentos divididos se anastomosan para restablecer su integridad y función.
- En la colostomía con estoma doble o en cañón de escopeta, el colon transverso se secciona y ambos extremos se unen y exteriorizan por la

pared abdominal para crear un estoma proximal para el drenaje de la materia fecal y un estoma distal que lleva al intestino no funcional.

- La colostomía en asa, realizada para aliviar una obstrucción aguda en una urgencia, implica confeccionar un estoma proximal y uno distal en un asa intestinal exteriorizada por la pared abdominal y sostenida por un varilla de plástico o de vidrio.
- La obstrucción colónica diseminada y grave puede requerir una resección total o casi total del colon y el recto con confección de una ileostomía en el íleon proximal. Una ileostomía permanente requiere que el paciente utilice una bolsa de drenaje sobre el estoma para recibir el flujo constante de material. En contraste, una ileostomía de Kock o continente no requiere una bolsa externa.

Preparación del paciente

Antes de la cirugía, implementa estas medidas:

- Dispón que el paciente consulte a un especialista en enterostomías, quien le proporcionará información más detallada. El especialista también puede ayudarlo a seleccionar la ubicación del estoma.

Compartir conocimientos

- Haz que el paciente conozca a algún ostomizado (de un grupo como la United Ostomy Association), que puede darle su visión personal sobre la realidad de vivir con una ostomía y cómo cuidarla.
- Evalúa el estado nutricional e hídrico del paciente. Puede recibir alimentación parenteral total con el objetivo de prepararse para el estrés fisiológico de la cirugía.
- Registra los ingresos y los egresos de líquidos diarios, y evalúa los signos de deshidratación.
- Deberás recolectar muestras periódicas de sangre para hematócrito y hemoglobina. Prepárate para transfundir, según indicación.

Control y cuidados posteriores

Sigue estos pasos después de la cirugía:

- Evalúa los ingresos y los egresos, y pesa al paciente todos los días. Mantén el equilibrio hidroelectrolítico y busca signos de deshidratación (reducción de la producción de orina y de la turgencia cutánea) y de desequilibrio electrolítico.
- Administra analgésicos, según indicación. Mantente especialmente alerta al dolor en un paciente con una resección abdominoperineal debido a la extensión y la localización de las incisiones.
- Observa y registra el color, la consistencia y el olor del drenaje fecal del estoma. Si el paciente tiene una colostomía en cañón de escopeta, controla el drenaje de moco en el estoma inactivo (distal). La naturaleza del drenaje fecal está determinada por el tipo de ostomía;

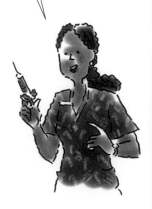

Antes de la cirugía deberás tomar varias muestras de sangre para medir el hematócrito y la hemoglobina, y prepararte para administrar una transfusión, si es necesario.

en general, cuanto menos tejido colónico extirpado, más se parecerá el débito a la materia fecal normal. Los primeros días después de la cirugía, el débito fecal será mucoso (y posiblemente ligeramente teñido de sangre) y en su mayoría sin olor. Informa cualquier exceso de sangre o de moco, porque podría indicar una hemorragia o una infección.

En busca de sepsis

- Observa al paciente en busca de signos de peritonitis o de sepsis, causadas por la filtración de contenidos intestinales en la cavidad abdominal. Recuerda que los pacientes inmunocomprometidos o los que reciben alimentación parenteral total presentan un aumento de riesgo de sepsis.
- Proporciona un cuidado minucioso y cambia las curaciones a menudo. Revisa las curaciones y los sitios de drenaje con frecuencia en busca de signos de infección (exudado purulento, mal olor) o drenaje fecal. Si el paciente ha sido sometido a una resección abdominoperineal, irriga el área perineal, según indicación.
- Observa con regularidad el estoma y la piel circundante en busca de irritación o excoriaciones, y adopta las medidas correctivas. También valora el aspecto del estoma. Debe ser plano, rojo cereza y ligeramente edematizado; informa de inmediato cualquier cambio de coloración o edema excesivo, que pueden indicar problemas circulatorios que llevarían a una isquemia.

Elimina esa ansiedad

- Durante el período de recuperación, alienta al paciente a expresar sus sentimientos y preocupaciones; dile que la ansiedad o la depresión son reacciones postoperatorias habituales y que desaparecerán a medida que se adapte a la ostomía. Mantén las consultas con el especialista en enterostomías.

Instrucciones para la atención domiciliaria

Dale estas instrucciones al paciente:

- Si el paciente tiene una colostomía, enséñale cómo aplicar, retirar y vaciar la bolsa. Cuando sea apropiado, enséñale cómo irrigar la colostomía con agua corriente tibia para mejorar el control de las evacuaciones. Si es adecuado, dile que podrá alcanzar la continencia con la dieta correcta y el reentrenamiento intestinal.
- Instruye al paciente con una colostomía para que cambie la bolsa de colostomía, según necesidad, lave el sitio del estoma con agua tibia y un jabón suave cada 3 días, y cambie el plano adhesivo. Estas medidas ayudan a evitar la irritación y la excoriación de la piel.

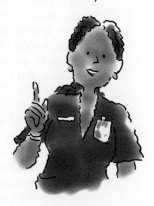

Si el paciente ha sido sometido a una resección abdominoperineal, irriga el área perineal, según indicación.

- Si el paciente tiene una ileostomía, enséñale a cambiar la bolsa sólo cuando haya eliminación de material. Además, pon énfasis en el cuidado minucioso de la piel y el empleo de una barrera protectora alrededor del estoma.
- Comenta con el paciente las restricciones alimentarias y las sugerencias para evitar los fecalomas, la diarrea, los gases y el olor. Dile que siga una dieta baja en fibras por 6-8 semanas y que agregue nuevas comidas a la dieta de forma gradual. Sugiérele que utilice un desodorante para ostomía o una bolsa a prueba de olores si se incluyen comidas productoras de olor en la dieta.
- La prueba y error ayudarán al paciente a determinar qué comidas causan gases. Las frutas productoras de gases incluyen manzanas, sandías, aguacates (paltas) y melones; los vegetales productores de gases incluyen frijoles (judías), maíz, brócoli y coles (repollos).

Tráigame el caldo

- El paciente es especialmente susceptible a las pérdidas hidroelectrolíticas. Debe beber mucho líquido, sobre todo cuando hace calor o si tiene diarrea. Los jugos (zumos) de frutas y los caldos, que contienen potasio, son muy útiles.
- Adviértele al paciente que evite el alcohol, los laxantes y los diuréticos, que aumentan la pérdida de líquidos y pueden contribuir a un desequilibrio.
- Dile al paciente que informe cualquier diarrea persistente a través del estoma, la cual puede llevar con rapidez a un desequilibrio hidroelectrolítico.

Un buen baño caliente...

- Si el paciente tiene una resección abdominoperineal, sugiérele baños de asiento para ayudarle a aliviar las molestias perineales.

Resección y anastomosis intestinal

La resección del tejido intestinal enfermo (colectomía) y la anastomosis de los segmentos remanentes ayuda a tratar un trastorno obstructivo localizado, incluyendo diverticulosis, poliposis intestinal, bridas intestinales y lesiones benignas o malignas. Se trata de la técnica quirúrgica preferida para el cáncer intestinal localizado, pero no para el carcinoma diseminado, que en general requiere la resección masiva y una colostomía temporal o permanente, o una ileostomía.

A diferencia de los pacientes sometidos a una colectomía total o una cirugía más extensa, el que es sujeto de una resección simple y anastomosis en general tiene una función intestinal normal.

Preparación del paciente

Antes de la cirugía, según la indicación, administra antibióticos para reducir la microflora intestinal y laxantes o enemas para eliminar los contenidos intestinales.

Control y cuidados posteriores

Sigue estos pasos después de la cirugía:

- Los primeros días después de la cirugía, mide los ingresos, los egresos y el peso del paciente diariamente. Mantén el equilibrio hidroelectrolítico a través de una terapia de reemplazo i.v., y evalúa de forma periódica en busca de signos de deshidratación, como reducción de la producción de orina o escasa turgencia cutánea.
- Mantén la sonda nasogástrica permeable. Advierte al paciente que nunca intente recolocar o retirarse la sonda, porque al hacerlo puede dañar la anastomosis. Realiza cuidados frecuentes de la boca.
- Observa al paciente en busca de signos de peritonitis o sepsis causadas por la filtración de contenidos intestinales en la cavidad abdominal. El paciente tiene un mayor riesgo de sepsis si está inmunodeprimido o recibe alimentación parenteral total.

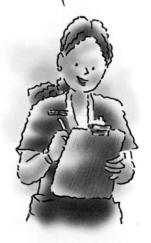

Los primeros días después de la cirugía, mide los ingresos, los egresos y el peso del paciente de forma diaria.

Ataque de sofocos

- Proporciona un cuidado minucioso y cambia las curaciones, según la necesidad. Evalúa las curaciones y los drenajes con frecuencia en busca de signos de infección (exudado purulento, mal olor) o material de drenaje fecal. Además, busca fiebre repentina, sobre todo acompañada de dolor abdominal, espontáneo o a la palpación.
- Evalúa con regularidad al paciente en busca de obstrucción posresección. Examina el abdomen en busca de distensión y defensa, ausculta los ruidos intestinales, y observa si hay eliminación de gases y heces.
- Una vez que el paciente tiene peristaltismo y una buena función intestinal, evita el estreñimiento y el esfuerzo durante la defecación, ya que ambos pueden dañar la anastomosis. Dile al paciente que debe beber muchos líquidos, y administra ablandadores de la materia fecal u otros laxantes, según indicación. Observa y registra la frecuencia y la cantidad de evacuaciones, así como las características de las heces.
- Dile al paciente que realice los ejercicios de tos y respiración profunda con regularidad para evitar las atelectasias; recuérdale que apoye la herida quirúrgica si es necesario.
- Evalúa el dolor y administra analgésicos, según indicación.

Instrucciones para la atención domiciliaria

Dale estas instrucciones al paciente:

- Enseña al paciente cómo debe registrar la frecuencia y las características de las evacuaciones y que avise al médico si observa cambios en el patrón normal. Adviértele que no utilice laxantes sin consultar con el médico.

Se siente la tensión

- Dile que evite el esfuerzo abdominal y levantar objetos pesados hasta que las suturas estén totalmente curadas y el médico lo autorice.

- Alienta al paciente a mantener la dieta blanda indicada hasta que el intestino se haya curado por completo (en general 4-8 semanas después de la cirugía). Destaca la necesidad de evitar las bebidas carbonatadas y las comidas productoras de gases.
- Como una resección intestinal extensa puede interferir con la capacidad del paciente para absorber nutrientes, enfatiza la importancia de tomar los suplementos vitamínicos indicados.

Apendicectomía

Con raras excepciones, el único tratamiento eficaz para la apendicitis aguda es extirpar el apéndice vermiforme inflamado. Una cirugía de urgencia habitual, la apendicectomía intenta evitar la inminente rotura o perforación del apéndice. Cuando se completa antes de que estas complicaciones ocurran, la apendicectomía suele ser efectiva y sin acontecimientos notables. Un apéndice perforado conlleva un mayor riesgo de mortalidad. Si el apéndice se rompe o perfora antes de la cirugía, sus contenidos infectados se derraman en la cavidad peritoneal, y pueden causar una peritonitis. La mayoría de las apendicectomías hoy en día se realizan por vía laparoscópica, excepto en los casos en los que se sospecha una rotura.

> Una apendicectomía por lo general es un procedimiento de urgencia, y es virtualmente el único tratamiento eficaz para la apendicitis aguda.

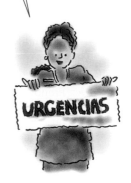

Preparación del paciente

Antes de la cirugía, implementa estas medidas:
- Reduce el dolor del paciente colocándolo en posición de Fowler.
- Evita los analgésicos, que pueden enmascarar el dolor que anticipa la rotura.

Riesgo de rotura

- Nunca apliques calor, catárticos o enemas, ni palpes el abdomen; estas medidas pueden desencadenar una rotura.

Control y cuidados posteriores

Sigue estos pasos después de la cirugía:
- Valora con cuidado las constantes vitales y registra los ingresos y egresos durante 2 días después de la cirugía.
- Ausculta el abdomen en busca de ruidos intestinales, que señalan el regreso del peristaltismo.
- Revisa de forma periódica la herida en busca de secreciones, y cambia la curación si es necesario. Si hay exudado, evalúa y registra la cantidad y naturaleza del débito, y mantén la herida limpia y seca.
- Supervisa el exudado de la sonda nasogástrica e irrígala, según la necesidad.
- Estimula la deambulación dentro de las 12 h posteriores a la cirugía si es posible. Ayuda al paciente si es necesario.

- Alienta los ejercicios para la tos y la respiración profunda, el empleo de un espirómetro de incentivo, y los cambios frecuentes de posición para evitar complicaciones pulmonares.
- El día después de la cirugía, reinstaura de forma gradual la dieta oral y los líquidos, según indicación.
- Observa al paciente en busca de signos de peritonitis. Busca e informa dolor continuo o fiebre, secreciones excesivas en la herida, hipotensión, taquicardia, palidez, debilidad y otros signos de infección y pérdida de líquidos o electrólitos. Si aparece una peritonitis, ayuda con el tratamiento de urgencia, que incluye intubación gastrointestinal, reemplazo parenteral de líquidos y electrólitos, así como antibioticoterapia.

Instrucciones para la atención domiciliaria

Dale estas instrucciones al paciente:
- Dile al paciente que esté atento e informe la presencia de fiebre, escalofríos, sudoración, náuseas, vómitos o dolor abdominal, espontáneo o a la palpación.
- Instruye al paciente para que evite la actividad extenuante (levantar o cargar objetos y empujar o tirar) al menos por 1 mes después de la operación.
- Alienta al paciente a mantener las visitas de seguimiento para valorar la curación y diagnosticar complicaciones.

Cirugía de vesícula

Cuando los trastornos vesiculares y biliares no responden a los fármacos, la dieta y los tratamientos sintomáticos, puede requerirse una operación para restablecer el flujo biliar del hígado al intestino delgado. La extirpación de la vesícula, o *colecistectomía*, restablece el flujo biliar en la litiasis (colecistitis o colelitiasis) y alivia sus síntomas. Es una de las cirugías más frecuentes. La colecistectomía convencional requiere una incisión de varios centímetros, produce molestias considerables y requiere varias semanas de recuperación.

Laparoscopio al rescate

La colecistectomía laparoscópica con láser permite la extirpación de la vesícula sin realizar una cirugía abdominal mayor. Este procedimiento acelera la recuperación y reduce el riesgo de complicaciones como infecciones y eventraciones. Los pacientes en general son dados de alta del hospital y retoman su dieta normal a las 24-36 h. Por lo general, regresan a su trabajo a los 10 días.

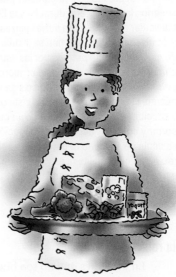

La colecistectomía laparoscópica acelera la recuperación y permite que el paciente reasuma su dieta normal en 24 a 36 horas.

Sobre la colecistectomía

Las cirugías de vesícula incluyen la colecistectomía laparoscópica con láser, la más frecuente, y la abdominal, así como varios procedimientos menos habituales. Los dos más realizados se describen aquí.

Colecistectomía abdominal

Realizada bajo anestesia general, la colecistectomía abdominal comienza con una incisión subcostal o paramedial derecha. El cirujano inspecciona el abdomen y emplea gasas de laparotomía para aislar la vesícula de los órganos circundantes. Una vez identificadas las estructuras de la vía biliar, el cirujano puede utilizar una colangiografía o una ecografía para ayudarlo a identificar los cálculos. Con un coledocoscopio puede ver directamente el conducto biliar e introducir un catéter con balón para limpiar los conductos.

El cirujano liga y secciona el conducto y la arteria císticos, y retira la vesícula entera. Por lo general, se realiza una coledocotomía (la colocación de un tubo en "T" de Kehr en el colédoco para descomprimir las vías biliares y evitar la peritonitis biliar durante la curación). También puede colocar drenajes en los conductos.

Colecistectomía laparoscópica

Se realizan varios puntos de entrada pequeños (1-3 cm) en el abdomen: en la cicatriz umbilical (para el laparoscopio y la cámara) y la línea media superior, la línea lateral derecha y la línea medioclavicular derecha (para varias pinzas tipo grásper y de disección). El abdomen se insufla con dióxido de carbono, lo que permite ver las estructuras. La cámara transmite imágenes a un monitor, lo que permite que el equipo quirúrgico siga el procedimiento. El conducto y la arteria císticos se pinzan y seccionan. Se utiliza un láser o un cauterio para cortar y coagular durante la extirpación de la vesícula de su lecho hepático. Una aguja para aspiración de bilis facilita la extracción de la vesícula a través de una incisión en la cicatriz umbilical.

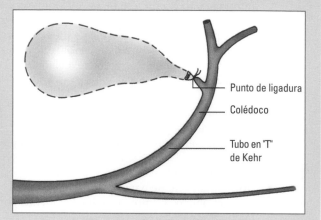

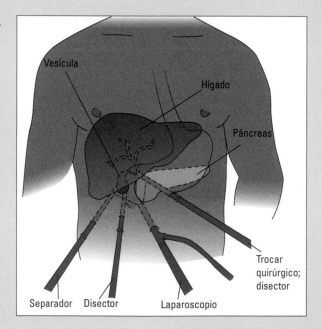

Tabla rasa

En pacientes que no son buenos candidatos para una colecistectomía, a veces se realiza una colecistostomía (la incisión en el fondo de la vesícula para extraer y drenar cualquier cálculo retenido o restos inflamatorios) o una coledocotomía (la incisión del colédoco para eliminar cualquier cálculo u otras obstrucciones).

Preparación del paciente

Antes de la cirugía, implementa estas medidas:

- Valora y, si es necesario, ayuda a estabilizar el estado nutricional del paciente y su equilibrio hídrico. Estas medidas incluyen la administración de vitamina K, transfusiones de sangre y suplementos de glucosa y proteínas.
- Durante 24 h antes de la cirugía, dale al paciente sólo líquidos.
- Según indicación, administra medicamentos preoperatorios y coloca una sonda nasogástrica.

Control y cuidados posteriores

Después de una cirugía laparoscópica sigue estos pasos:

- Revisa las heridas pequeñas; estarán cerradas con grapas o suturas y pueden tener curaciones.
- Observa al paciente en busca de náuseas y vómitos relacionados con la anestesia.
- Aplica calor al hombro derecho del paciente para aliviar el dolor causado por la irritación del diafragma debida al dióxido de carbono. Para reducir las molestias, colócalo en posición de semi-Fowler. La deambulación temprana también ayuda.
- Dile al paciente que en general se permite una comida liviana la misma tarde de la operación.
- El día después del alta llama al paciente a su domicilio para revisar su progreso.

No hay nada convencional en este cuidado

Después de una cirugía convencional, sigue estos pasos:

- Coloca al paciente en posición de semi-Fowler. Si tiene una sonda nasogástrica, fíjala a una aspiración intermitente baja. Valora la cantidad y las características del material de drenaje de la sonda nasogástrica, así como de cualquier drenaje abdominal. Revisa las curaciones con frecuencia, y cámbialas si es necesario.
- Si el paciente tiene una sonda en "T" colocada, evalúa a menudo la posición y la permeabilidad de la sonda y la bolsa de drenaje. Asegúrate de que la bolsa está a nivel del abdomen para evitar un drenaje excesivo. Además, observa la cantidad y las características del material de drenaje; en general se produce un exudado sanguíneo o biliar sanguinolento las primeras horas después de la cirugía. Proporciona cuidados minuciosos de la piel alrededor del tubo para evitar la irritación.
- Después de unos días, se puede retirar la sonda nasogástrica y comenzar a introducir comidas: primero líquidos y luego de forma gradual sólidos blandos. Según la indicación, pinza la sonda en "T" una hora antes y una hora después de cada comida para permitir que la bilis vaya al intestino para ayudar a la digestión.

- Busca los signos de un síndrome postcolecistectomía (como fiebre, dolor abdominal e ictericia) y otras complicaciones que implican la obstrucción del drenaje biliar. Durante varios días después de la cirugía, supervisa las constantes vitales y registra los ingresos y los egresos cada 8 h. Informa signos y síntomas al médico, y recoge muestras de orina y heces para análisis de laboratorio de contenido biliar.

Instrucciones para la atención domiciliaria

Después de una colecistectomía laparoscópica, instruye al paciente sobre el empleo de analgésicos orales, cómo limpiar las heridas y cuándo llamar al médico. Además, incluye estas instrucciones en tu enseñanza:

- Recomienda actividad según tolerancia, pero dile al paciente que evite levantar objetos pesados durante 2 semanas. Asegúrale que en general regresará a su esquema normal dentro de los 10 días.
- Dile al paciente que regresará a la clínica dentro de 7 días para retirar las grapas y que en general la cicatriz es mínima.
- Si el paciente fue sometido a un procedimiento ambulatorio, háblale sobre el dolor en el hombro que puede producirse por el dióxido de carbono utilizado durante la cirugía. Explícale que el dolor se puede aliviar caminando y aplicando calor en el hombro.

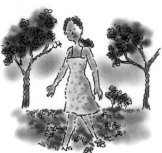

Dile al paciente que acaba de ser operado que el dolor en el hombro por el dióxido de carbono empleado durante la operación puede reducirse caminando y aplicando calor en el hombro.

Sabiduría convencional

Después de una cirugía convencional, dale estas instrucciones:
- Si el paciente es dado de alta con una sonda en "T" colocada, establece la necesidad del paciente de realizar un cuidado meticuloso del tubo.
- Dile que informe de inmediato cualquier signo o síntoma de obstrucción biliar: fiebre, ictericia, prurito, dolor, orina oscura y heces color arcilla.
- Alienta al paciente a mantener una dieta baja en grasas y alta en hidratos de carbono y proteínas. La capacidad para digerir mejorará a medida que aumenta el flujo de bilis al intestino. Cuando esto ocurre (en general dentro de las 6 semanas), el paciente puede agregar de forma gradual grasas en su dieta.

Trasplante hepático

Para el paciente con un trastorno hepático mortal que no responde al tratamiento, un trasplante hepático puede parecer la última esperanza. Aun así, la cirugía de trasplante se emplea poco debido a su riesgo y alto costo, así como por la falta de donantes de órganos adecuados. En general, se usa sólo en grandes centros de enseñanza y se reserva para los pacientes terminales que tienen una posibilidad realista de sobrevivir la cirugía y soportar las complicaciones postoperatorias. Los candidatos incluyen pacientes con anomalías biliares congénitas, hepatitis B y C crónicas, errores congénitos del metabolismo o una hepatopatía terminal.

Conozca al candidato

La identificación cuidadosa de los candidatos adecuados para la derivación al equipo de trasplante es esencial para una terapia exitosa. Los criterios de derivación incluyen:

- Insuficiencia hepática avanzada con una tasa de supervivencia predicha de menos de 2 años
- Falta de disponibilidad de otros tratamientos médicos o quirúrgicos que ofrezcan supervivencia prolongada
- Ausencia de contraindicaciones, como carcinoma extrahepático, cardiopatía grave y adicción activa actual a alcohol o drogas
- Comprensión total por parte del paciente y la familia de los aspectos físicos, psicológicos y financieros del proceso de trasplante

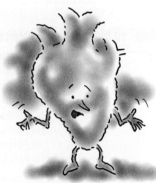

Los candidatos para un trasplante hepático no deben tener contraindicaciones, incluidas las cardiopatías graves.

Un juego de esperas

Muchos candidatos calificados para trasplante esperan un donante adecuado, pero pocos sobreviven la espera. Además, aun si se localiza un hígado sano compatible y se realiza el trasplante, el paciente enfrenta muchos obstáculos para su recuperación. Más allá de las complicaciones que acompañan la extensa cirugía abdominal y vascular, el trasplante hepático tiene un riesgo elevado de rechazo tisular. Las tasas de supervivencia a 1 año actuales están entre el 85 y el 90%.

Preparación del paciente

Antes de la cirugía, implementa estas medidas:

- Según indicación, comienza con terapia inmunosupresora para reducir el riesgo de rechazo tisular utilizando fármacos como ciclosporina y corticoesteroides.
- Explica la necesidad de terapia de por vida para evitar el rechazo.
- Determina las necesidades emocionales del paciente y su familia. Comenta las etapas típicas de ajuste al trasplante: alivio abrumador y alegría de sobrevivir a la operación, seguidos por ansiedad, frustración y depresión si aparecen complicaciones.

Control y cuidados posteriores

Enfoca tus cuidados en cuatro áreas:

- Mantén la terapia inmunosupresora para combatir el rechazo tisular.
- Busca signos tempranos de rechazo y otras complicaciones.
- Evita las infecciones oportunistas, que pueden llevar al rechazo.
- Proporciona apoyo emocional al paciente durante todo el período de recuperación.

Instrucciones para la atención domiciliaria

Enséñale al paciente y su familia a:

- Buscar signos tempranos de rechazo tisular (incluyendo fiebre, taquicardia, ictericia, cambios en el color de la orina o las heces, y dolor espontáneo o a la palpación en el cuadrante superior derecho, flanco derecho o centro de la espalda) e informar al médico de inmediato si aparece cualquiera de estos signos o síntomas.
- Buscar e informar cualquier signo o síntoma de insuficiencia hepática, como distensión abdominal, heces o vómitos sanguinolentos, reducción de la producción de orina, dolor abdominal espontáneo o a la palpación, anorexia y alteraciones en el nivel de consciencia.

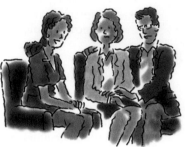

Asegúrate de establecer las necesidades emocionales del paciente y su familia. El trasplante hepático puede tener varias etapas de ajuste emocional.

"Hola" en lugar de un apretón de manos

- Reducir el riesgo de rechazo tisular evitando el contacto con cualquier persona que tenga o pueda tener una enfermedad contagiosa e informar cualquier signo o síntoma de infección, incluidas fiebre, debilidad, letargia y taquicardia.
- Respetar las visitas de seguimiento, que incluyen estudios regulares de la función hepática, hemogramas completos y concentraciones de ciclosporina en sangre, para evaluar la integridad del sitio quirúrgico y la compatibilidad tisular.
- Cumplir de forma estricta con el régimen de medicamentos inmunosupresores, porque la falta de cumplimiento puede disparar el rechazo, incluso de un hígado que ha estado funcionando bien durante años.
- Estar atento a los potenciales efectos adversos de la terapia inmunosupresora, como infección, retención de líquidos, acné, glaucoma, diabetes y cáncer.
- Buscar asesoramiento psicológico si es necesario para ayudar al paciente y su familia a enfrentar los efectos de una recuperación larga y difícil.

Resección y reparación hepática

La resección hepática o la reparación del tejido hepático dañado pueden estar indicadas para varios trastornos hepáticos, incluyendo quistes, abscesos, tumores y laceraciones o lesiones por aplastamiento debido a traumatismos contusos o penetrantes. En general, la cirugía se realiza sólo si las medidas conservadoras han resultado ineficaces. Por ejemplo, si la aspiración no puede solucionar un absceso hepático, podría requerirse resección.

Los procedimientos de resección hepática incluyen la hepatectomía parcial o subtotal (resección de una parte del hígado) y la lobectomía (resección de todo un lóbulo). La lobectomía es la cirugía de elección para los tumores hepáticos primarios, pero la hepatectomía parcial puede ser eficaz para los tumores pequeños.

Rara vez resecable

Aun así, como el cáncer de hígado a menudo es avanzado cuando se diagnostica, pocos tumores son resecables. De hecho, sólo los tumores únicos confinados a un lóbulo se consideran resecables, y esto sólo si el paciente no tiene complicaciones como cirrosis, ictericia o ascitis. Debido a la ubicación anatómica del hígado, la cirugía en general se realiza a través de una incisión toracoabdominal.

Preparación del paciente

Antes de la cirugía, implementa estas medidas:

- Promueve el descanso y la buena nutrición, y proporciona suplementos vitamínicos, según la indicación, para ayudar a mejorar la función hepática.
- Prepara al paciente para estudios diagnósticos adicionales, que pueden incluir gammagrama hepático, TC, ecografía, biopsia percutánea con aguja, angiografía hepática y colangiografía.
- Explica los cuidados postoperatorios. Dile al paciente que se despertará con una sonda nasogástrica, una sonda pleural y unas vías de monitorización hemodinámica colocados. Comenta que tendrá una revisión frecuente de constantes vitales, equilibrio hidroelectrolítico y estado neurológico, así como reemplazo i.v. de líquidos y posiblemente transfusiones de sangre y alimentación parenteral total.
- Para reducir el riesgo de atelectasias postoperatorias, alienta al paciente a toser y realizar ejercicios de respiración profunda, y enséñale cómo emplear un espirómetro de incentivo.

Control y cuidados posteriores

Sigue estos pasos después de la cirugía:

- Busca complicaciones, como hemorragia e infección. Valora las constantes vitales y evalúa el estado hídrico cada 1-2 h. Informa cualquier signo de déficit de volumen, el cual podría indicar sangrado intraperitoneal. Mantén una vía i.v. permeable para un posible reemplazo de líquidos de urgencia o transfusión de sangre. Administra analgésicos, según indicación.
- Al menos una vez al día, revisa los resultados de los estudios de laboratorio en busca de hipoglucemia, aumento del TP y de los valores de amoníaco, uremia (incremento del nitrógeno ureico en sangre [BUN, de *blood urea nitrogen*] y las concentraciones de creatinina) y desequilibrio electrolítico (en especial desequilibrios de potasio, sodio y calcio). Informa de inmediato los hallazgos adversos, y adopta los pasos para corregirlos, según indicación. Por ejemplo, administra vitamina K i.m. para reducir el TP, o infunde una solución de glucosa hipertónica para corregir una hipoglucemia.
- Valora las curaciones a menudo y cámbialas según la necesidad. Evalúa e informa cualquier secreción sanguínea excesiva en las curaciones o en los tubos de drenaje. Además, observa la cantidad y las características del material de drenaje de la sonda nasogástrica; recuerda que una secreción excesiva puede disparar una alcalosis metabólica.

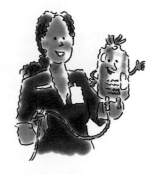

Dile al paciente que es probable que tenga una vía i.v. puesta al despertarse de la cirugía.

Si el paciente tiene colocada una sonda pleural, mantén la sonda permeable. Asegúrate de que el equipo de aspiración opera de forma adecuada. No desmontes la sonda, porque el aumento de la presión negativa puede dañar al paciente.

Aturdido y confundido

- Busca signos y síntomas de encefalopatía hepática o cambios en la personalidad, como confusión, olvidos, letargia, estupor o alucinaciones. También busca asterixis, apraxia y reflejos hiperactivos.

Instrucciones para la atención domiciliaria

Dale estas instrucciones al paciente:

- Enséñale que el reposo adecuado y una buena nutrición conservan la energía y reducen las demandas metabólicas del hígado, lo que acelera la curación. Los primeros 6-8 meses después de la cirugía, el paciente debe retomar de forma gradual sus actividades, equilibrar los períodos de actividad y reposo, y evitar el esfuerzo excesivo.
- Según indicación, instruye al paciente para que durante este período siga una dieta hipercalórica, rica en hidratos de carbono y proteínas, para ayudar a restablecer la masa hepática. Sin embargo, si el paciente tiene una encefalopatía hepática, aconséjale una dieta baja en proteínas, en la que los hidratos de carbono equilibren la ingestión calórica.

Colocación de una derivación portosistémica intrahepática transyugular

La ascitis intratable debida a una insuficiencia hepática crónica puede controlarse derivando el flujo sanguíneo de la vena porta a la circulación venosa con una derivación portosistémica intrahepática transyugular (TIPS, de *transjugular intrahepatic portosystemic shunt*). A través de técnicas angiográficas con contraste, el cirujano coloca una endoprótesis expandible metálica para formar una conexión entre la vena porta intrahepática y las venas suprahepáticas. Esto reduce la presión hídrica intravascular en el hígado y permite que la sangre regrese a la circulación sistémica. La TIPS es extremadamente eficaz para reducir la retención de sodio, mejorar la función renal y reducir el sangrado de las varices esofágicas y gástricas relacionadas con la cirrosis (véase *Cómo funciona la TIPS*, p. 465).

Preparación del paciente

Antes del procedimiento, implementa estas medidas:

- Explica al paciente y su familia cómo funciona la TIPS.
- Dile al paciente que puede ser necesario suspender medicamentos, como el ácido acetilsalicílico y otros AINE y anticoagulantes, cierto tiempo antes del procedimiento.
- Evalúa la presencia de alergias al contraste.

Enséñale al paciente a equilibrar períodos de actividad y de reposo para evitar el esfuerzo excesivo a medida que retoma de forma gradual sus actividades normales. ¡Ciertamente estoy evitando el sobreesfuerzo justo ahora!

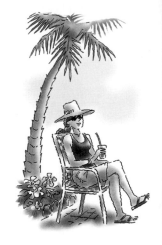

Cómo funciona la TIPS

En este procedimiento radiológico se introduce un catéter en la vena yugular. Bajo guía radiográfica, el médico introduce la derivación portosistémica intrahepática transyugular (TIPS) entre la vena porta y las venas suprahepáticas. Una vez colocada la TIPS, alivia la hipertensión portal al permitir que la sangre fluya directamente a la circulación general.

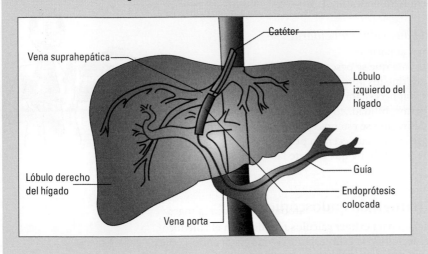

- Dile al paciente que recibirá anestesia local durante el procedimiento para disminuir las molestias en el sitio de inserción del catéter en la yugular interna; también puede recibir sedación durante el procedimiento.
- Mide y registra el peso del paciente y su perímetro abdominal para tomar como valor inicial.
- Realiza un hemograma completo, evalúa los valores de electrólitos, BUN y creatinina, y realiza estudios de la coagulación para establecer los valores iniciales.

Control y cuidados posteriores

Sigue estos pasos después del procedimiento:
- Haz que el paciente esté lo más cómodo posible colocándolo en posición de semi-Fowler; administra analgésicos, según indicación.
- Valora las constantes vitales y busca signos de hipervolemia o hipovolemia. Identifica signos de insuficiencia cardíaca e infección. Si el paciente tiene disnea aguda pos-TIPS, se debe buscar edema o hipertensión pulmonar, una complicación rara pero potencialmente letal.
- Evalúa los valores de electrólitos.

Efectos tóxicos

- Como la sangre del tubo digestivo puentea el hígado, el paciente tiene un mayor riesgo de encefalopatía hepática por toxinas circulantes; evalúa el estado mental e informa los cambios al médico de inmediato.
- Pesa al paciente y mide su perímetro abdominal todos los días. Busca signos de fracaso de la derivación, como sangrado gástrico o aumento del perímetro abdominal.

Instrucciones para la atención domiciliaria
Dale estas instrucciones al paciente:

- Enseña al paciente para que se pese todos los días y mantenga un diario, y que informe los aumentos de más de 1 kg al médico.
- Dile que la derivación necesitará evaluación periódica respecto de su posición y permeabilidad, en general con ecografía.
- Explica que si la derivación se estenosa, la colocación de una endoprótesis en general reestablecerá la permeabilidad.
- Alienta al paciente con el fin de que respete las visitas regulares de seguimiento.

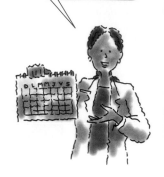

Alienta al paciente a respetar las visitas regulares de seguimiento.

Esfinterotomía retrógrada endoscópica

Empleada en un principio para extraer cálculos retenidos en el colédoco después de una colecistectomía, la esfinterotomía retrógrada endoscópica (ERE) también se utiliza para tratar a pacientes de alto riesgo con discinesia biliar e introducir endoprótesis biliares para el drenaje de estenosis malignas o benignas en el colédoco.

Balones y canastillas

En este procedimiento se introduce un endoscopio de fibra óptica a través del estómago y el duodeno a través de la ampolla Vater. Se pasa un papilótomo a través del endoscopio con el objetivo de hacer una pequeña incisión para ampliar el esfínter biliar. Si el cálculo no se expulsa hacia el duodeno solo, el médico puede introducir una canastilla de Dormia, un catéter balón o un litotritor a través del endoscopio para extraerlo o romperlo.

Rápido, indoloro y seguro

La ERE permite el tratamiento sin anestesia general o incisión quirúrgica, asegurando una recuperación rápida y segura. Se puede realizar de forma ambulatoria en algunos pacientes, lo que la hace una alternativa efectiva en relación con los costes en comparación con la cirugía.

Preparación del paciente
Explícale el tratamiento al paciente:

- Se empleará un anestésico vaporizado en la garganta para evitar las molestias durante la introducción, y también un sedante para ayudar a la relajación. Tranquiliza al paciente sobre que el procedimiento le causará muy pocas molestias.

- El paciente se colocará en la mesa fluoroscópica sobre el costado izquierdo, con el brazo izquierdo debajo.

Control y cuidados posteriores

Sigue estos pasos después del tratamiento:

- Instruye al paciente para que tosa, respire profundamente y expectore con regularidad con el fin de evitar aspirar las secreciones. Recuerda que los efectos del anestésico pueden dificultar la expectoración y la deglución.
- Suspende la ingestión de comida y líquidos hasta que el efecto del anestésico desaparezca y el reflejo nauseoso regrese.
- Valora las constantes vitales del paciente con frecuencia y busca signos de hemorragia, hematemesis, melena, taquicardia e hipotensión. Si aparece cualquiera de estos signos, informa de inmediato al médico.

Instrucciones para la atención domiciliaria

Imparte estas enseñanzas al paciente:

- Dile que informe de inmediato cualquier signo de hemorragia, sepsis, colangitis o pancreatitis.
- Recuérdale que informe cualquier recurrencia de la ictericia y el dolor característicos de la obstrucción biliar. La ERE puede tener que repetirse para eliminar cálculos nuevos o reemplazar una endoprótesis biliar que funciona mal.

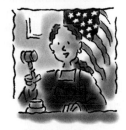

No tienes que ser un juez para fallar a favor de la ERE. Cualquier objeción contra una recuperación más rápida y segura está fuera de lugar.

Diagnóstico enfermero

Los siguientes diagnósticos enfermeros suelen utilizarse en pacientes con trastornos digestivos. Para cada diagnóstico también encontrarás las intervenciones de enfermería y sus justificaciones. *Véase* "Listado por dominio de los Diagnósticos NANDA-I (2015-2017)", p. 940, para una lista completa de diagnósticos NANDA.

Estreñimiento

Relacionado con una ingestión inadecuada de líquidos y volumen, el *estreñimiento* puede aparecer en cualquier paciente con restricción alimentaria y de líquidos.

Resultados esperados

- El paciente expresa que tiene menos estreñimiento.
- La persona informa un patrón de evacuación más regular.
- El paciente identifica métodos apropiados para ayudar a promover un patrón de evacuación regular.

Intervenciones de enfermería y sus justificaciones

- Registra los ingresos y los egresos con precisión para asegurar una correcta terapia de reemplazo de líquidos.
- Observa el color y la consistencia de la materia fecal, así como la frecuencia de los movimientos intestinales, con el fin de establecer una base para realizar un plan terapéutico eficaz.
- Fomenta la ingestión de líquidos, si corresponde, para reducir el estreñimiento a través del aumento de los contenidos líquidos intestinales.
- Alienta al paciente a incrementar la ingestión de fibras para mejorar el tono muscular intestinal y promover una evacuación cómoda.
- Desalienta el empleo rutinario de laxantes y enemas para evitar las lesiones de la mucosa intestinal, la deshidratación y el eventual fracaso del estímulo defecatorio (los laxantes que aumentan la masa no son irritantes y en general están permitidos).
- Estimula al paciente para que camine y haga todo el ejercicio que pueda para mejorar la actividad intestinal.
- Dile al paciente que se tome el tiempo necesario todos los días para evacuar sus intestinos, así se promueve un patrón regular de evacuación.

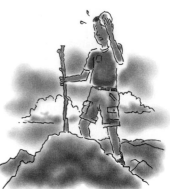

Alienta al paciente a caminar y hacer tanto ejercicio como pueda para estimular la actividad intestinal. ¡Wow! ¡Creo que he caminado mucho más de lo que planeaba!

Diarrea

Relacionada con la mala absorción, la inflamación o la irritación del intestino, la *diarrea* puede asociarse con un síndrome del intestino irritable, colitis, enfermedad de Crohn y otros trastornos.

Resultados esperados

- El paciente informa el cese de la diarrea, demostrado por las heces formadas.
- El paciente identifica métodos apropiados para tratar la diarrea.

Intervenciones de enfermería y sus justificaciones

- Evalúa el nivel de deshidratación del paciente y su estado electrolítico. La pérdida de líquidos debida a diarrea puede ser letal.
- Registra de forma diaria su peso para detectar la pérdida o retención de líquidos.
- Observa el color y la consistencia de la materia fecal, así como la frecuencia de las evacuaciones, para evaluar la eficacia del tratamiento.
- Busca sangre oculta en materia fecal (hematoquecia) y obtén una muestra de cultivo para evaluar los factores contribuyentes a la diarrea.
- Evalúa en busca de un fecaloma. Las heces líquidas pueden escurrirse alrededor de un fecaloma.

Los líquidos están bien, pero olvida las fibras

En una diarrea aguda, proporciona el siguiente régimen dietético:
- Dieta líquida con bebidas que contengan glucosa y electrólitos, y preparados comerciales de rehidratación oral. La dieta líquida

proporciona calorías y electrólitos de forma rápida con mínima estimulación. Una vez que la diarrea ha cedido 24-48 h, progresa los líquidos y luego administra una dieta regular.
- Evita la leche, la cafeína y las dietas ricas en fibras por 1 semana para evitar irritar la mucosa intestinal.
- En la diarrea crónica, dile al paciente que evite comidas y actividades que puedan causar diarrea. El conocimiento y la autorregulación de los factores contribuyentes pueden ayudar a controlar una diarrea crónica.

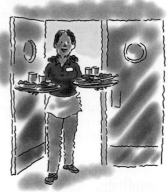

Los pacientes con diarrea deben evitar la leche, la cafeína y las comidas con muchas fibras. ¡Déjame traerte una tasa de descafeinado!

Riesgo de perfusión gastrointestinal ineficaz

Relacionada con la reducción del flujo sanguíneo, el *riesgo de perfusión gastrointestinal ineficaz* puede asociarse con cirrosis, insuficiencia hepática y otros trastornos.

Resultados esperados

- El paciente mantiene una irrigación sanguínea adecuada en la mucosa intestinal.
- El paciente identifica síntomas característicos, como dolor después de comer.

Intervenciones de enfermería y sus justificaciones

- Evalúa al paciente respecto de los ruidos intestinales, aumento del perímetro abdominal, dolor, náuseas, vómitos y desequilibrio electrolítico. Los cambios agudos pueden indicar una urgencia quirúrgica debido a isquemia.
- Si el paciente tiene un problema circulatorio crónico, administra pequeñas cantidades frecuentes de comidas blandas para promover la digestión. Además, alienta el reposo después de comer para mejorar el flujo sanguíneo disponible para la digestión.

Incontinencia fecal

Relacionada con el compromiso neuromuscular, la *incontinencia fecal* puede verse en pacientes sometidos a hemorroidectomía, prostatectomía radical o una resección abdominoperineal.

Resultados esperados

- El paciente recupera la continencia fecal.
- El paciente identifica las medidas que ayudan a mantener un esquema de evacuaciones.

Intervenciones de enfermería y sus justificaciones

- Establece un esquema para las evacuaciones (½ h después de las comidas sirve para activar el peristaltismo). Un patrón regular alienta la adaptación y una función fisiológica rutinaria.

- Dile al paciente que utilice el baño o el cómodo si es posible para facilitar la defecación sin ansiedad.
- Si se requiere un orinal o un cómodo, ayuda al paciente a adoptar la posición más normal posible para la defecación, con el objetivo de que esté cómodo y reduzca su ansiedad.
- Instruye al paciente para que puje o incline el tronco para aumentar la presión abdominal.
- Si es necesario, utiliza supositorios de glicerina o una estimulación manual suave con un dedo lubricado en el esfínter anal para estimular la función fisiológica regular y el peristaltismo y disminuir el riesgo de infección, así como promover la comodidad con la eliminación.
- Fomenta cuidados cutáneos para evitar la infección y dar comodidad.
- Evita decir "accidentes" para evitar avergonzar al paciente y ayudar a promover su autoimagen.

Trastornos digestivos frecuentes

A continuación se enumeran varios trastornos digestivos habituales, junto con sus causas, fisiopatología, signos y síntomas, hallazgos de estudios diagnósticos, tratamientos e intervenciones de enfermería.

Apendicitis

La apendicitis ocurre cuando el apéndice se inflama. Es la urgencia quirúrgica mayor más frecuente. Para ser más precisos, este trastorno es una inflamación del apéndice vermiforme, una pequeña proyección con forma de dedo fijada al ciego justo debajo de la válvula ileocecal. El apéndice puede albergar bacterias buenas que protegen el intestino y desempeñan un papel en el sistema inmunitario.

Qué la causa

Las causas de apendicitis incluyen:
- Úlceras mucosas
- Masas fecales (fecalitos)
- Estenosis
- Ingestión de bario
- Infecciones víricas

Fisiopatología

Las úlceras mucosas provocan una inflamación que obstruye de forma temporal el apéndice. La obstrucción bloquea el flujo de moco. La presión en el apéndice distendido aumenta y el apéndice se retrae. Las bacterias se multiplican, y la inflamación y la presión siguen aumentando, lo que

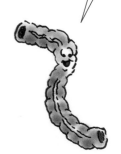

El apéndice puede albergar bacterias buenas que protegen el intestino. ¡Y yo estoy a favor!

restringe el flujo sanguíneo del órgano y provoca un dolor abdominal intenso.

La inflamación puede llevar a infección, coágulos, descomposición tisular y perforación del apéndice. Si el apéndice se rompe o perfora, los contenidos infectados se diseminan en la cavidad abdominal y provocan una peritonitis, la complicación más frecuente y peligrosa.

Qué buscar

En principio, el paciente puede mostrar estos signos y síntomas:
* Dolor abdominal, generalizado o localizado en el cuadrante superior derecho, que finalmente se sitúa en el cuadrante inferior derecho (punto de McBurney) (véase *Signo de McBurney*)
* Anorexia
* Náuseas y vómitos
* Rigidez de la pared abdominal
* Respiraciones con retracción
* Aumento de los espasmos abdominales y dolor de rebote (el dolor a la descompresión en el lado opuesto del abdomen sugiere inflamación peritoneal)

Los síntomas tardíos incluyen:
* Estreñimiento (aunque la diarrea también es posible)
* Fiebre de 37.2-38.9 °C
* Taquicardia
* Cese repentino del dolor abdominal (indica perforación o infarto del apéndice)

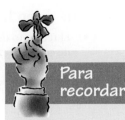

Para recordar

Cuando tienes un paciente con dolor abdominal generalizado o localizado en el cuadrante superior o inferior derecho (punto de McBurney), probablemente sospeches una apendicitis. Para tener en mente otros signos y síntomas tempranos de apendicitis, recuerda que los que los conocen no **ERRAN**:

Espasmos abdominales y dolor a la descompresión cada vez mayores

Rigidez de la pared abdominal

Respiraciones con retracción

Anorexia

Náuseas y vómitos

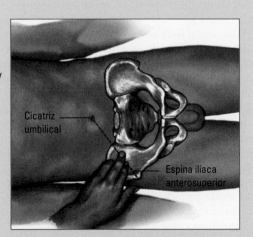

Signo de McBurney

Para desencadenar el signo de McBurney, coloca al paciente en decúbito supino con las rodillas levemente flexionadas y los músculos abdominales relajados. Luego, palpa profunda y lentamente en el cuadrante inferior derecho sobre el punto de McBurney (situado unos 5 cm de la espina ilíaca anterosuperior derecha, en una línea entre la espina y la cicatriz umbilical). Un punto doloroso espontáneo y a la palpación, o sea, un signo de McBurney positivo, indica apendicitis.

Cicatriz umbilical

Espina ilíaca anterosuperior

Qué dicen las pruebas

- El recuento de leucocitos es moderadamente elevado, con aumento de células inmaduras.
- La ecografía del abdomen y la pelvis pueden ayudar al diagnóstico de un apéndice no perforado. La TC puede ayudar a identificar un absceso.

Cómo se trata

La apendicectomía es el único tratamiento para la apendicitis. Si se produce una peritonitis, el tratamiento implica intubación gastrointestinal, reemplazo parenteral de líquidos y electrólitos, y administración de antibióticos.

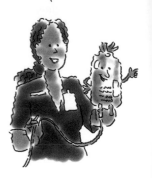

Administra líquidos i.v. para prevenir la deshidratación cuando sospeches una apendicitis o si estás preparando al paciente para una apendicectomía.

Qué hacer

Para la sospecha de apendicitis o como preparación para una apendicectomía

- Administra líquidos i.v. para evitar la deshidratación. Nunca administres un catártico o enemas, porque pueden romper el apéndice.
- Pon al paciente en ayuno y administra analgésicos de forma juiciosa, debido a que pueden enmascarar síntomas de rotura.
- Coloca al paciente en posición de Fowler para reducir su dolor (esto también ayuda después de la operación). Nunca apliques calor en el abdomen inferior derecho o realices una palpación; estas acciones pueden hacer que el apéndice se rompa.

Después de la apendicectomía

- Evalúa las constantes vitales del paciente, así como los ingresos y egresos.
- Administra analgésicos, según indicación.
- Documenta los ruidos intestinales, la eliminación de gases o las evacuaciones (signos de regreso del peristaltismo). Si estos signos aparecen en un paciente en quien las náuseas y la defensa abdominal han cedido, el paciente está listo para tomar líquidos.
- Mantente alerta a las posibles complicaciones quirúrgicas. La prolongación del dolor y la fiebre pueden indicar un absceso. Si el paciente siente que "algo cedió", puede ser que la herida tenga una dehiscencia. Si aparece un absceso o peritonitis, puede ser necesaria una incisión y drenaje. Evalúa con frecuencia la herida en busca de secreciones.
- Si la apendicitis se ha complicado con una peritonitis, el paciente puede necesitar una sonda nasogástrica para descomprimir el estómago y reducir las náuseas y los vómitos. Si se pone, registra el material de drenaje y proporciona cuidados de la boca y la nariz.
- Evalúa al paciente. Debe tener ciertas limitaciones de la actividad, ser capaz de retomar una dieta normal y un patrón adecuado de

evacuaciones, y comprender la importancia del seguimiento (véase *Consejos sobre enseñanza para la apendicitis*).

Trastornos de la vesícula y las vías biliares

Los trastornos de la vesícula y las vías biliares, como la colecistitis, la colelitiasis, la coledocolitiasis y la colangitis, son trastornos dolorosos frecuentes que en general requieren una operación y pueden ser letales. Suelen deberse a una obstrucción litiásica e inflamación.

Qué los causa

La causa exacta de la colecistitis se ignora; los factores de riesgo incluyen:
* Una dieta hipercalórica con exceso de colesterol, asociada con obesidad
* Concentraciones elevadas de estrógenos por anticonceptivos orales, terapia posmenopáusica, embarazo o multiparidad
* Diabetes mellitus, enfermedad ileal, trastornos hemolíticos, hepatopatía o pancreatitis
* Factores genéticos
* Dietas para reducir el peso con una grave restricción de calorías y una pérdida de peso rápida

Fisiopatología

Ciertas características (como edad, obesidad y desequilibrio de estrógenos) pueden hacer que el hígado secrete bilis con cantidades inusualmente altas de colesterol o una concentración inapropiada de sales biliares. Si se reabsorben demasiada agua y sales biliares, la bilis es menos soluble. El colesterol, el calcio y la bilirrubina se precipitan en cálculos (véase *Sobre los trastornos de la vesícula y las vías biliares*, p. 474, y *Sobre la formación de cálculos*, p. 475).

Qué buscar

En la colecistitis aguda, la colelitiasis aguda y la coledocolitiasis, busca:
* Un ataque clásico que se presenta con dolor intenso medioepigástrico o en el cuadrante superior derecho que se irradia hacia la espalda o es referido en la escápula derecha, en general después de las comidas ricas en grasas
* Intolerancia recurrente a las grasas
* Eructos que dejan un sabor amargo en la boca
* Flatulencias
* Indigestión
* Sudoración
* Náuseas
* Escalofríos y febrícula
* Posible ictericia y heces color arcilla con la obstrucción del colédoco

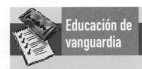

Educación de vanguardia

Consejos sobre enseñanza para la apendicitis

* Explica lo que ocurre en una apendicitis.
* Ayuda al paciente a comprender la cirugía requerida y sus posibles complicaciones. Si el tiempo lo permite, proporciona la instrucción preoperatoria.
* Discute las limitaciones postoperatorias de la actividad. Dile al paciente que respete las indicaciones del médico respecto de conducir, regresar al trabajo y retomar su actividad física.

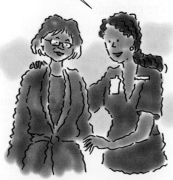

La edad y el desequilibrio de los estrógenos pueden hacer que el hígado secrete bilis con una concentración inadecuada de sales biliares o con colesterol inusualmente elevado.

Sobre los trastornos de la vesícula y las vías biliares

Los cinco trastornos principales de la vesícula y las vías biliares son:

• *Colecistitis*: inflamación aguda o crónica de la vesícula, en general con un cálculo impactado en el conducto cístico, que causa distensión dolorosa de la vesícula. La forma aguda es más frecuente durante la mediana edad, y la crónica entre los ancianos. El pronóstico es bueno con tratamiento.

• *Colangitis*: infección de los conductos biliares, en general asociada con coledocolitiasis; puede ser posterior a una colangiografía transhepática percutánea. La inflamación diseminada puede causar fibrosis y estenosis del colédoco y los conductos. Sin trasplante hepático, el pronóstico para este raro trastorno es malo.

• *Colelitiasis*: cálculos en la vesícula por cambios en los componentes de la bilis. Es la principal enfermedad de las vías biliares, afecta a 20 millones de norteamericanos y es la tercera cirugía más frecuentemente realizada en Estados Unidos (colecistectomía). El pronóstico en general es bueno con tratamiento, a menos que se produzca una infección, en cuyo caso el pronóstico depende de la gravedad de la infección y la respuesta a los antibióticos.

• *Coledocolitiasis*: los cálculos salen de la vesícula y se alojan en el colédoco, lo que produce una obstrucción biliar parcial o total. El pronóstico es bueno a menos que se produzca una infección.

• *Íleo biliar*: implica la obstrucción del intestino delgado por un cálculo. Por lo general, el cálculo pasa a través de una fístula entre la vesícula y el intestino delgado, y se aloja en la válvula ileocecal. Este trastorno es más frecuente en los ancianos. El pronóstico es bueno con cirugía.

Esencia de la colangitis

En la colangitis busca:
• Dolor abdominal
• Hipertermia y escalofríos
• Posible ictericia y prurito asociado
• Debilidad y cansancio

Un íleo calculado

En el íleo biliar busca:
• Náuseas y vómitos
• Distensión abdominal
• Ausencia de ruidos intestinales (en la obstrucción intestinal total)
• Dolores tipo cólico intermitentes durante varios días

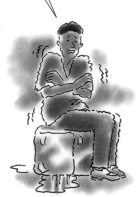

La colangitis puede causar hipertermia y escalofríos. ¡Qué condición más triste!

Sobre la formación de cálculos

El metabolismo anómalo del colesterol y las sales biliares desempeña un papel importante en la formación de cálculos. La bilis se forma de manera continua en el hígado y se concentra y almacena en la vesícula hasta que el duodeno necesita ayuda para digerir las grasas. Los cambios en la composición de la bilis y en la capacidad de absorción del epitelio de la vesícula pueden permitir o contribuir en la formación de cálculos.

Demasiado colesterol

Ciertos problemas, como la edad, la obesidad y el desequilibrio de estrógenos, hacen que el hígado secrete bilis con un exceso de colesterol o una concentración inadecuada de sales biliares.

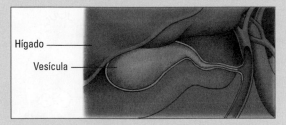

Dentro de la vesícula

Cuando la vesícula concentra esta bilis, puede producirse una inflamación. Si se absorben demasiada agua y sales biliares, la bilis se vuelve menos soluble. El colesterol, el calcio y la bilirrubina se precipitan en cálculos.

La grasa que ingresa en el duodeno hace que la mucosa intestinal secrete la hormona colecistocinina, que hace que la vesícula se contraiga y se vacíe. Si un cálculo se aloja en el conducto cístico, la vesícula se contrae, pero no puede vaciarse.

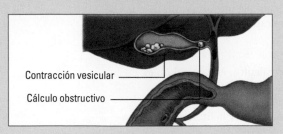

Ictericia, irritación, inflamación

Si un cálculo se aloja en el colédoco, el flujo de bilis al duodeno se obstruye. La bilirrubina se reabsorbe hacia la sangre y provoca ictericia.

La estenosis biliar y el edema tisular alrededor del cálculo también pueden causar irritación e inflamación del colédoco.

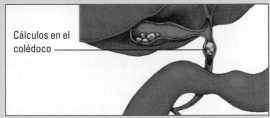

Hacia arriba en el árbol biliar

La inflamación puede progresar por la vía biliar y causar una infección en cualquiera de los conductos biliares. Esto causa cicatrización tisular, acumulación de líquidos, cirrosis, hipertensión portal y sangrado.

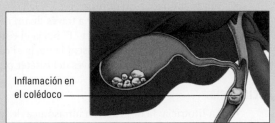

Qué dicen las pruebas

- La ecografía muestra cálculos en la vesícula con un 96 % de precisión. La CTHP distingue entre la enfermedad vesicular y el cáncer de cabeza de páncreas en pacientes con ictericia.
- La TC puede identificar cálculos en los conductos.

- La CPRE visualiza el árbol biliar después de un examen endoscópico del duodeno, la canulación de los conductos biliares y pancreáticos, así como la inyección de un medio de contraste.
- La colegammagrafía detecta obstrucciones del conducto cístico.
- Si se identifican cálculos en el colédoco mediante un examen radiográfico, puede realizarse una CPRE terapéutica antes de la colecistectomía para eliminarlos.
- La colecistografía oral muestra los cálculos en la vesícula y la obstrucción de los conductos biliares.
- Los estudios de laboratorio muestran un índice ictérico elevado y las concentraciones de bilirrubina total, en orina y fosfatasa alcalina elevados apoyan el diagnóstico.
- El recuento leucocítico está un poco elevado en el ataque de colecistitis.
- La amilasa sérica distingue la enfermedad vesicular de la pancreatitis.
- Los estudios enzimáticos seriados y el electrocardiograma (ECG) deben preceder otros estudios diagnósticos si se sospecha una cardiopatía.

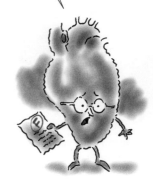

Los estudios enzimáticos en serie y el ECG deben preceder a otros estudios si se sospecha una cardiopatía. ¡Hombre, realmente odio estos estudios!

Cómo se trata

Hay varios tratamientos para los trastornos de la vesícula y las vías biliares:
- La cirugía, en general programada, es el tratamiento de elección para las enfermedades de la vesícula y los conductos biliares. Los procedimientos pueden incluir colecistectomía, colecistectomía con colangiografía intraoperatoria y, posiblemente, exploración del colédoco.
- Se indica una dieta baja en grasas para evitar los ataques, así como vitamina K para el prurito, la ictericia y las tendencias al sangrado causados por la deficiencia de esta vitamina.
- Durante un ataque agudo, el tratamiento puede incluir colocar una sonda nasogástrica y una vía i.v., así como administrar antibióticos.
- Un tratamiento no quirúrgico para la coledocolitiasis es la introducción de un catéter flexible a través de un conducto fistuloso formado alrededor de una sonda en "T" hacia el colédoco. El médico dirige el catéter mediante fluoroscopia hacia el cálculo. Se introduce una canastilla de Dormia a través del catéter para captar los cálculos.

Es decir: tricia

- La litotricia, la destrucción ultrasónica de los cálculos, en general no es exitosa y tiene una alta tasa de recidivas. La relativa facilidad, la corta hospitalizacón y la efectividad en relación con los costes de la colecistectomía laparoscópica han hecho que la disolución y la litotricia sean opciones menos viables.

Qué hacer

- Para información sobre cuidados preoperatorios y postoperatorios de los pacientes quirúrgicos, *véase* "Cirugía de vesícula", en la p. 457.

- Evalúa al paciente. Debe volver a su estado de nutrición e hidratación normal, no tener complicaciones, ser capaz de tolerar la actividad normal y respetar las restricciones en la dieta (véase *Consejos sobre enseñanza para los trastornos de la vesícula y las vías biliares*).

Cirrosis

La *cirrosis*, una hepatopatía crónica, se caracteriza por la destrucción diseminada de las células hepáticas que son reemplazadas por células fibrosas. Este proceso se llama *regeneración fibrosa*. La cirrosis es una causa frecuente de muerte en Estados Unidos y la cuarta causa de muerte entre personas de 45-55 años. Puede ocurrir a cualquier edad.

Qué la causa

Hay muchos tipos de cirrosis, y las causas difieren con cada tipo:
- La cirrosis de Laënnec (también conocida como *cirrosis portal, nutricional* o *alcohólica*), el tipo más frecuente de cirrosis, se produce por desnutrición (sobre todo de proteínas) y por consumo crónico de alcohol.
- La hepatitis C es la segunda causa en Estados Unidos.
- La cirrosis biliar se produce por cálculos en los conductos biliares.
- La cirrosis pigmentaria puede deberse a trastornos como la hemocromatosis.
- Otras causas de cirrosis son la insuficiencia hepática producida por toxinas y la insuficiencia cardíaca derecha crónica.
- En alrededor del 10 % de los pacientes, la cirrosis no tiene causa conocida.

Fisiopatología

La cirrosis se caracteriza por una lesión crónica irreversible del hígado, fibrosis extensa y crecimiento tisular nodular. Estos cambios se deben a:
- Muerte celular hepática (necrosis hepatocítica)
- Colapso de las estructuras de sostén hepáticas (la red de reticulina)
- Distorsión del lecho vascular (los vasos sanguíneos del hígado)
- Regeneración nodular del resto del tejido hepático

Primero una cosa, luego la otra

Cuando el hígado comienza a funcionar mal, aparecen trastornos de la coagulación (coagulopatías), ictericia, edema y muchos problemas metabólicos. La fibrosis y la distorsión de los vasos sanguíneos pueden impedir el flujo sanguíneo en las ramas capilares de la vena porta y la arteria hepática, lo que produce hipertensión portal (presión elevada en la vena

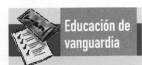

Consejos sobre enseñanza para los trastornos de la vesícula y las vías biliares

- Si se indicó una dieta baja en grasas, sugiere formas para implementarla. Si es necesario, pídele a un dietista que refuerce tus instrucciones. Asegúrate de que el paciente comprende cómo los cambios en la dieta ayudan a prevenir los cólicos biliares.
- Refuerza las explicaciones del médico sobre el tratamiento, ya sea cirugía, colangiopancreatografía retrógrada endoscópica o litotricia. Asegúrate de que el paciente comprende totalmente las posibles complicaciones, si hay alguna, asociadas con el tratamiento.

porta). El aumento de la presión puede producir varices esofágicas (venas agrandadas y tortuosas en la parte inferior del esófago en donde se junta con el estómago). Las varices esofágicas pueden romperse con facilidad y filtrar grandes cantidades de sangre en el tubo digestivo superior.

Qué buscar

La cirrosis afecta a muchos aparatos y sistemas. Evalúa al paciente en busca de los siguientes signos y síntomas:

- Aparato digestivo (en general tempranos y vagos): anorexia, indigestión, náuseas y vómitos, estreñimiento o diarrea y dolor abdominal sordo.
- Respiratorios: derrame pleural y limitación de la expansión torácica.
- Sistema nervioso central: signos y síntomas progresivos de encefalopatía hepática, incluyendo letargia, cambios mentales, habla arrastrada, asterixis (temblores tipo aleteo), neuritis periférica, paranoia, alucinaciones, obnubilación extrema y coma.
- Hemáticos: tendencia al sangrado (sangrado nasal, moretones fáciles, encías sangrantes) y anemia.
- Endocrinos: atrofia testicular, irregularidades menstruales, ginecomastia y pérdida de pelo axilar y en el pecho.
- Piel: prurito intenso, sequedad extrema, escasa turgencia tisular, pigmentación anómala, angiomas en araña, eritema palmar y posiblemente ictericia.
- Hepáticos: ictericia, hepatomegalia, ascitis y edema en las piernas.
- Varios: aliento rancio, agrandamiento de las venas abdominales superficiales, atrofia muscular, dolor en el cuadrante superior derecho del abdomen cuando el paciente se sienta o inclina, hígado o bazo palpable, temperatura de 38.3-39.4 °C y sangrado por las varices esofágicas.

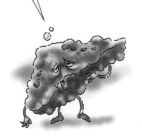

El *colapso de mis estructuras de sostén* puede llevarme a la cirrosis.

Qué dicen las pruebas

- La biopsia hepática, la prueba definitiva de cirrosis, revela la destrucción y la fibrosis del tejido hepático.
- Un gammagrama hepático muestra agrandamiento anómalo y una masa hepática.
- La colecistografía y la colangiografía permiten la visualización de la vesícula y del árbol biliar, respectivamente.
- La venografía esplenoportal permite la visualización del sistema venoso portal.
- La CTHP ayuda a diferenciar la ictericia obstructiva extrahepática de la intrahepática y a revelar trastornos hepáticos y cálculos.
- La TC puede mostrar un agrandamiento lobular, cambios vasculares y nódulos.
- El recuento de leucocitos, el hematócrito y la hemoglobina, la albúmina, los electrólitos séricos y las concentraciones de colinesterasa están disminuidos.

- Las concentraciones de globulina, amoníaco sérico, bilirrubina total, fosfatasa alcalina, alanina aminotransferasa (ALT), aspartato amino-transferasa (AST) y lactato deshidrogenasa están aumentadas.
- Hay anemia, neutropenia y trombocitopenia. El TP y el TTP resultan prolongados.

Vitaminas que desaparecen

- Las concentraciones de ácido fólico, hierro y vitaminas A, B_{12}, C y K están disminuidas.
- La prueba de tolerancia a la glucosa puede ser anómala.
- Las pruebas de tolerancia a la galactosa y de bilirrubina en orina son positivas.
- Las concentraciones de urobilinógeno fecal y en orina están elevadas.

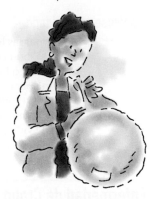

En caso de sangrado varicoso, el control de la pérdida de sangre se intenta mediante medicamentos, cirugía o taponamiento con balón.

Cómo se trata

La terapia apunta a eliminar o aliviar la causa subyacente de cirrosis, evitar un mayor daño hepático y prevenir o tratar las complicaciones. En casos de sangrado varicoso activo, el tratamiento pretende controlar activamente la pérdida de sangre a través de fármacos, cirugía o taponamiento con balón. El paciente puede beneficiarse con una dieta hiper-proteica, pero esto puede estar restringido por el desarrollo de una encefalopatía hepática. El sodio en general se restringe a 200-500 mg/día y los líquidos a 1-1.5 L/día. Si el estado del paciente sigue deteriorándose, puede requerir un tubo de alimentación o la alimentación parenteral total. Otras medidas sintomáticas incluyen:

- Suplementos vitamínicos con complejos A, B, C y K (para compensar la incapacidad hepática de almacenarlas)
- Vitamina B_{12}, ácido fólico y tiamina para la anemia
- Descanso y ejercicio moderado, y evitar la exposición a infecciones y agentes tóxicos
- Antieméticos, como trimetobenzamida, para las náuseas (cuando es absolutamente necesario)
- Vasopresina para las varices esofágicas
- Diuréticos, como furosemida y espironolactona, para el edema con valoración cuidadosa (porque el desequilibrio hidroelectrolítico puede precipitar una encefalopatía hepática)
- Paracentesis e infusiones de albúmina pobre en sal para aliviar la ascitis
- Colocación de una TIPS
- Procedimientos quirúrgicos, incluyendo escleroterapia endoscópica (ligadura de las varices), esplenectomía, resección esofagogástrica y derivaciones quirúrgicas para aliviar la hipertensión portal
- Trasplante hepático para los pacientes con enfermedad avanzada
- Programas para evitar la cirrosis, que en general enfatizan evitar el alcohol

Qué hacer

- Revisa la piel, las encías, las heces y los vómitos con regularidad en busca de sangrado. Aplica presión en los sitios de inyección para prevenir el sangrado.
- Busca signos de cambios en el comportamiento y la personalidad. Informa los aumentos en el estupor, la letargia, las alucinaciones y la disfunción neuromuscular. Busca asterixis, un signo de encefalopatía hepática.
- Para evaluar la retención de líquidos, pesa al paciente y mide la circunferencia abdominal todos los días, inspecciona los tobillos y el sacro en busca de edema, y registra con precisión los ingresos y egresos.

Manéjese con cuidado

- Para evitar las lesiones cutáneas asociadas con edema y prurito, evita utilizar jabón cuando bañes al paciente. En su lugar, emplea lociones lubricantes o humidificadores. Rota y reposiciona con frecuencia al paciente para mantener la piel intacta.
- Evalúa la respuesta del paciente a la terapia. Debe tener una nutrición normal y mantener la integridad de la piel. Observa si ha adaptado su estilo de vida y dieta al trastorno, y si comprende la necesidad de un seguimiento adecuado (véase *Consejos sobre enseñanza para la cirrosis*).

Enfermedad de Crohn

La enfermedad de Crohn, un trastorno inflamatorio, puede afectar cualquier parte del tubo digestivo (en general el íleon terminal) y extenderse a todos los planos de la pared intestinal. También puede comprometer los ganglios linfáticos y el mesenterio.

Qué la causa

La causa exacta de la enfermedad de Crohn es desconocida. Algunas causas posibles incluyen alergias, trastornos inmunitarios, obstrucción linfática, infecciones y factores genéticos. La enfermedad de Crohn es más prevalente en los adultos de 20-40 años, pero una segunda incidencia pico aparece entre los 55 y 65 años.

Fisiopatología

En la enfermedad de Crohn, la inflamación se disemina de forma lenta y progresiva. Lo que ocurre es lo siguiente:
- Los ganglios linfáticos se agrandan y el flujo linfático se bloquea en la submucosa.

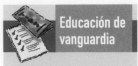

Educación de vanguardia

Consejos sobre enseñanza para la cirrosis

- Advierte al paciente que no tome ácido acetilsalicílico, haga esfuerzos durante la defecación y se suene la nariz o estornude con demasiada fuerza. Sugiérele que utilice afeitadora eléctrica y cepillos de dientes suaves.
- Dile al paciente que el descanso y la buena nutrición conservarán sus energías y reducirán las demandas metabólicas en el hígado. Las comidas deben ser frecuentes y las porciones pequeñas.
- Establece la necesidad de evitar infecciones y abstenerse del alcohol.
- Instruye al paciente para que evite los fármacos que pueden ser tóxicos para el hígado, como el paracetamol.

La enfermedad de Crohn es más prevalente en adultos entre los 20 y 30 años.

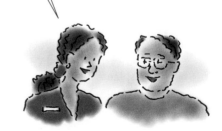

Saltéatelos

- La obstrucción linfática produce edema, ulceración mucosa, fisuras, abscesos y, a veces, granulomas. Las ulceraciones mucosas se llaman *lesiones alternadas con áreas sanas*, porque no son continuas como las de la colitis ulcerosa.
- Aparecen parches ovales elevados de cúmulos de folículos linfáticos (llamados *placas de Peyer*) en el epitelio del intestino delgado.
- Aparece fibrosis, engrosamiento de la pared intestinal que produce estenosis, o estrechamiento de la luz (véase *Cambios del intestino en la enfermedad de Crohn*).

Qué buscar

Los efectos clínicos varían de acuerdo con la localización y la extensión de la inflamación, y al principio pueden ser leves e inespecíficos.

Cambios del intestino en la enfermedad de Crohn

A medida que la enfermedad de Crohn progresa, la fibrosis engrosa la pared intestinal y estrecha la luz. El estrechamiento (o *estenosis*) puede ocurrir en cualquier parte del intestino y causa grados variables de obstrucción intestinal. Al principio, la mucosa parece normal, pero a medida que la enfermedad progresa, adopta una aspecto "en empedrado", como se muestra aquí.

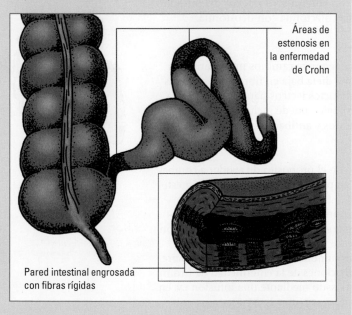

Áreas de estenosis en la enfermedad de Crohn

Pared intestinal engrosada con fibras rígidas

- En la enfermedad aguda, busca dolor en el cuadrante superior derecho del abdomen, calambres, dolor a la descompresión, flatulencias, náuseas, fiebre, diarrea y sangrado (en general leve, pero puede ser masivo).
- En la enfermedad crónica, busca diarrea, cuatro a seis evacuaciones por día, dolor en el cuadrante inferior derecho, esteatorrea, pérdida de peso marcada, posible debilidad y, rara vez, acropaquia.

Qué dicen las pruebas

- Los hallazgos de laboratorio en general indican aumento del recuento de leucocitos y eritrosedimentación acelerada, hipocalemia, hipocalcemia, hipomagnesemia y reducción de los valores de hemoglobina.
- Un enema de bario que muestra el signo de la cuerda (segmentos de estrecheces separados por intestino normal) apoya este diagnóstico.
- La sigmoidoscopia y la colonoscopia pueden mostrar áreas en parches o inflamación, lo que ayuda a descartar la colitis ulcerosa.
- Los resultados de la biopsia confirman el diagnóstico.
- La serie digestiva alta con examen del intestino delgado ayuda a determinar la presencia de la enfermedad en el íleon.

Cómo se trata

La alimentación parenteral total ayuda a mantener la nutrición y dejar en reposo el intestino en un paciente debilitado. La cirugía puede corregir la perforación intestinal, la hemorragia masiva, las fístulas o la obstrucción intestinal aguda. El paciente con enfermedad extensa del intestino grueso y el recto puede requerir una colectomía con ileostomía.

Toma una píldora

El tratamiento farmacológico eficaz requiere cambios importantes en el estilo de vida: descanso físico, una dieta baja en fibras (pocas frutas y vegetales) y la eliminación de productos lácteos para la intolerancia a la lactosa. El tratamiento farmacológico puede incluir:

- Corticoesteroides antiinflamatorios y antibacterianos, como la sulfasalazina y la mesalamina.
- Metronidazol.
- Tintura de opio y difenoxilato con el propósito de ayudar a combatir la diarrea (contraindicados en pacientes con obstrucción intestinal grave).
- Inmunosupresores, como azatioprina, ciclosporina y 6-mercaptopurina, para aquellos pacientes que no pueden ser controlados con esteroides.
- Infliximab, un factor de necrosis tumoral α, para promover el cierre de las fístulas y tratar las exacerbaciones de la enfermedad de Crohn refractaria, en un entorno supervisado mediante una infusión i.v. en un ciclo de tres tratamientos (en las semanas 1, 2 y 6).

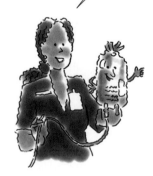

La alimentación parenteral total ayuda a mantener la nutrición mientras el intestino reposa en un paciente debilitado.

Qué hacer

- Registra los ingresos y egresos de líquidos (incluida la cantidad de materia fecal), y pesa al paciente todos los días.
- Busca signos de deshidratación y mantén el equilibrio hidroelectrolítico.
- Mantente alerta a los signos de sangrado intestinal (heces sanguinolentas). Valora las heces diariamente en busca de sangre oculta.
- Si el paciente recibe esteroides, busca reacciones adversas, como hemorragia digestiva. Recuerda que los esteroides pueden enmascarar los signos de infección. Evalúa los valores de hemoglobina y el hematócrito con regularidad, así como el recuento de leucocitos si el paciente recibe inmunomoduladores. Administra suplementos de hierro, transfusiones de sangre y analgésicos, según indicación.
- Evalúa la presencia de fiebre y el dolor al orinar (disuria), que pueden ser signos de una fístula vesical. El dolor abdominal, la fiebre y un abdomen distendido y tenso pueden indicar una obstrucción intestinal.
- Antes de una ileostomía, haz que el paciente vea a un especialista en enterostomías. Para los cuidados postoperatorios véase "Cirugía intestinal con ostomía", en la p. 451.
- Evalúa al paciente. Después de un tratamiento exitoso para la enfermedad de Crohn, el paciente debe tener una nutrición óptima, buena hidratación, integridad en la piel y buenos mecanismos de afrontamiento para lidiar con los cambios en la imagen corporal. El paciente debe poder identificar y evitar las comidas que puedan causar problemas. Asegúrate de que pueda demostrar un cuidado apropiado del estoma, si se requiere, y que utilice los grupos de apoyo adecuados. Evalúa su comprensión de la necesidad de un buen seguimiento y cuándo buscar atención inmediata (véase *Consejos sobre enseñanza para la enfermedad de Crohn*).

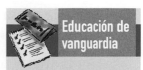

Educación de vanguardia

Consejos sobre enseñanza para la enfermedad de Crohn

- Enseña los cuidados del estoma al paciente y su familia. La ileostomía cambia la imagen corporal del paciente; tranquilízalo y dale apoyo emocional.
- Enfatiza la necesidad de llevar una dieta estrictamente restringida y reposo, que puede ser difícil, en especial para pacientes jóvenes. Promueve una disminución de la tensión. Si el estrés es claramente un factor agravante, derívalo a psicoterapia. Enséñale a seguir un régimen de dieta baja en residuos, ejercicios y búsqueda de apoyo familiar.

Enfermedad diverticular

En la enfermedad diverticular aparecen herniaciones o saculaciones (divertículos) en la pared gastrointestinal que representan evaginaciones de la mucosa a través del músculo. Los divertículos aparecen con frecuencia en el colon sigmoideo, pero pueden ocurrir en cualquier parte del tubo digestivo, desde el extremo proximal de la faringe hasta el ano. Otros sitios típicos son el duodeno, cerca del borde pancreático o la ampolla de Vater, y el yeyuno.

La enfermedad diverticular del estómago es rara y en general es precursora de una enfermedad péptica o neoplásica. La enfermedad diverticular del íleon (divertículo de Meckel) es la anomalía congénita más frecuente del tubo digestivo. La enfermedad diverticular tiene dos formas clínicas:

- Diverticulosis: divertículos presentes, pero en general sin síntomas.
- Diverticulitis: divertículos inflamados; pueden causar obstrucciones, infecciones y hemorragias potencialmente letales.

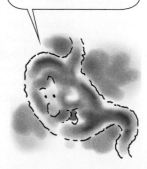

La enfermedad diverticular del estómago es rara. ¡Gracias a los dioses!

Qué la causa

La causa exacta es desconocida, pero puede deberse a:
* Menor motilidad colónica y mayor presión intraluminal
* Defectos en la fuerza de la pared del colon

Fisiopatología

Los divertículos probablemente se deban a un aumento de la presión intraluminal sobre un área de debilidad en la pared gastrointestinal donde ingresan los vasos sanguíneos. La dieta puede ser un factor contribuyente, porque una cantidad insuficiente de fibras reduce los residuos fecales, estrecha la luz intestinal y produce un aumento de la presión intraabdominal durante la defecación.

Un triste saco

En la diverticulitis, se acumula comida no digerida y bacterias en el saco diverticular. Esta masa dura interrumpe la irrigación de la fina pared del saco y la hace más susceptible al ataque por las bacterias colónicas. Aparece una inflamación y puede producirse perforación, absceso, peritonitis, obstrucción o hemorragia. A veces el segmento colónico inflamado se adhiere a la vejiga u otros órganos y produce una fístula.

Qué buscar

Las diferentes formas de enfermedad diverticular producen diferentes signos y síntomas:
* Un divertículo de Meckel en general no causa síntomas.
* En la diverticulosis hay dolor en el cuadrante abdominal inferior izquierdo que se alivia con la defecación o la eliminación de gases. Se alternan estreñimiento y diarrea.
* En la diverticulitis, el paciente puede tener un dolor moderado en el cuadrante inferior izquierdo, náuseas leves, gases, evacuaciones irregulares, fiebre baja, leucocitosis, rotura del divertículo (en la diverticulitis grave) y fibrosis y adherencias (en la diverticulitis crónica).

Qué dicen las pruebas

* Una serie digestiva alta confirma o descarta divertículos esofágicos y del intestino superior.
* Un enema de bario confirma o descarta diverticulosis del intestino inferior. La biopsia descarta el cáncer; sin embargo, no se aconseja realizar una biopsia colonoscópica durante un episodio agudo de enfermedad diverticular debido a la intensa preparación que requiere.
* Los estudios de sangre pueden mostrar una eritrosedimentación acelerada en la diverticulitis, sobre todo si los divertículos están infectados.

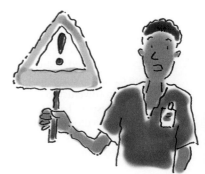

La biopsia colonoscópica no se aconseja durante una enfermedad diverticular aguda debido a la intensa preparación que requiere.

Cómo se trata

La diverticulosis que no produce síntomas por lo general no requiere tratamiento alguno. El tratamiento para la enfermedad diverticular depende del tipo.

- La diverticulosis intestinal con dolor, molestias gastrointestinales leves, estreñimiento o defecación difícil puede responder a la dieta blanda o líquida, ablandadores de materia fecal y a dosis ocasionales de aceites minerales. Estas medidas alivian los síntomas, reducen la irritación y disminuyen el riesgo de progresión a diverticulitis. Cuando el dolor cede, resulta útil una dieta con muchos residuos y laxantes que aumentan la masa, como el *psyllium*.

Medidas leves

- El tratamiento de la diverticulitis leve sin signos de perforación busca evitar el estreñimiento y combatir la infección. Puede incluir reposo en cama, dieta líquida, ablandadores de materia fecal, antibióticos de amplio espectro, sulfato de morfina para controlar el dolor y relajar la musculatura lisa, y antiespasmódicos como la diciclomina para controlar el espasmo muscular.

Manejo más intensivo

La diverticulitis que no responde al tratamiento farmacológico requiere una resección colónica para extirpar el segmento involucrado.

- Las complicaciones que acompañan a la diverticulitis pueden requerir una colostomía temporal para drenar los abscesos y dejar el colon en reposo, seguida de una anastomosis ulterior.
- Los pacientes con hemorragia requieren reemplazo de sangre y supervisión intensiva del equilibrio hidroelectrolítico. El sangrado en general se detiene de forma espontánea. Si continúa, una angiografía para colocar un catéter e infundir vasopresina en el vaso sanguíneo responsable resulta eficaz. Rara vez se requiere una cirugía.

Qué hacer

- Si el paciente con diverticulosis es hospitalizado, observa la frecuencia, color y consistencia de las evacuaciones.
- Registra el pulso y la temperatura, porque los cambios pueden ser signos de inflamación o complicaciones. El tratamiento de la diverticulitis depende de la gravedad de los síntomas.
- En casos leves, administra medicamentos, según indicación, explica los estudios diagnósticos y la preparación para tales estudios, observa las evacuaciones y mantén un registro preciso de la temperatura, la frecuencia cardíaca y los ingresos y egresos.
- Evalúa con cuidado si el paciente requiere una angiografía y colocación de catéter para una infusión de vasopresina. Inspecciona el sitio de inserción con frecuencia en busca de sangrado, mide los

pulsos pedios e indícale al paciente que no debe flexionar las piernas a la altura de la ingle.
- Busca signos y síntomas de retención de líquidos inducida por vasopresina (desasosiego, dolor abdominal, convulsiones, oliguria y anuria) e hiponatremia grave (hipotensión, pulso rápido y filiforme, piel fría y pegajosa, y cianosis).
- Para los cuidados postoperatorios, véase "Resección y anastomosis intestinal", en la p. 454.
- Evalúa al paciente. Después de un tratamiento exitoso y una instrucción adecuada, el paciente podrá observar e informar las características de la materia fecal, modificar la dieta de ser necesario, comprender la necesidad de seguimiento y cuándo buscar atención inmediata (véase *Consejos sobre enseñanza para la enfermedad diverticular*).

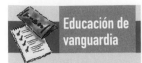

Educación de vanguardia

Consejos sobre enseñanza para la enfermedad diverticular
- Explica qué son los divertículos y cómo se forman.
- Asegúrate de que el paciente comprende la importancia de la fibra en la dieta y los efectos dañinos del estreñimiento y el esfuerzo en la defecación. Alienta el consumo de alimentos con muchas fibras digeribles. Aconseja al paciente que alivie el estreñimiento con ablandadores de materia fecal o laxantes formadores de masa, pero adviértele que estos laxantes deben tomarse con mucha agua.
- Según la necesidad, enseña los cuidados de la colostomía y gestiona una consulta con un especialista en enterostomías.

Reflujo gastroesofágico

El reflujo gastroesofágico es la regurgitación de contenidos gástricos y duodenales por el EEI en el esófago sin eructos o vómitos asociados. El reflujo puede causar síntomas o cambios anómalos. El reflujo persistente puede causar esofagitis por reflujo (inflamación de la mucosa del esófago).

Qué lo causa

El reflujo ocurre cuando la presión del EEI resulta deficiente o cuando la presión dentro del estómago excede la del EEI. Los factores predisponentes incluyen:
- Cirugía pilórica (alteración o extirpación del píloro), haciendo posible el reflujo de bilis o jugos pancreáticos
- Sonda nasogástrica durante más de 5 días
- Cualquier agente que reduzca la presión del EEI, como alimentos, alcohol, tabaco, anticolinérgicos (atropina, belladona, propantelina) y otros fármacos (morfina, diazepam y meperidina)
- Hernia hiatal (especialmente en niños)
- Cualquier trastorno o posición que aumente la presión intraabdominal

Fisiopatología

Por lo general, el EEI mantiene la presión suficiente alrededor del extremo inferior del esófago para cerrarlo y evitar el reflujo. En general, el esfínter se relaja después de cada deglución para permitir que la comida pase al estómago. En el reflujo gastroesofágico, el esfínter no permanece cerrado (en general, debido a una presión deficiente en el EEI o a un aumento de la presión en el estómago que excede la del EEI) y los contenidos del estómago refluyen hacia el esófago. La elevada acidez de los contenidos del estómago causa dolor e irritación en el esófago y estrecheces o ulceración. Si los contenidos gástricos entran en la garganta y son aspirados, puede producirse una enfermedad pulmonar crónica.

Qué buscar

El reflujo gastroesofágico no siempre provoca síntomas, y en aquellos pacientes con efectos clínicos, el reflujo fisiológico no siempre se puede confirmar.

Acidez muy dolorosa

La característica más frecuente del reflujo gastroesofágico es la pirosis, que puede ser grave después de un ejercicio vigoroso, al inclinarse o acostarse, y puede aliviarse con antiácidos y al sentarse derecho. El dolor del espasmo esofágico resultante de la esofagitis por reflujo tiende a ser crónico y puede simular una angina de pecho e irradiarse al cuello, la mandíbula o los brazos. Otros síntomas incluyen:

- Odinofagia (dolor al deglutir), al que puede seguir un dolor subesternal debido a un reflujo grave y prolongado
- Disfagia por espasmo esofágico, estenosis o esofagitis y sangrado (sangre roja brillante o marrón oscura)
- Rara vez, regurgitación nocturna que despierta al paciente con tos, ahogamiento y boca llena de saliva

No contengas el aliento

Los síntomas pulmonares, que pueden deberse al reflujo de contenidos gástricos hacia la garganta y su posterior aspiración, incluyen:

- Enfermedad pulmonar crónica o sibilancias nocturnas
- Bronquitis
- Asma
- Ronquera y tos matutinos

Qué dicen las pruebas

- En pacientes pediátricos, una esofagografía con bario bajo control fluoroscópico puede demostrar el reflujo. El reflujo recurrente después de las 6 semanas es anómalo.
- Una prueba de perfusión de ácido (de Bernstein) puede mostrar que el reflujo es la causa de los síntomas, pero ha sido ampliamente reemplazada por la monitorización esofágica del pH.
- La endoscopia y la biopsia permiten la visualización y la confirmación de cualquier cambio anómalo en la mucosa.
- Una prueba ambulatoria de pH mide la acidez del esófago.
- La manometría indica la potencia y la actividad del esfínter esofágico inferior.

Cómo se trata

El tratamiento eficaz alivia los síntomas al reducir el reflujo por gravedad, fortalecer el EEI con terapia farmacológica, neutralizar los contenidos gástricos y reducir la presión intraabdominal. Algunos tratamientos específicos incluyen los siguientes:

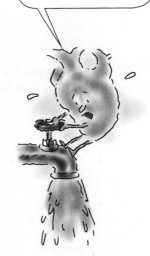

La característica más frecuente del reflujo gastroesofágico es la pirosis (ardor de estómago). Puede que esto enfríe las cosas.

- Para reducir la presión intraabdominal, el paciente debe dormir en una posición de Fowler o sentado (con la cabecera de la cama elevada) y evitar acostarse después de comer y las comidas tardías por la noche, y también utilizar ropas apretadas alrededor del abdomen. En los casos no complicados, la terapia de posición es especialmente útil para lactantes y niños.

Neutraliza el problema

- Los antiácidos administrados 1 y 3 h después de las comidas y antes de acostarse controlan el reflujo intermitente. Un antiácido que no provoque diarrea y que contenga carbonato de aluminio o hidróxido de aluminio (más que magnesio) puede ser preferible, según el estado intestinal del paciente.
- Hoy en día, los inhibidores de la bomba de protones son la piedra angular de la terapia para el reflujo gastroesofágico y la esofagitis erosiva. Otros fármacos útiles pueden ser los bloqueadores H_2 y, de forma ocasional, la metoclopramida (procinético), pero ésta debe emplearse por no más de 3 meses, y la cimetidina ha sido reemplazada por la ranitidina para disminuir los efectos adversos.
- Si es posible, el paciente no debe quedar con sonda nasogástrica por más de 5 días, porque interfiere con la integridad del esfínter y por sí misma permite el reflujo, sobre todo cuando el paciente está acostado.
- La cirugía puede ser necesaria para controlar los síntomas graves y refractarios, como aspiración, hemorragia, obstrucción, dolor intenso, perforación, EEI incompetente y hernia hiatal asociada. También es preferible en algunos pacientes jóvenes con reflujo gastroesofágico grave (más que un tratamiento farmacológico de por vida).

Qué hacer

Después de la cirugía con abordaje torácico, sigue estos pasos:
- Observa con cuidado y registra el material de drenaje de la sonda nasogástrica y el estado respiratorio.
- Si es necesario, aplica fisioterapia torácica y utiliza oxígeno.
- Coloca al paciente con una sonda nasogástrica en posición de semi-Fowler para ayudar a prevenir el reflujo.
- Valora los progresos del paciente; evalúa si tiene mejor hidratación y nutrición, modificación de la dieta, posición correcta, cantidades adecuadas de actividad y mayor comodidad (véase *Consejos sobre enseñanza para el reflujo gastroesofágico*).

Encefalopatía hepática

La encefalopatía hepática, también conocida como *encefalopatía portosistémica* o *coma hepático*, es un síndrome neurológico que aparece

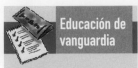

Educación de vanguardia

Consejos sobre enseñanza para el reflujo gastroesofágico

- Enseña al paciente qué causa el reflujo, cómo evitarlo con medicamentos, dieta y terapia de posición, y qué síntomas buscar e informar.
- Instrúyelo para que evite circunstancias que aumenten la presión intraabdominal (inclinarse, toser, ejercicio vigoroso, ropas apretadas y estreñimiento). El paciente también debe evitar sustancias que reducen el control del esfínter (tabaco, alcohol, comidas ricas en grasas, menta, cafeína y ciertos fármacos).
- Aconseja al paciente que se siente derecho, sobre todo después de las comidas, y que coma poco y con frecuencia.
- Enséñale a evitar comidas muy sazonadas, jugos ácidos, bebidas alcohólicas, cafeína, comer antes de acostarse y alimentos ricos en grasas o hidratos de carbono, que reducen la presión en el esfínter esofágico inferior. El paciente debe dejar pasar al menos 2 h antes de acostarse después de comer.

como complicación de una hepatopatía crónica. En general se presenta en aquellos pacientes con cirrosis, y se debe a una intoxicación cerebral con amoníaco. Puede ser aguda y autolimitada o crónica y progresiva. En las etapas avanzadas, el pronóstico es malo a pesar del tratamiento.

Qué la causa

La elevación de las concentraciones de amoníaco puede deberse a:
*   Cirrosis
*   Ingestión excesiva de proteínas
*   Sepsis
*   Estreñimiento o hemorragia digestiva, que produce acumulación de los desechos corporales de nitrógeno
*   Acción bacteriana sobre las proteínas y la urea que llevan a la formación de amoníaco

Fisiopatología

La encefalopatía hepática aparece cuando las concentraciones de amoníaco en sangre siguen elevándose. En general, las proteínas degradadas en el intestino son metabolizadas en urea en el hígado, pero cuando una derivación portal puentea el hígado, el amoníaco entra directamente en la circulación sistémica y alcanza el cerebro. Estos puentes pueden producirse por la circulación venosa colateral que aparece en la hipertensión portal o pueden ser quirúrgicos.

Qué buscar

Aunque las manifestaciones clínicas de la encefalopatía hepática varían (según la gravedad del compromiso neurológico), existen cuatro etapas:
1. En la *etapa prodrómica*, los síntomas tempranos en general son ignorados porque son sutiles. Incluyen cambios leves de la personalidad (desorientación, olvidos, habla arrastrada), trastornos del sueño, reducción de los afectos y ligeros temblores.
2. Durante la *etapa inminente*, el temblor progresa hacia la asterixis, el sello del coma hepático. La asterixis se caracteriza por extensiones y flexiones rápidas e irregulares de las muñecas y los dedos cuando las muñecas se mantienen rectas y las manos flexionadas hacia arriba. También aparece letargia, comportamiento aberrante y apraxia.
3. En la *etapa estuporosa* se presenta hiperventilación, y el paciente está estuporoso, pero es ruidoso y abusivo cuando está excitado.
4. En la *etapa comatosa*, los signos incluyen reflejos hiperactivos, un signo de Babinski positivo, hedor hepático (aliento dulce y húmedo) y coma.

¡Qué obra maestra es el hombre! ¡Qué noble en su razón! ¡Qué infinito en facultades! Pero la encefalopatía hepática tiene sólo cuatro etapas...

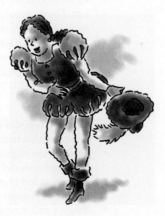

Qué dicen las pruebas

- Las concentraciones de amoníaco elevadas en sangre venosa y arterial, las características clínicas y los antecedentes positivos de hepatopatía confirman el diagnóstico.
- La gasometría arterial muestra una alcalosis respiratoria con hiperventilación central.
- El EEG muestra ondas lentas a medida que la enfermedad progresa.
- Los resultados de otros estudios que sugieren el trastorno incluyen bilirrubina sérica elevada y TP prolongado.

Cómo se trata

El tratamiento apunta a mejorar la función hepática y corregir la hepatopatía subyacente. Los pasos específicos incluyen los siguientes:

- Una adecuada ingestión calórica (1 800-2 400 cal/día) en la forma de glucosa o hidratos de carbono ayuda a evitar el catabolismo proteico. Las proteínas pueden restringirse a 40 g/día y subirse a 100 g/día cuando el síndrome mejora.
- La corrección del desequilibrio electrolítico y el control de la hemorragia digestiva también son esenciales.
- El tratamiento eficaz detiene el avance de la encefalopatía al reducir las concentraciones de amoníaco en sangre. Las sustancias productoras de amoníaco son eliminadas del tubo digestivo administrando neomicina, para suprimir la producción bacteriana, y sorbitol, para inducir la catarsis para producir una diarrea osmótica; aspirando de forma continua la sangre del estómago; reduciendo la ingestión diaria de proteínas y administrando lactulosa para reducir los valores de amoníaco en sangre.
- Los suplementos de potasio ayudan a corregir la alcalosis (por el aumento de las concentraciones de amoníaco), en especial si el paciente toma diuréticos.

Limpieza de las toxinas

- La hemodiálisis puede limpiar de forma temporal la sangre de toxinas. Las exanguinotransfusiones pueden dar una mejoría drástica, pero temporal; sin embargo, requieren una gran cantidad de sangre.
- La albúmina baja en sal puede emplearse para mantener el equilibrio hidroelectrolítico, reemplazar las bajas concentraciones de albúmina y restaurar el plasma.

Qué hacer

- Evalúa y registra con frecuencia el nivel de consciencia del paciente.
- Oriéntalo continuamente respecto del espacio y el tiempo.
- Mantén un registro diario de la escritura del paciente para evaluar la progresión del compromiso neurológico.
- Supervisa los ingresos, los egresos y el equilibrio hidroelectrolítico Controla el peso y mide el perímetro abdominal todos los días.
- Busca e informa de inmediato signos de anemia (reducción de las concentraciones de hemoglobina), infección, alcalosis (aumento de los valores de bicarbonato sérico) y hemorragia digestiva (melena, hematemesis).

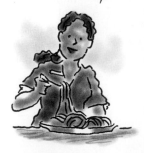

El paciente requerirá una adecuada ingesta calórica en la forma de glucosa o hidratos de carbono para evitar el catabolismo proteico.

- Administra la dieta baja en proteínas especificada, en la que los hidratos de carbono proporcionan la mayoría de las calorías. Realiza un buen cuidado de la boca.
- Promueve el descanso, la comodidad y una atmósfera silenciosa. Desalienta el ejercicio intensivo.
- Protege los ojos del paciente comatoso de la lesión de las córneas utilizando lágrimas artificiales o parches en los ojos.
- Proporciona apoyo emocional para la familia del paciente en la etapa terminal del coma hepático.
- Evalúa al paciente. Debe tener la hidratación y el cuidado de la piel adecuados. La familia y los cuidadores deben tener el apoyo apropiado para lidiar con el trastorno (véase *Consejos sobre enseñanza para la encefalopatía hepática*).

Hepatitis no vírica

La *hepatitis no vírica* es una inflamación del hígado que en general se produce por la exposición a ciertos químicos o fármacos. La mayoría de los pacientes se recuperan de esta enfermedad, pero algunos desarrollan una hepatitis fulminante o cirrosis.

Qué la causa

Las causas de la hepatitis no vírica incluyen:
- Sustancias hepatotóxicas, como el tetracloruro de carbono, el tricloroetileno y el cloruro de vinilo
- Fármacos hepatotóxicos como el paracetamol
- Hongos venenosos

Fisiopatología

Después de la exposición a una hepatotoxina se produce una necrosis hepatocelular, cicatrización, hiperplasia de las células de Kupffer e infiltración por fagocitos mononucleares de gravedad variable. El alcohol, la anoxia y una hepatopatía preexistente exacerban los efectos de algunas toxinas.

A diferencia de la hepatitis tóxica, que parece afectar a todas las personas expuestas de forma indiscriminada, la hepatitis inducida por fármacos puede comenzar con una reacción de hipersensibilidad singular del individuo. Los síntomas en general se manifiestan después de 2-5 semanas de tratamiento.

Qué buscar

Busca estos signos y síntomas:
- Anorexia, náuseas y vómitos
- Ictericia
- Orina oscura (coluria)
- Hepatomegalia
- Posiblemente dolor abdominal
- Puede haber heces color arcilla y prurito (de la forma colestásica)

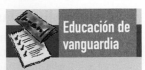

Educación de vanguardia

Consejos sobre enseñanza para la encefalopatía hepática

- Enseña al paciente y su familia o cuidadores sobre la encefalopatía hepática y su tratamiento. Repite las explicaciones para cada tratamiento antes de realizarlo. Asegúrate de explicar todos los procedimientos aun si el paciente está comatoso.
- Si el paciente tiene una encefalopatía crónica, asegúrate de que él y su familia o los cuidadores comprenden los efectos físicos y mentales que la enfermedad finalmente tendrá sobre el paciente. Alértalos sobre signos de complicaciones o empeoramiento de los síntomas. Aconséjales cuándo informar al médico.
- Cuando el paciente comienza a recuperarse, infórmale sobre la dieta baja en proteínas. Enfatiza que la recuperación de una enfermedad grave requiere tiempo. Revisa cómo utilizar la medicación.

Qué dicen las pruebas

- Una biopsia hepática puede identificar el trastorno subyacente, sobre todo si muestra infiltración con leucocitos y eosinófilos.
- Las concentraciones elevadas de transaminasas séricas (ALT y AST), los valores de bilirrubina sérica total y directa (con la colestasis), la fosfatasa alcalina y el recuento de leucocitos pueden aparecer en la hepatitis no vírica.
- Puede haber eosinófilos elevados en la hepatitis no vírica inducida por fármacos.

Cómo se trata

El tratamiento eficaz apunta a eliminar el agente causal por lavado, catarsis o hiperventilación, según la vía de exposición. El dimercaprol puede servir como antídoto para la hepatitis tóxica causada por intoxicación debida a arsénico, pero no evita la hepatitis inducida por fármacos provocada por otras sustancias. Pueden emplearse corticoesteroides para pacientes con el trastorno inducido por fármacos.

Qué hacer

- Busca complicaciones de insuficiencia hepática (sangrado y coma hepático).
- Asegura una hidratación y nutrición adecuadas.
- Alivia las náuseas, el prurito y el dolor abdominal del paciente.
- Evalúa al paciente. Debe mantener una nutrición e hidratación normales, hacer los cambios en el estilo de vida y dieta necesarios y realizar el seguimiento, según necesidad (véase *Consejos sobre enseñanza para la hepatitis no vírica*).

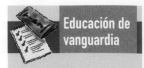

Educación de vanguardia

Consejos sobre enseñanza para la hepatitis no vírica

- Instruye al paciente sobre el empleo adecuado de los fármacos.
- Enseña al paciente sobre la manipulación apropiada de los agentes limpiadores y solventes, los cuales pueden disparar una reacción tóxica.

Hepatitis vírica

La forma vírica de la hepatitis es una inflamación aguda del hígado marcada por la destrucción de células hepáticas, necrosis y autólisis. En la mayoría de los pacientes, las células hepáticas finalmente se regenerarán con poco o ningún daño residual. Sin embargo, la edad y los trastornos subyacentes graves hacen las complicaciones más probables. El pronóstico es malo si aparece edema y encefalopatía hepática.

Tipos de hepatitis

Actualmente se reconocen cinco formas principales de hepatitis vírica, cada una causada por un virus diferente:

1. El tipo A se transmite casi exclusivamente por vía fecal-oral, y los brotes son por lo general en áreas de hacinamiento y mal saneamiento. Las guarderías y otras instituciones son fuentes habituales de brotes.

2. El tipo B es responsable del 5-10% de los casos de hepatitis postransfusión en Estados Unidos. Existen vacunas disponibles y actualmente se exigen a los trabajadores médicos y los niños en edad escolar en muchos estados.
3. El tipo C es responsable del 20% de todas las hepatitis víricas, así como de los casos postransfusión.
4. En Estados Unidos, el tipo D está confinado a personas con exposición frecuente a sangre o hemoderivados, como farmacodependientes i.v. y hemofílicos.
5. El tipo E antes se agrupaba con el tipo C bajo el nombre de hepatitis no A no B. En Estados Unidos, este tipo aparece principalmente en personas que han visitado áreas endémicas, como India, África, Asia o América Central (véase *Hepatitis vírica de la A a la E*, p. 494).

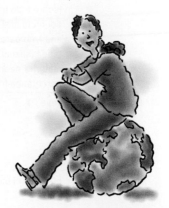

En Estados Unidos, la hepatitis E aparece sobre todo en gente que ha visitado áreas endémicas, como India, África, Asia y América Central.

Qué la causa

Todos los tipos de hepatitis vírica son causados por los virus A, B, C, D o E de la hepatitis.

Fisiopatología

A pesar de los diferentes virus, los cambios en el hígado en general son similares en cualquier tipo de hepatitis vírica. Se producen grados variados de daño celular hepático y necrosis. Los cambios en el hígado son completamente reversibles cuando la fase aguda de la enfermedad cede.

Una complicación bastante usual es la hepatitis persistente crónica, que prolonga la recuperación hasta por 8 meses. Algunos pacientes también padecen recidivas. Unos pocos pueden desarrollar una hepatitis crónica activa, que destruye parte del hígado y causa cirrosis. En casos raros puede producirse una insuficiencia hepática grave y repentina (fulminante) y la muerte por la pérdida masiva de tejido.

Qué buscar

En la fase preictérica, busca:
- Fatiga, mal estado general, artralgias, mialgias, fotofobia y cefaleas
- Pérdida del apetito (anorexia), náuseas y vómitos
- Alteración del sentido del gusto y el olfato
- Fiebre, posiblemente con hepatomegalia y linfadenopatías (la fase ictérica dura 1 o 2 semanas)
  Los signos y síntomas incluyen:
- Pérdida de peso leve
- Coluria y heces color arcilla (acolia)
- Esclerosa y piel amarillas (ictericia)
- Hepatomegalia continua con dolor a la palpación

Hepatitis vírica de la A a la E

Este cuadro compara las características de cada tipo de hepatitis vírica.

Característica	Hepatitis A	Hepatitis B	Hepatitis C	Hepatitis D	Hepatitis E
Incubación	15-45 días	30-180 días	15-160 días	14-64 días	14-60 días
Inicio	Agudo	Asintomático	Asintomático	Agudo y crónico	Agudo
Grupo etario más afectado	Niños, adultos jóvenes	Cualquier edad	Más frecuente en adultos	Cualquier edad	Edad 20-40 años
Transmisión	Fecal-oral, sexual (sobre todo por contacto oral-anal), no percutánea (sexual, materna-neonatal), percutánea (rara)	Hematógena; vía parenteral, sexual, materna-neonatal; virus presente en todos los líquidos del cuerpo	Hematógena; vía parenteral	Vía parenteral; la mayoría de las personas infecta-das con hepatitis D también están infectadas con hepatitis B.	Principalmente fecal-oral
Gravedad	Leve	En general grave	Moderada	Puede ser grave y llevar a una hepa-titis fulminante.	Leve, a menos que la paciente esté embarazada, en cuyo caso, puede ser muy virulenta.
Pronóstico	En general bueno	Empeora con la edad y la debilidad	Moderado	Bueno; empeora en los casos cró-nicos; puede lle-var a la hepatitis D crónica y la hepa-topatía crónica.	Bueno, a menos que la paciente esté embarazada.
Progresión y cronicidad	Ninguna	Ocasional	10-50 % de los casos	Ocasional	Ninguna

La fase de convalecencia dura 2-12 semanas o más. Los signos y los síntomas incluyen:

- Cansancio continuo
- Gases, dolor abdominal o dolor a la palpación e indigestión

Qué dicen las pruebas

- La presencia del antígeno de superficie y anticuerpos contra la hepa-titis B confirma el diagnóstico de este tipo de hepatitis.
- La detección de un anticuerpo contra la hepatitis A confirma una infección pasada o presente con este tipo de hepatitis.

- La detección de un anticuerpo del tipo C confirma el diagnóstico de hepatitis C. La carga vírica se mide con la reacción en cadena de la polimerasa cuantitativa y es útil para determinar la necesidad de tratamiento y monitorización de la terapia.
- El TP es prolongado (más de 3 seg por arriba de lo normal indica daño hepático grave).
- Las concentraciones de transaminasas séricas (ALT y AST) están elevadas.
- Los valores de fosfatasa alcalina sérica están aumentados.
- Las concentraciones de bilirrubina sérica y urinaria están elevadas (con ictericia).
- Las cifras de albúmina sérica están bajas, y las de globulina, altas.
- La biopsia y el gammagrama hepáticos muestran parches de necrosis.

Cómo se trata

El paciente debe descansar en las etapas tempranas de la enfermedad y combatir la anorexia comiendo pequeñas raciones altas en calorías y proteínas (la ingesta proteica debe reducirse si hay signos de precoma, como letargia, confusión y cambios mentales). Las comidas grandes se toleran mejor por la mañana. Otras medidas incluyen:

- La hepatitis B crónica con inflamación hepática se trata con interferón α-2b durante 16 semanas. El control del hemograma es esencial durante el tratamiento.
- La lamivudina es otro tratamiento que reduce la carga vírica de la hepatitis B.
- El tratamiento actual para la hepatitis C incluye interferón o una combinación de interferón y ribavirina. La decisión sobre cómo tratar a un individuo se hace después de que los estudios de laboratorio y la biopsia hepática confirman la inflamación hepática y la cirrosis temprana. El tratamiento dura 6-18 meses, basado en los resultados y el genotipo del virus. El paciente necesita instrucciones sobre las autoinyecciones y los efectos adversos.
- Los estudios de laboratorio (incluyendo hemograma completo con recuento diferencial, estudios tiroideos, estudios de función hepática y estudios cuantitativos de hepatitis) ayudan a determinar la eficacia de la terapia y evitar las complicaciones durante el tratamiento. Las dosis de los fármacos pueden reducirse si el recuento de leucocitos, la cifra de hemoglobina o el hematócrito caen por debajo de lo normal.
- Los efectos adversos de los fármacos incluyen depresión, síndrome similar a la gripe, cansancio, mal estado general y trastornos digestivos.

En las etapas tempranas de la hepatitis, el paciente debe combatir la anorexia ingiriendo pequeñas comidas hipercalóricas e hiperproteicas.

¡Los pacientes toman las riendas!

- Los pacientes necesitan ser proactivos en su tratamiento para evaluarlo de manera adecuada y tener éxito al tomar los medicamentos. Recuérdales que el cumplimiento del régimen terapéutico prescrito contribuye a un mejor resultado.

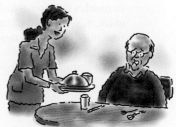

- Pueden darse antieméticos de corto plazo para aliviar las náuseas y prevenir los vómitos. El paciente no debe tomar fenotiazinas, que tienen un efecto colestásico. Si los vómitos persisten, el paciente necesitará infusiones i.v.
- En la hepatitis grave, los corticoesteroides pueden darle al paciente un sentido de bienestar y estimular el apetito al reducir el prurito y la inflamación; sin embargo, su empleo en la hepatitis es controvertido.

Qué hacer

- Sigue las precauciones estándar para los líquidos entéricos, sanguíneos y corporales de todos los tipos de hepatitis. Informa a los visitantes sobre las precauciones en el aislamiento.
- Dale al paciente mucho líquido (al menos 4 000 mL/día). Alienta al paciente anoréxico a beber jugos de frutas. Además, ofrécele cubos de hielo y bebidas efervescentes para promover la hidratación adecuada sin inducir vómitos.
- Registra el peso del paciente todos los días, así como los ingresos y egresos con precisión.
- Observa color, consistencia, frecuencia y cantidad de materia fecal.
- Busca signos de coma hepático, deshidratación, neumonía, problemas vasculares y úlceras por decúbito.
- Informa todos los casos de hepatitis a las autoridades responsables. Pregunta al paciente el nombre de todo individuo con el que haya estado en contacto.
- Evalúa al paciente. Debe ser capaz de mantener una hidratación y nutrición adecuadas, seguir las precauciones de aislamiento, modificar la dieta y el estilo de vida, según necesidad, y realizar las consultas de seguimiento correspondientes. Los contactos cercanos deben ser evaluados y posiblemente vacunados (véase *Consejos sobre enseñanza para la hepatitis vírica*).

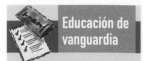

Educación de vanguardia

Consejos sobre enseñanza para la hepatitis vírica

- Antes del alta, enfatiza la importancia de tener visitas regulares durante al menos 1 año. Advierte al paciente que no beba alcohol durante este período, y enséñale cómo reconocer los signos de recidiva. Derívalo para seguimiento, según necesidad.
- Aconseja a un portador de hepatitis que evite el intercambio de líquidos corporales durante las relaciones sexuales. Dile al paciente que evite los deportes de contacto mientras el hígado esté agrandado; también debe abstenerse de beber alcohol.
- Si el paciente es una mujer en edad fértil, adviértele que no se embarace durante el curso terapéutico o hasta 6 meses después del tratamiento.

Obstrucción intestinal

En una obstrucción intestinal, la luz del intestino delgado o grueso está parcial o totalmente bloqueada. La obstrucción del intestino delgado es mucho más frecuente (un 90 % de los pacientes) y en general es más grave. Si se deja sin tratar, la obstrucción completa en una parte del intestino puede causar la muerte en pocas horas debido al *shock* y el colapso vascular. La obstrucción intestinal es más probable después de una cirugía abdominal o en personas con deformaciones congénitas del intestino.

Qué la causa

La obstrucción mecánica puede producirse por:
- Adherencias y hernias estranguladas (en general, obstrucción del intestino delgado)
- Carcinomas (en general, obstrucción del intestino grueso)
- Cuerpos extraños (semillas de frutas, cálculos biliares, gusanos)
- Compresión
- Estenosis
- Intususcepción
- Vólvulo del colon sigmoideo o el ciego
- Tumores
- Atresia

Sin obstrucción mecánica

Una obstrucción no mecánica puede producirse por:
- Desequilibrio electrolítico
- Toxicidad
- Anomalías neurogénicas
- Trombosis o embolia de los vasos mesentéricos
- Íleo paralítico (véase *Mira con cuidado el íleo paralítico*, p. 498)

Fisiopatología

Una obstrucción intestinal se desarrolla de tres formas:
1. En una obstrucción *simple*, el bloqueo impide que los contenidos intestinales pasen, sin otras complicaciones.
2. En una obstrucción *estrangulada*, la irrigación de parte o toda la sección obstruida se interrumpe, además de bloquear la luz.
3. Cuando se produce una obstrucción de *asa cerrada*, ambos extremos de la sección intestinal están ocluidos, mientras que la sección está aislada del resto del intestino.

Causa y efecto

Las tres formas de obstrucción causan efectos fisiológicos similares. Cuando se produce una obstrucción intestinal, los líquidos, el aire y el gas se acumulan en un sitio. El peristaltismo aumenta de forma temporal mientras el intestino trata de forzar los contenidos a través de la obstrucción, lesionando la mucosa y causando distensión en el sitio y por encima del sitio de la obstrucción. La distensión bloquea el flujo venoso y altera el proceso de absorción normal. Como resultado, el intestino comienza a segregar agua, sodio y potasio hacia los líquidos acumulados en la luz.

Mira con cuidado el íleo paralítico

El íleo paralítico es una forma fisiológica de obstrucción intestinal que en general se produce en el intestino delgado después de una cirugía abdominal. Causa reducción o ausencia de la motilidad intestinal que por lo general desaparece de forma espontánea después de 2 o 3 días.

Signos y síntomas
- Distensión abdominal grave
- Malestar extremo
- Vómitos
- Estreñimiento grave
- Paso de gases y evacuaciones líquidas y pequeñas
- Reducción o ausencia de ruidos intestinales

Causas
- Traumatismos
- Toxemia
- Peritonitis
- Deficiencias electrolíticas (especialmente hipocalemia)

- Fármacos, como bloqueadores ganglionares y anticolinérgicos
- Causas vasculares, como trombosis y embolia
- Deglución excesiva de aire (rara vez dura más de 24 h por este factor solo)

Tratamiento
- Intubación para descompresión y aspiración nasogástrica (si dura más de 48 h)
- Rara vez, un tubo de Miller-Abbott en un paciente con una distensión abdominal grave (empleado con precaución para evitar traumatismo adicional al intestino)

- Colinérgicos, como la neostigmina o el betanecol (cuando se debe a la manipulación quirúrgica del intestino)
- Instruir al paciente sobre los efectos de los colinérgicos, como calambres intestinales y diarrea
- Monitorización de los efectos adversos cardiovasculares de la neostigmina o el betanecol, como bradicardia e hipotensión
- Revisiones frecuentes para determinar el retorno de los ruidos intestinales

Qué buscar

Para ayudar a detectar una obstrucción del intestino delgado, sigue estos pasos:
- Evalúa si el paciente presenta dolores tipo cólico, náuseas, vómitos y estreñimiento.
- Ausculta el abdomen en busca de ruidos intestinales agudos, fuertes, musicales y de tintineo, borborigmos y ráfagas (a veces son lo suficientemente fuertes como para oírlos sin estetoscopio).
- Busca dolor a la palpación abdominal con distensión moderada. El dolor a la descompresión puede aparecer cuando la obstrucción ha causado estrangulación con isquemia.
- Puede haber vómitos de contenido fecal en la obstrucción completa.

Signos significativos: aquí está bloqueado

En la obstrucción del intestino grueso, sigue estos pasos:
- Busca estreñimiento los primeros días.
- Busca otros signos y síntomas, incluyendo dolores tipo cólico, náuseas (sin vómitos al principio) y distensión abdominal. Al final, el dolor se vuelve continuo y el paciente puede tener vómitos fecales.

> Para ayudar a detectar una obstrucción del intestino delgado, busca ruidos intestinales agudos, fuertes, musicales y de tintineo.

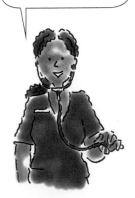

Qué dicen las pruebas

- Las radiografías abdominales hacen posible confirmar el diagnóstico. Muestran la presencia y localización del gas o los líquidos intestinales. En la obstrucción del intestino delgado aparece el típico patrón "en escalera", con niveles líquidos y gaseosos alternados evidentes en 3 o 4 h.
- La TC permite descartar la obstrucción o identificar una perforación o un vólvulo.
- En la obstrucción del intestino grueso, un enema de bario muestra un colon distendido y lleno de aire o un asa cerrada del colon sigmoideo con una distensión extrema (en el vólvulo sigmoideo).
- En el diagnóstico temprano, los resultados de laboratorio pueden ser normales.

Resultados de laboratorio: altos y bajos

Los siguientes resultados de laboratorio apoyan el diagnóstico de obstrucción intestinal:

- Las concentraciones de sodio, cloro y potasio están disminuidas (por los vómitos).
- El recuento de leucocitos es ligeramente elevado (con necrosis, peritonitis o estrangulación).
- La concentración de amilasa sérica está aumentada (posiblemente por irritación del páncreas).
- La gasometría arterial indica una alcalosis metabólica, resultado de los vómitos prolongados.

Cómo se trata

El tratamiento preoperatorio apunta a corregir los desequilibrios hidroelectrolíticos, descomprimir el intestino, aliviar los vómitos y la distensión, y tratar el *shock* y la peritonitis. Los tratamientos específicos pueden incluir estas medidas:

- La obstrucción estrangulada en general requiere reemplazo de sangre, así como administración de líquidos i.v. La colocación de una sonda de Salem (sonda gástrica de dos vías) casi siempre permite la descompresión, sobre todo en la obstrucción del intestino delgado.
- Una esofagogastroduodenoscopia puede ser útil para eliminar las lesiones obstructivas.
- La supervisión del estado del paciente determina la duración del tratamiento. Si el paciente no mejora o su condición se deteriora, puede necesitarse una cirugía.
- En una obstrucción del intestino grueso, después de una descompresión con una sonda de Levin se realiza una resección quirúrgica con anastomosis, una colostomía o una ileostomía.
- La alimentación parenteral total puede ser apropiada si el paciente sufre un déficit proteico por una obstrucción crónica, un íleo paralítico o postoperatorio, o una infección.

- Los medicamentos que inhiben la motilidad gastrointestinal deben suspenderse. Si se utilizan opiáceos para tratar un dolor intenso, pueden emplearse antagonistas opiáceos como alvimopán o metilnaltrexona, porque inhiben los efectos adversos gastrointestinales, pero no interfieren con la analgesia. Para la peritonitis causada por estrangulación o infarto intestinal, se suministran antibióticos.
- En la intususcepción (invaginación intestinal) puede intentarse una reducción infundiendo bario en el recto. Si esto fracasa, se realiza una reducción manual o una resección intestinal.

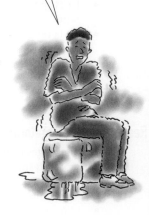

Busca signos de infección secundaria, como fiebre y… ¡brrr!... escalofríos.

Qué hacer

- Evalúa las constantes vitales a menudo. Una disminución de la presión arterial puede indicar una reducción del volumen de sangre circulante debido a pérdida por una hernia estrangulada. Recuerda que se pueden acumular hasta 10 L de líquido en el intestino delgado, lo que reduce de forma drástica el volumen de plasma. Busca signos de *shock* (como palidez, reducción de la producción de orina, pulso rápido e hipotensión).
- Busca signos y síntomas de alcalosis metabólica (incluyendo cambios en el sensorio, músculos hipertónicos, tetania y respiraciones lentas y superficiales) o acidosis metabólica (incluyendo disnea de esfuerzo, desorientación y, luego, respiraciones rápidas y profundas, debilidad y mal estado general). Busca también signos y síntomas de infección secundaria, como fiebre y escalofríos.
- Valora la producción de orina y evalúa la función renal y una posible retención de orina por compresión de la vejiga por el intestino distendido. Si sospechas una compresión vesical, cateteriza al paciente en busca de orina residual justo después de que orinó. Además, mide el perímetro abdominal a menudo para detectar una progresión de la distensión.
- Proporciona cuidados de la boca y la nariz si el paciente ha sido sometido a una descompresión por intubación o si ha vomitado. Busca signos de deshidratación (como lengua seca y gruesa, labios secos y partidos, y mucosa bucal seca).
- Registra la cantidad y el color del débito de la sonda de descompresión. Si es necesario, irriga la sonda con solución salina normal para mantenerla permeable.
- Si se ha colocado una sonda con peso, revísala de forma periódica y asegúrate de que avanza. Ayuda al paciente a voltearse de un lado al otro (o a caminar, si puede) para estimular la progresión de la sonda.
- Pon al paciente en una posición de semi-Fowler o de Fowler lo más alta posible para promover la ventilación pulmonar y reducir la dificultad respiratoria por la distensión abdominal.
- Busca ruidos intestinales y signos de regreso del peristaltismo (eliminación de gases y moco a través del ano).
- Evalúa al paciente respecto del estado hidroelectrolítico, los ruidos intestinales y el patrón de eliminación intestinal. El paciente no debe tener distensión abdominal ni complicaciones (véase *Consejos sobre enseñanza para la obstrucción intestinal*).

Educación de vanguardia

Consejos sobre enseñanza para la obstrucción intestinal

- Proporciona apoyo emocional y refuerzos positivos después de la cirugía.
- Dispón una consulta con un especialista en enterostomías para el paciente con una colostomía.

Síndrome del intestino irritable

También conocido como *colon espástico* o *colitis espástica*, el síndrome del intestino irritable presenta síntomas crónicos de dolor abdominal, estreñimiento y diarrea alternantes, exceso de gases, una sensación de evacuación incompleta y distensión abdominal. El síndrome del intestino irritable es un trastorno frecuente relacionado con el estrés. Alrededor del 20 % de los pacientes nunca buscan atención médica para este trastorno benigno que no tiene una anomalía anatómica o un componente inflamatorio. Es dos veces más frecuente en mujeres que en hombres.

Además del estrés, el síndrome del intestino irritable puede deberse a la ingestión de frutas y vegetales crudos.

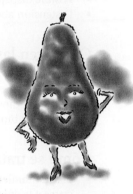

Qué lo causa

El síndrome del intestino irritable en general se asocia con estrés psicológico, pero también puede deberse a factores físicos como:

- Ingestión de irritantes (café, frutas o vegetales crudos)
- Intolerancia a la lactosa
- Abuso de laxantes
- Cambios hormonales (menstruación) (véase *Síndrome del intestino irritable: impacto en la calidad de vida*)

Fisiopatología

El síndrome del intestino irritable parece reflejar trastornos motores de todo el colon en respuesta a un estímulo. Algunos músculos del intestino delgado son muy sensibles a las anomalías motoras y la distensión; otros a ciertas comidas o fármacos. El paciente puede ser hipersensible

---

El peso de la evidencia

Síndrome del intestino irritable: impacto en la calidad de vida

El síndrome del intestino irritable puede alterar mucho la vida del paciente, y parece que ciertos factores psicológicos desempeñan un papel importante. Para investigar esta conexión, los investigadores buscaron una asociación entre los patrones disfuncionales de pensamiento, la ansiedad y depresión, y los síntomas del síndrome del intestino irritable y la calidad de vida global en un grupo de 268 pacientes con síndrome del intestino irritable.

Conclusiones dolorosas

Los investigadores hallaron que no sólo un tercio de los pacientes tienen ansiedad y depresión, sino que los pacientes con patrones de pensamiento disfuncionales tenían síntomas más graves y peor calidad de vida. El estudio confirma el papel clave de los factores psicológicos sobre la influencia de la calidad de vida para los pacientes con síndrome del intestino irritable.

Fuente: Thijssen, A., Jonkers, D. M., Leue, C., van der Veek, P. P., Vidakovic-Vukic, M., van Rood, Y. R., ... Masclee, A. A. (2010). Dysfunctional cognitions, anxiety and depression in irritable bowel syndrome. *Journal of Clinical Gastroenterology, 44*(10), e236–e241.

a las hormonas gastrina y colecistocinina. El dolor del síndrome del intestino irritable parece producirse por contracciones inusualmente fuertes del músculo liso intestinal que reacciona a la distensión, los irritantes o el estrés.

Qué buscar

Estos signos y síntomas alternan con estreñimiento o función intestinal normal:

- Dolor en el abdomen inferior (que en general alivia con la defecación o la eliminación de gases)
- Diarrea (en general durante el día)
- Evacuaciones pequeñas que contienen moco
- Posible dispepsia
- Distensión abdominal

Qué dicen las pruebas

- El examen de la materia fecal en busca de sangre, parásitos y bacterias descarta otros trastornos.
- Otros estudios pueden incluir sigmoidoscopia, colonoscopia, enema de bario y biopsia rectal.

Cómo se trata

- El asesoramiento ayuda al paciente a comprender la relación entre el estrés y la enfermedad.
- La restricción estricta de la dieta no sirve, pero deben investigarse las comidas irritantes y se debe instruir al paciente para que las evite.
- El reposo también ayuda, así como el empleo juicioso de sedantes y antiespasmódicos (como difenoxilato con sulfato de atropina o diciclomina). Sin embargo, con el uso crónico el paciente puede volverse dependiente de estos agentes.
- Si el síndrome del intestino irritable se produce por el abuso crónico de laxantes, puede requerirse un reentrenamiento intestinal para ayudar a corregir el trastorno.

Qué hacer

Evalúa al paciente. Debe modificar la dieta y el estilo de vida para controlar o evitar los síntomas, tener un patrón de evacuaciones regular, comprender la necesidad de seguimiento y saber cuándo buscar atención inmediata. Sin embargo, como el paciente con un síndrome del intestino irritable no se interna, enfoca tu cuidado en la enseñanza (véase *Consejos sobre enseñanza para el síndrome del intestino irritable*).

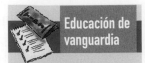

Educación de vanguardia

Consejos sobre enseñanza para el síndrome del intestino irritable

- Dile al paciente que evite comidas irritantes y alienta el desarrollo de hábitos intestinales regulares.
- Enséñale a mantener un diario de comidas para identificar las comidas irritantes.
- Ayuda al paciente a lidiar con el estrés, y adviértele contra la dependencia de sedantes y antiespasmódicos.
- Alienta un mayor consumo de fibras y beber muchos líquidos para promover la evacuación regular.

Pancreatitis

La pancreatitis (inflamación del páncreas) tiene una forma aguda y una crónica, y puede deberse a edema, necrosis o hemorragia. El pronóstico es bueno cuando la pancreatitis se debe a una enfermedad de las vías biliares, pero malo cuando es una complicación del alcoholismo. La mortalidad alcanza el 60% cuando la pancreatitis causa destrucción tisular o hemorragia.

Qué lo causa

Aunque en general es causada por la enfermedad de las vías biliares y el alcoholismo, la pancreatitis también se produce por:
- Cáncer de páncreas
- Posiblemente, úlcera péptica, paperas o hipotermia
- Ciertos fármacos, como glucocorticoides, zidovudina, didanosina, sulfonamidas, clorotiazida y azatioprina
- Menos frecuentemente, estenosis u obstrucción del esfínter de Oddi, hiperlipidemia, trastornos de tipo metabólico y endocrino, vasculopatías, infecciones por virus, neumonía por micoplasma y embarazo
- Causas iatrógenas, incluida la CPRE diagnóstica y terapéutica, que aumenta el riesgo de pancreatitis en un 3-6%

Fisiopatología

La pancreatitis crónica consiste en una inflamación persistente que produce cambios irreversibles en la estructura y la función del páncreas. En ocasiones sigue a un episodio de pancreatitis aguda. Lo que probablemente pasa es:
- Los precipitados proteicos bloquean los conductos pancreáticos y al final se endurecen o calcifican.
- Los cambios estructurales producen fibrosis y atrofia de las glándulas.
- Se forman masas llamadas *seudoquistes*, que contienen enzimas pancreáticas y restos tisulares.
- Si la masa se infecta, se produce un absceso.

Ángulo agudo

La pancreatitis aguda tiene dos formas:
1. Edematosa (intersticial), la cual causa acumulación de líquidos y edema.
2. Necrosante, que causa muerte celular y daño tisular.

La inflamación producida con ambos tipos es causada por la activación prematura de las enzimas que causan daño tisular. Por lo general, los ácinos pancreáticos secretan enzimas en su forma inactiva.

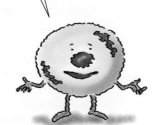

La pancreatitis aguda necrosante causa daño tisular y muerte celular. No me gusta cómo suena eso...

Hipótesis interesantes...

Dos hipótesis explican por qué las enzimas se activan de forma prematura:

1. Un agente tóxico, como el alcohol, altera la forma en la que el páncreas secreta las enzimas. Este agente aumenta la secreción pancreática, altera el metabolismo de las células acinares y estimula la obstrucción al hacer que las proteínas secretoras pancreáticas se precipiten.
2. Un reflujo de los contenidos duodenales que contiene enzimas activadas entra en el conducto pancreático y activa otras enzimas, estableciendo un círculo de mayor daño pancreático.

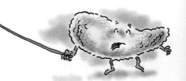

Cuando la pancreatitis se debe al alcoholismo, el pronóstico es malo. ¡No quiero alcohol, gracias!

Qué buscar

El dolor epigástrico sostenido centrado cerca de la cicatriz umbilical que se irradia desde la 10.ª vértebra torácica hasta la 5.ª lumbar y que no se alivia con los vómitos puede ser el primer y único síntoma de pancreatitis leve. Un ataque grave puede causar:

- Dolor extremo
- Vómitos persistentes
- Defensa abdominal
- Reducción de la actividad intestinal (lo que sugiere peritonitis)
- Crepitantes en las bases pulmonares
- Derrame pleural izquierdo
- Mal estado general extremo
- Inquietud
- Piel moteada
- Taquicardia
- Febrícula (37.8-38.3 °C)
- Miembros fríos y sudorosos
- Posible íleo

Qué dicen las pruebas

- Las concentraciones drásticamente elevadas de amilasa sérica (en general más de 500 unidades Somogyi/dL) confirman la pancreatitis y descartan úlcera péptica perforada, colecistitis aguda, apendicitis e infarto u obstrucción intestinal. La elevación drástica de las concentraciones de amilasa también aparece en orina, en la ascitis y el líquido pleural. De forma característica, los valores de amilasa regresan a la normalidad 48 h después del inicio de la pancreatitis, aunque los signos y síntomas continúen.
- Las concentraciones de lipasa sérica están aumentadas, pero su elevación es más lenta que la de la amilasa sérica.
- Las concentraciones de calcio sérico son bajas debido a la necrosis y la formación de jabones cálcicos.
- Las concentraciones de glucosa están elevadas y pueden ser de hasta 900 mg/dL, lo que indica una hipoglucemia grave.
- Recuento de leucocitos entre 8 000 y 20 000/μL, con un aumento de los polimorfonucleares.

- El hematócrito a veces supera concentraciones del 50 %.
- Las radiografías de abdomen pueden mostrar dilatación del intestino delgado o grueso, o calcificaciones en el páncreas.
- Una serie digestiva alta puede mostrar compresión extrínseca del duodeno o el estómago causada por el edema de la cabeza del páncreas.
- La ecografía en general no es útil para proporcionar un diagnóstico, porque el páncreas no se observa bien en este estudio.
- Una TC de abdomen puede ayudar a distinguir entre la colelitiasis y la pancreatitis.

Cómo se trata

El tratamiento debe mantener la circulación y el volumen de líquidos, aliviar el dolor y reducir las secreciones pancreáticas.

- El tratamiento de urgencia para el *shock* (la causa más frecuente de muerte en la pancreatitis en estadio temprano) es el reemplazo i.v. intensivo de los electrólitos y las proteínas. La acidosis metabólica secundaria a hipovolemia y deterioro de la perfusión celular requiere un reemplazo intensivo de los líquidos.
- La hipocalcemia requiere una infusión de gluconato de calcio al 10 %; los valores de glucosa mayores de 300 mg/dL requieren terapia con insulina.
- Después de la fase de urgencia, se debe seguir con tratamiento i.v. durante 5-7 días para proporcionar las soluciones electrolíticas y proteicas que no estimulen el páncreas.

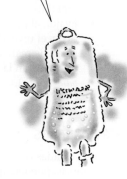

Tras la fase de urgencia, la terapia i.v. debe continuar 5-7 días con soluciones que no estimulen el páncreas.

Cuando esté listo…

- Si el paciente no está listo para retomar la alimentación oral para entonces, puede requerir alimentación parenteral total.
- La alimentación por sonda elemental no estimulante puede ser más segura debido al menor riesgo de infección y sobreinfusión.
- En casos extremos, el paciente puede requerir una laparotomía para drenar el lecho pancreático, una pancreatectomía del 95 % o una combinación de colecistostomía-gastrostomía, yeyunostomía de alimentación y drenaje.

Qué hacer

- Administra plasma o albúmina, si está indicado, para mantener la presión arterial.
- Registra ingresos y egresos de líquidos, controla la producción horaria de orina y valora las concentraciones de electrólitos.
- Para la descompresión intestinal, mantén la sonda nasogástrica en aspiración constante y el ayuno. Realiza los cuidados de boca y nariz pertinentes.
- Busca signos de deficiencia de calcio (tetania, calambres, espasmo carpopedio y convulsiones). Si sospechas una hipocalcemia, ten a la mano los aparatos de aspiración y de control de la vía aérea y acojina las barandas de la cama.

- Administra un analgésico, por razón necesaria, para aliviar el dolor y la ansiedad.

Un caso de boca seca

- No confundas la sed que causa la hiperglucemia (indicada por valores de 350 mg/dL y glucosa y acetona en orina) con la boca seca debida a la sonda nasogástrica y los anticolinérgicos.
- Busca complicaciones debidas a la alimentación parenteral total, por ejemplo, sepsis, hipocalemia, sobrehidratación y acidosis metabólica.
- Evalúa al paciente, su hidratación y nutrición, el equilibrio electrolítico y el nivel de comodidad. El paciente debe comprender la necesidad de realizar cambios en su estilo de vida y ajustar los factores que agravan la enfermedad (véase *Consejos sobre enseñanza para la pancreatitis*).

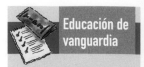

Educación de vanguardia

Consejos sobre enseñanza para la pancreatitis

- Enfatiza la importancia de evitar factores que precipiten una pancreatitis aguda, sobre todo el alcohol.
- Deriva al paciente y su familia o los cuidadores al dietista. Establece la necesidad de una dieta alta en hidratos de carbono y baja en proteínas y grasas. Advierte al paciente que evite las bebidas con cafeína y las comidas irritantes.

Úlceras pépticas

Observadas como lesiones circunscritas en la mucosa gástrica, las úlceras pépticas pueden aparecer en el esófago bajo, el estómago, el píloro, el duodeno o el yeyuno debido al contacto con los jugos gástricos (sobre todo ácido clorhídrico y pepsina). Alrededor del 80 % de todas las úlceras pépticas son duodenales.

Qué las causa

La causa precisa de aparición de las úlceras pépticas es desconocida, pero puede incluir:

- Infección por *H. pylori*
- Empleo de AINE o salicilatos
- Protección inadecuada de la mucosa
- Trastornos de hipersecreción patológica

Factores internos

Los factores que predisponen a una persona a padecer una úlcera péptica incluyen:

- El tipo sanguíneo (úlceras gástricas y tipo A; úlceras duodenales y tipo O) y otros factores genéticos
- Exposición a irritantes, como alcohol, café y tabaco
- Estrés emocional
- Traumatismo físico
- Envejecimiento normal

Fisiopatología

En una úlcera péptica debida a *H. pylori,* el ácido se adiciona a los efectos de una infección bacteriana. La bacteria *H. pylori* libera una toxina que destruye la cobertura gástrica de moco, lo que promueve la inflamación y la ulceración de la mucosa. Los salicilatos y otros AINE estimulan la formación de úlceras al inhibir la secreción de prostaglandinas (sustancias que bloquean la ulceración) (véase *Una mirada a la úlcera péptica*).

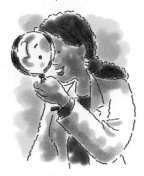

Observa que las úlceras agudas y crónicas se extienden más allá de la mucosa.

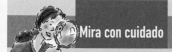

Mira con cuidado

Una mirada a la úlcera péptica

La ilustración muestra los diferentes grados de ulceración péptica. Las lesiones que no se extienden más allá de la mucosa (epitelio) se llaman *erosiones*. Las lesiones ulcerosas agudas y crónicas pueden extenderse a través del epitelio y perforar la pared gástrica. Las úlceras crónicas también pueden tener tejido cicatricial en la base.

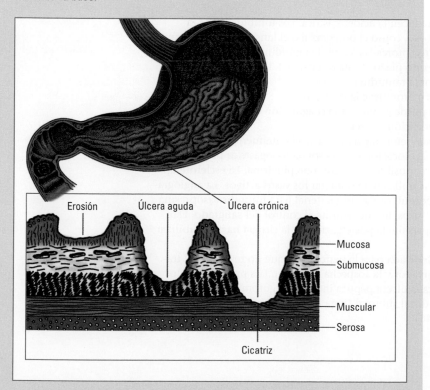

Qué buscar

Los pacientes con úlceras duodenales pueden presentar dolor unas 2 h después de comer, cuando el estómago está vacío o después de consumir jugo de naranja, café, ácido acetilsalicílico o alcohol. Las exacerbaciones tienden a recurrir varias veces al año y luego entran en remisión. Tales pacientes pueden informar pirosis y dolor medioepigástrico localizado, que se alivia al comer.

Qué dicen las pruebas

- Las radiografías del tubo digestivo superior muestran anomalías en la mucosa.
- Los estudios de secreción gástrica muestran hiperclorhidria.
- La endoscopia digestiva alta hace posible confirmar la presencia de una úlcera.
- Los estudios serológicos y en aliento de urea muestran la presencia de *H. pylori*.
- La biopsia descarta el cáncer.
- Las heces pueden resultar positivas para sangre oculta.

Cómo se trata

El tratamiento es en esencia sintomático y enfatiza el empleo de fármacos y el descanso:
- Los antiácidos reducen la acidez gástrica. Los inhibidores de la bomba de protones, como el omeprazol o el lansoprazol, o los antagonistas de los receptores H_2, como la ranitidina, reducen la secreción gástrica a corto plazo (hasta 8 semanas). La cimetidina ha sido reemplazada por la ranitidina.
- El descanso físico promueve la curación.
- La gastroscopia puede promover la coagulación del sitio de sangrado mediante cauterización o láser.
- Si se produce una hemorragia digestiva, el tratamiento de urgencia comienza con la colocación de una sonda nasogástrica para permitir el lavado gástrico, posiblemente con norepinefrina. La escleroterapia con epinefrina se utiliza para obliterar los vasos activos. La angiografía ayuda a colocar un catéter intraarterial para infundir vasopresina y constreñir los vasos, lo que permite al control del sangrado. Este tipo de terapia permite la postergación de la cirugía hasta estabilizar al paciente.
- La cirugía está indicada para la perforación que no responde al tratamiento conservador y la sospecha de cáncer. Los procedimientos quirúrgicos para la úlcera péptica incluyen vagotomía y piloroplastia o gastrectomía distal subtotal (para más información, véase "Cirugías gástricas", p. 448).

Qué hacer

- Administra los medicamentos, según la indicación, y busca efectos adversos para la cimetidina (mareos, erupción, diarrea leve, dolor muscular, leucopenia y ginecomastia) y los anticolinérgicos (boca seca, visión borrosa, cefaleas, estreñimiento y retención urinaria). Los anticolinérgicos en general son más eficaces cuando se dan 30 min antes de las comidas. Administra sedantes y tranquilizantes, según necesidad.
- Evalúa al paciente. Después de un tratamiento exitoso para la úlcera péptica, el paciente debe comprender el proceso patológico y cumplir con el régimen terapéutico. Debe reconocer la necesidad de evitar factores que puedan exacerbar el trastorno y modificar la dieta y el estilo de vida. El paciente también debe comprender la necesidad de seguimiento y saber cuándo buscar atención inmediata (véase *Consejos sobre enseñanza para la úlcera péptica*).

Peritonitis

Como inflamación aguda o crónica, la *peritonitis* puede extenderse por todo el peritoneo, la membrana que tapiza la cavidad abdominal y cubre los órganos vitales, o localizarse como un absceso. En general, la peritonitis reduce la motilidad intestinal y causa distensión intestinal con gas. La mortalidad es del 10 %. La muerte suele producirse por sepsis y fallo de órganos progresivo.

Qué la causa

- La peritonitis se produce por la inflamación bacteriana debida a rotura del apéndice, perforación intestinal, obstrucción estrangulada, neoplasia abdominal o herida punzocortante.
- También puede producirse por inflamación química, como la rotura de una trompa uterina o la vejiga, una úlcera gástrica perforada y la liberación de enzimas pancreáticas.

Fisiopatología

Aunque el tubo digestivo en general contiene bacterias, el peritoneo es estéril. Cuando las bacterias y los irritantes químicos invaden el peritoneo debido a inflamación y perforación del tubo digestivo, se produce la peritonitis. En la inflamación química y bacteriana, los líquidos acumulados contienen proteínas y electrólitos que hacen que el peritoneo transparente se ponga opaco y rojo, se inflame y se vuelva edematoso. Como la cavidad peritoneal es tan resistente a la contaminación, la infección en general se localiza en un absceso.

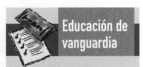

Educación de vanguardia

Consejos sobre enseñanza para la úlcera péptica

- Instruye al paciente para que tome antiácidos 1 h antes de las comidas. Aconséjale a aquellos con antecedentes de cardiopatía o con dietas restringidas en sodio que tomen sólo antiácidos bajos en sodio. También diles que los antiácidos pueden causar cambios en los hábitos intestinales (diarrea con los antiácidos que contienen magnesio y estreñimiento con los que contienen aluminio).
- Advierte al paciente que evite los medicamentos que contengan ácido acetilsalicílico, AINE, reserpina y fenilbutazona, porque irritan la mucosa gástrica. También advierte sobre el exceso de café, la exposición a situaciones estresantes y el consumo de bebidas alcohólicas durante las exacerbaciones. Aconséjale que deje de fumar y evite los productos lácteos porque estimulan la secreción gástrica.

Qué buscar

El síntoma principal de la peritonitis es el dolor abdominal que tiende a intensificarse y localizarse en el área del trastorno subyacente. También busca en el paciente:

- Debilidad, palidez, sudoración excesiva (diaforesis) y piel fría
- Reducción de la motilidad intestinal e íleo paralítico
- Distensión abdominal
- Un abdomen doloroso agudo, con dolor a la descompresión
- Respiraciones superficiales
- Reducción del movimiento para disminuir el dolor
- Hipotensión, taquicardia y signos de deshidratación
- Fiebre de 39.4 °C o más alta
- Posible dolor en el hombro e hipo

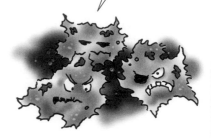

Cuando los contenidos del tubo digestivo invaden el peritoneo, causan un montón de problemas.

Qué dicen las pruebas

- Las radiografías abdominales que muestran una distensión edematosa y gaseosa del intestino delgado y grueso apoyan el diagnóstico. Si hay una perforación de una víscera, las radiografías muestran aire en la cavidad abdominal.
- Las radiografías pueden mostrar elevación diafragmática.
- Los estudios de sangre muestran leucocitosis (más de 20 000 leucocitos/μL).
- La paracentesis revela bacterias, exudado, sangre, pus u orina.
- La laparotomía puede ser necesaria para identificar la causa.

Cómo se trata

El tratamiento temprano de los trastornos inflamatorios gastrointestinales y la antibioticoterapia preoperatoria y postoperatoria previenen la peritonitis. Una vez desarrollada, el tratamiento de urgencia apunta a detener la infección, restablecer la motilidad intestinal y reemplazar los líquidos y los electrólitos.

- La antibioticoterapia masiva en general incluye la administración de un macrólido y un aminoglucósido. También pueden emplearse metronidazol, piperacilina-tazobactam o ampicilina-sulbactam.
- Para reducir el peristaltismo y evitar la perforación, el paciente debe estar en ayuno y recibir líquidos y electrólitos por vía parenteral.
- Las medidas terapéuticas suplementarias incluyen analgésicos preoperatorios y postoperatorios, como

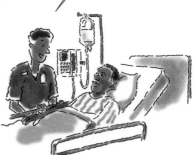

Colocar al paciente en posición de semi-Fowler le ayuda a respirar con profundidad y menos dolor.

meperidina (porque reduce la presión intraluminal). Si se utiliza un opiáceo, puede administrarse un antagonista como alvimopán para inhibir los efectos adversos gastrointestinales. La sonda nasogástrica descomprime el intestino. El empleo de una sonda rectal para eliminar gases resulta controvertido debido al temor de lesionar más el intestino.

- Cuando la peritonitis se debe a una perforación, la cirugía se realiza en cuanto el paciente puede tolerarla. La operación tiene como objetivo eliminar la fuente de infección evacuando los contenidos derramados y colocando drenajes.
- A veces puede requerirse una paracentesis para eliminar los líquidos acumulados.
- La irrigación de la cavidad abdominal con soluciones antibióticas durante la cirugía puede ser adecuada.

Qué hacer

- Evalúa con regularidad las constantes vitales, los ingresos y los egresos de líquidos, y el material de drenaje de la sonda nasogástrica o los vómitos.
- Coloca al paciente en posición de semi-Fowler para ayudarlo a respirar profundamente con menos dolor, lo que ayuda a prevenir complicaciones pulmonares.

Procedimientos de evacuación

Después de la operación para evacuar el peritoneo:

- Busca signos y síntomas de dehiscencia (el paciente puede decir que "algo cedió") y de la formación de un absceso (dolor a la palpación abdominal continua y fiebre).
- Evalúa con frecuencia la actividad peristáltica buscando ruidos intestinales y revisando la eliminación de gases, evacuaciones y un abdomen blando.
- Cuando el peristaltismo regrese y la frecuencia cardíaca sea normal, reduce de forma gradual los líquidos parenterales y aumenta los líquidos por boca. Si el paciente tiene una sonda nasogástrica, pínzala por intervalos cortos. Si no aparecen náuseas ni vómitos, comienza con líquidos orales, según indicación y tolerancia.
- Evalúa el equilibrio hidroelectrolítico, la temperatura y el recuento de leucocitos, la presencia o ausencia de obstrucción intestinal u otras complicaciones, así como los patrones de ingestión y evacuación intestinal (véase *Consejos sobre enseñanza para la peritonitis*).

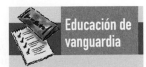

Educación de vanguardia

Consejos sobre enseñanza para la peritonitis

- Instruye al paciente sobre la peritonitis, la causa (en su caso) y el tratamiento necesario. Si el tiempo lo permite antes de la cirugía, refuerza las explicaciones del cirujano sobre el procedimiento y sus posibles complicaciones. Dile cuánto tiempo puede quedar internado; muchos pacientes permanecen 2 semanas o más después de la cirugía.
- Revisa las restricciones de la dieta y la actividad (según el tipo de cirugía). En general, el paciente debe evitar levantar pesos al menos 6 semanas después de la operación.

Colitis ulcerosa

La *colitis ulcerosa*, una enfermedad crónica inflamatoria, afecta la mucosa y la submucosa del colon. En general comienza en el recto y el colon sigmoideo, y se extiende hacia arriba por todo el colon. Rara vez afecta al intestino delgado, excepto por el íleon terminal. Va desde un trastorno leve localizado hasta una enfermedad fulminante que puede provocar una perforación y una peritonitis con toxemia letal.

Qué la causa

La causa de la colitis ulcerosa resulta desconocida. Los factores de riesgo incluyen los antecedentes familiares de la enfermedad, las infecciones bacterianas, las reacciones alérgicas a los alimentos, la leche u otras sustancias liberadoras de histamina en el intestino, la sobreproducción de enzimas que degradan las mucosas y el estrés emocional. También pueden aumentar el riesgo de presentarla los trastornos inmunitarios como la artritis reumatoidea, la anemia hemolítica, el eritema nodoso y la uveítis.

Fisiopatología

La colitis ulcerosa daña la mucosa y la submucosa del intestino grueso. Así es como progresa:
1. En general, la enfermedad se origina en el recto y el colon inferior. Luego se disemina a todo el colon.
2. La mucosa desarrolla ulceraciones difusas con hemorragia, congestión, edema e inflamación exudativa. A diferencia de la enfermedad de Crohn, las ulceraciones son continuas.
3. Se forman abscesos en la mucosa que drenan pus, se necrosan y después se ulceran.
4. Se produce el esfacelo, que produce heces sanguinolentas llenas de moco.

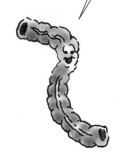

A medida que la colitis ulcerosa progresa, el colon sufre cambios.

Acercamientos al colon

A medida que la colitis ulcerosa progresa, el colon sufre cambios:
1. Al inicio, la mucosa colónica se vuelve negra, roja y aterciopelada.
2. Se forman abscesos que coalescen en úlceras.
3. Se produce la necrosis de la mucosa.
4. A medida que los abscesos se curan, puede aparecer cicatrización y engrosamiento de la capa muscular interna del intestino.
5. A medida que el tejido de granulación reemplaza la capa muscular, el colon se estrecha, acorta y pierde sus características haustras.

Qué buscar

La diarrea sanguinolenta recurrente con remisiones libres de síntomas son signos característicos de la colitis ulcerosa. Por lo general, las heces contienen moco y pus. Busca otros signos y síntomas, a saber:

- Ano y recto espásticos
- Dolor abdominal
- Irritabilidad
- Pérdida de peso
- Debilidad
- Anorexia
- Náuseas y vómitos
- Fiebre
- Estreñimiento ocasional (en ancianos)

Qué dicen las pruebas

- La sigmoidoscopia muestra un aumento de la friabilidad de la mucosa, reducción de los detalles en la mucosa y exudado inflamatorio espeso. La biopsia durante la sigmoidoscopia ayuda a confirmar el diagnóstico.
- La colonoscopia ayuda a determinar la extensión de la enfermedad y evaluar las áreas estenóticas, los seudopólipos y los cambios precancerosos.
- Un enema de bario ayuda a evaluar la extensión de la enfermedad y detectar complicaciones, como estenosis y carcinomas.
- Una muestra de materia fecal puede mostrar leucocitos, huevos y parásitos.
- La eritrosedimentación aumenta en proporción con la gravedad del ataque.
- La reducción en los valores séricos de potasio, magnesio, hemoglobina y albúmina, así como la leucocitosis y el TP aumentado apoyan el diagnóstico.

Cómo se trata

El tratamiento busca controlar la inflamación, reemplazar las pérdidas nutricionales y el volumen de sangre, y evitar las complicaciones.

- El tratamiento sintomático incluye reposo en cama, reemplazo i.v. de líquidos y dieta líquida.
- Para los pacientes que aguardan la cirugía o muestran signos de deshidratación y debilitamiento por diarrea excesiva, la alimentación parenteral total se administra para permitir el reposo del tubo digestivo, reducir el volumen de materia fecal y restablecer el equilibrio de

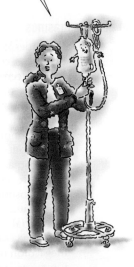

El tratamiento sintomático de la colitis ulcerosa incluye reposo en cama, reemplazo i.v. de líquidos, y dieta líquida.

nitrógeno positivo. El paciente también puede requerir transfusiones de sangre o suplementos de hierro para corregir la anemia.

- La farmacoterapia para controlar la inflamación incluye hormona adrenocorticotrópica y corticoesteroides suprarrenales, como prednisona, prednisolona, hidrocortisona y budesonida.
- Si la enfermedad está limitada al lado izquierdo del colon, la mesalamina tópica en supositorios o enemas, o los enemas con hidrocortisona, pueden ser eficaces.
- También pueden ser útiles la sulfasalazina y la mesalamina, que tiene propiedades antiinflamatorias y antimicrobianas.

No hagas espasmos

- Los antiespasmódicos, como la tintura de belladona, y los antidiarreicos, como el difenoxilato, se utilizan sólo en pacientes cuya colitis ulcerosa está bajo control, pero tienen heces diarreicas frecuentes y problemáticas. Estos fármacos pueden precipitar la dilatación masiva del colon (megacolon tóxico) y en general están contraindicados.
- Los inmunomoduladores, como la azatioprina y la 6-mercaptopurina, pueden ser eficaces en pacientes con recaídas frecuentes de síntomas a pesar de una terapia con esteroides continua. Aquellos pacientes con enfermedad grave también pueden tratarse con ciclosporina. Estos medicamentos requieren supervisión estricta junto con hemogramas completos seriados con recuento diferencial.
- La cirugía es el tratamiento de último recurso si el paciente tiene un megacolon tóxico, si no responde a los fármacos y las medidas sintomáticas, o si sus síntomas son intolerables. La operación más frecuente es la proctocolectomía con ileostomía. La colectomía total con anastomosis ileorrectal se realiza con menos frecuencia debido a su elevada mortalidad (2-5 %).
- En la ileostomía continente se confecciona un reservorio con una pequeña asa de íleon terminal y una válvula en pezón. El estoma resultante se abre justo por encima de la línea de pelo del pubis; el reservorio se vacía a través de un catéter introducido en el estoma varias veces por día.
- La colectomía para evitar el cáncer de colon es controvertida como tratamiento de la colitis ulcerosa (para más información, véase "Cirugía intestinal con ostomía", p. 451).

Qué hacer

- Registra con precisión los ingresos y los egresos, en especial la frecuencia y el volumen de las evacuaciones. Busca signos de deshidratación (escasa turgencia cutánea, lengua agrietada) y desequilibrios electrolíticos, sobre todo signos de hipocalemia (debilidad muscular, parestesias) e hipernatremia (taquicardia, piel enrojecida, fiebre y lengua seca).

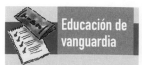

Educación de vanguardia

Consejos sobre enseñanza para la colitis ulcerosa

- Prepara al paciente para la cirugía e infórmale sobre la ileostomía. Alienta la verbalización de los sentimientos y proporciona apoyo emocional.
- Después de una proctocolectomía con ileostomía, enseña el cuidado del estoma. Después de una ileostomía continente (reservorio), también debes enseñar al paciente cómo introducir el catéter.
- Instruye al paciente sobre esta enfermedad, y enséñale a buscar signos de aumento de la actividad y reactivaciones. Discute los efectos adversos de los fármacos, en especial los inmunomoduladores.
- Incluye instrucciones sobre la autoadministración de enemas y cremas tópicas.
- Explícale la importancia de una dieta sana baja en residuos y la ingestión adecuada de proteínas, calcio, folato y vitamina D.
- Alienta al paciente a realizarse exámenes físicos regulares debido al mayor riesgo de presentar un cáncer colorrectal.

- Controla las cifras de hemoglobina y el hematócrito, y administra transfusiones de sangre, según indicación.
- Proporciona un buen cuidado bucal al paciente que está en ayuno.
- Después de cada evacuación, limpia por completo la piel alrededor del ano.
- Utiliza un colchón de aire o piel de oveja para evitar las lesiones cutáneas.
- Busca efectos adversos de la terapia prolongada con corticoesteroides o inmunomoduladores (hiperglucemia, hipertensión, hirsutismo, edema, irritación gástrica). Recuerda que esta terapia puede enmascarar una infección.
- Busca signos de complicaciones, como perforación colónica o peritonitis (fiebre, dolor abdominal intenso, defensa abdominal y dolor a la descompresión, piel fría y pegajosa), y de megacolon tóxico (distensión abdominal, reducción de los ruidos intestinales).
- Realiza la preparación intestinal, según indicación. En general implica dieta líquida, enemas y antimicrobianos como la neomicina.
- Evalúa al paciente, quien debe mantener una nutrición e hidratación adecuadas, informar cómo se siente sobre el cambio en su imagen corporal, identificar y evitar los alimentos que pueden causarle dificultad, mostrar un buen cuidado de la ostomía, utilizar de manera apropiada la ayuda de los grupos de apoyo, y comprender la necesidad de un buen seguimiento y cuándo buscar atención inmediata (véase *Consejos sobre enseñanza para la colitis ulcerosa*, p. 514).

Preguntas de autoevaluación

1. Cuando realices una evaluación abdominal, ¿cuál es el orden de los cuatro pasos básicos?
    A. Inspección, percusión, palpación, auscultación
    B. Inspección, auscultación, percusión, palpación
    C. Palpación, inspección, percusión, auscultación
    D. Percusión, auscultación, palpación, inspección

Respuesta: B. En la evaluación abdominal, la auscultación se realiza antes de la percusión y la palpación, porque éstas pueden alterar la actividad intestinal.

2. Cuando realices una prueba de bilirrubina en orina o urobilinógeno, la muestra debe ser evaluada dentro de:
    A. 5 min
    B. 10 min
    C. 30 min
    D. 1 h

Respuesta: C. Ambos estudios deben realizarse dentro de los 30 min de tomar la muestra, antes de que se deteriore.

3. Un miembro del personal de enfermería atiende a un paciente que tiene un intenso dolor medioepigástrico o en el cuadrante superior derecho, que se irradia a la espalda o la escápula derecha, eructos que dejan un sabor amargo en la boca y gases. Lo más probable es que tenga:

A. Apendicitis
B. Colecistitis aguda, colelitiasis aguda o coledocolitiasis
C. Enfermedad diverticular
D. Gastritis aguda

Respuesta: B. Estos signos y síntomas sugieren una colecistitis aguda, colelitiasis aguda o coledocolitiasis.

4. En un paciente en el que se sospecha una apendicitis, ¿qué intervenciones de enfermería son apropiadas?

A. Administrar líquidos i.v., nada por boca y aplicar calor en el abdomen
B. Administrar líquidos i.v., nada por boca y administrar un enema para limpiar el intestino antes de la cirugía
C. Administrar líquidos i.v.; nada por boca, pero administrar un analgésico de forma juiciosa, y colocar al paciente en posición de Fowler para reducir el dolor
D. Administra líquidos sólo con el calor aplicado en el abdomen

Respuesta: C. Nunca apliques calor en el cuadrante derecho del abdomen o administres catárticos o enemas, porque pueden hacer que el apéndice se rompa. Administra analgésicos de forma juiciosa, porque pueden enmascarar una rotura apendicular.

5. ¿Qué afirmación sobre la hepatitis es verdadera?

A. La hepatitis tipo A puede llevar a una hepatitis fulminante
B. La hepatitis tipo B es trasmitida por productos de la sangre, orina y otros líquidos
C. La hepatitis tipo C es trasmitida solamente por vía fecal-oral
D. La hepatitis tipo D es leve

Respuesta: B. La hepatitis B es trasmitida por suero, sangre, productos de la sangre o cualquier tipo de líquidos corporales. La hepatitis A es leve y no lleva a una hepatitis fulminante. La hepatitis C es trasmitida por la sangre y otros medios parenterales. La hepatitis D puede ser grave y también fulminante.

6. Cuando evalúes a un paciente en una etapa temprana de cirrosis hepática, ¿qué signo debes buscar?

A. Ictericia
B. Edema periférico
C. Ascitis
D. Anorexia

Respuesta: D. Las manifestaciones tempranas de la cirrosis son vagas y por lo general incluyen síntomas digestivos como anorexia, indigestión, náuseas, vómitos o problemas con los patrones intestinales.

7.   ¿Qué medida debe enseñarse al paciente con diverticulitis para integrarla a su rutina diaria en la casa?
   A.   Comer una dieta rica en fibras digeribles
   B.   Limitar la ingestión de líquidos
   C.   Utilizar enemas para aliviar el estreñimiento
   D.   Hacer fuerza cuando defeca

Respuesta: A. Una dieta alta en fibras digeribles se recomienda para aumentar el volumen de la materia fecal, reducir el tránsito colónico y reducir la presión intraluminal.

Puntuación

★★★   Si respondiste las siete preguntas correctamente, ¡excelente! Haz digerido por completo esta información.

★★   Si respondiste cinco o seis preguntas correctamente, ¡súper! Sabes lo necesario sobre el tubo digestivo.

★   Si respondiste menos de cinco preguntas de forma correcta, relájate. Mastica más este capítulo y deberás digerirlo mejor.

Bibliografía

AHRQ. *Guideline Summary—Practice parameters for the treatment of diverticulitis.* Tomado de: www.guidline.gov, on June 24, 2015.

Anastasi, J., Capili, B., & Chang, M. (2013). Managing irritable bowel syndrome. *American Journal of Nursing, 113*(7), 42–51.

Cupp, M. (2009) Herbal remedies: Adverse effects and drug interactions. *American Family Physician, 59*(5), 1239–1244.

D'Arcy, Y. (2012). Treating acute pain in the hospitalized patient. *The Nurse Practitioner, 37*(8), 23–30.

Ferrara, L. R., & Saccomano, S. (2012). Crohn disease-recognition is key. *Nurse Practitioner, 37*(12), 22–28.

Gilroy, R., et al. (2014). Hepatitis A medication. In *Medscape drugs, diseases and procedures* (pp. 1–5). Tomado de: http://emedicine.medscape.com, 24 de junio de 2015.

Ignatavicius, D., & Workman, M. L. (2015). *Medical surgical nursing-patient centered collaborative care* (8th ed.). St. Louis, MO: Elsevier Saunders.

Jarvis, C. (2012). *Physical examination and health assessment* (6th ed.). St. Louis, MO: Elsevier Saunders.

Kyaw, M. H., & Chan, F, K. (2014). Pharmacologic options in the management of gastrointestinal bleeding, focus on the elderly. *Drugs Aging, 31*, 349–361. Published on March 22, 2014. Springer International Publishing, Switzerland. Acceso: 22 y 24 de junio de 2015.

McCutcheon, T. (2013). Ileus and oddities after colorectal surgery. *Gastroenterology Nursing, 36*(5), 368–375.

McPhee, S., & Papadakis, M., eds. (2010). *Lange current medical diagnosis and treatment* (49th ed.). New York, NY: McGraw Hill.

Modock, J. (2014). Acute pulmonary hypertension after transjugular intrahepatic portosystemic shunt (a potentially deadly but commonly forgotten complication). *Gastroenterology Nursing, 37*(1), 33–38.

NIH. *Liver biopsy.* Tomado de: www.niddk/nih.gov, el 17 de mayo de 2015.

Perry, A. G., Potter, P. A., & Ostendorf, W. R. (2014). *Clinical nursing skills & techniques* (8th ed.). St. Louis, MO: Elsevier Mosby.

Sachar, H., Vaidya, K., & Laine, L. (2014). Intermittent vs continuous proton pump inhibitor therapy for high-risk bleeding ulcers. *Journal of American Medical Association, 174*(11), 1755–1762.

Wong, S., & Sung, J. (2013). Management of GI emergencies: Peptic ulcer bleeding. *Best Practice and Research in Clinical Gastroenterology, 27*(2), 639–647.

Capítulo 12

Trastornos endocrinos

Objetivos

En este capítulo aprenderás:

◆ Funciones de las hormonas en el cuerpo

◆ Técnicas para valorar el sistema endocrino

◆ Causas, fisiopatología, pruebas diagnósticas, intervenciones de enfermería para trastornos frecuentes del sistema endocrino

Una mirada a los trastornos endocrinos

Los trastornos endocrinos alteran la salud del paciente y la imagen que tiene de sí mismo. Estos trastornos pueden afectar el crecimiento y el desarrollo del individuo, el sistema reproductivo, el nivel de energía, el índice metabólico o la capacidad para adaptarse al estrés. Algunos trastornos, como el síndrome de Cushing y el bocio, alteran profundamente el cuerpo. Otros, como la diabetes mellitus, requieren que el paciente siga un estricto tratamiento farmacológico y un plan alimenticio.

Anatomía y fisiología

El sistema endocrino consta de tres componentes principales:
1. Glándulas: grupos de células u órganos especializados.
2. Hormonas: sustancias químicas que secretan las glándulas en respuesta a estímulos.
3. Receptores: moléculas de proteína que desencadenan cambios fisiológicos específicos en una célula diana en respuesta a los estímulos hormonales.

Glándulas

Las glándulas principales del sistema endocrino son:
• Glándula hipófisis
• Glándula tiroides
• Glándulas paratiroides
• Glándulas suprarrenales

- Páncreas
- Timo
- Glándula pineal
- Gónadas (ovarios y testículos) (véase *Componentes del sistema endocrino*)

Glándula hipófisis

La glándula hipófisis, del tamaño de un garbanzo y situada en el aspecto inferior del cerebro, también es llamada la "glándula maestra", ya que regula muchos de los procesos clave. Tiene dos lóbulos: el posterior, que almacena y libera las hormonas oxitocina y antidiurética producidas por el hipotálamo, y el anterior, que produce al menos seis hormonas:

1. Hormona del crecimiento (GH, de *growth hormone*) o somatotropina
2. Hormona estimulante de la tiroides (TSH, de *thyroid-stimulating hormone*) o tirotropina
3. Corticotropina (ACTH, de *adrenocorticotropic hormone*)
4. Hormona folículo estimulante (FSH, de *follicle-stimulating hormone*) o folitropina
5. Hormona luteinizante (LH, de *luteinizing hormone*) o lutropina
6. Prolactina (Prl)

Glándula tiroides

La glándula tiroides está situada justo debajo de la laringe y, de forma parcial, al frente de la tráquea. Sus dos lóbulos laterales, uno a cada lado de la tráquea, se unen por medio de un delgado puente de tejido, llamado el *istmo*, y le dan a la glándula su forma de mariposa. Los dos lóbulos de la función tiroidea forman una unidad para producir dos hormonas:

- La triyodotironina (T_3) y la tiroxina (T_4), denominadas en conjunto *hormona tiroidea*, son las principales hormonas metabólicas del cuerpo.
- La calcitonina mantiene la concentración de calcio en la sangre al inhibir la liberación de calcio de los huesos.

Glándulas paratiroides

Cuatro glándulas paratiroides se encuentran integradas en la parte posterior de la tiroides, una en cada esquina. Al igual que los lóbulos de la tiroides, las glándulas paratiroides funcionan juntas como una sola glándula para producir la hormona paratiroidea (PTH, de *parathyroid hormone*), la cual ayuda a regular el equilibrio de calcio en la sangre.

Glándulas suprarrenales

Las dos glándulas suprarrenales se sitúan encima de ambos riñones. Cada una contiene dos estructuras distintas, la corteza y la médula suprarrenal, que funcionan como glándulas endocrinas separadas. La médula suprarrenal, la porción interna, produce catecolaminas. Como las catecolaminas desempeñan un papel importante en el sistema nervioso autónomo, la médula suprarrenal se considera una estructura neuroendocrina.

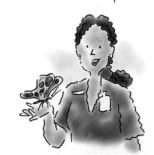

Los dos lóbulos laterales de la glándula tiroides se unen por medio de un delgado puente de tejido y dan a la glándula la forma de mariposa característica.

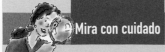

Mira con cuidado

Componentes del sistema endocrino

Las glándulas endocrinas secretan hormonas directamente en el torrente sanguíneo con el propósito de regular las funciones corporales. Esta ilustración muestra la ubicación de las principales glándulas endocrinas.

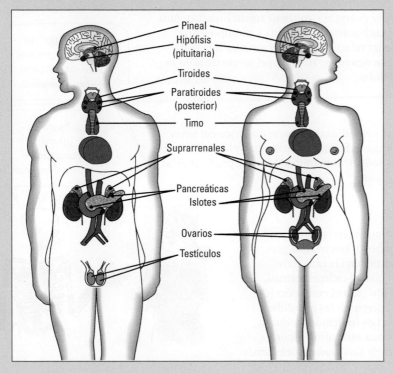

Pineal
Hipófisis
(pituitaria)
Tiroides
Paratiroides
(posterior)
Timo
Suprarrenales
Pancreáticas
Islotes
Ovarios
Testículos

Distribución por zonas de la capa externa

La corteza suprarrenal es la capa externa de mayor tamaño. Cuenta con tres zonas o capas celulares:

- La zona glomerular, la más externa, produce mineralocorticoides, principalmente aldosterona.
- La zona fascicular, la zona media y de mayor tamaño, produce glucorticoides, cortisol (hidrocortisona), cortisona y corticosterona, así como pequeñas cantidades de las hormonas sexuales andrógenos y estrógenos.
- La zona reticular, la más interna, produce principalmente glucorticoides y algunas hormonas sexuales.

Páncreas

El páncreas, ubicado en la curva del duodeno, se extiende horizontalmente detrás del estómago y se expande hasta el bazo. Los islotes de Langerhans, los cuales realizan la función endocrina de esta glándula, contienen células α, β y δ. Las células α producen glucagón, las células β, insulina, y la células δ, somatostatina.

Timo

El timo se localiza debajo del esternón y contiene tejido linfático. Aunque esta glándula produce las hormonas timosina y tomopoyetina, su papel principal parece estar relacionado con el sistema inmunitario. Produce linfocitos T, que desempeñan un papel importante en la inmunidad mediada por células.

Glándula pineal

La pequeña glándula pineal se localiza en la parte posterior del tercer ventrículo del cerebro. Produce la hormona melanina, que puede desempeñar un papel en el eje reproductivo neuroendocrino y producir otras acciones de alcance generalizado.

Gónadas

Las gónadas incluyen los ovarios (en las mujeres) y los testículos (en los hombres). Los ovarios promueven el desarrollo y mantienen las características sexuales femeninas, regulan el ciclo menstrual, mantienen el útero preparado para el embarazo y, junto con otras hormonas, preparan las glándulas mamarias para la lactancia. Los testículos producen espermatozoides y la hormona masculina testosterona, que estimula y mantiene las características sexuales masculinas.

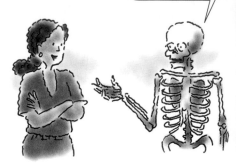

La testosterona estimula y mantiene las características del sexo masculino.

Sí, pero, ¿pueden encontrar el control remoto?

Hormonas

Estructuralmente, las hormonas pueden clasificarse en tres tipos:
1. Aminas
2. Polipéptidos
3. Esteroides

Aminas responsables

Las aminas derivan de la tirosina, un aminoácido esencial que se encuentra en la mayoría de las proteínas. Incluyen las hormonas tiroideas (T_3 y T_4) y las catecolaminas (adrenalina, noradrenalina y dopamina).

¿Poli quiere un péptido?

Los polipéptidos son compuestos proteicos formados de muchos aminoácidos que están conectados por medio de uniones peptídicas; incluyen hormonas hipofisarias anteriores (GH, TSH, ACTH, FSH, LH, hormona estimulante de células intersticiales y prolactina), hormonas hipofisarias posteriores (hormona antidiurética/vasopresina [ADH, de *anti-diuretic hormone*] y oxitocina), PTH y hormonas pancreáticas (insulina y glucagón).

Esteroides: muy sensuales

Los esteroides, derivados del colesterol, incluyen hormonas adrenocorticales secretadas por medio de la corteza suprarrenal (aldosterona y cortisol) y las hormonas sexuales (estrógeno y progesterona en las mujeres y testosterona en los hombres) secretadas por las gónadas.

Liberación y transporte hormonal

Aunque la liberación de todas las hormonas es el resultado del estímulo de las glándulas endocrinas, sus patrones de liberación varían en gran medida.

- La corticotropina (secretada por la hipófisis anterior) y el cortisol (secretado por la corteza suprarrenal) se liberan en borbotones irregulares en respuesta a los ciclos de ritmo corporal, con concentraciones máximas en las primeras horas de la mañana.
- La secreción de PTH (por la glándula paratiroides) y prolactina (por la hipófisis anterior) ocurre razonablemente de manera uniforme durante el día.
- La secreción de insulina a través del páncreas presenta ambos patrones de liberación estable y esporádica.

Acción hormonal

Cuando una hormona llega al sitio diana, se une a un receptor específico en la membrana celular o dentro de la célula. Los polipéptidos y algunas aminas se unen con los sitios receptores de la membrana. Cuanto más pequeños sean, más esteroides liposolubles y hormonas tiroideas se diseminan por la membrana celular y se unen a los receptores intracelulares.

¡Justo en el blanco!

Después de la unión, cada hormona produce cambios fisiológicos únicos, según el sitio diana y su acción específica en ese sitio. Una hormona en particular puede tener diferentes efectos en distintos sitios diana.

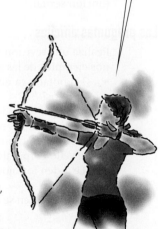

Cuando una hormona llega a su sitio objetivo, se une a un receptor específico en la membrana o dentro de la célula.

Regulación hormonal

Un complejo mecanismo de retroalimentación que involucra a las hormonas, el sistema nervioso central (CNS), los químicos sanguíneos y los metabolitos ayuda a mantener el delicado equilibrio corporal por medio de la síntesis y secreción de hormonas reguladoras. La retroalimentación se refiere a la información enviada a las glándulas endocrinas que indican la necesidad de cambios en las concentraciones hormonales, ya sea para aumentar o disminuir la producción y liberación de hormonas (véase *El ciclo de retroalimentación*, p. 525).

Valoración inicial

Para valorar de forma integral el sistema endocrino, debes realizar una anamnesis precisa y llevar a cabo una exploración física.

Anamnesis

Como el sistema endocrino interactúa con todos los demás sistemas del cuerpo, es importante preguntar al paciente sobre su historia clínica y sus patrones actuales de salud y enfermedad.

Estado actual de salud

Pide al paciente que describa sus motivos de consulta principales, que pueden incluir fatiga, debilidad, cambios de peso, cambios en el estado mental, cambios en el cabello y las uñas, cambios en los patrones intestinales, poliuria, polidipsia, polifagia y anomalías en la madurez y función sexual.

Las preguntas difíciles

Realiza una revisión completa de los sistemas corporales. He aquí algunos ejemplos de las preguntas que podrías incluir:
- ¿Ha notado cambios en la piel? En caso afirmativo, ¿qué tipo de cambios?
- ¿Se siente cansado?
- ¿Cuáles son sus patrones de sueño?
- ¿Ha notado cambios en la piel o en la cantidad o distribución de vello corporal?
- ¿Le arden los ojos o hay sensación de tener arena en los ojos cuando los cierra?
- ¿Qué tan bien se encuentra su sentido del olfato?

Estado de salud previo

Pregunta al paciente sobre su historia clínica. Puedes identificar síntomas insidiosos o vagos de disfunción endocrina al preguntar al paciente si tuvo alguna fractura de cráneo, alguna cirugía o complicaciones asociadas, o una infección cerebral, como meningitis o encefalitis.

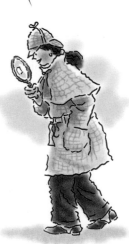

La información sobre la salud actual y previa, antecedentes familiares y estilo de vida ofrece las claves que necesitas para realizar una valoración inicial exhaustiva.

El ciclo de retroalimentación

Este diagrama muestra el mecanismo de retroalimentación negativa que ayuda a regular el sistema endocrino.

De lo simple…
La *retroalimentación simple* ocurre cuando el nivel de una sustancia regula la secreción de hormonas (ciclo simple). Por ejemplo, un nivel de calcio sérico bajo estimula las glándulas paratiroides para que liberen la hormona paratiroidea (PTH). La PTH, a su vez, promueve la reabsorción de calcio. Una concentración sérica de calcio elevada inhibe la secreción de PTH.

… a lo complejo
Cuando el hipotálamo recibe retroalimentación negativa de las glándulas diana, el mecanismo es más complicado (ciclo complejo). La *retroalimentación compleja* sucede a través de un eje establecido entre el hipotálamo, la glándula hipófisis y el órgano diana. Por ejemplo, la hormona liberadora de corticotropina, desde el hipotálamo, libera corticotropina a través de la hipófisis, la cual a su vez estimula la secreción de cortisol por medio de las glándulas suprarrenales (el órgano diana). El cortisol viaja a través del torrente sanguíneo hacia las células efectoras, que generan los efectos fisiológicos. Una elevación de la cantidad de cortisol sérico resulta en la inhibición de la secreción de corticotropina a través de la disminución de la hormona liberadora de corticotropina.

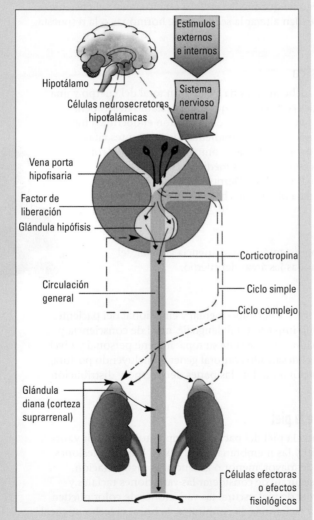

Estímulos externos e internos

Hipotálamo

Células neurosecretoras hipotalámicas

Sistema nervioso central

Vena porta hipofisaria

Factor de liberación

Glándula hipófisis

Circulación general

Corticotropina

Ciclo simple

Ciclo complejo

Glándula diana (corteza suprarrenal)

Células efectoras o efectos fisiológicos

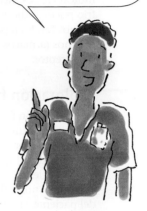

La retroalimentación simple ocurre cuando el nivel de una sustancia regula la secreción de hormonas.

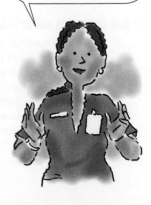

La retroalimentación compleja sucede a través de un eje establecido entre el hipotálamo, la glándula hipófisis y el órgano diana.

Antecedentes familiares

Pregunta sobre los antecedentes familiares, ya que ciertos trastornos endocrinos son hereditarios o tienen fuertes tendencias familiares, como la diabetes mellitus, las enfermedades tiroideas y la hipertensión.

Patrones de estilo de vida

Pregunta al paciente sobre su intolerancia a la temperatura, lo cual puede indicar ciertos trastornos de la tiroides. Por ejemplo, la intolerancia al frío puede indicar hipotiroidismo, y la intolerancia al calor, hipertiroidismo. También pregunta qué medicamentos está tomando el paciente. Algunos fármacos pueden alterar la secreción de hormonas o la respuesta del receptor.

Exploración física

Tu exploración física debe incluir una evaluación total del cuerpo y una valoración neurológica completa, ya que el hipotálamo desempeña un papel importante en la regulación de la función endocrina a través de la glándula hipófisis. Comienza midiendo las constantes vitales del paciente, la estatura y el peso. Compara los hallazgos con los valores normales esperados y las mediciones de referencia del paciente, si están disponibles. Después inspecciona, palpa y ausculta al paciente para obtener los hallazgos más objetivos.

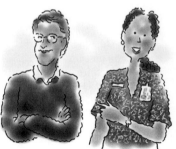

Observa la apariencia física del paciente, incluyendo lo apropiado de su vestimenta y la limpieza de su ropa.

Inspección

Inspecciona de forma sistemática la apariencia general del paciente y examina todas las áreas del cuerpo.

La apariencia es reveladora

Valora la apariencia física y el estado mental y emocional del paciente. Observa factores como impacto total, lenguaje, nivel de consciencia y orientación, adecuación y limpieza de su ropa, higiene personal y nivel de actividad. Evalúa el desarrollo corporal general, incluyendo postura, constitución, proporcionalidad de las partes del cuerpo y distribución de la grasa corporal.

Lo que necesitas saber sobre la piel

Valora el color de toda la piel del paciente, temperatura, espesor y turgencia, y revisa la piel y las membranas mucosas en busca de lesiones, hematomas o áreas de mayor, menor o ausencia de pigmentación. Mientras lo haces, asegúrate de considerar las variaciones raciales y étnicas. En un paciente de piel oscura, las variaciones de color pueden valorarse mejor en la esclerótica, la conjuntiva, la boca, el lecho ungueal y las palmas. A continuación, evalúa la textura e hidratación de la piel del paciente.

Cuestión de pelo

Inspecciona el cabello para comprobar su cantidad, distribución, estado y textura. Observa el cuero cabelludo y el vello corporal en busca de patrones anómalos de crecimiento o pérdida de vello. Nuevamente, no olvides considerar las diferencias raciales y étnicas, así como el sexo, en el crecimiento y textura del cabello. A continuación, revisa la uñas del paciente para detectar grietas, uñas quebradizas, separación del lecho ungueal (onicólisis) o achatamiento; observa las uñas de los pies en busca de infecciones micóticas, uñas enterradas, decoloración, longitud y espesor.

Explora la cabeza

Valora la cara del paciente para verificar el color total y la presencia de áreas eritematosas, sobre todo en las mejillas. Observa la expresión facial. ¿Refleja dolor o ansiedad, o monotonía y aburrimiento, o está alerta e interesado? Evalúa la forma y simetría de los ojos del paciente y busca protrusión del globo ocular, cierre incompleto de párpados o edema periorbitario. Pídele que extienda la lengua e inspecciona color, tamaño, lesiones, posicionamiento y temblores o movimientos poco habituales.

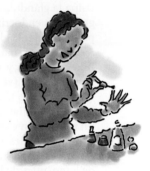

Revisa los lechos ungueales en busca de cuarteaduras, descamación y separación de la uña, así como acropaquia. ¡Se ve bien!

Examina el cuello

Mientras estás de pie de frente al paciente, examina el cuello: primero mantenlo recto, después ligeramente extendido y, finalmente, mientras el paciente toma agua, revisa la simetría del cuello y la posición de la línea media y la simetría de la tráquea. Utiliza luz tangencial dirigida hacia abajo desde la barbilla del paciente para que sea más fácil observar la glándula tiroides. Una tiroides agrandada puede ser difusa y asimétrica.

Revisa el pecho

Evalúa el tamaño total, la forma y la simetría del tórax del paciente, y observa en busca de deformidades. En las mujeres, valora los senos con respecto a tamaño, forma, simetría, pigmentación (especialmente en los pezones y en los pliegues de la piel) y secreción de los pezones (galactorrea). En los hombres, observa en busca de aumento bilateral o unilateral del pecho (ginecomastia) y secreción de los pezones.

Inspecciona los genitales externos del paciente, particularmente los testículos y el clítoris, para comprobar que el desarrollo sea normal.

Revisión extrema

Revisa las extremidades del paciente. Observa los brazos y las manos en busca de temblores. Para hacerlo, pide al sujeto que mantenga ambos brazos extendidos al frente con las palmas hacia abajo y los dedos separados. Coloca una hoja de papel sobre los dedos extendidos y observa si tiembla. Valora si hay atrofia de cualquier músculo, sobre todo en la parte superior de los brazos, y pide al paciente que apriete tus manos para evaluar la fuerza y simetría de agarre.

A continuación, revisa las piernas para evaluar el desarrollo muscular, la simetría, el color y la distribución del vello. Después, para valorar la fuerza muscular, solicita al paciente que se siente en el borde de la mesa de exploración y extienda las piernas horizontalmente. Un paciente que puede mantener esta posición durante 2 min demuestra fuerza normal. Examina los pies para comprobar el tamaño y observa si existen lesiones, callos, juanetes o marcas de los calcetines o zapatos. Revisa los dedos y los espacios entre ellos en busca de maceración y fisuras.

> Examina los pies para evaluar el tamaño y observa si existen lesiones, callos, juanetes o marcas provocadas por los calcetines o zapatos.

Palpación

Palpa la glándula tiroides y los testículos, las únicas glándulas endocrinas accesibles a la palpación. No podrás palpar la glándula tiroides en todos los pacientes. Sin embargo, cuando la examines debe ser lisa, de lóbulos finos, sin dolor y suave o firme. Debes sentir las secciones de la glándula (véase *Cómo palpar la tiroides*, p. 529).

Un nódulo tiroideo se siente como un nudo, protuberancia o inflamación; un nódulo firme, fijo, puede ser un tumor. Ten cuidado de no confundir la musculatura gruesa del cuello con una tiroides aumentada de tamaño o con bocio.

Los testículos deben ser firmes a la palpación y de alrededor de 2 cm de largo antes de la pubertad. A los 16 años, los testículos deben medir alrededor de 4.5 cm de largo (el rango normal es de 3.5-5.5 cm). Palpa el cordón espermático mientras el paciente se encuentre de pie.

Signos, signos, en todos lados hay signos

Intenta provocar el signo de Chvostek o el signo de Trosseau si sospechas que el paciente presenta hipocalcemia (bajas concentraciones séricas de calcio) relacionada con la secreción deficiente o ineficaz de PTH, causada por hipoparatiroidismo o por la extirpación quirúrgica de las glándulas paratiroides. Para producir el signo de Chvostek, da ligeros golpes con el dedo en el nervio facial al frente de la oreja; si el músculo facial se contrae en dirección a la oreja, la prueba es positiva para hipocalcemia. Para provocar el signo de Trousseau, coloca el manguito del baumanómetro en el brazo del paciente e ínflalo por encima de la presión sistólica. En una prueba positiva, el paciente mostrará un espasmo carpiano (la contracción ventral del pulgar y de los dedos) en un lapso de 3 min.

Auscultación

Si palpas una tiroides agrandada, auscúltala en busca de soplos sistólicos, signo de hipertiroidismo. Los soplos ocurren cuando el flujo sanguíneo acelerado que circula a través de las arterias tiroideas causa vibraciones.

Cómo palpar la tiroides

Para palpar la tiroides de frente, como se muestra, párate frente al paciente y coloca tu dedo índice y los dedos medios debajo del cartílago cricoides en ambos lados de la tráquea. Palpa el istmo de la tiroides mientras el paciente traga. Después pide que flexione el cuello hacia el lado que estás examinando mientras palpas suavemente cada lóbulo. En la mayoría de los casos, solamente sentirás el istmo que conecta los dos lóbulos. Sin embargo, si el paciente tiene el cuello delgado, podrás sentir la glándula completa. Si el cuello del paciente es corto y grueso, resultará difícil palpar una tiroides agrandada.

Cómo localizar los lóbulos

Para localizar el lóbulo derecho, utiliza la mano derecha a fin de desplazar un poco el cartílago tiroides hacia la derecha. Engancha tu dedo índice izquierdo y los dedos medios alrededor del musculo esternocleidomastoideo para palpar el agrandamiento de la tiroides. Después examina el lóbulo izquierdo y utiliza tu mano izquierda para desplazar el cartílago tiroides y tu mano derecha para palpar el lóbulo.

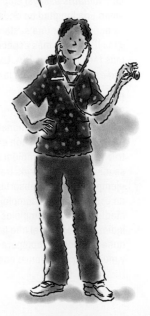

Ausculta en busca de soplos colocando la campana del estetoscopio sobre uno de los lóbulos laterales de la tiroides y escucha para detectar un sonido acelerado, bajo y suave.

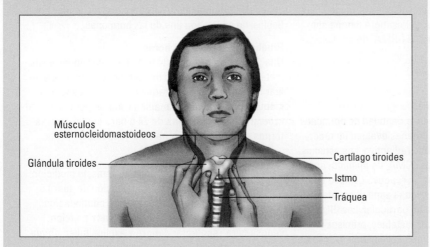

Músculos esternocleidomastoideos

Glándula tiroides

Cartílago tiroides

Istmo

Tráquea

Para auscultar los soplos, coloca la campana del estetoscopio sobre uno de los lóbulos laterales de la tiroides y después escucha cuidadosamente un sonido acelerado, bajo. Para garantizar que el ruido traqueal no enmascare los soplos, pide al paciente que contenga la respiración mientras lo auscultas.

Para distinguir un soplo arterial de un zumbido arterial, primero escucha el sonido acelerado; después, ocluye suavemente la vena yugular con tus dedos en el lado que estás auscultando y escucha nuevamente. Un zumbido venoso (producido por el flujo sanguíneo yugular) desaparece durante la compresión venosa; un soplo arterial, no.

Pruebas diagnósticas

La función endocrina se evalúa por medio de pruebas directas, indirectas y de provocación, y mediante estudios radiográficos.

Pruebas directas

Las pruebas directas son el método más utilizado, al medir las concentraciones hormonales en la sangre o la orina. Sin embargo, las mediciones precisas requieren técnicas especiales, puesto que el cuerpo contiene cantidades muy pequeñas de hormonas (véase *Métodos de pruebas directas*).

Métodos de pruebas directas

Los métodos de pruebas directas usados para medir las concentraciones hormonales en la sangre u orina son:
• Estudios inmunorradiométricos (IRMA, de *immunoradiometric assays*)
• Radioinmunoanálisis (RIA)
• Pruebas de orina de 24 h

Estudios inmunorradiométricos
Los IRMA se utilizan para medir la cantidad de hormonas peptídicas y proteicas. Estas pruebas evalúan un receptor antisérico marcado con yodo radiactivo. Los estudios inmunoquimicoluminométricos (ICMA, de *immunochemiluminometric assays*) emplean un reactivo químico que emite una longitud de onda luminosa específica cuando es activado por una sustancia en particular. Los IRMA y los ICMA son más específicos, estables, precisos y más fáciles que los RIA. Las pruebas llamadas *estudios radiorreceptores* miden la actividad de la hormona.

Radioinmunoanálisis
En el RIA, técnica utilizada para determinar muchas concentraciones hormonales, se incuba sangre u orina (o extracto de orina) con el anticuerpo hormonal y un trazador hormonal radiomarcado (antígeno). Después se miden los complejos trazadores de anticuerpos. Por ejemplo, el carbón absorbe y elimina una hormona que no está unida a su complejo trazador de antígeno. La medición de los complejos radiomarcados restantes indica el grado en el que la muestra de la hormona bloquea la unión, en comparación con una curva estándar, y muestran reacciones con cantidades de hormonas

conocidas. Aunque el RIA proporciona resultados confiables, no mide cada una de las hormonas.

Pruebas de orina de 24 horas
Una prueba de orina de 24 h mide las hormonas y sus metabolitos. La medición de metabolitos ayuda a evaluar las hormonas excretadas en cantidades virtualmente indetectables. El médico tratante por lo general ordena pruebas de orina de 24 h para confirmar trastornos suprarrenales, renales y gonadales.

Consideraciones para enfermería
Para todos los tipos de pruebas directas, la medición de hormonas debe incluir la recolección de suero u orina. Sigue los pasos presentados a continuación:
• Indica al paciente que se realizará una punción venosa para recolectar sangre y explica quién obtendrá las muestras y cuándo se realizarán.
• Explica que las pruebas exactas pueden necesitar varias muestras de sangre tomadas en diferentes horas del día debido a que los factores fisiológicos (como estrés, dieta, secreciones episódicas y ritmos corporales) pueden alterar la cantidad de hormonas circulantes.
• Explica que la orina se va a obtener durante 24 h con el dispositivo de recolección proporcionado y que si accidentalmente se desecha una muestra, deberá reiniciarse la recolección.
• Para obtener mejores resultados, mantén la muestra de orina de 24 h en hielo durante el período de recolección.

Pruebas indirectas

Las pruebas indirectas miden la sustancia que una hormona en particular controla, pero no mide la hormona en sí. Por ejemplo, las mediciones de glucosa ayudan a evaluar la insulina y las mediciones de calcio ayudan a evaluar la actividad de la PTH. Aunque los radioinmunoanálisis miden estas sustancias directamente, las pruebas indirectas son más fáciles y menos costosas.

La cantidad de glucosa obtenida indirectamente reflejará con precisión la eficacia de la insulina, pero diversos factores no relacionados con un problema endocrino pueden afectar las concentraciones de calcio. Por ejemplo, las concentraciones anómalas de proteínas pueden conducir a cantidades de calcio aparentemente anormales porque prácticamente la mitad del calcio se une a las proteínas plasmáticas. Por lo tanto, descarta otras posibilidades antes de suponer que una concentración de calcio fuera de rango refleja un desequilibrio de la PTH.

Pruebas de provocación

Las pruebas de provocación ayudan a determinar la función de reserva de las glándulas endocrinas cuando otras pruebas muestran concentraciones hormonales en el límite o no pueden indicar con precisión el sitio de la anomalía. Por ejemplo, una cantidad de cortisol inusualmente baja puede indicar hipofunción suprarrenal o reflejar de forma indirecta una hipofunción hipofisaria.

Las pruebas de provocación trabajan sobre este principio: estimular una glándula hipoactiva y suprimir una hiperactiva, dependiendo del trastorno que se sospecha sufre el paciente. Una concentración hormonal que no aumenta con estímulo confirma la hipofunción primaria. La secreción de hormonas que continúa después de la supresión confirma la hiperfunción.

Estudios radiográficos

Los estudios radiográficos se realizan en conjunto con o después de otras pruebas. Los estudios de tomografía computarizada (TC) y resonancia magnética (RM) valoran una glándula al proporcionar imágenes topográficas, tridimensionales y de alta resolución de la estructura glandular, mientras que los estudios de imágenes nucleares ayudan a determinar la causa del hipertiroidismo.

Los rayos X de rutina ayudan a evaluar la forma en la que una disfunción endocrina afecta los tejidos corporales, aunque no revelan las glándulas endocrinas. Por ejemplo, una radiografía ósea, ordenada de rutina por sospecha de un trastorno paratiroideo, puede mostrar los efectos del desequilibrio de calcio.

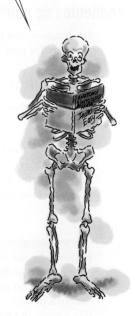

Una radiografía ósea de rutina ordenada por sospecha de un trastorno paratiroideo puede demostrar los efectos de un desequilibrio de calcio. Muy interesante…

Tratamientos

Aquí encontrarás información práctica sobre los tratamientos para pacientes con trastornos endocrinos. Desempeñarás un papel crucial al preparar a estos pacientes para el tratamiento, dar seguimiento durante y después del tratamiento y enseñarles los diversos aspectos del autocuidado.

Tratamiento farmacológico

Los medicamentos utilizados con frecuencia para tratar trastornos endocrinos incluyen:
- Corticoesteroides para inflamación e insuficiencia suprarrenal
- Antidiabéticos para disminuir la glucemia en casos de diabetes mellitus de tipo 1 y 2, y cetoacidosis diabética
- Glucagón para hipoglucemia
- Medicamentos que afectan las concentraciones de calcio para la enfermedad de Paget e hipocalcemia
- Hormonas hipofisarias para algunas formas de diabetes insípida y la deficiencia de la hormona de crecimiento hipofisaria
- Antagonistas de la hormona tiroidea para hipertiroidismo
- Hormona tiroidea para hipotiroidismo

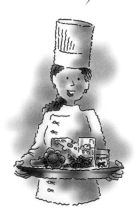

Los requerimientos nutricionales de un paciente incluyen una dieta bien balanceada que contenga todos los nutrientes necesarios.

Tratamientos no quirúrgicos

Los tratamientos no quirúrgicos para trastornos endocrinos incluyen planes alimenticios para diabetes y administración de yodo radiactivo (^{131}I).

Planes alimenticios para la diabetes

Los especialistas en diabetes consideran los planes alimenticios como la piedra angular del cuidado diabético, ya que controlan directamente la fuente principal de glucosa. El consumo alimenticio del paciente debe controlarse cuidadosamente para evitar grandes fluctuaciones en la cantidad de glucosa en la sangre. Si el paciente utiliza insulina o sulfonilureas, recuerda la importancia de adherirse aún con mayor cuidado al plan alimenticio aprobado para evitar la hipoglucemia.

En equilibrio

Los requerimientos nutricionales del paciente incluyen una dieta bien balanceada que contenga todos los nutrientes necesarios. Sin embargo, para evitar grandes variaciones de glucosa en la sangre, el paciente necesita regular con cuidado el consumo de proteínas, grasas y, especialmente, hidratos de carbono. En la actualidad, la American Dietetic Association y la American Diabetes Association recomiendan una valoración nutricional individual para determinar el tratamiento médico nutricional adecuado. La composición de hidratos de carbono, proteínas y grasas será variable según las metas terapéuticas. El objetivo para el consumo de grasas es el mismo que el de una persona sin diabetes: 20-35 % de las calorías totales. La calidad de la grasa es más importante que la cantidad.

Preparación del paciente

Si el paciente requiere un plan alimenticio, sigue estos pasos:

- Explica al paciente que el plan alimenticio le ayudará a controlar la cantidad de glucosa en la sangre.
- Realiza una detallada anamnesis alimenticia, recordando que las dificultades con el plan alimenticio diabético pueden dar como resultado limitaciones innecesarias en las preferencias alimenticias y hábitos del paciente. Considerar no sólo lo que come, sino cuándo lo hace, será de ayuda para que tú y el paciente establezcan la alimentación apropiada y los horarios para los refrigerios (colaciones).
- Determina cuáles son los conocimientos del paciente sobre los planes alimenticios para la diabetes. Si el paciente tendrá un sistema de intercambio, explica lo que necesita para mantener un control de todos los alimentos que consume y categorízalos de acuerdo con los intercambios de alimentos. Menciona que no deben omitirse alimentos, incluso los llamados *dietéticos*.

Concéntrate en lo dulce

- Asegúrate de hablar sobre los azúcares concentrados (alimentos ricos en azúcares simples) con el paciente. Antes, las dietas para diabéticos prohibían estos alimentos (helado, galletas, dulces y pastelería). Los estudios que categorizan los alimentos según su índice glucémico (concentración de glucosa en sangre después de ingerirlos) demuestran que la restricción completa puede ser innecesaria. Las papas al horno, por ejemplo, tienen un índice glucémico más elevado que el helado. Hallazgos como éste llevan a los investigadores a estudiar los planes alimenticios para diabéticos de manera más minuciosa. Sin embargo, alienta al paciente a continuar teniendo cuidado con los azúcares concentrados si la pérdida de peso es un objetivo. Posiblemente el paciente aún necesite evitarlos hasta que su diabetes esté bien controlada.
- Contacta con un dietista para que enseñe al paciente a planear los alimentos. El dietista puede recomendar un sistema de intercambio de alimentos, basado en el contenido de hidratos de carbono, grasas y proteínas de seis grupos básicos de alimentos. El método permite una mayor flexibilidad en la planeación de menús. Los grupos de intercambio incluyen productos lácteos, vegetales, frutas, panes, carnes y grasas.

Las antiguas dietas para diabéticos prohibían azúcares concentrados, aunque los estudios de índice glucémico demuestran que la restricción total puede ser innecesaria.

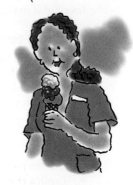

Control y cuidados posteriores

Si al paciente le diagnosticaron diabetes en fechas recientes con concentraciones muy altas de glucosa en sangre, es posible que requiera hospitalización mientas se observa la cantidad de glucosa en la sangre y se inicia el tratamiento con insulina. Durante su estancia, sigue los pasos que aparecen a continuación:

- Valora en busca de signos de hipoglucemia, nerviosismo, diaforesis, temblor, mareos, fatiga, síncope y posiblemente convulsiones o coma.

- También busca signos de hiperglucemia, como poliuria, polidipsia y deshidratación.
- Finalmente, mantente alerta en busca de signos de cetoacidosis, como aliento con olor afrutado, deshidratación, pulso rápido y débil, náuseas, vómitos, dolor abdominal y respiración de Kussmaul. Asegúrate de valorar en busca de cetonas en la orina si la glucemia es mayor de 300 mg/dL.

Instrucciones para la atención domiciliaria

Capacita al paciente para que ajuste su plan alimenticio cuando realice actividades adicionales o ejercicio. Si el paciente consume muchos alimentos en restaurantes, pide al dietista que le muestre cómo seleccionar un menú que se ajuste a su plan. Si resulta apropiado, enséñale como obtener las listas de composición nutricional en los restaurantes de comida rápida.

Para un paciente con sobrepeso, implementa medidas de reducción de peso como se ordenaron, y explícale el plan de alimentación de reducción de calorías. Sugiere un grupo de apoyo, como Weight Watchers u Overeaters Anonymous, si es necesario.

Administración de yodo-131

La administración de yodo-131 (^{131}I), una forma de radioterapia, trata el hipertiroidismo, en particular la enfermedad de Graves, y es un tratamiento auxiliar del cáncer tiroideo. Reduce el tejido funcional de la tiroides, disminuye la cantidad de hormonas tiroideas circulantes y destruye las células malignas.

La increíble tiroides que se encoje

Después de la ingestión oral, el ^{131}I se absorbe rápidamente y se concentra en la tiroides como si fuera yodo normal, dando como resultado una tiroiditis aguda por radiación y atrofia gradual de la tiroides. El ^{131}I causa que los síntomas disminuyan después de aproximadamente 3 semanas y ejerce su efecto total hasta después de 3-6 meses.

Preparación del paciente

Sigue estos pasos antes de la administración de ^{131}I:
- Explica el procedimiento al paciente y comprueba si existen alergias al yodo.
- A menos que esté contraindicado, instruye al paciente para interrumpir los antagonistas de la hormona tiroidea 4-7 días antes la administración de ^{131}I, porque estos fármacos reducen la sensibilidad de las células tiroideas a la radiación.
- Pide al paciente que ayune durante la noche, porque los alimentos pueden retrasar la absorción de ^{131}I.
- Verifica que el paciente no esté tomando carbonato de litio, el cual puede interactuar con el ^{131}I y causar hipotiroidismo.

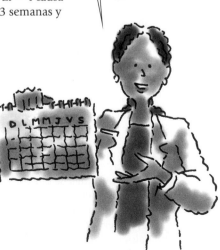

El ^{131}I ejerce su efecto total hasta 3-6 meses después del tratamiento.

- Informa al paciente que no debe administrarse el ^{131}I si presenta vómitos o diarrea graves, ya que estas condiciones reducen su absorción.

Control y cuidados posteriores

Después de la administración de ^{131}I, el paciente generalmente es dado de alta con las instrucciones apropiadas. Sin embargo, puede permanecer en el hospital para ser observado si recibió una dosis excepcionalmente grande o si el tratamiento fue para cáncer. En estos casos, sigue las precauciones para radiación durante 3 días.

> Indica al paciente que evite el contacto cercano con niños pequeños y mujeres embarazadas durante 7 días después del tratamiento con ^{131}I.

Instrucciones para la atención domiciliaria

Antes del alta, instruye al paciente para:

- Beber una gran cantidad de líquido durante 48 h para acelerar la excreción del ^{131}I.
- Orinar en un recipiente con recubrimiento de plomo durante 48 h.
- Emplear utensilios desechables para comer y evitar el contacto cercano con niños pequeños y mujeres embarazadas durante 7 días después del tratamiento (si una enfermera embarazada es quien atiende, coordina para que otro enfermero o enfermera cuide al paciente).
- Eliminar la orina, la saliva y los vómitos de forma apropiada, debido a que la orina y la saliva serán ligeramente radiactivas durante 24 h y los vómitos serán altamente radiactivos durante 6-8 h después del tratamiento.
- Esperar mejoría en varias semanas, aunque los efectos máximos no ocurrirán hasta transcurridos 3-6 meses.
- Informar dolor, hinchazón, fiebre y otros signos y síntomas que podrían ser resultado del tratamiento por radiación, ya que son fáciles de tratar cuando se informan.
- Evitar la concepción durante varios meses después del tratamiento (si el paciente es una mujer en edad fértil).

Cirugía

El tratamiento quirúrgico de los trastornos endocrinos incluye adrenalectomía, hipofisectomía y tiroidectomía.

Adrenalectomía

La *adrenalectomía*, o la resección o extirpación de una o ambas glándulas suprarrenales, es el tratamiento de elección para la hiperfunción suprarrenal y el hiperaldosteronismo. También se utiliza para tratar los tumores suprarrenales, como adenomas y feocromocitomas, y se ha empleado como auxiliar en el tratamiento de los cánceres de mama y próstata. El pronóstico es bueno cuando la adrenalectomía se utiliza para tratar adenomas suprarrenales. Sin embargo, es menos favorable para los carcinomas suprarrenales.

Preparación del paciente

Antes de la adrenalectomía, sigue estos pasos:

- Anticipa el suministro de suplementos orales o i.v. de potasio para corregir concentraciones séricas bajas de potasio. Valora los movimientos musculares y un signo positivo de Chvostek (indicaciones de alcalosis).
- Mantén al paciente con una dieta baja en sodio y alta en potasio, según lo ordenado, para ayudar a corregir la hipernatremia.
- Administra antagonistas de aldosterona, según lo ordenado, para controlar la presión arterial.
- Explica al paciente que la cirugía puede curar la hipertensión si es causada por un adenoma.

Un ambiente relajante

- Proporciona apoyo emocional y un ambiente controlado al paciente con hiperfunción suprarrenal a fin de compensar la inestabilidad emocional. Si se indica, administra un sedante para promover el descanso.
- Anticipa suministrar medicamentos para controlar la hipertensión del paciente, edema, diabetes y signos y síntomas cardiovasculares, así como su creciente tendencia a desarrollar infecciones.
- Según la indicación, administra glucocorticoides la mañana de la cirugía para ayudar a prevenir una insuficiencia suprarrenal aguda durante el procedimiento.

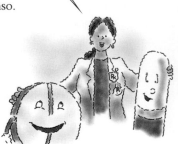

Anticipa el suministro de medicamentos para controlar la hipertensión del paciente, edema, diabetes y signos y síntomas cardiovasculares, así como su creciente tendencia a desarrollar infecciones.

Control y cuidados posteriores

Después de la adrenalectomía, sigue estos pasos:

- Valora cuidadosamente las constantes vitales del paciente, observando los indicios de *shock* causado por hemorragia.
- Ten en cuenta que la hipertensión postoperatoria es frecuente, pues el tratamiento de las glándulas suprarrenales estimula la liberación de catecolaminas.
- Observa en busca de debilidad, náuseas y vómitos, que puedan indicar hiponatremia.
- Utiliza una técnica estéril al cambiar los apósitos para reducir al mínimo el riesgo de infección.
- Administra analgésicos para el dolor y esteroides de reemplazo según la indicación.

Control de crisis

- Recuerda que los glucocorticoides de la corteza suprarrenal son esenciales para la vida y deben ser reemplazados para prevenir una crisis suprarrenal hasta que el eje hipotalámico-hipofisario-suprarrenal vuelva a funcionar.
- Si el paciente tenía hiperaldosteronismo primario, tendrá una supresión de la renina preoperatoria, dando como resultado hipoaldosteronismo postoperatorio. Valora cuidadosamente el contenido sérico de potasio; puede desarrollarse hipercalemia si el paciente está recibiendo espironolactona, un diurético ahorrador de potasio para

el control de la hipertensión postoperatoria. Puede estar indicada la fludrocortisona.

Instrucciones para la atención domiciliaria

Antes del alta, sigue estos pasos:

- Explica al paciente la importancia de tomar los medicamentos recetados según las indicaciones. Si el paciente tuvo una adrenalectomía unilateral, explícale que puede disminuir los medicamentos en pocos meses, cuando la glándula restante reanude la función y la hipófisis reinicie la secreción de corticotropina.
- Verifica que el paciente entienda que retirar de forma repentina los esteroides puede precipitar la crisis suprarrenal y que necesita seguimiento médico continuo para ajustar la dosis de esteroides apropiadamente durante las etapas de estrés o enfermedad.

Lenguaje de señas

- Describe los signos de insuficiencia suprarrenal y verifica que el paciente entienda la manera en que esto puede convertirse en una crisis suprarrenal si no se trata. Explica cómo aprovechar la dosis de esteroides orales en tiempos de enfermedad y cómo administrar esteroides i.m. cuando no pueda tolerar los esteroides orales. Menciona que consulte al médico si experimenta reacciones adversas, como aumento de peso, acné, dolores de cabeza, fatiga e incremento de la frecuencia urinaria, que pueden indicar una sobredosis de esteroides. Aconseja tomar los esteroides prescritos con las comidas o antiácidos para reducir la irritación gástrica.
- Si el paciente tenía hiperfunción suprarrenal, comenta que habrá una reversión de las características físicas de la enfermedad durante los próximos meses. Sin embargo, advierte que la mejoría en la apariencia física no significa que la medicación pueda interrumpirse.
- Aconseja al paciente que utilice artículos de identificación médica para asegurar una atención médica adecuada en una urgencia.

Hipofisectomía

Las técnicas microquirúrgicas han invertido de forma dramática la gran mortalidad previamente asociada con la extirpación de tumores hipofisarios y de la silla turca. La hipofisectomía transesfenoidal es hoy en día el tratamiento de elección para los tumores hipofisarios, que pueden causar acromegalia, gigantismo y enfermedad de Cushing. La cirugía también sirve como una medida paliativa para pacientes con cáncer de mama o de próstata metastásico, para aliviar el dolor y reducir las secreciones hormonales que estimulan el crecimiento neoplásico.

Negocio riesgoso

La hipofisectomía puede realizarse subfrontalmente (abordaje de la silla turca a través del cráneo) o transesfenoidalmente (entrando desde el aspecto interno del labio superior a través del seno esfenoidal) (véase *Hipofisectomía transesfenoidal*, p. 538). El abordaje subfrontal conlleva

Hipofisectomía transesfenoidal

Cuando un tumor de la hipófisis se limita únicamente a la silla turca, el médico realiza una hipofisectomía transesfenoidal. Para el procedimiento, el paciente se coloca en una posición reclinada y se administra un anestésico general. El médico realiza una incisión en el aspecto interno del labio superior para que pueda entrar en la silla turca a través del seno esfenoidal a fin de eliminar el tumor.

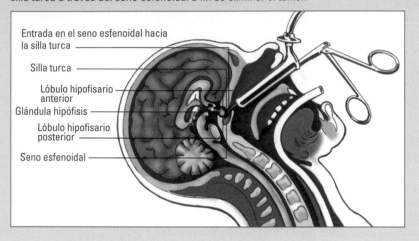

Entrada en el seno esfenoidal hacia la silla turca

Silla turca

Lóbulo hipofisario anterior

Glándula hipófisis

Lóbulo hipofisario posterior

Seno esfenoidal

un alto riesgo de mortalidad o complicaciones, por ejemplo, pérdida del olfato y del gusto de forma permanente, o diabetes insípida grave. Como consecuencia, este abordaje se utiliza con poca frecuencia (en casos donde un tumor causa marcada extensión subfrontal o subtemporal y con participación del quiasma óptico).

Preparación del paciente

Antes de la hipofisectomía, sigue estos pasos:

- Informa al paciente que se administrará un anestésico general y que podría permanecer en la unidad de cuidados intensivos después de la cirugía hasta 48 h para un seguimiento cuidadoso.
- Explica que un catéter nasal y el taponamiento permanecerán colocados por lo menos 1 día después de la cirugía, así como una sonda urinaria a permanencia.
- Coordina las pruebas y exámenes apropiados según lo ordenado. Por ejemplo, si el paciente tiene acromegalia, necesitará una evaluación cardíaca minuciosa, porque puede tener una isquemia miocárdica incipiente. Si el sujeto tiene la enfermedad de Cushing, se necesitarán controles de presión sanguínea y concentraciones séricas de potasio.
- Coordina una prueba de campo visual que sirva como referencia para el paciente.
- Revisa el régimen preoperatorio de medicamentos si corresponde. Si el paciente padece hipotiroidismo, puede necesitar terapia de reemplazo

hormonal (TRH). A muchos pacientes se les administra hidrocortisona i.v. antes y después de la cirugía.

Control y cuidados posteriores

Después de la hipofisectomía, sigue estos pasos:

- Mantén al paciente en reposo en cama durante 24 h después de la cirugía y después motívalo para la deambulación.
- Mantén la cabecera de la cama elevada para evitar aplicar tensión o presión en la línea de sutura.
- Enséñale a no estornudar, toser, limpiarse la nariz o inclinarse durante varios días para evitar que se altere la línea de sutura.
- Administra analgésicos suaves, según indicación, para el dolor de cabeza causado por la pérdida del líquido cefalorraquídeo durante la cirugía o para el dolor paranasal. El dolor nasal típico suele desaparecer cuando se extraen los catéteres y el taponamiento, generalmente 24-72 h después de la cirugía.
- Anticipa que el paciente pueda desarrollar diabetes insípida transitoria, por lo general 24-48 h después de la cirugía. Mantente alerta por cualquier aumento de la sed y del volumen de la orina con una densidad relativa baja.
- Si ocurre diabetes insípida, reemplaza los líquidos y administra acetato de desmopresina líquida o sublingual (DDAVP), según lo ordenado. Con estas medidas, la diabetes insípida generalmente se resuelve en 72 h.
- Coordina que se realicen pruebas de campo visual tan pronto como sea posible y que se comparen los resultados con los valores de referencia del paciente, pues los nuevos defectos de visión pueden indicar una hemorragia.
- Obtén una muestra de suero para medir la cantidad de hormonas hipofisarias y evaluar la necesidad de reemplazo hormonal.

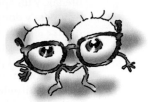

Coordina que se realicen pruebas del campo visual tan pronto como sea posible y compara los resultados con los valores de referencia del paciente. Nuevos defectos visuales pueden indicar hemorragia.

Instrucciones para la atención domiciliaria

Antes del alta, sigue estos pasos:

- Instruye al paciente para que informe de inmediato los signos de diabetes insípida. Explica que puede necesitar limitar la ingestión de líquidos o tomar los medicamentos prescritos.
- Informa al paciente con hiperprolactinemia que el seguimiento necesitará visitas durante varios años, porque las recaídas son posibles. Explica que se puede prescribir bromocriptina, que inhibe la secreción de prolactina, si ocurre una recaída.
- Aconseja al paciente que cepille sus dientes con cuidado con un cepillo suave para evitar afectar la línea de sutura. Indica, además, que puede utilizar un enjuague bucal.
- Explica al paciente que puede necesitar TRH como resultado de una menor secreción hipofisaria de las hormonas trópicas. Si el cortisol o el reemplazo de la hormona tiroidea se vuelven necesarios, enseña al individuo a reconocer los signos de dosis excesiva o insuficiente.
- Recomienda al paciente que utilice artículos de identificación médica.

Tiroidectomía

La tiroidectomía (extirpación total o parcial de la glándula tiroides) se realiza para tratar el hipertiroidismo, la obstrucción respiratoria por bocio y el cáncer de tiroides. La tiroidectomía subtotal, la cual reduce la secreción de la hormona tiroidea, se utiliza para corregir el hipertiroidismo cuando el tratamiento farmacológico falla o la radioterapia está contraindicada. También puede tratar eficazmente el bocio difuso. Después de la cirugía, el tejido tiroideo restante normalmente suministra suficiente hormona tiroidea para llevar a cabo la función normal, aunque más tarde puede presentarse hipotiroidismo.

Preparación del paciente

Antes de la tiroidectomía, sigue estos pasos:

- Explica al paciente que la tiroidectomía eliminará el tejido tiroideo enfermo o, si es necesario, la glándula completa.
- Explica que se realizará una incisión en el cuello y se colocará un drenaje y un apósito después de la cirugía, y que puede experimentar ronquera y dolor de garganta por la intubación y la anestesia. Tranquiliza al paciente y menciona que se administrarán analgésicos para controlar el dolor.
- Verifica que el paciente haya seguido los regímenes de medicamentos preoperatorios, lo que hará que la glándula eutiroidea (una glándula tiroides que funciona normalmente) prevenga la tirotoxicosis durante la cirugía. Estos regímenes pueden haber incluido propiltiouracilo o metimazol, que se inician por lo general 4-6 semanas antes de la cirugía.
- Debes esperar que se administre yodo al paciente durante 10-14 días antes de la cirugía para reducir la vascularización de la glándula y así prevenir un sangrado excesivo. También puede prescribirse propranolol para reducir el exceso de efectos simpáticos. Notifica al médico inmediatamente si el paciente no ha seguido el régimen de medicamentos.
- Si es necesario, realiza un electrocardiograma (ECG) para evaluar el estado cardíaco.

Control y cuidados posteriores

Después de la tiroidectomía, sigue estos pasos:

- Presta atención a los signos de dificultad respiratoria. Un colapso traqueal, acumulación de moco en la tráquea, edema laríngeo y parálisis de las cuerdas vocales pueden causar obstrucción respiratoria con estridor repentino e inquietud. Mantén una bandeja de traqueotomía en la cabecera del paciente por 24 h después de la cirugía y mantente alerta para ayudar con una traqueotomía de urgencia si es necesario.
- Permanece alerta a las indicaciones de crisis tiroidea (un aumento repentino y peligroso de los signos de tirotoxicosis), una complicación poco frecuente pero grave. En la crisis tiroidea, el pulso y la respiración se elevan a niveles peligrosos y la temperatura aumenta rápidamente.

> Mantente alerta a las indicaciones de crisis o tormenta tiroidea, una complicación poco frecuente pero grave.

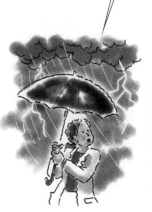

- Mantén al paciente en una posición de semi-Fowler elevada para promover el retorno venoso de la cabeza y el cuello, y para disminuir el flujo dentro de la herida.
- Revisa en busca de daño del nervio faríngeo y pide al paciente que hable tan pronto como despierte de la anestesia.
- Valora para detectar cualquier signo de hemorragia, la cual puede causar *shock*, compresión traqueal y dificultad respiratoria. Evalúa el apósito del paciente y palpa la parte posterior del cuello, donde tiende a fluir el material de drenaje. Espera alrededor de 50 mL de drenaje en las primeras 24 h; si no encuentras material de drenaje, revisa si hay torsiones o si es necesario restablecer la aspiración. Espera un drenaje escaso después de 24 h.

Un dolor en el cuello

- Según lo ordenado, administra un analgésico para aliviar el dolor de cuello o garganta. Tranquiliza al paciente y comenta que la molestia debe desaparecer en unos días.
- Valora en busca de hipocalcemia, que puede ocurrir cuando los huesos con carencia de calcio provocada por el hipertiroidismo comienzan a sanar, absorbiendo rápidamente calcio de la sangre o si las glándulas paratiroides se lesionan o destruyen. Revisa si hay signos positivos de Chvostek y Trousseau, que son indicadores de irritabilidad neuromuscular causada por hipocalcemia. Mantén disponible gluconato de calcio para administración i.v.

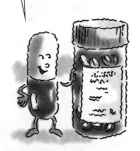

Si ocurrió daño en las paratiroides durante la cirugía, es posible que el paciente necesite complementos de calcio.

Instrucciones para la atención domiciliaria

Antes del alta, sigue estos pasos:
- Si el paciente ha sufrido una tiroidectomía subtotal o total, o si las glándulas paratiroides están lesionadas o destruidas, explica la importancia de tomar regularmente el reemplazo de hormona tiroidea prescrito. Enséñale a reconocer e informar los signos de hipotiroidismo e hipertiroidismo.
- Si ocurrió daño de las paratiroides durante la cirugía, explica al paciente que puede ser necesario que tome complementos de calcio. Capacítalo para reconocer los signos de advertencia de la hipocalcemia.
- Indica al paciente que debe mantener el sitio de la incisión limpio y seco.
- Coordina las citas de seguimiento según la necesidad y explica al paciente que el médico necesita revisar la herida y las concentraciones séricas de hormona tiroidea.

Consejos sobre moda

- Ayuda al paciente a sobrellevar las preocupaciones sobre su apariencia. Sugiere cuellos con botones abiertos, blusas y camisas de cuello alto, joyas o bufandas que pueden ocultar la herida hasta que cicatrice. El médico puede recomendar una loción corporal suave para suavizar la cicatriz y mejorar su apariencia.

Diagnóstico enfermero

Cuando los pacientes con trastornos endocrinos se encuentren bajo tu cuidado, generalmente utilizarás diversos diagnósticos enfermeros. Éstos aparecen a continuación, junto con intervenciones de enfermería apropiadas y sus justificaciones. *Véase* "Listado por dominio de los Diagnósticos NANDA-I (2015-2017)", p. 940, donde encontrarás una lista completa de diagnósticos NANDA.

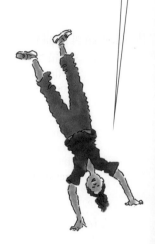

Motiva la actividad y ejercicio con base en las capacidades y limitaciones del paciente. Las sillas de ruedas pueden ser demasiado, aunque no lo parezca.

Desequilibrio nutricional: superior a las necesidades corporales

Relacionada con el aumento del apetito, la elevada ingestión de calorías, la incapacidad para usar nutrientes y la inactividad, el *desequilibrio nutricional: superior a las necesidades corporales* está asociado con muchos trastornos, incluyendo el síndrome de Cushing y la diabetes mellitus.

Resultados esperados

- El paciente expresa sentimientos sobre su peso.
- La persona planifica menús adecuados para la dieta prescrita.
- El paciente se adhiere a la dieta prescrita.

Intervenciones de enfermería y sus justificaciones

- Obtén la historia dietética del paciente. Los cambios permanentes de peso comienzan con el examen de los factores contribuyentes. Proporciona al paciente una copia escrita de un plan alimenticio basado en calorías. Obtén una consulta dietética si es necesario. Evalúa los hábitos alimenticios del paciente e incluye sus alimentos preferidos en el plan alimenticio.
- Proporciona apoyo y motivación al paciente a medida que intenta cambiar la ingestión de calorías. La motivación proporciona refuerzo positivo y reduce la frustración.
- Fomenta la actividad y el ejercicio con base en la capacidad física y las limitaciones del paciente. El ejercicio no sólo ayuda al paciente a perder peso, también reduce el estrés y ayuda a frenar la alimentación relacionada con el estrés.
- Remite al paciente a los recursos de la comunidad según la disponibilidad y según sea necesario.

Insomnio

Relacionado con la ansiedad o el desequilibrio hormonal, el *insomnio* se asocia con trastornos como el hipertiroidismo, la diabetes insípida y la diabetes mellitus.

Resultados esperados

- El paciente identifica factores que previenen o interrumpen el sueño.
- La persona duerme_____ horas por noche.
- El paciente expresa una sensación de haber tenido un buen descanso.

Intervenciones de enfermería y sus justificaciones

- Motiva las prácticas de sueño y descanso regulares. Disminuye los estímulos ambientales. Proporciona al paciente una habitación tranquila, oscura y privada.
- Fomenta períodos de deambulación frecuentes y cortos.
- Administra medicamentos antihormonales según lo ordenado y sedantes por razón necesaria.
- Instruye al paciente y a la familia o cuidadores para que eliminen los alimentos que contienen cafeína, como café, té, cola y chocolate.
- Sugiere actividades recreativas tranquilas para fomentar el descanso y el sueño.

Trastornos endocrinos frecuentes

La disfunción endocrina presenta una de dos formas: *hiperfunción*, la cual da lugar a una producción o respuesta hormonal excesiva; o *hipofunción*, que es el reultado de una deficiencia relativa o absoluta de la hormona. El desequilibrio hormonal también puede clasificarse según el sitio de la enfermedad. La enfermedad dentro de una glándula endocrina causa *disfunción primaria*. La enfermedad causada por una disfunción fuera de una glándula endocrina en particular, pero que afecta a esa glándula o su hormona u hormonas, se denomina *disfunción secundaria*.

Enfermedad de Addison

La enfermedad de Addison, la forma más frecuente de hipofunción suprarrenal, se produce cuando se destruye más del 90 % de la glándula suprarrenal. Con el diagnóstico temprano y la terapia de reemplazo adecuada, el pronóstico para la hipofunción suprarrenal es bueno. La insuficiencia suprarrenal aguda, o crisis suprarrenal o addisonana, es una urgencia médica que requiere un tratamiento inmediato y riguroso.

Qué la causa

Aunque los trastornos autoinmunitarios son las causas más frecuentes de la enfermedad de Addison, también puede ser el resultado de:
- Tuberculosis
- Adrenalectomía bilateral
- Hemorragia dentro de la glándula suprarrenal
- Neoplasias
- Infecciones micóticas

La hipofunción suprarrenal secundaria puede ser causada por:
- Hipopituitarismo
- Suspensión abrupta del tratamiento a largo plazo con corticoesteroides
- La extirpación de un tumor no endocrino, secretor de corticotropina

Fisiopatología

En el proceso autoinmunitario de la enfermedad de Addison, los anticuerpos circulantes reaccionan de forma específica contra el tejido suprarrenal, lo que lleva a una disminución en la secreción de andrógenos, glucocorticoides y mineralocorticoides. La hipofunción suprarrenal también puede ser el resultado de un trastorno fuera de la glándula, en cuyo caso generalmente continúa la secreción de aldosterona. En un paciente con hipofunción suprarrenal, la crisis suprarrenal ocurre cuando el almacén corporal de glucocoticoides se agota por un traumatismo, infección, cirugía o cualquier otro estresor fisiológico.

Qué buscar

Cuando se trata de determinar la presencia de la enfermedad de Addison, debes buscar:
- Debilidad o fatiga
- Anorexia o pérdida de peso
- Náuseas o vómitos
- Estreñimiento o diarrea crónica
- Coloración bronce evidente en la piel, especialmente en los pliegues de la mano y sobre las articulaciones metacarpofalángicas, los codos y las rodillas
- Oscurecimiento de las cicatrices y áreas de vitíligo (ausencia de pigmentación)
- Aumento en la pigmentación de las membranas mucosas, especialmente la mucosa bucal
- Anomalías cardiovasculares, como hipotensión ortostática, disminución del tamaño del corazón y gasto cardíaco, y pulso débil e irregular
- Disminución de la tolerancia incluso con el menor estrés
- Coordinación deficiente
- Hipoglucemia en ayuno
- Deseo de consumir alimentos salados
- Amenorrea

Los efectos clínicos de la hipofunción suprarrenal secundaria se asemejan a los de la enfermedad de Addison, pero sin hiperpigmentación, hipotensión ni electrólitos anómalos. La crisis suprarrenal se caracteriza por una profunda debilidad y fatiga, *shock*, náuseas y vómitos intensos, hipotensión, deshidratación y ocasionalmente fiebre elevada.

Qué dicen las pruebas

- La disminución de los contenidos plasmáticos de cortisol y sodio sérico, así como el aumento de las concentraciones de

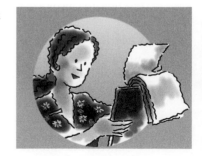

Hmmm… disminución de cortisol plasmático y sodio sérico, así como aumento de corticotropina, potasio sérico y BUN. ¡Sospecho hipofunción suprarrenal!

corticotropina, potasio sérico y nitrógeno ureico en sangre (BUN, de *blood urea nitrogen*), confirman la hipofunción suprarrenal.

- Las pruebas de estimulación con metirapona y corticotropina son estudios de provocación especiales que determinan si la hipofunción suprarrenal es primaria o secundaria.

Cómo se trata

El reemplazo de corticoesteroides, generalmente con cortisona o hidrocortisona (ambos tienen también un efecto de mineralocorticoide), es el tratamiento primario durante toda la vida de los pacientes con hipofunción suprarrenal primaria o secundaria. El tratamiento farmacológico también puede incluir fludrocortisona, la cual actúa como un mineralocorticoide para prevenir la deshidratación y la hipotensión.

La crisis suprarrenal requiere la administración rápida de dexametasona, hidrocortisona o ambas. El paciente recibe dosis posteriores de hidrocortisona i.v. hasta que su estado se estabiliza. Con un tratamiento adecuado, la crisis por lo general desaparece rápidamente, la presión arterial se estabiliza y las cantidades de líquido y sodio vuelven a la normalidad. Las dosis posteriores de mantenimiento oral de hidrocortisona conservan la estabilidad.

Qué hacer

- En una crisis suprarrenal, supervisa cuidadosamente las constantes vitales para detectar hipotensión, pérdida del volumen y otros signos de *shock* (disminución del nivel de conciencia y de la producción de orina). Observa si hay hipercalemia antes del tratamiento y si hay hipocalemia después del tratamiento (debido al excesivo efecto mineralocorticoide).
- Si el paciente también padece diabetes, controla frecuentemente las concentraciones de glucosa en la sangre, ya que el reemplazo de esteroides puede necesitar un cambio en la dosis de insulina. Anota con cuidado el peso y los ingresos y egresos, porque el paciente puede tener reducción del volumen. Pide al sujeto que consuma líquidos para reemplazar la pérdida excesiva de líquido hasta el inicio de los efectos mineralocorticoides.

El plato de la dieta

- Planea una dieta que mantenga el equilibrio de sodio y potasio. Si el paciente tiene anorexia, sugiere seis comidas pequeñas por día para aumentar la ingestión de calorías. Pide al dietista que proporcione una dieta rica en proteínas e hidratos de carbono.
- Observa al paciente a quien se administran esteroides para detectar signos de Cushing, como retención de líquidos alrededor de los ojos y el rostro. Observa para detectar desequilibrios hidroelectrolíticos, sobre todo si el paciente recibe mineralocorticoides.
- Evalúa la comprensión del paciente con respecto a su estado y tratamiento. Es importante mantener una dieta adecuada; conservar las

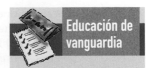

Educación de vanguardia

Consejos sobre enseñanza para la enfermedad de Addison

- Instruye al paciente sobre la terapia de reemplazo de cortisona durante toda la vida.
- Describe los signos y síntomas de sobredosis y dosis insuficiente, y explica que puede ser necesario aumentar la dosis durante períodos de estrés (p. ej., cuando sufre un resfriado). También necesita aprender cómo administrar esteroides i.m. en caso de no tolerar los esteroides orales.
- Advierte que las infecciones, las lesiones o el sudor profuso en climas calientes pueden precipitar las crisis.
- Instrúyelo para que siempre lleve una tarjeta de identificación médica y que utilice un brazalete que indique su nombre y la dosis de esteroides que necesita.
- Capacítalo para administrarse una inyección de hidrocortisona.
- Enséñale a tener un kit de urgencias con hidrocortisona en una jeringa preparada para usarla en períodos de estrés.
- Menciona que puede requerir cortisona adicional para prevenir una crisis después de cualquier momento de estrés.

concentraciones plasmáticas normales de sodio, potasio y cortisol; que el paciente comprenda la necesidad de tomar los fármacos rutinariamente; y hacer los ajustes necesarios en períodos de estrés (véase *Consejos sobre enseñanza para la enfermedad de Addison*, p. 545).

Síndrome de Cushing

El síndrome de Cushing, un trastorno de hiperfunción suprarrenal, es el resultado de cantidades excesivas de hormonas adrenocorticales (particularmente cortisol) o corticoesteroides relacionados y, en menor medida, andrógenos y aldosterona. Sus signos inconfundibles incluyen adiposidad de la cara (facies de luna llena), el cuello y el tronco, y las estrías púrpura en la piel, especialmente en el abdomen. El síndrome de Cushing es más frecuente en las mujeres que en los hombres, en una proporción de 5:1. El pronóstico depende de la causa subyacente; es malo en personas no tratadas y en aquellos con carcinoma secretor de corticotropina ectópico intratable o carcinoma suprarrenal metastásico.

Qué lo causa

El síndrome de Cushing puede provenir de:
- Una hipersecreción hipofisaria de corticotropina (enfermedad de Cushing)
- Un tumor que secreta corticotropina en otro órgano (particularmente carcinoma broncogénico o pancreático)
- La administración de glucocorticoides sintéticos
- Un tumor suprarrenal, normalmente benigno en adultos (la causa menos frecuente)

Fisiopatología

En el síndrome de Cushing se produce una pérdida de inhibición de la retroalimentación normal por medio del cortisol. Las grandes cantidades de cortisol no suprimen la secreción hipotalámica e hipofisaria anterior de la hormona liberadora de corticotropina y la corticotropina. El resultado son cantidades excesivas de cortisol circulante.

Qué buscar

El paciente con algunos o todos de los siguientes signos y síntomas podría tener el síndrome de Cushing:
- Aumento de peso
- Debilidad muscular
- Fatiga
- Giba de búfalo
- Adelgazamiento de las extremidades con pérdida muscular y de grasa

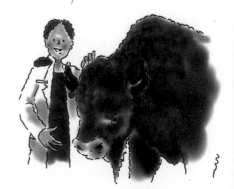

La giba de búfalo es un signo del síndrome de Cushing... pero sólo en los humanos.

- Piel delgada y frágil
- Facies de luna llena y rubor
- Hirsutismo
- Obesidad troncal
- Amplias estrías púrpura
- Hematomas
- Deterioro de la cicatrización de heridas

Qué dicen las pruebas

- Una prueba de supresión de dexametasona de dosis baja (durante la noche), una concentración elevada de cortisol libre en orina de 24 h y las concentraciones altas de cortisol durante la noche (que indican una pérdida del ritmo circadiano) confirman el diagnóstico del síndrome de Cushing.
- Una prueba de corticotropina en plasma y una prueba de supresión con dosis elevadas de dexametasona pueden determinar la causa del síndrome de Cushing.
- Con un tumor suprarrenal, las concentraciones de corticotropina no son detectables y las de esteroides no se suprimen. El síndrome de corticotropina ectópica muestra grandes concentraciones de corticotropina o niveles de esteroides no suprimidos. La corticotropina de normal a elevada con esteroides suprimidos menores del 50 % de los valores de referencia indica enfermedad de Cushing.
- La ecografía, la TC o la angiografía localizan los tumores suprarrenales.
- La TC o RM de la cabeza ayudan a ubicar los tumores en la hipófisis.

Cómo se trata

Es posible que el paciente necesite radioterapia, tratamiento farmacológico o cirugía para restablecer el equilibrio hormonal y revertir el síndrome de Cushing. Por ejemplo:

- La resección transesfenoidal del microadenoma hipofisario secretor de corticotropina es el tratamiento de elección para los tumores hipofisarios que causan la enfermedad de Cushing.
- El tumor suprarrenal se trata por medio de adrenalectomía unilateral con un buen pronóstico, pero el paciente necesitará terapia de glucocorticoides perioperatoria y postoperatoria.
- Los tumores no endocrinos que secretan corticotropina requieren escisión. El tratamiento con etomidato, ketoconazol, metirapona o mitotano disminuye la cantidad de cortisol si los signos y síntomas persisten o si el tumor es inoperable.
- Antes de la cirugía, el paciente con signos y síntomas cushingoides necesita un manejo especial para controlar la hipertensión, el edema, la diabetes y las manifestaciones cardiovasculares, y para prevenir infecciones. La administración de glucocorticoides la mañana de la cirugía puede ayudar a prevenir la insuficiencia suprarrenal aguda durante el procedimiento.

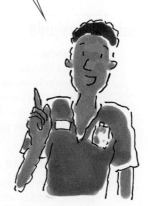

Los pacientes con síndrome de Cushing necesitan una minuciosa valoración y cuidados de apoyo.

Qué hacer

- Realiza una evaluación minuciosa y proporciona cuidados de apoyo al paciente con síndrome de Cushing. Implementa estas medidas:
  - Supervisa con frecuencia las constantes vitales, en especial la presión arterial. Observa cuidadosamente al paciente hipertenso que también padece enfermedad cardíaca.
  - Verifica los informes de laboratorio para detectar hipernatremia, hipocalemia, hiperglucemia y glucosuria.
  - Como es probable que el paciente con síndrome de Cushing retenga sodio y agua, revisa el edema y supervisa con cuidado el peso diario y los ingresos y egresos. Para aminorar el aumento de peso, el edema y la hipertensión, pide al dietista que indique una dieta rica en proteínas y potasio, pero baja en calorías, hidratos de carbono y sodio.
  - Mantente alerta para detectar infecciones, un problema significativo en el síndrome de Cushing.
  - Realiza con cuidado ejercicios pasivos de amplitud de movimiento para el paciente que padece osteoporosis y que está confinado a una cama.
  - El síndrome de Cushing produce labilidad emocional. Registra los incidentes que inquietan al paciente e intenta evitar tales situaciones si es posible. Ayuda al paciente a lograr el descanso físico y mental necesario por medio de sedación, según la necesidad. Ofrece apoyo emocional durante el difícil período de pruebas.
  - Evalúa al paciente. Después de una terapia exitosa, debe tomar los medicamentos según lo prescrito, reconocer los signos y síntomas de dosis insuficiente y sobredosis de esteroides, y llevar una identificación médica. Las concentraciones de líquidos, electrólitos y cortisol plasmático estarán dentro de los límites normales y el paciente buscará asesoría para el estrés según la necesidad (véase *Consejos sobre enseñanza para el síndrome de Cushing*).

Diabetes insípida

La diabetes insípida es el resultado de una deficiencia de ADH o vasopresina circulante. Es una alteración poco frecuente, pero ocurre igualmente en hombres y mujeres. El pronóstico es bueno para la diabetes insípida sin complicaciones, y con el reemplazo de agua adecuado, los pacientes suelen llevar una vida normal. El pronóstico varía en casos con complicaciones por un trastorno subyacente como el cáncer metastásico.

Qué la causa

La diabetes insípida puede ser hereditaria, adquirida o idiopática. Se puede adquirir como resultado de lesiones neoplásicas o metastásicas intracraneales. Otras causas pueden incluir:

- Hipofisectomía u otra neurocirugía

Educación de vanguardia

Consejos sobre enseñanza para el síndrome de Cushing

- Aconseja al paciente con síndrome de Cushing postoperatorio que tome corticoides de reemplazo con antiácidos o con los alimentos para reducir la irritación gástrica (puede ayudar tomar dos tercios de la dosis por la mañana y el tercio restante en las últimas horas de la tarde para imitar la secreción suprarrenal diurna).
- Instrúyelo para que use cortisol i.m. cuando esté enfermo o no pueda retener los alimentos, y proporciona pautas sobre el momento en el que debe ponerse en contacto con el médico.
- Pide al paciente que lleve una identificación médica e informe de inmediato las situaciones fisiológicamente estresantes que requieran una dosis mayor.
- Instruye al paciente para que reconozca los signos y síntomas de la dosis insuficiente de esteroides (fatiga, debilidad, mareos) y de sobredosis (edema grave, aumento de peso).
- Advierte que la suspensión abrupta de la dosis de esteroides puede producir una crisis suprarrenal letal.

- Traumatismo craneal, el cual daña las estructuras neurohipofisarias
- Infecciones
- Enfermedad granulomatosa
- Lesiones vasculares
- Trastornos autoinmunitarios

Fisiopatología

Por lo general, la ADH se sintetiza en el hipotálamo y posteriormente se almacena en la glándula hipófisis posterior. Cuando se libera en la circulación general, la ADH aumenta la permeabilidad al agua de los túbulos distales y recolectores de los riñones, provocando la reabsorción del agua. Si la ADH no está presente, el agua filtrada se excreta en la orina en lugar de ser reabsorbida, y el paciente excreta grandes cantidades de orina diluida.

Qué buscar

El signo cardinal de la diabetes insípida es la poliuria extrema, por lo general de 4-16 L/día de orina diluida, pero en ocasiones de hasta 30 L/día, con una densidad relativa baja (menos de 1.005). Otros síntomas incluyen:
- Polidipsia, especialmente para bebidas frías y heladas
- Nicturia
- Fatiga (en casos graves)
- Deshidratación, caracterizada por pérdida de peso, baja turgencia en los tejidos, membranas mucosas secas, estreñimiento, debilidad muscular, mareos, taquicardia e hipotensión

Qué dicen las pruebas

- El análisis de orina revela orina casi incolora de baja osmolaridad (< 200 mOsm/kg) y baja densidad relativa (< 1.005).
- Una prueba de carencia de agua confirma el diagnóstico demostrando la incapacidad renal para concentrar la orina (evidencia de deficiencia de ADH).
- La inyección subcutánea de 5 U de vasopresina produce una disminución de la producción de orina con aumento de la densidad relativa si el paciente tiene diabetes insípida central.

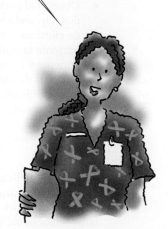

Hasta que pueda identificarse la causa de la diabetes insípida, la vasopresina o un estimulante de ésta pueden ayudar a controlar el equilibrio de líquidos y prevenir la deshidratación.

Cómo se trata

Hasta que se pueda identificar y eliminar la causa de la diabetes insípida, la administración de diversas formas de vasopresina o un estimulante de vasopresina controla el equilibrio de líquidos y previene la deshidratación. Se pueden prescribir diuréticos tiazídicos para reducir el volumen de orina creando una pérdida salina moderada. Dependiendo de la causa, una dieta baja en proteínas y baja en sal y los antiinflamatorios no esteroideos pueden resultar útiles.

Qué hacer

- Registra cuidadosamente los ingresos y egresos de líquidos. Mantén la ingestión de líquidos del paciente para prevenir una deshidratación grave.
- Observa en busca de signos de *shock* hipovolémico y valora regularmente la presión sanguínea y la frecuencia cardíaca y respiratoria, especialmente durante la prueba de carencia de agua.
- Verifica el peso diariamente.
- Recuerda mantener los barandales de la cama levantados y ayudar al paciente a caminar si está mareado o presenta debilidad muscular.
- Valora la densidad relativa de la orina entre las dosis. Observa en busca de reducciones de la densidad relativa con aumento en la evacuación urinaria, lo que indica incapacidad para concentrar orina y la necesidad de una siguiente dosis o el aumento de la dosificación.

Adquirir mayor volumen

- Agrega más alimentos a granel y jugos (zumos) de frutas a la dieta si se desarrolla estreñimiento. Si es necesario, obtén una prescripción para administrar un laxante suave, como la leche de magnesia.
- Proporciona cuidados meticulosos de la piel y de la boca, y aplica un lubricante a los labios agrietados o doloridos.
- Verifica que la ingestión calórica sea adecuada y que el plan alimenticio sea bajo en sodio.
- Observa la disminución en la producción de orina y el aumento de la densidad relativa entre las dosis de medicamentos.
- Supervisa las concentraciones de electrólitos y mantente atenta para detectar hiponatremia.
- Observa al paciente y capacítalo para mantener un volumen de líquidos adecuado y un equilibrio electrolítico, y para reanudar el patrón de eliminación normal. Si no se ha eliminado la diabetes insípida, el paciente también debe saber cómo administrar la medicación correctamente y cómo registrar los ingresos y egresos. Es importante utilizar artículos de identificación para los medicamentos, llevar una tarjeta de identificación en la cartera y programar citas de seguimiento regulares (véase *Consejos sobre enseñanza para la diabetes insípida*).

Diabetes mellitus

La diabetes mellitus se caracteriza por las alteraciones en el metabolismo de los hidratos de carbono, las proteínas y las grasas. Como una de las causas principales de muerte en Norteamérica, la diabetes es un importante factor de riesgo de infarto de miocardio (MI), ictus, insuficiencia renal y enfermedad vascular periférica. También es una de las principales causas de ceguera en adultos.

En qué consiste

Existen dos formas: la diabetes mellitus de tipo 1 y, la de mayor prevalencia, la de tipo 2. La diabetes de tipo 1 ocurre generalmente antes de los

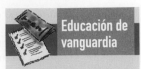

Educación de vanguardia

Consejos sobre enseñanza para la diabetes insípida

- Instruye al paciente para administrar desmopresina por insuflación oral o nasal. Advierte sobre los posibles efectos secundarios del medicamento, como dolor de cabeza o cefalea. Instrúyelo para que reporte el aumento de peso, porque puede significar que la dosis es muy alta. La recurrencia de poliuria, tal como se refleja en la hoja de ingresos y egresos, indica que la dosificación es demasiado baja.
- Enseña al paciente a supervisar los ingresos y egresos de líquidos, y limita el sodio en el plan alimenticio si está tomando diuréticos tiazídicos.
- Aconseja al paciente que utilice artículos de identificación médica y que lleve consigo los medicamentos en todo momento.
- Proporciona instrucciones por escrito sobre cómo y cuándo utilizar los medicamentos y qué signos y síntomas debe informar al médico.

30 años (aunque puede presentarse a cualquier edad); el paciente suele ser delgado y necesitará insulina exógena y manejo dietético para lograr el control. Al contrario, la de tipo 2 ocurre más frecuentemente en adultos obesos después de los 40 años; por lo general, se trata con ejercicio, planificación de comidas y fármacos antidiabéticos. El tratamiento puede incluir terapia con insulina. Un número cada vez mayor de adolescentes y jóvenes son diagnosticados con diabetes de tipo 2.

Resultados impactantes

En el síndrome no cetónico hiperglucémico hiperosmolar (SNCHH), la deshidratación puede causar hipovolemia y *shock*. La diabetes a largo plazo puede provocar retinopatía, nefropatía, ateroesclerosis y neuropatía periférica y autonómica. La neuropatía periférica generalmente afecta los miembros inferiores y puede ocasionar entumecimiento.

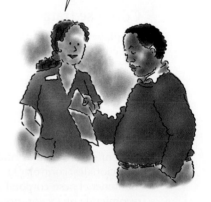

La diabetes de tipo 2 se presenta con mayor frecuencia en adultos obesos después de los 40 años y el tratamiento por lo general incluye planes alimenticios. ¡Revisemos el menú!

Qué la causa

La diabetes de tipo 1 es una enfermedad autoinmunitaria asociada con los antígenos leucocíticos humanos DR3 y DR4. También puede estar relacionada con ciertas infecciones víricas.

La diabetes de tipo 2 puede ser el resultado de:
* Deterioro de la secreción de insulina
* Resistencia periférica a la insulina
* Aumento en la producción de glucosa hepática basal
  Otros factores asociados incluyen:
* Obesidad
* Antagonistas de insulina (como fenitoína y exceso de hormonas contrarreguladoras)
* Anticonceptivos hormonales
* Embarazo

Fisiopatología

Los efectos de la diabetes mellitus son el resultado de la deficiencia de insulina o la resistencia a la insulina endógena. Por lo general, la insulina permite el transporte de glucosa dentro de las células para utilizarse como energía o como almacenamiento en forma de glucógeno. La insulina también estimula la síntesis de proteínas y el almacenamiento de ácidos grasos libres en el tejido adiposo. La deficiencia de insulina pone en riesgo el acceso de los tejidos del cuerpo a los nutrientes esenciales para obtener combustible y almacenamiento.

Qué buscar

Valora al paciente para detectar:
* Fatiga
* Poliuria relacionada con hiperglucemia
* Polidipsia
* Nicturia
* Membranas mucosas secas

- Turgencia deficiente de la piel
- Pérdida de peso
- Visión borrosa
- Polifagia

Qué dicen las pruebas

- Dos pruebas de glucosa plasmática en ayuno mayores de 126 mg/dL o, con glucosa normal en ayuno, dos concentraciones de glucosa en la sangre por encima de 200 mg/dL durante una prueba de tolerancia a la glucosa de 2 h confirman el diagnóstico.
- El examen oftalmológico puede demostrar retinopatía diabética.
- Otras pruebas incluyen la determinación de las concentraciones plasmáticas de insulina, pruebas de orina para establecer la glucosa y la acetona, y la hemoglobina glucosilada (hemoglobina A_{1c} [HbA_{1c}]).

Cómo se trata

Los planes alimenticios, el ejercicio y, en ocasiones, la insulina o los antidiabéticos orales se pueden prescribir para normalizar el metabolismo de hidratos de carbono, grasas y proteínas y prevenir complicaciones a largo plazo y, al mismo tiempo, evitar la hipoglucemia (véase *Tratamiento de la diabetes mellitus de tipo 1*, pp. 554 y 555).

Todo sobre la comida

Todos los tipos de diabetes requieren una adherencia estricta a los planes alimenticios realizados cuidadosamente para satisfacer las necesidades nutricionales, controlar la cantidad de glucosa en la sangre y lograr y mantener el peso corporal apropiado. La American Diabetes Association recomienda una valoración nutricional personalizada y un tratamiento médico nutricional para lograr los objetivos terapéuticos. El tratamiento funciona mejor cuando el paciente sigue de forma consistente los planes alimenticios. Los adultos con diabetes deben realizar al menos 150 min por semana de actividad física aeróbica de moderada a intensa (frecuencia cardíaca máxima de 50-70%) dividido en un mínimo de 3 días.

¿Insulina deficiente? ¡Para nada!

Los pacientes con diabetes de tipo 1 deben tomar insulina diariamente debido a su deficiencia absoluta de insulina. Los pacientes con diabetes de tipo 2 pueden requerir insulina para controlar la glucemia cuando no responden a la dieta y los antidiabéticos orales o durante períodos de estrés agudo. Los pacientes con otros tipos de diabetes requieren con frecuencia el tratamiento diario de insulina para lograr el control de la glucosa en la sangre (véase *Tratamiento con insulina*, p. 556).

Agrega medicamentos a la mezcla

Los pacientes con diabetes de tipo 2 que no pueden lograr sus concentraciones de glucosa en sangre objetivo con los planes alimenticios y ejercicio pueden necesitar medicamentos antidiabéticos. Utilizados en combinación con otros antidiabéticos o con insulina, estos fármacos

El peso de la evicencia

Normas de cuidado de la diabetes

La American Diabetes Association ha emitido normas de cuidado para ayudar a los médicos a tratar a pacientes con diabetes. Aquí se presentan algunos ejemplos:
• Los pacientes diagnosticados con diabetes deben recibir atención médica de un equipo coordinado por el médico tratante que incluye médicos, personal de enfermería especializado, dietistas y farmacéuticos que tienen experiencia y un interés especial en la diabetes.
• Los pacientes deben recibir tratamiento médico nutricional personalizado de un dietista registrado.
• Los pacientes capaces de participar en programas de actividad física regular deben formar parte de programas personalizados y adaptados a sus necesidades.
• Los planes educativos deben reconocer la importancia del automanejo de la diabetes y el apoyo continuo.
• Todos los pacientes con diabetes, sin importar su edad, deben recibir vacunas contra el neumococo y la influenza.

Fuente: American Diabetes Association. (2010). Standards of medical care in diabetes. *Diabetes Care*, 33, 511-561.

ayudan a los pacientes con diabetes de tipo 2 a mantener valores normales de glucosa. Se utilizan varios tipos de medicamentos para tratar la diabetes de tipo 2:

- Los secretagogos de insulina mejoran la secreción de insulina pancreática e incluyen:
    o De primera generación: sulfonilureas, tolazamida y tolbutamida.
    o De segunda generación: gliburida, glipizida y glimepirida.
    o Además, la repaglinida y la nateglinida mejoran la secreción de insulina y actúan con mayor rapidez.
- Las biguanidas (la metformina es la única actualmente disponible) previenen la gluconeogénesis hepática inapropiada.
- Los inhibidores de la α-glucosidasa acarbosa y el miglitol retrasan la absorción intestinal de los hidratos de carbono.
- Los sensibilizadores de insulina y tiazolidinediona, como la pioglitazona, son capaces de mejorar la sensibilidad de las células periféricas a la insulina:
    o Proteína de transporte de sodio-glucosa 2 (SGLT2): la dapagliflozina, la canagliflozina y la empagliflozina inhiben la reabsorción renal de glucosa causando concentraciones más bajas de glucosa en la sangre.
    o Inhibidores de la dipeptidil peptidasa-4 (inhibidores de DPP4): la alogliptina, la linagliptina, la saxagliptina y la sitagliptina bloquean la degradación de DPP4.

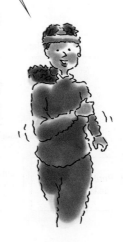

Los pacientes con diabetes de tipo 2 pueden necesitar fármacos antidiabéticos, además de planes alimenticios y ejercicio.

(El texto continua en la p. 556.)

Tratamiento de la diabetes mellitus de tipo 1

Este algoritmo muestra el proceso fisiopatológico de la diabetes e indica los puntos para la intervención del tratemiento:

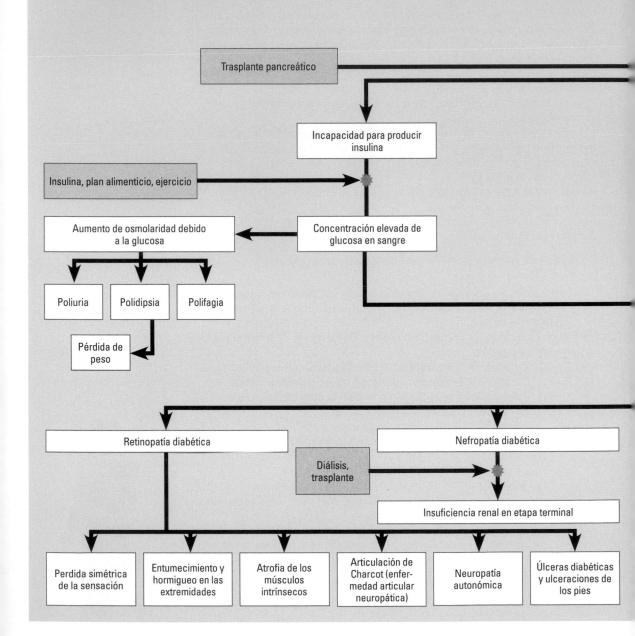

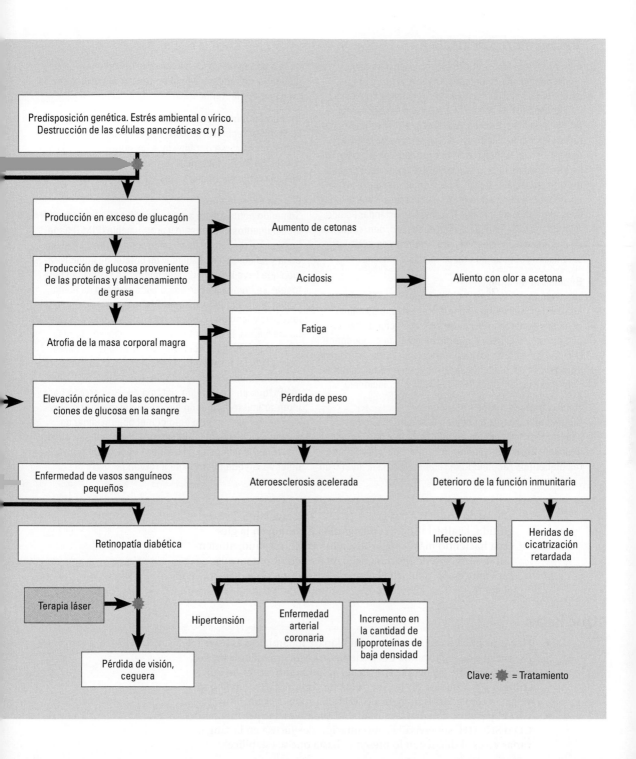

Tratamiento con insulina

Administra insulina según lo prescrito, en general por medio de una inyección subcutánea con una jeringa estándar de insulina. La insulina subcutánea también se puede administrar con un dispositivo inyector de insulina similar a un bolígrafo que usa una aguja desechable y cartuchos reemplazables de insulina, eliminando la necesidad de extraer la insulina en una jeringa. Los dispositivos de inyección de chorro son costosos y requieren procedimientos especiales de limpieza, pero dispersan la insulina con mayor rapidez y aceleran su absorción. Estos dispositivos extraen la insulina de los envases estándar (lo que permite mezclar insulinas, si es necesario, pero requieren un procedimiento especial para hacerlo) y se administra en el tejido subcutáneo con un chorro a presión.

Bombea la insulina

Los regímenes de dosis múltiples pueden utilizar una bomba de insulina para administrar insulina de manera continua en el tejido subcutáneo. El selector de velocidad de infusión libera de forma automática alrededor de la mitad del total de los requerimientos diarios de insulina durante 24 h. El paciente libera el resto en cantidades de bolo antes de las comidas y bocadillos (colaciones).

¡En sus marcas, listos, rótenlos!

Cuando administres inyecciones subcutáneas de insulina, rota los sitios de inyección. Debido a que las velocidades de absorción difieren en cada sitio, los educadores diabéticos recomiendan rotar el sitio de la inyección dentro de un área específica como el abdomen. La rotación del sitio también ayuda a prevenir la lipodistrofia, la cual puede afectar la absorción de insulina.

Únicamente intravenosa o intramuscular

La insulina regular o la insulina lispro también pueden administrarse por vía i.m. o i.v. durante episodios graves de hiperglucemia. Nunca administres ningún otro tipo de insulina por estas vías.

El gran experimento

Sometido actualmente a estudios clínicos, el sistema de medicamentos implantable y programable (PIMS) tiene una unidad de bomba de infusión implantable que almacena y administra la insulina y un catéter de administración que lleva la insulina directamente a la cavidad peritoneal. La bomba, encerrada en una carcasa de titanio, contiene un pequeño sistema informático para regular las dosis y funciona con una batería que tiene una vida útil de 5 años. El paciente utiliza un transmisor de radio externo portátil para controlar la liberación de insulina.

En 2006, la Juvenile Diabetes Research Foundation (JDRF) comenzó el Proyecto de páncreas artificiales (APP), que se trata de un sistema de asa cerrado para intentar imitar la función biológica del páncreas. Hay seis pasos para el proyecto con el objetivo final de que sea un dispositivo totalmente funcional que pueda mantener la glucosa en la sangre dentro de un nivel objetivo sin que el paciente intervenga.

○ Glucagón similar al péptido-1 (GLP-1): la exenatida, la liraglutida, la albiglutida y la dulaglutida disminuyen la glucosa haciendo más lenta la absorción en el intestino, aumentan la secreción de insulina del páncreas en respuesta a la hiperglucemia, reducen el contenido de glucagón y disminuyen el apetito.

Qué hacer

- Haz hincapié en que la adhesión al plan de tratamiento es esencial. Es crucial que la glucemia del paciente se encuentre dentro de un rango aceptable (generalmente de 80 a 130 mg/dL antes de una comida y por debajo de 180 mg/dL 2 h posprandial) y alivie o prevenga la cetoacidosis diabética (CD) o la hipoglucemia.
- Para el paciente con diabetes inestable que no está experimentando CD o SNCHH, supervisa la concentración de glucosa en la sangre varias veces al día, según lo prescrito, hasta que se estabilice.

- Administra insulina según indicación y mantén al médico informado hasta que la glucemia esté bajo control. Hasta entonces, espera que el paciente comience con un régimen de insulina.
- Si el paciente tiene diabetes de tipo 2, puede necesitar un antidiabético oral o un período de prueba con terapia dietética.

¡La cena es a las 6 en punto!

- Verifica que las comidas estén a tiempo para el paciente que recibe insulina o un secretagogo de insulina.
- Valora atentamente al paciente para detectar signos y síntomas de CD o SNCHH, así como detectar hipoglucemia (causada por una reducción demasiado rápida en la glucemia). Sospecha CD o SNCHH si el paciente muestra respiración de Kussmaul, desarrolla aliento con olor afrutado y muestra signos y síntomas de deshidratación grave. Si estas indicaciones se producen, informa inmediatamente al médico.
- Si el paciente tiene CD o SNCHH, el tratamiento puede incluir reemplazo de líquidos y electrólitos, aumento de la terapia con insulina y tratamiento para reducir la acidosis. Administra dosis i.v. de insulina según la prescripción. Controla con frecuencia la glucemia del paciente durante la infusión de insulina. Alerta al médico cuando la concentración de glucosa alcance de 250 a 300 mg/dL para que la dosis de insulina pueda disminuirse para prevenir la hipoglucemia. Generalmente, la insulina disminuye el contenido de glucosa en la sangre en aproximadamente 75-100 mg/dL cada hora. Los pacientes con SNCHH presentan una mayor sensibilidad a la insulina que los pacientes con CD, por lo que se espera administrar menos insulina.
- Después de la crisis, espera para reanudar los regímenes habituales de insulina del paciente. Infunde líquidos i.v. con rapidez a la velocidad prescrita. Se administrará una solución salina hipotónica o isotónica, según el estado del paciente. Cuando la glucemia sea ligeramente superior a lo normal, el médico puede cambiar a una solución glucosada para prevenir la hipoglucemia y reducir el riesgo de edema cerebral.

Conserva el potasio

- Supervisa con cuidado al paciente anciano para detectar evidencia de sobrecarga de líquidos. Controla minuciosamente la cantidad de electrólitos en el sujeto y administra la terapia de reemplazo de potasio según lo ordenado. Los pacientes con un pH extremadamente bajo pueden requerir tratamiento con bicarbonato para tratar la acidosis, pero el reemplazo de líquidos e insulina por sí solos corrigen la acidosis metabólica.
- El plan de alimentación es la piedra angular del cuidado de la diabetes, ya que controla directamente la fuente principal de glucosa del cuerpo. El paciente puede prevenir las variaciones amplias de la glucemia al controlar la ingestión de alimentos. Si toma insulina o sulfonilureas, deberá seguir el plan de alimentación con más cuidado para evitar la hipoglucemia.
- Observa al paciente para detectar complicaciones relacionadas con la terapia con insulina, que incluyen hipoglucemia,

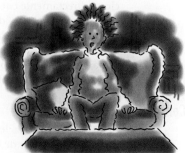

El fenómeno del alba se refiere a un incremento en la glucosa en las primeras horas del día. ¡Esta película de terror me está provocando una elevación nocturna de adrenalina!

fenómeno del alba (aumento en la glucosa en la sangre en las primeras horas de la mañana), lipodistrofia de insulina (normalmente causada por utilizar continuamente el mismo sitio de inyección), alergia
a la insulina y resistencia a la insulina.

• Administra antidiabéticos orales según lo prescrito. Revisa la historia
clínica del paciente para saber si hay estados (como embarazo, lactancia, situaciones de estrés o enfermedades) que aumenten los requerimientos de insulina, así como las alergias conocidas a los agentes de
sulfa. Observa al paciente en busca de reacciones adversas.

La clave está en las cetonas

• Si es necesario, revisa la orina del paciente en busca de cetonas. La
prueba de orina a veces se utiliza para controlar la glucemia, pero se
está sustituyendo rápidamente por la evaluación de la glucosa en la
sangre. A pesar de su practicidad, las pruebas de orina no siempre
reflejan con exactitud las concentraciones de glucosa en la sangre. Sin
embargo, sólo las pruebas de orina pueden detectar cuerpos cetóni-
cos, particularmente importantes para el paciente propenso a la ceto-
sis con diabetes de tipo 1.

• Enseña al paciente cómo controlar la glucosa en la sangre. Debido
a que los cambios en la glucemia pueden causar signos y síntomas
engañosos o falsos (o ninguno), el paciente con diabetes debe medir
su glucemia con frecuencia. Controlar la glucosa capilarmente permite al paciente (y al personal de enfermería) determinar el estado
metabólico de manera rápida, recibir retroalimentación sobre los
problemas con la dieta o los regímenes farmacológicos y hacer ajustes inmediatos. Es especialmente útil para el paciente en un régimen
estrictamente controlado. Las investigaciones recientes muestran que
un buen control glucémico (nivel de HbA_{1C} inferior al 7 %) reduce el
riesgo de complicaciones a largo plazo causadas por la diabetes.

• Los equipos de monitorización de la glucemia varían enormemente,
por lo que es importante seguir con cuidado las instrucciones del fabricante. El médico puede solicitar la prueba de glucosa en la sangre antes
de las comidas, después de las comidas y al acostarse, o con menos frecuencia para un paciente que ha establecido un control estable.

• Mide la HbA_{1C} del paciente según se ordene para evaluar el control a
largo plazo de la diabetes. La cantidad de glucosilación se correlaciona directamente con las concentraciones de glucosa en la sangre.
Idealmente, la HbA_{1C} del paciente debe medir no más de 1½ veces el
nivel normal, que oscila entre el 3 y 6 %. Un valor elevado de HbA_{1C}
con cualquier nivel de glucemia sugiere hiperglucemia durante varias
semanas; un valor bajo junto con un valor alto de glucosa en la sangre sugiere el inicio reciente de la hiperglucemia.

Constantes vitales

• Mantén registros exactos de las constantes vitales, peso, ingresos
de líquidos, egresos de orina y consumo calórico, además de monitorizar las concentraciones séricas de glucosa y las de cetona en la orina.

- Supervisa con cuidado al paciente para detectar signos y síntomas de hiperglucemia e hipoglucemia. Si ocurre una reacción hipoglucémica, sigue la regla de 15, obtén la glucemia e inmediatamente administra 15 g de hidratos de carbono de acción rápida en forma de jugo de fruta, caramelo duro o miel. Espera 15 min y verifica nuevamente el nivel de glucosa, y repite si es necesario. Administra glucagón o dextrosa i.v. si el paciente está inconsciente. Notifica al médico cualquier cambio significativo en la glucemia.
- Proporciona un cuidado meticuloso de la piel, especialmente en los pies y las piernas, para evitar problemas asociados con la enfermedad vascular periférica y la neuropatía. Incluso una pequeña rotura de la piel puede producir complicaciones que conducen a la amputación. Evita utilizar medias o calcetines, pantuflas o ropa de cama ajustados. Remite al paciente a un podólogo si está indicado.
- Evalúa al paciente. Debe tener concentraciones normales de glucosa en la sangre, mantener una ingestión nutricional adecuada, comprender el régimen de medicamentos, monitorearse a sí mismo con respecto a las complicaciones de la enfermedad y obtener artículos de identificación médica y una tarjeta de identificación para llevar en la cartera (véase *Consejos sobre enseñanza para la diabetes mellitus*).

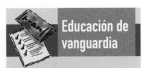

Consejos sobre enseñanza para la diabetes mellitus

- Revisa el plan de alimentación prescrito con el paciente y enséñale cuándo ajustar la dieta.
- Aconseja al paciente sobre los programas de ejercicios aeróbicos. Explica cómo el ejercicio afecta la glucemia y proporciona pautas de seguridad.
- Instruye al paciente sobre la administración de insulina, si se prescribe, incluyendo el tipo, las horas pico, la extracción de la insulina, la mezcla de ésta (si corresponde), la técnica de administración y la rotación del sitio.
- Instruye al paciente sobre la terapia antidiabética oral si está prescrita.
- Capacita al paciente para que mantenga un registro de las concentraciones de glucosa en la sangre y la administración de insulina. Menciona que debe llevar el registro a todas las citas médicas.
- Instruye al paciente para inspeccionar toda la piel de ambos pies diariamente e informar de inmediato al médico cualquier área abierta.

Hiperparatiroidismo

El hiperparatiroidismo se caracteriza por el exceso de actividad de una o más de las cuatro glándulas paratiroides, que da como resultado la secreción excesiva de PTH. Esta hipersecreción de PTH promueve la resorción ósea y conduce a hipercalcemia e hipofosfatemia. También se produce un aumento de absorción renal de calcio.

Qué lo causa

El hiperparatiroidismo primario puede ser el resultado de un solo adenoma, un trastorno genético o múltiples neoplasias endocrinas. El hiperparatiroidismo secundario puede ser causado por raquitismo, deficiencia de vitamina D, insuficiencia renal crónica o abuso de fenitoína o laxantes.

Fisiopatología

El hiperparatiroidismo puede ser primario o secundario. En el hiperparatiroidismo primario, una o más de las glándulas paratiroides se agranda, lo que conduce al aumento de la secreción de PTH y a grandes cantidades de calcio sérico.

Un segundo lugar cercano

En el hiperparatiroidismo secundario, una anomalía productora de hipocalcemia fuera de la glándula paratiroidea no responde a la acción metabólica de la PTH, lo que conduce a una producción compensatoria excesiva de PTH.

Qué buscar

El hiperparatiroidismo puede producir síntomas. El hiperparatiroidismo secundario es capaz de provocar las mismas características clínicas que el hiperparatiroidismo primario, con posibles deformidades esqueléticas de los huesos largos (p. ej., raquitismo), así como otros síntomas de la enfermedad subyacente. Los síntomas incluyen:

- *Sistema nervioso central:* trastornos psicomotores y de personalidad, pérdida de memoria de eventos recientes, depresión, psicosis manifiesta, estupor y, posiblemente, coma.
- *Digestivo:* anorexia, náuseas, vómitos, dispepsia y estreñimiento.
- *Neuromuscular:* fatiga y marcada debilidad muscular y atrofia, particularmente en los miembros inferiores.
- *Renal:* signos y síntomas renales de nefrolitiasis recurrente, que pueden conducir a insuficiencia renal.
- *Esquelética y articular:* dolor lumbar crónico y predisposición a fracturas fáciles causadas por la degeneración ósea, sensibilidad ósea y dolor en las articulaciones.
- *Otros:* prurito cutáneo, alteración de la visión por cataratas y calcificación subcutánea.

Qué dicen las pruebas

- El análisis inmunoradiométrico revela grandes concentraciones de PTH en el suero. Este hallazgo, junto con el aumento del calcio sérico y la disminución de las concentraciones de fósforo, confirma el diagnóstico de hiperparatiroidismo.
- Los rayos X pueden mostrar desmineralización difusa de huesos, quistes óseos, reabsorción del hueso cortical externo y erosión subperióstica de la cara radial de los dedos medios.
- Las pruebas de laboratorio revelan grandes concentraciones de orina, calcio sérico, cloro y fosfatasa alcalina, y disminución de la concentración de fósforo sérico.
- El hiperparatiroidismo secundario se confirma cuando las concentraciones séricas de calcio son normales o con una ligera disminución, con concentraciones séricas variables de fósforo y de bicarbonato.

Cómo se trata

El tratamiento varía dependiendo de la causa de la enfermedad. La cirugía para extirpar el adenoma o todo excepto la mitad de una glándula (la parte restante de la glándula es necesaria para mantener las cantidades normales de PTH) suele ser el tratamiento de elección. Aunque la cirugía puede aliviar el dolor óseo en un lapso de 3 días, el daño renal del paciente puede ser irreversible.

Controla el calcio

Se utilizan tratamientos menos invasivos para disminuir las cantidades de calcio preoperatorio o cuando la cirugía no es una opción; incluyen:
- Líquidos forzados
- Limitar la ingestión dietética de calcio

- Promover la excreción de sodio y calcio a través de la diuresis forzada
- Utilizar solución salina normal (hasta 6 L en situaciones que ponen en riesgo la vida)
- Furosemida o ácido etacrínico
- Administrar sodio oral o fosfato de potasio o calcitonina

Descubrir la causa subyacente

El tratamiento para el hiperparatiroidismo secundario debe corregir la causa subyacente de la hipertrofia paratiroidea; incluye terapia de vitamina D o hidróxido de aluminio para la hiperfosfatemia en el paciente con enfermedad renal. En el paciente con hiperparatiroidismo secundario crónico, las glándulas agrandadas no pueden volver al tamaño normal y funcionar incluso después de que se haya controlado la cantidad de calcio; de ser así, deben extirparse quirúrgicamente.

Qué hacer

- Registra los ingresos y egresos mientras el paciente recibe hidratación para reducir las concentraciones séricas de calcio.
- Filtra la orina en busca de cálculos.
- Supervisa con frecuencia los valores de sodio, potasio y magnesio.

Escucha con cuidado...

- Ausculta frecuentemente en busca de ruidos respiratorios y mantente alerta para detectar edema pulmonar en el paciente al que se le administran grandes cantidades de solución salina i.v., especialmente en presencia de enfermedad pulmonar o cardíaca.
- Toma precauciones para evitar las caídas, pues el paciente está predispuesto a fracturas patológicas.
- Evalúa al paciente. Debe comprender la necesidad de realizar estudios regulares del contenido de calcio sérico, signos y síntomas de la hipercalcemia e hipocalcemia, y cuáles debe informar, las razones del tratamiento farmacológico y la hidratación adecuada y los posibles efectos adversos de los medicamentos (véase *Consejos sobre enseñanza para el hiperparatiroidismo*).

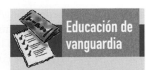

Educación de vanguardia

Consejos sobre enseñanza para el hiperparatiroidismo

- Instruye al paciente acerca de los posibles efectos adversos del tratamiento farmacológico.
- Enfatiza la necesidad de un seguimiento periódico por medio de análisis de sangre de laboratorio.
- Si el hiperparatiroidismo no se corrige quirúrgicamente, advierte al paciente que evite los períodos prolongados de inmovilización, mantenga una hidratación adecuada y evite los antiácidos que contienen calcio y los diuréticos tiazídicos.
- Instruye al paciente para que se ponga en contacto con el médico si experimenta diarrea o vómitos importantes.

Hipoparatiroidismo

El hipoparatiroidismo se debe a una deficiencia de PTH. Debido a que la PTH regula principalmente el equilibrio del calcio, el hipoparatiroidismo conduce a hipocalcemia y produce signos y síntomas neuromusculares que van desde parestesias hasta tetania. Los efectos clínicos generalmente pueden corregirse con la terapia de reemplazo. Sin embargo, algunas complicaciones de esta enfermedad, como cataratas y calcificaciones del ganglio basal, son irreversibles.

Qué lo causa

Las tres principales causas de hipoparatiroidismo son:

- Ausencia congénita o mal funcionamiento de las glándulas paratiroides
- Destrucción autoinmunitaria
- Extirpación o lesión de una o más glándulas paratiroides durante la cirugía de cuello

Otras causas incluyen:

- Infarto isquémico de las paratiroides durante la cirugía o de una enfermedad, como amiloidosis o neoplasias
- Supresión de la función de la glándula normal causada por hipercalcemia (reversible)
- Hipomagnesemia inducida por la secreción hormonal (reversible)
- Radioterapia masiva de tiroides (rara)

Fisiopatología

Por lo general, la PTH mantiene las concentraciones séricas de calcio aumentando la resorción ósea y estimulando la conversión renal de vitamina D a su forma activa, lo que aumenta la absorción de calcio y la resorción ósea. La PTH también mantiene la relación inversa entre los contenidos séricos de calcio y fosfato al inhibir la reabsorción de fosfato en los túbulos renales y mejorar la reabsorción de calcio. La producción anómala de PTH en el hipoparatiroidismo altera este delicado equilibrio.

Qué buscar

Es posible que el hipoparatiroidismo no genere síntomas en casos leves. De lo contrario, los signos y síntomas incluyen:
- Irritabilidad neuromuscular
- Aumento de los reflejos tendinosos profundos
- Señales positivas de Chvostek y Trousseau
- Disfagia
- Parestesias
- Psicosis

Otras indicaciones incluyen tetania, convulsiones, arritmias, cataratas, dolor abdominal, cabello seco y lustroso, pérdida espontánea de cabello, uñas quebradizas que desarrollan crestas o rebordes o se caen, piel posiblemente seca y escamosa, y esmalte de los dientes débil que puede causar que los dientes se manchen, se fisuren y se carcoman fácilmente.

Qué dicen las pruebas

- Los resultados de las pruebas que confirman el hipoparatiroidismo incluyen disminución de la PTH y las concentraciones séricas de calcio y mayores cantidades de fósforo sérico.
- Los rayos X revelan una mayor densidad ósea.
- Un ECG muestra intervalos QT prolongados y QRS complejos y cambios en el segmento ST que son causados por hipocalcemia y pueden confundirse con IM agudo o anomalías de conducción.

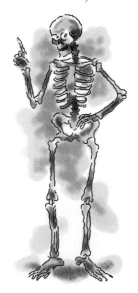

Los rayos X revelan la creciente densidad ósea en el paciente con hipoparatiroidismo.

Cómo se trata

El tratamiento incluye vitamina D, generalmente con suplementos de calcio. Esta terapia suele durar toda la vida, excepto en los pacientes con la forma reversible de la enfermedad. Los tipos de vitamina D administrados incluyen dihidrotaquisterol, si la función renal es adecuada, y calcitriol, si la función renal está gravemente afectada.

Llama a la caballería de calcio

La tetania aguda que pone en peligro la vida requiere la administración i.v. de calcio inmediata para elevar las concentraciones séricas de calcio. Se administran sedantes y anticonvulsivos para controlar los espasmos hasta que se incrementa la cantidad de calcio. La tetania crónica requiere vitamina D y posiblemente suplementos orales de calcio para mantener las concentraciones normales de calcio sérico.

Qué hacer

- Mientras se espera el diagnóstico de hipoparatiroidismo en un paciente con antecedentes de tetania, conserva una vía i.v. permeable y mantén disponible una solución de gluconato de calcio al 10 %.
- Implementa las precauciones para manejar convulsiones porque el paciente está en riesgo de sufrir convulsiones.
- Mantén una bandeja de traqueotomía y un tubo endotraqueal en la cabecera, pues la hipocalcemia puede causar laringoespasmos.
- Pon atención a las señales de Chvostek y Trousseau.
- Para el paciente con tetania, prepárate para administrar gluconato de calcio al 10 % mediante infusión i.v. lenta y mantén una vía aérea permeable. Prepara al paciente para transportarlo a la UCI de acuerdo con la política institucional, ya que también puede requerir intubación y sedación con diazepam i.v. Supervisa con frecuencia las constantes vitales, especialmente si se administra diazepam i.v., para verificar que la presión arterial y la frecuencia cardíaca regresen a la normalidad.
- Al atender al paciente con hipoparatiroidismo, mantente alerta a contracciones musculares leves (especialmente en las manos) y signos de laringoespasmo (estridor respiratorio o disfagia), que pueden indicar la aparición de tetania.

Problemas tóxicos

- Debido a que el paciente con enfermedad crónica presenta intervalos QT prolongados en un ECG, valora para detectar arritmias ventriculares, bloqueo cardíaco y signos de disminución del gasto cardíaco. Supervisa con cuidado al paciente que recibe digoxina y calcio, ya que el segundo potencia el efecto de la primera. Pon atención a los signos y síntomas de toxicidad de la digoxina (arritmias, náuseas, fatiga, cambios en la visión).
- Evalúa al paciente. No debe desarrollar tetania y las concentraciones séricas de calcio deben ser normales. Debe comprender los signos

y síntomas de hipocalcemia e hipercalcemia, y determinar aquellos que debe informar; identificar los alimentos con gran contenido de calcio y bajo contendido de fósforo; y comprender la importancia del aseo en las uñas y la necesidad de cremas emolientes para suavizar la piel (véase *Consejos sobre enseñanza para el hipoparatiroidismo*).

Hipertiroidismo

El *hipertiroidismo* es un desequilibrio metabólico que resulta de un exceso de hormonas tiroideas. La forma más frecuente de hipertiroidismo es la enfermedad de Graves (tirotoxicosis), que aumenta la producción de T_4, agranda la glándula tiroides (bocio) y causa cambios multisistémicos. Con tratamiento, la mayoría de los pacientes pueden llevar vidas normales. Sin embargo, las crisis (tormentas) tiroideas (exacerbaciones agudas del hipertiroidismo) representan una urgencia médica que puede llevar a la insuficiencia cardíaca (véase *Comprender las formas de hipertiroidismo*).

Qué lo causa

La enfermedad de Graves es una afección autoinmunitaria que suele ser hereditaria. Los anticuerpos receptores de la tiroides se observan en muchos pacientes con este trastorno.

Fisiopatología

En la enfermedad de Graves, los anticuerpos estimulantes de la tiroides se unen y estimulan los receptores de TSH de la glándula tiroides; el factor que desencadena esta respuesta autoinmunitaria no resulta claro. La enfermedad de Graves también está asociada con la producción de diversos autoanticuerpos formados debido a un defecto en la función de los linfocitos T supresores.

Qué buscar

Los signos y síntomas clásicos de la enfermedad de Graves incluyen:
- Tiroides aumentada difusamente
- Nerviosismo
- Intolerancia al calor
- Pérdida de peso a pesar del aumento del apetito
- Sudoración
- Diarrea
- Temblor
- Palpitaciones
- Posiblemente exoftalmos

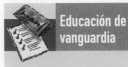

Educación de vanguardia

Consejos sobre enseñanza para el hipoparatiroidismo

- Instruye al paciente con piel escamosa para que utilice cremas para suavizar la piel.
- Enséñale a mantener las uñas recortadas para evitar que se rompan.
- Aconseja al paciente que siga una dieta alta en calcio y baja en fósforo, y menciona los alimentos permitidos.
- Si el paciente está en tratamiento con fármacos, haz hincapié en la importancia de verificar las concentraciones séricas de calcio al menos tres veces al año. Instruye al paciente para que detecte signos de hipercalcemia y mantenga los medicamentos lejos de la luz.

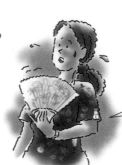

La intolerancia al calor y la sudoración son dos signos clásicos de la enfermedad de Graves. ¿Soy solamente yo o este lugar está extremadamente caluroso?

Comprender las formas de hipertiroidismo

Además de la enfermedad de Graves, el hipertiroidismo ocurre de varias otras formas:

• *Bocio multinodular tóxico*: pequeño nódulo benigno en la glándula tiroides que secreta la hormona tiroidea; es la segunda causa más frecuente de hipertiroidismo. La causa de este tipo de bocio es desconocida. La incidencia es mayor entre los pacientes de edad avanzada. Los efectos clínicos son esencialmente similares a los de la enfermedad de Graves, pero son más leves y pueden tener predominio cardiovascular. Este estado no induce oftalmopatía, mixedema pretibial o acropaquia. El bocio multinodular tóxico se confirma por medio de la absorción de yodo radiactivo (^{131}I) y la exploración tiroidea, que muestra al menos un nódulo hiperfuncional que puede suprimir el resto de la glándula. El tratamiento incluye terapia con ^{131}I o cirugía para eliminar el bocio después de que los fármacos antitiroideos logran un estado eutiroideo.

• *Tirotoxicosis facticia*: es el resultado de la ingestión crónica de hormonas tiroideas para la supresión de la tirotropina en pacientes con carcinoma de tiroides o de abuso de hormonas tiroideas en las personas que están tratando de perder peso.

• *Carcinoma metastásico de tiroides funcional*: enfermedad rara que causa el exceso de producción de hormona tiroidea.

• *Tumor hipofisario secretor de hormona estimulante de la tiroides*: causa sobreproducción de hormona tiroidea.

• *Tiroiditis subaguda*: tiroiditis granulomatosa inducida por virus, que produce hipertiroidismo transitorio asociado con fiebre, dolor, faringitis y sensibilidad en la glándula tiroides.

• *Tiroiditis silenciosa*: forma transitoria y autolimitante de hipertiroidismo con tiroiditis histológica, pero sin signos y síntomas inflamatorios.

Enfrenta la tormenta

En la crisis o tormenta tiroidea, estos signos y síntomas pueden ir acompañados de irritabilidad extrema, hipertensión, taquicardia, vómitos, temperatura de hasta 41.1 °C, delirio y coma. Otros signos y síntomas son:

• *Sistema cardiovascular:* taquicardia, pulso saltón y completo, amplia presión de pulso, cardiomegalia, aumento del gasto cardíaco y del volumen sanguíneo, punto visible de impulso máximo, taquicardia supraventricular paroxística y fibrilación auricular (que se presenta sobre todo en pacientes de edad avanzada); de forma ocasional, un soplo sistólico en el borde esternal izquierdo.

• *Sistema nervioso central:* dificultad para concentrarse, excitabilidad o nerviosismo, temblor fino, escritura temblorosa, torpeza y cambios de humor que van desde estallidos ocasionales a psicosis manifiesta.

• *Ojos:* exoftalmos, inflamación ocasional de conjuntivas, córneas o músculos oculares, diplopia, aumento del lagrimeo, rezago palpebral y retracción palpebral.

• *Digestivo:* aumento del apetito, pero anorexia ocasional, especialmente en pacientes ancianos, aumento de la defecación, heces blandas o, con enfermedad grave, diarrea; aumento del hígado.

• *Sistema musculoesquelético:* debilidad, fatiga y atrofia muscular proximal, parálisis periódica (sobre todo en hombres asiáticos y latinos) y acropaquia ocasional (inflamación de tejidos blandos) acompañada de cambios óseos subyacentes con formación de hueso nuevo.

- *Aparato reproductor:* en mujeres, oligomenorrea o amenorrea, disminución de la fertilidad y mayor incidencia de abortos espontáneos; en los hombres, ginecomastia.
- *Aparato respiratorio:* disnea de esfuerzo y, posiblemente, en reposo.
- *Piel, cabello y uñas:* piel suave, caliente, enrojecida y extremadamente fina; mixedema pretibial (dermopatía), que produce engrosamiento cutáneo, folículos pilosos acentuados y manchas rojas de piel inflamada que son pruriginosas y a veces dolorosas, con formación ocasional de nódulos; pelo fino y suave; encanecimiento prematuro y aumento de la pérdida de cabello en ambos sexos; uñas quebradizas y uñas de Plummer (uña distal separada del lecho).

Qué dicen las pruebas

- La prueba de radioinmunoanálisis muestra grandes cantidades de T_4.
- La gammagrafía tiroidea revela una mayor absorción de ^{131}I.
- El análisis inmunométrico muestra contenidos de TSH sensibles suprimidos.
- La ecografía orbitaria y la tomografía computarizada muestran oftalmopatía subclínica.

Cómo se trata

Las formas primarias de tratamiento para el hipertiroidismo incluyen fármacos antitiroideos, ^{131}I, bloqueadores β-adrenérgicos, sedación y cirugía. El tratamiento adecuado depende del tamaño del bocio, sus causas, la edad y paridad del paciente, y qué tanto se retrasará la cirugía (si está prevista). El tratamiento incluye lo siguiente:

- El tratamiento con fármacos antitiroideos con propiltiouracilo (PTU) y metimazol bloquea la síntesis de la hormona tiroidea. Se utiliza para mujeres embarazadas y pacientes que se niegan a la cirugía o al tratamiento con ^{131}I.
- Otra forma importante de tratamiento para el hipertiroidismo es una dosis oral única de ^{131}I. Después del tratamiento ablativo con ^{131}I o cirugía, los pacientes requieren supervisión médica regular y frecuente por el resto de su vida. Por lo general, desarrollan hipotiroidismo, a veces varios años después del tratamiento.

Mantén las hormonas bajo control

- La tiroidectomía parcial está indicada para el paciente con un bocio muy grande, cuyo hipertiroidismo ha sufrido recaídas repetidamente después del tratamiento con fármacos. La tiroidectomía subtotal retira parte de la glándula tiroides, disminuyendo su tamaño y su capacidad de producción y almacenamiento de hormonas.
- Antes de realizar la cirugía, se le pueden administrar al paciente yoduros (solución de lugol o solución saturada de yoduro de potasio), fármacos antitiroideos o altas dosis de propranolol (un bloqueador β-adrenérgico) con el propósito de ayudar a prevenir la crisis tiroidea. Si no se logra el eutiroidismo, la cirugía se retrasa y al paciente se le administra propranolol para disminuir los efectos sistémicos, como arritmias cardíacas, causadas por el hipertiroidismo.

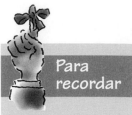

Para recordar

La enfermedad de Graves (la forma más frecuente de hipertiroidismo) produce un grupo de signos y síntomas clásicos. Darás grandes pasos para recordarlos todos cuando veas lo siguiente:

Sudoración

Temblor

Aumento de la tiroides (difusamente agrandada)

Nerviosismo

Palpitaciones

Pérdida de peso (a pesar del aumento de apetito)

Intolerancia al calor

Diarrea

Exoftalmos (posible)

- Durante el embarazo, el PTU es el tratamiento preferido. En pacientes embarazadas, la medicación con antitiroideos debe limitarse a la mínima dosis necesaria para mantener la función tiroidea materna en niveles normales o ligeramente elevados. Alrededor del 1 % de los niños nacidos de madres que reciben medicamentos antitiroideos padecen hipotiroidismo.

Inyecciones de esteroides

- El tratamiento para la oftalmopatía hipertiroidea incluye aplicaciones locales de medicamentos tópicos, pero también puede necesitar altas dosis de corticoesteroides administrados sistémicamente o, en casos graves, inyectados en el área retrobulbar.
- Un paciente con exoftalmos grave que causa presión sobre el nervio óptico puede requerir una descompresión quirúrgica para reducir la presión sobre el contenido orbitario.
- El tratamiento para la crisis tiroidea incluye un fármaco antitiroideo como PTU, propranolol i.v. para bloquear los efectos simpáticos, un corticoesteroide para reemplazar las concentraciones reducidas de cortisol, y un yoduro para bloquear la liberación de la hormona tiroidea. Las medidas de apoyo incluyen nutrientes, vitaminas, administración de líquidos y sedación por razón necesaria.

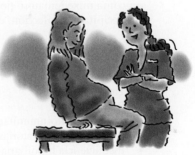

El tratamiento con fármacos antitiroideos con PTU y metimazol para bloquear la síntesis de hormona tiroidea se utiliza en pacientes embarazadas que padecen hipertiroidismo.

Qué hacer

- Proporciona cuidados minuciosos para prevenir exacerbaciones y complicaciones agudas:
  - Registra las constantes vitales y el peso.
  - Supervisa las concentraciones de electrólitos séricos y revisa periódicamente la presencia de hiperglucemia y glucosuria.
  - Evalúa cuidadosamente la función cardíaca.
  - Supervisa el nivel de conciencia y la evacuación de la orina.
- Si la paciente está en el primer trimestre de embarazo, informa de inmediato al médico los signos y síntomas de aborto espontáneo (manchas y cólicos leves ocasionales).
- Recuerda: el nerviosismo extremo puede producir un comportamiento extraño. Tranquiliza al paciente y a su familia o cuidadores mencionando que este comportamiento disminuye con el tratamiento. Suministra sedantes por razón necesaria.
- Para promover el aumento de peso, proporciona una dieta rica en proteínas y alta en calorías, con seis comidas al día y suplementos vitamínicos. Sugiere una dieta baja en sodio para el paciente con edema.

Vigila la tormenta

- Mantente alerta a los signos de crisis tiroidea. Revisa cuidadosamente los ingresos y egresos para garantizar una adecuada hidratación y equilibrio hídrico. Evalúa con cuidado la presión arterial, la frecuencia y ritmo cardíaco y la temperatura corporal. Si el paciente tiene fiebre alta, redúcela con medidas hipotérmicas apropiadas (esponjas, mantas de hipotermia y paracetamol). Evita utilizar ácido acetilsalicílico, ya que aumenta las concentraciones de T_4. Mantén una vía i.v. y administra fármacos según lo ordenado.

- Si el yodo es parte del tratamiento, mézclalo con agua o jugo para prevenir el malestar gastrointestinal y administra con una pajilla o popote para evitar la decoloración de los dientes.
- Si el paciente se sometió a una tiroidectomía, proporciona cuidados meticulosos postoperatorios para prevenir complicaciones.
- Evalúa al paciente. Debe mantener un adecuado volumen de líquidos y equilibrio electrolítico, función cardíaca normal, temperatura corporal normal y peso apropiado (preferiblemente, el paciente aumentará de peso); los ojos deben estar lo más cómodos posible y libres de daño corneal; es necesario prevenir la crisis tiroidea. El paciente comprenderá la necesidad de un seguimiento médico regular y programará las citas de seguimiento. Si toma un fármaco antitiroideo o una terapia con ^{131}I, el paciente sabrá qué signos y síntomas reportará al médico y tendrá una hoja que los enumera (véase *Consejos sobre enseñanza para el hipertiroidismo*).

Hipotiroidismo

El *hipotiroidismo*, un estado de bajas concentraciones séricas de hormona tiroidea o resistencia celular a la hormona tiroidea, es resultado de la insuficiencia hipotalámica, hipofisaria o tiroidea. El hipotiroidismo tiene una mayor prevalencia en las mujeres y puede evolucionar a un coma mixedematoso potencialmente mortal, que por lo general se precipita por infección, exposición al frío o sedantes.

Qué lo causa

El hipotiroidismo puede ser el resultado de:
- Tiroidectomía
- Radioterapia
- Tiroiditis autoinmunitaria crónica (enfermedad de Hashimoto)
- Afecciones inflamatorias, como amiloidosis y sarcoidosis
- Insuficiencia hipofisaria para producir TSH
- Insuficiencia hipotalámica para producir hormona liberadora de tirotropina (TRH)
- Errores congénitos de la síntesis de hormona tiroidea
- Incapacidad para sintetizar la hormona tiroidea debido a la deficiencia de yodo (generalmente en la dieta)
- El uso de medicamentos antitiroideos como PTU

Fisiopatología

En el hipotiroidismo primario, una disminución en la producción de hormona tiroidea es resultado de la pérdida de tejido tiroideo. Esto da lugar a una mayor secreción de TSH que conduce al bocio. En el hipotiroidismo secundario, en general, la hipófisis no logra sintetizar o secretar

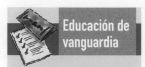

Educación de vanguardia

Consejos sobre enseñanza para el hipertiroidismo

- Si el paciente tiene exoftalmos u otra oftalmopatía, sugiere gafas de sol o parches oculares para proteger los ojos de la luz. Humedece la conjuntiva a menudo con lágrimas artificiales. Advierte al paciente con retracción palpebral grave para evitar movimientos físicos súbitos que puedan causar que el párpado se deslice detrás del globo ocular. Eleva la cabecera de la cama para reducir el edema periorbitario.
- Enfatiza la importancia del seguimiento médico regular después del alta, puesto que puede desarrollarse hipotiroidismo 2-4 semanas después de la cirugía. El tratamiento farmacológico y la terapia con ^{131}I requiere una monitorización cuidadosa y una enseñanza integral para el paciente.
- Si la paciente está embarazada, pide que observe atentamente durante el primer trimestre los signos y síntomas de un aborto espontáneo (manchas, cólicos leves ocasionales) y que informe de inmediato estos signos al médico.

¿Qué hago?

Cómo manejar el coma mixedematoso

El coma mixedematoso es una urgencia médica que con frecuencia tiene un desenlace letal. La progresión suele ser gradual, pero cuando el estrés empeora el hipotiroidismo grave o prolongado, el coma puede desarrollarse abruptamente. Algunos ejemplos de estrés grave son infección, exposición al frío y traumatismos. Otros factores precipitantes incluyen retirar los medicamentos tiroideos y el uso de sedantes, narcóticos o anestésicos.

Los pacientes con coma mixedematoso tienen respiraciones significativamente deprimidas, por lo que su presión parcial de dióxido de carbono en sangre arterial puede aumentar. También puede producirse una disminución del gasto cardíaco y empeorar la hipoxia cerebral. El paciente está en estado de *shock* e hipotermia, y sus constantes vitales reflejan bradicardia e hipotensión.

Intervenciones para salvar vidas

Si el paciente entra en un estado comatoso, inicia estas intervenciones lo antes posible:
• Conserva la permeabilidad de las vías respiratorias con apoyo ventilatorio si es necesario.
• Mantén la circulación a través del reemplazo i.v. de líquidos.

• Evalúa continuamente el electrocardiograma.
• Supervisa la gasometría arterial para detectar hipoxia y acidosis metabólica.
• Calienta al paciente envolviéndolo en mantas. Evita utilizar una manta térmica, ya que podría aumentar la vasodilatación periférica, causando *shock*.
• Mide la temperatura corporal del paciente con un termómetro de lectura baja hasta que esté estable.
• Reemplaza la hormona tiroidea mediante la administración de grandes dosis i.v. de levotiroxina, según indicación. Valora las constantes vitales porque la rápida corrección del hipotiroidismo puede causar efectos cardíacos adversos.
• Controla los ingresos y egresos y el peso diario. Con el tratamiento, la producción de orina debe aumentar y el peso corporal debe disminuir; de lo contrario, informa al médico.
• Reemplaza líquidos y otras sustancias como la glucosa.
• Controla las concentraciones séricas de electrólitos.
• Administra los corticoesteroides según indicación.
• Revisa si hay posibles fuentes de infección, como sangre, esputo u orina, que pueden haber precipitado el coma. Trata las infecciones u otras enfermedades subyacentes según lo ordenado.

cantidades adecuadas de TSH, o los tejidos diana no logran responder a las concentraciones sanguíneas normales de hormona tiroidea. Ambos tipos pueden convertirse en mixedema, clínicamente más grave y considerado una urgencia médica (véase *Cómo manejar el coma mixedematoso*).

Qué buscar

Los signos y síntomas del hipotiroidismo incluyen:
• Debilidad y fatiga
• Pérdida de la memoria
• Intolerancia al frío
• Aumento de peso inexplicable
• Estreñimiento
• Bocio
• Habla lenta
• Disminución de la estabilidad mental
• Piel fresca, seca, gruesa, escamosa y poco flexible
• Rostro, manos y pies hinchados; edema periorbitario

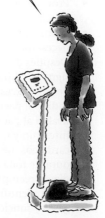

El aumento de peso inexplicable es un signo de hipotiroidismo.

- Cabello seco y escaso
- Uñas gruesas y quebradizas
  Otras indicaciones incluyen una frecuencia de pulso lenta, anorexia, distensión abdominal, menorragia, disminución de la libido, infertilidad, ataxia, temblor de intención, nistagmo y tiempo de relajación reflejo tardío (especialmente en el tendón calcáneo).
  Los efectos clínicos del coma mixedematoso son estupor progresivo, hipoventilación, hipoglucemia, hiponatremia, hipotensión e hipotermia.

Qué dicen las pruebas

- Las pruebas de radioinmunoanálisis que muestran bajas concentraciones de T_3 y T_4 indican hipotiroidismo.
- La concentración de TSH aumenta con el hipotiroidismo primario y disminuye en el hipotiroidismo secundario. El valor de TRH disminuye en la insuficiencia hipotalámica.
- Aumentan las concentraciones séricas de colesterol, caroteno, fosfatasa alcalina y triglicéridos.
- En el coma mixedematoso, las pruebas de laboratorio también pueden mostrar valores bajos de sodio en suero y disminución del pH, y aumento de la presión parcial de dióxido de carbono en la sangre arterial, lo que indica una acidosis respiratoria.

Cómo se trata

El tratamiento para el hipotiroidismo consiste en el reemplazo gradual de tiroides con levotiroxina. El tratamiento eficaz del coma mixedematoso apoya las funciones vitales mientras que restaura el eutiroidismo. Para soportar la presión arterial y la frecuencia del pulso, se administra levotiroxina i.v., además de hidrocortisona en casos de insuficiencia hipofisaria o suprarrenal. La hipoventilación requiere oxigenación y un vigoroso soporte respiratorio. Otras medidas de apoyo incluyen el reemplazo cuidadoso de líquidos y medicamentos antimicrobianos para la infección.

Qué hacer

- Proporcionar una dieta de alto volumen y baja en calorías y fomentar la actividad.
- Administrar catárticos y ablandadores de materia fecal, por razón necesaria.
- Después de comenzar la terapia de reemplazo tiroideo, observa los signos de hipertiroidismo, como nerviosismo, sudoración y pérdida de peso excesiva.
- Indica al paciente cómo obtener artículos de identificación médica.
- Evalúa al paciente. Debe tener un patrón de evacuación normal del intestino y una función cardíaca adecuada, saber qué síntomas cardíacos informar y comprender la necesidad de reemplazo tiroideo durante toda la vida y atención médica regular para valorar la terapia de reemplazo. Debe contar con artículos de identificación médica y una identificación para portar en la cartera. Debe mostrar signos de gasto y función cardíaca adecuados, incluyendo presión sanguínea

y frecuencia del pulso normales, evacuación urinaria adecuada, piel intacta, volumen de líquidos adecuado, y equilibrio electrolítico y un correcto intercambio de gases (véase *Consejos sobre enseñanza para el hipotiroidismo*).

Preguntas de autoevaluación

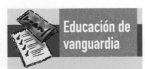
Educación de vanguardia

Consejos sobre enseñanza para el hipotiroidismo

• Indica al paciente que informe los signos de enfermedad cardiovascular agravada, como dolor torácico y taquicardia.

• Para prevenir el coma mixedematoso, indica al paciente que continúe el curso de medicación antitiroidea, incluso si los síntomas disminuyen.

• Instruye al paciente para que informe inmediatamente las infecciones y para asegurarse de que cualquier médico que prescriba fármacos para tratarlo sepa acerca del hipotiroidismo.

1. Después de la administración de ^{131}I, ¿durante cuántas horas la orina y la saliva serán ligeramente radiactivas?
    A. Menos de 2 h
    B. De 6 a 8 h
    C. 24 h
    D. 36 h

Respuesta: C. La orina y saliva serán ligeramente radiactivas durante 24 h y los vómitos serán altamente radiactivos por 6-8 h después de la terapia.

2. ¿Qué afirmación debe enfatizarse en las instrucciones para la atención domiciliaria después de la adrenalectomía?
    A. El paciente puede dejar de tomar medicamentos cuando su aspecto físico mejora
    B. El paciente debe tomar esteroides con el estómago vacío
    C. El paciente debe tomar los medicamentos prescritos según las indicaciones
    D. El paciente no necesitará ningún medicamento

Respuesta: C. El paciente debe tomar los medicamentos prescritos según la indicación. La interrupción repentina de los esteroides puede precipitar la crisis suprarrenal.

3. Una crisis suprarrenal se caracteriza por todos estos signos y síntomas, excepto:
    A. Debilidad y fatiga
    B. Náuseas y vómitos
    C. Hipotensión
    D. Retención de sodio y líquidos

Respuesta: D. El sodio y la retención de líquidos son característicos del síndrome de Cushing; la crisis suprarrenal causa disminución de las concentraciones de sodio e hipotensión.

4. ¿Qué declaración del paciente requeriría mayor instrucción por parte del personal de enfermería?
    A. "La diabetes de tipo 2 se produce comúnmente en adultos después de los 40 años"
    B. "La diabetes de tipo 1 suele ocurrir antes de los 30 años"
    C. "La diabetes de tipo 1 se trata principalmente con el ejercicio y los planes alimenticios"
    D. "Un número creciente de adolescentes están siendo diagnosticado con diabetes de tipo 2"

Respuesta: C. La diabetes de tipo 1 es tratada con insulina y manejo dietético.

Puntuación

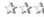 Si respondiste a las cuatro preguntas correctamente, ¡perfecto! Cuentas con toda la energía necesaria para dominar los trastornos endocrinos.

 Si contestaste tres preguntas de manera acertada, ¡bravo! Tus receptores están haciendo un gran trabajo al activar la información endocrina correcta.

 Si respondiste menos de tres preguntas correctamente, ¡no te estreses! Con una infusión rápida de información endocrina, lograrás una liberación regular de respuestas correctas.

Bibliografía

American Diabetes Association. (2013). Checking for ketones. Tomado de: http://www.diabetes.org/living-with-diabetes/treatment-and-care/blood-glucose-control/checking-for-ketones.html

American Diabetes Associations. (2015). DKA (ketoacidosis) & ketones. Tomado de: http://www.diabetes.org/living-with-diabetes/complications/ketoacidosis-dka.html

Coursin, D. B., & Wood, K. E. (2002). Corticosteroid supplementation for adrenal insufficiency. *Journal of American Medical Association, 287*(2). Tomado de: http://jama.jamanetwork.com/article.aspx?articleid=194535

Evert, A. B., Boucher, J. L., Cypress, M., Dunbar, S. A., Franz, M. J., Mayer-Davis, E. J… .Yancy, W. S. (2013). Nutrition therapy recommendations for the management of adults with diabetes. *Diabetes Care*. Tomado de: http://care.diabetesjournals.org/content/early/2013/10/07/dc13-2042.full.pdf

JDRF. (2015). *Artificial pancreas project research*. Tomado de: http://jdrf.org/research/treat/artificial-pancreas-project/

MedlinePlus. (2014). 15/15 Rule. Tomado de: http://www.nlm.nih.gov/medlineplus/ency/imagepages/19815.htm

Standards of Medical Care in Diabetes. (2015). *Diabetes Care, 38*. Tomado de: http://care.diabetesjournals.org/content/suppl/2014/12/23/38.Supplement_1.DC1/January_Supplement_Combined_Final.6-99.pdf

Capítulo 13

Trastornos renales y urinarios

Objetivos

En este capítulo aprenderás:

♦ La función de los aparatos renal y urinario, y sus efectos sobre otros sistemas corporales

♦ Técnicas para valorar la función renal y urológica

♦ Causas, signos y síntomas, pruebas diagnósticas e intervenciones de enfermería para trastornos frecuentes

Una mirada a los trastornos renales y urinarios

Los aparatos renal y urinario retienen materiales útiles y excretan los extraños o excesivos, así como los desechos. A través de estas funciones básicas, influyen en profundidad a los otros sistemas corporales y la salud general del paciente. Los trastornos renales y urológicos pueden afectar el equilibrio de líquidos y electrólitos, así como otras funciones importantes del cuerpo.

Anatomía y fisiología

El aparato urinario está constituido por dos riñones, dos uréteres, una vejiga y una uretra. Trabajando juntas, estas estructuras eliminan desechos del cuerpo, regulan el equilibrio acidobásico al retener o excretar iones de hidrógeno, y regulan los líquidos y el equilibrio electrolítico (véase *Aparato urinario*, p. 574).

Riñones

Los riñones tienen forma de frijol (judía o poroto) y son extremadamente vasculares. Están ubicados de forma retroperitoneal a cada lado de la columna vertebral, y se encuentran entre la décimo primera y décimo tercera vértebra lumbar. Están protegidos por el contenido abdominal, los músculos unidos a la columna vertebral y una capa de grasa perirrenal. Los riñones se componen de una corteza renal, la

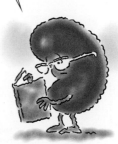

¡Oh!, soy sumamente vascular, eso suena impresionante.

Aparato urinario

Como se ve en esta vista frontal, los riñones constituyen la parte principal del aparato urinario. Estos órganos en forma de frijol se encuentran cerca y en cada lado de la columna vertebral, en la parte baja de la espalda, con el riñón izquierdo posicionado ligeramente más arriba que el derecho. Las *glándulas suprarrenales*, suspendidas arriba de los riñones, influyen en la presión sanguínea, así como en la retención de sodio y agua que realizan los riñones.

Estación de filtración

Los riñones reciben sangre de las *arterias renales*, las cuales se ramifican desde la *aorta abdominal*. Después de pasar a través de una compleja red de vasos san-

guíneos más pequeños y *nefronas*, la sangre filtrada recircula a través de las venas renales, las cuales se vacían dentro de la *vena cava inferior*.

Excreción total

Los riñones excretan los productos de desecho que las nefronas eliminan de la sangre, junto con otros líquidos que constituyen la orina formada. La orina pasa, por medio de peristaltismo, a través de los *uréteres* hacia la *vejiga urinaria*. Cuando la vejiga se llena, los nervios en la pared de la vejiga relajan el esfínter (una acción conocida como el *reflejo de micción*); posteriormente, tiene lugar un estímulo voluntario y la orina pasa dentro de la uretra y se expulsa del cuerpo.

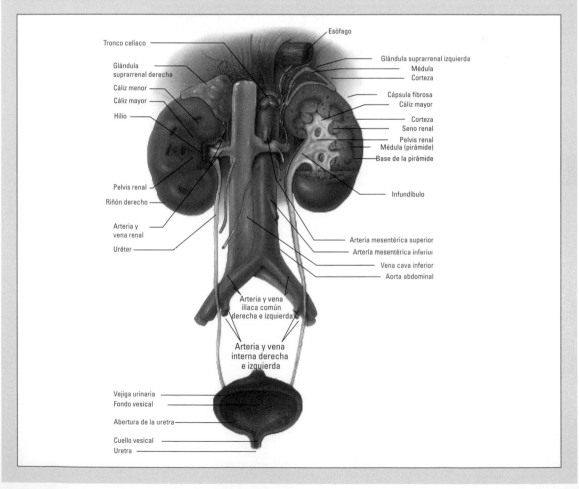

médula central renal, los cálices internos y la pelvis renal, así como las nefronas, que son la unidad funcional del riñón (véase *Una mirada al riñón*, p. 576).

Hacia abajo y hacia afuera

Las estructuras del aparato urinario, que se extienden por debajo de los riñones, incluyen:

- *Uréteres:* tubos que actúan como conductos que canalizan la orina hacia la vejiga a través de ondas peristálticas que tienen lugar alrededor de una a cinco veces por minuto; miden alrededor de 25.5-30.5 cm en adultos y tienen un diámetro que varía 2-8 mm, con la parte más angosta en la unión ureteropélvica.
- *Vejiga urinaria:* órgano hueco, esférico y muscular en la pelvis que sirve para almacenar la orina suministrada por los uréteres; la capacidad de la vejiga es de 500-600 mL en un adulto normal (es menor en niños y en adultos mayores).
- *Uretra:* pequeño conducto que canaliza la orina fuera del cuerpo desde la vejiga; cuenta con una abertura exterior conocida como *meato urinario (uretral)*; en la mujer, la uretra varía de 2.5 a 5 cm de largo, con el meato uretral que se localiza anterior a la abertura vaginal; en el hombre, la uretra mide aproximadamente 20 cm de largo, con el meato uretral ubicado al final del glande del pene; la uretra masculina sirve como un pasaje para el semen, así como para la orina.

Formación de orina

El riñón recolecta y elimina los desechos del cuerpo a través de un proceso de tres pasos:

1. En la *filtración glomerular*, los vasos sanguíneos del riñón o glomérulos filtran la sangre que fluye a través de ellos (véase *Comprender la tasa de filtración glomerular*, p. 577).
2. Durante la *reabsorción tubular*, los diminutos canales (túbulos) que forman el riñón reabsorben el líquido filtrado.
3. En la *secreción tubular*, los túbulos liberan la sustancia filtrada.

Los resultados pueden ser variables

Dependiendo de la ingestión de líquidos y del clima, la evacuación total de orina diaria puede ser, en promedio, de 720-2 400 mL. Por ejemplo, después de que un paciente bebe una gran cantidad de líquido, la producción de orina aumenta, mientras el cuerpo excreta con rapidez el exceso de agua. Si un paciente limita el consumo de agua o consume en exceso solutos como sodio, la producción de orina disminuye mientras el cuerpo retiene agua y mantiene una concentración normal de líquido.

La evacuación total de orina diaria varía según el consumo de líquidos y el clima. En este momento, me vendría bien una rica bebida fría.

Una mirada al riñón

Se muestra la ilustración de un riñón junto con una ampliación de una nefrona, la unidad funcional del riñón. Las
estructuras renales principales incluyen:
• Médula: parte interna del riñón, formada de pirámides
renales y estructuras tubulares.
• Arteria renal: suministra sangre al riñón.
• Cáliz renal: canales que confluyen en la pelvis renal.
• Vena renal: alrededor del 99 % de la sangre filtrada que
circula a través de la vena renal regresa a la circulación
general, mientras que el 1 % restante, que contiene desechos, experimenta un proceso adicional en el riñón.
• Pelvis renal: después de que se procesa la sangre que
contiene desechos en el riñón, la orina filtrada se canaliza
hacia la pelvis renal.
• Uréter: tubo que termina en la vejiga urinaria; la orina
entra en la uretra para excretarse.
• Corteza: capa externa del riñón.

Nota sobre la nefrona

La *nefrona* es la unidad funcional y estructural del riñón.
Cada riñón contiene alrededor de 1 millón de nefronas. Las
dos actividades de la nefrona son la reabsorción selectiva
y la secreción de iones, y la filtración mecánica de líquidos, desechos, electrólitos y ácidos y bases.

Los componentes de la nefrona incluyen:
• Glomérulos: red de capilares en espiral que actúa como
un filtro para el paso de células libres de proteínas y
eritrocitos que realizan el proceso de filtrado libre hacia
los túbulos contorneados proximales.
• Cápsula de Bowman: contiene los glomérulos y actúa
como un filtro para la orina.
• Túbulo contorneado proximal: sitio de reabsorción de glucosa, aminoácidos, metabolitos y electrólitos del filtrado;
las sustancias reabsorbidas vuelven a la circulación.
• Asa de Henle: túbulo de la nefrona con forma de "U"
situado en la médula y que se extiende desde el túbulo
contorneado proximal hasta el túbulo contorneado distal,
sitio para la concentración adicional del filtrado a través de la reabsorción.
• Túbulo contorneado distal: desde el cual el filtrado entra en el túbulo colector.
• Túbulo colector: libera orina.

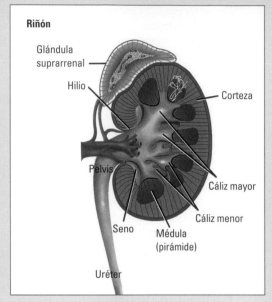

Riñón

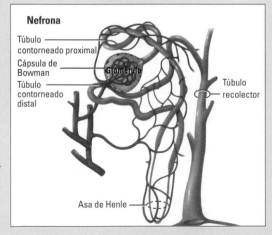

Nefrona

Comprender la tasa de filtración glomerular

La tasa de filtración glomerular (TFG) es la velocidad a la que se filtra la sangre en los glomérulos. La TFG del adulto normal es de 120-30 mL/min y declina con la edad. La TFG depende de:

- Permeabilidad de las paredes capilares
- Presión vascular
- Presión de filtración

Tasa de filtración glomerular y depuración

La *depuración* es la eliminación completa de una sustancia de la sangre. La medida más precisa de filtración glomerular es la depuración de creatinina, ya que ésta se filtra por medio de los glomérulos, pero no se reabsorbe por medio de los túbulos.

Igual a, mayor que o menor que

Aquí hay más sobre la manera en que la TFG afecta las mediciones de depuración de una sustancia en la sangre:

- Si los túbulos no reabsorben ni secretan la sustancia, como sucede con la creatinina, la depuración es igual a la TFG.
- Si los túbulos reabsorben la sustancia, la depuración es menor que la TFG.
- Si los túbulos secretan la sustancia, la depuración sobrepasa la TFG.
- Si los túbulos reabsorben y secretan la sustancia, puede ser igual a, mayor que o menor que la TFG.

Hormonas y riñones

Dos hormonas ayudan a regular la reabsorción y la secreción tubular:

1. *Hormona antidiurética (ADH) o vasopresina:* producida por la glándula hipófisis, actúa en el túbulo distal y los conductos colectores para incrementar la reabsorción de agua y la concentración de orina. La deficiencia de ADH disminuye la reabsorción de agua, ocasionando orina diluida.

2. *Aldosterona:* sintetizada a través de las glándulas suprarrenales, afecta la reabsorción tubular por medio de la regulación de la retención de sodio y ayudando a controlar la secreción de potasio por medio de las células epiteliales tubulares.

Otras funciones hormonales de los riñones incluyen:

- *Secreción de la hormona eritropoyetina.* En respuesta a la baja presión de oxígeno arterial, los riñones producen eritropoyetina, la cual viaja a la médula ósea y estimula la producción de eritrocitos.

- *Regulación de calcio y equilibrio de fósforo.* Para ayudar a regular el equilibrio de calcio y fósforo, los riñones filtran y reabsorben alrededor de la mitad del calcio sérico no unido y activan la vitamina D_3, un compuesto que promueve la absorción intestinal de calcio y regula la excreción de fosfatos.

Función de la renina

Los riñones ayudan a regular la presión sanguínea produciendo y secretando la enzima renina en respuesta a una disminución real o percibida del volumen de líquido extracelular. La renina, a su vez, forma la angiotensina I, la cual se convierte en angiotensina II, más potente.

Regulación del potasio

Los túbulos distales de los riñones regulan la excreción de potasio. En respuesta a una concentración elevada de potasio sérico, la corteza suprarrenal aumenta la secreción de aldosterona. La aldosterona regula la secreción de potasio en los túbulos distales, por lo que puede eliminarse del cuerpo. Si el cuerpo no produce suficiente aldosterona, el potasio es reabsorbido, por lo que se incrementan sus valores séricos.

Valoración inicial

La valoración inicial del aparato urinario puede revelar pistas sobre problemas en cualquier sistema corporal.

> La valoración inicial del aparato urinario puede revelar pistas sobre problemas en cualquier sistema corporal.

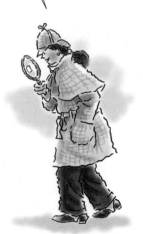

Anamnesis

Comienza tu valoración con los antecedentes médicos completos, incluyendo la salud actual y previa, los antecedentes familiares y los patrones de estilo de vida.

Estado de salud actual

Para determinar el motivo principal de la consulta, pregunta al paciente: "¿Por qué decidió buscar atención médica?". Documenta la razón en las propias palabras del paciente. Cuando existe un trastorno renal, puedes esperar los siguientes malestares:
- Polaquiuria y urgencia urinaria
- Dolor al orinar
- Dificultad para orinar
- Dolor en el costado

Estado de salud previo

Explora todas las enfermedades del paciente, tanto pricipales como menores recurrentes, accidentes o lesiones, procedimientos quirúrgicos y alergias. Pregunta acerca de antecedentes de trastornos urinarios relacionados, como la hipertensión.

Otras preguntas que debes hacer son las siguientes:
- ¿Alguna vez ha tenido una infección urinaria?
- ¿Está tomando medicamentos herbolarios o prescritos, de venta libre o drogas recreativas?
- ¿Tiene dolor o ardor al orinar?
- ¿Le resulta difícil iniciar la micción?
- ¿De qué color es su orina?

- ¿Es alérgico a algún fármaco, alimento u otro producto? En caso afirmativo, describa las reacciones que ha experimentado.
- ¿Alguna vez ha padecido una enfermedad de transmisión sexual (ETS)?

Antecedentes familiares

Para obtener pistas sobre los factores de riesgo, pregunta si los parientes consanguíneos han sido tratados por trastornos renales o cardiovasculares, diabetes, cáncer u otra enfermedad crónica.

Patrones de estilo de vida

Investiga los factores psicosociales que pueden afectar la forma en la que el paciente maneja la enfermedad. Los problemas conyugales, condiciones de vida inestables, inseguridad laboral y otras tensiones pueden afectar en gran medida cómo se siente el paciente.

Autorreflexión

Asimismo, averigua sobre la imagen que tiene de sí mismo el paciente. Trata de determinar qué preocupaciones puede tener sobre su enfermedad. Por ejemplo, ¿teme que la enfermedad o el tratamiento, como la hemodiálisis, afectará su calidad de vida? Si el paciente puede expresar temores e inquietudes, puedes desarrollar intervenciones de enfermería más apropiadas.

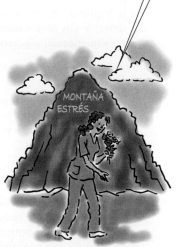

Los factores estresantes, como problemas conyugales y la inseguridad laboral, pueden afectar la forma en la que el paciente maneja la enfermedad.

MONTAÑA ESTRÉS

Exploración física

Comienza la exploración física registrando las constantes vitales de referencia y pesando al paciente. Solicítale que orine en un recipiente para muestras. Valora el color, el olor y la claridad de la muestra. Debido a que el aparato urinario afecta muchas funciones corporales, una valoración exhaustiva incluye el examen de múltiples sistemas corporales relacionados, mediante técnicas de inspección, auscultación, percusión y palpación.

Inspección

La inspección del aparato urinario incluye el examen abdominal y del meato uretral.

Abdomen

Ayuda al paciente a adoptar una posición supina con los brazos relajados a los lados. Expón el abdomen del paciente desde el proceso xifoideo a la sínfisis del pubis e inspecciona el abdomen para detectar el aumento de tamaño o la inflamación grave comparando los lados izquierdo y derecho, buscando áreas asimétricas. En un adulto normal, el abdomen es liso, plano o escafoideo (cóncavo) y simétrico. Pregunta sobre cicatrices, lesiones, hematomas o cambios de color hallados en la piel abdominal.

Meato uretral

Ayuda al paciente a sentirse más cómodo durante su inspección examinando el meato uretral al final, y explica de antemano cómo evaluarás esta área. Asegúrate de utilizar guantes.

Auscultación

Ausculta las arterias renales en los cuadrantes izquierdo y derecho del abdomen superior presionando de forma ligera la campana del estetoscopio contra el abdomen e instruye al paciente para que exhale con profundidad. Comienza auscultando en la línea media y avanza hacia la izquierda. Posteriormente, regresa a la línea media y trabaja hacia la derecha. Los ruidos sistólicos (zumbidos) u otros sonidos poco frecuentes son anomalías potencialmente importantes.

Percusión

Después de auscultar las arterias renales, percute los riñones del paciente con el objetivo de detectar cualquier molestia o dolor y la vejiga para evaluar su posición y contenido (véase *Percusión de los órganos urinarios*, p. 581).

Palpación

La palpación de los riñones y la vejiga es el paso siguiente. A través de la palpación, se pueden detectar bultos, masas o molestias. Para lograr resultados óptimos, solicita al paciente que relaje el abdomen respirando con profundidad por la boca (véase *Palpación de los órganos urinarios*, p. 582).

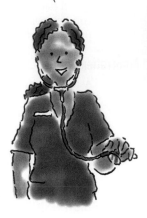

Ausculta las arterias renales oprimiendo la campana ligeramente contra el abdomen e indica al paciente que exhale con profundidad.

Pruebas diagnósticas

Los avances en la tecnología, incluyendo el procesamiento informático mejorado y las técnicas imagenológicas, permiten la valoración inicial no invasiva de trastornos renales y urinarios que con anterioridad eran detectables sólo mediante técnicas invasivas. Estas pruebas diagnósticas pueden ayudar a evaluar el estado renal y urinario del paciente.

Estudios de sangre

Cuando se consideran junto con los resultados de los análisis de orina, los estudios de sangre ayudan al médico a diagnosticar enfermedades genitourinarias y a evaluar la función renal. Los estudios de sangre incluyen el nitrógeno ureico en sangre (BUN, de *blood urea nitrogen*) y la creatinina sérica.

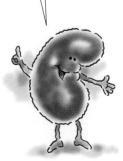

Cuando se consideran junto con los resultados de los análisis de orina, los estudios de sangre evalúan mi función.

Percusión de los órganos urinarios

Percute los riñones y la vejiga por medio de las técnicas descritas a continuación.

Percusión renal

Con el paciente erguido, percute cada ángulo costovertebral (el ángulo sobre cada riñón cuyos bordes están formados por la curva lateral y descendente de la costilla inferior y la columna vertebral). Para realizar la percusión media, coloca tu palma izquierda sobre el ángulo costovertebral y golpea con suavidad con tu puño derecho. Para realizar la percusión inmediata, golpea suavemente tu puño sobre cada ángulo costovertebral. Por lo general, el paciente tendrá la sensación de un golpe seco o presión durante la percusión.

Percusión vesical

Por medio de una percusión media, percute el área sobre la vejiga, comenzando 5 cm arriba de la sínfisis del pubis. Para detectar las diferencias en el sonido, percute hacia la base de la vejiga. La percusión suele producir un sonido timpánico (sobre una vejiga llena de orina, produce un sonido apagado).

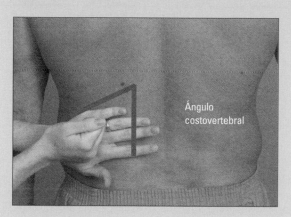

Ángulo costovertebral

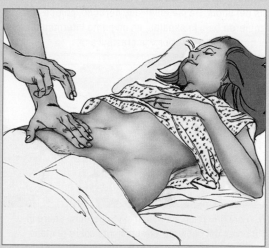

Nitrógeno ureico en sangre

La urea, el principal producto final del metabolismo proteico, constituye el 40-50 % del nitrógeno no proteico de la sangre. Se forma a partir del amoníaco en el hígado, filtrado por medio de los glomérulos, reabsorbido (en un grado limitado) en los túbulos y finalmente excretado. La excreción insuficiente de urea eleva los valores de BUN.

Los valores normales de BUN oscilan entre 7 y 20 mg/dL para adultos. Para lograr la interpretación más exacta de los resultados de la prueba, examina las cifras del BUN en conjunto con las de la creatinina sérica, teniendo en consideración la enfermedad subyacente del paciente.

Consideraciones de enfermería

- Indica al paciente que la prueba requiere una muestra de sangre.
- Revisa los antecedentes farmacológicos en busca de fármacos que puedan influir en los valores de BUN (el cloranfenicol puede reducir las concentraciones; los aminoglucósidos y la anfotericina B pueden subirlos).
- Si se desarrolla un hematoma en el sitio de la punción venosa, aplica compresas calientes.

Palpación de los órganos urinarios

En un adulto normal, los riñones no son palpables de manera habitual, porque están localizados de forma profunda dentro del abdomen. Sin embargo, pueden ser palpables en un paciente delgado o en uno con masa muscular abdominal reducida, y el riñón derecho, ligeramente inferior al izquierdo, puede resultar más fácil de palpar por completo. Considera que ambos riñones descienden al inhalar profundamente. La vejiga de un adulto tampoco puede palparse. Sin embargo, si es palpable, por lo general se siente firme y relativamente suave. Al palpar los órganos urinarios, utiliza la palpación bimanual, comenzando en el lado derecho del paciente y procediendo como sigue.

Palpación renal

1. Ayuda al paciente a colocarse en posición supina y expón el abdomen desde el apófisis xifoides a la sínfisis del pubis. De pie en el lado derecho, coloca la mano izquierda bajo la espalda, en un punto intermedio entre el borde costal inferior y la cresta ilíaca.

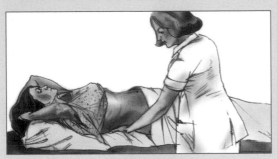

2. A continuación, coloca tu mano derecha sobre el abdomen del paciente, directamente sobre tu mano izquierda. Inclina esta mano ligeramente hacia el margen costal. Para palpar el borde inferior derecho del riñón derecho, presiona las yemas de tus dedos 4 cm por encima de la cresta ilíaca derecha en la línea media. Presiona las puntas de los dedos de tu mano izquierda hacia arriba dentro del ángulo costovertebral derecho.

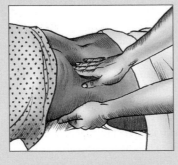

3. Instruye al paciente para que inhale profundamente de forma que la parte inferior del riñón derecho pueda moverse hacia abajo entre tus manos. Si lo hace, observa su forma y tamaño. Por lo general, se siente suave, sólido y firme, pero elástico. Pregunta al paciente si la palpación causa molestias (*nota*: evita usar presión excesiva para palpar el riñón porque esto puede causar dolor intenso).

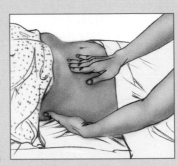

4. Para valorar de forma inicial el riñón izquierdo, colócate en el lado izquierdo del paciente y pon las manos como se describió anteriormente, pero con este cambio: coloca la mano derecha 5 cm por encima de la cresta ilíaca izquierda. Después, aplica presión con ambas manos mientras el paciente inhala. Si el riñón izquierdo puede palparse, compáralo con el riñón derecho. Debe ser del mismo tamaño.

Palpación de la vejiga

Antes de palpar la vejiga, asegúrate de que el paciente haya orinado. Después, localiza el borde de la vejiga presionando con profundidad en la línea media alrededor de 2.5-5 cm por encima de la sínfisis del pubis. Mientras se palpa la vejiga, observa su tamaño y ubicación, y revisa en busca de bultos o nódulos, masas y molestias. La vejiga

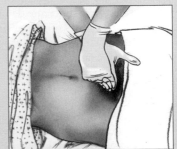

suele sentirse firme y relativamente lisa. Durante la palpación profunda, el paciente puede reportar la necesidad de orinar, lo que representa una respuesta normal.

Creatinina sérica

La creatinina, otro desecho nitrogenado, es resultado del metabolismo muscular de la creatina. Los valores normales de creatinina sérica para hombres adultos oscilan entre 0.6 y 1.2 mg/dL y para las mujeres adultas entre 0.4 y 1 mg/dL. La dieta y la ingestión de líquidos no afectan las concentraciones de creatinina sérica, pero sí la masa muscular.

Esta prueba mide el daño renal de forma más confiable que las mediciones de BUN, porque la insuficiencia renal grave y persistente resulta prácticamente la única razón por la que las concentraciones de creatinina se incrementan de manera significativa. Los valores de creatinina mayores de 1.5 mg/dL indican una pérdida de la función renal del 66% o mayor; las concentraciones superiores a 2 mg/dL indican insuficiencia renal.

Consideraciones de enfermería

- Indica al paciente que la prueba requiere una muestra de sangre.
- Evalúa los antecedentes farmacológicos del paciente con el fin de detectar medicamentos que puedan influir en los valores de creatinina sérica (el ácido ascórbico, los barbitúricos y los diuréticos pueden aumentarlos).
- Si se desarrolla un hematoma en el sitio de punción venosa, aplica compresas tibias.

Pruebas de depuración

Las pruebas de depuración para la filtración, la reabsorción y la secreción permiten una evaluación precisa de la función renal. Estas pruebas miden el volumen de plasma que se puede depurar de una sustancia (como la creatinina) por unidad de tiempo y, como consecuencia, ayudan a evaluar los mecanismos de formación de orina. También miden el flujo sanguíneo renal, que la enfermedad renal puede reducir.

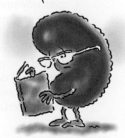

Si no estudio duro para estas pruebas de depuración, ¡nunca aprobaré!

Depuración de creatinina

La prueba de depuración de creatinina, frecuentemente utilizada para valorar la tasa de filtración glomerular (TFG), determina la eficiencia con la que los riñones liberan creatinina de la sangre. Los valores normales dependen de la edad del paciente.

Consideraciones de enfermería

- Indica al paciente que la prueba requiere una muestra de orina cronometrada y al menos una muestra de sangre.
- Una dieta rica en proteínas antes de la prueba y ejercicio físico intenso durante el período de obtención pueden aumentar la excreción de creatinina. Informa al paciente que no debe comer una cantidad excesiva de carne antes de la prueba y debe evitar el ejercicio físico vigoroso durante el período de obtención.

Depuración de urea

La prueba de depuración de urea mide los valores de urea en la orina, el principal producto final del metabolismo proteico y componente nitrogenado de la orina. La tasa de depuración de urea por lo general va de 64 a 100 mL/min a una tasa de flujo de 2 mL/min o más. En tasas de flujo menores de 2 mL/min, el rango normal disminuye a 40-70 mL/min.

Consideraciones de enfermería

- Dile al paciente que la prueba requiere una muestra de orina cronometrada y al menos una muestra de sangre.
- Instruye al paciente que ayune después de la medianoche antes de la prueba y que evite hacer ejercicio antes y después de la prueba.

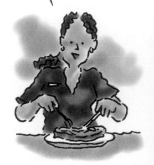

Antes de la prueba de depuración de creatinina, el paciente debe evitar comer una cantidad excesiva de carne.

Estudios radiológicos y de imágenes

Los estudios radiológicos y de imágenes ayudan a detectar anomalías renales y urológicas. Estos estudios incluyen tomografía computarizada (TC), urografía excretora, radiografía de riñón-uréter-vejiga (RUV), resonancia magnética (RM), gammagrafía de radionúclidos renales, angiografía renal, ecografía y cistouretrografía miccional.

Tomografía computarizada

En una tomografía computarizada renal, la densidad de la imagen refleja la cantidad de radiación absorbida por el tejido renal, permitiendo así la identificación de masas y otras lesiones.

Consideraciones de enfermería

- Si el uso de contraste no está programado, informa al paciente que no necesita restringir sus alimentos o líquidos. Si se utiliza un medio de contraste, instruye al paciente para que ayune durante 4 h antes de la prueba.
- Si se solicita el uso del contraste, evalúa los antecedentes médicos del paciente con respecto a alergias al yodo, los mariscos o los medios de contraste previos.
- Informa al paciente que se colocará sobre una mesa de rayos X y que un escáner tomará imágenes de los riñones. Adviértele que escuchará ruidos fuertes y sonidos como "clics" mientras el escáner gira alrededor del cuerpo.
- Justo antes del procedimiento, instruye al paciente para que se coloque una bata de hospital y se retire cualquier objeto metálico que pueda interferir con la exploración.

Urografía excretora

Después de la administración i.v. del medio de contraste, este procedimiento habitual (también conocido como *pielografía i.v.*) permite la visualización del parénquima renal, los cálices, las pelvis, los uréteres, la vejiga y, en algunos casos, la uretra.

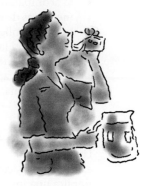

Asegúrate de que el paciente esté bien hidratado antes de la urografía excretora.

Imagen perfecta

En el primer minuto después de la inyección (etapa nefrográfica), el medio de contraste delinea el tamaño y la forma de los riñones. Después de 3-5 min (fase pielográfica), el medio de contraste se mueve hacia los cálices y las pelvis, permitiendo la visualización de quistes, tumores y otras obstrucciones.

Consideraciones de enfermería

- Revisa los antecedentes del paciente con respecto a hipersensibilidad al yodo o a alimentos o medios de contraste que contengan yodo.
- Evalúa los resultados de laboratorio del paciente para detectar valores elevados de BUN y creatinina. La urografía excretora está contraindicada en pacientes con insuficiencia renal.
- Asegúrate de que el paciente esté bien hidratado e instrúyelo para que mantenga ayuno durante 8 h antes de la prueba.
- Informa al paciente que puede experimentar una sensación de ardor transitorio y sabor metálico cuando se inyecta el medio de contraste.

Radiografía riñón-uréter-vejiga

La *radiografía RUV* es el principal estudio radiológico utilizado para el aparato urinario; consiste en el uso de rayos X simples, sin contraste, que muestran el tamaño, posición y estructura del riñón, así como de los cálculos y otras lesiones. Antes de una biopsia renal, el médico puede usar esta prueba para determinar la colocación de los riñones. Sin embargo, para fines de diagnóstico, el estudio RUV ofrece información limitada.

Consideraciones de enfermería

- Informa al paciente que no necesita restringir alimentos o líquidos antes de la prueba.
- No se requiere ningún tipo de cuidado específico posterior a la prueba.

Resonancia magnética

La RM proporciona imágenes tomográficas que reflejan las diferentes densidades de hidrógeno de los tejidos corporales. Los microambientes físicos, químicos y celulares modifican estas densidades, al igual que las características de los líquidos tisulares. La RM puede proporcionar imágenes precisas de detalles anatómicos e importante información bioquímica sobre el tejido examinado y, además, puede visualizar y clasificar las etapas tumorales del riñón, la vejiga y la próstata.

Consideraciones de enfermería

- Antes de que el paciente entre en la cámara de RM, asegúrate de que se retire todos los objetos metálicos, como aretes, reloj, collares, anillos y pulseras. Los pacientes con objetos metálicos internos, como marcapasos o clips para aneurisma, no pueden someterse a una prueba de RM.
- Si acompañas al paciente, asegúrate de retirar todos los objetos metálicos de tus bolsillos, tales como tijeras, pinzas, linternas de bolsillo, bolígrafos metálicos y tarjetas de crédito (el campo magnético borrará la información numérica en la banda del código).
- Indica al paciente que debe permanecer quieto durante el examen, el cual dura aproximadamente 45 min. Si el paciente se queja de claustrofobia, tranquilízalo y proporciona apoyo emocional.

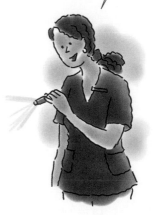

Si acompañas a un paciente a una RM, asegúrate de retirar los objetos metálicos de tus bolsillos, como tijeras, pinzas y linternas de bolsillo.

Exploración renal con radionúclidos

Una *exploración renal con radionúclidos*, que puede sustituir a la urografía excretora en pacientes que son hipersensibles a los medios de contraste, implica una inyección i.v. de un radionúclido seguida de una gammagrafía. La observación del nivel de absorción y el tránsito de radionúclidos durante el procedimiento permite valorar el flujo sanguíneo renal, la función del sistema colector y la nefrona, y la estructura renal.

Consideraciones de enfermería

- Informa al paciente que se le administrará una inyección de un radionúclido y puede experimentar rubor transitorio y náuseas. Enfatiza que es sólo una pequeña cantidad de radionúclido y que generalmente se excreta en 24 h.
- Después de la prueba, indica al paciente que tire de la cadena del inodoro de inmediato cada vez que orine durante 24 h como medida de precaución contra la radiación.

Angiografía renal

La *angiografía renal* permite el examen radiográfico de la vascularización y del parénquima renal después de la inyección arterial de un medio de contraste. La flebografía renal (angiografía de las venas) se puede realizar para detectar la trombosis venosa renal y la extensión venosa del carcinoma de células renales.

Consideraciones de enfermería

- Revisa los antecedentes del paciente con respecto a hipersensibilidad a medios de contraste con base de yodo o alimentos que contienen yodo como los mariscos.

- Instruye al paciente para que ayune por 8 h antes de la prueba y que ingiera líquidos adicionales el día anterior y posterior a la prueba para mantener la hidratación adecuada (o inicia una vía i.v., si es necesario).
- Mantén al paciente acostado en la cama después del procedimiento. Coloca la pierna recta en el lado afectado durante al menos 6 h o según lo ordenado.

Ecografía

La *ecografía* utiliza ondas sonoras de alta frecuencia para revelar estructuras internas. La técnica de transmisión de pulso-eco de esta prueba determina el tamaño, la forma y la posición del riñón. También revela las estructuras internas y el tejido perirrenal, y ayuda al médico a diagnosticar complicaciones después del trasplante renal. La ecografía Doppler permite la evaluación de la velocidad, la dirección y los patrones del flujo sanguíneo.

Consideraciones de enfermería
- Indica al paciente que estará en pronación (boca abajo) o en posición supina durante la prueba.
- Explícale que un técnico aplicará un gel conductivo hidrosoluble en su piel y luego presionará una sonda o un transductor contra la piel y lo moverá a través del área que se está evaluando.

Cistouretrografía miccional

En la *cistouretrografía miccional,* un catéter urinario insertado en la vejiga permite la instilación de un medio de contraste mediante la suave presión de una jeringa o la gravedad. Las placas fluoroscópicas o las radiografías superiores muestran el llenado de la vejiga y luego presentan la excreción del medio de contraste a medida que el paciente orina.

Consideraciones de enfermería
- Revisa los antecedentes del paciente con respecto a hipersensibilidad a medios de contraste o alimentos que contengan yodo (p. ej., mariscos).
- Informa al paciente que se insertará un catéter en la vejiga y se instilará un medio de contraste a través de éste. El paciente puede experimentar una sensación de plenitud y urgencia de orinar cuando se instila el contraste.
- Después de la prueba, indica al paciente que beba muchos líquidos para reducir el ardor al orinar y para eliminar cualquier colorante de contraste residual.
- Observa al paciente para detectar escalofríos y fiebre relacionados con la extravasación de material de contraste o sepsis urinaria.

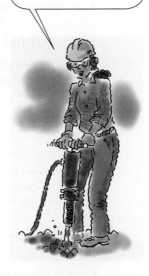

La *ecografía* utiliza ondas sonoras de alta frecuencia para revelar el tamaño, la forma y la posición del riñón. Al menos no necesitas protección para los oídos para ese tipo de ondas sonoras.

Estudios de orina

Los estudios de orina, como el análisis de orina y la osmolaridad urinaria, pueden indicar una infección urinaria y otros trastornos.

Análisis de orina

Realizado en una muestra de orina de al menos 10 mL, el análisis de orina puede indicar trastornos urinarios o sistémicos, lo que justifica una investigación adicional.

Consideraciones de enfermería
- Obtén una muestra de orina aleatoria, de preferencia la muestra de la primera orina de la mañana. Envía la muestra al laboratorio de forma inmediata.
- Refrigera la muestra si el análisis se demorará más de 1 h.

Osmolaridad urinaria

La osmolaridad urinaria evalúa la capacidad de dilución y concentración de los riñones. Puede ayudar en el diagnóstico diferencial de poliuria, oliguria o síndrome de secreción inapropiada de hormona antidiurética. A fin de obtener más información sobre la función renal del paciente, compara la gravedad específica de la orina con su osmolaridad.

Consideraciones de enfermería
- Obtén una muestra aleatoria de orina.
- Considera que la osmolaridad urinaria varía de forma habitual de 50 a 1 400 mOsm/kg, siendo el promedio de 300-800 mOsm/kg.

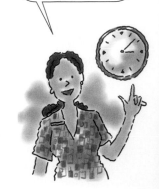

Refrigera la muestra de orina si el análisis se demora más de 1 h

Otras pruebas

Otras pruebas diagnósticas pueden ayudar a evaluar la estructura y la función urológica. Éstas incluyen cistometría, biopsia renal percutánea y uroflujometría.

Cistometría

Utilizada para determinar la causa de la disfunción vesical, la *cistometría* evalúa la función neuromuscular de la vejiga midiendo la eficacia del reflejo del músculo detrusor, la presión intravesical y la capacidad y reacción de la vejiga a la estimulación térmica. Los resultados anómalos de la prueba pueden indicar una obstrucción de las vías urinarias inferiores.

Consideraciones de enfermería
- Explica al paciente los diferentes pasos de la prueba y lo que sucederá en cada uno de ellos. Informa al paciente que será necesario insertar un catéter urinario.
- Indica al paciente que, si no se necesitan más pruebas, el catéter se retirará después de la prueba. Adviértele que puede experimentar ardor transitorio o polaquiuria después de la prueba, pero que un baño de asiento puede aliviar el malestar.

Biopsia renal percutánea

El examen histológico puede ayudar a diferenciar la enfermedad renal glomerular de la tubular, supervisar el progreso del trastorno y valorar la efectividad del tratamiento. También puede revelar un proceso maligno como el tumor de Wilms. Los estudios histológicos pueden ayudar al médico a diagnosticar lupus eritematoso diseminado, infiltración amiloidea, glomerulonefritis aguda y crónica, trombosis de la vena renal y pielonefritis (véase *Ayuda con la biopsia renal percutánea*).

Consideraciones de enfermería

* Instruye al paciente para que restrinja los alimentos y líquidos durante 8 h antes de la prueba. Infórmale que se le administrará un sedante leve antes de la prueba con el propósito de ayudarlo a relajarse.

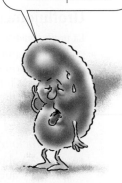

El examen histológico puede diferenciar entre la enfermedad glomerular y la tubular. Me siento enfermo de tan sólo pensarlo.

Ayuda con la biopsia renal percutánea

Con el fin de preparar a un paciente para una biopsia renal percutánea, colócalo sobre su abdomen. Para estabilizar los riñones, coloca una bolsa de arena como se muestra.

Después de administrar un anestésico local, el médico instruye al paciente para que retenga la respiración y permanezca inmóvil. A continuación, el médico inserta una aguja con el obturador entre la última costilla del paciente y la cresta ilíaca, como se muestra a continuación. Después de pedirle al paciente que respire profundamente, el médico retira el obturador e inserta una aguja para biopsia, que recoge muestras de sangre y tejido. Esta prueba se realiza con frecuencia en la unidad de radiología para que se puedan emplear procedimientos radiográficos especiales para ayudar a guiar la aguja.

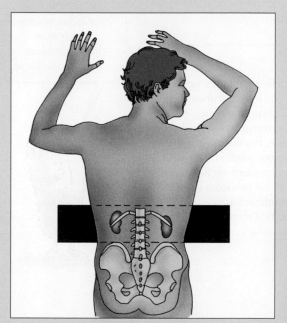

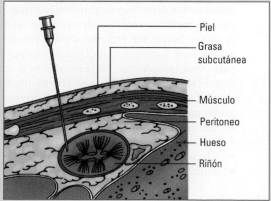

Piel

Grasa subcutánea

Músculo

Peritoneo

Hueso

Riñón

- Después de la prueba, informa al paciente que se aplicará presión en el sitio de la biopsia para detener el sangrado superficial y después se aplicará un vendaje a presión.
- Instruye al paciente para que se acueste sobre la espalda sin moverse por al menos 12 h para evitar una hemorragia.
- Indica al paciente que evite cualquier actividad extenuante durante al menos 2 semanas.

Uroflujometría

La *uroflujometría* mide el volumen de orina expulsada desde la uretra en mililitros por segundo (tasa de flujo urinario) y determina el patrón de flujo de orina. Esta prueba se realiza para evaluar la función de las vías urinarias inferiores y demostrar la obstrucción del conducto de salida vesical. El flujo normal para los hombres es de 20-25 mL/seg y para las mujeres de 25-30 mL/seg.

Consideraciones de enfermería

- Aconseja al paciente que no orine durante varias horas antes de la prueba y que aumente la ingestión de líquidos para que la vejiga esté llena y se produzca una fuerte necesidad de orinar.

Tratamientos

Si no se corrigen, los trastornos renales y urinarios pueden afectar de forma adversa todos los sistemas corporales. Los tratamientos para estos trastornos incluyen el farmacológico, diálisis, procedimientos no quirúrgicos y cirugía.

Tratamiento farmacológico

De forma ideal, el tratamiento farmacológico debe ser eficaz y no deteriorar la función renal. Sin embargo, debido a que los trastornos renales alteran la composición química de los líquidos corporales y las propiedades farmacocinéticas de muchos fármacos, los regímenes estándar de algunos medicamentos pueden requerir un ajuste. Por ejemplo, las dosis de fármacos que son excretados principalmente por medio de los riñones sin cambios o como metabolitos activos pueden requerir ser ajustadas para evitar la toxicidad. En la insuficiencia renal, los fármacos que pueden ser tóxicos deben utilizarse con cautela y moderación.

El tratamiento farmacológico para los trastornos renales y urológicos puede incluir:
- Antibióticos
- Antisépticos de vías urinarias
- Electrólitos y reemplazos
- Diuréticos

> Los trastornos renales pueden alterar la composición química de los líquidos corporales y las propiedades farmacocinéticas de los fármacos, por lo que muchos regímenes farmacológicos necesitan ajustarse.

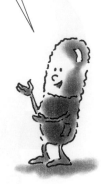

Diálisis

Dependiendo del estado de salud del paciente y, a veces, de las preferencias personales, la diálisis puede tomar la forma de hemodiálisis o diálisis peritoneal.

Hemodiálisis

La *hemodiálisis* depura los desechos tóxicos y otras impurezas de la sangre de los pacientes con insuficiencia renal. En esta técnica, la sangre se depura del cuerpo a través de un sitio de acceso creado de forma quirúrgica, se bombea a través de una unidad dializante para depurar toxinas y después se regresa al cuerpo. El dializador extracorpóreo opera a través de una combinación de ósmosis, difusión y filtración.

Acto de equilibrio

Al extraer los subproductos del metabolismo de las proteínas, especialmente urea y ácido úrico, así como creatinina y exceso de agua, la hemodiálisis ayuda a restablecer o mantener el equilibrio acidobásico y electrolítico, y prevenir las complicaciones asociadas con la uremia (véase *Cómo funciona la hemodiálisis*, p. 592).

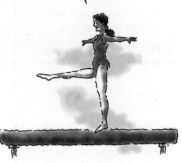

La hemodiálisis ayuda a restablecer o mantener el equilibrio acidobásico y de electrólitos.

Preparación del paciente

Antes de la hemodiálisis, sigue estos pasos:
- Si el paciente se somete a hemodiálisis por primera vez, explícale su propósito y qué puede experimentar durante y después del tratamiento. Explica que primero se someterá a cirugía para crear un acceso vascular.
- Valora el sitio de acceso para detectar la presencia de soplos y vibraciones, y mantén el sitio de acceso vascular con soporte y descansando sobre un paño o protector de barrera estéril.

Control y cuidados posteriores

Después de la hemodiálisis, sigue estos pasos:
- Evalúa el sitio de acceso vascular para detectar cualquier sangrado. Si el sangrado es excesivo, mantén la presión sobre el sitio y notifica al médico.
- Para evitar la coagulación u otros problemas con el flujo sanguíneo, asegúrate de que el brazo utilizado para el acceso vascular no se emplee para ningún otro procedimiento, incluyendo la inserción de vías i.v., medición de la presión arterial y venopunción.
- Por lo menos cuatro veces al día, valora la circulación en el sitio de acceso auscultando para detectar soplos y palpando en busca de vibraciones. A diferencia de la mayoría de las otras valoraciones circulatorias, aquí los soplos y las vibraciones deben estar presentes. La falta de un soplo en un sitio de acceso venoso para la diálisis puede indicar la presencia de un coágulo, que requiere atención quirúrgica inmediata.

Cómo funciona la hemodiálisis

Dentro del dializador, la sangre del paciente fluye entre bobinas, placas o fibras huecas de material semipermeable, dependiendo del equipo que se esté utilizando. De manera simultánea, la solución de diálisis se bombea alrededor del otro lado bajo presión hidrostática.

Presión y concentración

El gradiente de presión y concentración entre la sangre y la solución de diálisis depura los desechos tóxicos y el exceso de agua. La solución de diálisis es una solución acuosa que, por lo general, contiene bajas concentraciones de sodio,

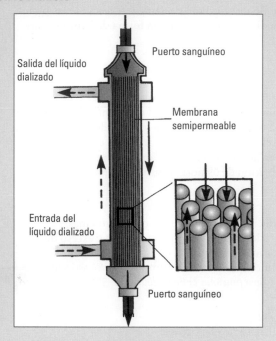

potasio, calcio y cationes de magnesio y aniones de cloruro, así como altas concentraciones de acetato (que el cuerpo convierte con facilidad en bicarbonato) y glucosa. Debido a que la sangre tiene concentraciones más altas de iones de hidrógeno y otros electrólitos que la solución de diálisis, estos solutos se difunden a través del material semipermeable en la solución. Por el contrario, la glucosa y el acetato se encuentran en una concentración mayor en la solución de diálisis y difunden de nuevo a través del material semipermeable en la sangre. A través de este mecanismo, la hemodiálisis depura el exceso de agua y toxinas, invierte la acidosis y modifica los desequilibrios electrolíticos.

Instrucciones para la atención domiciliaria

Antes del alta, instruye al paciente para que:

- Cuide el sitio de acceso vascular manteniendo la herida limpia y seca.
- Notifique al médico sobre dolor, inflamación, enrojecimiento o drenaje en el brazo de acceso.
- Palpe el sitio para detectar vibraciones.
- Rechace tratamientos o procedimientos en el brazo de acceso, incluyendo medición de la presión sanguínea o punciones.
- Evite ejercer una presión excesiva sobre el brazo (p. ej., dormir sobre él, usar ropa constrictiva, levantar objetos pesados o realizar esfuerzos), ducharse, bañarse o nadar durante varias horas después de la diálisis.

Diálisis peritoneal

Al igual que la hemodiálisis, la *diálisis peritoneal* depura las toxinas de la sangre de un paciente con insuficiencia renal aguda o crónica que no responde a otros tratamientos; a diferencia de la hemodiálisis, utiliza la membrana peritoneal del paciente como una membrana dializante semipermeable.

Fuera desechos

En esta técnica se instila una solución dializante hipertónica (dializado) a través de un catéter insertado en la cavidad peritoneal. Luego, por difusión, las concentraciones excesivas de electrólitos y toxinas urémicas en la sangre se desplazan a través de la membrana peritoneal hacia la solución de diálisis. A continuación, a través de la ósmosis, el exceso de agua en la sangre hace lo mismo. Después de un tiempo de permanencia apropiado, el dializado se drena, llevándose toxinas y desechos con él.

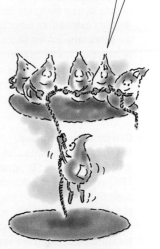

En la *diálisis peritoneal*, la ósmosis causa que se mueva el exceso de agua en la sangre a través de la membrana peritoneal hacia la solución dializante. ¡Espera, ya voy!

Preparación del paciente

Antes de la diálisis, sigue estos pasos:

- Para el paciente que se somete a una diálisis peritoneal por primera vez, explícale el propósito del tratamiento y lo que el paciente puede esperar durante y después del procedimiento.
- Primero, el médico insertará un catéter en el abdomen para permitir la instilación del dializado. Explica el procedimiento de inserción apropiado (véase *Comparación de los catéteres para diálisis peritoneal*, p. 594).

Control y cuidados posteriores

Después de la diálisis, sigue estos pasos:

- Utilizando una técnica estéril, cambia el apósito del catéter cada 24 h o cada vez que se ensucie o moje.
- Observa de manera atenta las complicaciones en desarrollo. La peritonitis puede causar fiebre, dolor abdominal persistente y calambres, drenaje de diálisis lento o turbio, inflamación y molestias alrededor del catéter y aumento del recuento de leucocitos.

Instrucciones para la atención domiciliaria

Antes del alta, instruye al paciente para que:

- Participe en un programa de capacitación antes de comenzar el tratamiento.
- Utilice artículos de identificación médica o lleve una tarjeta que lo identifique como un paciente de diálisis y mantenga el número telefónico del centro de diálisis a la mano en todo momento en caso de una urgencia.
- Observe e informe signos y síntomas de infección y desequilibrio de líquidos.
- Realice un seguimiento periódico con el médico y el equipo de diálisis para evaluar el éxito del tratamiento y detectar cualquier problema.

Comparación de los catéteres para diálisis peritoneal

El primer paso en cualquier tipo de diálisis peritoneal es la inserción de un catéter para permitir la instilación de la solución dializante. El cirujano puede insertar uno de tres diferentes catéteres, como se describe a continuación.

Catéter Tenckhoff

El de Tenckhoff es el catéter peritoneal utilizado con mayor frecuencia. Para implantar este tipo de catéter, el cirujano inserta los primeros 17 cm del catéter en el abdomen del paciente. El siguiente segmento de 7 cm, que cuenta con un manguito de dacrón en cada extremo, se introduce por vía subcutánea. A los pocos días de la inserción, los tejidos del paciente crecen alrededor de estos manguitos de dacrón, formando una barrera

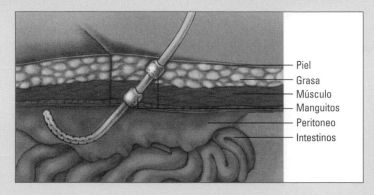

- Piel
- Grasa
- Músculo
- Manguitos
- Peritoneo
- Intestinos

hermética contra la infiltración bacteriana. Los restantes 9.8 cm del catéter se extienden fuera del abdomen, que está equipado con un adaptador de metal en la punta para permitir la conexión a los tubos del dializador.

Catéter de cuello cisne

El catéter de cuello de cisne tiene un arco con forma de "U" invertida (170-180º) entre los manguitos profundos y superficiales. Este arco permite que el catéter salga de la piel apuntando hacia abajo. Al mismo tiempo, el catéter entra en el peritoneo apuntando hacia la pelvis. Este catéter debe ser implantado en un túnel con la misma forma que el catéter.

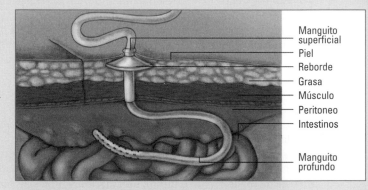

- Manguito superficial
- Piel
- Reborde
- Grasa
- Músculo
- Peritoneo
- Intestinos
- Manguito profundo

Catéter TWH

El catéter del Toronto Western Hospital (TWH) tiene discos de silicona perpendiculares al catéter. El objetivo de los discos es mantener el epiplón y el intestino lejos de los orificios de salida y mantener su posición en la pelvis, reduciendo la migración de la punta del catéter. Este catéter es más difícil de insertar y extraer que el catéter de Tenckhoff.

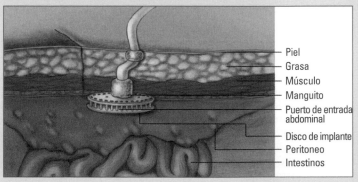

- Piel
- Grasa
- Músculo
- Manguito
- Puerto de entrada abdominal
- Disco de implante
- Peritoneo
- Intestinos

Procedimientos no quirúrgicos

Pueden utilizarse varios procedimientos no quirúrgicos para tratar trastornos renales o urinarios, que incluyen la canastilla para cálculos, el cateterismo y la litotricia extracorpórea por ondas de choque (LEOC).

Canastilla para cálculos

Cuando los cálculos ureterales son demasiado grandes para eliminarse de forma normal, la extracción con un instrumento de expulsión (canastilla) es el tratamiento de elección, ayudando a aliviar el dolor y prevenir la infección y la disfunción renal. En esta técnica, un instrumento de extracción se inserta a través de un cistoscopio o un ureteroscopio en el uréter, se captura el cálculo y después se retira para eliminarlo.

Preparación del paciente

Antes del procedimiento, sigue estos pasos:
- Indica al paciente que después de la extracción de los cálculos, se le insertará una sonda urinaria a permanencia para asegurar el drenaje normal de la orina. La sonda probablemente permanecerá en su lugar durante 24-48 h.
- Informa al paciente que se administrarán líquidos i.v. durante e inmediatamente después del procedimiento para mantener la producción de orina y prevenir complicaciones, como hidronefrosis y pielonefritis.

Control y cuidados posteriores

Después del procedimiento, sigue estos pasos:
- Promueve la ingestión de líquidos para mantener una producción de orina de 3-4 L/día. Observa el color de la orina drenada por la sonda urinaria a permanencia. Debe estar teñida ligeramente de sangre al principio, y hacerse más clara de forma gradual en un lapso de 24-48 h. Irriga la sonda según lo ordenado con una técnica estéril.
- Administra analgésicos, de acuerdo con la indicación.
- Observa y notifica cualquier signo o síntomas de septicemia, que puede ser resultado de la perforación uretral durante la extracción.

Instrucciones para la atención domiciliaria

Antes del alta, instruye al paciente para que:
- Siga los regímenes dietéticos y farmacológicos prescritos para prevenir la recurrencia de los cálculos.
- Beba 3- 4 L de líquido por día, a menos que esté contraindicado.
- Tome los analgésicos prescritos, por razón necesaria.
- Informe de inmediato sobre signos y síntomas de cálculos recurrentes (como dolor en el flanco, hematuria, náuseas, fiebre y escalofríos) u obstrucción uretral aguda (como dolor intenso e incapacidad para orinar).

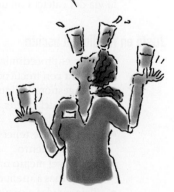

Indica al paciente que beba 3 a 4 L de líquido al día, a menos que se indique lo contrario. ¡Hay que hacer malabares para tomar esa cantidad!

Cateterismo

La inserción de un dispositivo de drenaje en la vejiga urinaria, es decir, un *cateterismo*, puede ser *intermitente* o *continuo*. El cateterismo intermitente drena la orina que queda en la vejiga después de la micción. Se utiliza para pacientes con incontinencia urinaria, estenosis uretral, cistitis, obstrucción prostática, vejiga neurógena u otros trastornos que interfieren con el vaciamiento de la vejiga. También se puede utilizar de forma postoperatoria.

El cateterismo ayuda a aliviar la distensión de la vejiga causada por enfermedades como la obstrucción de las vías urinarias y la vejiga neurógena. Permite el drenaje continuo de orina en pacientes con un conducto urinario inflamado por traumatismo local o parto, así como por cirugía. El cateterismo también puede proporcionar una forma precisa de valorar la producción de orina cuando la micción normal se ve afectada.

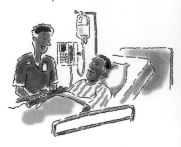

Tranquiliza al paciente indicándole que el cateterismo puede producir una ligera incomodidad, pero no es dolorosa.

Preparación del paciente

Antes del cateterismo, sigue estos pasos:
- Revisa de manera minuciosa el procedimiento con el paciente y asegúrale que, aunque el cateterismo puede producir una ligera molestia, no debe ser doloroso. Explícale que detendrás el procedimiento si se produce cualquier molestia intensa.
- Reúne el equipo necesario, de preferencia un paquete de cateterismo estéril.

Control y cuidados posteriores

Durante el cateterismo, considera la dificultad o facilidad de la inserción, cualquier molestia que sienta el paciente y la cantidad y naturaleza del drenaje de orina.

Mantén fluyendo esos líquidos

Durante el drenaje de la orina, supervisa al paciente para detectar palidez, diaforesis y espasmos dolorosos de la vejiga. Si esto ocurre, sujeta la vía del catéter con una pinza y llama al médico.

Justo en medio del asunto

Durante el procedimiento, sigue estos pasos:
- Valora con frecuencia los ingresos y egresos del paciente. Estimula la ingestión de líquidos para mantener el flujo continuo de orina a través del catéter y disminuir el riesgo de infección y formación de coágulos.
- Asegúrate de tener un buen cuidado del catéter durante el curso del tratamiento.
- Limpia el meato urinario y la unión del catéter al menos una vez al día, y más a menudo si observas una acumulación de exudado.
- Para ayudar a prevenir infecciones, mantén un sistema de drenaje cerrado y desecha el catéter tan pronto como sea posible.

Instrucciones para la atención domiciliaria

Antes del alta, instruye al paciente para que:
- Beba por lo menos 2 L de agua por día, a menos que el médico ordene lo contrario.
- Realice un cuidado periuretral diario para disminuir al mínimo el riesgo de infección.
- Lave con cuidado las manos, antes y después de manipular el catéter y el sistema de recolección.
- Tome duchas, pero que evite los baños en tina mientras el catéter esté en su lugar.
- Notifique al médico si observa fugas de orina alrededor del catéter o cualquier signo y síntoma de infección urinaria, como fiebre, escalofríos, dolor en el flanco o en las vías urinarias y orina turbia o maloliente.

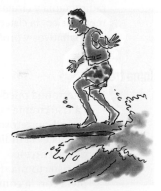

La LEOC utiliza ondas de choque de alta energía para romper los cálculos y permitir su paso normal. Creo que por el momento permaneceré con estas ondas.

Litotricia extracorpórea por ondas de choque

La LEOC es el tratamiento menos invasivo para eliminar los cálculos renales obstructivos y es el tratamiento de elección para el 80-85 % de los cálculos (Whelan, 2013). La LEOC está indicada para cálculos con menos de 2.5-3 cm que se encuentran en el uréter proximal o riñón.

Preparación del paciente

Antes del procedimiento, indica al paciente que se le puede administrar anestesia general o epidural, según el tipo de litotritor y de la intensidad de las ondas de choque necesarias. También explícale que una vía i.v. y un catéter urinario a permanencia se quedarán en su lugar después de la LEOC.

Control y cuidados posteriores

Después del tratamiento, sigue estos pasos:
- Fomenta la deambulación tan pronto como sea posible y aumenta la ingestión de líquidos según se ordene para facilitar el paso de los fragmentos de cálculos.
- Cuela toda la orina para obtener los fragmentos de cálculos y enviarlos al laboratorio para su análisis.
- Reporta la hemorragia franca o persistente al médico. Ten en cuenta, sin embargo, que una ligera hematuria, por lo general, tiene lugar durante varios días después de la LEOC.

Instrucciones para la atención domiciliaria

Antes del alta, instruye al paciente para que:
- Beba 3-4 L de líquido cada día durante aproximadamente 1 mes después del tratamiento.
- Cuele toda la orina durante la primera semana después del tratamiento, guarde todos los fragmentos en el envase proporcionado y lleve el recipiente a la primera cita de seguimiento.
- Reporte dolor intenso e ininterrumpido, hematuria persistente, incapacidad para orinar, fiebre y escalofríos o náuseas y vómitos recurrentes.
- Cumpla con cualquier régimen dietético o farmacológico especial diseñado para reducir el riesgo de formación de nuevos cálculos.

Cirugía

La cirugía puede ser necesaria cuando los tratamientos conservadores no logren controlar el trastorno renal o urológico del paciente. Las cirugías habituales incluyen cistectomía, trasplante de riñón, nefrectomía, cateterismo suprapúbico, resección transuretral del tumor de vejiga (RTUTV) y derivación urinaria.

Cistectomía

Puede ser necesaria la extirpación parcial o total de la vejiga urinaria y las estructuras circundantes para tratar el cáncer avanzado de la vejiga o, en raras ocasiones, otros trastornos, como la cistitis intersticial. En la mayoría de los pacientes con cáncer de vejiga, el uso combinado de quimioterapia, radioterapia y cirugía produce los mejores resultados. En el cáncer vesical metastásico, la cistectomía y la radioterapia pueden proporcionar beneficios paliativos y prolongar la vida.

Toma tres

La cistectomía puede ser parcial, simple o radical.

1. La cistectomía *parcial* o segmentaria implica la resección del tejido vesical canceroso. Por lo general preserva la función de la vejiga. Esta cirugía es la indicada con mayor frecuencia para tratar un solo tumor de fácil acceso.
2. La cistectomía *simple* o total implica la resección de la vejiga completa con la conservación de las estructuras circundantes. Está indicada para el carcinoma múltiple o extenso, la cistitis intersticial avanzada y los trastornos relacionados.
3. La cistectomía *radical* suele estar indicada para el carcinoma vesical primario que invade los músculos. En los hombres, la vejiga, la próstata y las vesículas seminales se eliminan. En las mujeres, se extirpan la vejiga, la uretra y, por lo general, el útero, las tubas uterinas, los ovarios y un segmento de la pared vaginal. Este procedimiento puede implicar una linfadenectomía pélvica bilateral. Debido a que esta cirugía es tan extensa, suele producir impotencia en los hombres y esterilidad en las mujeres.

Tácticas de derivación

Se necesita una derivación urinaria permanente tanto en la cistectomía radical como en la simple. Una derivación *cutánea* permite que la orina drene a través de una abertura recién creada en la pared abdominal. En una derivación *continente*, una parte del intestino se emplea para crear un depósito urinario.

Preparación del paciente

Antes de la cirugía, sigue estos pasos:

- Si el paciente se someterá a una cistectomía simple o radical, asegúrate de que la derivación urinaria no interfiera con las actividades normales y coordina una visita con un terapeuta enterostomal, que puede proporcionarle más información.
- Si el paciente está programado para una cistectomía radical, necesitarás abordar sus preocupaciones sobre la pérdida de la función sexual o reproductiva. Cuando sea apropiado, deriva al paciente para orientación psicológica y sexual.
- Si se utiliza el intestino como depósito, realiza la preparación intestinal antes de la cirugía.

Control y cuidados posteriores

Después de la cirugía, sigue estos pasos:

- Inspecciona de forma periódica el estoma y la herida quirúrgica para detectar hemorragias, y observa el drenaje de orina en busca de hematuria y coágulos francos. La hematuria leve tiene lugar de forma habitual durante varios días después de la cirugía, pero debe hacerse más clara después.
- Observa el sitio de la herida y todo el drenaje para detectar cualquier signo de infección. Cambia los apósitos abdominales con frecuencia utilizando una técnica estéril.
- Pregunta de forma regular al paciente sobre el dolor en la herida, y si ha tenido una cistectomía parcial, pregúntale acerca de espasmos de la vejiga. Administra analgésicos y un antiespasmódico como la oxibutinina, según lo ordenado.
- Con el propósito de prevenir las complicaciones pulmonares asociadas con la inmovilidad prolongada, fomenta los cambios frecuentes en la posición, la tos y respiración profunda y, si es posible, la deambulación temprana.

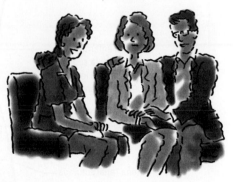

Si el paciente está programado para cistectomía radical, aborda sus preocupaciones con respecto a la pérdida de la función sexual o reproductiva.

Instrucciones para la atención domiciliaria

Antes del alta, instruye al paciente para que:

- Observe e informe signos o síntomas de infección urinaria y hematuria persistente.
- Aprenda cómo cuidar el estoma y dónde obtener los suministros necesarios.
- Se ponga en contacto con la división local de la United Ostomy Association para obtener apoyo.
- Tenga seguimiento con el médico, según lo recomendado.

Sitio de trasplante renal y conexiones vasculares

Con el trasplante renal, el órgano donado se implanta en la fosa ilíaca. Los vasos del órgano se conectan entonces a la vena y la arteria ilíacas comunes, como se muestra a continuación. A menos que tenga lugar una infección o presión arterial alta, el riñón enfermo se deja en su lugar.

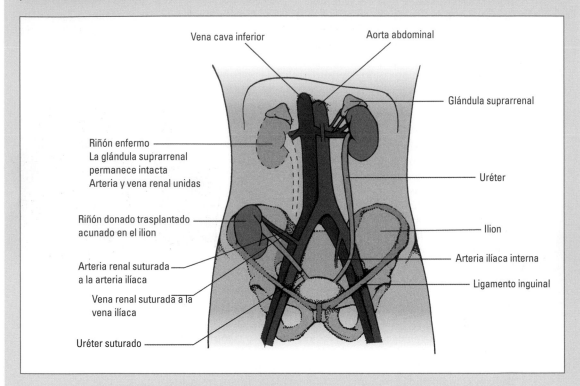

Trasplante de riñón

Considerado entre los trasplantes de órganos realizados con mayor frecuencia y como uno de los trasplantes de mayor éxito, el trasplante de riñón representa una alternativa atractiva con respecto a la diálisis para muchos pacientes con enfermedad renal en etapa terminal prácticamente imposible de tratar. También puede ser necesario para conservar la vida de un paciente que ha sufrido una perdida traumática de la función renal o en quienes la diálisis está contraindicada (véase *Sitio de trasplante renal y conexiones vasculares*).

Preparación del paciente

Resulta comprensible que el paciente encuentre la perspectiva de un trasplante renal confusa y aterradora. Ayuda al paciente a hacer frente a sus emociones preparándolo de manera total para el trasplante y para un prolongado período de recuperación y ofreciéndole apoyo emocional constante. Para lograrlo sigue estos pasos:

- Describe las medidas preoperatorias de rutina. Señala que puede ser necesaria la diálisis durante algunos días después de la cirugía si el riñón trasplantado no comienza a funcionar de manera inmediata.
- Revisa el procedimiento del trasplante *per se*, complementando y aclarando las explicaciones del médico si es necesario.
- Comenta sobre los fármacos inmunosupresores que tomará el paciente y explica sus posibles efectos adversos. Señala que estos fármacos aumentan la susceptibilidad a infecciones; como resultado, el paciente puede mantenerse aislado de forma temporal después de la cirugía.

Control y cuidados posteriores

Después de la cirugía, sigue estos pasos:

- En primer lugar, toma precauciones especiales para reducir el riesgo de infección. Por ejemplo, emplea una estricta técnica estéril al cambiar los apósitos y realizar el cuidado del catéter. Además, limita el contacto del paciente con el personal, otros pacientes y visitantes, y haz que todas las personas en la sala del paciente usen mascarillas quirúrgicas durante las primeras 2 semanas después de la cirugía.

Sentimientos de rechazo

- Durante el período de recuperación, valora los signos y síntomas de rechazo del tejido. Observa el sitio del trasplante para ver si hay enrojecimiento, molestias e inflamación.
- Supervisa al paciente para detectar signos de diabetes mellitus (véase *Trasplante de riñón y diabetes mellitus postrasplante: reducción del riesgo de sufrir complicaciones*).

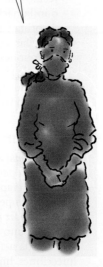

Pide a toda la gente en la habitación del paciente con trasplante que utilice mascarillas quirúrgicas durante las primeras 2 semanas después de la cirugía.

El peso de la evidencia

Trasplante de riñón y diabetes mellitus postrasplante: reducción del riesgo de sufrir complicaciones

Después del trasplante de riñón, algunos pacientes desarrollan diabetes mellitus postrasplante (DMPT), una complicación que, a su vez, aumenta el riesgo de rechazo de injerto, infecciones y enfermedades cardiovasculares. Para identificar el tipo de paciente con mayor riesgo de desarrollar DMPT, los investigadores revisaron los registros de más de 200 pacientes con trasplante de riñón.

Una triple amenaza

Los investigadores encontraron tres factores de riesgo significativos para desarrollar DMPT: tener 40 años de edad o más, tener un índice de masa corporal de 30 o más, y tener valores elevados de triglicéridos. Concluyeron que la identificación intensiva y el tratamiento de los pacientes con riesgo de DMPT pueden disminuir las complicaciones adicionales.

Fuente: Siraj, E., et al. (2010). Risk factors and outcomes associated with posttransplant diabetes mellitus in kidney transplant recipients. *Transplant Procedures, 42* (5), 1685–1689.

- Supervisa con cuidado la producción de orina; informa de manera inmediata la producción de menos de 100 mL/h. Una disminución repentina en la producción de orina podría indicar la formación de trombos en el sitio de anastomosis de la arteria renal.

Instrucciones para la atención domiciliaria

Antes del alta, instruye al paciente para que:

- Mida y registre con cuidado los ingresos y egresos para controlar la función renal.
- Controle el peso por lo menos dos veces por semana y reporte cualquier aumento rápido (cualquier aumento de 1.1 kg o más en un solo día).
- Vigile e informe con rapidez los signos y síntomas de infección o rechazo del trasplante, incluyendo enrojecimiento, calor, molestias o inflamación en el riñón, fiebre, disminución de la producción de orina y presión arterial elevada.
- Evite las aglomeraciones y el contacto con personas con sospecha de infecciones o infecciones conocidas durante al menos 3 meses después de la cirugía.
- Continúe la terapia inmunosupresora durante el tiempo que tenga el riñón trasplantado para prevenir el rechazo.

Nefrectomía

La *nefrectomía* es la extirpación quirúrgica del riñón. Es el tratamiento de elección para el carcinoma avanzado de células renales refractario a la quimioterapia y radioterapia, aunque la ablación por radiofrecuencia puede tratar pequeñas masas renales (véase *Ablación por radiofrecuencia: tratamiento eficaz para pequeñas masas renales*). También se utiliza para obtener un riñón sano para trasplante. Cuando los tratamientos conservadores fracasan, la nefrectomía se puede realizar para tratar traumatismos renales, infecciones, hipertensión, hidronefrosis y cálculos renales inoperables.

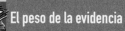

El peso de la evidencia

Ablación por radiofrecuencia: tratamiento eficaz para pequeñas masas renales

Como alternativa a la cirugía para tratar pequeñas masas renales, la ablación por radiofrecuencia parece ser un tratamiento eficaz. Pero, ¿qué tan eficaz es a través del tiempo? Para responder a esta pregunta, algunos investigadores examinaron a más de 200 pacientes que se habían sometido a la ablación por radiofrecuencia en un período de 7.5 años, evaluando los resultados oncológicos a mediano y largo plazo. Descubrieron que este procedimiento es un tratamiento exitoso, con una baja tasa de recurrencia tumoral y una tasa de supervivencia libre de cáncer después del tratamiento de 5 años.

Tracy, C., et al. (2010). Durable oncologic outcomes after radiofrequency ablation: Experience from treating 243 small renal masses over 7.5 years. *Cancer, 116*(13), 3135–3142.

¿Un riñón o dos?

La nefrectomía puede ser unilateral o bilateral. La nefrectomía unilateral, el procedimiento más frecuentemente realizado, por lo general no interfiere con la función renal mientras el otro riñón se mantenga sano. Sin embargo, la nefrectomía bilateral (o la extirpación del riñón restante) requiere diálisis durante toda la vida o un trasplante para apoyar la función renal.

Se realizan cuatro tipos principales de nefrectomía:

1. *Nefrectomía parcial*: resección de sólo una porción del riñón.
2. *Nefrectomía simple*: extirpación de todo el riñón.
3. *Nefrectomía radical*: resección de todo el riñón y del tejido graso circundante.
4. *Nefroureterectomía*: extirpación de todo el riñón, la grasa perinéfrica y todo el uréter.

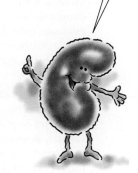

¡La nefrectomía unilateral coloca el peso de la función renal sobre mis hombros, pero puedo manejarlo!

Preparación del paciente

Si al paciente se le practica una nefrectomía unilateral, tranquilízalo y confirma que un riñón sano es todo lo que se necesita para tener una función adecuada. Si la cirugía es bilateral o si se eliminará el único riñón del paciente, prepáralos para cambios radicales en el estilo de vida, en especial la necesidad de una diálisis regular.

Control y cuidados posteriores

Después de la nefrectomía, sigue estos pasos:

- Supervisa con cuidado la velocidad, el volumen y el tipo de líquidos i.v. Ten en cuenta que los errores en la terapia con líquidos pueden ser particularmente devastadores para un paciente que tiene un solo riñón.
- Revisa el apósito y el drenaje del paciente cada 4 h durante las primeras 24-48 h y después una vez cada turno con el fin de valorar la cantidad y la naturaleza del drenaje. Mantén la permeabilidad del drenaje.

Instrucciones para la atención domiciliaria

Antes del alta, instruye al paciente para que:

- Valore los ingresos y los egresos. Explícale cómo esto ayuda a evaluar la función renal.
- Siga las directrices del médico sobre la ingestión de líquidos y las restricciones dietéticas.
- Acuda a exámenes de seguimiento para valorar la función renal y las posibles complicaciones.
- Notifique de manera inmediata al médico si detecta cualquier disminución significativa de la producción de orina o si presenta fiebre, escalofríos, hematuria o dolor en el flanco.
- Evite el ejercicio extenuante, el levantamiento de pesas y la actividad sexual hasta que el médico lo autorice.

Cateterismo suprapúbico

El *cateterismo suprapúbico* es un tipo de derivación urinaria conectada a un sistema de drenaje cerrado que implica la inserción transcutánea de un catéter a través de la zona suprapúbica dentro de la vejiga.

Procedimiento de derivación

Por lo general, el cateterismo suprapúbico proporciona una derivación urinaria temporal después de ciertos procedimientos ginecológicos, cirugía de la vejiga o prostatectomía, y alivia la obstrucción por cálculos, estenosis uretrales graves o traumatismo pélvico. Con menor frecuencia, puede utilizarse para crear una derivación urinaria permanente, aliviando así la obstrucción de un tumor inoperable.

El cateterismo suprapúbico ofrece una derivación urinaria temporal o, con menor frecuencia, permanente.

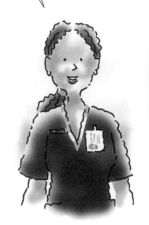

Preparación del paciente

Explica el procedimiento al paciente. Infórmale que el médico insertará un catéter de plástico suave a través de la piel del abdomen y dentro de la vejiga, y posteriormente lo conectará a una bolsa de recolección externa. Asimismo, explica que el procedimiento se realiza bajo anestesia local, causa poca o ninguna molestia, y toma 15-45 min.

Control y cuidados posteriores

Después del procedimiento, sigue estos pasos:

- Para garantizar un drenaje adecuado y la permeabilidad de la vía, revisa el catéter suprapúbico por lo menos una vez cada hora durante las primeras 24 h después de la inserción. Asegúrate de que la bolsa de recolección esté por debajo del nivel de la vejiga para mejorar el drenaje y evitar el reflujo, lo que puede provocar infecciones.
- Fija con firmeza el catéter utilizando cinta sobre la piel abdominal para reducir la tensión y evitar el desprendimiento. Para evitar acodamientos del catéter, cúrvalo con suavidad, pero no lo dobles.
- Revisa los apósitos a menudo y cámbialos por lo menos una vez al día o según indicación. Observa la piel alrededor del sitio de inserción para detectar signos de infección e incrustación.

Instrucciones para la atención domiciliaria

Antes del alta, instruye al paciente para que:

- Cambie el apósito, y vacíe y vuelva a colocar la bolsa de recolección.
- Beba mucho líquido.
- Realice un seguimiento con el médico, según lo recomendado.
- Se reúna con el terapeuta enterostomal para ayudar a manejar la derivación urinaria.
- Notifique de manera oportuna al médico los signos o síntomas de infección, como secreciones descoloridas o con olor desagradable, el drenaje deteriorado, inflamación, enrojecimiento y molestias en el sitio de inserción del tubo.

Resección transuretral de tumores vesicales

La RTUTV, un procedimiento relativamente rápido y simple, implica la inserción de un resectoscopio a través de la uretra y dentro de la vejiga para eliminar las lesiones (también se puede realizar con láser Nd:YAG). Generalmente se lleva a cabo para tratar el carcinoma superficial y temprano de vejiga. La RTUTV también se emplea para eliminar papilomas benignos o para aliviar la fibrosis del cuello vesical. Este tratamiento no está indicado para tumores grandes o infiltrantes, o para cáncer de vejiga metastásico.

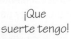

Si el paciente está programado para recibir un anestésico local, se mantendrá despierto durante el tratamiento.

¡Que suerte tengo!

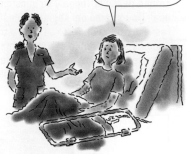

Preparación del paciente

Indica al paciente que se le administrará un anestésico local o general. Si recibe un anestésico local, explícale que estará despierto durante el procedimiento. Asimismo, informa que se colocará un catéter urinario permanente durante 1-5 días después del tratamiento para asegurar el drenaje de la orina.

Control y cuidados posteriores

Después de la RTUTV, sigue estos pasos:

* Asegura una ingestión adecuada de líquidos y proporciona un cuidado meticuloso del catéter, incluyendo irrigación frecuente (el médico puede prescribir irrigación continua o intermitente, en especial si la extirpación de una lesión vascular grande puso en riesgo la hemostasia).
* Observa el drenaje de orina para detectar sangre. Recuerda que la hematuria leve suele tener lugar directamente después de la RTUTV. Sin embargo, avisa al médico de manera inmediata sobre cualquier hemorragia franca o si la hematuria parece excesiva.
* Valora los signos y síntomas de la perforación vesical, incluyendo dolor abdominal y rigidez, fiebre y disminución de la producción de orina a pesar de la hidratación adecuada.

Instrucciones para la atención domiciliaria

Antes del alta, instruye al paciente para que:

* Informe cualquier hemorragia o hematuria que dure más de varias semanas, fiebre, escalofríos o dolor en el costado, lo que puede indicar una infección urinaria.
* Beba una gran cantidad de agua (10 vasos diarios) y orine cada 2-3 h para reducir el riesgo de formación de coágulos, obstrucción uretral e infección urinaria.
* Preste atención a la necesidad de orinar.
* Se abstenga de cualquier actividad sexual o extenuante, evite levantar objetos de más de 4.5 kg y continúe tomando un ablandador de heces u otro laxante hasta que el médico ordene lo contrario.
* Realice seguimiento con el médico, según lo recomendado.

Derivaciones urinarias de realización frecuente

Se pueden realizar diversas derivaciones urinarias para pacientes con cáncer de vejiga. Dos de los tipos realizados con más frecuencia son el conducto ileal y la derivación ileal continente.

Conducto ileal

El conducto ileal es el procedimiento preferido para derivar la orina a través de un segmento del íleon hacia un estoma en el abdomen (como se muestra). En este procedimiento, se extirpa un segmento del íleon y se suturan los dos extremos que resultan de la escisión para cerrarlo. Posteriormente, los uréteres se diseccionan desde la vejiga y se anastomosan al segmento ileal. Un extremo del segmento ileal se cierra con suturas; el extremo opuesto se lleva a través de la pared abdominal, formando así un estoma. Debido a que la orina se vacía continuamente, el paciente debe utilizar un dispositivo de recolección (o bolsa).

Derivación ileal continente

Una derivación ileal continente, llamada *bolsa de Kock*, es una alternativa al conducto ileal. En este procedimiento, los uréteres se trasplantan a un recipiente creado a partir de un segmento aislado del colon o del intestino delgado derecho. Se crea entonces un estoma que conecta el recipiente con la piel. La orina acumulada se drena insertando un catéter en el estoma.

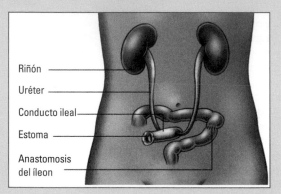

Riñón
Uréter
Conducto ileal
Estoma
Anastomosis del íleon

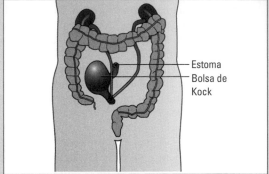

Estoma
Bolsa de Kock

Derivación urinaria

Una derivación urinaria proporciona una vía alternativa para la excreción de orina cuando un trastorno o una anomalía impide el flujo normal a través de la vejiga. Se realiza con mayor frecuencia en pacientes que se han sometido a cistectomía total o parcial; la cirugía de derivación también se puede llevar a cabo en pacientes con un defecto congénito de las vías urinarias o una infección urinaria grave e imposible de tratar que ponga en riesgo la función renal; una lesión en los uréteres, la vejiga o la uretra; un tumor obstructivo maligno; o una vejiga neurógena.

Se pueden llevar a cabo divesos tipos de cirugía de derivación urinaria. Las dos variantes más frecuentemente realizadas son el conducto ileal y la derivación ileal continente (véase *Derivaciones urinarias de realización frecuente*).

Preparación del paciente

Antes del procedimiento, sigue estos pasos:

- Prepara al paciente con respecto a la apariencia y la ubicación del estoma. Si se programa para un conducto ileal, explícale que el estoma se ubicará en algún lugar del abdomen inferior, probablemente debajo de la cintura. Si está programado para una citostomía continente, explica que el sitio exacto del estoma se elige de forma habitual durante la cirugía, según la longitud del uréter permeable disponible.
- Revisa la explicación del terapeuta enterostomal sobre el dispositivo de recolección de orina que el paciente empleará después de la cirugía.

Control y cuidados posteriores

Después del procedimiento, sigue estos pasos:

- Revisa y registra de manera cuidadosa la producción de orina. Informa cualquier disminución, que podría indicar obstrucción por edema postoperatorio o estenosis uretral.
- Realiza el mantenimiento rutinario de la ostomía. Asegúrate de que el dispositivo de recolección se ajuste al margen del estoma. No dejes más de 0.3 cm de margen de piel entre el estoma y la placa frontal del dispositivo. Revisa con regularidad la apariencia del estoma y la piel periestomal.

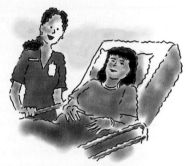

Antes del alta, instruye al paciente para que se ponga en contacto con un grupo de apoyo como la United Ostomy Association.

Instrucciones para la atención domiciliaria

Antes del alta, instruye al paciente para que:

- Realice correctamente el cuidado del estoma o el autocateterismo de la ostomía.
- Vigile e informe signos y síntomas de complicaciones, como fiebre, escalofríos, dolor abdominal y pus o sangre en la orina.
- Mantenga las citas de seguimiento programadas con el médico y el terapeuta enterostomal para evaluar el cuidado del estoma y hacer los cambios necesarios en el equipo.
- Se ponga en contacto con un grupo de apoyo, como la United Ostomy Association.

Diagnóstico enfermero

Cuando cuides a pacientes con trastornos renales o urinarios, encontrarás que se pueden utilizar varios diagnósticos enfermeros. Estos diagnósticos aparecen aquí, junto con las intervenciones de enfermería y sus justificaciones correspondientes. *Véase* "Listado por dominio de los Diagnósticos NANDA-I (2015-2017)", p. 940, para ver una lista completa.

Déficit de volumen de líquidos

Relacionado con la pérdida real, el *déficit de volumen de líquidos* puede asociarse con diálisis, ingestión de grandes cantidades de diuréticos, insuficiencia renal o acidosis metabólica.

Resultados esperados

- El paciente muestra color de piel y temperatura normales.
- La persona produce un volumen adecuado de orina.
- La gravedad específica de la orina del paciente permanece entre 1.005 y 1.030.

Intervenciones de enfermería y sus justificaciones

- Supervisa y registra las constantes vitales cada 2 h o tan a menudo como sea necesario, hasta que el paciente esté estable; después, cada 4 h. La taquicardia, disnea o hipotensión pueden indicar un volumen deficiente de líquidos o desequilibrio electrolítico.
- Mide los ingresos y los egresos cada 1-4 h. Registra e informa cambios significativos. Incluye orina, heces, vómitos, drenaje de la herida y cualquier otra pérdida. La baja producción de orina y el alto peso específico indican hipovolemia.
- Administra líquidos, sangre, hemoderivados o expansores de plasma para reemplazar líquidos y pérdida de sangre total, y para promover el movimiento de líquido en el espacio vascular. Valora y registra la eficacia y cualquier efecto adverso.
- Pesa al paciente a la misma hora todos los días para proporcionar datos más precisos y consistentes. La pérdida o ganancia de peso es un buen indicador del estado hídrico.
- Valora la turgencia de la piel y las mucosas bucales cada 8 h en busca de deshidratación. Proporciona un cuidado meticuloso de la boca cada 4 h para evitar la deshidratación de las membranas mucosas.

> Los pacientes con volumen deficiente de líquidos pueden recibir líquidos, sangre, hemoderivados o expansores de plasma.

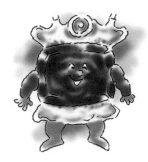

Exceso de volumen de líquidos

Relacionado con los mecanismos reguladores en riesgo, el *exceso de volumen de líquidos* puede estar asociado con la glomerulonefritis aguda, la insuficiencia renal aguda o crónica, la pielonefritis u otras enfermedades renales.

Resultados esperados

- La presión arterial del paciente no es mayor de 130/80 mm Hg.
- El paciente no presenta signos de hipercalemia en el electrocardiograma (ECG).
- El paciente mantiene la ingestión de líquidos según las indicaciones del médico.

Intervenciones de enfermería y sus justificaciones

- Valora la presión arterial, la frecuencia del pulso, el ritmo cardíaco, la temperatura y los soplos cardíacos al menos una vez cada 4 h; registra e informa cualquier cambio. Los parámetros modificados pueden indicar un estado hidroelectrolítico alterado.

- Evalúa de forma cuidadosa los ingresos y egresos y la gravedad específica de la orina al menos una vez cada 4 h. Una ingestión mayor que la eliminación y una gravedad específica elevada pueden indicar la retención o la sobrecarga de líquidos.
- Mide los valores de BUN, creatinina, electrólitos y hemoglobina (Hb), así como el hematócrito. Los valores de BUN y creatinina indican la función renal; los de electrólitos, las concentraciones de Hb y el hematócrito reflejan el estado hídrico.

Analiza el peso

- Pesa al paciente todos los días antes del desayuno, según lo ordenado, para proporcionar lecturas consistentes. Revisa en busca de retención de líquidos, como edema dependiente, edema sacro o ascitis.
- Administra líquidos según la indicación. Evalúa de forma cuidadosa la tasa de líquidos i.v., ya que el exceso de líquidos puede empeorar las condiciones del paciente.
- Si están permitidos los líquidos orales, ayuda al paciente a crear un programa para la ingestión de líquidos. La participación del paciente fomenta el cumplimiento.
- Valora la turgencia de la piel en busca de signos de deshidratación.

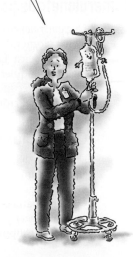

Evalúa de manera cuidadosa la tasa de los líquidos i.v., ya que los líquidos en exceso pueden empeorar el estado del paciente.

Incontinencia urinaria de urgencia

Relacionada con la disminución de la capacidad de la vejiga, la *incontinencia urinaria de urgencia* puede estar asociada con alteraciones como infección vesical aguda, obstrucción de la vejiga y cistitis intersticial.

Resultados esperados

- El paciente ha disminuido los episodios de incontinencia.
- La persona afirma tener una mayor comodidad.
- El paciente demuestra habilidad en el manejo de la incontinencia.

Intervenciones de enfermería y sus justificaciones

- Observa el patrón de micción y registra los ingresos y egresos para asegurar una correcta terapia de reemplazo de líquidos y proporcionar información sobre la capacidad del paciente para orinar de forma adecuada.
- Proporciona atención adecuada a las condiciones urológicas existentes, valora el progreso e informa las respuestas del paciente al tratamiento. El paciente debe recibir atención adecuada y calificada, así como comprender y participar en la atención tanto como sea posible.
- A menos que esté contraindicado, mantén una ingestión de líquidos de 3 L/día para humedecer las membranas mucosas y asegurar la hidratación. Limita al paciente a 150 mL después de la cena para reducir la necesidad de orinar por la noche.
- Explica el estado urológico al paciente y su familia; incluye instrucciones sobre medidas preventivas y el programa vesical establecido.

Trastornos renales y urinarios frecuentes

Esta sección cubre los trastornos renales y urinarios más frecuentes, incluyendo sus causas, hallazgos de valoración, pruebas diagnósticas, tratamientos, intervenciones de enfermería, recomendaciones para la enseñanza del paciente y criterios de evaluación.

Glomerulonefritis postestreptocócica aguda

La *glomerulonefritis postestreptocócica aguda* es una inflamación bilateral de los glomérulos que ocurre con frecuencia después de una infección estreptocócica. Es más frecuente en niños de 3-10 años, pero puede tener lugar a cualquier edad. Más del 95 % de los niños y hasta el 70 % de los adultos se recuperan por completo; el resto puede progresar a una insuficiencia renal crónica en meses.

Qué la causa

Las causas del trastorno incluyen:
- Infección estreptocócica de las vías respiratorias
- Impétigo
- Nefropatía por inmunoglobulina (Ig) A (enfermedad de Berger)
- Nefrosis lipoidea

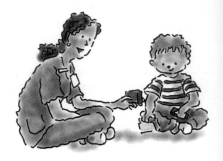

> La glomerulonefritis postestreptocócica aguda es más frecuente en niños de 3 a 10 años, pero puede presentarse a cualquier edad.

Fisiopatología

La glomerulonefritis postestreptocócica aguda es el resultado del atrapamiento y acumulación de complejos antígeno-anticuerpo en las membranas capilares glomerulares después de la infección con estreptococos hemolíticos del grupo A. Los antígenos estimulan la formación de anticuerpos. Los complejos circulantes de antígeno-anticuerpo quedan atrapados en los capilares glomerulares.

Proceso complejo

La lesión glomerular tiene lugar cuando los complejos inician la liberación de sustancias inmunitarias que fragmentan las células y aumentan la permeabilidad de la membrana. La gravedad del daño glomerular y la insuficiencia renal depende del tamaño, el número, la localización, la duración de la exposición y el tipo de complejos antígeno-anticuerpo.

Qué buscar

De manera habitual, este trastorno comienza 1-3 semanas después de la faringitis no tratada. Los síntomas más frecuentes son:
- Edema leve a moderado
- Azoemia
- Hematuria (orina de color café o gris)

- Oliguria (menos de 400 mL/día)
- Fatiga
- Hipertensión de moderada a grave
- Retención de sodio o agua

Qué dicen las pruebas

- Las pruebas sanguíneas revelan concentraciones elevadas de electrólitos, BUN y creatinina.
- Los estudios de orina revelan eritrocitos, leucocitos y cilindros de mezclas de células y proteínas.
- Los títulos elevados de antiestreptolisina O (en el 80 % de los pacientes), estreptozima y anti-DNasa B, así como los valores bajos del complemento sérico confirman una infección estreptocócica reciente.
- Los cultivos de faringe también pueden mostrar infecciones por estreptococos β-hemolíticos del grupo A.
- Las radiografías RUV muestran agrandamiento bilateral del riñón.

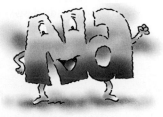

El tratamiento sintomático vigoroso incluye reposo en cama, restricción de sodio y corrección del desequilibrio electrolítico.

Cómo se trata

Los objetivos del tratamiento son el alivio de los síntomas y la prevención de complicaciones. La atención sintomática incluye reposo en cama, restricciones de sodio en líquidos y en la dieta, y corrección de desequilibrios electrolíticos (posiblemente con diálisis, aunque esto rara vez es necesario). El tratamiento puede incluir diuréticos como la furosemida para reducir la sobrecarga de líquidos extracelulares y un antihipertensivo como la hidralazina. El empleo de antibióticos para prevenir la infección secundaria o la transmisión a otras personas es controvertido.

Qué hacer

- Promueve el reposo en cama durante la fase aguda. Permite que el paciente reanude las actividades normales de forma gradual a medida que disminuyen los síntomas. El trastorno se resuelve de manera habitual en 2 semanas.
- Evalúa las constantes vitales, las concentraciones electrolíticas, los ingresos y egresos y el peso diario.
- Valora todos los días la función renal a través de los valores de creatinina sérica y BUN, y la depuración de creatinina en la orina.
- Busca e informa de manera inmediata los signos de insuficiencia renal aguda, tales como oliguria, azoemia y acidosis.

Deja que sigan llegando calorías

- Consulta al dietista para proporcionar al paciente una dieta rica en calorías y baja en proteínas, sodio, potasio y líquidos.
- Evalúa al paciente. Después de un tratamiento exitoso, tiene valores normales de creatinina sérica y BUN, y una depuración normal de

creatinina en la orina y sin complicaciones. El paciente está preparado para seguir una dieta rica en calorías y baja en proteínas, y someterse al examen de seguimiento necesario (véase *Consejos sobre enseñanza para la glomerulonefritis postestreptocócica aguda*).

Pielonefritis aguda

Una de las enfermedades renales más frecuentes es la *pielonefritis* aguda, una inflamación bacteriana repentina. Afecta principalmente el área intersticial, la pelvis renal y, con menor frecuencia, los túbulos renales. Con el tratamiento y el seguimiento continuo, el pronóstico es bueno. El daño permanente extenso es poco frecuente (véase *Comprender la pielonefritis crónica*).

Qué la causa

Las causas de pielonefritis crónica incluyen:
- Infecciones
- Propagación hematógena o linfática

Factores de riesgo

Los factores de riesgo incluyen:
- Empleo diagnóstico y terapéutico de instrumentos, como el cateterismo, la cistoscopia o la cirugía urológica

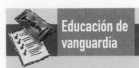

Educación de vanguardia

Consejos sobre enseñanza para la glomerulonefritis postestreptocócica aguda

- Enfatiza la necesidad de valorar regularmente la presión arterial, las proteínas en orina y la función renal durante los meses de convalecencia para detectar recurrencias.
- Informa al paciente que se necesitan exámenes de seguimiento para detectar insuficiencia renal crónica. Una vez resuelto el trastorno, la hematuria puede repetirse durante infecciones víricas inespecíficas. Los resultados urinarios anómalos pueden persistir durante años.
- Recomienda al paciente con antecedentes de infecciones crónicas de las vías respiratorias superiores que informe de manera inmediata signos y síntomas de infección (como fiebre o dolor de garganta). Alienta a las mujeres embarazadas con antecedentes de este trastorno a que se realicen evaluaciones médicas frecuentes, ya que el embarazo genera un esfuerzo adicional en los riñones y aumenta el riesgo de insuficiencia renal crónica.

Comprender la pielonefritis crónica

La pielonefritis crónica, o inflamación persistente de los riñones, puede generar cicatrices en los riñones y conducir a una insuficiencia renal crónica. Su causa puede ser bacteriana, metastásica o urogénica. Esta enfermedad ocurre con más frecuencia en pacientes con predisposición a la pielonefritis aguda recurrente, tales como aquellos con obstrucción urinaria o reflujo vesicoureteral.

Signos y síntomas

Los pacientes con pielonefritis crónica pueden tener antecedentes infantiles de fiebre sin explicación o de enuresis. Los signos y síntomas incluyen dolor en el costado, anemia, gravedad específica de orina baja, proteinuria, leucocitos en la orina y, especialmente en estados avanzados, hipertensión. La uremia en raras ocasiones se desarrolla por la pielonefritis crónica, a menos que existan anomalías estructurales en el aparato urinario. La bacteriuria puede ser intermitente. Cuando no se encuentran bacterias en la orina, el diagnóstico depende de la urografía excretora (donde la pelvis renal puede observarse pequeña y plana) y la biopsia renal.

Tratamiento

El tratamiento requiere el control de la hipertensión, la eliminación de la obstrucción existente (cuando es posible) y la terapia antimicrobiana a largo plazo.

- Incapacidad para vaciar la vejiga
- Estasis urinaria
- Obstrucción urinaria
- Actividad sexual (en mujeres)
- Uso de diafragmas y condones con gel espermicida
- Embarazo
- Diabetes
- Otras enfermedades renales

Fisiopatología

En general, la infección se extiende de la vejiga a los uréteres y posteriormente a los riñones. Las bacterias que refluyen a los tejidos intrarrenales pueden crear colonias de infección en un lapso de 24-48 h.

Qué buscar

Los signos y síntomas de pielonefritis incluyen:
- Urgencia urinaria y polaquiuria
- Ardor al orinar
- Disuria, nicturia y hematuria
- Orina turbia con olor a amoníaco o pescado
- Temperatura de 38.9 °C o superior
- Escalofríos
- Dolor en el costado
- Anorexia
- Fatiga general

Qué dicen las pruebas

- El análisis de orina revela piuria y, posiblemente, unos cuantos eritrocitos; gravedad específica y osmolaridad bajas; pH ligeramente alcalino; y proteinuria, glucosuria y cetonuria.
- El cultivo de orina revela más de 100 000 microorganismos/μL de orina.
- La radiografía RUV puede revelar cálculos, tumores o quistes en los riñones y las vías urinarias.
- La urografía excretora puede mostrar riñones asimétricos.

Cómo se trata

El tratamiento se centra en la terapia antibiótica apropiada para el organismo infeccioso específico, después de su identificación por cultivo de orina y estudios de sensibilidad.

Un enfoque más amplio

Cuando el organismo infeccioso no puede identificarse, la terapia suele consistir en un antibiótico de amplio espectro. Si la paciente está embarazada, los antibióticos deben prescribirse con cautela. Los analgésicos también resultan apropiados.

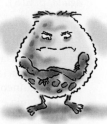

¡Esos riñones podrían haber sido míos, si no hubiera sido por esos molestos antibióticos!

Los signos y síntomas pueden desaparecer después de varios días de tratamiento con antibióticos. Aunque la orina suele volverse estéril en un lapso de 48-72 h, el curso de esta terapia es de 10-14 días. El tratamiento de seguimiento incluye realizar nuevamente un cultivo de orina 1 semana después de suspender el tratamiento farmacológico y después con regularidad durante el año siguiente para detectar la infección residual o recurrente. La mayoría de los pacientes con infecciones no complicadas responden bien al tratamiento y no sufren recaídas.

La infección causada por obstrucción o reflujo vesicoureteral puede no responder tan bien a los antibióticos. El paciente puede necesitar cirugía para aliviar la obstrucción o corregir la anomalía. Los pacientes con alto riesgo de infecciones urinarias recurrentes e infecciones renales, como aquellos que utilizan una sonda urinaria a permanencia durante un período prolongado y los que reciben terapia antibiótica de mantenimiento, requieren cuidados de seguimiento a largo plazo.

Qué hacer

- Administra antipiréticos para la fiebre.
- Alienta el aumento en la ingestión de líquidos para lograr una producción de orina de más de 2 000 mL/día. No fomentes la ingestión de más de 2-3 L, porque esto puede disminuir la eficacia de los antibióticos.
- Evalúa al paciente. La persona en recuperación presenta temperatura normal, no tiene molestias urinarias ni dolor en el costado, tiene una ingestión de líquidos eficaz y toma antibióticos según lo prescrito (véase *Consejos sobre enseñanza para la pielonefritis aguda*).

Insuficiencia renal aguda

La *insuficiencia renal aguda* (IRA) es la interrupción repentina de la función renal por obstrucción, reducción de la circulación o enfermedad parenquimatosa renal. Por lo general es reversible con el tratamiento. De lo contrario, puede progresar hasta convertirse en enfermedad renal en etapa terminal, síndrome urémico o muerte.

Qué la causa

La IRA puede clasificarse como prerrenal, intrarrenal o posrenal. Cada tipo tiene causas independientes (véase *Causas de la insuficiencia renal aguda*, p. 615).

Fisiopatología

La insuficiencia prerrenal se debe a alteraciones que dañan el flujo sanguíneo hacia los riñones (hipoperfusión). Cuando se interrumpe el flujo sanguíneo renal, sucede lo mismo con el suministro de oxígeno. La hipoxemia e isquemia resultantes pueden dañar de forma rápida e irreversible el riñón. Los túbulos son los más susceptibles a los efectos de la hipoxemia.

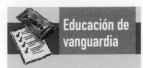

Educación de vanguardia

Consejos sobre enseñanza para la pielonefritis aguda

- Enseña al paciente la técnica apropiada para obtener una muestra de orina limpia. Asegúrate de refrigerar las muestras en un plazo de 30 min después de haber obtenido la muestra para prevenir el sobrecrecimiento de bacterias.
- Enfatiza la necesidad de concluir la terapia antibiótica prescrita, incluso después de que los signos y los síntomas hayan desaparecido.
- Recomienda exámenes de rutina para un paciente con infecciones crónicas de vías urinarias. Enseña al paciente a reconocer los signos y síntomas de infección, como orina turbia, ardor al orinar y urgencia urinaria y polaquiuria, en especial cuando va acompañada de fiebre baja.
- Fomenta el seguimiento a largo plazo de los pacientes con alto riesgo.

Causas de la insuficiencia renal aguda

La insuficiencia renal aguda (IRA) se clasifica como prerrenal, intrarrenal o posrenal. Todas las enfermedades que conducen a la insuficiencia prerrenal afectan el flujo sanguíneo hacia los riñones (perfusión renal), que da como resultado una disminución de la tasa de filtración glomerular y un aumento de la reabsorción tubular de sodio y agua. La insuficiencia intrarrenal se debe a daños en los riñones en sí y la insuficiencia posrenal es causada por la obstrucción del flujo de orina. Esta tabla muestra las causas de cada tipo de IRA.

Insuficiencia prerrenal
Trastornos cardiovasculares
- Arritmias
- Taponamiento cardíaco
- *Shock* cardiogénico
- Insuficiencia cardíaca
- Infarto de miocardio

Hipovolemia
- Quemaduras
- Deshidratación
- Uso excesivo de diuréticos
- Hemorragia
- *Shock* hipovolémico
- Traumatismo

Vasodilatación periférica
- Fármacos antihipertensivos
- Sepsis

Obstrucción renovascular
- Embolia, estenosis u oclusión arteriales
- Trombosis arterial o venosa
- Tumores

Vasoconstricción grave
- Coagulación intravascular diseminada
- Preeclampsia
- Vasculitis

Insuficiencia intrarrenal
Necrosis tubular aguda
- Daño isquémico al parénquima renal por insuficiencia prerrenal no reconocida o tratada de forma deficiente
- Nefrotoxinas: anestésicos como metoxiflurano, metales pesados como plomo medio de contraste radiográfico y solventes orgánicos, y antibióticos como gentamicina
- Complicaciones obstétricas como preeclampsia, insuficiencia renal posparto, aborto séptico y hemorragia uterina
- Liberación de pigmento, como lesiones por compresión, miopatía, sepsis y reacción a transfusiones

Otros trastornos parenquimatosos
- Glomerulonefritis aguda
- Nefritis intersticial aguda
- Trombosis venosa renal bilateral
- Nefroesclerosis maligna
- Necrosis papilar
- Poliarteritis nodosa (enfermedad inflamatoria de las arterias)
- Mieloma renal
- Anemia falciforme
- Lupus eritematoso sistémico
- Vasculitis

Insuficiencia posrenal
Obstrucción vesical
- Medicamentos anticolinérgicos
- Disfunción nerviosa autónoma
- Infección
- Tumor

Obstrucción ureteral
- Coágulos sanguíneos
- Cálculos
- Edema o inflamación
- Papilas renales necróticas
- Fibrosis o hemorragia retroperitoneal
- Cirugía (ligadura accidental)
- Tumor
- Cristales de ácido úrico

Obstrucción uretral
- Hiperplasia prostática o tumor
- Estenosis

La insuficiencia intrarrenal se debe a daños en las estructuras filtrantes de los riñones. Sus causas se clasifican como nefrotóxicas, inflamatorias o isquémicas. Cuando el daño es causado por nefrotoxicidad o inflamación, la delicada capa debajo del epitelio (la membrana basal) se deteriora de forma irreparable y, generalmente, conduce a insuficiencia renal crónica. La falta grave o prolongada de flujo sanguíneo por isquemia puede provocar daño renal (lesión isquémica del parénquima) y exceso de nitrógeno en la sangre (azoemia renal intrínseca).

La insuficiencia posrenal es una consecuencia de la obstrucción bilateral del flujo de salida de la orina. La causa puede estar en la vejiga, los uréteres o la uretra.

Qué buscar

Los signos y síntomas de insuficiencia renal aguda incluyen:
- Oliguria (generalmente el signo más temprano)
- Anorexia
- Náuseas y vómitos
- Diarrea o estreñimiento
- Estomatitis
- Sangrado gastrointestinal
- Hematemesis
- Membranas de la mucosa secas
- Respiración urémica
- Hipotensión

Qué dicen las pruebas

- Las pruebas de sangre revelan concentraciones elevadas de BUN, creatinina y potasio, así como valores bajos de pH, bicarbonato, Hb y hematócrito.
- Las muestras de orina muestran cilindros, desechos celulares, disminución de la gravedad específica y, en las enfermedades glomerulares, proteinuria y osmolaridad urinaria cercana a la osmolaridad sérica. La concentración de sodio en la orina es menor de 20 mEq/L si la oliguria es resultado de la disminución de la perfusión, y mayor de 40 mEq/L si es resultado de un problema intrínseco.
- Las pruebas de depuración de creatinina miden la TFG y se emplean para estimar el número de nefronas que se encuentran funcionando.

Representación del problema

- Otros estudios incluyen ecografía de los riñones, exploración renal, tomografía computarizada, pielografía retrógrada, RM y radiografías simples de abdomen, riñones, uréteres y vejiga.

Cómo se trata

Los objetivos principales del tratamiento de la IRA son restablecer la función renal eficaz, si es posible, y mantener el entorno interno constante a pesar de la insuficiencia renal transitoria. Las medidas de apoyo incluyen una dieta rica en calorías y baja en proteínas, sodio y potasio, con vitaminas complementarias y restricción de líquidos. La valoración meticulosa de los electrólitos es esencial para detectar hipercalemia.

Si se produce hipercalemia, el tratamiento agudo puede incluir diálisis, bicarbonato de sodio e infusiones hipertónicas de glucosa e insulina,

Las medidas de apoyo para la IRA incluyen una dieta hipercalórica y baja en proteínas, sodio y potasio. ¿Alguien gusta pastel?

todas administradas por vía intravenosa. El poliestireno sulfonato sódico se administra de forma oral o por medio de un enema para depurar el potasio del cuerpo. Si estas medidas no controlan los síntomas urémicos, el paciente puede necesitar hemodiálisis o diálisis peritoneal.

Qué hacer

- Mide y registra los ingresos y egresos, incluyendo todos los líquidos corporales, tales como drenaje de la herida, salida nasogástrica y diarrea. Pesa al paciente todos los días.
- Evalúa los valores de hematócrito y Hb, y reemplaza los componentes sanguíneos según lo ordenado. No uses sangre entera si el paciente es propenso a la insuficiencia cardíaca y no puede tolerar el volumen adicional de líquido.
- Valora las constantes vitales.
- Observa e informa cualquier signo o síntoma de pericarditis (como dolor pleurítico en el pecho, taquicardia y fricción de roce pericárdico), perfusión renal inadecuada (como hipotensión) o acidosis.
- Mantén el estado nutricional del paciente. Proporciona una dieta alta en calorías, baja en proteínas, sodio y potasio, con complementos vitamínicos. Administra al paciente anoréxico comidas pequeñas y frecuentes.

Días con malestar general

- Mantén el equilibrio electrolítico. Supervisa de manera estricta las concentraciones de potasio. Observa si hay síntomas de hipercalemia (como malestar general, anorexia, parestesias y debilidad muscular) y cambios en el ECG (incluyendo ondas T altas, en pico, segmento QRS que se ensancha y ondas P que desparecen) e infórmalos de forma inmediata. Evita administrar medicamentos que contengan potasio.
- Ayuda con la diálisis peritoneal o la hemodiálisis, según la necesidad.
- Evalúa al paciente. Después de un tratamiento exitoso, el paciente no aumenta de peso, tiene constantes vitales estables, no presenta complicaciones o signos de infección, habla de manera abierta sobre la enfermedad y tiene valores sanguíneos normales. El paciente está preparado para seguir la dieta prescrita y cualquier régimen médico necesario en casa (véase *Consejos sobre enseñanza para la insuficiencia renal aguda*).

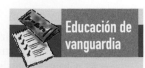

Glomerulonefritis crónica

La *glomerulonefritis crónica*, una enfermedad no infecciosa que avanza de manera progresiva, se caracteriza por la inflamación de los glomérulos renales. Permanece subclínica hasta que comienza la fase progresiva. Cuando produce síntomas, suele ser irreversible. Al final da como resultado insuficiencia renal.

Educación de vanguardia

Consejos sobre enseñanza para la insuficiencia renal aguda

- Instruye al paciente para que siga una dieta alta en calorías y baja en proteínas, sodio y potasio con suplementos vitamínicos.
- Si el paciente requiere diálisis, explícale qué equipo se utilizará durante el tratamiento y la supervisión que está involucrada con cualquier tipo de diálisis.
- Explícale la importancia de la restricción de líquidos y la necesidad de pesarse todos los días.

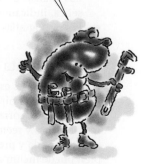

Cuando la glomerulonefritis produce síntomas, no puede arreglarse tan fácilmente.

Qué la causa

- Glomerulonefritis membranoproliferativa
- Glomerulopatía membranosa
- Glomeruloesclerosis focal
- Glomerulonefritis postestreptocócica

Culpa al sistema

Las causas sistémicas incluyen:
- Lupus eritematoso
- Síndrome de Goodpasture
- Síndrome urémico hemolítico

Fisiopatología

La inflamación de los glomérulos que tiene lugar con esta enfermedad da como resultado esclerosis, fibrosis y, finalmente, insuficiencia renal.

Qué buscar

Esta enfermedad por lo general se desarrolla de manera insidiosa y sin producir síntomas, con frecuencia durante muchos años. En cualquier momento, sin embargo, puede volverse progresiva de forma súbita. La etapa inicial incluye:
- Síndrome nefrótico
- Hipertensión
- Proteinuria
- Hematuria

Los hallazgos tardíos incluyen azoemia, náuseas, vómitos, prurito, disnea, malestar general, fatiga, anemia de leve a grave e hipertensión grave, que pueden causar hipertrofia cardíaca, lo que conduce a una insuficiencia cardíaca.

Qué dicen las pruebas

- El análisis de orina revela proteinuria, hematuria, cilindruria y cilindros de eritocitos.
- Los análisis de sangre revelan valores crecientes de BUN y creatinina sérica, indicando insuficiencia renal avanzada.
- Las radiografías y ecografías muestran riñones pequeños.

Cómo se trata

El tratamiento es esencialmente inespecífico y sintomático. Los objetivos son controlar la hipertensión con antihipertensivos y una dieta restringida en sodio, corregir los desequilibrios hidroelectrolíticos mediante restricciones y reemplazos, reducir el edema con diuréticos como la furosemida y prevenir la insuficiencia cardíaca. El tratamiento también puede incluir antibióticos (para infecciones urinarias sintomáticas), diálisis o trasplante.

> Los objetivos de tratamiento para la glomerulonefritis incluyen la prevención de la insuficiencia cardíaca. ¡Ya sabes cómo me disgusta fallar!

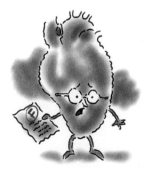

Qué hacer

- Proporciona atención de apoyo al paciente, enfocándote en la observación continua y en la enseñanza concreta del paciente.
- Valora las constantes vitales, los ingresos y egresos y el peso diario para evaluar la retención de líquidos. Observa los signos de desequilibrio de líquidos, electrolítico y acidobásico.
- Consulta al dietista para planificar comidas bajas en sodio y altas en calorías con las proteínas adecuadas.
- Administra los medicamentos según lo ordenado y proporciona una correcta higiene bucal y cuidado de la piel (debido a prurito y edema).
- Evalúa al paciente. Después del tratamiento exitoso, tiene constantes vitales normales y no ha aumentado de peso después de cumplir con la dieta y el régimen farmacológico (véase *Consejos sobre enseñanza para la glomerulonefritis crónica*).

Insuficiencia renal crónica

La *insuficiencia renal crónica*, por lo general, es el resultado de una pérdida gradual y progresiva de la función renal; sin embargo, de forma ocasional resulta de una enfermedad rápida y progresiva de inicio súbito. Pocos signos y síntomas se desarrollan hasta que se pierde más del 75 % de la filtración glomerular. Posteriormente, el parénquima normal restante se deteriora de forma progresiva y los signos y síntomas empeoran a medida que disminuye la función renal. Si esta alteración continúa sin control, las toxinas urémicas se acumulan y producen cambios fisiológicos potencialmente letales en todos los sistemas de órganos principales.

Qué la causa

Las causas de la insuficiencia renal crónica incluyen:
- Enfermedad glomerular crónica, como la glomerulonefritis
- Infecciones crónicas, como pielonefritis crónica y tuberculosis
- Anomalías congénitas, como la enfermedad renal poliquística
- Enfermedades vasculares, como la nefroesclerosis renal y la hipertensión
- Procesos obstructivos, como los cálculos
- Enfermedades del colágeno, como el lupus eritematoso sistémico
- Fármacos nefrotóxicos, como el tratamiento con aminoglucósidos a largo plazo
- Enfermedades endocrinas, como la neuropatía diabética
- Insuficiencia renal aguda que no responde al tratamiento

Fisiopatología

El daño a las nefronas es progresivo. Cuando están dañadas, las nefronas no pueden funcionar; las saludables compensan a las dañadas ampliando y aumentando su capacidad de depuración. Los riñones pueden mantener una función relativamente normal hasta que alrededor del 75 % de las nefronas ya no funcionan.

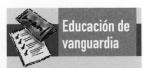

Educación de vanguardia

Consejos sobre enseñanza para la glomerulonefritis crónica

- Instruye al paciente para que continúe tomando los antihipertensivos prescritos según lo programado, incluso si se siente mejor, y para reportar cualquier efecto adverso.
- Dile que tome diuréticos en la mañana para que el sueño no se interrumpa por la necesidad de orinar. Enseña al paciente cómo evaluar el edema del tobillo.
- Aconseja al paciente que informe signos de infección, particularmente de vías urinarias, y evite el contacto con personas con enfermedades infecciosas.
- Exhórtalo a realizarse los exámenes de seguimiento para evaluar la función renal. Ayuda al paciente a adaptarse a esta enfermedad y anímalo a expresar sus sentimientos.
- Explícale todos los procedimientos necesarios de antemano y responde a las preguntas del paciente sobre éstos.

Carga insoportable

Finalmente, los glomérulos sanos están tan sobrecargados que se vuelven escleróticos y rígidos, lo que conduce también a su destrucción. Si este estado continúa sin que se controle, las toxinas se acumulan y producen cambios potencialmente letales en todos los sistemas de órganos principales.

Qué buscar

El grado de insuficiencia renal determina parcialmente la frecuencia y la gravedad de las manifestaciones clínicas (véase *Efectos de la insuficiencia renal crónica*, p. 621).

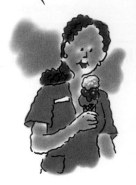

Consumir las calorías adecuadas previene la cetoacidosis en el paciente con insuficiencia renal crónica. No estoy segura si eso justifica un cono de helado triple...

Qué dicen las pruebas

- Las pruebas de depuración de creatinina pueden identificar la etapa de insuficiencia renal crónica. La reducción de la reserva renal tiene lugar cuando el grado de depuración de creatinina (TFG) es de 40-70 mL/min. La insuficiencia renal tiene lugar en una TFG de 20-40 mL/min, la falla renal a una TFG de 10-20 mL/min y la enfermedad renal en etapa terminal con una TFG menor de 10 mL/min.
- Los estudios de sangre muestran concentraciones elevadas de BUN, creatinina y potasio, disminución del pH arterial y los valores de bicarbonato, y valores bajos de Hb y hematócrito.
- La gravedad específica de la orina se fija en 1.010. El análisis de orina puede mostrar proteinuria, glucosuria, eritrocitos, leucocitos y cilindros, dependiendo de la causa.
- Los estudios de rayos X incluyen placas RUV, urografía excretora, nefrotomografía, exploración renal y arteriografía renal.
- La biopsia renal permite la identificación histológica de la anomalía subyacente.

Cómo se trata

El principal objetivo del tratamiento temprano de la enfermedad es preservar la función renal existente y corregir los síntomas específicos. Las medidas conservadoras incluyen una dieta baja en proteínas para reducir la síntesis de productos finales del metabolismo proteico que los riñones no pueden excretar. Sin embargo, un paciente que recibe diálisis peritoneal continua debe tener una dieta rica en proteínas. La persona en cuestión también debe consumir suficientes calorías para prevenir la pérdida de peso y el catabolismo. Asimismo, se debe restringir el consumo de sodio y potasio. Mantener el equilibrio de líquidos requiere una supervisión cuidadosa de las constantes vitales, los cambios de peso y la producción de orina.

Efectos de la insuficiencia renal crónica

La insuficiencia renal crónica puede afectar a cada uno de los principales sistemas corporales.

Aparato renal y urinario

- En un inicio, hipotensión, boca seca, pérdida de turgencia de la piel, apatía, fatiga y náuseas por la pérdida de sal y consecuente hiponatremia
- Después, somnolencia y confusión
- Retención de sal y sobrecarga debido a la disminución de las nefronas funcionales y la posterior incapacidad de los riñones para excretar el sodio
- Irritabilidad muscular y, después, debilidad causada por la acumulación de potasio
- Sobrecarga de líquidos por retención de sodio y acidosis metabólica por pérdida de bicarbonato
- Disminución de la producción de orina, con orina diluida que contiene cilindros y cristales

Sistema cardiovascular

- Hipertensión
- Arritmias (incluyendo taquicardia ventricular y fibrilación que ponen en riesgo la vida)
- Miocardiopatía
- Pericarditis urémica
- Derrame pericárdico con posible taponamiento cardíaco
- Insuficiencia cardíaca y edema periférico

Aparato respiratorio

- Reducción de la actividad de los macrófagos pulmonares
- Aumento de la susceptibilidad a las infecciones, edema pulmonar, dolor pleurítico, roce y derrames pleurales, pleuritis y pulmonía urémicas (o neumonitis urémica), disnea por insuficiencia cardíaca y respiración de Kussmaul como resultado de la acidosis

Aparato digestivo

- Inflamación y ulceración de la mucosa gástrica causante de estomatitis, ulceración y hemorragia de las encías y, posiblemente, parotiditis, esofagitis, gastritis, úlceras duodenales, lesiones en el intestino delgado y grueso, colitis urémica, pancreatitis y proctitis
- Gusto metálico en la boca
- Fetidez urémica (olor a amoníaco en la respiración)
- Anorexia
- Náuseas y vómitos

Piel

- Generalmente, pálida, de color bronce amarillento, seca y escamosa
- Picazón intensa
- Purpura
- Equimosis
- Petequias
- Escarcha urémica (por lo general, en pacientes gravemente enfermos o terminales)
- Uñas finas y quebradizas con líneas características
- Cabello seco y quebradizo que puede cambiar de color y caerse con facilidad

Sistema nervioso

- Síndrome de piernas inquietas, uno de los primeros signos de neuropatía periférica, que causa dolor, ardor y picazón en las piernas y en los pies, la cual puede aliviarse agitándose, moviéndose o balanceándose voluntariamente
- Al final, parestesias y disfunción del nervio motor (generalmente bilaterales), a menos que se inicie la diálisis
- Cólicos y espasmos musculares
- Memoria y capacidad de atención reducidas
- Apatía, somnolencia, irritabilidad y confusión
- Coma
- Convulsiones

- Cambios en el EEG que indican encefalopatía metabólica

Sistema endocrino

- Patrones de crecimiento retardado en los niños (incluso con concentraciones elevadas de hormona de crecimiento)
- Infertilidad y disminución de la libido en ambos sexos
- Amenorrea y cesación de la menstruación en mujeres
- Impotencia y disminución de la producción de espermatozoides en hombres
- Aumento de la secreción de aldosterona
- Alteración del metabolismo de los hidratos de carbono

Sistema hematopoyético

- Anemia
- Disminución del tiempo de supervivencia de los eritrocitos
- Pérdida de sangre por diálisis y hemorragia digestiva
- Trombocitopenia leve
- Defectos en las plaquetas
- Aumento de hemorragias y trastornos de la coagulación, observadas por la aparición de púrpura, hemorragia de los orificios corporales, aparición de hematomas con facilidad, equimosis y petequias

Sistema musculoesquelético

- Dolor muscular y óseo, desmineralización esquelética, fracturas patológicas y calcificaciones en cerebro, ojos, encías, articulaciones, miocardio y vasos sanguíneos causadas por desequilibrios de calcio-fósforo y los consecuentes desequilibrios de la hormona paratiroidea
- Enfermedad coronaria debida a calcificación arterial
- Osteodistrofia renal en niños

Envíen fármacos

El tratamiento farmacológico con frecuencia alivia los signos y los síntomas asociados, pero los medicamentos excretados a través de los riñones pueden requerir ajustes de la dosis. Evita el empleo de antiácidos o laxantes que contengan magnesio para prevenir la toxicidad por magnesio. Los fármacos utilizados de forma habitual para tratar la insuficiencia renal crónica incluyen:

* Antipruríticos, como difenhidramina, para aliviar la picazón y carbonato de calcio para reducir las concentraciones de fosfato sérico
* Suplementos vitamínicos (en particular vitaminas B y D) y aminoácidos esenciales, para aliviar las deficiencias causadas por ingestión inadecuada (debido a anorexia o restricciones dietéticas), metabolismo alterado (por uremia y medicamentos) o aumento en la pérdida de vitaminas durante la diálisis
* Diuréticos de asa, como la furosemida (si aún existe función renal), junto con la restricción de líquidos, con el fin de reducir su retención
* Digoxina, para movilizar los líquidos de los edemas
* Antihipertensivos, para controlar la presión sanguínea y el edema relacionado
* Antieméticos tomados antes de las comidas, para aliviar las náuseas y los vómitos
* Famotidina o nizatidina, para disminuir la irritación gástrica

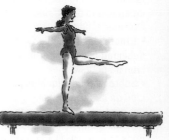

Mantener el equilibrio de líquidos requiere supervisar de forma cuidadosa las constantes vitales, los cambios en el peso y la producción de orina.

Trastornos de la anemia

La anemia necesita suplementos de hierro y folato; si es grave requiere la infusión de concentrado de eritrocitos congelados y lavados. Aun así, las transfusiones sólo alivian de forma temporal la anemia. La eritropoyetina α puede administrarse para aumentar la producción de eritrocitos. El tratamiento también puede incluir enemas de limpieza para eliminar la sangre del tubo digestivo detectada a través de análisis regulares de sangre oculta en heces.

Dilemas de la diálisis

La hemodiálisis o la diálisis peritoneal, en particular las técnicas peritoneales como la diálisis peritoneal ambulatoria continua y la diálisis peritoneal cíclica, pueden ayudar a controlar la mayoría de las manifestaciones de la enfermedad renal en etapa terminal. La alteración de los líquidos del baño dializante puede corregir las alteraciones de líquidos y electrólitos. Sin embargo, pueden persistir la anemia, la neuropatía periférica, las complicaciones cardiopulmonares y gastrointestinales, la disfunción sexual y los defectos esqueléticos. Además, la diálisis de mantenimiento puede producir complicaciones, tales como desgaste proteico, ascitis refractaria, demencia por diálisis y hepatitis B por numerosas transfusiones sanguíneas.

Qué hacer

- Supervisa las concentraciones de potasio.
- Evalúa de forma cuidadosa el estado de hidratación. Revisa la distensión de la vena yugular y ausculta los pulmones en busca de estertores. Mide con cuidado los ingresos y egresos diarios. Registra el peso diario y la presencia o ausencia de sed, sudor axilar, lengua seca, hipertensión y edema periférico.
- Observa si hay signos de hemorragia.
- Si el paciente requiere diálisis, explícale el procedimiento por completo y cuida las complicaciones durante y después del procedimiento.
- Evalúa al paciente. Después de una terapia exitosa, el paciente verbaliza la comprensión del proceso de la enfermedad y el régimen médico, no muestra signos de complicaciones, y tiene signos y síntomas controlados por medio de diálisis o trasplante. El paciente tendrá valores normales de BUN, creatinina y electrólitos, y mantendrá una dieta satisfactoria con función intestinal normal (véase *Consejos sobre enseñanza para la insuficiencia renal crónica*).

Infecciones de las vías urinarias inferiores

Las infecciones de vías urinarias inferiores normalmente responden con facilidad al tratamiento, pero la recurrencia y los brotes bacterianos resistentes durante la terapia son una posibilidad. Estos trastornos son casi 10 veces más frecuentes en mujeres que en hombres y afectan a una de cada cinco mujeres al menos una vez. Estas infecciones también ocurren en porcentajes relativamente elevados en adolescentes sexualmente activas. Las infecciones de vías urinarias inferiores se dividen en dos tipos:

1. Cistitis, que es una inflamación de la vejiga que suele ser el resultado de una infección ascendente.
2. Uretritis, la cual es una inflamación de la uretra.

Qué las causa

Las causas de las infecciones de vías urinarias inferiores incluyen:

- Infección por bacterias entéricas gramnegativas, como *Escherichia coli, Klebsiella, Proteus, Enterobacter, Pseudomonas* o *Serratia*
- Infección simultánea con múltiples patógenos en un paciente con vejiga neurógena
- Una sonda urinaria a permanencia
- Fístula entre el intestino y la vejiga

Fisiopatología

Estudios recientes sugieren que la infección es resultado de una pérdida en los mecanismos de defensa locales en la vejiga que

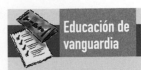

Educación de vanguardia

Consejos sobre enseñanza para la insuficiencia renal crónica

- Instruye al paciente ambulatorio para que evite alimentos con alto contenido de sodio, potasio y fosfato.
- Fomenta la adhesión a las restricciones de líquidos y proteínas.
- Para evitar el estreñimiento, enfatiza la necesidad de realizar ejercicio y tomar suficiente fibra dietética.
- Fomenta la respiración profunda y la tos para prevenir la congestión pulmonar.
- Deriva al paciente y su familia para que reciban asesoría y apoyo adecuados.

Las infecciones de vías urinarias inferiores son prácticamente 10 veces más frecuentes en mujeres que en hombres.

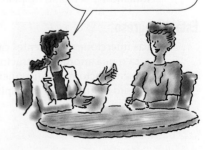

permite que las bacterias invadan la mucosa vesical y se multipliquen. Estas bacterias no pueden eliminarse con facilidad por medio de la micción normal.

Qué buscar

Los signos y síntomas característicos incluyen:

- Urgencia urinaria y polaquiuria
- Disuria
- Calambres o espasmos vesicales
- Comezón o prurito
- Sensación de calor durante la micción
- Nicturia
- Posible hematuria
- Fiebre
- Secreción uretral en los hombres

Otras características habituales incluyen lumbalgia, malestar general, confusión, náuseas, vómitos, dolor abdominal o molestias en la vejiga, escalofríos y dolor en el costado.

Qué dicen las pruebas

- El análisis microscópico de orina muestra cifras de eritrocitos y leucocitos mayores de 10 puntos de campo de alta potencia para infecciones de vías urinarias. Una muestra limpia de orina a mitad de la micción que revela un recuento bacteriano de más de 100 000/mL lo confirma. Los antibiogramas sugieren el antimicrobiano apropiado.
- Un análisis de sangre o frotis teñido descarta enfermedades venéreas.
- La cistouretrografía miccional o la urografía excretora pueden detectar anomalías congénitas.

Cómo se trata

Un curso de 7-10 días con el antibiótico apropiado suele ser el tratamiento de elección para la infección inicial. Después de 3 días de antibióticoterapia, un cultivo de orina no debe mostrar microorganismos. Si la orina no es estéril, probablemente haya ocurrido resistencia bacteriana, por lo que se requiere un antimicrobiano diferente. Los antibióticos de dosis única con amoxicilina o ciprofloxacino pueden ser eficaces en mujeres con infección de vías urinarias inferiores aguda no complicada. Un cultivo de orina tomado 1-2 semanas después indica si la infección ha sido erradicada.

Está de regreso...

Las infecciones recurrentes causadas por cálculos renales, prostatitis crónica o una anomalía estructural pueden requerir cirugía. Si el paciente no presenta factores predisponentes, lo más probable es que reciba un tratamiento antibiótico a largo plazo y de dosis bajas.

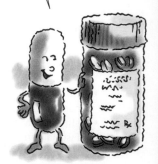

Un tratamiento durante 7-10 días con antibióticos, por lo general, se encarga de una infección de vías urinarias inferiores.

Qué hacer

- Obtén todas las muestras de orina para el cultivo y la prueba de sensibilidad con cuidado y de forma oportuna.
- Observa las alteraciones gastrointestinales causadas por la terapia con antibióticos. Los macrocristales de nitrofurantoína tomados con leche o con alimentos previenen ese malestar.
- Evalúa al paciente. Después de un tratamiento exitoso, la persona puede explicar la relación entre higiene personal e infecciones de las vías urinarias. El paciente puede describir las prácticas de higiene para prevenirlas y ha concluido el curso prescrito de la terapia con antibióticos (véase *Consejos sobre enseñanza para las infecciones de las vías urinarias inferiores*).

Síndrome nefrótico

El *síndrome nefrótico* es un trastorno caracterizado por marcada proteinuria, hipoalbuminemia, hiperlipidemia y edema. A pesar de que el síndrome nefrótico no es una enfermedad en sí, es el resultado de un defecto glomerular específico e indica daño renal.

Qué lo causa

- Glomerulonefritis primaria (idiopática), que afecta a niños y adultos
- Diabetes mellitus
- Trastornos vasculares del colágeno
- Enfermedades circulatorias
- Nefrotoxinas
- Reacciones alérgicas
- Infección
- Embarazo
- Nefritis hereditaria
- Mieloma múltiple y otras enfermedades neoplásicas

Fisiopatología

Independientemente de la causa, la membrana de filtración glomerular dañada permite la pérdida de proteínas plasmáticas, en especial albúmina e inmunoglobulina. La hipoalbuminemia es resultado no sólo de la pérdida de orina, sino también de la disminución de la síntesis hepática de la albúmina de reemplazo. La hipoalbuminemia estimula al hígado a sintetizar lipoproteínas (con la hiperlipidemia consecuente) y factores de coagulación. La disminución de la ingestión dietética (por anorexia, mala nutrición o enfermedad concomitante) contribuye además a la disminución de los valores plasmáticos de albúmina. La pérdida de inmunoglobulina también aumenta la susceptibilidad a la infección.

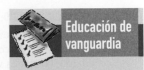

Educación de vanguardia

Consejos sobre enseñanza para las infecciones de las vías urinarias inferiores

- Explica la naturaleza y el objetivo del tratamiento antibiótico al paciente. Enfatiza la importancia de concluir el curso prescrito del tratamiento y, con la profilaxis a largo plazo, de adherirse estrictamente a la dosis prescrita.
- Aconseja al paciente beber una gran cantidad de agua (al menos ocho vasos al día).
- Instruye al paciente para que evite el alcohol mientras toma antibióticos. Los jugos (zumos) de frutas, especialmente el jugo de arándano, y las dosis orales de vitamina C pueden ayudar a acidificar la orina y mejorar la acción del medicamento.
- Sugiere baños de asiento tibios para aliviar la incomodidad perineal. Aconseja al paciente para que aplique calor con moderación y con cuidado sobre el perineo si los baños no resultan eficaces.

Andar con el tanque vacío

La proteinuria elevada (más de 3.5 g/día) y una concentración baja de albúmina sérica conducen a una baja presión coloidosmótica sérica y edema. Los bajos valores de albúmina sérica también llevan a hipovolemia y retención compensatoria de sal y agua. La hipertensión consecuente puede precipitar una insuficiencia cardíaca en pacientes en riesgo (véase *Qué sucede en el síndrome nefrótico*).

Qué buscar

La característica clínica dominante en el síndrome nefrótico es el edema postural, moderado a grave, de tobillos, sacro o (especialmente en niños) periorbitario. Puede conducir a ascitis, derrame pleural y genitales externos inflamados. Otros signos y síntomas incluyen:

- Orina espumosa
- Hipotensión ortostática

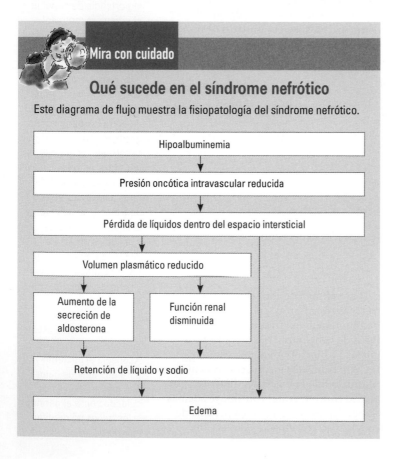

Mira con cuidado

Qué sucede en el síndrome nefrótico

Este diagrama de flujo muestra la fisiopatología del síndrome nefrótico.

Hipoalbuminemia

↓

Presión oncótica intravascular reducida

↓

Pérdida de líquidos dentro del espacio intersticial

↓

Volumen plasmático reducido

↓

Aumento de la secreción de aldosterona | Función renal disminuida

↓

Retención de líquido y sodio

↓

Edema

- Letargia
- Anorexia
- Depresión
- Palidez

Qué dicen las pruebas

- Las pruebas de orina revelan proteinuria consistente que excede de 3.5 g/día; un mayor número de cilindros adiposos, hialinos, granulares y cerosos; y cuerpos adiposos y ovalados sugieren con mucha seguridad un síndrome nefrótico.
- El aumento de las concentraciones de colesterol, fosfolípidos y triglicéridos y la disminución de las de albúmina apoyan el diagnóstico.
- La identificación histológica de la lesión requiere una biopsia renal.

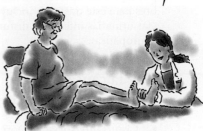

> La característica clínica dominante del síndrome nefrótico es el edema postural de tobillos o sacro.

Cómo se trata

Un tratamiento eficaz requiere la corrección de la causa subyacente, si es posible. El tratamiento sintomatológico incluye:

- Sustitución de proteínas con una dieta nutricional de 1 g de proteína por kilogramo de peso corporal
- Ingestión restringida de sodio
- Diuréticos para el edema
- Antibióticos para la infección
  Algunos pacientes responden a un tratamiento de 8 semanas con corticoesteroides (como la prednisona), seguido de una dosis de mantenimiento. Otros responden mejor a un tratamiento combinado de prednisona y azatioprina o ciclofosfamida.

Qué hacer

- Evalúa con frecuencia la orina para detectar proteínas (la orina que contiene proteínas tiene apariencia espumosa).
- Mide la presión arterial mientras el paciente está en posición supina y mientras está de pie. Informa de manera inmediata una caída de la presión arterial que sobrepase los 20 mm Hg.
- Valora los ingresos y egresos y mide el peso a la misma hora cada mañana.
- Pide al dietista que planee una dieta moderada en proteínas y baja en sodio.
- Proporciona un buen cuidado de la piel, porque el paciente con síndrome nefrótico suele presentar edema.
- Para evitar tromboflebitis, fomenta la actividad y el ejercicio y proporciona medias antiembólicas, según indicación.
- Para evitar complicaciones gastrointestinales, administra esteroides con un antiácido o con cimetidina o ranitidina.

- Evalúa al paciente. Después de un tratamiento exitoso, el paciente está preparado para seguir regímenes dietéticos y médicos en el hogar, no tiene proteinuria y no presenta signos de complicaciones (véase *Consejos sobre enseñanza para el síndrome nefrótico*).

Vejiga neurógena

La vejiga neurógena se refiere a cualquier disfunción vesical causada por una interrupción de la inervación normal de la vejiga. Otros nombres para este trastorno incluyen disfunción neuromuscular de las vías urinarias inferiores, disfunción neurológica de la vejiga y vejiga neuropática.

Qué la causa

La vejiga neurógena parece provenir de una serie de alteraciones subyacentes, que incluyen:
- Cistitis intersticial, trastornos cerebrales (como ictus), tumor cerebral (como meningioma y glioma), enfermedad de Parkinson, esclerosis múltiple, demencia e incontinencia por envejecimiento
- Enfermedad de la médula espinal o traumatismo (como estenosis espinal y aracnoiditis), espondilosis cervical, mielopatías por trastornos hereditarios o deficiencias nutricionales y, rara vez, tabes dorsal
- Trastornos de la inervación periférica, incluyendo las neuropatías autónomas resultantes de trastornos endocrinos como la diabetes mellitus (la más frecuente)
- Trastornos metabólicos como el hipotiroidismo
- Toxicidad por metales pesados
- Alcoholismo crónico
- Enfermedades del colágeno, como el lupus eritematoso
- Trastornos vasculares, como la ateroesclerosis
- Efectos distantes del cáncer, como el carcinoma de pulmón primario de células en avena o microcítico
- Herpes zóster

Fisiopatología

Una lesión de la motoneurona superior (en o por encima de T12) puede causar la vejiga neurógena espástica. Una lesión de las motoneuronas inferiores (en o por debajo de S2-S4) afecta el reflejo raquídeo que controla la micción, que tiene como resultado una vejiga neurógena flácida. La vejiga neurógena mixta es resultado de una motoneurona superior incompleta, producto del daño cortical de algún trastorno o traumatismo.

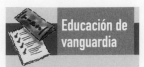

Educación de vanguardia

Consejos sobre enseñanza para el síndrome nefrótico

- Observa y enseña al paciente y su familia cómo reconocer los efectos adversos del tratamiento farmacológico, como toxicidad de la médula ósea por los inmunosupresores citotóxicos y los síntomas cushingoides de la terapia con esteroides a largo plazo.
- Debido a que puede ocurrir una crisis por esteroides si el fármaco se suspende de manra abrupta, explica que los efectos adversos relacionados con los esteroides disminuirán cuando la terapia se suspenda.
- Deriva al paciente y su familia a los grupos de asesoría y apoyo apropiados.

Qué buscar

La vejiga neurógena produce un amplio rango de efectos clínicos dependiendo de la causa subyacente y de su efecto sobre la integridad estructural de la vejiga. Todos los tipos de vejiga neurógena están relacionados con:
- Algún grado de incontinencia
- Cambios en el inicio o interrupción de la micción
- Incapacidad para vaciar de forma completa la vejiga
   También puede dar como resultado reflujo vesicoureteral, deterioro o infección en vías urinarias superiores y nefrosis hidroureteral.

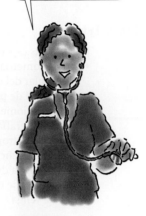

Los signos y síntomas de la vejiga neurógena espástica incluyen bradicardia, cefalea e hipertensión grave.

Signos espásticos

Los signos y síntomas de la vejiga neurógena espástica dependen del sitio y la extensión de la lesión de la médula espinal; pueden incluir:
- Micción involuntaria, frecuente, escasa, sin una sensación de plenitud vesical
- Espasmos espontáneos de los brazos y piernas
- Aumento del tono del esfínter anal
- Contracciones miccionales y espontáneas de los brazos y piernas a la estimulación táctil del abdomen, los muslos o los genitales
- Hipertensión grave, bradicardia y dolores de cabeza, con distensión de la vejiga si las lesiones de la médula se encuentran en el nivel torácico superior (cervical)

Características de flacidez

Las características clínicas de la vejiga neurógena flácida incluyen:
- Incontinencia por desbordamiento
- Disminución del tono del esfínter anal
- Vejiga extremadamente distendida (evidente en la percusión o la palpación) sin la sensación concomitante de plenitud de la vejiga debido al deterioro sensitivo

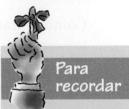

En la mezcla

Los signos y síntomas de la vejiga neurógena mixta incluyen:
- Percepción inespecífica de plenitud vesical y disminución de la capacidad para vaciar la vejiga
- Urgencia para orinar sin control de la vejiga

Qué dicen las pruebas

- El análisis del líquido cefalorraquídeo que muestra un aumento de las concentraciones de proteína puede indicar un tumor de médula espinal; el aumento en los valores de gammaglobulina puede indicar esclerosis múltiple.

Para recordar

Todos los tipos de vejiga neurógena comparten tres signos característicos. Así que cuando valores a los pacientes por este trastorno, no pierdas de vista el objetivo y recuerda con ayuda de estas tres **I's**:

Incontinencia (el grado varía)

Cambios en la Iniciación o Interrupción de la micción

Incapacidad para vaciar la vejiga por completo

- Las radiografías de cráneo y columna vertebral pueden mostrar fractura, dislocación, anomalías congénitas o metástasis.
- La mielografía puede mostrar compresión de la médula espinal.
- El EEG puede resultar anómalo si existe un tumor cerebral.
- La electromiografía puede confirmar la neuropatía periférica.
- La escanografía cerebral y la TC pueden localizar e identificar masas cerebrales.

Revisa la vejiga

Las pruebas específicas para evaluar la función de la vejiga incluyen:
- La cistometría evalúa el suministro de nervios de la vejiga y el tono muscular del detrusor.
- Un perfil de presión uretral determina la función de la uretra.
- La uroflujometría muestra una disminución de ésta o del flujo urinario.
- La uretrografía retrógrada revela estenosis y divertículos.
- La cistouretrografía miccional evalúa la función del cuello de la vejiga y la continencia.
- Una prueba de determinación residual posmicción mide la cantidad de orina que queda en la vejiga mediante un catéter o una ecografía de vejiga.

Cómo se trata

La evacuación de la vejiga, la terapia con fármacos, la cirugía o, menos frecuentemente, los bloqueos neuronales y la estimulación eléctrica tienen como objetivo mantener la integridad de las vías urinarias superiores, controlar la infección y prevenir la incontinencia urinaria.

El tratamiento farmacológico puede incluir oxibutinina, betanecol y fenoxibenzamina para promover el vaciado de la vejiga, y propantelina, flavoxato, diciclomina e imipramina para facilitar el almacenamiento de la orina. Cuando la terapia farmacológica falla, el paciente puede necesitar una resección transuretral del cuello de la vejiga, dilatación uretral, esfinterotomía externa, o un procedimiento de derivación urinaria para corregir el deterioro estructural. En caso de incontinencia permanente después de la cirugía, el paciente puede necesitar un esfínter urinario artificial implantado.

Qué hacer

- Confirma si hay signos de infección (como fiebre y orina turbia o con olor desagradable).
- Alienta al paciente a beber muchos líquidos para evitar la formación de cálculos y la infección por estasis urinaria. Trata de mantener al paciente lo más móvil posible.

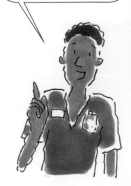

El tratamiento de la vejiga neurógena tiene como objetivo mantener la integridad de las vías urinarias superiores, controlar la infección y prevenir la incontinencia urinaria.

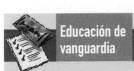

Educación de vanguardia

Consejos sobre enseñanza para la vejiga neurógena

- Asegura al paciente que el largo proceso de diagnóstico es necesario para identificar el plan de tratamiento más eficaz.
- Explica a detalle el plan de tratamiento al paciente y su familia, y enseña técnicas de evacuación de la vejiga.
- Asesora al paciente sobre las actividades sexuales. Recuerda que el paciente incontinente se siente avergonzado y angustiado. Proporciona apoyo emocional.

- Si el paciente se va a someter a un procedimiento de derivación urinaria, realiza las gestiones necesarias para una consulta con un terapeuta enterostomal y coordina los planes de atención.
- Evalúa al paciente. Después de la terapia exitosa, se encuentra libre de infecciones, es continente y refiere comprender la enfermedad y las técnicas de tratamiento (véase *Consejos sobre enseñanza para la vejiga neurógena*, p. 630).

Cálculos renales

Los cálculos renales pueden formarse en cualquier parte de las vías urinarias, pero generalmente se desarrollan en la pelvis renal o los cálices. Esta formación es consecuencia de la precipitación de sustancias que normalmente se disuelven en la orina (oxalato de calcio, fosfato de calcio, fosfato amónico de magnesio y, ocasionalmente, urato o cistina). Los cálculos renales varían en tamaño y pueden ser únicos o múltiples. Pueden permanecer en la pelvis renal o penetrar en el uréter y pueden dañar el parénquima renal. Los cálculos grandes causan necrosis por presión. En ciertos lugares, los cálculos producen obstrucción (con hidronefrosis resultante) y tienden a presentarse de nuevo. Según Whelan (2013), la tasa de recurrencia de los cálculos renales es de casi el 5 % durante el primer año y hasta del 50 % a 5 años respecto del primer cálculo (véase *Comprender los cálculos renales*, p. 632).

Qué los causa

Los cálculos renales pueden deberse a varias causas:
- Disminución de la producción de orina de los concentrados de deshidratación de las sustancias que forman el cálculo.
- Una infección puede dar como resultado tejido dañado que sirve como un sitio para el desarrollo del cálculo. Pueden desarrollarse cálculos infectados (por lo general, de fosfato de magnesio y amonio o cálculos coraliformes) si las bacterias sirven como núcleo en la formación del cálculo. Tales infecciones pueden promover la destrucción del parénquima renal.
- La orina consistentemente ácida o alcalina proporciona un medio favorable para la formación de cálculos.
- La estasis urinaria (como en la inmovilidad causada por la lesión de la médula espinal) permite que los constituyentes del cálculo se acumulen y se adhieran, formando los cálculos. La obstrucción también promueve infecciones, que, a su vez, contribuyen a una mayor obstrucción.
- El aumento en la ingestión de alimentos ricos en calcio u oxalato estimula la formación de cálculos.

Mira con cuidado

Comprender los cálculos renales

Los cálculos renales varían en tamaño y tipo. Los cálculos pequeños, como se muestra en la primera ilustración, pueden permanecer en la pelvis renal o pasar por el uréter. Un cálculo coraliforme, que se muestra en la segunda ilustración, es un cilindro de la parte más interna del riñón, el cáliz y la pelvis renal. Este tipo puede desarrollarse a partir de un cálculo más pequeño que permanece en el riñón.

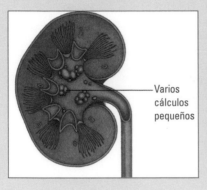

Varios cálculos pequeños

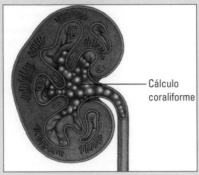

Cálculo coraliforme

- La inmovilidad resultado de una lesión de la médula espinal u otros trastornos permite que el calcio se libere en la circulación y, finalmente, se filtre por medio de los riñones.
- Los factores metabólicos, como el hiperparatiroidismo, la acidosis tubular renal, las concentraciones elevadas de ácido úrico (generalmente con gota), el metabolismo defectuoso del oxalato, el metabolismo genéticamente defectuoso de la cistina y la ingestión excesiva de vitamina D, proteína o calcio dietético, pueden predisponer al paciente a padecer cálculos renales.

Fisiopatología

El cálculo se forma cuando las sustancias normalmente disueltas en la orina, como el oxalato de calcio y el fosfato de calcio, se precipitan. Los cálculos grandes e irregulares pueden obstruir la abertura de la unión ureteropélvica. La frecuencia y la fuerza de las contracciones peristálticas aumentan, causando dolor.

Qué buscar

Los efectos clínicos varían con el tamaño, la ubicación y la causa del cálculo. El dolor es el síntoma clave. El dolor del cólico renal clásico viaja

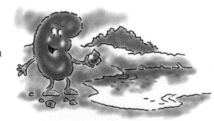

Los cálculos renales varían en forma y tamaño, y pueden ser únicos o múltiples. Voy a tirar éste en el estanque y ver qué tipo de salpicaduras hace.

desde el ángulo costovertebral hacia el costado, la región suprapúbica y los genitales externos. El dolor oscila en intensidad y puede ser insoportable cuando llega a su punto máximo. Si los cálculos se encuentran en la pelvis renal y los cálices, el dolor puede ser más constante y sordo. La lumbalgia tiene lugar cuando los cálculos producen una obstrucción dentro de un riñón. Las náuseas y los vómitos generalmente acompañan al dolor intenso.

Otros signos y síntomas incluyen:
* Distensión abdominal
* Fiebre y escalofríos
* Hematuria, piuria y, rara vez, anuria

Qué dicen las pruebas

* Las radiografías RUV revelan la mayoría de los cálculos renales.
* El análisis de cálculo muestra el contenido mineral.
* La urografía excretora confirma el diagnóstico y determina el tamaño y la localización de los cálculos.
* La ecografía renal puede detectar cambios obstructivos como la hidronefrosis.
* El cultivo de orina de una muestra obtenida a la mitad de la micción puede indicar infección de vías urinarias.
* Los resultados del análisis de orina pueden ser normales o pueden mostrar una gravedad específica aumentada y un pH ácido o alcalino adecuado para diferentes tipos de formación de cálculos. Otros hallazgos en el análisis de orina incluyen hematuria (macroscópica o microscópica), cristales (urato, calcio o cistina), cilindros y piuria con o sin bacterias y leucocitos. Se evalúa una muestra de orina de 24 h para valorar los niveles de excreción de oxalato de calcio, fósforo y ácido úrico.
* Otros resultados de laboratorio apoyan el diagnóstico. Las concentraciones de calcio y fósforo en sangre en serie detectan el hiperparatiroidismo y muestran un aumento de las cifras de calcio en proporción con los valores normales de proteína sérica. Las concentraciones de proteína en sangre determinan el calcio libre no unido a la proteína. Los niveles de cloruro y bicarbonato en sangre pueden mostrar acidosis tubular renal. El aumento de las concentraciones de ácido úrico en sangre puede indicar gota como la causa.

Cómo se trata

Debido a que el 90 % de los cálculos renales son menores de 5 mm de diámetro, el tratamiento suele consistir en medidas para promover su paso natural. Junto con la hidratación vigorosa, dicho tratamiento incluye terapia antimicrobiana (que varía con el organismo cultivado) para infecciones; analgésicos, tales como meperidina y ketorolaco trometamina, para el dolor; y diuréticos para prevenir la estasis urinaria y la formación adicional de cálculos (los diuréticos tiazídicos disminuyen la excreción de calcio en la orina, lo que reduce la formación de cálculos).

La profilaxis para prevenir la formación de cálculos incluye una dieta baja en calcio para la hipercalciuria absorbente, paratiroidectomía para el hiperparatiroidismo, alopurinol para los cálculos de ácido úrico y la administración diaria de ácido ascórbico por vía oral para acidificar la orina.

Un cálculo demasiado grande para el paso natural puede requerir la extirpación quirúrgica, litotricia ultrasónica percutánea y la LEOC o quimiólisis.

Qué hacer

- Cuela toda la orina a través de una gasa o un colador de orina y, adicionalmente, guarda todo el material sólido recuperado para su análisis.
- Promueve la ingestión suficiente de líquidos para mantener una producción de orina de 3-4 L/día (la orina debe ser muy diluida e incolora). Si el paciente no puede beber la cantidad requerida de líquido, puede recibir líquidos adicionales por vía i.v. Registra los ingresos y egresos, así como el peso diario, para valorar el estado de líquidos y la función renal.
- Si el paciente requiere cirugía, tranquilízalo complementando y reforzando la información que el cirujano le ha indicado sobre el procedimiento. Explícale los cuidados preoperatorios y postoperatorios.
- Evalúa al paciente. La persona tratada y asesorada con éxito está libre de dolor, ha expulsado el cálculo y no muestra signos de complicaciones. Asimismo, está preparada para seguir regímenes dietéticos y médicos, si es necesario. El paciente refiere comprender la enfermedad y los procedimientos de diagnóstico (véase *Consejos sobre enseñanza para los cálculos renales*).

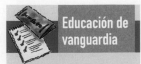

Educación de vanguardia

Consejos sobre enseñanza para los cálculos renales

- Antes del alta, enseña al paciente y su familia la importancia de seguir los regímenes dietéticos y de medicamentos prescritos para prevenir la recurrencia de los cálculos.
- Fomenta una mayor ingestión de líquidos.
- Indica al paciente que informe inmediatamente los signos y síntomas de obstrucción aguda (como dolor e incapacidad para orinar).

Preguntas de autoevaluación

1. La filtración glomerular es el proceso de:
   A. Filtrar la sangre que fluye a través de los vasos sanguíneos del riñón, o glomérulos
   B. Eliminar los cálculos renales de los uréteres
   C. Medir la creatinina en la sangre
   D. Reabsorción del líquido filtrado

Respuesta: A. La filtración glomerular es el filtrado de la sangre que fluye a través de los vasos sanguíneos del riñón, o glomérulos.

2.   Las pruebas de laboratorio específicas para determinar la función renal son:
   A.   Mediciones de potasio y sodio
   B.   Mediciones de cloruro y bicarbonato
   C.   Mediciones de BUN y creatinina
   D.   Mediciones de glucosa en sangre y cetonas

Respuesta: C. Aunque los valores de creatinina sérica indican un daño renal más confiable que los de BUN, necesitas ambos para contar con un panorama completo de la función renal. Su aumento simultáneo es la clave para diagnosticar la enfermedad renal.

3.   La insuficiencia prerrenal es resultado de:
   A.   Obstrucción bilateral del flujo de salida de orina
   B.   Condiciones que disminuyen el flujo de sangre a los riñones
   C.   Daño a los propios riñones
   D.   Cualquier enfermedad preexistente que contribuya a la disfunción renal

Respuesta: B. La insuficiencia prerrenal se debe a la disminución del flujo sanguíneo a los riñones.

4.   Un factor de riesgo para desarrollar una infección de vías urinarias inferiores es:
   A.   Micción frecuente
   B.   Concentración elevada de potasio
   C.   Cateterismo urinario
   D.   Ingestión de una gran cantidad de cafeína

Respuesta: C. La presencia de un catéter urinario a permanencia es un factor de riesgo para desarrollar una infección de vías urinarias inferiores debido a que el catéter proporciona una vía para que las bacterias ingresen a la vejiga.

5.   ¿Cuál de los siguientes factores puede contribuir a la formación de cálculos renales?
   A.   Hipocalcemia
   B.   Insuficiencia cardíaca
   C.   Hipotiroidismo
   D.   Cambios en el pH de la orina

Respuesta: D. La orina que es consistentemente ácida o alcalina proporciona un medio favorable para la formación de cálculos.

Puntuación

⭐⭐⭐ Si respondiste las cinco preguntas correctamente, ¡excelente! No hay obstrucción en tu camino del conocimiento.

⭐⭐ Si contestaste a tres o cuatro preguntas de manera acertada, ¡wow! Te diriges a una filtración perfecta de la información.

⭐ Si respondiste a menos de tres preguntas correctamente, ¡no te pongas espástico! Repasa el capítulo y vuelve a intentarlo.

Referencias

Whelan, C. A. (2013). Urinary calculi. In T. Buttaro, J. Trybulski, P. Baily, & J. Sandberg-Cook (Eds.), *Primary care a collaborative practice* (pp. 789–793). St. Louis, MO: Elsevier.

Whelan, C. A. (2013). Renal failure. In T. Buttaro, J. Trybulski., P. Baily, & J. Sandberg-Cook (Eds.), *Primary care a collaborative practice* (pp. 765–771). St. Louis, MO: Elsevier.

Gupta, K., Hooton, T., Naber, K., Wullt, B., Colgan, R., Miller, L., … Soper, D. (2011). International clinical practice guidelines for the treatment of acute uncomplicated cystitis and pyelonephritis in women: A 2010 update by the Infectious Diseases Society of America and the European Society for Microbiology and Infectious Diseases. *Clinical Infectious Diseases, 52*(5), e105–e120. doi:10.1093/cid/ciq257

Capítulo 14

Trastornos reproductivos

Objetivos

En este capítulo aprenderás:

◆ La anatomía y fisiología del aparato reproductor femenino y masculino

◆ Técnicas para valorar los aparatos reproductores

◆ Pruebas para diagnosticar los trastornos reproductivos

◆ Causas, fisiopatología, pruebas diagnósticas e intervenciones de enfermería para trastornos reproductivos frecuentes

Una mirada a los trastornos reproductivos

Debido a la falta de información y los tabúes culturales que rodean al aparato reproductor, los trastornos reproductivos representan un desafío especial de enfermería. Los problemas como disfunción eréctil, sangrado uterino anormal y descubrir la infertilidad son un golpe en el sentido más profundo del ser del paciente. Además de necesitar atención médica especializada, cada paciente requiere orientación sensible y educación directa y sin complicaciones.

> Los tabúes culturales en ocasiones pueden provocar que los trastornos reproductivos se conviertan en undesafío.

Anatomía y fisiología

Para satisfacer las necesidades del paciente, necesitarás conocer a profundidad los aparatos reproductores femenino y masculino.

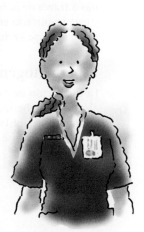

Aparato reproductor femenino

Los genitales externos femeninos principales incluyen la vulva, la cual contiene el monte del pubis (de Venus), el clítoris, los labios mayores, los labios menores y las estructuras adyacentes (glándulas de Bartholin, glándulas de Skene y meato uretral). Los principales genitales internos incluyen la vagina, el útero, los ovarios y las tubas uterinas (véase *Revisión del aparato reproductor femenino*, p. 639)

¡Adoro esas hormonas!

Las influencias hormonales determinan el desarrollo y la función de los genitales femeninos externos e internos y afectan la fertilidad, la maternidad y la capacidad para experimentar placer sexual.

Hormonas y ciclo menstrual

El hipotálamo, los ovarios y la glándula hipófisis secretan hormonas que afectan la acumulación y el desprendimiento del revestimiento uterino durante el ciclo menstrual. La ovulación tiene lugar a través de una red de circuitos de retroalimentación positivos y negativos que van del hipotálamo y la hipófisis hacia los ovarios y de regreso.

El ciclo menstrual consta de tres fases: menstrual (preovulatoria), proliferativa (folicular) y lútea (secretora). Éstas corresponden a las fases de la función ovárica (véase *Comprender el ciclo menstrual*, p. 641).

Suministro agotado

La interrupción de la menstruación tiene lugar, por lo general, entre las edades de 40 y 55 años. Aunque la glándula hipófisis aún libera la hormona foliculoestimulante o folitropina (FSH, de *follicle-stimulating hormone*) y la hormona luteinizante o lutropina (LH, de *luteinizing hormone*), el cuerpo ha agotado el suministro de folículos ováricos que responden a estas hormonas, por lo que la menstruación ya no tiene lugar. Se considera que una mujer ha llegado a la menopausia después de que la menstruación está ausente durante 1 año.

Aparato reproductor masculino

Los dos órganos principales del aparato reproductor masculino son el pene y los testículos. Este aparato suministra células sexuales masculinas a través de la formación de espermatozoides (o espermatogénesis) y está implicado en la secreción de la hormona sexual masculina testosterona (véase *Revisión del aparato reproductor masculino*, pp. 642 y 643).

Espermatogénesis

La formación de espermatozoides comienza cuando un hombre alcanza la pubertad y continúa, por lo general, a lo largo de su vida. Estimulados por las hormonas sexuales masculinas, los espermatozoides maduros se forman de manera continua dentro de los túbulos seminíferos.

(El texto continúa en la p. 644)

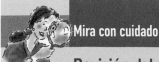

Revisión del aparato reproductor femenino

Tanto las estructuras externas como las internas constituyen los genitales femeninos.

Genitales externos

La vulva se compone de los genitales femeninos externos que son visibles a la inspección. El *monte del pubis* es el cojín de tejido adiposo y conectivo cubierto por piel y vello grueso y rizado que crece de forma triangular sobre la sínfisis del pubis (la unión formada por la unión anterior de los huesos púbicos).

Los *labios mayores* rodean la vulva de forma lateral desde el monte del pubis hasta el perineo (músculo, fascia y ligamentos entre el ano y la vulva). Los *labios menores*, dos pliegues mucosos menos húmedos de color rosado obscuro a rojo, se encuentran dentro y junto a los labios mayores.

El *clítoris* es el pequeño órgano protuberante situado justo debajo del arco del monte del pubis. Contiene tejido eréctil, espacios cavernosos venosos y corpúsculos sensitivos especializados que se estimulan durante el coito.

Cuando se extienden los labios, el introito (orificio vaginal) y el meato uretral se tornan visibles. Menos fáciles de ver son los múltiples orificios de las *glándulas de Skene*, glándulas productoras de moco localizadas en ambos lados de la abertura uretral.

Las aberturas de las dos *glándulas de Bartholin* que producen moco están localizadas lateral y posteriormente a cada lado del orificio vaginal interno. El *himen*, una membrana de tejido que varía en tamaño y espesor, puede cubrir total o parcialmente el orificio vaginal. Un himen roto o desgarrado aparece como restos asimétricos de placas de tejido de la mucosa, llamados *carúnculas mirtiformes*.

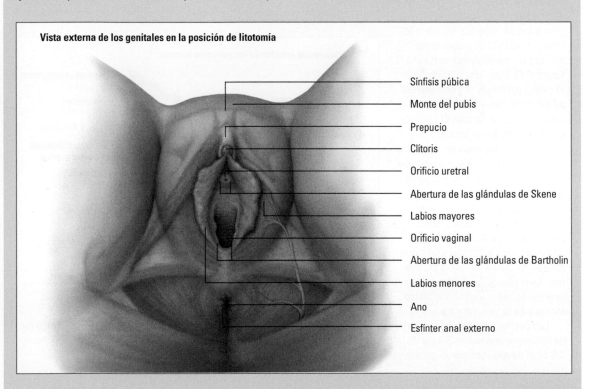

Vista externa de los genitales en la posición de litotomía

- Sínfisis púbica
- Monte del pubis
- Prepucio
- Clítoris
- Orificio uretral
- Abertura de las glándulas de Skene
- Labios mayores
- Orificio vaginal
- Abertura de las glándulas de Bartholin
- Labios menores
- Ano
- Esfínter anal externo

(continúa)

Revisión del aparato reproductor femenino *(continuación)*

Genitales internos

La *vagina*, un tubo muscular sumamente elástico, se localiza entre la uretra y el recto. Mide entre 6.5 y 7 cm de largo en la parte anterior y 9 cm de largo en la posterior, y se encuentra en un ángulo de 45° con respecto al eje largo del cuerpo.

El *útero* es un órgano muscular pequeño, firme, en forma de pera, que se localiza entre la vejiga y el recto y, por lo general, se encuentra prácticamente en un ángulo de 90° con respecto a la vagina. Sin embargo, otras localizaciones pueden ser normales. La membrana mucosa que recubre el útero se llama *endometrio*, y la capa muscular, *miometrio*.

Durante el embarazo, la porción elástica superior del útero (el fondo) acomoda la mayor parte del feto en crecimiento hasta el término. El istmo une el fondo con el cuello uterino, y la parte uterina se extiende hacia la vagina. El fondo y el istmo forman el corpus, el cuerpo uterino principal.

Dos tubas uterinas se unen al útero en los ángulos superiores del fondo. Normalmente no son palpables. Estos tubos largos y angostos de fibras musculares miden 7-14 cm y tienen proyecciones parecidas a los dedos llamadas *fimbrias* en los extremos libres que rodean de forma parcial a los ovarios. La fertilización del óvulo, por lo general, tiene lugar en el tercio externo de la tuba uterina.

Los ovarios son órganos palpables, ovales, en forma de almendra que miden 3-4 cm de largo, 2 cm de ancho y 0.5-1 cm de espesor; por lo general, se encuentran cerca de las paredes pélvicas laterales, ligeramente debajo de la espina ilíaca anterosuperior.

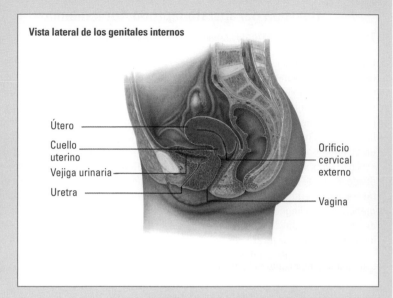

Vista lateral de los genitales internos

Útero

Cuello uterino

Vejiga urinaria

Uretra

Orificio cervical externo

Vagina

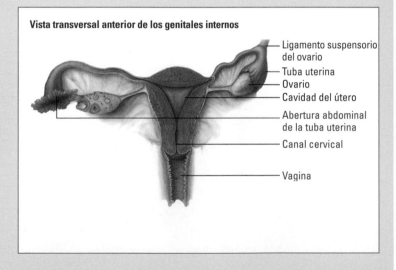

Vista transversal anterior de los genitales internos

Ligamento suspensorio del ovario

Tuba uterina

Ovario

Cavidad del útero

Abertura abdominal de la tuba uterina

Canal cervical

Vagina

Comprender el ciclo menstrual

El ciclo menstrual promedio, por lo general, ocurre a lo largo de 28 días, aunque el ciclo normal puede oscilar entre 22 y 34 días. El ciclo está regulado por las concentraciones fluctuantes de hormonas que, a su vez, se regulan por medio de mecanismos cíclicos negativos y positivos.

Fase menstrual (preovulatoria)
El ciclo comienza con la menstruación (ciclo día 1), que suele durar 5 días. Al inicio del ciclo, las bajas concentraciones de estrógenos y progesterona en el torrente sanguíneo estimulan al hipotálamo para secretar la hormona liberadora de gonadotropina (GnRH). A su vez, ésta estimula la hipófisis anterior para secretar LH y FSH. Al aumentar la FSH, también lo hace la producción de LH.

Fase proliferativa (folicular) y ovulación
La fase proliferativa dura de los días 6 a 14 del ciclo. Durante esta fase, la LH y FSH actúan sobre el folículo ovárico (quiste ovárico maduro que contiene el óvulo), que produce la secreción de estrógenos que, a su vez, estimula el crecimiento del endometrio. Al final de la fase proliferativa, las concentraciones de estrógenos alcanzan su punto máximo, la secreción de FSH disminuye y la secreción de LH aumenta, incrementándose de forma abrupta a mediados del ciclo (alrededor del día 14). Después, la producción de estrógenos disminuye, el folículo madura y se produce la ovulación. Por lo general, un folículo madura durante el proceso ovulatorio y es liberado desde el ovario durante cada ciclo.

Fase lútea (secretora)
Durante la fase lútea, que dura aproximadamente 14 días, las concentraciones de FSH y LH disminuyen de manera considerable. La cantidad de estrógenos se reduce en un inicio y luego aumenta junto con la progesterona a medida que el cuerpo lúteo (estructura amarilla productora de progesterona, que se desarrolla después de las roturas foliculares) comienza a funcionar. Durante esta fase, el endometrio responde a la estimulación de la progesterona haciéndose espeso y secretor mientras se preparara para la implantación de un óvulo.

Entre 10 y 12 días después de la ovulación, el cuerpo lúteo comienza a decrecer al igual que la cantidad de FSH y LH, hasta que las concentraciones hormonales resultan insuficientes para sostener el endometrio en un estado secretor pleno. Luego se elimina el recubrimiento endometrial (menstruación).

Las menores concentraciones de estrógenos y progesterona estimulan al hipotálamo para producir GnRH, con lo cual se reinicia el ciclo.

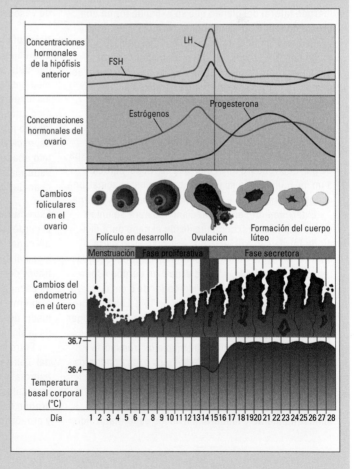

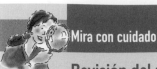

Revisión del aparato reproductor masculino

El aparato reproductor masculino está conformado por el pene, el escroto y su contenido, la glándula prostática y las estructuras inguinales.

Pene

Internamente, el eje cilíndrico del pene consta de tres columnas de tejido eréctil unidas entre sí por tejido fibroso pesado. Dos cuerpos cavernosos forman la mayor parte del pene; en la parte inferior, el cuerpo esponjoso envuelve la uretra.

El eje peneano termina distalmente en el glande, una expansión del cuerpo esponjoso en forma de cono que es sumamente sensible al estímulo sexual. El margen lateral del glande que se expande forma una cresta de tejido conocida como *corona*.

El eje del pene está cubierto por piel delgada y floja. En un hombre no circuncidado, un colgajo cutáneo, denominado *prepucio*, cubre la corona y gran parte del glande. El meato uretral se abre a través del glande para permitir la micción y la eyaculación.

Escroto

El pene se une con el escroto, o saco escrotal, en la unión penoescrotal. El *escroto* consiste en una fina capa de piel que recubre una capa más estrecha, parecida a un músculo, que a su vez recubre la túnica vaginal, una membrana serosa que cubre la cavidad escrotal interna.

Externamente, el rafe mediano (costura de unión de las dos mitades) continúa desde el pene para dividir de forma superficial la piel escrotal. En la parte interna, un septo divide el escroto en dos sacos, cada uno con un testículo, un epidídimo y un cordón espermático. Cada testículo mide alrededor de 5 cm de largo por 2.5 cm de ancho y pesa cerca de 14 g. Los testículos contienen los túbulos seminíferos, donde tiene lugar la espermatogénesis.

Un sistema de conductos complejos transporta los espermatozoides de los testículos a los conductos eyaculatorios cerca de la vejiga. Desde los túbulos seminíferos, los espermatozoides recién formados viajan hasta el epidídimo, un recipiente tubular para el almacenamiento y maduración de los espermatozoides

que se curva sobre la superficie posterolateral y el extremo superior de los testículos.

Los espermatozoides maduros se mueven desde el epidídimo hasta el conducto deferente. Este conducto comienza al final del epidídimo, pasa a través del canal inguinal externo y desciende cerca del fondo de la vejiga, donde entra en el conducto eyaculador dentro de la glándula prostática. El conducto deferente está dentro del cordón espermático, un haz compacto de vasos, nervios y fibras musculares.

Glándula prostática

Ubicada debajo de la vejiga y alrededor de la uretra, la glándula prostática del tamaño de una nuez (aproximadamente 4 cm de diámetro) consta de tres lóbulos: los lóbulos laterales izquierdo y derecho y el lóbulo mediano. La próstata segrega de forma continua el líquido prostático, un líquido alcalino lechoso y de poco espesor. Durante la actividad sexual, el líquido prostático añade volumen al semen y aumenta la motilidad espermática y posiblemente la fertilidad al neutralizar la acidez de la uretra y la vagina de la mujer.

Estructuras inguinales

El cordón espermático viaja desde los testículos a través del canal inguinal, saliendo del escroto a través del anillo inguinal externo y entrando en la cavidad abdominal a través del anillo inguinal interno. El anillo inguinal externo se encuentra justo encima y lateral al tubérculo púbico; el interno, aproximadamente 1 cm por encima del punto medio del ligamento inguinal, entre el tubérculo púbico de la sínfisis púbica y la espina ilíaca anterior superior.

Entre los dos anillos se encuentra el canal inguinal. Los ganglios linfáticos del pene, la superficie escrotal y el ano drenan hacia los ganglios linfáticos inguinales. Los ganglios linfáticos de los testículos drenan hacia los ganglios linfáticos aórticos laterales y preaórticos en el abdomen.

Órganos pélvicos masculinos

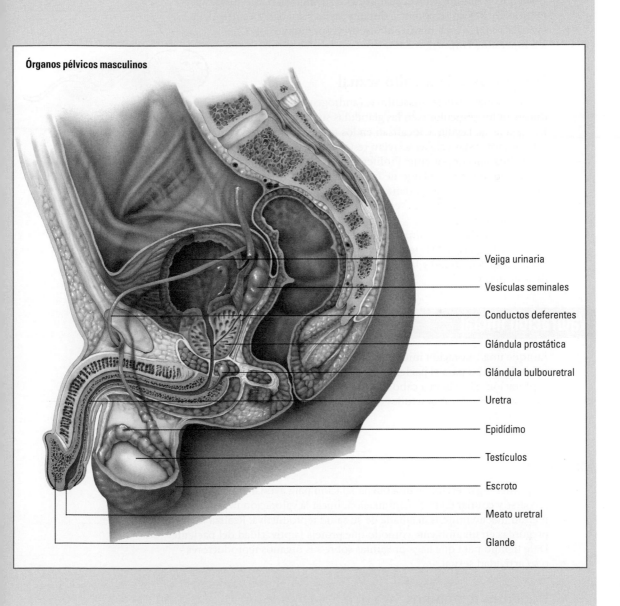

Vejiga urinaria

Vesículas seminales

Conductos deferentes

Glándula prostática

Glándula bulbouretral

Uretra

Epidídimo

Testículos

Escroto

Meato uretral

Glande

Espermatozoides en movimiento

Los espermatozoides recién maduros pasan de los túbulos seminíferos a través de los vasos rectos hacia el epidídimo. Sólo puede almacenarse una pequeña cantidad de espermatozoides en el epidídimo; la mayoría se mueven hacia dentro del conducto deferente, donde se almacenan hasta que la estimulación sexual provoca su emisión. Las células espermáticas conservan su potencia durante varias semanas. Después de la eyaculación, los espermatozoides sobreviven durante 24-72 h a temperatura corporal.

> Solamente puedo sobrevivir 24 a 72 horas, ¡así que mejor comienzo a moverme!

Hormonas y desarrollo sexual

Las hormonas sexuales masculinas (andrógenos) se producen en los testículos y en las glándulas suprarrenales. Las células de Leydig se localizan en los testículos entre los túbulos seminíferos. Estas células secretan testosterona, la hormona sexual masculina más importante. Proliferan durante la pubertad y permanecen abundantes a lo largo de la vida. La testosterona es responsable del desarrollo y mantenimiento de los órganos sexuales masculinos y de los caracteres sexuales secundarios. También es necesaria para la espermatogénesis.

La sexualidad masculina también se ve afectada por otras hormonas. Dos de éstas, la LH (también conocida como *hormona estimulante celular intersticial*) y la FSH, afectan de manera directa la secreción de testosterona.

Valoración inicial

Aunque una valoración inicial del aparato reproductor puede resultar embarazosa para el paciente, representa una parte esencial de la exploración. Si se lleva a cabo con sensibilidad y tacto, tu valoración puede revelar inquietudes que el paciente no estaba dispuesto a compartir.

Anamnesis

En primer lugar, establece una buena relación para ayudar al paciente a relajarse y confiar en ti. A continuación, inicia la valoración inicial obteniendo una anamnesis detallada de su salud reproductiva. Realiza las preguntas en un ambiente cómodo que proteja la privacidad del paciente. Dale tiempo para que haga preguntas sobre sus órganos reproductores o su actividad sexual.

Pacientes femeninos

Pregunta a la paciente acerca de su motivo de consulta principal y sus antecedentes reproductivos, familiares y sociales.

Padecimientos actuales

A través del método PQRST, ayuda a la paciente a describir su motivo principal de consulta junto con cualquier otra preocupación.

Pregunta también acerca de la historia menstrual de la paciente. ¿Qué edad tenía cuando empezó a menstruar?, ¿cuánto dura su período por lo general?, ¿con qué frecuencia se presenta?, ¿tiene cólicos o un flujo abundante o escaso fuera de lo normal?, ¿cuándo fue su último período?

La metrorragia (sangrado entre períodos menstruales regulares) puede ser normal en pacientes que toman anticonceptivos orales en dosis bajas o progesterona; de lo contrario, puede indicar alguna alteración.

Período a los 15 años

En las niñas, la menstruación generalmente comienza alrededor de 2 años después de la telarca o alrededor de los 15 años de edad. Si no sucede y si no se han desarrollado los caracteres sexuales secundarios, la paciente debe ser evaluada por un especialista.

Antecedentes reproductivos

Pregunta a la paciente si alguna vez ha estado embarazada. Si es así, ¿cuántas veces y cuántas veces dio a luz? Si dio a luz, ¿tuvo parto vaginal o por cesárea? Si está indicado, pregunta a la paciente sobre el método anticonceptivo que utiliza.

Antecedentes familiares

Debido a que algunos problemas reproductivos tienden a ser hereditarios, pregunta acerca de los antecedentes familiares. Pregunta a la paciente si ella o alguien de su familia ha tenido problemas reproductivos, hipertensión, diabetes mellitus (incluyendo diabetes gestacional), obesidad, enfermedades cardíacas o cirugía ginecológica.

Antecedentes sociales

Pregunta a la paciente acerca de su libido y si es sexualmente activa. Si es así, pregúntale cuándo tuvo relaciones sexuales por última vez y si tiene más de una pareja. Pregunta si su pareja o parejas sexuales tienen signos o síntomas de alguna infección, como heridas genitales, verrugas, disuria y secreción vaginal o peneana. Si está indicado, comenta la prevención de las enfermedades de transmisión sexual (ETS) y las prácticas sexuales seguras.

Pacientes masculinos

Las preocupaciones más frecuentes asociadas con el aparato reproductor masculino son secreciones del pene, disfunción eréctil, infertilidad y masas escrotales o inguinales, dolor y sensibilidad.

Padecimientos actuales

Analiza los motivos principales de consulta del paciente. También pregunta si está circuncidado; si no lo está, ¿puede retraer el prepucio y hacer que regrese a su lugar con facilidad? Pregunta si siente dolor o si ha notado masas o úlceras en su pene, que pueden indicar una ETS. ¿Presenta inflamación escrotal? Esto puede apuntar hacia una hernia inguinal, un hematocele, epididimitis o un tumor testicular. Pregúntale si tiene secreción o sangrado peneano.

Antecedentes reproductivos

Si el paciente ha padecido problemas en el aparato reproductor con anterioridad o en otros sistemas corporales, esto podría afectar su función reproductiva actual. Asegúrate de realizar estas preguntas:

- ¿Ha engendrado hijos? Si es así, ¿cuántos y cuántos años tienen?, ¿alguna vez ha tenido problemas de infertilidad? Si es así, ¿es una preocupación actual?
- ¿Alguna vez le han diagnosticado una ETS u otra infección en el conducto genitourinario? Si es así, ¿cuál fue el problema específico y hubo alguna complicación?, ¿cuánto tiempo duró el problema?, ¿a qué tratamiento se sometió?
- ¿Tiene antecedentes de testículos no descendidos o algún trastorno endocrino? ¿Ha tenido alguna vez paperas? Si es así, ¿la enfermedad afectó sus testículos?

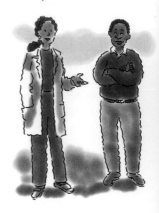

Los problemas previos en otros sistemas corporales pueden afectar su función reproductiva.

Antecedentes familiares

Las preguntas sobre los antecedentes de salud de la familia pueden proporcionar pistas sobre trastornos con tendencias familiares conocidas. Pregunta al paciente si alguien en su familia ha tenido problemas de infertilidad, una hernia o cáncer del aparato reproductor.

Antecedentes sociales

Obtén información sobre el estilo de vida del paciente y sus relaciones con los demás. Pregunta acerca de su libido, si es sexualmente activo, y si tiene más de una compañera o compañero. Si está indicado, pregunta qué precauciones toma para evitar el contagio de una ETS o qué pasos él y su pareja toman para prevenir el embarazo. Si está experimentando dificultades sexuales, ¿está afectando sus relaciones sentimentales y sociales?

Exploración física

La evaluación física de la paciente implica la inspección y palpación, en general realizada por el especialista. Pueden examinar sólo los genitales externos o realizar un examen completo, que incluya el examen de los genitales tanto externos como internos.

Para el paciente hombre, la exploración física por parte del especialista implica inspeccionar y palpar la ingle, el pene y el escroto. Si el paciente tiene 50 años o más o tiene una alta probabilidad de presentar problemas de próstata, también se puede palpar la glándula prostática.

Exploración del paciente femenino

Es posible que debas ayudar al especialista con una evaluación ginecológica. Antes del examen, pide a la paciente que orine para evitar molestias y hallazgos erróneos durante la palpación. Haz que se desnude y se coloque una bata para el examen. A continuación, realiza la higiene de manos y colócate guantes. Pide a la paciente que se acueste en posición supina y cubra todas las áreas que no se vayan a examinar. Asegúrate de explicarle el procedimiento. Puedes evaluar los genitales externos; el médico examinará los genitales internos.

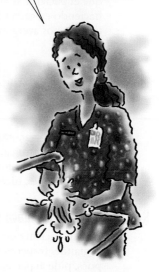

Realiza la higiene de manos y colócate los guantes antes de examinar a la paciente.

Inspección de los genitales externos

Si la paciente se queja de úlceras o prurito, es posible que sólo tengas que inspeccionar sus genitales externos para determinar el origen del problema. Descubre el área púbica e inspecciona el vello para evaluar la cantidad y su patrón. En las mujeres adultas más jóvenes, por lo general, es grueso y aparece en el monte del pubis, así como en los aspectos internos de los muslos superiores. Las mujeres perimenopáusicas y posmenopáusicas suelen tener el vello púbico más delgado.

Revisión adicional

Utiliza el dedo índice y el pulgar, separa con suavidad los labios mayores y busca los labios menores. Ambos labios deben ser rosados y estar húmedos y sin lesiones.

Revisa si hay secreción cervical. La secreción normal varía en color y consistencia. Es transparente y elástica antes de la ovulación, blanca y opaca después de la ovulación, y generalmente inodora y no irritante para la mucosa. No debe haber ninguna otra secreción.

Palpación de los genitales externos

El médico puede separar los labios con una mano y palpar con la otra. Los labios deben sentirse suaves. Observa en busca de inflamación, dureza o dolorimiento. Si se detecta una masa o lesión, pálpala para determinar su tamaño, forma y consistencia.

Otra palpación

Si hay inflamación o sensibilidad, el especialista palpará las glándulas de Bartholin, que no suelen ser palpables. Para ello, el médico insertará con cuidado un dedo índice en el introito posterior de la paciente, colocará su pulgar a lo largo del borde lateral del labio inflamado o dolorido, y luego suavemente apretará el labio. Si hay alguna secreción en la glándula, debe realizarse un cultivo.

Examen de los genitales internos

Como parte de una evaluación ginecológica completa, realiza un Papanicolaou (Pap) después de la inspección del cuello uterino (obtén el frotis antes de tocar el cuello uterino). Asimismo, obtén otras muestras si una secreción cervical o vaginal anómala indica infección.

Exploración del paciente masculino

Antes de examinar el aparato reproductor de un paciente varón, realiza la higiene de las manos y colócate los guantes. Asegúrate de que el paciente se sienta lo más cómodo posible y explícale lo que estás haciendo en cada paso del proceso. Lo anterior ayuda al paciente a sentirse menos avergonzado.

Inspección

Inspecciona el pene, el escroto y los testículos, así como las áreas inguinal y femoral.

Pene

En primer lugar, evalúa el color y la integridad de la piel del pene. Debe estar floja y arrugada sobre el eje y tensa y suave sobre el glande. La piel debe ser de un color similar al resto de la piel del paciente y libre de cicatrices, lesiones, úlceras o fisuras de cualquier tipo.

Retraer y colocar de nuevo en su lugar

Pide al paciente no circuncidado que retraiga su prepucio para exponer el glande. Inspecciona el glande para detectar úlceras o lesiones. Después, pide al paciente que coloque de nueva cuenta el prepucio en su lugar. El paciente debe retraer y colocar de nuevo el prepucio con facilidad. Pregúntale sobre su rutina de limpieza.

El *meato uretral,* una abertura con forma de hendidura, se encuentra de forma habitual en la punta del glande. No debe haber secreciones en esta zona.

> Los pacientes varones de 50 años y mayores también deben someterse a un examen prostático.

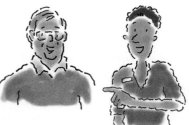

Escroto

En primer lugar, evalúa cantidad, distribución, color y textura del vello púbico. El vello cubre la sínfisis del pubis y el escroto.

Escrutinio de la piel escrotal

A continuación, inspecciona la piel escrotal para detectar lesiones, ulceraciones, endurecimiento (dureza) o áreas enrojecidas, y evalúa el saco escrotal para revisar la simetría y el tamaño. La piel escrotal debe ser gruesa y pigmentada de un color más oscuro que la piel del cuerpo. El testículo izquierdo suele colgar un poco más bajo que el derecho.

Área inguinal

Comprueba la zona inguinal para detectar protuberancias obvias, un signo de hernias. Luego, pide al paciente que haga fuerza mientras inspeccionas de nuevo. Esta maniobra aumenta la presión intraabdominal, que empuja una hernia hacia abajo y la hace más fácilmente visible. Además, revisa si hay ganglios linfáticos agrandados, un signo de infección.

Palpación

Después de la inspección, palpa el pene y el escroto en busca de anomalías estructurales. Palpa el área inguinal para detectar las hernias.

Pene

Para palpar el pene, sostén de forma suave el eje entre el pulgar y los dos primeros dedos y palpa en toda su longitud, observa cualquier área endurecida, sensible o que presente masas. El pene flácido debe sentirse suave y sin nódulos.

Escroto

Al igual que el pene, el escroto se puede palpar con el pulgar y los primeros dos dedos. Comienza por sentir la piel escrotal en busca de nódulos, lesiones o úlceras.

Dentro del saco

A continuación, palpa el saco escrotal. Por lo general, las mitades derecha e izquierda del saco tienen un contenido idéntico y se sienten iguales. Los testículos deben sentirse como masas ovales separadas, que se mueven libremente en una posición baja en el saco escrotal. Su superficie debe sentirse lisa e incluso debe sentirse el contorno.

Una ligera compresión de los testículos podría provocar una sensación de opresión y dolor que se irradia al abdomen inferior del paciente. Esta sensación de presión-dolor no debe ocurrir cuando las otras estructuras se comprimen. Ningún otro dolor o sensibilidad debe estar presente.

Palpación posterolateral

Palpa con cuidado el epidídimo en la superficie posterolateral sosteniendo cada testículo entre el pulgar y el índice, y sintiendo desde el epidídimo hasta el cordón espermático o el conducto deferente hasta el anillo inguinal. El epidídimo debe sentirse como una cresta de tejido situado de forma vertical sobre la superficie testicular.

Los conductos deferentes deben sentirse como un cordón liso y moverse libremente. Las arterias, las venas, los vasos linfáticos y los nervios, que están situados junto al conducto deferente, pueden sentirse como hilos no definidos.

Área inguinal

Palpa el área inguinal para detectar hernias. Una hernia se sentirá como una pequeña protuberancia o masa.

Pruebas diagnósticas

Las pruebas diagnósticas pueden ayudarte a evaluar los órganos reproductivos y estructuras asociadas en busca de anomalías, detectar cánceres o determinar la causa de infertilidad o disfunción sexual. Los procedimientos de diagnóstico incluyen pruebas endoscópicas, estudios radiográficos y ecográficos, y análisis de tejidos.

Pruebas endoscópicas

Las *pruebas endoscópicas* son procedimientos invasivos que permiten examinar las estructuras reproductoras internas para evaluar lesiones, cánceres o infecciones, o para realizar diversos procedimientos terapéuticos. Dichas pruebas incluyen la colposcopia y la laparoscopia.

Colposcopia

Durante la colposcopia, el examinador analiza la vulva, el cuello del útero y la vagina con un colposcopio, un instrumento que contiene una lente de aumento y una luz. Las áreas a estudiar se impregnan primero en vinagre blanco (ácido acético al 5 %), lo que provoca que las áreas anómalas se vuelvan blancas.

Cómo enfrentar un colposcopio

Aunque en un inicio este instrumento se utilizó para detectar cáncer, en la actualidad la colposcopia se utiliza para:
- Evaluar las muestras citológicas anómalas o lesiones macroscópicas sospechosas
- Examinar el cuello uterino y la vagina para confirmar el diagnóstico de cáncer después del resultado de la prueba de Papanicolaou
- Valorar a las pacientes cuyas madres tomaron dietilestilbestrol (DES) durante el embarazo
  Durante el examen, se puede realizar una biopsia y tomar fotografías de lesiones sospechosas utilizando el colposcopio y sus aditamentos.

Consideraciones de enfermería
- Indica a la paciente que no necesita restringir sus alimentos o líquidos antes de la prueba.
- Explícale que el procedimiento dura 10-15 min. Se puede realizar una biopsia durante el examen y puede causar cólicos y dolor durante un lapso breve, así como un sangrado mínimo que se controla con facilidad.
- Advierte a la paciente que se abstenga de tener relaciones sexuales después de la biopsia y no inserte nada en su vagina (excepto un tampón) hasta que el especialista confirme la cicatrización del sitio de la biopsia.

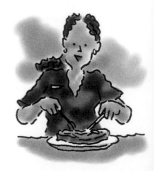

Indica a la paciente que se someterá a la colposcopia que no debe preocuparse de restringir alimentos o líquidos antes de la prueba.

- Instruye a la paciente para que llame al médico si comienza a sangrar en mayor cantidad que durante un período menstrual. También debe llamar al especialista si tiene signos y síntomas de infección, como secreción, dolor y fiebre. Asegúrale que evitar duchas vaginales, relaciones sexuales y baños de tina ayudará a prevenir estas complicaciones.

Laparoscopia

La laparoscopia permite al especialista inspeccionar los órganos de la cavidad peritoneal insertando un pequeño telescopio de fibra óptica (laparoscopio) a través de la pared abdominal anterior.

Un solo endoscopio para todas las causas

Esta prueba se utiliza para:
- Detectar anomalías, como quistes, adherencias, fibromas e infecciones
- Determinar la causa del dolor pélvico
- Diagnosticar endometriosis, embarazo ectópico o enfermedad inflamatoria pélvica (EIP)
- Evaluar las masas pélvicas o las tubas uterinas de las pacientes infértiles
- Estadificar el cáncer

Los empleos terapéuticos de este procedimiento incluyen la lisis de adherencias, la esterilización tubárica, la extracción de cuerpos extraños y la fulguración de implantes endometriósicos.

Consideraciones de enfermería

- Instruye a la paciente para que ayune después de la medianoche antes de la prueba o por lo menos 8 h antes de la cirugía.
- Asegura a la paciente que se administrará un anestésico local o general, e indica que el procedimiento requerirá una visita ambulatoria o una hospitalización nocturna.
- Revisa la historia clínica de la paciente para asegurarte de que no es hipersensible a la anestesia. Asegúrate de que todas las pruebas de laboratorio estén terminadas y que los resultados se hayan informado antes de la prueba.
- Durante el procedimiento, revisa el drenaje adecuado de la sonda urinaria y valora las constantes vitales y la producción de orina. Informa los cambios repentinos de manera inmediata, ya que pueden indicar complicaciones. Después de la administración de un anestésico general, comprueba si hay reacciones alérgicas. Evalúa los valores de electrólitos, hemoglobina y hematócrito, según lo ordenado.
- Después de la recuperación, ayuda a la paciente a caminar, según la indicación. Instrúyele que restrinja la actividad durante 2-7 días, según lo ordenado. Asegúrale que algunas molestias en el lugar de punción y en el abdomen, junto con el dolor en el hombro (causado por el dióxido de carbono bombeado en el abdomen durante el procedimiento), son normales y deben desaparecer en 24-36 h. Proporciona medicamentos para el dolor, según indicación.

Estudios radiográficos y ecográficos

Los estudios radiográficos y ecográficos son pruebas que utilizan rayos X y ondas de sonido de alta frecuencia para inspeccionar las estructuras reproductoras.

Histerosalpingografía

La *histerosalpingografía* permite al especialista inspeccionar de forma visual la cavidad uterina, las tubas uterinas y el área peritubárica. En este procedimiento se inyecta un medio de contraste a través de una cánula que se inserta a través del cuello uterino. Los rayos X fluoroscópicos se obtienen mientras el medio de contraste fluye a través del útero y las tubas uterinas.

Un nombre grande, muchos usos

Esta prueba, por lo general, se lleva a cabo como parte de un estudio de infertilidad, para confirmar anomalías tubáricas, como adherencias y oclusiones, y anomalías uterinas, como cuerpos extraños, malformaciones congénitas y lesiones traumáticas.

Un cirujano también puede ordenar esta prueba para evaluar abortos repetidos o como seguimiento después de la cirugía, en especial después de procedimientos de unificación uterina y reanastomosis tubárica.

Consideraciones de enfermería
- Indica a la paciente que puede tener cólicos moderados, náuseas y mareos durante o después del procedimiento, pero que se le puede administrar antes un sedante leve como diazepam para relajarla. Tranquilízala y dile que estas reacciones son transitorias.
- Cuando monitorices a la paciente, busca alguna reacción alérgica al medio de contraste (como urticaria, prurito o hipotensión) y busca signos y síntomas de infección (como fiebre, dolor, taquicardia, malestar general y dolor muscular).

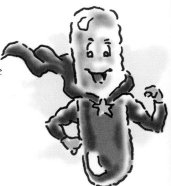

No te preocupes, se pueden emplear sedantes para ayudar a la paciente a relajarse para la histerosalpingografía.

Ecografía pélvica

Durante la ecografía pélvica, un cristal genera ondas de sonido de alta frecuencia que se reflejan en un transductor. El transductor convierte entonces la energía sonora en energía eléctrica y forma imágenes del área pélvica anterior en una pantalla osciloscópica. La prueba se utiliza de manera frecuente para:
- Evaluar síntomas que sugieran enfermedad pélvica para confirmar un diagnóstico presuntivo
- Determinar viabilidad fetal, posición, edad gestacional y tasa de crecimiento durante el embarazo

Consideraciones de enfermería
- Tranquiliza a la paciente embarazada y dile que la ecografía no dañará al feto. Proporciona apoyo emocional durante la prueba.
- Indica a la paciente que la prueba requiere una vejiga llena, así que será necesario que beba con anterioridad varios vasos con agua. Una vejiga llena ayuda a conducir las ondas de sonido y mejora las imágenes de los órganos pélvicos.
- Explícale que el enema puede ser necesario para producir un mejor contorno del intestino grueso.
- Permite a la paciente vaciar la vejiga de forma inmediata después de la prueba.

Análisis de tejidos

El análisis de material cervical puede resultar útil para detectar cánceres e infecciones.

Papanicolaou

Una prueba citológica o Papanicolaou explora los cambios cervicales premalignos y malignos en mujeres que no presentan síntomas o hallazgos que sugieran cáncer. Se utiliza de forma extensa para:
- Detección temprana de cáncer cervical
- Detección de cambios inflamatorios en el tejido que pueden tener lugar con infecciones u otras enfermedades cervicales
- Valoración de la respuesta de una paciente a la quimioterapia y la radioterapia

Raspar, extender y colocar en una lámina

Para realizar un Papanicolaou, el especialista raspa secreciones del cuello uterino de la paciente y las extiende en una lámina. Después la lámina se sumerge en un fijador y se envía al laboratorio para un análisis citológico.

También se puede emplear el Papanicolaou de base líquida como una alternativa, en la cual el dispositivo de obtención se enjuaga en un vial de solución preservadora y se envía al laboratorio.

Papanicolaou por todos lados

Las directrices de la American Congress of Obstetricians and Gynecologists (ACOG) para el examen de cáncer cervical recomienda:
- Que las mujeres de 21 a 29 años de edad se practiquen un Papanicolaou cada 3 años.
- Que las mujeres de 30 a 65 años se practiquen un Papanicolaou y una prueba para el virus del papiloma humano (VPH) cada 5 años. Es aceptable realizarse las pruebas cada 3 años.

- Las mujeres deben interrumpir las exploraciones para detectar cáncer cervical después de los 65 años de edad si no tienen antecedentes de displasia moderada a grave o cáncer, y si han tenido al menos tres resultados negativos consecutivos de la prueba durante los últimos 10 años, con la prueba más reciente realizada en los últimos 5 años. Nota: las mujeres que cuentan con antecedentes de cáncer cervical, que están infectadas con VPH, tienen un sistema inmunitario débil o se han expuesto a dietilestilbestrol antes de nacer no deben seguir estas recomendaciones y deben hablar con su médico para recibir recomendaciones adicionales.

Las mujeres que se han sometido a una histerectomía con extirpación del cuello uterino sin antecedentes de un alto grado de precáncer o cáncer de cuello uterino no deben ser examinadas.

Consideraciones de enfermería

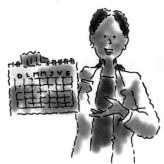

> El mejor momento para realizar una prueba de Papanicolaou es 1 semana antes o después de la menstruación de la paciente.

- Explica a la paciente que la prueba de Papanicolaou permite estudiar las células cervicales. Enfatiza la importancia de la prueba en la detección de cáncer en una etapa en la que por lo general no produce síntomas y todavía es curable.
- Explica que la prueba no debe programarse durante la menstruación. El mejor momento es 1 semana antes o después de ésta, cuando hay más células cervicales y menos moco.
- Instruye a la paciente de no tener relaciones sexuales durante las 24 h previas a la prueba y no realizar duchas o insertar medicamentos vaginales durante 72 h antes del estudio. Estas actividades pueden eliminar los depósitos celulares y producir cambios en el pH vaginal.
- Obtén la historia clínica exacta de la paciente y anota cualquier dato pertinente sobre la solicitud de laboratorio.
- Si la paciente está ansiosa, ofrécele apoyo e indícale que los resultados de la prueba deben estar disponibles dentro de unos días.
- Justo antes de la prueba, pídele a la paciente que vacíe la vejiga.
- Prepara los portaobjetos de inmediato. Un retraso en la fijación de una muestra permite que las células se sequen, destruye la eficacia de la mancha nuclear y hace difícil la interpretación citológica. Si se utiliza una prueba de Papanicolaou de base líquida, la muestra se coloca de forma directa en la solución ThinPrep®.
- Asegúrate de aspirar y raspar la muestra de la zona de transformación del cuello uterino. La aspiración del fondo posterior de la vagina puede complementar una muestra cervical, pero no debe reemplazarla.
- Si hay lesiones vaginales o vulvares, obtén raspados directamente de la lesión.
- Si el útero de la paciente está involuto o atrofiado por su edad, emplea una pipeta pequeña, si es necesario, para aspirar las células de la unión escamocolumnar y el canal cervical.

Tratamientos

Para proporcionar una atención eficaz para el paciente con un trastorno reproductivo, necesitarás un conocimiento práctico del tratamiento farmacológico actual, la cirugía y los tratamientos relacionados.

Todos estresados

Ten en cuenta que muchos de estos trastornos colocan al paciente bajo un enorme estrés social y psicológico, por lo que tu capacidad para mantener una actitud sensible y sin prejuicios resultará especialmente valiosa.

Tratamiento farmacológico

Los fármacos son el tratamiento de elección para muchos trastornos reproductivos. Por ejemplo, los estrógenos se prescriben para varios trastornos asociados con su deficiencia, así como para el cáncer de próstata inoperable, el cáncer de mama y el hipogonadismo. Las gonadotrofinas se usan para tratar ciertas formas de infertilidad, así como los testículos no descendidos en los hombres. Los fármacos en combinación con el manejo de la enfermedad pueden ayudar a los hombres con disfunción eréctil.

Cirugía

Las mujeres con trastornos ginecológicos pueden necesitar cirugía. Las cirugías ginecológicas incluyen dilatación y curetaje (D&C), dilatación y evacuación (D&E) e histerectomía. Estos procedimientos pueden alterar la imagen corporal. Por lo tanto, debes ofrecer a estas pacientes un fuerte apoyo emocional de forma consistente. Los hombres con disfunción eréctil pueden beneficiarse de la implantación de una prótesis peneana.

Dilatación y curetaje/dilatación y evacuación

Durante la dilatación y curetaje (D&C) y la dilatación y evacuación (D&E), dos de los procedimientos ginecológicos más frecuentes, el especialista expande o dilata el cuello del útero para acceder al endocérvix y al útero. En el primer procedimiento se emplea una cureta para raspar el tejido endometrial. En la dilatación y evacuación se aplica succión para extraer el contenido uterino.

La dilatación y curetaje se utiliza para tratar un aborto incompleto, para controlar el sangrado uterino anormal y para obtener una muestra de tejido endometrial o endocervical para un estudio citológico. La dilatación y evacuación también es un tratamiento para el aborto incompleto.

Preparación del paciente

Antes del procedimiento, sigue estos pasos:

- Asegúrate de que la paciente haya seguido las instrucciones preoperatorias de ayuno y un enema para vaciar su colon antes de la admisión.
- Recuérdale que estará mareada después del procedimiento y no podrá conducir, y asegúrate de que se haya organizado para que alguien la ayude a regresar a casa.
- Pide a la paciente que orine antes de administrar los medicamentos preoperatorios, como meperidina o diazepam.
- Comienza con los líquidos i.v. (ya sea dextrosa al 5 % o solución salina normal), según indicación, para facilitar la administración del anestésico. La paciente puede recibir sedación monitorizada, anestesia general, bloqueo paracervical regional o anestesia local.

Control y cuidados posteriores

Después del procedimiento, sigue estos pasos:

- Administra un analgésico, según indicación. Debes esperar que la paciente tenga cólicos moderados y dolor pélvico y lumbalgia. El dolor abdominal continuo y agudo que no responde al analgésico puede indicar una perforación del útero. Infórmalo de inmediato.
- Valora a la paciente para detectar hemorragia y signos de infección, tales como secreción vaginal purulenta y con olor desagradable. Asimismo, evalúa el color y el volumen de la orina (la hematuria indica infección). Informa cualquiera de estos signos inmediatamente.
- Administra líquidos según lo tolerado, y permite que consuma alimentos si la paciente lo solicita. Mantén el barandal lateral de la cama elevado y ayuda a la paciente a caminar hasta el baño si no puede mantenerse de pie.

Instrucciones para la atención domiciliaria

Antes de que la paciente sea dada de alta, sigue estos pasos:

- Adviértele que debe informar los signos de infección, tales como fiebre, escalofríos y olor fétido o drenaje purulento. Indícale que no use tampones ni baños de tina hasta que la cicatrización esté completa, porque estas actividades aumentan el riesgo de infección.
- Indícale que espere cólicos moderados y lumbalgia, y que tome analgésicos por razón necesaria. Adviértele que debe informar de inmediato el dolor agudo y repentino.
- Explica que el sangrado ligero y la secreción puede durar 1 semana o más (hasta 4 semanas después de un procedimiento de aborto). Debe informar cualquier indicio de sangre roja brillante.
- Aconseja que siga las instrucciones de su médico para programar una cita para una revisión de rutina.

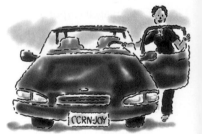

Indica a la paciente que se someterá a una D&C o D&E que se sentirá mareada, así que debe organizarse para que le ayuden a regresar a casa.

- Indica a la paciente que reanude la actividad según la tolere, pero que siga las instrucciones de su médico acerca del ejercicio vigoroso y las relaciones sexuales. Éstos no se recomiendan hasta 2 semanas después de la visita de seguimiento.
- Aconseja a la paciente que busque orientación para el control de la natalidad, si es necesario, y derívala a un centro apropiado.

Histerectomía

Una *histerectomía* implica la extracción del útero. Aunque se puede realizar con un abordaje vaginal o abdominal, este último permite una mejor visualización de los órganos pélvicos y un campo operativo mayor.

Un abordaje diferente

El abordaje vaginal puede utilizarse para reparar estructuras pélvicas laxas, como un cistocele o un rectocele, al mismo tiempo que se realiza la histerectomía (véase *Tipos de histerectomía*).

Preparación del paciente

La paciente ingresará al hospital el día de la cirugía o 1 día antes. Prepárala para la cirugía siguiendo estos pasos:

- Tómate tiempo para hablar con ella sobre lo que debe esperar de la cirugía y sobre su estado menstrual y reproductivo después del procedimiento.
- Revisa qué implica el abordaje quirúrgico y la extensión de la escisión.
- Si la paciente se somete a una histerectomía abdominal, indícale que necesitará:
  - Realizar una ducha vaginal y un enema la noche antes de la cirugía
  - Bañarse con jabón antibacteriano poco antes de la cirugía
  - Inserción de una sonda urinaria a permanencia para mantener la vejiga vacía durante la cirugía y para ayudar a prevenir la retención urinaria después de ésta
  - Inserción de una sonda nasogástrica (NG) o rectal si desarrolla distensión abdominal
  - Esperar dolores abdominales temporales y dolor pélvico y lumbar después del procedimiento
- Si la paciente está programada para una histerectomía vaginal, indícale que espere dolores abdominales después del proceso. También tendrá una almohadilla perineal colocada debido a que se producen cantidades moderadas de material de drenaje en el período postoperatorio.
- Informa a la paciente que después de la cirugía necesitará estar en posición supina o en una posición de Fowler baja a media.
- Enséñale los ejercicios que necesitará realizar para prevenir la estasis venosa.

Tipos de histerectomía

La histerectomía se clasifica de tres maneras:
1. Una histerectomía total (panhisterectomía) implica la extirpación de todo el útero y el cuello uterino.
2. Una histerectomía subtotal elimina solamente una porción del útero, dejando intacto el muñón cervical.
3. Una histerectomía radical implica la extirpación de todos los órganos reproductivos, que incluyen el útero, los ovarios, las tubas uterinas y la vagina proximal.

Un uso para cada tipo
Las histerectomías totales y subtotales se realizan de manera frecuente para tratar los miomas uterinos. También puede realizarse después del parto si la placenta no logra separarse del útero después de una cesárea o si se presenta una amnionitis. Una histerectomía radical es el tratamiento de elección para el cáncer uterino, cervical u ovárico.

Control y cuidados posteriores

Después del procedimiento, sigue estos pasos:

- Si la paciente tuvo una histerectomía vaginal, cambia con frecuencia su almohadilla perineal. Administra analgésicos para aliviar los cólicos.
- Si se sometió a una histerectomía abdominal, indícale que permanezca en posición supina o en posición baja a media de Fowler. Motívala para que realice los ejercicios prescritos y que camine lo más pronto posible después de la cirugía y con frecuencia para prevenir la estasis venosa. Valora su producción de orina, porque por lo general hay retención.
- Si se desarrolla distensión abdominal, alíviala insertando una sonda NG o rectal, según indicación. Valora en busca de ruidos intestinales durante la evaluación de rutina.

Instrucciones para la atención domiciliaria

Antes de que la paciente sea dada de alta, sigue estos pasos:

- Si la paciente tuvo una histerectomía vaginal, indícale que informe de inmediato a su médico sobre cólicos fuertes, sangrado intenso o bochornos/sofocos (frecuentes con la ooforectomía).
- Si ha tenido una histerectomía abdominal, indica que evite levantar objetos pesados, caminar con rapidez o bailar, lo que puede causar congestión pélvica. Aliéntala a caminar un poco más cada día y evitar sentarse durante períodos prolongados.
- Aconseja a cualquier paciente sometida a histerectomía que coma una dieta rica en proteínas y con alto contenido en fibra para evitar el estreñimiento, lo que puede aumentar la presión abdominal. El especialista también puede ordenar un aumento en la ingestión de líquidos.
- Menciona que el médico le informará cuándo puede reanudar la actividad sexual (por lo general 6 semanas después de la cirugía).
- Explica a la paciente y su familia que las fluctuaciones hormonales abruptas pueden hacer que se sienta deprimida o irritable durante un tiempo. También puede tener sentimientos de pérdida o depresión durante 1 año después de la cirugía. Alienta a los miembros de la familia a responder con calma y con comprensión.
- Si le retiraron los ovarios, la paciente puede recibir terapia de reemplazo hormonal, la cual requiere supervisión.

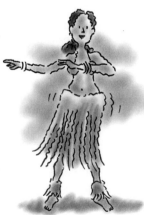

Me temo que voy a tener que evitar bailar después de una histerectomía abdominal.

Implante de prótesis peneana

Las prótesis de pene se implantan de forma quirúrgica en los cuerpos cavernosos del pene. Estas prótesis pueden ser de dos tipos: las que consisten en un par de barras semirrígidas y las fabricadas a base de cilindros inflables. Se utilizan para tratar disfunciones eréctiles tanto orgánicas como psicógenas.

Una prótesis de pene semirrígida resulta especialmente útil para el paciente con función limitada de la mano o de los dedos, porque no requiere destreza manual. Sin embargo, la prótesis mantiene el pene semierecto, lo que puede avergonzar al paciente. Además, algunas parejas se quejan de que la prótesis semirrígida produce una erección que no es lo suficientemente rígida para ser satisfactoria.

Una prótesis inflable proporciona una erección más natural. El paciente controla la erección presionando una pequeña bomba en el escroto que libera líquido radiopaco en los cilindros implantados desde un depósito. Este dispositivo, sin embargo, está contraindicado en pacientes con sensibilidad al yodo.

Preparación del paciente

Antes de la cirugía de implante, sigue estos pasos:

- Refuerza la explicación del especialista sobre la cirugía y responde cualquier pregunta.
- Asegura al paciente que la prótesis no afectará la eyaculación o el placer orgásmico. Si el paciente experimentó orgasmos antes de la cirugía, puede experimentarlos después.
- Reconoce que es probable que el paciente y su pareja se sientan ansiosos antes de la cirugía, así que proporciona apoyo emocional.

Absolutamente limpio

- Instruye al paciente para que se bañe la noche anterior y en la mañana de la cirugía, utilizando un jabón antimicrobiano.
- Comienza la terapia con antibióticos si el médico lo ordena.

Control y cuidados posteriores

Después de la cirugía, sigue estos pasos:

- Aplica compresas de hielo en el pene del paciente durante 24 h después de la cirugía.
- Vacía el drenaje quirúrgico cuando esté lleno, o según indicación, para reducir el riesgo de infección.
- Si el paciente tiene una prótesis inflable, indícale que tire de la bomba escrotal hacia abajo para asegurar la alineación correcta.
- Con la aprobación del especialista, motiva al paciente a practicar el inflado y desinflado de la prótesis cuando el dolor disminuya. El bombeo promueve la curación de la cubierta de tejido alrededor del depósito y la bomba.

Instrucciones para la atención domiciliaria

Antes de que el paciente sea dado de alta, sigue estos pasos:

- Indica al paciente que lave la herida todos los días con un jabón antimicrobiano.

- Adviértele para que esté atento a los signos de infección y los informe de inmediato al médico.
- Infórmale que la inflamación y la decoloración escrotal pueden durar hasta 3 semanas.

Diagnóstico enfermero

Por lo general se utilizan dos diagnósticos enfermeros cuando se trata de pacientes con trastornos reproductivos. Estos diagnósticos se discuten aquí, junto con las intervenciones de enfermería apropiadas y su justificación. *Véase* "Listado por dominio de los Diagnósticos NANDA-I (2015-2017)", p. 940, donde aparece la lista completa de diagnósticos.

Disfunción sexual

Relacionada con una estructura corporal alterada o el estrés psicológico, la *disfunción sexual* puede aplicarse a enfermedades como endometriosis, enfermedad inflamatoria pélvica, disfunción eréctil y orgásmica, dispareunia, vaginismo, impotencia o eyaculación precoz.

Resultados esperados

- El paciente afirma comprender la disfunción sexual relacionada con su situación actual.
- El paciente comenta sus preocupaciones con su cónyuge o con otras personas importantes.
- El paciente tiene recursos de apoyo para después de su alta, incluyendo un consejero sexual y otro profesional apropiado, si es necesario.

Intervenciones de enfermería y sus justificaciones

- Proporciona una atmósfera no amenazadora y sin prejuicios. Esto mejora la comunicación y la comprensión entre el paciente y el cuidador.
- Permite que el paciente exprese sus sentimientos de manera abierta. Lo anterior le anima a hacer preguntas específicas relacionadas con su situación actual.
- Sugiere que el paciente comente sus inquietudes con su pareja. Compartir las preocupaciones ayuda a fortalecer las relaciones.

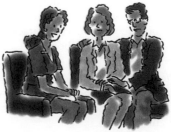

Motiva al paciente para que comparta sus inquietudes sexuales con su pareja.

- Proporciona apoyo a la pareja del paciente. Las intervenciones de apoyo (como escuchar de forma activa) comunican preocupación, interés y aceptación.
- Instruye al paciente y a su cónyuge o pareja sobre las limitaciones que la condición física del paciente imponen a la actividad sexual. La comprensión de estas limitaciones ayuda al paciente a evitar complicaciones o lesiones.
- Recomienda que acuda con un consejero sexual u otro profesional apropiado para orientación y apoyo futuro.

Patrón sexual ineficaz

Relacionado con la enfermedad o el tratamiento médico, el *patrón sexual ineficaz* puede estar asociado con trastornos genitourinarios o ginecológicos, o con enfermedades de transmisión sexual, como sida, herpes, gonorrea y sífilis.

Resultados esperados

- El paciente entiende el diagnóstico y el tratamiento.
- El paciente comunica sus preocupaciones con su pareja con respecto al cambio en los patrones sexuales.

Intervenciones de enfermería y sus justificaciones

- Planea hablar con el paciente en un período sin interrupciones. Lo anterior demuestra tu comodidad con respecto a los problemas de sexualidad y tranquiliza al paciente indicando que sus preocupaciones son aceptables para ser comentadas.
- Proporciona una atmósfera no amenazante y sin prejuicios para animar al paciente a expresar sus sentimientos acerca de los cambios percibidos en la identidad y los comportamientos sexuales. Esto demuestra consideración positiva incondicional para el paciente y sus preocupaciones.
- Ofrece al paciente y a su pareja información sobre la enfermedad y su tratamiento. Responde a las preguntas y aclara cualquier error. Ello les ayuda a concentrarse en cuestiones específicas, estimula preguntas y evita malentendidos.
- Fomenta la interacción social y la comunicación entre el paciente y su pareja. Esto motiva el intercambio de preocupaciones y fortalece las relaciones.
- Sugiere acudir con consejeros o personas de apoyo, tales como un profesional de salud mental, un consejero sexual o un grupo de apoyo relacionado con la enfermedad (como I Can Cope, Reach for Recovery y Ostomy Association).

Trastornos reproductivos frecuentes

En esta sección se analizan los trastornos reproductivos femeninos y masculinos más frecuentes, incluidas las enfermedades de transmisión sexual (ETS). Para cada trastorno encontrarás información sobre las causas, los resultados de la valoración, las pruebas de diagnóstico, los tratamientos, las intervenciones de enfermería, la instrucción del paciente y los criterios de evaluación.

Endometriosis

En la endometriosis hay tejido endometrial benigno que aparece fuera del revestimiento de la cavidad uterina. Este tejido ectópico puede presentarse en cualquier parte del cuerpo, pero por lo general permanece en el área pélvica, alrededor de los ovarios, las tubas uterinas, los ligamentos uterosacros y el peritoneo uterovesical.

La edad de la endometriosis

La endometriosis activa tiene lugar por lo general entre los 25 y 35 años, en especial en las mujeres que posponen el embarazo. Los síntomas graves de la endometriosis pueden ocurrir de forma abrupta o desarrollarse con lentitud durante muchos años.

En general, la endometriosis se vuelve más grave de forma progresiva durante los años menstruales y desaparece después de la menopausia. La infertilidad es la principal complicación, aunque también pueden tener lugar abortos espontáneos.

Pasar por etapas

Un sistema de puntuación y clasificación por etapas creado por la American Fertility Society cuantifica los implantes endometriales según su tamaño, características y ubicación.

- La etapa I es una enfermedad mínima.
- La etapa II significa enfermedad leve.
- La etapa III indica enfermedad moderada.
- La etapa IV indica una enfermedad grave.

Qué la causa

La causa directa se desconoce, pero tener un miembro de la familia con la enfermedad o haber tenido una cirugía reciente que requirió apertura del útero (como una cesárea) puede predisponer a una mujer a padecer endometriosis. Otras causas incluyen defectos del sistema inmunitario, influencia inflamatoria, propagación a través del sistema linfático y contaminantes ambientales.

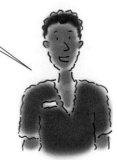

La endometriosis puede estar en el futuro de tus pacientes si se encuentran entre 25 y 35 años de edad y posponen la maternidad.

Fisiopatología

El tejido endometrial ectópico responde a los estrógenos y la progesterona con proliferación y secreción. Durante la menstruación, el tejido ectópico sangra y causa inflamación de los tejidos circundantes. La inflamación conduce a la fibrosis y ésta a las adherencias que producen dolor e infertilidad.

Qué buscar

La dismenorrea adquirida es el síntoma clásico de la endometriosis. El dolor puede ser constante. Por lo general, comienza 5-7 días antes de la menstruación y dura 2-3 días.

Qué dolor

El dolor puede presentarse en la parte baja del abdomen, vagina, pelvis posterior y espalda. Por lo general se irradia por las piernas. Se producen múltiples nódulos blandos en los ligamentos uterosacros o en el aparato rectovaginal, los cuales se agrandan y vuelven más blandos durante la menstruación. La expansión ovárica también puede ser evidente a la palpación.

Ubicación, ubicación, ubicación

Otros signos y síntomas dependen de la localización del tejido ectópico:
- Apéndice e intestino delgado: náuseas y vómitos, que empeoran antes de la menstruación, y cólicos abdominales.
- Vejiga: dolor suprapúbico, disuria y hematuria.
- Cuello uterino, perineo y vagina: sangrado de los depósitos endometriales en estas áreas durante la menstruación.
- Colon y tabique rectovaginal: movimientos intestinales dolorosos, sangrado rectal con menstruación y dolor en el cóccix o sacro.
- Fondo de saco rectouterino u ovarios: dispareunia profunda.
- Ovarios y tubas uterinas: infertilidad y menstruación profusa.

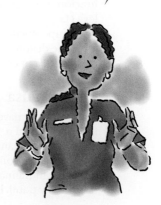

La dismenorrea es el síntoma clásico de la endometriosis. El dolor generalmente comienza 5-7 días antes de la menstruación y dura 2-3 días.

Qué dicen las pruebas

- La laparoscopia puede confirmar el diagnóstico y determinar la etapa de la enfermedad.
- El enema de bario descarta cualquier enfermedad intestinal maligna o inflamatoria.

Cómo se trata

El tratamiento varía según la etapa de la enfermedad, la edad del paciente y su deseo de tener hijos. Incluye lo siguiente:
- Para las mujeres jóvenes que quieren quedar embarazadas: la terapia conservadora incluye andrógenos como el danazol, que producen una remisión temporal en las etapas I y II. Los progestágenos y los anticonceptivos hormonales también alivian los síntomas.

- Con enfermedades que se han expandido (etapas III y IV) o para mujeres que no quieren quedar embarazadas: cuando las masas ováricas están presentes, deben retirarse para descartar el cáncer. Aunque esto puede lograrse mediante cirugía conservadora, el tratamiento de elección es una histerectomía abdominal total realizada con salpingooforectomía bilateral.

Qué hacer

- Anima a la paciente a ponerse en contacto con un grupo de apoyo, como la Endometriosis Association, para obtener más información y asesoría. Recuérdale que se realice un examen pélvico anual y una prueba de Papanicolaou.
- Determina si la paciente está libre de dolor o si por lo menos puede manejar los síntomas.
- Valora si hay complicaciones postoperatorias.
- Explica las posibles consecuencias de retrasar la cirugía, en caso de que corresponda.
- Asegúrate de que comprenda la importancia de los exámenes ginecológicos frecuentes (véase *Consejos sobre enseñanza para la endometriosis*).

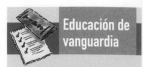

Consejos sobre enseñanza para la endometriosis

- Aconseja a la paciente que use toallas sanitarias en lugar de tampones si es adolescente. Esto ayuda a prevenir el flujo retrógrado en una niña con una vagina estrecha o un introito pequeño.
- Advierte que la infertilidad es una posible complicación, así que si la paciente quiere tener hijos, no debe posponer la concepción.
- Destaca la importancia del tratamiento para prevenir o retrasar las complicaciones, que pueden incluir la infertilidad.
- Enséñale sobre las estrategias para aliviar el dolor, incluyendo los medicamentos.
- Instruye a la paciente sobre cómo reconocer la rotura del endometrioma y qué hacer si esto ocurre.
- Enséñale como aliviar la dispareunia y cómo reconocer y prevenir los síntomas de anemia.

Disfunción eréctil

La *disfunción eréctil*, también conocida como *impotencia*, impide que un hombre alcance o mantenga la erección peneana lo suficiente para completar el coito. Existen dos tipos de impotencia:

1. La impotencia *primaria* significa que el paciente nunca ha logrado una erección suficiente.
2. La impotencia *secundaria* (más frecuente y menos grave) significa que el paciente ha logrado y mantenido erecciones en el pasado, aunque no puede hacerlo ahora.

La disfunción eréctil afecta a hombres de todas las edades. Aproximadamente el 35 % de los hombres de 40-70 años han experimentado disfunción eréctil moderada a grave y otro 25 % presenta disfunción eréctil leve (DeNisco, 2013). El pronóstico depende de la gravedad y duración de la impotencia, así como de la causa subyacente. Los períodos transitorios de disfunción eréctil no se consideran disfuncionales y probablemente ocurran en el 50 % de los hombres adultos.

Qué la causa

Se cree que la mayoría de los casos tienen una causa orgánica, como insuficiencia arterial o, con mayor frecuencia, disfunción venosa de la salida. Otras causas orgánicas incluyen abuso de alcohol y drogas, y uso de medicamentos como amitriptilina, cimetidina, clonidina, desipramina, digoxina, hidralina, metildopa, nortriptilina, propranolol, diuréticos tiazídicos y tranilcipromina.

Se considera que los casos restantes son de naturaleza psicógena, como resultado de la ansiedad por el desempeño sexual, una baja autoestima o los fracasos pasados para mantener una erección.

Fisiopatología

La estimulación adrenérgica inadecuada puede causar una falta de señal autonómica o un deterioro de la perfusión. Lo anterior puede interferir con la dilatación arteriolar y provocar el colapso prematuro de los sacos del cuerpo cavernoso.

Las causas psicógenas pueden exacerbar los problemas emocionales en un patrón circular, siendo la ansiedad la causante del miedo a la disfunción eréctil, lo que a su vez provoca más problemas emocionales.

Anticlímax

En la insuficiencia arterial puede haber un flujo sanguíneo inadecuado al pene; en la insuficiencia venosa, las válvulas incompetentes en las venas pueden hacer que la sangre salga del pene demasiado rápido y disminuir o evitar la erección. Además, el síndrome de robo pélvico causa un aumento del flujo sanguíneo en los músculos pélvicos, lo que provoca la pérdida de la erección antes de la eyaculación.

Qué buscar

Comienza evaluando la historia clínica completa del paciente, incluyendo medicamentos pasados y actuales, antecedentes psicosociales y consumo de alcohol y drogas ilícitas. Debido a que la disfunción eréctil del paciente no será obvia para ti, tendrás que hacerle preguntas para aprender más sobre ella. Si el paciente tiene disfunción eréctil secundaria, basa tus preguntas en estas categorías:
1. Parcial: el paciente no puede lograr una erección completa.
2. Intermitente: el paciente a veces puede mantener la erección con la misma pareja.
3. Selectiva: el paciente puede mantener la erección sólo con ciertas parejas.

Pregunta con tacto y de forma profesional

Además, pregunta al paciente si perdió la función eréctil de repente o de forma gradual. Pregunta si alguna vez tiene una erección al despertar por la mañana. Si la causa de su disfunción eréctil es psicógena, pregunta si aún puede lograr la erección a través de la masturbación. Indaga cómo se siente antes de intentar tener relaciones sexuales: ¿está ansioso, con sudores y palpitaciones?, ¿está totalmente desinteresado de la actividad sexual?

También pregunta al paciente si está deprimido. La depresión puede causar impotencia psicógena y ser el resultado de ambos tipos de impotencia.

Qué dicen las pruebas

Por lo general, el diagnóstico puede hacerse a partir de la anamnesis y la exploración física del paciente. Las siguientes pruebas pueden ayudar en el diagnóstico:

- Los exámenes de sangre pueden ayudar a identificar las causas subyacentes, tales como enfermedad vascular, diabetes o bajas concentraciones de testosterona.
- La ecografía y los estudios Doppler pueden ayudar a identificar patrones y problemas de flujo sanguíneo del pene.

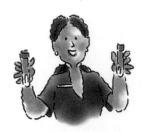

Las pruebas de sangre pueden ayudar a identificar las causas de la disfunción eréctil.

Cómo se trata

El tratamiento incluye estas medidas:

- La terapia sexual, dirigida en gran medida a reducir la ansiedad de desempeño, puede curar la impotencia psicógena. Dicha terapia debe incluir a ambos miembros de la pareja.
- Si la disfunción eréctil es causada por el abuso de drogas o alcohol, el tratamiento de esos problemas específicos puede ser la solución.
- El tratamiento de la impotencia orgánica se centra en revertir la causa si es posible. Si no es así, la orientación psicológica puede ayudar a la pareja a tratar de manera realista con su situación y explorar alternativas para la expresión sexual.
- Ciertos pacientes que sufren de impotencia orgánica pueden beneficiarse de los implantes peneanos insertados de forma quirúrgica; aquellos con bajas concentraciones de testosterona, de la terapia de reemplazo de testosterona.
- Los fármacos orales para la disfunción eréctil, como el vardenafilo, el sildenafilo y el tadalafilo, ayudan a aumentar el flujo sanguíneo al pene cuando se estimula, lo que da como resultado una erección más firme. Otros fármacos que causan la erección, como el alprostadilo, se pueden inyectar o aplicar como supositorio peneano.
- Los dispositivos de constricción por vacío pueden producir de forma temporal una erección al crear un vacío que lleva sangre al pene.

Qué hacer

- Ayuda al paciente a sentirse cómodo al discutir su sexualidad. Evalúa su salud sexual durante la valoración inicial de enfermería. Cuando sea apropiado, derívalo para una evaluación o tratamiento adicional.
- Ayuda a prevenir la disfunción eréctil proporcionando información sobre la reanudación de la actividad sexual como parte de las instrucciones de alta para cualquier paciente con una afección que requiera modificación de las actividades diarias. Esto incluye a pacientes con enfermedad cardíaca, diabetes, hipertensión o enfermedad pulmonar obstructiva crónica, y todos los pacientes postoperatorios.
- Evalúa al paciente. El paciente debe informar el logro y el mantenimiento de una erección y expresar satisfacción con sus relaciones sexuales (véase *Consejos sobre enseñanza para la disfunción eréctil*).

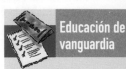

Educación de vanguardia

Consejos sobre enseñanza para la disfunción eréctil

- Si el paciente ha tenido una cirugía de implante de pene, dile que evite el contacto sexual hasta que el sitio de la incisión se cure, por lo general en 6 semanas.
- Si el paciente tiene una prótesis inflable, proporciona las instrucciones para su empleo.
- Si el paciente está tomando medicamentos para la disfunción eréctil, adviértele que no debe tomar nitratos hasta hablar primero con su médico.

Enfermedad inflamatoria pélvica

La enfermedad inflamatoria pélvica (EIP) se refiere a cualquier infección aguda, subaguda, recurrente o crónica de las tubas uterinas y los ovarios, con afectación adyacente de los tejidos. Incluye inflamación del cuello del útero (cervicitis), el útero (endometritis), las tubas uterinas (salpingitis) y los ovarios (ooforitis), que pueden extenderse hasta el tejido conectivo situado entre los ligamentos anchos (parametritis) (véase *Tres tipos de enfermedad inflamatoria pélvica*, p. 668).

¡No hay tiempo que perder!

El diagnóstico y el tratamiento temprano previenen el daño al aparato reproductor. Las complicaciones de la EIP incluyen infertilidad y septicemia potencialmente letal, embolia pulmonar y *shock*. La EIP no tratada puede ser mortal.

Qué la causa

La EIP puede ser el resultado de una infección por microorganismos aerobios o anaerobios. La mayoría de los casos resultan del crecimiento excesivo de una o más de las especies bacterianas encontradas con frecuencia en el moco cervical, incluyendo estafilococos, estreptococos, difteroides, clamidias y coliformes como *Pseudomonas* y *Escherichia coli*.

La EIP también puede ser resultado de una infección por *Neisseria gonorrhoeae*. Por último, la multiplicación de bacterias generalmente no patógenas en un entorno endometrial alterado puede causar EIP, lo cual ocurre con más frecuencia durante el parto.

Promotores de enfermedad inflamatoria pélvica

Estos factores aumentan las probabilidades de que la paciente desarrolle EIP:
- Antecedentes de ETS o vaginosis bacteriana
- Tener más de una pareja sexual
- Alteraciones como infección uterina o procedimientos como la conización o cauterización del cuello uterino que alteran o destruyen el moco cervical, permitiendo que las bacterias asciendan hacia la cavidad uterina
- Cualquier procedimiento que suponga un riesgo de transferencia de moco cervical en la cavidad endometrial por instrumentación, tal como el uso de una cureta para biopsia o un catéter para irrigación, insuflación de tubas, aborto o cirugía pélvica
- Infección durante o después del embarazo
- Un foco infeccioso dentro del cuerpo, tal como el drenaje de una tuba uterina crónicamente infectada, un absceso pélvico, un apéndice roto, o diverticulitis del colon sigmoideo

> Alrededor del 60 % de los casos de EIP son resultado del crecimiento excesivo de especies bacterianas habituales.

Tres tipos de enfermedad inflamatoria pélvica

La enfermedad inflamatoria pélvica se puede clasificar de tres maneras, cada una con sus propios signos y síntomas, y sus hallazgos diagnósticos.

Causas y signos y síntomas	Hallazgos diagnósticos
Cervicitis • *Aguda:* secreción vaginal purulenta y maloliente; vulvovaginitis, con prurito o ardor; cuello uterino rojo, edematoso; sangrado cervical; malestar pélvico; disfunción sexual; metrorragia; esterilidad; aborto espontáneo. • *Crónica:* distocia cervical, laceración o eversión del cuello uterino, lesión vesicular ulcerativa (cuando la cervicitis es resultado del virus del herpes simple de tipo 2).	• Los cultivos para *N. gonorrhoeae* son positivos. • Con la cervicitis crónica, los microorganismos causales suelen ser estafilococos o estreptococos. • Los frotis citológicos pueden revelar inflamación grave. • Si la cervicitis no es complicada por la salpingitis, el recuento de leucocitos es normal o ligeramente elevado; la tasa de sedimentación de eritrocitos es alta. • Con la cervicitis aguda, la palpación cervical revela dolorimiento.
Endometritis (generalmente posparto o postaborto) • *Aguda:* secreción vaginal mucopurulenta o purulenta que sale del cuello del útero; endometrio edematoso, hiperémico, que posiblemente conduce a ulceración y necrosis (con microorganismos virulentos); dolor abdominal inferior y dolorimiento; fiebre; dolor a la descompresión; espasmo muscular abdominal; tromboflebitis de los vasos uterinos y pélvicos. • *Crónica:* episodios agudos recurrentes (generalmente por tener múltiples parejas sexuales e infecciones de transmisión sexual).	• Con infección grave, la palpación puede revelar útero esponjoso. • Las muestras de útero y sangre son positivas para el microorganismo causal, usualmente un estafilococo. • El recuento de leucocitos y la velocidad de eritrosedimentación están elevados.
Salpingooforitis • *Aguda:* aparición repentina de dolor abdominal y pélvico inferior, por lo general después de la menstruación; aumento del flujo vaginal; fiebre; malestar; presión abdominal baja y dolorimiento; taquicardia; peritonitis pélvica. • *Crónica:* episodios agudos recurrentes.	• Recuento de leucocitos elevado o normal. • La radiografía puede mostrar íleo. • El examen pélvico revela sensibilidad extrema. • El frotis del exudado de glándula cervical o periuretral muestra diplococos intracelulares gramnegativos.

Fisiopatología

Varias alteraciones, procedimientos o instrumentos pueden alterar o destruir el moco cervical, que de manera habitual sirve como barrera protectora. Como resultado, las bacterias entran en la cavidad uterina, causando inflamación de diversas estructuras.

Qué buscar

Los signos y síntomas varían dependiendo del área afectada e incluyen:
• Secreción vaginal profusa y purulenta

- Febrícula y malestar general (especialmente si la causa resulta ser *N. gonorrhoeae*)
- Dolor abdominal inferior
- Dolor extremo durante el movimiento del cuello del útero o la palpación de los anexos

Qué dicen las pruebas

- Tinción de Gram de las secreciones del endocérvix o del fondo del saco rectouterino a fin de ayudar a identificar el microorganismo infeccioso.
- Cultivo y pruebas de sensibilidad (antibiograma) para ayudar a la selección del antibiótico apropiado. Las secreciones uretrales y rectales también pueden cultivarse.
- Ecografía para identificar una masa anexial o uterina.
- Culdocentesis para obtener líquido peritoneal o pus para cultivo y pruebas de sensibilidad.

Cómo se trata

Un tratamiento eficaz erradica la infección, alivia los síntomas y deja intacto el aparato reproductor. Incluye lo siguiente:

- Tratamiento intensivo con múltiples antibióticos que empieza de manera inmediata después de obtenerse las muestras para cultivo. La terapia puede reevaluarse tan pronto como se disponga de los resultados de laboratorio (por lo general, después de 24-48 h). La infección puede llegar a ser crónica si se trata de la manera inadecuada.
- Para la EIP resultante de gonorrea: doxiciclina i.v. y cefoxitina i.v., seguida de doxiciclina por vía oral. El tratamiento ambulatorio puede consistir en cefoxitina i.m., amoxicilina o ampicilina, ambas por vía oral (cada uno con probenecid), seguido por doxiciclina vía oral. Un paciente con gonorrea también puede requerir terapia para la sífilis.
- Tratamiento complementario, que incluye reposo en cama, analgésicos y tratamiento i.v.
- Drenaje adecuado si se desarrolla un absceso pélvico.
- Para la rotura de un absceso pélvico (una complicación potencialmente mortal): posible histerectomía abdominal total con salpingooforectomía bilateral.
- Antiinflamatorios no esteroideos para aliviar del dolor (tratamiento preferido); opiáceos, si es necesario.

Qué hacer

- Después de establecer que el paciente no tiene alergia a los medicamentos, deberás administrar antibióticos y analgésicos, según la indicación.

- Revisa si hay fiebre.
- Valora la rigidez y la distensión abdominal, posibles signos de una peritonitis en desarrollo.
- Proporciona atención perineal frecuente si se presenta drenaje vaginal.
- Evalúa a la paciente. No debe tener dolor, secreción, fiebre o infección recurrente. Sin embargo, muchas pacientes experimentan dolor ocasional, y hasta un 25 % pueden llegar a ser estériles después de un episodio de EIP (véase *Consejos sobre enseñanza para la enfermedad inflamatoria pélvica*).

Enfermedades de transmisión sexual

Las enfermedades de transmisión sexual (ETS) son las infecciones más frecuentes en Estados Unidos, y el virus del papiloma humano (VPH) es la causa de ETS más frecuente. La morbilidad y la mortalidad por cualquier ETS depende del tipo y la etapa de la enfermedad. Muchas ETS son fáciles de tratar cuando se detectan a tiempo.

Qué las causa

La transmisión del microorganismo causal, que puede incluir bacterias, virus, protozoos, hongos o ectoparásitos, conduce a la infección. Los pacientes de alto riesgo incluyen:
1. Menores de 25 años
2. Con múltiples parejas sexuales
3. Antecedentes de ETS

Cuatro grupos a los que no hay que unirse

La incidencia de ETS es mayor entre trabajadoras sexuales, personas que tienen contacto sexual con éstas, farmacodependientes y reclusos.

Fisiopatología

Estas enfermedades contagiosas se transmiten generalmente a través del contacto sexual íntimo con una persona infectada. Algunas se transmiten al bebé durante el embarazo o el parto.

Qué buscar

Los principales signos de las ETS son vaginitis, secreción vaginal o peneana, epididimitis, dolor abdominal inferior, faringitis, proctitis y lesiones en la piel o en las membranas mucosas.

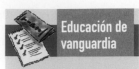

Educación de vanguardia

Consejos sobre enseñanza para la enfermedad inflamatoria pélvica

- Prevén las recurrencias, fomenta el cumplimiento del tratamiento y explica la naturaleza y la gravedad de la EIP.
- Puesto que la EIP puede causar relaciones sexuales dolorosas, aconseja a la paciente que consulte con su médico acerca de la actividad sexual.
- Enfatiza la necesidad de que la pareja sexual de la paciente sea examinada y tratada para la infección.
- Para prevenir la infección después de procedimientos ginecológicos menores, como la dilatación y curetaje, indica a la paciente que informe de inmediato fiebre, aumento de la secreción vaginal o dolor. Después de tales procedimientos, recomienda que evite las duchas vaginales y relaciones sexuales durante al menos 7 días.

Enfermedades de transmisión sexual furtivas

Muchas ETS no producen síntomas, en especial en las mujeres. En el momento en el que se detecta la ETS, la mujer puede haber desarrollado complicaciones graves, como EIP, infertilidad, embarazo ectópico o dolor pélvico crónico.

Qué dicen las pruebas

El diagnóstico de una ETS específica se realiza mediante la exploración física, la historia clínica del paciente y las pruebas de laboratorio para determinar el microorganismo causal.

Cómo se trata

El tratamiento se basa en el microorganismo causal específico. Las pautas de tratamiento para cada ETS están disponibles en los Centers for Disease Control and Prevention (CDC).

Recursos recomendados

Los CDC recomiendan que los siguientes recursos estén disponibles para pacientes con ETS:

- Servicios de evaluación médica y tratamiento para pacientes con infección por el virus de la inmunodeficiencia humana
- Instalaciones hospitalarias para pacientes con ETS complicadas, como EIP e infección gonocócica diseminada
- Derivar a los pacientes a servicios médicos, pediátricos, de enfermedades infecciosas, dermatológicos y ginecoobstétricos
- Servicios de planificación familiar
- Programas de tratamiento por abuso de sustancias

Qué hacer

- Garantiza la privacidad y la confidencialidad del paciente. Evita juzgar el estilo de vida del paciente y hacer suposiciones acerca de sus preferencias sexuales.
- Proporciona apoyo emocional y alienta al paciente a discutir sus sentimientos, ya que puede estar ansioso y temeroso, y experimentar una autoestima y una imagen alterada de sí mismo.
- Evalúa al paciente. Al valorar el resultado del tratamiento, observa si el paciente permanece asintomático, sin infecciones recurrentes. Asegúrate de que el paciente entienda cómo prevenir la propagación de la infección (véase *Consejos sobre enseñanza para las enfermedades de transmisión sexual*).

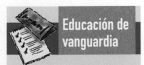

Educación de vanguardia

Consejos sobre enseñanza para las enfermedades de transmisión sexual

- Comenta sobre transmisión de enfermedades, signos y síntomas, duración del período infeccioso, prevención de infecciones y opciones de tratamiento.
- Explica las consecuencias para la salud que tiene un tratamiento inadecuado y enfatiza que el compañero del paciente también está en riesgo.
- Aclara los conceptos erróneos habituales y promueve la comprensión de las prácticas sexuales saludables.
- Aconseja al paciente buscar tratamiento inmediato si se desarrollan síntomas de una ETS.
- Comenta las modificaciones en la actividad sexual que ayudan a prevenir la recurrencia: reducir el número de parejas sexuales, evitar compañeros con múltiples parejas y cuestionar a la pareja sobre sus antecedentes de ETS.
- Habla con el paciente sobre el uso de condones para prevenir la transmisión de ETS.

Enfermedades de transmisión sexual frecuentes

Nombre y organismo	Posibles signos y síntomas	Tratamiento	Consideraciones especiales
Clamidia *Chlamydia trachomatis*	• Secreción purulenta. • *Hombres*: ardor al orinar y síntomas de epididimitis. • *Mujeres*: asintomáticas.	Azitromicina o doxiciclina	• Todo individuo con el que tuvo contacto sexual debe ser tratado. • Las complicaciones potenciales en las mujeres son EIP, infertilidad y aborto; en los hombres, uretritis, epididimitis y prostatitis. • El paciente debe tomar fármacos según lo prescrito, recibir seguimiento en 7-10 días y abstenerse de la actividad sexual hasta que se concluya el tratamiento.
Herpes genital Herpes simple tipo 2	• *Mujeres:* secreción vaginal purulenta. • Múltiples vesículas en la zona genital, nalgas o muslos. • Disuria dolorosa. • Fiebre. • Dolor de cabeza. • Malestar general.	Aciclovir, valaciclovir o famciclovir	• Los baños calientes y analgésicos leves pueden aliviar el dolor. • El paciente debe evitar la actividad sexual durante la fase prodrómica y durante los brotes hasta que todas las lesiones se hayan secado. • Muchos pacientes presentan recidivas cada 2-3 meses; las hiperestesias locales pueden ocurrir 24 h antes del brote de lesiones.
Gonorrea *Neisseria gonorrhoeae*	• Secreción purulenta • Disuria • Polaquiuria	Cefixima más azitromicina	• Todos los individuos con los que tuvo contacto sexual deben recibir tratamiento. • Las complicaciones potenciales en las mujeres son EIP, infertilidad y aborto; en los hombres, uretritis, epididimitis y prostatitis. • El paciente debe tomar medicamentos según lo prescrito, recibir seguimiento en 7-10 días y abstenerse de la actividad sexual hasta que concluya el tratamiento.
Virus del papiloma humano (VPH)	• Lesiones blanquecinas grisáceas, únicas o en racimos	Preventivo: vacuna contra el VPH. Tratamiento de la enfermedad activa: podofilina al 10-25 % en las lesiones, criocirugía, pruebas de detección de cáncer de cuello uterino.	• La paciente debe someterse a exámenes frecuentes de Papanicolaou. • El VPH tiene un 80 % de probabilidad de recurrencia. • El VPH es la causa más frecuente de cáncer cervical. • Las vacunas Gardasil® y Cervarix® proporcionan protección contra el VPH y pueden administrarse a mujeres de 9-26 años; Gardasil® también está aprobado para hombres de 9-26 años.

Enfermedades de transmisión sexual frecuentes *(continuación)*

Nombre y organismo	Posibles signos y síntomas	Tratamiento	Consideraciones especiales
Sífilis *Treponema pallidum*	• Chancros en genitales, boca, labios o recto • Fiebre • Linfadenopatías • Resultados positivos en las pruebas de los laboratorios de investigación de enfermedades venéreas, prueba de anticuerpos treponémicos fluorescente y prueba rápida de reagina plasmática		• La sífilis puede caracterizarse como primaria, secundaria o terciaria. • Todos los individuos con los que tuvo contacto sexual deben recibir tratamiento. • El paciente debe tomar medicamentos según lo prescrito, recibir seguimiento en 7-10 días y abstenerse de la actividad sexual hasta que concluya el tratamiento.
Tricomoniasis *Trichomonas vaginalis*	• *Hombres:* uretritis o lesiones en el pene; generalmente asintomático. • *Mujeres:* secreción vaginal espumosa con eritema y prurito; puede ser asintomática.	Metronidazol	• Todos los individuos con los que tuvo contacto sexual deben recibir tratamiento. • El paciente debe tomar medicamentos según lo prescrito, recibir seguimiento en 7-10 días y abstenerse de la actividad sexual hasta que concluya el tratamiento.

Torsión testicular

La *torsión testicular* es el retorcimiento anómalo del cordón espermático resultado de la rotación de un testículo o del mesorquio (un pliegue en el área entre el testículo y el epidídimo). Provoca la estrangulación y, si no se trata, infarto eventual del testículo.

Esta alteración es casi siempre unilateral. Aunque es más frecuente entre los 12 y los 18 años, puede ocurrir a cualquier edad. El pronóstico es bueno con la detección temprana y el tratamiento oportuno.

Qué la causa

La torsión testicular es causada en parte por anomalías dentro o fuera de la túnica vaginal, la membrana serosa que cubre la cavidad escrotal interna.

Torsiones y gritos

La torsión intravaginal es causada por:
• Una anomalía de la túnica vaginal y la posición del testículo
• La inserción incompleta del testículo y la fascia espermática en la pared escrotal, dejando al testículo libre para girar alrededor de su pedículo vascular

La torsión extravaginal es causada por:

- La unión débil de la túnica vaginal con el revestimiento escrotal, causando la rotación del cordón espermático por encima del testículo
- Una contracción brusca y repentina del músculo cremáster debido al esfuerzo físico o la irritación del músculo

Fisiopatología

En la torsión testicular, el testículo gira sobre su pedículo vascular y tuerce las arterias y la vena en el cordón espermático. Lo anterior interrumpe el flujo sanguíneo al testículo, dando lugar a ingurgitación vascular, isquemia y edema escrotal.

Qué buscar

La torsión produce dolor insoportable en el testículo afectado o la fosa ilíaca. El examen físico revela inflamación tensa y sensible en el escroto o el canal inguinal e hiperemia de la piel que lo cubre. La inflamación escrotal no se alivia con reposo o la elevación del escroto.

Qué dicen las pruebas

- La ecografía Doppler ayuda a distinguir la torsión testicular de la hernia estrangulada, los testículos no descendidos o la epididimitis.

Cómo se trata

Si la reducción manual no tiene éxito, la torsión debe corregirse de forma quirúrgica en el transcurso de las 6 h siguientes a la aparición de los síntomas para preservar la función testicular (tasa de rescate del 70 %). El tratamiento consiste en la reparación quirúrgica inmediata por orquiopexia (fijación de un testículo viable en el escroto) o orquiectomía (extirpación de un testículo no viable).

Sin tratamiento, el testículo se vuelve disfuncional y necrótico después de 12 h.

Qué hacer

- Antes de la cirugía, procura que el paciente esté lo más cómodo posible. Después de la cirugía, sigue estos pasos:
  - Administra medicamentos para el dolor, según indicación.
  - Valora la micción y aplica una bolsa de hielo con una cubierta para reducir el edema.
  - Protege la herida de la contaminación. Por lo demás, permite que el paciente realice tantas actividades diarias normales como le sea posible.
  - Evalúa al paciente para detectar dolor y complicaciones postoperatorias (véase *Consejos sobre enseñanza para la torsión testicular*).

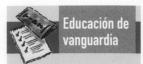

Educación de vanguardia

Consejos sobre enseñanza para la torsión testicular

- Explica el procedimiento quirúrgico y el cuidado postoperatorio al paciente. Incluso si el testículo debe ser retirado, tranquilízalo indicando que su función sexual y la fertilidad no se verán afectadas.
- Recomienda al paciente que utilice de forma habitual un soporte escrotal durante el ejercicio.

Leiomiomas uterinos

También conocidos como *miomas*, *fibromiomas* y *fibromas*, los leiomiomas uterinos son los tumores benignos más frecuentes en las mujeres. Por lo general se presentan en el cuerpo uterino, aunque también pueden aparecer en el cuello uterino o en el ligamento redondo o ancho.

Estas neoplasias suelen ser múltiples y se consideran el tumor pélvico más frecuente en las mujeres. Ocurren en mayor cantidad (hasta tres veces más) en las mujeres negras que en las caucásicas. Se convierten en malignos (leiomiosarcoma) en sólo el 0.1 % de las pacientes.

> La causa de los leiomiomas sigue siendo poco clara. Sin embargo, las hormonas esteroideas pueden regular su crecimiento.

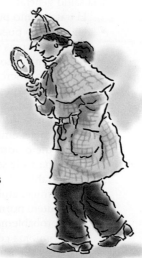

Dónde se encuentran los leiomiomas

Los leiomiomas se pueden clasificar de tres maneras, de acuerdo con su localización:
1. Internos (en la pared uterina)
2. Submucosos (que sobresalen dentro de la cavidad endometrial)
3. Subserosos (sobresalen de la superficie serosa del útero)

En los tres casos, la cavidad uterina puede volverse más grande, aumentando la superficie endometrial y causando un aumento de la hemorragia uterina.

Qué los causa

La causa de los leiomiomas uterinos se desconoce, pero las hormonas esteroideas, incluyendo los estrógenos y la progesterona, y varios factores de crecimiento, como el factor de crecimiento epidérmico, se han implicado como reguladores del crecimiento del leiomioma.

Fisiopatología

Las concentraciones excesivas de estrógenos y hormona del crecimiento o somatotropina (GH, de *growth hormone*) probablemente contribuyen a la formación de leiomiomas uterinos mediante la estimulación de elementos fibromusculares susceptibles. Las grandes dosis de estrógenos y las etapas posteriores del embarazo aumentan el tamaño del tumor y las concentraciones de GH. A la inversa, los leiomiomas uterinos por lo general se encogen o desaparecen después de la menopausia, cuando disminuye la producción de estrógenos.

Qué buscar

Los signos y síntomas de los leiomiomas uterinos incluyen:
• Hipermenorrea submucosa (signo principal) y posiblemente otras formas de sangrado endometrial anormal, dismenorrea y dolor
• Tumores grandes, sensación de pesadez en el abdomen, dolor, obstrucción intestinal, estreñimiento, polaquiuria o urgencia urinaria y aumento irregular del útero

Qué dicen las pruebas

- Los estudios de sangre que muestran anemia apoyan el diagnóstico.
- La histerosalpingografía submucosa o la D&C detectan los leiomiomas de la submucosa.
- La laparoscopia puede mostrar leiomiomas subserosos en la superficie uterina.

Cómo se trata

La intervención apropiada depende de la gravedad de los síntomas, el tamaño y localización de los tumores, la edad de la paciente, el número de partos, el estado de embarazo, el deseo de tener hijos y la salud general.

El tratamiento puede incluir estas medidas:

- Un cirujano puede extirpar los leiomiomas pequeños que han causado problemas con anterioridad o que parecen poner en riesgo un futuro embarazo. Éste es el tratamiento de elección para una mujer joven que quiere tener hijos.
- Los tumores que se tuercen o crecen lo suficientemente grandes para causar obstrucción intestinal requieren una histerectomía, con la preservación de los ovarios si es posible.
- Si una mujer embarazada tiene un útero leiomiomatoso no mayor que el útero normal de 6 meses durante la 16.ª semana de embarazo, la cirugía suele ser innecesaria y el resultado del embarazo a menudo es favorable.
- Si una mujer embarazada tiene un útero leiomiomatoso del tamaño de un útero normal de 5-6 meses durante la 9.ª semana de embarazo, probablemente ocurrirá un aborto espontáneo, en especial con un leiomioma cervical. Se puede realizar una histerectomía 5-6 meses después del parto (cuando la involución sea completa), con la preservación de los ovarios, si es posible.

Qué hacer

- Si la paciente desarrolla anemia grave a causa de un sangrado excesivo, deberás administrar hierro y transfusiones de sangre, según la indicación.
- Evalúa a la paciente para detectar cualquier sangrado o dolor anómalos y complicaciones postoperatorias (véase *Consejos sobre enseñanza para los leiomiomas uterinos*).

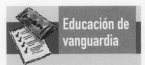

Educación de vanguardia

Consejos sobre enseñanza para los leiomiomas uterinos

- Indica a la paciente que informe de forma inmediata cualquier sangrado anormal o dolor pélvico.
- Si se indica una histerectomía u ooforectomía, explica los efectos de la operación sobre la menstruación, la menopausia y la actividad sexual. Asegura a la paciente que no experimentará menopausia prematura si sus ovarios quedan intactos.
- Si tiene que someterse a una miomectomía múltiple, asegúrate que entienda que el embarazo sigue siendo posible.
- Si el cirujano debe entrar en la cavidad uterina, explica que puede ser necesaria una cesárea.

Preguntas de autoevaluación

1. La espermatogénesis es:
   A. El crecimiento y el desarrollo de espermatozoides en espermatocitos primarios
   B. La división de los espermatocitos para formar espermatocitos secundarios
   C. El proceso completo de formación de espermatozoides
   D. El almacenamiento de espermatozoides recién desarrollados

Respuesta: C. La espermatogénesis se refiere a todo el proceso de formación de espermatozoides, desde el desarrollo de espermatocitos primarios hasta la formación de espermatozoides completamente funcionales.

2. ¿Qué trastorno se caracteriza por dolor en la parte baja del abdomen, vagina, pelvis posterior y espalda que dura 2-3 días y se produce 5-7 días antes de la menstruación?
   A. Quiste ovárico
   B. Endometriosis
   C. EIP
   D. Leiomiomas uterinos

Respuesta: B. El síntoma clásico de la endometriosis, la dismenorrea adquirida, puede producir los hallazgos mencionados anteriormente.

3. ¿Qué afirmación no es verdad sobre la EIP?
   A. Los factores de riesgo incluyen tener más de una pareja sexual y antecedentes de ETS
   B. Hasta un 25 % de los pacientes pueden llegar a ser infértiles después de un episodio de EIP
   C. La EIP no tratada puede ser mortal
   D. Las parejas sexuales del paciente no necesitan ser examinadas y tratadas para la infección

Respuesta: D. Es necesario que las parejas sexuales del paciente sean examinadas y tratadas por una infección.

4. ¿Qué ETS es la más frecuente en Estados Unidos?
   A. Gonorrea
   B. Sífilis
   C. Clamidia
   D. Herpes genital

Respuesta: C. La infección por clamidia es la ETS más frecuente en Estados Unidos. La transmisión generalmente ocurre de forma inconsciente, porque la clamidia no suele causar síntomas hasta tarde en su desarrollo.

Puntuación

☆☆☆ Si respondiste a las cuatro preguntas correctamente, ¡bravo! ¡Eres la estrella de los trastornos reproductivos!

☆☆ Si contestaste tres preguntas de forma acertada, ¡bien hecho! ¡Ganas el Emmy por excelencia en las pruebas endoscópicas!

☆ Si respondiste menos de tres preguntas correctamente, ¡no te preocupes! Repasa tus líneas y actuarás como una estrella.

Bibliografía

American College of Obstetricians and Gynecologists. (2013). Patient education fact sheet: New guidelines for cervical cancer screening. Tomado de: http://www.acog.org/-/media/For-Patients/pfs004.pdf?dmc=1&ts=20151022T1856308277

CDC. (2015). 2015 Sexually Transmitted Diseases Treatment Guidelines. Tomado de: http://www.cdc.gov/std/tg2015/gonorrhea.htm

Collins, M. (2013). Pap smear abnormalities. In T. Buttaro, J. Trybulski, P. Baily, & J. Sandberg-Cook (Eds.), *Primary care a collaborative practice* (p. 859). St. Louis, MO: Elsevier.

DeNisco, S. (2013). Sexual dysfunction (male). In T. Buttaro, J. Trybulski, P. Baily, & J. Sandberg-Cook (Eds.), *Primary care a collaborative practice* (p. 772). St. Louis, MO: Elsevier.

Screening for Cervical Cancer: Clinical Summary of U.S. Preventive Services Task Force Recommendation. AHRQ Publication No. 11-05156-EF-3, March 2012. http://www.uspreventiveservicestaskforce.org/uspstf11/cervcancer/cervcancersum.htm

Stewart, E. (2015). Epidemiology, clinical manifestations, diagnosis, and natural history of uterine leiomyomas (fibroids). Tomado de: www.uptodate.com

Capítulo 15

Trastornos musculoesqueléticos

Objetivos

En este capítulo aprenderás:

◆ La anatomía y fisiología del sistema musculoesquelético

◆ Técnicas para valorar el sistema musculoesquelético

◆ Pruebas para diagnosticar los trastornos musculoesqueléticos

◆ Causas, fisiopatología, pruebas diagnósticas e intervenciones de enfermería para los trastornos musculoesqueléticos frecuentes

Una mirada a los trastornos musculoesqueléticos

Debes estar alerta para recurrir a tu amplia gama de habilidades de enfermería al proporcionar atención al sistema musculoesquelético. ¿Por qué? Porque algunos problemas musculoesqueléticos son sutiles y difíciles de evaluar, mientras que otros son evidentes, incluso traumáticos, y afectan al paciente tanto emocional como físicamente.

Anatomía y fisiología

Las tres partes principales del sistema musculoesquelético son los huesos, las articulaciones y los músculos.

Huesos

Los 206 huesos del esqueleto sostienen los órganos y los tejidos, y forman el armazón del cuerpo. Los huesos también sirven como sitios de almacenamiento de minerales y producen células sanguíneas (véase *Sistema esquelético*, p. 680).

Mira con cuidado

Sistema esquelético

De los 206 huesos en el sistema esquelético, 80 forman el esqueleto axial, o cabeza y tronco, y 126 forman el esqueleto apendicular, o las extremidades. A continuación se muestran los principales huesos del cuerpo.

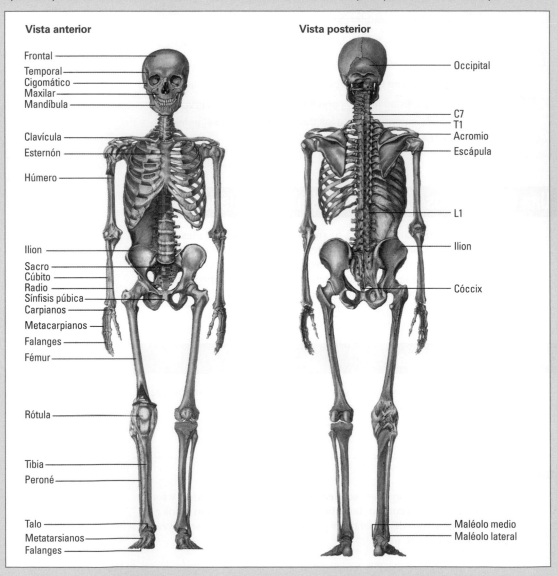

Vista anterior

- Frontal
- Temporal
- Cigomático
- Maxilar
- Mandíbula
- Clavícula
- Esternón
- Húmero
- Ilion
- Sacro
- Cúbito
- Radio
- Sínfisis púbica
- Carpianos
- Metacarpianos
- Falanges
- Fémur
- Rótula
- Tibia
- Peroné
- Talo
- Metatarsianos
- Falanges

Vista posterior

- Occipital
- C7
- T1
- Acromio
- Escápula
- L1
- Ilion
- Cóccix
- Maléolo medio
- Maléolo lateral

Función ósea

Los huesos realizan funciones anatómicas (mecánicas) y fisiológicas, que incluyen:

- Estabilizar y sostener el cuerpo
- Proporcionar una superficie para la unión del músculo, el ligamento y el tendón
- Moverse por medio de una acción de "palanca" cuando se contrae
- Producir eritrocitos en la médula ósea (hematopoyesis)
- Almacenar sales minerales, incluyendo alrededor del 99 % del calcio del cuerpo
- Proteger los tejidos y los órganos internos (p. ej., las 33 vértebras que rodean y protegen la médula espinal)

Articulaciones

La unión de dos o más huesos se llama *articulación*. Las articulaciones estabilizan los huesos y permiten un tipo específico de movimiento. Existen dos tipos de articulaciones:

1. No sinoviales
2. Sinoviales

En las articulaciones no sinoviales, los huesos están conectados por tejido fibroso o cartílago. Pueden ser inmóviles, como las suturas en el cráneo, o ligeramente móviles, como las vértebras.

Libre para ser... una articulación sinovial

Las articulaciones sinoviales se mueven con libertad. Los huesos están separados uno de otro y se encuentran dentro de una cavidad llena de líquido sinovial, un lubricante. Una capa de cartílago resistente cubre las superficies de los huesos que se oponen. Este cartílago amortigua los huesos y les permite realizar el movimiento completo de la articulación al hacer sus superficies lisas (véase *Articulación sinovial*).

Algunas articulaciones populares

Las articulaciones sinoviales se dividen en varios tipos, incluyendo las articulaciones esférica y en bisagra.

Las articulaciones esféricas (que se encuentran en los hombros y las caderas) permiten:

1. Flexión (doblarse, lo que disminuye el ángulo de la articulación)
2. Extensión (enderezarse, lo que aumenta el ángulo de la articulación)
3. Aducción (moverse hacia la línea media)
4. Abducción (alejarse de la línea media)

Estas articulaciones también giran en sus cavidades y se evalúan por su grado de rotación interna y externa.

Las articulaciones en bisagra, como la rodilla y el codo, generalmente se mueven solamente en flexión y extensión.

Articulación sinovial

Por lo general, los huesos se ajustan uno con otro. El cartílago (un tejido fibroso y suave) amortigua el extremo de contacto de cada hueso, y el líquido sinovial llena el espacio articular. Este líquido lubrica la articulación y facilita el movimiento, al igual que el líquido de frenos en un automóvil.

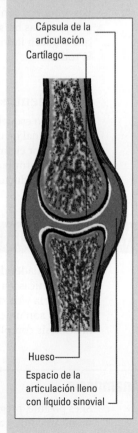

Cápsula de la articulación

Cartílago

Hueso

Espacio de la articulación lleno con líquido sinovial

Te tenemos rodeada

Las articulaciones sinoviales están rodeadas por una cápsula fibrosa que estabiliza las estructuras articulares. La cápsula también rodea los ligamentos de la articulación (las bandas duras y fibrosas que unen un hueso con otro).

Músculos

Los músculos esqueléticos son grupos de células o fibras contráctiles. Estas fibras se contraen y producen el movimiento esquelético cuando reciben un estímulo del sistema nervioso central (SNC). El SNC es el responsable de la función muscular involuntaria y voluntaria. Los músculos esqueléticos también mantienen la postura y generan calor corporal.

Tipo duro, ¿eh?

Los tendones son las partes duras y fibrosas del músculo que lo unen al hueso. Las bolsas sinoviales (*bursae*), sacos llenos de líquido sinovial que reducen la fricción, se encuentran en áreas de alta fricción, como la rodilla.

Movimientos musculares

El músculo esquelético permite varios tipos de movimiento. El nombre funcional de un músculo proviene del tipo de movimiento que permite. Por ejemplo, un músculo flexor permite doblar (flexión), uno abductor permite el movimiento lejos del eje del cuerpo (abducción) y uno circunductor permite un movimiento circular (circunducción).

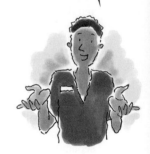

Los músculos mantienen la postura y generan calor corporal.

Valoración inicial

Tus habilidades de valoración te ayudarán a descubrir anomalías musculoesqueléticas y a evaluar la capacidad del paciente para realizar actividades de la vida diaria. Sin embargo, debido a que muchas lesiones de este tipo son urgencias, es posible que no tengas tiempo de obtener la anamnesis completa del paciente o de realizar una exploración física.

Anamnesis

Si es posible, pregunta al paciente sobre enfermedades actuales y pasadas, medicamentos y antecedentes familiares y sociales.

Estado de salud actual

Pregunta al paciente acerca de su motivo de consulta principal. Los pacientes con lesiones articulares por lo regular se quejan de dolor, hinchazón (edema) o rigidez. Aquellos con fracturas óseas tienen dolor agudo cuando mueven el área afectada. Las lesiones musculares suelen estar acompañadas de dolor, edema y debilidad.

Pregunta al paciente si su capacidad para realizar actividades de la vida diaria se ve afectada. ¿El dolor es más intenso o ha notado sonidos crepitantes cuando mueve ciertas partes del cuerpo?, ¿utiliza hielo, calor u otros remedios para tratar el problema?, ¿el dolor es más intenso por la mañana?

Estado de salud previo

Pregunta si el paciente ha tenido alguna vez gota, artritis, tuberculosis o cáncer, que puede producir una metástasis ósea. ¿Se le ha diagnosticado osteoporosis?

Información sobre lesiones

Pregunta al paciente si ha padecido de forma reciente algún traumatismo contuso o penetrante. Si es así, ¿cómo sucedió? Por ejemplo, ¿el paciente sufrió lesiones de rodilla y cadera después de ser golpeado por un automóvil, o se cayó de una escalera y se golpeó el cóccix? Esta información te ayudará a guiar tu valoración y predecir traumatismos ocultos.

También pregunta al paciente si utiliza un dispositivo de ayuda, como un corsé, un bastón, una andadera o un aparato ortopédico. Si es así, observa al paciente utilizar el dispositivo para evaluar cómo se mueve.

Medicamentos

Pregunta al paciente sobre los medicamentos que toma con regularidad. Muchos fármacos pueden afectar al sistema musculoesquelético. Los corticoesteroides, por ejemplo, pueden ocasionar debilidad muscular, miopatía, osteoporosis, fracturas patológicas y necrosis avascular de la cabeza del fémur y la del húmero.

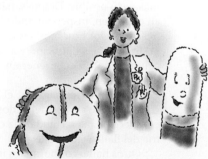

Diversos medicamentos afectan el sistema musculoesquelético, así que revisa qué fármacos está tomando el paciente.

Antecedentes familiares

Pregunta al paciente si un miembro de la familia sufre alguna enfermedad articular. Los trastornos con un componente hereditario incluyen:

- Gota
- Artrosis de las articulaciones interfalángicas
- Espondiloartropatías (como la espondilitis anquilosante, el síndrome de Reiter, la artritis psoriásica y la artritis enteropática)
- Artritis reumatoide

Antecedentes sociales

Pregunta al paciente sobre su trabajo, aficiones y hábitos personales. Tejer, jugar fútbol, tenis o videojuegos, y los trabajos de oficina o de construcción pueden causar lesiones por esfuerzo repetitivo o lesionar el sistema musculoesquelético de otras maneras. Incluso cargar una mochila o un bolso pesados puede ocasionar lesiones o aumentar el tamaño del músculo.

Exploración física

Realiza una evaluación de la cabeza a los pies, valorando de manera simultánea la función muscular y articular de cada área del cuerpo. Tendrás que observar la postura, la marcha y la coordinación del paciente, e inspeccionar y palpar sus músculos, articulaciones y huesos.

Inspección de la postura, la marcha y la coordinación

La valoración comienza en el momento en el que veas al paciente. Tener buenas habilidades de observación te permite obtener una gran cantidad de información sobre la fuerza muscular aproximada, el movimiento del músculo facial, la simetría corporal y las deformidades o anomalías físicas o funcionales evidentes.

Evalúa la simetría corporal general del paciente a medida que asume diferentes posturas y realiza diversos movimientos. Nota las diferencias marcadas en el tamaño, la forma y el movimiento de cada lado.

Postura

La *postura* es la actitud o la posición que las partes del cuerpo asumen en relación con otras y con el ambiente externo. La evaluación de la postura incluye la inspección de la curvatura vertebral y la posición de las rodillas.

Simétrico (y bien derecho)

Para valorar la curvatura vertebral, pide al paciente que se mantenga lo más recto posible. Después, párate a un lado, detrás y frente al paciente, en ese orden, inspeccionando la columna vertebral para revisar su alineación, y los hombros, las crestas ilíacas y las escápulas para comprobar la simetría de su posición y altura. Cuando el paciente está de pie, su columna dorsal debe tener una curvatura convexa y la lumbar debe tener una curvatura cóncava.

A continuación, haz que el paciente se incline hacia adelante desde la cintura con los brazos relajados y colgando. Colócate detrás del paciente e inspecciona la rectitud de la columna, observando la posición y la simetría del flanco y del tórax.

Otros hallazgos normales incluyen:
- Columna media sin curvaturas laterales
- Curvatura lumbar cóncava que cambia a una convexa en la posición flexionada

- Crestas ilíacas, hombros y escápulas en el mismo nivel, de forma horizontal

Marcha

Dirige al paciente para que camine alejándose de ti, dé la vuelta y luego regrese. Observa la postura, el movimiento (como el ritmo y la longitud de la zancada), la posición del pie, la coordinación y el equilibrio.

Camina como experto

Los hallazgos normales al caminar incluyen movimientos suaves y coordinados, la cabeza que conduce al cuerpo al girar y la postura erecta con aproximadamente 5-10 cm de espacio entre los pies. Asegúrate de permanecer cerca de un paciente anciano o enfermo y mantente alerta para ayudar si tropieza o comienza a caer.

Coordinación

Evalúa qué tan bien producen movimiento los músculos del paciente. La coordinación es resultado de la integridad neuromuscular; la falta de integridad muscular o nerviosa del sistema, o ambas, perjudican la capacidad para realizar movimientos voluntarios y productivos.

Movimientos finos y gruesos

Evalúa las habilidades motoras gruesas haciendo que el paciente realice una acción corporal que involucre los músculos y las articulaciones en movimientos direccionales naturales, como levantar el brazo hacia un lado y otros ejercicios de amplitud de movimiento. Evalúa la coordinación motora fina pidiendo al paciente que recoja un objeto pequeño de un escritorio o mesa.

Inspección y palpación de los músculos

La inspección y la palpación, por lo general, se realizan de manera simultánea durante la evaluación musculoesquelética. Valora el tono muscular, la masa y la fuerza. Palpa los músculos con suavidad, nunca forzando el movimiento cuando el individuo reporte dolor o cuando sientas resistencia. Observa la cara y el lenguaje corporal del paciente para detectar signos de incomodidad; puede ser que tenga dolor y no lo exprese de manera verbal.

Tono y masa

El tono muscular es la consistencia o la tensión del músculo en reposo. Prueba palpando un músculo en reposo y realizando ejercicios de amplitud de movimiento pasivos. Para la palpación, siente el músculo desde su inserción en el hueso hasta su borde. Un músculo relajado debe sentirse suave y flexible, y no debe haber sensibilidad; uno contraído debe sentirse firme.

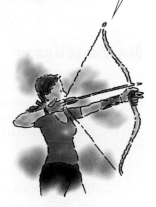

La coordinación es resultado de la integridad neuromuscular. ¡Justo lo que necesito para disparar directo al objetivo!

Echa un vistazo a esos músculos

La *masa muscular* es el tamaño de un músculo. La valoración de la masa muscular por lo general implica medir la circunferencia del muslo, la pantorrilla y el brazo. Al medir, marca los puntos de referencia con un bolígrafo para asegurarte de que estás midiendo en el mismo lugar en cada lado del cuerpo.

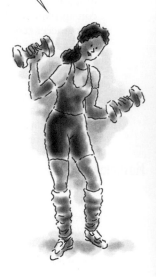

Medir la circunferencia del muslo, la pantorrilla y el brazo te ayudará a valorar la masa muscular. ¡Estoy trabajando para aumentar mi masa muscular!

Fuerza y amplitud de movimiento conjunto

La valoración de la amplitud de movimiento sirve para probar la función de la articulación; la de fuerza muscular contra resistencia, la función de los músculos que rodean la articulación (véase *Evaluación de la fuerza muscular*, p. 687).

Inspección y palpación de articulaciones y huesos

Cuando evalúes las características de las articulaciones y los huesos, y la amplitud de movimiento articular, nunca fuerces el movimiento si sientes resistencia o si el paciente se queja de dolor.

Desviación de la norma

Las desviaciones incluyen dolor, inflamación, rigidez, deformidades, amplitud de movimiento alterado, crepitación (un sonido crepitante o sensación que acompaña al movimiento de la articulación), anquilosis (fusión o fijación de las articulaciones) y contractura (acortamiento muscular).

Columna cervical

Pide a la persona que se siente o se pare. Inspecciona la columna cervical por detrás, desde un costado y mientras estás de frente al paciente.

Dibuja la línea

Observa la alineación de la cabeza con el cuerpo. La nariz debe estar alineada con la mitad del esternón y extenderse más allá de los hombros cuando se ve desde un costado. La cabeza debe alinearse con los hombros. De manera habitual, la séptima vértebra cervical y la primera torácica parecen ser más prominentes que las otras.

Clavículas

Con el paciente sentado o de pie, inspecciona y palpa la longitud de las clavículas, incluyendo las articulaciones esternoclavicular y acromioclavicular. Los hallazgos normales incluyen huesos firmes, lisos y continuos.

Evaluación de la fuerza muscular

Para evaluar la fuerza de los músculos del brazo y del tobillo del paciente, utiliza las técnicas mostradas aquí.

Fuerza de los bíceps

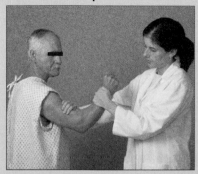

Fuerza de los tríceps

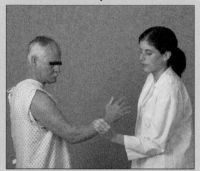

Fuerza del tobillo: flexión plantar

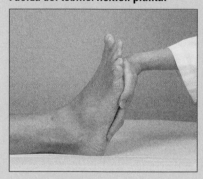

Fuerza del tobillo: dorsiflexión

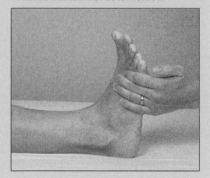

Escápulas

Para inspeccionar y palpar las escápulas, siéntate directamente detrás del paciente mientras éste se coloca con los hombros empujando hacia atrás. Por lo general, las escápulas se localizan sobre las costillas torácicas, de la dos a la siete. Busca una distancia igual de los bordes escapulares centrales a la línea media espinal.

Costillas

Pide al paciente que permanezca sentado. Después de evaluar las escápulas, inspecciona y palpa las superficies anterior, posterior y lateral de las costillas. Los hallazgos normales incluyen huesos firmes, lisos y continuos.

Hombros

Con el paciente aún sentado, palpa las articulaciones en movimiento en busca de crepitación. Inspecciona la piel que cubre las articulaciones de los hombros para detectar eritema, masas o inflamación.

Abducción y aducción

A continuación, palpa la articulación acromioclavicular y el área sobre la tuberosidad mayor del húmero. Pide al paciente que se ponga de pie, sostenga el brazo en un costado y después realice su aducción. A continuación, coloca el pulgar en la porción anterior de la articulación del hombro del paciente y tus dedos en la porción posterior de la articulación del hombro. Pide al sujeto que realice la abducción del brazo. Palpa la articulación del hombro mientras él o ella realiza el movimiento.

Levante y gire

Ahora colócate de pie detrás del paciente. Con las yemas de tus dedos colocadas sobre la tuberosidad mayor del húmero, indica al paciente que gire cada hombro hacia adentro moviendo el brazo correspondiente detrás de su espalda. Lo anterior te permite palpar una porción del manguito rotador musculotendinoso, así como las estructuras óseas de la articulación del hombro.

Codos

Con el paciente sentado o de pie, inspecciona el contorno de la articulación y la piel sobre cada codo. Palpa los codos en reposo y durante el movimiento.

Muñecas

Con el paciente sentado o de pie, inspecciona las muñecas en busca de masas, eritema, deformidades esqueléticas e inflamación. Palpa la muñeca en reposo y durante el movimiento sujetándola con suavidad entre el pulgar y los dedos.

Dedos y pulgares

Con el paciente sentado o de pie, inspecciona los dedos y los pulgares de cada mano para detectar nódulos, eritema, espaciamiento, longitud y deformaciones esqueléticas. Palpa los dedos y los pulgares en reposo y durante el movimiento.

Columna torácica y lumbar

Además de evaluar las curvaturas de la columna dorsal y lumbar durante la valoración postural, tendrás que palpar la longitud de la columna vertebral para detectar si hay sensibilidad y observar la alineación vertebral. Con el paciente de pie, evalúa la sensibilidad y percute cada proceso espinoso (de forma directa sobre la columna vertebral) con el lado cubital de tu puño.

Revisa si el paciente puede moverse con una amplitud de movimiento completa mientras mantiene el equilibrio, la uniformidad y la coordinación.

Caderas y pelvis

Con el paciente sentado o de pie, inspecciona y palpa sobre las prominencias óseas de las caderas y la pelvis: crestas ilíacas, sínfisis púbica, columna anterior, tuberosidades isquiáticas y trocánteres mayores. Palpa la cadera en reposo y durante el movimiento.

Rodillas

Inspecciona las rodillas con el paciente sentado. Realiza la palpación de la articulación mientras está en reposo y durante el movimiento. Inspecciona y palpa los huecos poplíteos detrás de la articulación. Los movimientos de la rodilla deben ser uniformes.

Tobillos y pies

Con el paciente sentado, inspecciona y palpa los tobillos y los pies, en reposo y durante el movimiento.

> Con el paciente sentado, inspecciona y palpa los tobillos y los pies en reposo y en movimiento.

Dedos de los pies

El paciente puede estar sentado o acostado en posición supina para valorar el dedo del pie. Inspecciona todas las superficies de los dedos. Palpa los dedos en reposo y durante el movimiento.

Pruebas diagnósticas

Las pruebas diagnósticas ayudan a confirmar el diagnóstico y a identificar la causa subyacente de los problemas musculoesqueléticos. Los procedimientos habituales incluyen pruebas de aspiración, endoscópicas y estudios radiográficos y de imágenes.

Pruebas de aspiración

El médico puede aspirar una muestra de la cápsula articular (artrocentesis) o de la médula ósea para detectar diversos trastornos.

Artrocentesis

La *artrocentesis* es una punción articular utilizada para obtener líquido para análisis con el fin de identificar la causa del dolor y la inflamación, valorar en busca de infección y distinguir formas de artritis, como seudogota y artritis infecciosa. El médico probablemente escogerá la rodilla para este procedimiento, pero puede obtener líquido sinovial de la muñeca, el tobillo, el codo o la primera articulación metatarsofalángica.

Hallazgos reveladores

En la infección de las articulaciones, por ejemplo, el líquido sinovial parece turbio y contiene más leucocitos y menos glucosa de lo normal. Cuando el traumatismo causa sangrado en una articulación, el líquido sinovial contiene eritrocitos. En tipos específicos de artritis, los cristales pueden confirmar el diagnóstico, por ejemplo, los cristales de urato indican gota.

Realizar doble labor

La artrocentesis también tiene valor terapéutico. Por ejemplo, en el derrame articular sintomático, la eliminación del exceso de líquido sinovial alivia el dolor.

Consideraciones de enfermería

- Describe el procedimiento al paciente. Explícale que se le pedirá que asuma una determinada posición, dependiendo de la articulación que se vaya a aspirar, y que debe permanecer quieto.
- Después de la prueba, el médico puede pedirte que apliques hielo o compresas frías en la articulación para reducir el dolor y la inflamación.
- Si el médico retira una gran cantidad de líquido, indica al paciente que puede ser necesario que utilice un vendaje elástico.
- Aconseja al paciente que no emplee la articulación en exceso durante 24 h después de la prueba para evitar dolor, inflamación y rigidez en las articulaciones.
- Instruye al paciente para que informe estos signos de infección: fiebre y aumento del dolor, dolorimiento, inflamación, calor o enrojecimiento.

Aspirado de médula ósea

En el aspirado de médula ósea, el médico quita una pequeña cantidad de líquido de la médula empleando una aguja especial. Este procedimiento se puede utilizar para diagnosticar muchas anomalías, incluyendo artritis reumatoide, tuberculosis, amiloidosis, sífilis, infección bacteriana o vírica, infestación parasitaria, tumores y problemas hemáticos.

Aguanta un poco

La médula ósea por lo general se aspira desde el esternón o las crestas ilíacas. El sitio se prepara como para cualquier procedimiento quirúrgico menor y después se infiltra con un anestésico local, como lidocaína. El médico inserta la aguja en la médula, con el estilete en su lugar, a través de la corteza en la cavidad de la médula. La penetración de la cavidad medular hace que el paciente tenga una sensación de colapso. A continuación, el médico retira el estilete, fija una jeringa al cono de la aguja y aspira 0.2-0.5 mL de líquido.

Consideraciones de enfermería

- Indica al paciente que lo sedarán y que se le administrará un anestésico local antes de la inserción de la aguja.

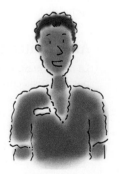

El aspirado de médula ósea implica colocar una aguja en el esternón o en la cresta ilíaca.

- Explica que la prueba dura alrededor de 10 min.
- Advierte al paciente que sentirá presión a medida que el médico inserte la aguja y que la aspiración puede doler por un período reducido.
- Observa si hay signos de infección después del procedimiento.
- Asegúrate de que la hemorragia se detenga, en especial si el paciente tiene un trastorno de la coagulación.

Pruebas endoscópicas

Los estudios endoscópicos permiten la visualización directa de los problemas articulares. La artroscopia es un procedimiento endoscópico frecuente.

Artroscopia

La artroscopia se utiliza de forma habitual para evaluar la rodilla. Esta prueba ayuda al médico a valorar problemas en las articulaciones, planificar abordajes quirúrgicos y documentar la patología.

Coloca agujas en la rodilla

Después de insertar una aguja de gran calibre en la bolsa suprapatelar, el cirujano inyecta solución salina estéril para distender la articulación. A continuación, pasa un fibroscopio a través de puntos de punción laterales o mediales a la meseta tibial, lo cual permite una visualización directa. Con un fibroscopio de amplio alcance, es posible quitar restos articulares y cuerpos pequeños y sueltos, o reparar un menisco roto.

Consideraciones de enfermería

- Indica al paciente que no debe ingerir alimentos o bebidas después de la medianoche antes de la prueba.
- Explica que si el médico lo ordena, el paciente recibirá un sedante justo antes del procedimiento y se preparará el área alrededor de la articulación.
- Si la prueba se realiza bajo anestesia local, verifica los antecedentes de hipersensibilidad a anestésicos locales. Advierte al paciente que puede sentir molestias transitorias durante la inyección del anestésico.
- Explica que el cirujano realizará una pequeña incisión e insertará el artroscopio en la cavidad articular.
- Indica al paciente que se le permitirá caminar tan pronto como esté completamente despierto. El paciente experimentará dolor leve y una ligera sensación de dolor muscular en la rodilla durante 1-2 días.
- Instruye al paciente para que notifique al médico si siente dolor intenso o persistente, o desarrolla fiebre con signos de inflamación local.
- Aconseja al paciente que no haga un empleo excesivo de la articulación durante unos días después de la prueba. Indícale que puede reanudar la dieta normal.

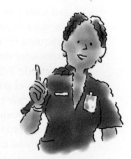

Los pacientes deben reposar por algunos días después de una artroscopia.

- Pregunta al médico sobre ejercicios específicos para las piernas, aplicación de hielo y cambios de apósito que son necesarios después del procedimiento y en casa.
- Evalúa al paciente en busca de signos de complicaciones, como infección, hemartrosis (acumulación de sangre en la articulación) o quistes sinoviales.
- Enseña al paciente la técnica apropiada para caminar con muletas, si éstas se ordenan, y pídele que realice una demostración.

Estudios radiográficos e imagenológicos

Los estudios radiográficos y de imagen incluyen exploraciones óseas, tomografía computarizada (TC), absorciometría de rayos X de energía dual (DEXA, de *dual energy X-ray absorptiometry*), resonancia magnética (RM) y radiografías.

Gammagrafía ósea

Una gammagrafía ósea ayuda a detectar metástasis óseas, enfermedades benignas, fracturas, necrosis avascular e infección.

Estudio centellante

Después de la introducción i.v. de un material radiactivo, como el radioisótopo polifosfato de tecnecio, el isótopo se obtiene en áreas de creciente actividad ósea o de formación ósea activa. Un contador de centelleo detecta los rayos γ, indicando áreas anómalas de aumento de la captación (hallazgos positivos). El radioisótopo tiene una vida media corta y se elimina con rapidez del cuerpo del paciente.

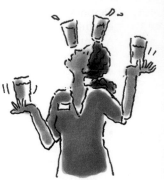

Después de que el isótopo se inyecta para una gammagrafía ósea, el paciente debe esperar 2 a 3 horas para que se realice el proceso y beber de cuatro a seis vasos de líquido. ¡Eso es una gran cantidad de líquido!

Consideraciones de enfermería
- Explica al paciente que esta prueba, además de ser indolora, con frecuencia detecta las anomalías óseas mucho antes que las radiografías convencionales.
- Indica al paciente que puede ingerir alimentos como de costumbre antes de la prueba.
- Describe cómo el radiólogo aplica un torniquete en el brazo del paciente y luego inyecta una pequeña dosis de un isótopo radiactivo. Asegura al paciente que el isótopo emite menos radiación que una máquina de rayos X estándar.
- Menciona que después de inyectar el isótopo hay un período de espera de 2-3 h antes de que se realice el análisis. Durante este tiempo, el paciente debe beber de cuatro a seis vasos de líquido.
- Explica que cuando llegue el momento de la gammagrafía, se encontrará en posición supina sobre una mesa dentro del escáner. Éste se mueve despacio hacia adelante y atrás, registrando imágenes durante aproximadamente 1 h. Instruye al paciente para que permanezca lo más quieto posible y para que sepa que tendrá que colocarse en diferentes posiciones.

Tomografía computarizada

Una tomografía computarizada ayuda al diagnóstico de tumores óseos y otras anomalías. Permite evaluar fracturas cervicales o raquídeas cuestionables, fragmentos de fracturas, lesiones óseas y cuerpos intraarticulares sueltos.

Teletranspórtame, Scotty

Se dirigen múltiples rayos X de un escáner computarizado corporal al cuerpo desde diferentes ángulos. Los rayos pasan a través del cuerpo y atacan detectores de radiación, produciendo impulsos eléctricos. A continuación, un dispositivo electrónico convierte estos impulsos en información digital, que se muestra como una imagen tridimensional en un monitor.

Consideraciones de enfermería

* Si el paciente está programado para recibir un medio de contraste, infórmale que no debe comer durante 4 h antes de la prueba. Revisa los registros del paciente para confirmar que no sea hipersensible a ningún medio de contraste. Si es hipersensible, puede necesitar medicación previa al tratamiento.
* Indica al paciente que necesita ponerse una bata de hospital, retirar todos los artículos de metal que tenga puestos, como joyería, y vaciar la vejiga antes de la prueba.
* Instruye al paciente para que permanezca inmóvil durante la prueba. Aunque va a estar solo en la habitación, asegúrale que puede comunicarse con el técnico a través de un sistema de intercomunicación.
* Si el paciente recibió un medio de contraste por vía oral, exhórtalo para que beba muchos líquidos después de la prueba para ayudar a eliminar el medio de contraste del cuerpo.

Absorciometría de rayos X de energía dual

La DEXA se puede utilizar para evaluar la densidad ósea de todo el cuerpo o sólo la cadera o la columna vertebral. Se utiliza para ayudar a diagnosticar la osteoporosis, en especial antes de que tenga lugar una fractura. Esta técnica no invasiva implica el empleo de un tubo radiográfico para medir la densidad mineral ósea y expone al paciente a una radiación mínima.

Enfoques alternativos

También se puede utilizar una variedad de otras máquinas para medir la densidad ósea (véase *Grupo de pruebas para medir la densidad ósea*).

Consideraciones de enfermería

* Tranquiliza al paciente e indica que este examen es indoloro, no invasivo y, por lo general, tarda menos de 15 min en realizarse.
* Pide al paciente que se retire todas las joyas del área que va a ser examinada.

Grupo de pruebas para medir la densidad ósea

Las siguientes pruebas miden la densidad o la masa ósea y son útiles para diagnosticar la osteoporosis:

• La absorciometría de rayos X de energía única evalúa la muñeca o el talón.
• La absorciometría de rayos X de energía dual periférica evalúa la muñeca, el talón o el dedo.
• La absorción de fotones individuales evalúa la muñeca.
• La absorsiometría de fotones dobles evalúa la cadera, la columna vertebral o el cuerpo completo.
• La absorstiometría radiográfica calcula la densidad ósea mediante una radiografía de la mano.

Resonancia magnética

La RM puede mostrar irregularidades de la médula espinal y es muy útil para diagnosticar una hernia discal.

Debe ser el magnetismo animal

Este escáner utiliza un potente campo magnético y energía de radiofrecuencia para producir imágenes basadas en el contenido de hidrógeno de los tejidos corporales. El equipo procesa señales y muestra la imagen de alta resolución resultante en un monitor. El paciente no puede sentir el campo magnético.

Consideraciones de enfermería

- Explica al paciente que se colocará en una cama estrecha que se desliza dentro de un cilindro grande que aloja los imanes de RM.
- Indica al paciente que le pedirán que se ponga una bata de hospital y que se quite todos los objetos metálicos, incluyendo pasadores, joyas, relojes, anteojos, auxiliares auditivos y aparatos dentales. El paciente también debe retirar la ropa con cierres de metal, hebillas o botones, así como tarjetas de crédito, bancarias y de estacionamiento, porque el proceso podría borrar los códigos magnéticos. También tendrá que retirar cualquier parche con medicamentos.
- Pregunta al paciente si tiene metal implantado, como un marcapasos, una placa, tornillos o una articulación artificial. Si el paciente tiene implantes de metal, no se podrá realizar la RM.
- Indica al paciente que oirá ruidos suaves durante la prueba. Pregunta si es claustrofóbico. Si es así, la sedación puede ayudar al paciente a tolerar la exploración.
- Instruye al paciente para que permanezca inmóvil durante la prueba. Aunque estará solo en la habitación, asegúrale que podrá hablar con el técnico a través de un sistema de intercomunicación.

Radiografías

Las radiografías anteroposteriores, posteroanteriores y laterales permiten una visualización tridimensional. Ayudan a diagnosticar:
- Trastornos traumáticos, como fracturas y dislocaciones
- Enfermedad ósea, incluyendo lesiones solitarias, focales múltiples en un hueso o generalizadas que afectan a todos los huesos
- Enfermedades articulares, como artritis, infecciones, cambios degenerativos, sinoviosarcoma, osteocondromatosis, necrosis avascular, epífisis femoral deslizada e inflamación de tendones y bolsas sinoviales alrededor de una articulación
- Masas y calcificaciones
  Si el médico necesita un estudio complementario a las radiografías estándar, puede ordenar una TC o una RM.

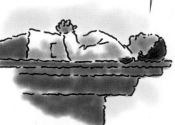

Los rayos X pueden ayudar a diagnosticar lesiones traumáticas, enfermedades óseas y articulares, y masas y calcificaciones.

Consideraciones de enfermería
- Asegúrate de que el paciente se quite todos los metales del área sometida a rayos X.
- Verifica que la orden de rayos X incluya los antecedentes recientes correspondientes, como traumatismos, e identifique el sitio de sensibilidad puntual. También debe incluir fracturas pasadas, dislocaciones o cirugía que involucre el área afectada.

Tratamientos

El dolor y la movilidad reducida representan un buen motivo para obtener atención médica. En consecuencia, la mayoría de los pacientes con problemas musculoesqueléticos buscan un tratamiento con prontitud.

Levantarse y caminar de nuevo

Para restablecer la movilidad de un paciente, se utilizan varios tratamientos, solos o en combinación:
- Programa equilibrado de ejercicio y descanso
- Férula, corsé u otro dispositivo para sostener una extremidad o articulación debilitada o lesionada
- Tratamiento con fármacos para controlar el dolor, la inflamación o la espasticidad muscular
- Tratamientos no quirúrgicos, incluyendo una reducción cerrada o inmovilización
- Cirugía con inmovilización posterior con yeso, un aparato ortopédico u otro dispositivo

Tratamiento farmacológico

Los salicilatos son la primera línea de defensa frente a las artropatías. Otros tratamientos farmacológicos incluyen analgésicos, antiinflamatorios no esteroideos (AINE), corticoesteroides y relajantes del músculo esquelético.

Tratamientos no quirúrgicos

Algunos pacientes con trastornos musculoesqueléticos requieren tratamiento no quirúrgico. Dicho tratamiento puede incluir la reducción cerrada de una fractura o inmovilización.

Reducción cerrada

La *reducción cerrada* implica la manipulación externa de fragmentos de fractura o articulaciones luxadas para restaurar su posición y alineación normales. Puede realizarse bajo anestesia local, regional o general, o sedación controlada.

Preparación del paciente

Prepara al paciente para la reducción siguiendo estos pasos:
- Si recibe un anestésico general, indica al paciente que no ingiera alimentos después de la medianoche. Infórmale que recibirá un sedante antes del procedimiento.
- Si resulta apropiado, explica cómo la tracción puede reducir el dolor, aliviar los espasmos musculares y mantener la alineación mientras espera el procedimiento.

Control y cuidados posteriores

Después del procedimiento, sigue estos pasos:
- Evalúa y controla el dolor, según la necesidad.
- Mantente alerta para cuidar cualquier vendaje, cabestrillo, férula o yeso después del procedimiento. Estos dispositivos inmovilizan la fractura o luxación.
- Señala que se tomará una radiografía para valorar la reducción cerrada.

Instrucciones para la atención domiciliaria

Antes del alta, sigue estos pasos:
- Enseña al paciente cómo aplicar (si es apropiado) y cuidar el dispositivo de inmovilización. Indícale que debe revisar con regularidad la piel debajo y alrededor del dispositivo para detectar cualquier irritación y solución de continuidad.
- Enfatiza la importancia de seguir los ejercicios prescritos.

Inmovilización

Los dispositivos de inmovilización se utilizan de manera habitual para mantener la alineación adecuada y limitar el movimiento. También alivian la presión y reducen el dolor.

¡No muevas ni un músculo!

Los dispositivos de inmovilización incluyen:
- Yesos y moldes sintéticos aplicados después de una reducción cerrada o abierta de fracturas o después de otras lesiones graves
- Férulas para inmovilizar fracturas, luxaciones o subluxaciones
- Cabestrillos para apoyar e inmovilizar un brazo, una muñeca o una mano dañados, o para soportar el peso de una férula o mantener los vendajes en su lugar
- Tracción cutánea o esquelética, utilizando un sistema de pesas y poleas para reducir las fracturas, tratar luxaciones, corregir las deformidades o disminuir los espasmos musculares

- Aparatos ortopédicos para apoyar las articulaciones débiles o con deformidades
- Collarines cervicales para inmovilizar la columna cervical, disminuir los espasmos musculares y, posiblemente, aliviar el dolor

Preparación del paciente

Antes del procedimiento, prepara al paciente para su inmovilización siguiendo estos pasos:

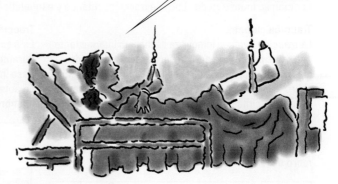

> Sé que la tracción esquelética ayuda para reducir fracturas y otras indicaciones, pero me siento como una marioneta.

- Explica el propósito del dispositivo de inmovilización. Si es posible, muestra al paciente el dispositivo antes de la aplicación y demuestra cómo funciona. Recuerda al paciente aproximadamente cuánto tiempo permanecerá el dispositivo en su lugar.
- Explícale que se sentirá incomodo al inicio, pero asegura que esto se resolverá cuando se acostumbre al dispositivo (véase *Comparación de las técnicas de tracción*, p. 698). Si el paciente tiene dolor, administra analgésicos y relajantes musculares, según indicación.

Control y cuidados posteriores

Después del procedimiento, sigue estos pasos:

- Toma precauciones para ayudar a prevenir las complicaciones de la inmovilidad, en especial si el paciente está en tracción o requiere de un reposo prolongado en cama. Por ejemplo, reposiciona al sujeto con frecuencia para mejorar su comodidad y prevenir la aparición de úlceras por presión.
- Según la indicación, ayuda con los ejercicios de amplitud de movimiento activos o pasivos para mantener el tono muscular y evitar las contracturas.
- Fomenta la tos regular y la respiración profunda para prevenir las complicaciones pulmonares.
- Haz énfasis en la importancia de una ingestión de líquidos adecuada para prevenir la estasis y la retención urinaria.
- Motiva al paciente que se encuentra en cama a adquirir nuevos pasatiempos o iniciar otras actividades para aliviar su aburrimiento. Lo anterior también ayuda a mantener una perspectiva mental positiva, que es importante para la recuperación.
- Fomenta la deambulación, si está indicado, y proporciona ayuda cuando sea necesario.
- Provee analgésicos, según indicación. Si estás administrando analgésicos opiáceos, observa si hay signos de toxicidad o excesos.
- Proporciona un cuidado regular de los pernos para el paciente en tracción esquelética para ayudar a disminuir al mínimo el riesgo de infección.

Comparación de las técnicas de tracción

La tracción limita el movimiento de la extremidad o la parte del cuerpo afectada de un paciente y puede confinarlo a reposo en cama durante un período prolongado. La extremidad se inmoviliza tirando con igual fuerza en cada extremo del área lesionada (una mezcla igual de tracción y contratracción). Las pesas producen la fuerza de tracción. La contratracción se produce utilizando otras pesas o colocando el peso corporal del paciente contra la tracción.

Aunque esta técnica por lo general requiere el confinamiento a una cama de hospital, permite al paciente limitar el movimiento de la extremidad afectada y realizar el ejercicio de las partes del cuerpo no afectadas. A continuación se muestran dos tipos de tracción: cutánea y esquelética.

Tracción cutánea

La *tracción cutánea* inmoviliza de manera intermintente una parte del cuerpo durante un período prolongado mediante la aplicación directa de una fuerza de tracción sobre la piel del paciente. La fuerza se puede aplicar utilizando una cinta de tracción adhesiva, no adhesiva u otros dispositivos de tracción cutánea, como cargador, correa o cabestrillo. El adhesivo permite una tracción más constante, mientras que el accesorio no adhesivo permite su retiro de forma más fácil para el cuidado diario.

Tracción esquelética

La *tracción esquelética* inmoviliza una parte del cuerpo durante períodos prolongados al unir el equipo con peso integrado directamente a los huesos del paciente. Lo anterior puede lograrse mediante pernos, tornillos, alambres o pinzas.

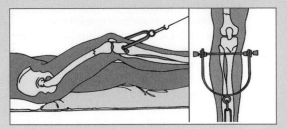

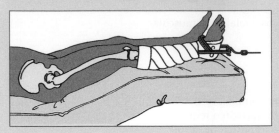

Instrucciones para la atención domiciliaria

Antes del alta, proporciona al paciente estas instrucciones:

- Indica al paciente que informe de manera inmediata los signos de complicaciones, incluyendo dolor, exudado o inflamación en el área afectada.
- Enfatiza la necesidad de cumplir de manera estricta las restricciones de actividad mientras el dispositivo de inmovilización esté colocado.
- Si se ordenaron muletas para utilizar junto con el yeso para la pierna o el tobillo, la férula o un inmovilizador de rodilla, asegúrate de que el paciente entienda cómo emplearlos. Si el paciente tiene un dispositivo removible, como un inmovilizador de rodilla, asegúrate de que haya comprendido cómo colocarlo de manera correcta.
- Recomienda al paciente que asista a todas las citas médicas programadas para evaluar la cicatrización.

Cirugía

Para algunos pacientes con trastornos musculoesqueléticos, la cirugía puede ofrecer una alternativa excelente ante una vida de dolor crónico y discapacidad. Los procedimientos quirúrgicos incluyen amputación, reemplazo de articulaciones, laminectomía y fusión vertebral, reducción abierta y fijación interna.

Amputación

Tal vez más que cualquier otra cirugía, la amputación puede cambiar de forma drástica la vida de un paciente. Tu función incluye proporcionar apoyo e instrucciones detalladas en la atención postoperatoria.

Preparación del paciente

Prepara al paciente para la amputación siguiendo estos pasos:
- Antes de la cirugía, refuerza la explicación del cirujano sobre el procedimiento y ponte en contacto con el médico si el paciente requiere información adicional.
- Proporciona apoyo físico y emocional.

Control y cuidados posteriores

Después del procedimiento, sigue estos pasos:
- Debes estar alerta para cuidar el yeso o la venda elástica que el cirujano coloca alrededor del muñón. Lo anterior ayuda a controlar la inflamación, disminuir el dolor y moldear el muñón para que se ajuste con comodidad a una prótesis.
- Cuando resulte apropiado, instruye al paciente para que informe el exudado o filtración de líquido a través del yeso, calor, sensibilidad u olor fétido.
- Advierte al paciente que el yeso puede resbalar conforme cede la inflamación. Si es así, debes envolver de inmediato el muñón o deslizarlo en un reductor elástico elaborado a la medida.
- Proporciona apoyo físico y emocional para que el paciente obtenga la máxima independencia.

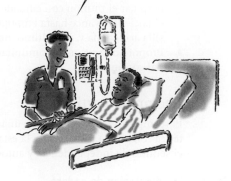

Apoya al paciente mientras se enfrenta a todas las cuestiones relacionadas con la pérdida de una extremidad.

Instrucciones para la atención domiciliaria

Antes del alta, proporciona al paciente las siguientes instrucciones:
- Enfatiza que el cuidado domiciliario adecuado del muñón puede acelerar su cicatrización. Indica al paciente que revise el muñón con cuidado todos los días, utilizando un espejo. El paciente debe llamar al cirujano si la herida está abierta, enrojecida o inflamada, caliente, dolorosa al tacto, o si hay exudado filtrándose. Enseña al paciente a limpiar el muñón para sus cuidados diarios, primero con jabón suave y agua, y después enjuagándolo y secándolo por completo.

- Apoya al paciente mientras se enfrenta a todas las cuestiones relacionadas con la pérdida de una extremidad. Enseña al paciente a no aplicar talco o lociones, porque pueden suavizar o irritar la piel. Adviértele que se mantenga atento y lo informe.
- Enséñale a masajear el muñón hacia la línea de sutura para movilizar la cicatriz y evitar que se adhiera al hueso.
- Recomiéndale que evite exponer la piel alrededor del muñón a una transpiración excesiva, que puede resultar irritante. El paciente puede necesitar cambiar las vendas elásticas o las calcetas del muñón durante el día para evitar que esto suceda.
- Cuando los músculos del muñón se ajusten a la amputación, indica al paciente que puede tener fasciculaciones, espasmos o dolor de miembro fantasma. El calor (p. ej., un baño caliente, una almohadilla térmica o una compresa caliente), un masaje o una presión suave pueden disminuir estos síntomas. Si el muñón es sensible al tacto, indica al paciente que frote con una toallita seca durante 4 min tres veces al día.
- Destaca la importancia de realizar los ejercicios prescritos para ayudar a reducir las complicaciones, mantener la fuerza y el tono muscular, prevenir las contracturas y promover la independencia.
- Enfatiza la importancia de la postura para evitar contracturas.
- Con el fin de preparar el muñón para una prótesis, enseña las maniobras de resistencia progresiva. En primer lugar, el paciente debe empujar el muñón con cuidado contra una almohada suave. Haz que el paciente avance hasta empujarlo contra una almohada firme, una silla acolchada y, por último, una silla dura.
- Proporciona recursos comunitarios para el paciente y apoyo emocional continuo.

Reemplazo articular

El reemplazo total o parcial de una articulación con una prótesis sintética restaura la movilidad y la estabilidad, alivia el dolor y aumenta el sentido de independencia y autoestima del paciente.

Una bonita articulación de cadera

Los recientes avances en las técnicas quirúrgicas y los dispositivos protésicos han logrado que el reemplazo de articulaciones se convierta en un tratamiento frecuente de la artritis crónica grave, los trastornos degenerativos articulares y el traumatismo extenso de la articulación. Muchas articulaciones pueden ser reemplazadas con prótesis, y las más frecuentes son las de cadera y rodilla.

Preparación del paciente
Antes del procedimiento, sigue estos pasos:
- Indica al paciente que, debido a la complejidad del reemplazo de la articulación, será necesario realizar pruebas y estudios extensos mucho antes del día de la cirugía.

- Comenta el proceso de recuperación postoperatoria con el paciente y su familia.
- Explica que la actividad será limitada después de la cirugía y que pronto comenzará un programa de ejercicios para mantener la movilidad articular.
- Según la indicación, enseña al paciente los ejercicios de amplitud de movimiento. Si se le practica un reemplazo total de rodilla, muestra cómo utilizar el dispositivo de movimiento pasivo continuo que el paciente requerirá durante su recuperación.
- Señala que la cirugía puede no aliviar el dolor de inmediato.
- Indica que el dolor disminuirá de forma drástica después de que el edema se reduzca y que habrá analgésicos disponibles, según la indicación.

Control y cuidados posteriores

Después de la cirugía, ayuda al paciente a cumplir las restricciones de actividad. Cuando esté en la cama, gira al paciente con regularidad durante el período prescrito mientras mantiene la articulación afectada en la alineación apropiada. Si se utiliza tracción, verifica de forma regular el peso y otros equipos.

Valora el grado de dolor del paciente y administra analgésicos, según indicación. Si estás administrando analgésicos opiáceos, mantente alerta para detectar signos de toxicidad o sobresedación.

Glóbulos peligrosos

Durante la recuperación, sigue estos pasos:

- Valora las complicaciones del reemplazo articular, sobre todo el *shock* hipovolémico por la pérdida de sangre durante la cirugía. También observa en busca de signos de embolia grasa. Esta complicación potencialmente mortal es causada por la liberación de moléculas de grasa en respuesta al aumento de la presión del canal intermedular de la prótesis. Los glóbulos de grasa se combinan con las plaquetas para formar émbolos, que pueden obstruir los vasos que irrigan el cerebro, los pulmones, los riñones u otros órganos. Los síntomas normalmente ocurren dentro de las 24-72 h, pero pueden tener lugar hasta 1 semana después de la lesión.
- Inspecciona la herida con frecuencia para detectar signos de infección. Cambia el apósito, según la necesidad, manteniendo una estricta técnica estéril. Evalúa de forma regular el estado neurovascular y motor distal hacia el sitio de reemplazo articular.
- Informa de inmediato anomalías o complicaciones, como un reemplazo total de cadera luxado. Los signos y síntomas de éste son dolor repentino e intenso y acortamiento o rotación interna o externa de la pierna implicada.
- Reposiciona al paciente con frecuencia para aumentar su comodidad y prevenir la aparición de úlceras por presión.

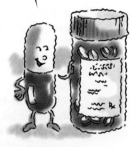

Después de la cirugía, valora el grado de dolor del paciente y administra analgésicos, según indicación.

- Fomenta la tos y la respiración profunda para prevenir complicaciones pulmonares.
- Enfatiza la importancia de una ingestión adecuada de líquidos para evitar la estasis urinaria y el estreñimiento.
- Haz que el paciente empiece a ejercitar la articulación afectada, según indicación, tal vez incluso el día de la cirugía. El especialista puede prescribir un dispositivo de movimiento pasivo continuo (por medio de una máquina o un sistema de cuerdas y poleas suspendidas) o una serie de ejercicios activos o pasivos de amplitud de movimiento.
- Antes de que el paciente con un reemplazo de rodilla o cadera sea dado de alta, asegúrate de que cuente con una andadera y que sepa cómo utilizarla.

Instrucciones para la atención domiciliaria

Antes del alta, evalúa si el paciente necesitará atención en su hogar y sigue estos pasos:

- Refuerza las instrucciones del médico tratante y el fisioterapeuta para el régimen de ejercicios. Recuerda al paciente que debe adherirse por completo al horario prescrito y que no se apresure a acudir a la rehabilitación, no importa lo bien que se sienta.
- Revisa las limitaciones de actividad prescritas.
- Instruye al paciente sobre la importancia de tomar medicamentos antiinflamatorios para aliviar el dolor y acelerar el proceso de curación.
- Si el paciente ha sido sometido a un reemplazo de cadera, enséñale a mantener las caderas abducidas y no cruzar las piernas cuando esté sentado. Lo anterior ayuda a reducir el riesgo de luxación de la prótesis. También indica al paciente que evite flexionar las caderas más de 90° al levantarse de una cama o silla. Aliéntalo a sentarse en sillas con los brazos arriba y un asiento firme, y a dormir sólo en un colchón firme.
- Aconseja al paciente que informe de forma inmediata los signos de infección, como fiebre persistente y aumento del dolor, y dolorimiento y rigidez en la articulación y el área circundante. Recuérdale que la infección todavía puede desarrollarse varios meses después del reemplazo de la articulación.
- Indica al paciente que informe cualquier aumento repentino del dolor, lo que puede indicar un desprendimiento de la prótesis.

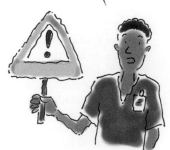

El dolor intenso súbito es un síntoma de un reemplazo total de cadera luxado. Indica al paciente que lo informe de inmediato.

Laminectomía y artrodesis vertebral

En la *laminectomía*, el cirujano extrae una o más de las láminas óseas que cubren las vértebras. Este procedimiento tiene dos usos principales:

1. Aliviar la presión sobre la médula espinal o las raíces de los nervios raquídeos como resultado de una hernia discal (la más frecuente)
2. Tratar la fractura por compresión o la luxación de las vértebras o un tumor de la médula espinal

Nada confuso sobre la fusión

Después de retirar la lámina vertebral, el cirujano puede estabilizar la columna vertebral realizando la fusión de las vértebras con los injertos de esquirla ósea entre los espacios vertebrales, procedimiento que se denomina *artrodesis vertebral*.

La artrodesis vertebral también puede realizarse sin laminectomía en pacientes cuyas vértebras estén muy debilitadas debido a un traumatismo o una enfermedad. Por lo general, la fusión de las vértebras se realiza sólo cuando los tratamientos más conservadores, como el reposo prolongado en cama, la tracción, la fisioterapia o un corsé dorsal, resultan ineficaces (véase *Alternativas para la laminectomía*).

Preparación del paciente

Antes de la laminectomía y la artrodesis vertebral, sigue estos pasos:

*   Comenta la recuperación y rehabilitación postoperatoria con el paciente. Señala que la cirugía no aliviará la lumbalgia de forma inmediata y que el dolor puede incluso empeorar después de la operación. Explica que el alivio ocurrirá sólo después de que la irritación nerviosa crónica y la inflamación desaparezcan, lo que puede tomar

Alternativas para la laminectomía

La discectomía automática percutánea y la quimionucleólisis son alternativas para la laminectomía, el tratamiento quirúrgico tradicional de una hernia de disco.

Discectomía automática percutánea

Durante la realización de la disección automática percutánea, el cirujano emplea una técnica de aspiración y visualización con rayos X para eliminar solamente la parte del disco que esté provocando el dolor. Dependiendo de la preferencia del paciente y el cirujano, este procedimiento puede llevarse a cabo bajo anestesia local o general y en pacientes hospitalizados o ambulatorios.

Debido a que el procedimiento causa un ligero traumatismo muscular, produce un dolor mínimo. El paciente debe tener reposo en cama durante los primeros días y después reanudar de forma gradual las actividades durante los próximos 2 meses. Un analgésico suave o un antiinflamatorio suele ser suficiente para el tratamiento de control del dolor.

Quimionucleólisis

La *quimionucleólisis* implica la inyección de quimopapaína o colagenasa para destruir el disco. Este procedimiento, por lo regular, se lleva a cabo con visualización radiográfica y elimina la necesidad de cirugía.

Sin embargo, la quimionucleólisis no está exenta de riesgos. El estrechamiento del espacio en el disco después del procedimiento, que ocasiona cambios irreversibles como la artrosis, es una posible complicación.

Los cuidados de enfermería después del procedimiento implican la supervisión del paciente para detectar cambios en el estado neurológico, como agravamiento del dolor de espalda y disminución de la sensación debajo del sitio de inyección. Esto puede sugerir sangrado en el espacio del disco (más frecuente) o una reacción antigénica al fármaco.

varias semanas. Tranquiliza al paciente e indica que los analgésicos y los relajantes musculares estarán disponibles durante su recuperación.
- Indica al paciente que regresará de la cirugía con un apósito sobre la herida y que la actividad estará limitada después de la operación durante cierto tiempo.
- Explícale que cambiará de posición a menudo para prevenir la aparición de úlceras por presión y complicaciones pulmonares. Muestra al paciente el método de "tronco rodante" y explícale que empleará este método posteriormente para entrar y salir de la cama por sí mismo.
- Justo antes de la cirugía, realiza una valoración inicial de la función motora y la sensación en la parte inferior del tronco, las piernas y los pies del paciente. Documenta con cuidado los resultados para compararlos con los hallazgos postoperatorios.

Control y cuidados posteriores

Después del procedimiento, sigue estos pasos:
- Coloca al paciente en la posición indicada por el médico durante el tiempo prescrito.
- Cuando el paciente pueda acostarse de lado, asegúrate de que mantenga la columna vertebral recta con las rodillas flexionadas.
- Inspecciona el apósito con frecuencia para detectar sangrado o líquido cefalorraquídeo, e infórmalos de inmediato. Posiblemente, el médico realizará el cambio inicial del apósito y se te pedirá que realices los cambios posteriores.
- Valora la función motora y neurológica en el tronco y los miembros inferiores del paciente, y compara los resultados con los hallazgos iniciales. También evalúa la circulación en las piernas y los pies, e informa cualquier anomalía.
- Administra analgésicos y relajantes musculares, según indicación.
- Cada 2-4 h, evalúa la producción de orina y ausculta para comprobar el retorno de los ruidos intestinales (peristaltismo). Si el paciente no orina 8-12 h después de la cirugía, informa al médico y prepárate para insertar una sonda urinaria para aliviar la retención; si puede orinar con normalidad, ayuda al paciente a colocarse sobre el orinal y a retirarlo mientras mantiene la alineación adecuada.

Instrucciones para la atención domiciliaria

Antes del alta, sigue estos pasos:
- Enseña al paciente y al cuidador las medidas apropiadas para el cuidado de la herida. Indícales que deben verificar el sitio de la herida con frecuencia para detectar signos de infección, como aumento del dolor y sensibilidad, enrojecimiento, hinchazón y cambios en la cantidad y el carácter del exudado, e informar cualquier signo de manera inmediata.

- Asegúrate de que el paciente entienda la importancia de reanudar la actividad de forma gradual después de la cirugía. Según lo ordenado, instruye al paciente para comenzar con caminatas cortas y progresar lentamente a distancias más largas.
- Repasa con el paciente los ejercicios prescritos, tales como inclinaciones pélvicas, levantamiento de piernas y apuntar con los dedos de los pies. Aconséjale descansar con frecuencia y evitar esfuerzos excesivos.

Levántate, ponte de pie

- Revisa cualquier restricción de actividad prescrita. Por lo general, el médico prohibirá sentarse durante períodos prolongados, levantar objetos pesados, inclinarse y subir tramos largos de escaleras. Es posible que se impongan otras restricciones, dependiendo del estado del paciente.
- Enseña al paciente la mecánica corporal adecuada para disminuir la tensión y la presión en la columna vertebral.
- Instruye al paciente para que sólo duerma en un colchón firme. Si es necesario, aconseja comprar uno nuevo o introducir una tabla entre el colchón y la base.

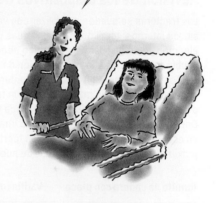

Se recomienda dormir sobre un colchón firme después de la laminectomía y artrodesis vertebral.

Reducción abierta y fijación interna

Durante la reducción abierta, el cirujano restablece la posición normal y la alineación de los fragmentos de una fractura o las articulaciones dislocadas, y después inserta dispositivos de fijación interna, tales como pernos, tornillos, alambres, clavos, varillas o placas, para mantener la alineación hasta que se pueda producir la cicatrización.

Preparación del paciente

Antes del procedimiento, sigue estos pasos:
- Debido a que este procedimiento requiere de anestesia general o regional, pide al paciente que no ingiera alimentos después de la medianoche de la noche anterior.
- Indica al paciente que probablemente recibirá un sedante y antibióticos antes de ir a la sala de operaciones.

Control y cuidados posteriores

Después del procedimiento, sigue estos pasos:
- Describe al paciente el apósito grueso o abultado y el drenaje quirúrgico que tendrá colocado durante varios días después de la cirugía.
- Indica al paciente que puede necesitar un yeso o férula como soporte cuando se retire el drenaje y disminuya la inflamación.

Instrucciones para el cuidado domiciliario

Antes del alta, evalúa si el paciente necesita atención domiciliaria y proporciónale estas instrucciones:

- Enseña al paciente cómo cuidar el dispositivo, si corresponde. Indícale que debe revisar la piel con regularidad debajo y alrededor del dispositivo, si es posible, para detectar irritación y excoriaciones. También dile que debe valorar en busca de signos de infección en la herida (enrojecimiento, inflamación, drenaje y olor fétido).
- Recomiéndale que siga las órdenes del especialista sobre el ejercicio y colocar peso en la articulación afectada (véase *Revisión de los dispositivos de fijación interna*).

Revisión de los dispositivos de fijación interna

Las fracturas se pueden estabilizar con varios dispositivos internos: tornillos, clavos, varillas y placas. La elección de un dispositivo específico depende de la ubicación, el tipo y la configuración de la fractura.

Por ejemplo, en las fracturas trocantéreas o subtrocantéreas, el cirujano puede emplear un tornillo sencillo o de cadera (con o sin placa) o una placa y un tornillo. Debido a que soportar el peso impone una gran tensión en esta área, el paciente requiere un fuerte control proximal y distal de los fragmentos de hueso. Un tornillo o placa con clavos adicionales estabiliza la fractura compactando los extremos óseos en el sitio de ésta.

En una fractura no complicada de la diáfisis femoral, el cirujano puede utilizar una varilla intramedular. Este dispositivo permite la deambulación temprana con soporte parcial de peso.

En una fractura de extremidad superior, el cirujano puede emplear una placa, varilla o clavo. La mayoría de las fracturas del radio y del cúbito se pueden fijar con placas; las del húmero, con varillas.

Tornillo de cadera con placa

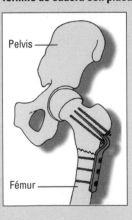

Varilla intramedular

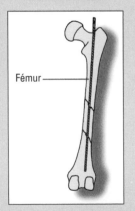

Tornillo en el húmero

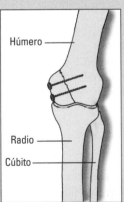

Placa y tornillo en la tibia

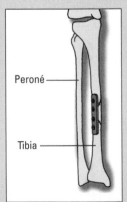

Diagnóstico enfermero

Se utilizan diversos diagnósticos enfermeros para pacientes con trastornos musculoesqueléticos. Los más frecuentes aparecen en esta sección, junto con las intervenciones de enfermería apropiadas y sus justificaciones. *Véase* "Listado por dominio de los Diagnósticos NANDA-I (2015-2017)", en la p. 940, para la lista completa de diagnósticos.

Intolerancia a la actividad

Relacionada con el deterioro de la movilidad física, la *intolerancia a la actividad* puede estar asociada con dolor o edema. De forma alterna, la actividad del paciente puede estar muy restringida por afecciones tales como fracturas que requieren tracción esquelética, artritis reumatoide, fracturas vertebrales, artropatía neurógena, enfermedad de Paget, distrofia muscular y otros trastornos.

Resultados esperados

- El paciente informa factores que reducen la tolerancia a la actividad.
- La persona progresa al nivel más alto de actividad posible.

Intervenciones de enfermería y sus justificaciones

- Ayuda a realizar ejercicios de amplitud de movimiento activos o pasivos en todas las extremidades cada 2-4 h para fomentar la fuerza y el tono muscular, mantener la movilidad de las articulaciones y prevenir las contracturas.
- Mueve y reposiciona al paciente cada 2 h para prevenir las excoriaciones en la piel y mejorar la respiración. Establece un horario para mover al paciente dependiente. Coloca un horario en la cabecera del paciente y controla la frecuencia.
- Mantén una alineación corporal adecuada en todo momento para evitar contracturas y mantener el equilibrio musculoesquelético y la función fisiológica óptimos.
- Fomenta el ejercicio activo. Siempre que sea posible, proporciona un trapecio u otro dispositivo auxiliar, los cuales simplifican el movimiento y el giro de muchos pacientes y les permiten fortalecer algunos músculos de la parte superior del cuerpo.
- Enseña ejercicios isométricos para permitir al paciente mantener o aumentar el tono muscular y la movilidad articular.
- Pide al paciente que realice actividades de autocuidado, de modo que comience de forma gradual y aumente cada día, según lo tolerado. Estas actividades ayudan al paciente a recuperar la salud.

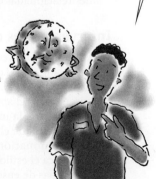

Mueve y reposiciona al paciente cada 2 h para prevenir las excoriaciones en la piel y mejorar la respiración.

¡Puedes hacerlo!

- Proporciona apoyo emocional y estímulo para ayudar a mejorar la autoestima del paciente y dar la motivación para realizar las actividades de la vida diaria.
- Involucra al paciente en la planificación y la toma de decisiones relacionadas con su cuidado para mejorar el cumplimiento.
- Observa las respuestas fisiológicas cada vez que aumente el nivel de actividad, incluyendo la respiración, la frecuencia y el ritmo cardíacos y la presión sanguínea para asegurar que vuelvan a la normalidad unos minutos después del ejercicio.
- Enseña a los cuidadores a ayudar al paciente con las actividades de autocuidado de forma que se maximice el potencial del paciente. Lo anterior alienta a los cuidadores a participar en los cuidados del paciente y a apoyar su independencia. Coloca los objetos necesarios a su alcance para fomentar esta última.
- Explica la importancia de seguir los regímenes médicos y fisioterapéuticos prescritos. A medida que mejora la comprensión del paciente respecto de su estado, el cumplimiento aumenta.

Conocimientos deficientes

Un *conocimiento deficiente* está relacionado con la falta de información sobre el tratamiento y el control de la enfermedad. La comprensión del paciente de su estado de salud afectará de forma directa su capacidad para afrontarlo y su recuperación.

Resultados esperados

- El paciente informa mayores conocimientos sobre la enfermedad.
- La persona demuestra su capacidad para realizar las nuevas habilidades relacionadas con su estilo de vida.

Intervenciones de enfermería y sus justificaciones

- Evalúa la comprensión del paciente sobre la enfermedad, su curso y su tratamiento. Lo anterior te ayudará a formular un plan de enseñanza apropiado. Procura un ambiente tranquilo, propicio para la enseñanza y el aprendizaje.
- Proporciona la información a un ritmo y de una forma apropiada para que el paciente mejore su comprensión y retención de la información.
- Identifica el estilo de aprendizaje del paciente. Después selecciona estrategias de enseñanza, como discusión, demostración, juegos de rol y materiales visuales, que sean apropiados para su estilo. Ello hace que tu enseñanza sea más eficaz.
- Identifica y enseña las habilidades que el paciente debe incorporar a su estilo de vida diario. Pide una demostración de cada nueva habilidad para ayudar al paciente a adquirir confianza.

- Haz que el paciente incorpore las habilidades aprendidas en la rutina diaria durante la hospitalización. Lo anterior le permite practicarlas y recibir retroalimentación.
- Proporciona al paciente nombres y números telefónicos de personas u organizaciones que puedan ayudar a dar continuidad a sus cuidados y seguimiento después del alta.

Deterioro de la movilidad física

El *deterioro de la movilidad física* está relacionado con muchos trastornos musculoesqueléticos que implican inflamación articular, así como con fracturas, trastornos óseos y otros que causan disminución de la movilidad.

Resultados esperados

- El paciente demuestra conocer medidas de seguridad mientras aumenta su movilidad.
- La persona informa una mejoría o una movilidad óptima.
- El paciente describe maneras de aumentar su movilidad física.

Intervenciones de enfermería y sus justificaciones

- Enseña al paciente los ejercicios de amplitud de movimiento (activos y pasivos) para aumentar la fuerza.
- Muéstrale cómo utilizar los dispositivos adaptativos para la movilidad, para que realice todas las actividades posibles por sí mismo.
- Fomenta una mayor movilidad durante períodos cortos varias veces al día, para aumentar su fuerza y confianza.
- Dale apoyo emocional y estímulo para ayudar a mejorar su autoestima y motivarlo.
- Enseña al paciente cómo caminar y trasladarse desde una silla de ruedas con seguridad para evitar caídas o accidentes.

Trastornos musculoesqueléticos frecuentes

En esta sección se tratan los trastornos musculoesqueléticos. Para cada trastorno, encontrarás información sobre las causas, los resultados de la valoración, las pruebas diagnósticas, los tratamientos, las intervenciones de enfermería y la enseñanza del paciente.

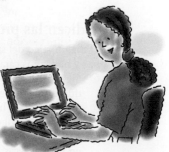

Asegúrate de tener el soporte adecuado cuando utilices un teclado. El empleo extenuante de las manos puede agravar el síndrome del túnel carpiano.

Síndrome del túnel carpiano

El del túnel carpiano es el síndrome de compresión de nervios más frecuente. Es resultado de la compresión del nervio mediano en la muñeca dentro del túnel carpiano (formado por los huesos y el ligamento transverso del carpo). El nervio mediano, junto con los vasos sanguíneos y los tendones flexores, pasa a través de este túnel hasta los dedos y el pulgar.

Definitivamente un trastorno práctico

El síndrome del túnel carpiano por lo regular ocurre en mujeres entre los 30 y los 60 años de edad, y plantea un grave problema de salud ocupacional. Los trabajadores de las líneas de montaje, los empacadores y las personas que utilizan de forma repetida herramientas mal diseñadas tienen más probabilidades de desarrollar este trastorno. Cualquier empleo extenuante de las manos agrava esta alteración.

Qué lo causa

La causa del síndrome del túnel carpiano es desconocida, pero el daño al nervio mediano puede resultar de:
- Movimientos repetitivos de la muñeca que impliquen flexión o extensión excesiva
- Luxación
- Esguince agudo

Fisiopatología

El nervio mediano controla los movimientos en el antebrazo, la muñeca y la mano, y proporciona sensación a los dedos índice, medio y anular. La compresión de este nervio produce cambios sensitivos y motores en la distribución mediana de la mano.

Qué buscar

Los signos y síntomas del síndrome del túnel carpiano incluyen debilidad, dolor, ardor, entumecimiento u hormigueo en una o ambas manos. Esta parestesia afecta el pulgar y los dedos índice, medio y la mitad del cuarto dedo.

Un exceso de signos y síntomas

Otras indicaciones incluyen disminución de la sensibilidad al tacto ligero o pinchazos en los dedos afectados; incapacidad para ejercer fuerza con la mano en puño; atrofia de las uñas; piel seca y brillante; y dolor, que posiblemente se extiende al antebrazo y, en casos graves, hasta el hombro.

Qué dicen las pruebas

- El diagnóstico del síndrome del túnel carpiano se basa en estas pruebas y hallazgos característicos:
  - Signo de Tinel: el hormigueo ocurre sobre el nervio mediano durante la percusión ligera.
  - Maniobra de Phalen: los síntomas del síndrome tienen lugar cuando el paciente sostiene los antebrazos de forma vertical y permite que ambas manos caigan flexionadas por completo en las muñecas durante 1 min.

○ Prueba de compresión: el manguito para medir la presión arterial inflado por encima de la presión sistólica en el antebrazo durante 1-2 min provoca dolor y parestesias a lo largo de la distribución del nervio mediano.

○ Electromiografía: un retraso de la conducción motora del nervio mediano de más de 5 mseg sugiere síndrome del túnel carpiano.

Cómo se trata

El tratamiento conservador incluye reposo de las manos colocando una férula en las muñecas en extensión neutra durante 1-2 semanas. Si se ha establecido un vínculo definido entre la ocupación del paciente y el síndrome, quizá sea necesario que busque otro trabajo. El tratamiento eficaz también puede requerir la corrección de un trastorno subyacente.

¡Libre al fin!

Cuando el tratamiento conservador fracasa, la única alternativa es la descompresión quirúrgica del nervio mediante la sección de todo el ligamento transversal del túnel carpiano. También puede ser necesaria la neurólisis (liberación de las fibras nerviosas).

Qué hacer

- Administra analgésicos leves, según necesidad. Anima al paciente a utilizar las manos tanto como sea posible; sin embargo, si la mano dominante está dañada, es posible que tengas que ayudarle a comer y bañarse.
- Después de la cirugía, valora las constantes vitales y revisa de forma periódica el color, la sensación y el movimiento de la mano afectada. Propón una orientación ocupacional para el paciente que tiene que cambiar de trabajo debido al síndrome del túnel carpiano.
- Evalúa al paciente. Después de una intervención exitosa (como férula y cirugía), la fuerza muscular y la amplitud de movimiento normal en la mano y la muñeca afectadas deben regresar de forma progresiva. El paciente debe estar libre de dolor o parestesias en la mano afectada (véase *Consejos sobre enseñanza para el síndrome del túnel carpiano*).

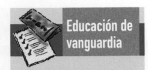

Educación de vanguardia

Consejos sobre enseñanza para el síndrome del túnel carpiano

- Enseña al paciente cómo colocar una férula. Adviértele que no debe estar demasiado apretada.
- Muestra cómo retirar la férula y cómo realizar ejercicios leves de amplitud de movimiento. Aconseja hacer estos ejercicios todos los días.
- Recomienda que, después del alta, el paciente ejercite las manos de manera ocasional en agua tibia. Si el brazo está en un cabestrillo, indica al paciente que lo quite varias veces al día para ejercitar el codo y el hombro.

Hernia de disco intervertebral

Una *hernia de disco* tiene lugar cuando todo o parte del núcleo pulposo (la porción central, suave, gelatinosa de un disco intervertebral) se desplaza fuera del anillo fibroso debilitado o desgarrado.

El impacto resulta irritante

La hernia de disco puede quedar atrapada sobre las raíces de los nervios raquídeos a medida que salen del conducto vertebral o en la propia médula espinal, dando como resultado dolor de espalda y otros signos de irritación de la raíz nerviosa. La mayoría de las hernias ocurren en las regiones lumbar y lumbosacra.

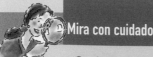

Mira con cuidado

¿Qué sucede cuando tiene lugar una hernia de disco?

La columna vertebral se compone de vértebras separadas por un cartílago denominado *disco*. Dentro de cada disco hay un centro suave y gelatinoso que actúa como cojín durante el movimiento vertebral. Cuando ocurre un traumatismo grave, tensión o degeneración de la articulación intervertebral, el anillo fibroso externo puede debilitarse o desgarrarse, el núcleo pulposo se desplaza fuera anillo y el disco queda atrapado sobre la raíz del nervio raquídeo o la columna vertebral.

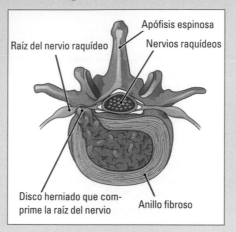

Qué la causa

La hernia de disco intervertebral tiene dos causas:
1. Traumatismo o sobrecarga
2. Enfermedad degenerativa del disco

Fisiopatología

El ligamento y la cápsula posterior del disco suelen estar rasgados, permitiendo que el núcleo pulposo sea expulsado, comprimiendo la raíz del nervio. En ocasiones, la lesión desgarra todo el disco suelto, causando la protrusión sobre la raíz nerviosa o la compresión de la médula espinal. Grandes cantidades de núcleo pulposo extruido o la herniación completa del disco de la cápsula y el núcleo pulposo pueden comprimir la médula espinal (véase *¿Qué sucede cuando tiene lugar una hernia de disco?*).

Qué buscar

El síntoma predominante de la hernia de disco lumbar es el dolor grave de la región inferior de la espalda que irradia a las nalgas, las piernas y los pies (por lo general de forma unilateral). El dolor se intensifica con la maniobra de Valsalva, al toser, estornudar o flexionarse.

El paciente también puede experimentar pérdida motora y sensitiva en el área inervada por la raíz del nervio raquídeo comprimido y, en etapas posteriores, debilidad y atrofia de los músculos de las piernas.

Qué dicen las pruebas

Aunque las prueba de elevación de la pierna recta y la de Lasègue
son quizás las mejores para determinar la hernia de disco, también se
utilizan otras:

- Prueba de elevación de pierna recta: con el paciente recostado en
  posición supina mientras que el examinador coloca una mano sobre
  el hipogastrio (para estabilizar la pelvis) y la otra debajo del tobillo.
  El examinador levanta lentamente la pierna del paciente. Esta prueba
  es positiva sólo si el paciente se queja de dolor ciático (parte posterior de la pierna) y no en el área lumbar.
- Prueba de Lasègue: con el paciente recostado mientras el examinador
  dobla su muslo y rodilla en un ángulo de 90°. La resistencia y el dolor,
  así como la ausencia o disminución de los reflejos tendinosos en
  el tobillo o la rodilla, indican la compresión de la raíz raquídea.
- Mielografía, TC y RM: estas pruebas proporcionan información diagnóstica más específica, mostrando la compresión de la médula causada por el disco herniado. La TC y la RM han reemplazado, en
  su mayoría, a la mielografía.

La X fuera de los rayos X

Aunque la radiografía es esencial para descartar otras anomalías, no es
una buena herramienta de diagnóstico para la hernia de disco intervertebral, pues puede haber una hernia discal prominente a pesar de una
radiografía normal.

Cómo se trata

En un inicio, el tratamiento conservador consiste en varios días de reposo
en cama (posiblemente con tracción pélvica), aplicación de calor y un
programa de ejercicios.

Medicamentos que causan mejoría

El tratamiento farmacológico incluye ácido acetilsalicílico para reducir
la inflamación y el edema en el sitio de la lesión y (rara vez) corticoesteroides con el mismo propósito. El paciente también puede obtener
beneficios de los relajantes musculares, en especial el diazepam o la
hidrocodona analgésica con paracetamol.

Llamando al médico de discos

Si el deterioro neurológico avanza con rapidez, o si un disco herniado no
responde al tratamiento conservador, puede ser necesaria la cirugía:

- La laminectomía, el procedimiento realizado con mayor frecuencia,
  implica la extirpación de una porción de la lámina y la eliminación
  del disco prominente.
- La artrodesis vertebral puede ser necesaria para superar la inestabilidad
  segmentaria si la laminectomía no alivia el dolor y la discapacidad.
  La laminectomía y artrodesis vertebral pueden realizarse de manera
  simultánea para estabilizar la columna vertebral.

- La *quimionucleólisis*, la inyección de la enzima quimopapaína en el disco herniado para disolver el núcleo pulposo, es una posible alternativa a la laminectomía. Sin embargo, este procedimiento no es tan popular como lo fue alguna vez, ya que se ha descubierto que es menos eficaz que otros tratamientos y puede causar una reacción alérgica grave o dañar el nervio.
- La microdiscectomía se puede utilizar para retirar fragmentos de núcleo pulposo. Esta forma de microcirugía cada vez es más popular.

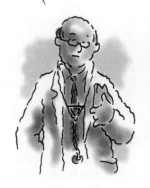

La microdiscectomía se utiliza cada vez con mayor frecuencia para el tratamiento de discos herniados.

Qué hacer

- Durante el tratamiento conservador, observa el deterioro del estado neurológico (en especial durante las primeras 24 h después de la admisión). Lo anterior puede indicar la necesidad urgente de cirugía.
- Utiliza medias de compresión o un dispositivo de presión secuencial (en diferentes presentaciones), según lo prescrito, y motiva al paciente a mover las piernas de estar permitido. Recomienda el uso de zapatos deportivos de bota para prevenir el pie péndulo o caído.
- Trabaja de forma conjunta con el departamento de fisioterapia para asegurar un régimen consistente de ejercicios de refuerzo de piernas y espalda.
- Administra suficientes líquidos para prevenir la estasis renal y el estreñimiento, y recuerda al paciente que tosa, respire profundamente y utilice un espirómetro de incentivo para ayudar a prevenir las complicaciones pulmonares.
- Proporciona un buen cuidado de la piel.

Girando, girando, girando

- Después de la laminectomía, la discectomía o la artrosis vertebral, instituye restricciones de actividad, según lo ordenado. Valora las constantes vitales y comprueba si hay ruidos intestinales y distensión abdominal. Utiliza una técnica de "tronco rodante" para girar al paciente.
- Si se está utilizando un sistema de drenaje cerrado, revisa de forma periódica los tubos en busca de torceduras y un vacío seguro. Vacía el tanque de recolección del drenaje (Hemovac®) al final de cada turno, según indicación, y registra la cantidad y el color del exudado. Informa cualquier humedad incolora en los apósitos (posible salida de líquido cefalorraquídeo) o exudado excesivo de forma inmediata. Observa el estado neurovascular de las piernas, incluyendo color, movimiento, temperatura y sensación.
- Administra analgésicos, según indicación, sobre todo 30 min antes de los primeros intentos para sentarse o caminar, y proporciónale ayuda en estos momentos. Provee una silla de respaldo recto para sentarse de forma limitada.
- Antes de la quimionucleólisis, asegúrate de que el paciente no sea alérgico a los ablandadores de carne (la quimopapaína es una sustancia similar). Esa alergia contraindica el empleo de esta enzima, la cual puede producir anafilaxia grave en un paciente sensible.

- Después de la quimionucleólisis, pon en vigor las limitaciones de actividad, según lo ordenado.
- Administra analgésicos y aplica calor, según necesidad. Motiva al paciente a toser y a respirar profundamente. Ayuda con los ejercicios especiales e indica al paciente que los continúe después del alta.
- Proporciona apoyo emocional. Trata de mejorar el ánimo del paciente durante los períodos de frustración y depresión. Asegúrale que está progresando y anímalo.
- Evalúa la respuesta del paciente al tratamiento. Confirma la ausencia de dolor y la capacidad para mantener una movilidad adecuada y para realizar actividades de la vida diaria. El paciente también debe expresar que comprende sus tratamientos y cualquier ajuste que debe hacer en el estilo de vida (véase *Consejos sobre enseñanza para la hernia de disco intervertebral*).

Gota

En la gota, los depósitos de urato conducen a la aparición de articulaciones artríticas dolorosas. Puede atacar cualquier articulación, pero ocurre con mayor frecuencia en los pies y las piernas. La gota primaria por lo general se presenta en hombres de 30 años o más y en mujeres posmenopáusicas. La gota secundaria ocurre en los adultos mayores.

Todo sobre la gota

La gota sigue un curso intermitente y en general deja a los pacientes libres de síntomas durante años entre ataques. Puede conducir a una discapacidad crónica o incapacitación y, rara vez, hipertensión grave y enfermedad renal progresiva. Con tratamiento, el pronóstico es bueno.

Qué la causa

Aunque la causa de la gota primaria sigue siendo desconocida, parece estar vinculada con un defecto genético en el metabolismo de la purina, que provoca hiperuricemia (sobreproducción de ácido úrico), retención de ácido úrico, o ambos.

La gota secundaria se desarrolla durante el curso de otras enfermedades, tales como obesidad, diabetes mellitus, hipertensión, policitemia, leucemia, mieloma, anemia de células falciformes y enfermedad renal. También puede presentarse después del tratamiento farmacológico, en especial después de la hidroclorotiazida o pirazinamida.

Fisiopatología

En la gota, el aumento de la concentración de ácido úrico conduce a la aparición de tofos (depósitos de urato) en las articulaciones o tejidos. Estos cristales desencadenan una respuesta inmunitaria, causando necrosis local o fibrosis.

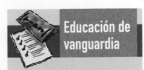
Educación de vanguardia

Consejos sobre enseñanza para la hernia de disco intervertebral

- Enseña al paciente que se sometió a una artrodesis vertebral cómo emplear un aparato ortopédico, si se le ordena.
- Muéstrale la mecánica corporal apropiada al cargar algún peso: flexionarse en las rodillas y caderas (nunca en la cintura), y parándose derecho.
- Aconsejar al paciente acostarse cuando esté cansado. El paciente debe dormir de lado (nunca sobre el abdomen) o en una posición de semi-Fowler, usando un colchón firme o una tabla en la cama para reducir la tensión en la columna.
- Recomienda al paciente que mantenga el peso adecuado para evitar la lordosis causada por obesidad.
- Advierte al paciente que toma relajantes musculares sus posibles efectos secundarios. Recomiéndale evitar las actividades que requieran un estado de alerta hasta que tenga tolerancia a los efectos sedantes del fármaco.

Qué buscar

La gota se desarrolla en cuatro etapas:
1. Asintomática
2. Aguda
3. Intercrítica
4. Crónica

En la gota asintomática, las concentraciones de urato sérico aumentan, pero no producen síntomas. A medida que la enfermedad progresa, puede causar hipertensión o nefrolitiasis con dolor de espalda grave.

No se puede burlar a la gota

El primer ataque agudo se presenta de forma repentina y alcanza un pico rápido. Aunque por lo general implica sólo una o unas pocas articulaciones, es extremadamente dolorosa. Las articulaciones afectadas se sienten calientes, sensibles, inflamadas, de color rojo oscuro o cianóticas.

La articulación metatarsofalángica del dedo gordo generalmente se inflama primero (podagra) y luego el empeine, el tobillo, el talón, la rodilla o las articulaciones de la muñeca. En ocasiones hay febrícula. Los ataques agudos y leves suelen desaparecer con rapidez, pero tienden a repetirse a intervalos irregulares. Los ataques intensos pueden persistir durante días o semanas.

Un espacio entre ataques

Los *períodos intercríticos* son los intervalos asintomáticos entre los ataques de gota. La mayoría de los pacientes tienen un segundo ataque en un plazo de 6 meses a 2 años, pero en algunas personas el segundo ataque se retrasa durante 5-10 años.

Los ataques retardados son más frecuentes en aquellos que no son tratados y tienden a ser más largos y graves que los ataques iniciales; también son poliarticulares, afectando de forma invariable a las articulaciones de los pies y las piernas, y a veces son acompañados de fiebre.

Persistente y dolorosa

Con el tiempo, la gota poliarticular crónica se vuelve definitiva. La fase de desarrollo de la enfermedad, también llamada *gota crónica* o *tofácea*, está marcada por una poliartritis persistente y dolorosa, con grandes tofos subcutáneos en el cartílago, membranas sinoviales, tendones y tejidos blandos.

Los tofos pueden formarse en dedos, manos, rodillas, pies, costados cubitales de los antebrazos, hélice de la oreja, tendones calcáneos y, rara vez, en órganos internos, como los riñones y el miocardio. La piel sobre el tofo puede ulcerarse y libera un exudado blanco o pus blanquecino. La inflamación crónica y los depósitos tofáceos precipitan la degeneración articular secundaria, con eventuales erosiones, deformidades y discapacidad.

La afectación renal, con daño tubular asociado, conduce a una disfunción renal crónica. La hipertensión y la albuminuria tienen lugar en algunos pacientes y la urolitiasis es habitual.

Nada falso sobre los síntomas

La seudogota también causa dolor y edema abruptos de las articulaciones, pero es resultado de una acumulación de pirofosfato de calcio en estructuras periarticulares.

Qué dicen las pruebas

- La presencia de cristales de monohidrato de urato en el líquido sinovial obtenido de una articulación inflamada o un tofo establecen el diagnóstico. La artrocentesis (aspiración de líquido sinovial) o la aspiración de material tofáceo revela cristales intracelulares similares a agujas de urato de sodio.
- Aunque la hiperuricemia no es un diagnóstico específico de la gota, las pruebas revelan concentraciones séricas de ácido úrico por encima de lo normal. Los valores de ácido úrico suelen ser mayores en la gota secundaria que en la primaria.
- Inicialmente, los exámenes de rayos X son normales. Sin embargo, en la gota crónica, las radiografías muestran una apariencia de "perforaciones" cuando los uratos reemplazan las estructuras óseas. A medida que el trastorno destruye el cartílago, se vuelven evidentes las alteraciones del espacio articular y los cambios degenerativos. El desplazamiento hacia afuera del borde sobresaliente del contorno óseo caracteriza la gota.

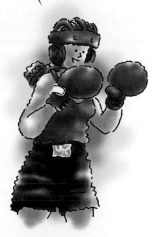

En la gota crónica, los rayos X muestran una apariencia de "perforaciones" cuando los uratos reemplazan las estructuras óseas.

Cómo se trata

Los objetivos del tratamiento son poner fin a un ataque agudo, reducir la hiperuricemia y prevenir la recurrencia, las complicaciones y la formación de cálculos. El tratamiento del paciente con gota aguda consiste en reposo en cama, inmovilización y protección de las articulaciones inflamadas y adoloridas, y la aplicación local de calor o frío.

Una combinación de medicamentos

Los medicamentos analgésicos, como el paracetamol o el ibuprofeno, alivian el dolor asociado con ataques leves. La inflamación aguda requiere un tratamiento concomitante con colchicina oral al primer signo de un ataque de gota.

La indometacina en dosis terapéuticas puede ser utilizada en su lugar, pero resulta menos específica. La inflamación resistente puede requerir corticoesteroides o infusión por goteo i.v. o i.m. de corticotropina o aspiración articular, así como una inyección intraarticular de corticoesteroides.

¡Abajo con el ácido úrico!

El tratamiento de la gota crónica tiene como objetivo disminuir las concentraciones séricas de ácido úrico. El médico puede ordenar una dosis de mantenimiento continuo de alopurinol para suprimir la formación de ácido úrico o controlar los valores de ácido úrico y prevenir nuevos ataques. Sin embargo, este potente medicamento debe utilizarse con cautela en pacientes con insuficiencia renal. La colchicina previene ataques recurrentes agudos hasta que el ácido úrico vuelve a su valor normal, pero el fármaco no afecta la concentración del ácido.

Los fármacos uricosúricos, como el probenecid, promueven la excreción de ácido úrico e inhiben su acumulación, pero su valor es limitado en pacientes con insuficiencia renal. No administres estos medicamentos en personas con insuficiencia renal crónica o con cálculos. Motiva a los sujetos que toman este fármaco a mantener una ingestión adecuada de líquidos para prevenir complicaciones.

La terapia complementaria enfatiza algunas restricciones dietéticas, como evitar principalmente el alcohol y los alimentos altos en purina. Los pacientes obesos deben intentar bajar de peso, ya que la obesidad agrega un esfuerzo adicional en las articulaciones adoloridas.

Di adiós a los tofos

En algunos casos, la cirugía puede ser necesaria para mejorar la función de las articulaciones o corregir deformidades. Los tofos deben extirparse y drenarse si se infectan o ulceran. También se resecan para prevenir ulceraciones, mejorar la apariencia del paciente o facilitarle el uso de zapatos o guantes.

Qué hacer

- Fomenta el reposo en cama, empleando una con soporte para mantener las cobijas lejos de las articulaciones extremadamente sensibles e inflamadas.
- Administra medicamentos para el dolor, por razón necesaria, en especial durante los ataques agudos. Administra antiinflamatorios y otros fármacos según indicación. Valora los efectos adversos. Mantente alerta a los trastornos digestivos con colchicina.
- Aplica compresas calientes o frías en las articulaciones inflamadas.
- A menos que estén contraindicados, anima al paciente a beber muchos líquidos (hasta 2 L por día) para evitar la formación de cálculos. Al forzar el consumo de líquidos, registra con precisión los ingresos y egresos. Asegúrate de supervisar con regularidad las concentraciones séricas de ácido úrico. Alcaliniza la orina con bicarbonato de sodio u otro agente si se ordena.

Las comidas de las celebraciones pueden desencadenar síntomas dolorosos de gota. Muchos de nuestros alimentos favoritos tienen alto contenido de purinas. Para disminuir el riesgo de un ataque de gota, mantente lejos de las vísceras, pescados con alto contenido de grasa, salsas y alcohol. ¡Asegúrate de que tus porciones de pavo sean pequeñas y come una gran cantidad de vegetales!

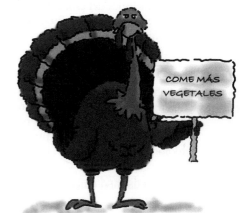

COME MÁS VEGETALES

- Valora los ataques de gota aguda, que pueden ocurrir entre 24 y 96 h después de la cirugía. Incluso una cirugía menor puede precipitar un ataque. Antes y después de un procedimiento, administra colchicina, según indicación, para ayudar a prevenir los episodios de gota.
- Evalúa al paciente. Al valorar su respuesta al tratamiento, observa si su dolor es aliviado o controlado. También observa si el individuo está cumpliendo con el tratamiento farmacológico y las restricciones dietéticas para mantener los valores normales de urato sérico y evitar la recurrencia de episodios agudos (véase *Consejos sobre enseñanza para la gota*).

Artrosis

La artrosis es la forma más frecuente de artritis. Los síntomas suelen comenzar a mediana edad y pueden progresar con la edad. Una exploración física exhaustiva confirma los síntomas típicos, y la falta de síntomas sistémicos descarta un trastorno inflamatorio de la articulación, como la artritis reumatoide.

La discapacidad depende del lugar y la gravedad de la afección y puede ir desde una limitación menor de los dedos hasta una discapacidad grave en personas con afectación de la cadera o la rodilla. La tasa de progresión varía, y las articulaciones pueden permanecer estables durante años en una etapa temprana de deterioro.

Qué la causa

La causa de la artrosis es desconocida. La artrosis primaria, una parte normal del envejecimiento, es resultado de numerosos factores, incluyendo los metabólicos, genéticos, químicos y mecánicos.

Evento fatídico

La artrosis secundaria por lo general sigue a un evento predisponente identificable, con mayor frecuencia un traumatismo, una deformidad congénita u otra enfermedad, como la de Paget. Esto conduce a la aparición de cambios degenerativos.

Fisiopatología

Esta afección crónica provoca el deterioro del cartílago articular y la formación de hueso nuevo reactivo en los márgenes y las áreas subcondrales. La degeneración es el resultado del deterioro de los condrocitos, con más frecuencia en las caderas y las rodillas. Las escamas de cartílago irritan el revestimiento sinovial y el del cartílago se vuelve fibrótico, causando limitaciones en el movimiento articular. El líquido sinovial se filtra en los defectos óseos, causando quistes.

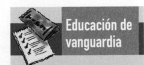

Educación de vanguardia

Consejos sobre enseñanza para la gota

- Asegúrate de que el paciente entienda la importancia de verificar las concentraciones séricas de ácido úrico.
- Advierte al paciente que evite los alimentos altos en purina, como anchoas, hígado, sardinas, lentejas y bebidas alcohólicas, lo que eleva las cifras de urato.
- Explica los principios de una dieta gradual de reducción de peso para los pacientes obesos, la cual presenta alimentos que contienen cantidades moderadas de proteínas y poca grasa.
- Aconseja al paciente que recibe alopurinol, probenecida y otros fármacos, que informe los efectos adversos. Advierte al paciente que toma probenecida que evite el ácido acetilsalicílico o cualquier otro salicilato. Su efecto combinado provoca retención de urato.
- Informa al paciente que la terapia con colchicina a largo plazo es esencial durante los primeros 3-6 meses de tratamiento con fármacos uricosúricos o alopurinol.

Qué buscar

La gravedad de estos signos y síntomas aumenta con la mala postura, la obesidad y el estrés ocupacional:

- Artralgias o dolor en las articulaciones (el síntoma más frecuente), que tienen lugar sobre todo después del ejercicio o al cargar peso y por lo general se alivia con el reposo
- Rigidez matutina y después del ejercicio que normalmente se alivia con el reposo
- Dolor durante cambios de clima
- "Sonido crepitante" de la articulación durante el movimiento
- Movimiento limitado

Daño irreparable

Además, la artrosis de las articulaciones interfalángicas provoca cambios irreversibles en las articulaciones distales (nódulos de Heberden) y en las proximales (nódulos de Bouchard). Los nódulos pueden ser indoloros al principio, pero a la larga se vuelven rojos, inflamados e hipersensibles, causando entumecimiento y pérdida de destreza (véase *Signos de artrosis*).

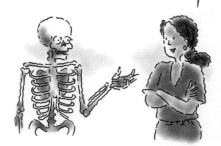

Bien, tu postura es correcta y en definitiva no eres obeso. ¿Es posible que el estrés laboral esté causando tu dolor articular?

Signos de artrosis

Dos signos fáciles de reconocer de la artrosis son los nódulos de Heberden y los de Bouchard.

Nódulos de Heberden

Los nódulos de Heberden aparecen en la superficie dorsolateral de las articulaciones interfalángicas distales. Estas ampliaciones óseas y cartilaginosas suelen ser duras y sin dolor. Por lo general, se presentan en pacientes de mediana edad y ancianos con artrosis.

Nódulos de Bouchard

Los nódulos de Bouchard son similares a los nódulos de Heberden, pero son menos frecuentes y aparecen en las articulaciones interfalángicas proximales.

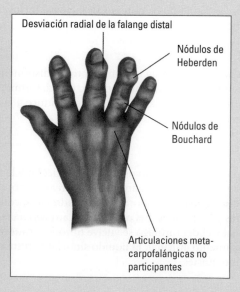

Desviación radial de la falange distal

Nódulos de Heberden

Nódulos de Bouchard

Articulaciones meta-carpofalángicas no participantes

Qué dicen las pruebas

- Los rayos X de la articulación afectada pueden mostrar estrechamiento del espacio o de los márgenes de la articulación, depósitos óseos similares a quistes en el espacio y márgenes de la articulación, deformidad articular degenerativa o daño articular y crecimiento óseo en áreas que soportan peso (como caderas y rodillas).
- La RM muestra la articulación afectada, los huesos adyacentes y la progresión de la enfermedad.
- El análisis de líquido sinovial descarta la artritis inflamatoria.

Cómo se trata

La mayoría de las medidas son paliativas. Los fármacos para aliviar el dolor y la inflamación de las articulaciones incluyen ácido acetilsalicílico (u otros analgésicos no opiáceos), indometacina, ketorolaco, ibuprofeno y, en algunos casos, inyecciones intraarticulares de corticoesteroides. Estas inyecciones pueden retrasar el desarrollo de los nódulos en las manos.

Estabiliza el cuerpo

El tratamiento eficaz también reduce el estrés articular al apoyar o estabilizar la articulación con muletas, aparato ortopédico o corsé, bastón, andadera, collarín cervical o tracción. Otras medidas de apoyo incluyen masaje, calor húmedo, baños de parafina para las manos, técnicas protectoras para prevenir el estrés excesivo en las articulaciones, descanso adecuado (en especial después de la actividad) y, de forma ocasional, ejercicio cuando las rodillas están afectadas.

Cirugía para casos graves

Los pacientes que tienen artrosis grave con discapacidad o dolor incontrolable pueden someterse a uno o más de estos procedimientos quirúrgicos:
- Artroplastia (parcial o total): reemplazo de una articulación deteriorada por un aparato protésico.
- Artrodesis: fusión quirúrgica de los huesos, que se utiliza sobre todo en la columna vertebral (laminectomía).
- Osteoplastia: raspado de hueso deteriorado de una articulación.
- Osteotomía: escisión del hueso para cambiar la alineación y aliviar el estrés.

Qué hacer

- Promueve el descanso adecuado, sobre todo después de la actividad. Planifica los períodos de descanso durante el día y asegura un sueño adecuado por la noche. La moderación es la clave, así que enseña al paciente a distribuir sus actividades diarias.
- Ayuda con la terapia física y anima al paciente a realizar ejercicios suaves de amplitud de movimiento. Proporciona apoyo emocional y tranquilidad para ayudar al paciente a lidiar con la movilidad limitada. Explica que la artrosis no es una enfermedad sistémica.

- Otras medidas específicas de enfermería dependen de la articulación afectada:
  - Para la mano, aplica inmersiones calientes y baños de parafina, según indicación, para aliviar el dolor.
  - Para la columna lumbar o sacra, recomienda un colchón firme o una tabla entre el colchón y la base para disminuir el dolor matutino.
  - Para la columna cervical, revisa el collarín cervical para detectar cualquier opresión. Observa en busca de enrojecimiento por el uso prolongado.
  - Para la cadera, emplea almohadillas térmicas húmedas para aliviar el dolor y administra los antiespasmódicos necesarios, según indicación. Ayuda con los ejercicios de amplitud de movimiento y fortalecimiento, y asegúrate de que el paciente reciba el descanso adecuado después.
  - Para la rodilla, dos veces al día, ayuda con los ejercicios prescritos de amplitud de movimiento, para mantener el tono muscular y de resistencia progresiva para aumentar la fuerza muscular. Proporciona soportes o aparatos ortopédicos elásticos si es necesario.
- Comprueba que las muletas, el corsé, el bastón o la andadera estén en buen estado y enseña al paciente cómo utilizarlos de la manera correcta. Por ejemplo, el paciente con daño articular unilateral debe emplear un aparato ortopédico (como un bastón o una andadera) en el lado no afectado. Recomienda la utilización de cojines al sentarse y sugiere un asiento de inodoro elevado.
- Evalúa al paciente. Valora si el cumplimiento del régimen de ejercicio disminuye los efectos debilitantes de la artrosis. La persona debe mantener o mejorar la capacidad para realizar actividades de la vida diaria. El paciente también debe ser capaz de obtener y utilizar dispositivos de apoyo apropiados. Determina si comprende y emplea las intervenciones de control del dolor para las articulaciones afectadas (véase *Consejos sobre enseñanza para la artrosis*).

Osteomielitis

La *osteomielitis*, una infección ósea piógena, puede ser crónica o aguda. Este trastorno causa necrosis tisular, descomposición de la estructura ósea y descalcificación. Aunque por lo general permanece localizada, la osteomielitis puede propagarse a través del hueso hasta la médula, la corteza y el periostio.

En la osteomielitis aguda, las bacterias u hongos se transportan a través de la sangre de otro sitio infeccioso o entran en el hueso a través de la piel después de una cirugía o un traumatismo. Con un tratamiento rápido, el pronóstico es bueno.

La osteomielitis crónica, que es poco frecuente, se caracteriza por múltiples vías de drenaje sinusal y lesiones metastásicas. Esta enfermedad es más prevalente en adultos y tiene un mal pronóstico.

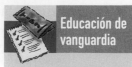

Educación de vanguardia

Consejos sobre enseñanza para la artrosis

- Indica al paciente que debe planear los descansos adecuados para el transcurso del día, después de algún esfuerzo y durante la noche.
- Adviértele que debe evitar esforzarse de forma excesiva. También debe estar de pie y caminar correctamente y tener especial cuidado al inclinarse o recoger objetos.
- Debe tener cuidado de tomar el medicamento exactamente como se prescribe e informar sus efectos adversos.
- Aconséjale utilizar zapatos bien ajustados y con soporte.
- Indica al paciente que instale dispositivos de seguridad en su casa, tales como los pasamanos del baño.
- Recuérdale que debe realizar ejercicios de amplitud de movimiento lo más levemente posible.
- Exhórtalo a mantener el peso corporal adecuado para disminuir el estrés articular.
- Indica al paciente que discuta cualquier terapia alternativa con su médico antes de iniciarla.

Qué la causa

Las causas de la osteomielitis incluyen:

- Lesión traumática
- Infección aguda originada en otras partes del cuerpo
- Microorganismos como *Staphylococcus aureus* (más frecuente), *Streptococcus pyogenes*, *Pneumococcus*, *Pseudomonas aeruginosa*, *Escherichia coli* y *Proteus vulgaris*
- Hongos o virus

El resto de los riesgos

Otros factores de riesgo incluyen:

- Diabetes
- Hemodiálisis
- Consumo de drogas i.v.
- Cualquier alteración que disminuya el suministro de sangre al hueso

Fisiopatología

Los microorganismos se establecen en un hematoma o área debilitada y se propagan directamente al hueso. Se produce pus y la presión crece dentro de la cavidad medular rígida. Entonces, el pus sale a través de los canales haversianos y se forma un absceso subperióstico, privando al hueso de su suministro de sangre. Como resultado hay necrosis y se estimula la formación de huevo nuevo. El hueso muerto se separa y sale a través de un absceso o los senos.

Qué buscar

Por lo general, los signos clínicos de la osteomielitis crónica y aguda son similares. Sin embargo, la infección crónica puede persistir de forma intermitente durante años y estallar de manera instantánea después de un traumatismo menor. A veces, el único signo de infección crónica es el drenaje persistente de pus de una vieja cavidad en un conducto sinusal. La osteomielitis aguda casi siempre tiene un inicio rápido.

Tres señales seguras

Los signos y síntomas locales incluyen:

- Dolor repentino en el hueso afectado
- Sensibilidad, calor e inflamación en la zona afectada
- Movimiento restringido

Qué dicen las pruebas

- El hemograma muestra leucocitosis y el paciente presenta una velocidad de eritrosedimentación (VES) elevada.
- Los resultados del hemocultivo permiten al médico identificar los microorganismos causales.

- Los rayos X pueden no mostrar la afectación ósea hasta que la enfermedad ha estado activa durante algún tiempo, de forma habitual 2-3 semanas. Las gammagrafías óseas pueden permitir que el médico detecte la infección de forma oportuna.

Cómo se trata

Para prevenir un daño óseo adicional, las intervenciones contra la osteomielitis aguda pueden comenzar antes del diagnóstico definitivo. Las medidas incluyen:

- Administración de grandes dosis de antibióticos i.v. después de la valoración de hemocultivos (por lo general, una penicilina resistente a las penicilinasas, como nafcilina u oxacilina)
- Drenaje quirúrgico temprano para aliviar la acumulación de presión y la formación de secuestros (fragmentos óseos muertos que se separan del hueso sano durante la necrosis)
- Inmovilización del hueso afectado por yeso, tracción o reposo en cama
- Tratamiento de apoyo, como analgésicos y líquidos i.v.

Ataque de un absceso

Si se forma un absceso, el tratamiento incluye incisión y drenaje, seguido de un cultivo del material drenado. La terapia antibiótica para controlar la infección incluye la administración de antibióticos sistémicos, instilación intracavitaria de antibióticos a través de irrigación continua de sistema cerrado con baja aspiración intermitente, irrigación limitada con un sistema de drenaje cerrado con aspiración y aplicación local de apósitos comprimidos, húmedos y empapados con antibióticos.

Si la causa es una articulación artificial infectada, suele eliminarse. El antibiótico se administra durante 2-3 semanas antes de la cirugía.

Malo hasta la médula

Además de los antibióticos y la terapia de inmovilización, los pacientes con osteomielitis crónica, por lo general, necesitan cirugía para eliminar el hueso muerto y promover el drenaje. Incluso después de la cirugía, el pronóstico sigue siendo malo. El paciente suele sentir un gran dolor y requiere una hospitalización prolongada. La osteomielitis crónica resistente a la terapia en un brazo o una pierna puede necesitar amputación.

Qué hacer

Tus principales preocupaciones son controlar la infección, proteger el hueso de lesiones y ofrecer cuidados de apoyo meticulosos. Para ayudar a satisfacer estas necesidades, sigue estas directrices:

- Utiliza una estricta técnica estéril al cambiar los apósitos e irrigar las heridas. Si el paciente está en tracción esquelética para fracturas compuestas, cubre los puntos de inserción del tornillo con apósitos pequeños y secos, e indica al paciente que no toque la piel alrededor de los tornillos y los alambres.

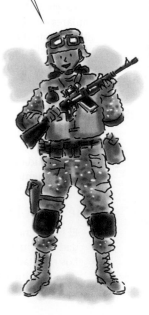

En guardia contra la infección. ¡Protege a toda costa el hueso de lesiones!

- Administra líquidos i.v. con el fin de mantener la hidratación adecuada, según la necesidad. Proporciona una dieta alta en proteínas y vitamina C.
- Valora las constantes vitales cada 4 h. Evalúa todos los días el aspecto de la herida y la aparición de nuevos sitios de dolor, que pueden indicar una infección secundaria.
- Inspecciona con cuidado el equipo de aspiración. No dejes que los envases de la solución instilada se vacíen, lo cual permite que el aire entre en el sistema. Supervisa la cantidad de solución instilada y aspirada.
- Dale soporte al miembro afectado con almohadas firmes. Mantén la extremidad a nivel del cuerpo y no la dejes caer. Proporciona un buen cuidado de la piel. Mueve al paciente con cuidado cada 2 h, y comprueba si hay signos de desarrollo de úlceras por presión.
- Proporciona un buen cuidado del yeso. Apóyalo con almohadillas firmes, y "forma un pétalo" con los bordes de pedazos de cinta adhesiva para suavizar las asperezas. Revisa la circulación y el drenaje cada 4 h durante las primeras 24 h postoperatorias. Informa de manera inmediata cualquier exceso en el material de drenaje o signos de déficits neurovasculares.
- Protege al paciente de contratiempos, tales como movimientos espasmódicos y caídas que puedan amenazar la integridad ósea. Informa de manera inmediata cualquier dolor repentino, crepitante o deformidad. Ten cuidado con una malposición repentina de la extremidad, que puede indicar una fractura.
- Evalúa al paciente. Observa si sufrió algún déficit neurovascular secundario al tratamiento. El paciente debe lograr el alivio o control del dolor. No deben aparecer nuevas áreas de dolor que indiquen una posible infección secundaria.
- También evalúa si el paciente busca actividades significativas y satisfactorias que eviten el riesgo de fractura. ¿El paciente sigue las intervenciones terapéuticas? En caso afirmativo, encontrarás una temperatura normal del cuerpo, ausencia de dolor y edema, y amplitud de movimiento completa (véase *Consejos sobre enseñanza para la osteomielitis*).

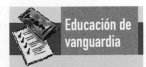

Educación de vanguardia

Consejos sobre enseñanza para la osteomielitis

- Antes del alta, aconseja sobre cómo proteger y limpiar la herida.
- Enseña cómo reconocer signos de infección recurrente, como aumento de la temperatura corporal, enrojecimiento, calor localizado e inflamación.
- Haz hincapié en la necesidad de los exámenes de seguimiento.
- Pide al paciente que busque tratamiento inmediato para posibles fuentes de recurrencia, como ampollas, furúnculos, orzuelos e impétigo.

Osteoporosis

En la osteoporosis, los huesos pierden sales de calcio y fosfato, y se vuelven inusualmente vulnerables a fracturas. La osteoporosis puede ser primaria o secundaria a una enfermedad subyacente.

Principalmente posmenopáusicas

La osteoporosis primaria se desarrolla con más frecuencia en mujeres posmenopáusicas, aunque los hombres también pueden desarrollar este trastorno. Se llama *osteoporosis posmenopáusica* si se presenta en mujeres de 50 a 75 años de edad y *osteoporosis senil* si ocurre entre los 70-85 años.

Los factores de riesgo incluyen la ingestión o la absorción inadecuadas de calcio, la deficiencia de estrógenos y el estilo de vida sedentario.

La osteoporosis afecta sobre todo a vértebras, costillas, fémures y huesos de la muñeca. Las fracturas vertebrales y de muñeca son frecuentes.

Qué la causa

La causa de la osteoporosis primaria sigue siendo desconocida. La secundaria puede ser resultado de:

- Tratamiento prolongado con esteroides, antiácidos que contienen aluminio, heparina, anticonvulsivos o preparaciones tiroideas
- Inmovilidad total o desuso de un hueso (como con la hemiplejía)

La osteoporosis también está relacionada con el abuso del alcohol, la malnutrición, la malabsorción, el escorbuto, la intolerancia a la lactosa, el hipertiroidismo, la osteogénesis imperfecta y la atrofia de Sudeck (localizada en manos y pies, con ataques recurrentes).

Fisiopatología

En la osteoporosis, la velocidad de resorción ósea se acelera a medida que la velocidad de formación ósea se desacelera. Lo anterior da como resultado la disminución de la masa ósea, y los huesos se vuelven porosos y quebradizos.

Qué buscar

Aunque la osteoporosis se desarrolla de forma insidiosa, la enfermedad se descubre de repente. Una persona mayor por lo general se da cuenta del trastorno cuando se inclina para levantar algo, escucha un chasquido y después siente un dolor repentino en el área lumbar. Cualquier movimiento o agitación agrava el dolor de espalda.

Otros signos siniestros

Otros signos y síntomas incluyen:

- Dolor lumbar que se irradia alrededor del tronco
- Deformidad
- Cifosis (joroba)
- Pérdida de altura
- Apariencia marcadamente envejecida

Qué dicen las pruebas

- Los rayos X muestran la degeneración típica en las vértebras torácicas y lumbares inferiores. Los cuerpos vertebrales pueden verse aplanados, con diversos grados de colapso y acuñamiento, y pueden parecer más densos de lo normal. La pérdida de mineral óseo se hace evidente en etapas posteriores.
- La TC permite analizar con exactitud la pérdida de hueso de la columna vertebral.
- Las exploraciones óseas muestran áreas lesionadas o enfermas.

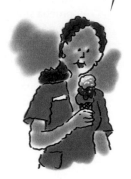

La osteoporosis está asociada a diversas enfermedades, que incluyen la intolerancia a la lactosa. ¡Afortunadamente tolero muy bien la lactosa!

- Las concentraciones séricas de calcio, fósforo y fosfatasa alcalina están dentro de los límites normales, pero las de hormona paratiroidea pueden estar elevadas.

Cómo se trata

El paciente recibe tratamiento sintomático destinado a prevenir fracturas adicionales y controlar el dolor. Las medidas pueden incluir:
- Programa de fisioterapia que enfatice el ejercicio y la actividad leve.
- Estrógenos para disminuir la tasa de resorción ósea, y calcio y vitamina D para apoyar el metabolismo óseo normal (sin embargo, los fármacos sólo detienen la osteoporosis, no la curan).
- Bisfosfonato, como el alendronato o el ibandronato, que retardan la reabsorción ósea, pero no disminuyen su formación.
- Corsé lumbar para dar soporte a las vértebras debilitadas.
- Cirugía para corregir las fracturas patológicas del fémur a través de la reducción abierta y la fijación interna. La fractura de Colles, una fractura del radio en el lugar donde se une a la muñeca, requiere una reducción seguida de inmovilización con yeso durante 4-10 semanas.

Un kilo de prevención

Una ingestión adecuada de calcio en la dieta y el ejercicio regular con carga de peso pueden reducir las probabilidades de que una persona desarrolle osteoporosis senil. Aunque la terapia hormonal puede ofrecer cierto beneficio preventivo, también tiene riesgos y efectos adversos.

La osteoporosis secundaria puede prevenirse mediante un tratamiento eficaz de la enfermedad subyacente, el empleo racional de la terapia con esteroides, la movilización temprana después de una cirugía o traumatismo, la disminución del consumo de alcohol, la observación cuidadosa de los signos de malabsorción y el tratamiento rápido del hipertiroidismo.

Qué hacer

El plan de atención debe centrarse en la fragilidad del paciente, haciendo hincapié en un cuidadoso posicionamiento, la ambulación, los ejercicios prescritos y las estrategias de prevención de lesiones. Sigue estos pasos:
- Revisa todos los días la piel del paciente en busca de enrojecimiento, calor y nuevos sitios de dolor, lo que puede indicar nuevas fracturas.
- Fomenta la actividad ayudando al paciente a caminar varias veces al día. Cuando corresponda, realiza ejercicios de amplitud de movimiento pasivo, o anima al paciente a realizar ejercicios activos. Asegúrate de que el paciente asista con regularidad a las sesiones de fisioterapia programadas.
- Proporciona una dieta balanceada rica en nutrientes que apoyen el metabolismo esquelético, como la vitamina D, el calcio y las proteínas.
- Administra analgésicos, según necesidad. Aplica calor para aliviar el dolor.

- Si el paciente recibe un bisfosfonato para aumentar la densidad ósea, destaca la importancia de permanecer en posición vertical 30 min después de tomar el medicamento para prevenir un daño al esófago.
- Evalúa al paciente. Valora si la adhesión al régimen farmacológico prescrito, el ejercicio y la ingestión dietética de calcio, vitamina D y proteína previenen la progresión de la enfermedad. Observa si el paciente demuestra una buena mecánica corporal y si puede identificar y evitar las actividades que aumentan el riesgo de fractura (véase *Consejos sobre enseñanza para la osteoporosis*).

Enfermedad de Paget

La *enfermedad de Paget* es un trastorno óseo metabólico de progresión lenta. Por lo general, se localiza en una o varias áreas del esqueleto (con mayor frecuencia en el torso inferior), aunque, de forma ocasional, se produce una deformidad esquelética ampliamente distribuida. La enfermedad de Paget puede ser mortal, sobre todo si está asociada con insuficiencia cardíaca (una enfermedad generalizada crea una necesidad continua de un elevado gasto cardíaco), sarcoma óseo o tumores de células gigantes.

Qué la causa

La causa sigue siendo desconocida, pero una teoría sostiene que una infección vírica temprana (posiblemente con el virus de las paperas) causa una infección esquelética inactiva que hace erupción muchos años más adelante como enfermedad de Paget. También tiende a ser hereditaria.

Fisiopatología

En la fase inicial de la enfermedad de Paget (osteoclástica), se produce una resorción ósea excesiva. La segunda fase (osteoblástica) implica una formación ósea excesiva y anómala. Los huesos afectados se agrandan y se hacen blandos, y la nueva estructura ósea es caótica, frágil y débil.

Qué buscar

Aunque la enfermedad de Paget no produce síntomas en las etapas tempranas, eventualmente causa dolor intenso y persistente que se intensifica con el peso y puede afectar el movimiento. El crecimiento excesivo característico del cráneo tiene lugar sobre las áreas frontal y occipital (el tamaño del sombrero puede aumentar). Las cefaleas (dolores de cabeza) también tienen lugar con la afectación del cráneo. La invasión ósea en los nervios craneales puede afectar la capacidad auditiva y la agudeza visual.

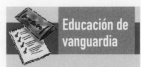

Educación de vanguardia

Consejos sobre enseñanza para la osteoporosis

- Explica de forma detallada la osteoporosis al paciente y a su familia. Puede que crean que las fracturas podrían haberse prevenido si hubieran sido más cuidadosos.
- Antes del alta, asegúrate de que el paciente y su familia entiendan el régimen farmacológico.
- Indica al paciente que informe de manera inmediata nuevos sitios de dolor, sin importar qué tan pequeños sean.
- Aconseja al paciente que duerma sobre un colchón firme y evite el reposo excesivo en cama.
- Si el paciente tiene un corsé dorsal, asegúrate de que sepa cómo utilizarlo. Enseña al paciente cuál es una buena mecánica corporal.
- Si una paciente está tomando estrógenos, haz hincapié en la necesidad de exámenes ginecológicos de rutina, incluyendo pruebas de Papanicolaou y mamografías. Indica que informe cualquier sangrado vaginal anormal. Instruye a la paciente sobre la técnica apropiada para la autoexploración mamaria y confirma que debe realizar una de manera mensual.

Otros signos pueden incluir cifosis, tórax en forma de tonel y arqueamiento asimétrico de la tibia y el fémur. Los sitios pagéticos pueden estar calientes y sensibles, con cicatrización lenta e incompleta de las fracturas. El paciente puede caminar como pato y tiene una mayor susceptibilidad a las fracturas patológicas.

Qué dicen las pruebas

- Los rayos X pueden mostrar un aumento de la expansión y densidad ósea antes de que se presenten síntomas manifiestos.
- Una gammagrafía ósea (más sensible que una radiografía) muestra con claridad las lesiones pagéticas tempranas. El radioisótopo se concentra en áreas de la enfermedad activa.
- Una biopsia ósea revela el patrón mosaico característico.
- Los estudios de sangre muestran anemia y elevación de las concentraciones séricas de fosfatasa alcalina. La detección bioquímica de rutina, que incluye fosfatasa alcalina sérica, hace que el diagnóstico precoz sea más frecuente.
- Una prueba de orina de 24 h muestra un valor elevado de hidroxiprolina (un aminoácido excretado por los riñones que es un índice de hiperactividad osteoclástica).

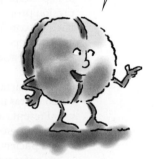

El tratamiento farmacológico es la forma de manejo principal en la enfermedad de Paget.

Cómo se trata

El tratamiento farmacológico constituye la intervención primaria. Incluye la hormona calcitonina, administrada por vía subcutánea o intramuscular; etidronato, tomado por vía oral; y plicamicina, un antibiótico citotóxico.

Resorción retardada y reducción de las concentraciones

La calcitonina y el etidronato retrasan la resorción ósea y reducen los valores séricos de fosfatasa alcalina y la secreción urinaria de hidroxiprolina. Aunque la calcitonina requiere terapia de mantenimiento a largo plazo, la mejoría es notable después de las primeras semanas de tratamiento. El etidronato produce mejoría en 1-3 meses.

La plicamicina disminuye el calcio, la hidroxiprolina urinaria y las concentraciones séricas de fosfatasa alcalina. Este medicamento produce la remisión de los síntomas en 2 semanas y una mejoría bioquímica en 1-2 meses. Sin embargo, puede destruir las plaquetas o poner en riesgo la función renal.

La cirugía aún se avecina

La autoadministración de calcitonina y etidronato ayuda a los pacientes con enfermedad de Paget a llevar una vida casi normal. Sin embargo, pueden necesitar cirugía para reducir o prevenir fracturas patológicas, corregir deformidades secundarias y aliviar el deterioro neurológico.

Para disminuir el riesgo de sangrado excesivo del hueso hipervascular, el tratamiento farmacológico con calcitonina y etidronato o plicamicina debe administrarse previo a la cirugía. El reemplazo de las articulaciones es difícil si se utiliza material de unión (metacrilato de metilo), porque no se fija de forma adecuada en el hueso pagético.

Otros tratamientos son de apoyo y varían de acuerdo con los síntomas. El ácido acetilsalicílico, la indometacina o el ibuprofeno generalmente controlan el dolor.

Qué hacer

- Para evaluar la eficacia de los analgésicos, valora el nivel de dolor del paciente todos los días. Observa nuevas áreas de dolor o movimiento restringido, lo que puede indicar nuevos sitios de fractura. También mantente alerta a las alteraciones sensoriales o motrices, como dificultad para oír, ver o caminar.
- Supervisa las concentraciones séricas de calcio y fosfatasa alcalina.
- Controla los ingresos y egresos. Estimula la ingestión de líquidos adecuada para disminuir la formación de cálculos renales.
- Si el paciente permanece en reposo prolongado, evita las úlceras por presión proporcionando un buen cuidado de la piel. Reposiciona al paciente con frecuencia y emplea un colchón de flotación. Recomienda calzado deportivo de bota para prevenir el pie péndulo o caído.
- Evalúa al paciente y valora el éxito del tratamiento haciéndote estas preguntas:
  - ○ ¿El paciente evita actividades que aumentan el riesgo de fractura, mientras mantiene la amplitud de movimiento?
  - ○ ¿Presenta algún déficit neurológico, como el pie péndulo, debido a la progresión de la enfermedad o de las intervenciones?
  - ○ ¿El paciente demuestra tener habilidades eficaces para aceptar su enfermedad?
  - ○ ¿El cumplimiento del tratamiento farmacológico prescrito y los regímenes dietéticos han impedido el avance de la enfermedad? (véase *Consejos sobre enseñanza para la enfermedad de Paget*)

Artritis reumatoide

La *artritis reumatoide* es una enfermedad inflamatoria sistémica crónica que ataca principalmente a las articulaciones periféricas y músculos circundantes, los tendones, los ligamentos y los vasos sanguíneos. Las remisiones espontáneas y las exacerbaciones impredecibles marcan el curso de la enfermedad. Potencialmente incapacitante, la artritis reumatoide suele requerir un tratamiento a lo largo de la vida y en ocasiones cirugía.

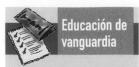

Educación de vanguardia

Consejos sobre enseñanza para la enfermedad de Paget

- Demuestra cómo inyectar calcitonina y cambiar los sitios de inyección. Indica que pueden presentarse efectos adversos, aunque generalmente son leves.
- Indica al paciente que utilice analgésicos según lo prescrito.
- Informa al paciente que recibe etidronato que tome el medicamento con jugo (zumo) de frutas 2 h antes o después de las comidas, ya que la leche y los líquidos con alto contenido de calcio deterioran la absorción, y que divida la dosis para disminuir los efectos adversos.
- Indica al paciente que recibe plicamicina que observe si hay signos de infección, equimosis (moretones), hemorragias y elevación de la temperatura y que acuda a las pruebas de seguimiento regulares.
- Enseña cómo manejar el ritmo de las actividades, usar dispositivos de ayuda y seguir un programa de ejercicios recomendado. Sugiere un colchón firme o una tabla entre el colchón y la base para reducir las deformidades espinales. Aconseja eliminar pequeños obstáculos en casa.

De intermitente a incesante

En la mayoría de los pacientes, la enfermedad sigue un curso intermitente y permite la actividad normal. Sin embargo, el 10 % sufre una discapacidad total por deformidad articular grave y síntomas extraarticulares asociados, o ambos. El pronóstico empeora con el desarrollo de nódulos, vasculitis y altos títulos de factor reumatoide (RF, de *rheumatoid factor*).

Qué la causa

En la actualidad se cree que la artritis reumatoide tiene una base autoinmunitaria, aunque la causa aún se desconoce.

Fisiopatología

El daño del cartílago resultado de la inflamación desencadena nuevas respuestas inmunitarias, incluyendo la activación del complemento. El complemento, a su vez, atrae a los leucocitos polimorfonucleares y estimula la liberación de mediadores inflamatorios, lo que exacerba la destrucción de las articulaciones.

Qué buscar

Los síntomas iniciales pueden incluir fatiga, malestar general, anorexia, febrícula persistente, pérdida de peso y linfadenopatías. El paciente también puede experimentar síntomas articulares vagos.

Más temprano que tarde

Posteriormente, el paciente puede desarrollar dolor en las articulaciones, sensibilidad, calor e inflamación. Por lo general, los síntomas de las articulaciones ocurren de forma bilateral y simétrica. Otros síntomas pueden incluir rigidez matutina, parestesias en manos y pies, y músculos rígidos, débiles o adoloridos. El paciente también puede desarrollar nódulos reumatoideos, masas sin sensibilidad subcutáneas, redondas u ovales, por lo general en áreas de presión como el codo.

Los signos avanzados incluyen deformidades articulares y disminución de la función articular (véase *Deformidades en las articulaciones*).

Qué dicen las pruebas

En las primeras etapas, los rayos X muestran desmineralización ósea e inflamación de los tejidos blandos. Posteriormente, ayudan a determinar el grado de destrucción de cartílago y hueso, la erosión, las subluxaciones y las deformidades, y muestran el patrón característico de estas anomalías. Otras pruebas y hallazgos incluyen:

- La prueba de factor reumatoide positiva tiene lugar en el 75-80 % de los pacientes (como se indica con un título de 1:160 o mayor).

Deformidades articulares

En la artritis reumatoide avanzada, el marcado edema y la congestión causan articulaciones interfalángicas en forma de huso y graves deformidades de flexión.

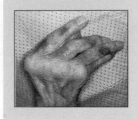

- El análisis del líquido sinovial por lo general muestra un aumento del volumen y la turbidez, pero disminución de la viscosidad y el complemento (C3 y C4), con un recuento de leucocitos posiblemente superior a 10 000/μL.
- Las globulinas séricas están elevadas.
- La VES está incrementada.
- El hemograma completo muestra anemia moderada además de leucocitosis leve.

Cómo se trata

Los salicilatos, en particular el ácido acetilsalicílico, brindan la base de la terapia para la artritis reumatoide, ya que disminuyen la inflamación y alivian el dolor en las articulaciones. Otros medicamentos útiles incluyen:
- AINE, como la indometacina, el ketorolaco y el ibuprofeno
- Antipalúdicos, como la cloroquina y la hidroxicloroquina
- Inhibidores del factor de necrosis tumoral, como etanercept
- Penicilamina
- Corticoesteroides, como la prednisona
- Inmunosupresores, como metotrexato, ciclofosfamida y azatioprina

Dormir bien, comer bien y descansar a menudo

Las medidas de apoyo incluyen 8-10 h de sueño cada noche, nutrición adecuada, períodos de descanso frecuentes entre las actividades diarias y una férula para descansar las articulaciones inflamadas. Un programa de fisioterapia, incluyendo ejercicios de amplitud de movimiento y terapéuticos cuidadosamente individualizados, previene la pérdida de la función articular.

La aplicación de calor relaja los músculos y alivia el dolor. El calor húmedo, como inmersiones calientes, baños de parafina e hidromasaje, por lo general funcionan mejor para los pacientes con enfermedades crónicas. Las compresas de hielo son eficaces durante los episodios agudos.

La enfermedad avanzada puede requerir sinovectomía, reconstrucción articular o artroplastia total de articulaciones.

Qué hacer

- Valora cuidadosamente todas las articulaciones. Busca deformidades, contracturas, inmovilidad e incapacidad para realizar las actividades de la vida diaria.
- Mide las constantes vitales y observa los cambios de peso, las alteraciones sensoriales y el nivel de dolor. Administra analgésicos según lo ordenado y observa los efectos adversos.

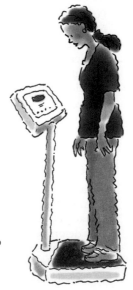

Supervisa el peso en un paciente con artritis reumatoide. La obesidad puede añadir mayor estrés articular.

- Proporciona un cuidado meticuloso de la piel. Emplea una loción o un aceite limpiador, no jabón, para la piel seca.
- Explica todas las pruebas y los procedimientos diagnósticos. Indica al paciente que se obtendrán varias muestras de sangre para poder hacer un diagnóstico firme y un seguimiento preciso del tratamiento.

Los beneficios de los baños de burbujas

- Evalúa la duración, no la intensidad, de la rigidez matutina, porque la duración refleja con mayor exactitud la gravedad de la enfermedad. Alienta al paciente a realizar duchas o baños calientes a la hora de acostarse o por la mañana para reducir la necesidad de medicamentos para el dolor.
- Aplica las férulas con cuidado. Busca úlceras por presión si el paciente está en tracción o si está utilizando férulas.
- Explica la naturaleza de la artritis reumatoide. Asegúrate de que el paciente y su familia comprendan que se trata de una enfermedad crónica que requiere grandes cambios en el estilo de vida.
- Motívalo a seguir una dieta equilibrada, pero asegúrate de que el paciente entienda que las dietas especiales no curarán la artritis reumatoide. Haz hincapié en la necesidad de controlar el peso porque la obesidad añade estrés adicional a las articulaciones.
- Alienta al paciente a realizar actividades de la vida diaria, como vestirse y alimentarse por sí mismo. Proporciona cajas de fácil apertura, tazas ligeras y cubiertos sin empaque.

¿Podemos hablar?

- Proporciona apoyo emocional. Alienta al paciente a comentar sus temores sobre dependencia, sexualidad, imagen corporal y autoestima. Deriva al paciente a una agencia de servicios sociales apropiada, según necesidad.
- Si resulta apropiado, comenta cómo puede mejorar su sexualidad, como posiciones alternativas, analgésicos y calor húmedo para aumentar la movilidad.
- Antes del alta, asegúrate de que el paciente sepa cómo y cuándo tomar los medicamentos prescritos y cómo reconocer los efectos adversos, como el sangrado gastrointestinal causado por el tratamiento con salicilatos.
- Evalúa al paciente. Cuando valores la respuesta al tratamiento, observa si el apego al ejercicio y el régimen dietético hace más lento el avance de los efectos debilitantes. ¿El paciente ha mantenido o mejorado su capacidad para realizar actividades de la vida diaria? Aplica medidas eficaces de control del dolor? ¿Utiliza dispositivos de ayuda apropiados? (véase *Consejos sobre enseñanza para la artritis reumatoide*)

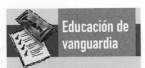

Educación de vanguardia

Consejos sobre enseñanza para la artritis reumatoide

- Enseña al paciente cómo pararse, caminar y sentarse en posición vertical. Indica que debe sentarse en sillas con asientos altos y apoyabrazos. Sugiere un asiento de inodoro elevado.
- Recomienda que distribuya sus actividades diarias con descansos de 5-10 min cada hora y alternando las tareas, sentado y de pie.
- Indica al paciente que duerma boca arriba sobre un colchón firme y evite colocar una almohada debajo de las rodillas, lo que favorece la deformidad de la flexión.
- Haz una lista con los consejos del terapeuta ocupacional para enseñar al paciente cómo simplificar las actividades y proteger las articulaciones artríticas.
- Sugiere artículos de ayuda para vestirse, como calzador con mango largo, dispositivo para alcanzar las cosas, agujetas elásticas para los zapatos, accesorio para subir el cierre o cremallera y gancho para botones, y artículos útiles en el hogar, como cajones fáciles de abrir, una boquilla manual para la regadera y barras de soporte.

Escoliosis

La *escoliosis*, una curvatura lateral de la columna vertebral, puede ocurrir en el segmento vertebral dorsal, lumbar o toracolumbar. La curva puede ser convexa hacia la derecha (más frecuente en las curvas dorsales) o hacia la izquierda (más habitual en las curvas lumbares). Se produce la rotación de la columna vertebral alrededor de su eje y puede causar una deformidad de la caja torácica.

Hay dos tipos de escoliosis: funcional (postural) y estructural. Ambos tipos se asocian de forma habitual con la cifosis y la lordosis.

Qué la causa

La escoliosis funcional no es una deformidad fija de la columna vertebral. Es el resultado de una mala postura o una discrepancia en la longitud de las piernas.

Tres clases de escoliosis estructural

La escoliosis estructural implica la deformidad de los cuerpos vertebrales. Puede ser de tres tipos:
* La escoliosis *congénita* por lo regular está relacionada con un defecto congénito, como vértebras en cuña, costillas o vértebras fusionadas, o hemivértebras.
* La escoliosis *paralítica* o *musculoesquelética* se desarrolla varios meses después de la aparición de la parálisis asimétrica de los músculos del tronco causada por una poliomielitis, parálisis cerebral o distrofia muscular.
* La escoliosis *idiopática*, la forma más frecuente, puede transmitirse como un rasgo autosómico dominante o multifactorial. Aparece en una columna vertebral previamente recta durante los años de crecimiento.

Fisiopatología

En la escoliosis, las vértebras giran formando la parte convexa de la curva. La rotación provoca la prominencia de las costillas a lo largo de la columna torácica y la asimetría de la cintura en la columna a nivel lumbar.

Qué buscar

La curvatura más frecuente en la escoliosis funcional o estructural surge en el segmento torácico, con convexidad a la derecha. Esta curva da como resultado curvas compensatorias (curvas "S") en el segmento cervical anterior y el segmento lumbar inferior, ambos con convexidad hacia la izquierda. Estas curvas se desarrollan para mantener el equilibrio corporal y acentúan la deformidad.

Cuando la enfermedad se establece, puede presentarse dolor de espalda, fatiga y disnea.

Prueba de detección de la escoliosis

Cuando valores al paciente para detectar una curvatura vertebral anómala, utiliza esta prueba de detección para la escoliosis. Pide al paciente que se quite la camisa y se ponga de pie lo más recto posible. Indícale que distribuya su peso uniformemente en cada pie. Mientras el paciente hace esto, observa ambos lados de su espalda desde el cuello hasta las nalgas. Busca:
• Altura desigual del hombro y prominencia del omóplato
• Distancia desigual entre los brazos y el cuerpo
• Cintura asimétrica
• Altura irregular de la cadera
• Inclinación lateral
   Con la espalda del paciente todavía frente a ti, pídele que realice la prueba de "flexión hacia adelante". En esta prueba, coloca sus palmas juntas y pide que se incline lentamente hacia adelante, manteniendo la cabeza baja. Busca estos signos:
• Columna dorsal asimétrica o caja torácica prominente (joroba o giba costal) en ambos lados
• Cintura asimétrica

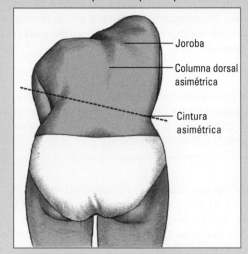

Joroba

Columna dorsal asimétrica

Cintura asimétrica

Desigual y asimétrico

La exploración física revela altura de hombros y de crestas ilíacas y niveles de codo desiguales. Los músculos en el lado convexo de la curva pueden ser redondeados, mientras que los del lado cóncavo se vuelven planos, produciendo una asimetría de los músculos paravertebrales (véase *Prueba de detección de la escoliosis*).

Qué dicen las pruebas

• Las radiografías vertebrales anteriores, posteriores y laterales, tomadas con el paciente de pie y flexionado, confirman la escoliosis y determinan el grado de curvatura y flexibilidad de la columna vertebral.
• Los estudios de crecimiento óseo pueden ayudar a determinar la madurez esquelética.

Cómo se trata

La gravedad de la deformidad y el crecimiento potencial de la columna vertebral determinan el tratamiento apropiado. Las intervenciones incluyen observación, ejercicios, uso de corsé (p. ej., corsé Milwaukee), cirugía o una combinación de éstos. Para ser más eficaz, el tratamiento debe comenzar pronto, cuando la deformidad espinal sigue siendo sutil.

Curva suave

Una curva suave (menor de 25°) puede evaluarse por medio de rayos X y un examen cada 3 meses. Un programa de ejercicio puede fortalecer los músculos del torso y prevenir la progresión de la curva. Una cuña (plantilla) en el talón puede ayudar.

Curva moderada

Una curva de 25-40° requiere ejercicios dorsales y un corsé. Como alternativa, el paciente puede someterse a una estimulación eléctrica transcutánea del nervio. Un corsé detiene la progresión en la mayoría de los pacientes, pero no invierte la curvatura establecida.

Curva peligrosa

Una curva de 40° o más requiere cirugía (artrodesis vertebral, por lo general con instrumentación), porque una curva lateral progresa a la velocidad de 1° por año, incluso después de la madurez esquelética. La preparación preoperatoria puede incluir la instrumentación segmentaria de Cotrel-Dubousset durante 7-10 días.

El cuidado postoperatorio normalmente requiere inmovilización local con yeso (chaleco o corsé de Risser) durante 3-6 meses. Se realizan revisiones periódicas por varios meses para evaluar la estabilidad de la corrección.

Qué hacer

- Si el paciente necesita tracción o yeso antes de la cirugía, revisa diariamente la piel alrededor del borde del yeso. Mantén el yeso limpio y seco, y los bordes "en forma de pétalo" (acolchado).

Bajo tu piel

- Advierte al paciente que no inserte nada ni deje que quede debajo del yeso, y que informe de inmediato grietas en el yeso, dolor, ardor, excoriaciones en la piel, entumecimiento o mal olor. Mantente alerta ante las laceraciones de la piel y los signos del síndrome del yeso (como náuseas, presión abdominal y dolor abdominal vago).
- Evalúa al paciente. Asegúrate de que no desarrolle un déficit neurovascular o pérdida de la integridad de la piel debido a la inmovilización, la tracción o la cirugía. ¿Puede mantener un nivel de actividad normal para su edad y grado de desarrollo?
- Valora los resultados de la cirugía, si está indicado. ¿Hay ausencia de dolor o está controlado?, ¿son normales los ruidos respiratorios, el color y la turgencia de la piel, los patrones de eliminación y la gasometría arterial?, ¿los hombros y las caderas están alineados horizontalmente? (véase *Consejos sobre enseñanza para la escoliosis*)

Educación de vanguardia

Consejos sobre enseñanza para la escoliosis

Para un paciente con corsé:
• Indica al paciente que utilice el aparato ortopédico 23 h al día y que lo retire sólo para bañarse y hacer ejercicio. Recomienda que el paciente se acueste y descanse varias veces al día hasta que se acostumbre al aparato ortopédico.
• Para prevenir excoriaciones en la piel, recomienda que no se utilicen lociones, ungüentos o talcos en áreas donde el corsé entra en contacto con la piel. En su lugar, debe emplear alcohol para uso tópico o tintura de benzoína compuesta para endurecer la piel. Indica al paciente que mantenga la piel seca y limpia, y que utilice una camiseta ajustada debajo del corsé.
• Enseña al paciente a girar el cuerpo completo, no sólo la cabeza, al voltear hacia un lado.

Para un paciente con yeso o en tracción:
Si el paciente necesita tracción o yeso antes de la cirugía, explica estos procedimientos a la persona y a su familia. Recuerda que la aplicación de un yeso corporal puede ser traumática porque se hace sobre un marco especial, y la cabeza y la cara del paciente se cubren durante todo el procedimiento.

Preguntas de autoevaluación

1. Si el paciente no puede mover el brazo derecho lejos de su costado, ¿cómo documentas esta discapacidad?
    A. Supinación
    B. Abducción
    C. Eversión
    D. Aducción

Respuesta: B. La abducción es la capacidad de mover una extremidad lejos de la línea media.

2. ¿Cuál es un signo positivo del síndrome del túnel carpiano?
    A. Signo de Trousseau
    B. Signo de Phalen
    C. Prueba de Tzanck
    D. Signo de Tinel

Respuesta: D. En el signo de Tinel, el paciente se queja de hormigueo sobre el nervio mediano durante la percusión ligera; es un signo positivo del síndrome del túnel carpiano.

3. Los cambios irreversibles en las articulaciones distales de los dedos causados por la artrosis se conocen como:
    A. Nódulos de Bouchard
    B. Nódulos linfáticos
    C. Nódulos de Heberden
    D. Nódulos supraclaviculares

Respuesta: C. Los nódulos de Heberden son el resultado de cambios en las articulaciones distales de los dedos.

4. La osteoporosis se caracteriza por:
    A. Deposición de cristales y fragilidad
    B. Fragilidad e inflamación de las articulaciones
    C. Porosidad y fragilidad
    D. Rigidez articular y deformidad

Respuesta: C. La osteoporosis es un trastorno óseo metabólico en el que el hueso pierde calcio y fosfato, y se vuelve poroso, quebradizo e inusualmente vulnerable a fracturas.

5. ¿Qué medicamento se emplea para tratar la artritis reumatoide?
    A. Ácido acetilsalicílico
    B. Paracetamol
    C. Calcitonina
    D. Etidronato

Respuesta: A. Los salicilatos, particularmente el ácido acetilsalicílico, proporcionan la base del tratamiento para la artritis reumatoide, porque disminuyen la inflamación y alivian el dolor articular.

Puntuación

☆☆☆   Si respondiste correctamente las cinco preguntas, ¡así se hace! ¡Te has convertido en todo un experto del sistema musculoesquelético!

☆☆   Si contestaste cuatro preguntas de manera acertada, ¡impresionante! ¡Ya casi tienes el dominio en asuntos musculoesqueléticos!

☆   Si respondiste correctamente a menos de tres preguntas, ¡no te trastornes! Solamente repasa un poco y pronto estarás jugando con todas tus articulaciones.

Bibliografía

Kee, J. L. (2014). *Laboratory and diagnostic tests with nursing implications* (9th ed.). Boston, MA: Pearson.

Lewis, S. L., Dirksen, S. R., Heitkemper, M. M., & Bucher, L. (2014). *Medical-surgical nursing: Assessment and management of clinical problems* (9th ed.). St. Louis, MO: Elsevier.

Capítulo 16

Trastornos hemáticos y linfáticos

Objetivos

En este capítulo aprenderás:

◆ La anatomía y fisiología de los sistemas hemático y linfático

◆ Técnicas para valorar los sistemas hemático y linfático

◆ Causas, fisiopatología, pruebas diagnósticas e intervenciones de enfermería para los trastornos hemáticos y linfáticos

Una mirada a los trastornos hemáticos y linfáticos

Debido a que el sistema hemático afecta a todos los sistemas del cuerpo, el cuidado de un paciente con un trastorno de la sangre puede ser especialmente difícil. Por ejemplo, si presenta disnea, puede llevarte a sospechar que se trata de una afección respiratoria o cardiovascular, cuando su problema primario es la anemia.

Para ayudar a garantizar un diagnóstico preciso y una atención eficaz, necesitarás obtener una anamnesis y una exploración física completas. Con un cuidado perspicaz y sensible basado en una comprensión firme de los fundamentos de la hematología, podrás ayudar a los pacientes a sobrevivir a estos trastornos. Incluso cuando el pronóstico es poco alentador, puedes ayudarlos a realizar los ajustes necesarios para mantener una calidad de vida óptima.

Anatomía y fisiología

El sistema hemático se compone de la sangre (el principal tejido líquido del cuerpo) y la médula ósea, que produce nuevas células sanguíneas en un proceso llamado *hematopoyesis*. La sangre suministra oxígeno y nutrientes a todos los tejidos, elimina los desechos y realiza muchas otras tareas (véase *Organización de la formación de células sanguíneas*, p. 740).

Mira con cuidado

Organización de la formación de células sanguíneas

Las células sanguíneas se forman y se desarrollan en la médula ósea mediante un proceso llamado *hematopoyesis*. Esta ilustración muestra el proceso de formación desde el momento en el que las células madre mieloides y linfoides "nacen" de la célula madre pluripotente hasta que cada una llega a la "adultez" como células completamente formadas: eritrocitos, granulocitos (eosinófilos, basófilos, neutrófilos), monocitos, linfocitos B, linfocitos T o plaquetas.

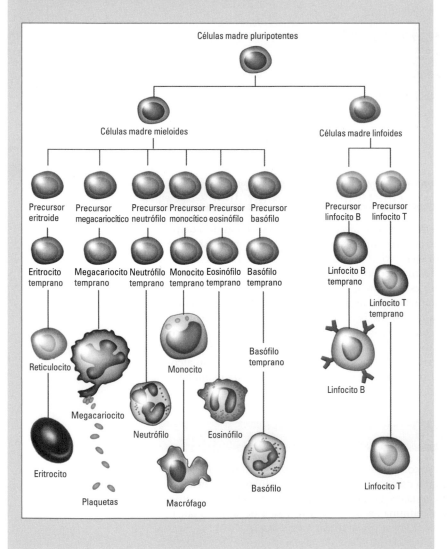

Sangre

La sangre se compone de varios elementos formes, o células sanguíneas, suspendidos en un líquido llamado *plasma*. Los elementos formes de la sangre incluyen:

- Eritrocitos (glóbulos rojos)
- Trombocitos (plaquetas)
- Leucocitos (glóbulos blancos)

Charla de vecindario

Los eritrocitos y las plaquetas realizan todas sus funciones dentro de los vasos sanguíneos. Los leucocitos, por el contrario, actúan sobre todo en los tejidos externos a los vasos sanguíneos.

Eritrocitos

Los eritrocitos transportan oxígeno y dióxido de carbono hacia y desde los tejidos corporales. Contienen hemoglobina (Hb), la sustancia que lleva el oxígeno que da a la sangre su color rojo. La superficie de los eritrocitos contiene antígenos (sustancias que activan la formación de anticuerpos que interactúan de forma específica con ese antígeno). Éstos determinan el grupo sanguíneo de una persona o el tipo de sangre.

Fuera lo viejo...

La circulación constante desgasta los eritrocitos, que tienen una vida media de 120 días. El bazo secuestra, o aísla, los eritrocitos viejos y desgastados, eliminándolos de la circulación. Este proceso requiere que el cuerpo fabrique miles de millones de células nuevas todos los días para mantener las concentraciones normales de eritrocitos.

...que entre lo nuevo

La médula ósea libera los eritrocitos en su forma inmadura en la circulación, los cuales se denominan *reticulocitos* y maduran en eritrocitos en aproximadamente 1 día. La tasa de liberación de reticulocitos por lo general es igual a la tasa de eliminación de eritrocitos viejos. Cuando los eritrocitos se agotan, por ejemplo, por una hemorragia, la médula ósea aumenta la producción de reticulocitos para mantener sus concentraciones normales.

Grupos sanguíneos

La sangre se clasifica en cuatro tipos:

- La sangre de tipo A tiene el antígeno A en los eritrocitos.
- La sangre de tipo B tiene el antígeno B.
- La sangre de tipo AB contiene los antígenos A y B.
- La sangre de tipo O no tiene ni el antígeno A ni el antígeno B.
  La sangre de cualquiera de estos tipos también puede contener el antígeno del factor rhesus (Rh). La sangre con este antígeno se denomina *Rh positivo*, y *Rh negativo* si no lo tiene.

Acciones antagónicas

El plasma puede contener anticuerpos (inmunoglobulinas) que interactúan con estos antígenos, haciendo que las células se aglutinen (se agrupen). Sin embargo, el plasma no puede contener anticuerpos contra su propio antígeno celular, o se destruiría a sí mismo. Por lo tanto, la sangre de tipo A contiene antígeno A pero no anticuerpos anti-A, aunque sí tiene anticuerpos anti-B.

Este principio es importante para las transfusiones sanguíneas: el tipo de sangre del donante debe ser compatible con el del receptor. De lo contrario, la transfusión puede ser letal. Es por eso que la determinación precisa del tipo de sangre y la comparación cruzada (mezcla y observación de la aglutinación de las células del donante) son esenciales.

Plaquetas

Las plaquetas son fragmentos citoplasmáticos pequeños, incoloros, con forma de disco, que se separan de células muy grandes de la médula ósea denominadas *megacariocitos*. Su vida útil es de aproximadamente 10 días.

Las plaquetas realizan tres funciones vitales:
- Inician la contracción de los vasos sanguíneos dañados para disminuir la pérdida de sangre.
- Forman tapones hemostáticos en los vasos sanguíneos lesionados para ayudar a detener el sangrado.
- Junto con el plasma, proporcionan materiales que aceleran la formación del coágulo sanguíneo o la coagulación.

Leucocitos

Cinco tipos de leucocitos (neutrófilos, eosinófilos, basófilos, monocitos y linfocitos) participan en los sistemas de defensa e inmunitario del cuerpo. Estas células se clasifican como granulocitos o agranulocitos de acuerdo con:
- Forma del núcleo (la esfera que contiene los códigos genéticos para mantener y reproducir esa célula)
- Presencia o ausencia de gránulos (partículas pequeñas) en el citoplasma (todos los contenidos de la célula excluyendo el núcleo)
- Afinidad por tinciones o colorantes de laboratorio

Granulocitos

Los granulocitos contienen un único núcleo multilobulado y gránulos citoplasmáticos prominentes. Los tipos de granulocitos incluyen neutrófilos, eosinófilos y basófilos.

Poli quiere un nombre más corto

En conjunto, estas células se llaman *leucocitos polimorfonucleares*. Sin embargo, cada tipo de célula muestra diferentes propiedades, y cada una es activada por diferentes estímulos.

Neutrófilos

Los neutrófilos, el tipo más abundante de granulocitos, representan el 48-77 % de los leucocitos circulantes. Como todos los granulocitos, los neutrófilos son fagocíticos.

Estas células salen del torrente sanguíneo pasando a través de paredes capilares intactas a los tejidos circundantes, un proceso llamado *diapédesis*. Luego migran y se acumulan en los sitios de infección.

Comerse al enemigo

Los neutrófilos son fagocitos, células que absorben, ingieren y digieren el material de desecho, los microorganismos dañinos y otros cuerpos extraños. Por lo tanto, sirven como la primera línea de defensa del cuerpo celular contra organismos extraños.

Comienzan las bandas

Los neutrófilos utilizados constituyen el componente principal del pus. La médula ósea produce sus reemplazos, neutrófilos inmaduros llamados *bandas*. En respuesta a la infección, la médula ósea debe producir muchas células inmaduras y liberarlas en la circulación, lo que eleva el recuento de las bandas.

Eosinófilos

Los eosinófilos representan solamente el 0.3-7 % de los leucocitos circulantes. Estos granulocitos también emigran del torrente sanguíneo por diapédesis, pero lo hacen en respuesta a una reacción alérgica. Los eosinófilos se acumulan en el tejido conectivo suelto, donde participan en la ingestión de complejos antígeno-anticuerpo.

Basófilos

Los basófilos por lo general representan menos del 2 % de los glóbulos circulantes. Estas células tienen poca o ninguna capacidad fagocítica. Sin embargo, sus gránulos citoplasmáticos secretan histamina (un vasodilatador) en respuesta a ciertos estímulos inflamatorios e inmunitarios. Esta acción provoca un aumento de la permeabilidad vascular y facilita el paso de líquidos de los capilares a los tejidos corporales.

Agranulocitos

Los leucocitos en esta categoría (monocitos y linfocitos) carecen de gránulos citoplasmáticos específicos y tienen núcleos sin lóbulos.

Monocitos

Los monocitos, el mayor de los leucocitos, constituyen sólo el 0.6-10 % de este tipo de células en circulación. Al igual que los neutrófilos, son fagocíticos y diapédicos. Fuera del torrente sanguíneo, se agrandan y maduran, convirtiéndose en macrófagos de tejido (también llamados *histiocitos*).

Protección frente a las infecciones

Como macrófagos, los monocitos pueden viajar libremente a través del cuerpo cuando son estimulados por la inflamación. Sin embargo, por lo general permanecen inmóviles, poblando la mayoría de los órganos y tejidos.

En conjunto, los monocitos son componentes del sistema fagocítico mononuclear, que antes se denominaba *sistema reticuloendotelial*. Dicho sistema nos defiende frente a la infección y desecha los productos de la descomposición celular.

Buscadores de líquidos

Los macrófagos se concentran en aquellas estructuras que filtran grandes cantidades de líquido corporal (como el hígado, el bazo y los ganglios linfáticos), donde se encargan de defendernos de los organismos invasores.

Estas células son fagocitos eficientes de bacterias, desechos celulares (incluyendo neutrófilos utilizados) y tejido necrótico (muerto). Cuando se movilizan en un sitio de infección, engullen y destruyen los restos celulares y promueven la cicatrización de heridas.

Linfocitos

Los linfocitos, el más pequeño de los leucocitos y el segundo más numeroso (16-43 %), se derivan de las células madre de la médula ósea. Existen dos tipos:

- Linfocitos T: atacan directamente a la célula infectada.
- Linfocitos B: producen anticuerpos contra antígenos específicos.

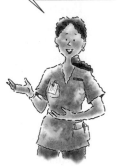

Los linfocitos T atacan directamente a las infecciones. Los linfocitos B producen anticuerpos.

Valoración inicial

Muchos signos y síntomas de los trastornos hemáticos son inespecíficos. Sin embargo, algunos pueden ser más específicos y ayudar a centrarse en posibles trastornos, a saber:

- Sangrado anómalo
- Dolor en los huesos y las articulaciones
- Disnea de esfuerzo
- Falta de aliento
- Equimosis (moretones)
- Fatiga y debilidad
- Fiebre
- Linfadenopatía (ganglios linfáticos agrandados)
- Petequias (pequeñas manchas violáceas causadas por hemorragias pequeñas)

Si el paciente tiene uno de estos signos o síntomas, presta atención a la evaluación de su sistema hemático.

Anamnesis

Inicia tu valoración con una anamnesis completa del paciente. Para aumentar su cooperación, desarrolla una relación de confianza con él.

Estado de salud actual

Pregunta al paciente por qué busca atención médica. Anota la respuesta con sus propias palabras. Ten en cuenta que los signos y síntomas de trastornos hemáticos pueden aparecer en cualquier sistema corporal, por lo que el motivo del paciente puede ser inespecífico, como falta de energía, mareos o hemorragias nasales.

Selección de patrones

Las motivos no específicos no son diagnósticos por sí mismos. Sin embargo, cuando se consideran en el contexto de la historia clínica completa del paciente, pueden establecer un patrón que sugiere un trastorno hemático.

Estado de salud previo

Pregunta sobre la historia clínica del paciente, la cual puede ofrecer pistas sobre su estado actual. Mantente alerta para detectar trastornos (como leucemia aguda, enfermedad de Hodgkin o sarcoma) que requirieron la administración de terapias inmunosupresoras o de radiación agresivas.

Si el paciente fue hospitalizado, pregunta por qué. ¿Podría una cirugía previa, como una esplenectomía, estar causando un problema médico?

¿El paciente ha recibido hemoderivados? De ser así, registra cuándo y cuánto recibió para ayudar a evaluar su riesgo de albergar una infección transmitida por transfusión.

Finalmente, documenta todos los medicamentos que esté tomando, de prescripción o de venta libre. Algunos fármacos interfieren con varios componentes del sistema hemático.

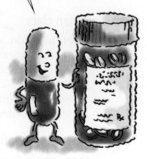

Documenta todos los medicamentos que esté tomando, así como las preparaciones de venta libre.

Antecedentes familiares

Pregunta acerca de los miembros de la familia fallecidos, y registra la causa de muerte y sus edades al momento de ésta. Documenta los trastornos hemáticos hereditarios, como hemofilia, enfermedad de von Willebrand y anemia falciforme. Grafica estos trastornos en un genograma familiar para determinar el riesgo de herencia.

Antecedentes sociales

Pregunta al paciente sobre:

* Ingestión de alcohol, dieta, hábitos sexuales y posible abuso de drogas, que pueden afectar la función hemática.
* Exposición a sustancias peligrosas como benceno o agente naranja, que pueden causar disfunción de la médula ósea (en especial leucemia).

Exploración física

Como los trastornos hemáticos pueden afectar a casi todos los sistemas del cuerpo, asegúrate de realizar una exploración física completa.

Aparentemente una secuencia

Cuando valores el abdomen, asegúrate de inspeccionar primero, y después auscultar, percutir y palpar. La palpación o la percusión del abdomen antes de la auscultación puede cambiar el carácter de los ruidos intestinales y conducir a una evaluación inexacta.

Inspección

Dirige tu inspección a las áreas más relevantes para un trastorno hemático: piel, membranas mucosas, uñas, ojos, ganglios linfáticos, hígado y bazo.

Piel y mucosas

El color de la piel refleja de forma directa la composición del líquido corporal. Observa si hay palidez, cianosis e ictericia. Debido a que el color normal de la piel puede variar de forma amplia entre las personas, pregunta al paciente si su tono de piel actual es normal.

Inspecciona su cara, conjuntivas, manos y pies para saber si hay plétora (un color rojizo), un síntoma de policitemia (un trastorno marcado por un exceso de eritrocitos). También busca eritema (enrojecimiento) de la piel, que puede indicar inflamación local o fiebre.

Amarillo no tan claro

A continuación, valora la piel y las membranas mucosas para detectar ictericia. Asegúrate de observar al paciente bajo luz natural en lugar de incandescente, que puede enmascarar un tinte amarillento. Con un paciente de piel oscura, inspecciona la mucosa bucal, las palmas de las manos y las plantas de los pies para detectar un tinte amarillento. En un paciente con edema, examina el antebrazo interno en busca de ictericia.

Parches purpúreos purpúricos

Si sospechas de una anomalía en la coagulación de la sangre, revisa la piel en busca de lesiones o manchas purpúreas, o parches que varían en tamaño y por lo general son resultado de trombocitopenia. Con los pacientes de piel oscura, revisa la mucosa oral o la conjuntiva para detectar petequias o equimosis (moretones).

Indicadores anémicos

Revisa la piel en busca de sequedad y engrosamiento, lo cual puede indicar anemia ferropénica.

Valoración de la membrana mucosa

Finalmente, inspecciona las mucosas del paciente, en especial las encías, en busca de sangrado, enrojecimiento, inflamación y úlceras.

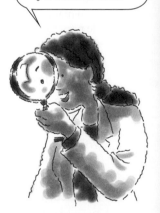

Revisa la piel del paciente para detectar ictericia. Si el paciente tiene piel oscura, busca un tinte amarillento en las palmas de las manos, las plantas de los pies y la mucosa bucal.

Uñas

Inspecciona las uñas del paciente en busca de estrías longitudinales, coiloniquia (uña de cuchara), platoniquia (uñas inusualmente anchas o planas) y achatamiento de las uñas (ampliación).

Ojos

Examina los ojos del paciente en busca de escleróticas amarillentas y de hemorragias y exudados retinianos.

Ganglios linfáticos, hígado y bazo

Inspecciona el área abdominal para detectar cualquier signo de agrandamiento, distensión o asimetría. El agrandamiento del hígado y del bazo puede deberse a una congestión causada por la sobreproducción de células sanguíneas (como en la policitemia o la leucemia) o por su destrucción excesiva (como en la anemia hemolítica).

Auscultación abdominal

Con el paciente acostado, ausculta el abdomen. Escucha en busca de sonidos fuertes y agudos, que anuncian las primeras etapas de la obstrucción intestinal.

En busca de fricción

A continuación, ausculta el hígado y el bazo. Escucha con atención sobre ambos órganos para detectar cualquier rozamiento causado por fricción (sonidos crepitantes que varían con la respiración). Estos sonidos suelen indicar la inflamación del recubrimiento peritoneal del órgano.

Percusión del hígado y el bazo

Para determinar el tamaño del hígado y el bazo (y detectar tumores), percute los cuatro cuadrantes abdominales y compara tus hallazgos. El hígado normal produce un ruido sordo.

Establece el tamaño aproximado del órgano percutiendo sus bordes superior e inferior en la línea media clavicular. Para determinar la extensión medial, percute hasta la línea media esternal.

¿Qué tan sordo puede ser?

Al igual que el hígado, el bazo normal produce un sonido sordo. Percútelo desde la línea media axilar hacia la línea media. El bazo de tamaño medio se encuentra cerca del octavo, noveno o décimo espacio intercostal. Es posible que desees marcar los bordes del hígado y el bazo con un marcador como referencia posterior durante la palpación de estos órganos (véase *Percusión del bazo para revisar ruidos y tamaño*, p. 748).

Percusión del bazo para revisar ruidos y tamaño

Percute el espacio intercostal más bajo en la línea axilar anterior izquierda; las notas de percusión deben ser timpánicas. Pide al paciente que respire profundamente y luego percute de nuevo esta área. Si el bazo es de tamaño normal, el área permanecerá timpánica. Si la nota de percusión timpánica se vuelve sorda en la inspiración, el bazo probablemente esté agrandado.

Para estimar el tamaño del bazo, marca los bordes del bazo al percutir en varias direcciones desde áreas timpánicas hasta áreas de sonido sordo.

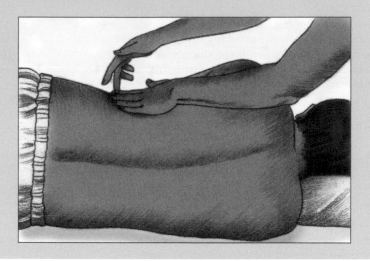

Palpación de ganglios linfáticos, hígado y bazo

Palpa el cuello del paciente y los ganglios linfáticos axilares, epitrocleares e inguinales. Con las yemas de los dedos, mueve la piel sobre cada área.

Mientras palpas cada ganglio, observa su ubicación, tamaño, sensibilidad, textura (dura, blanda o firme) y fijación (ya sea móvil o fija). Para cada grupo ganglionar, observa la simetría.

Inspección del hígado

La palpación precisa del hígado es difícil y puede depender del tamaño del paciente, el nivel de comodidad actual, y si hay líquido presente. Si es necesario, repite el procedimiento, revisando la posición de tu mano y la presión que ejerce.

Cuádruple escrutinio

Palpa con cuidado los cuatro cuadrantes abdominales para distinguir los sitios blandos y la defensa muscular. Una palpación más profunda ayuda a delinear órganos y masas abdominales.

Asegúrate de palpar las áreas blandas. Evita la palpación continua si se sospecha un tumor.

Pruebas diagnósticas

Las pruebas diagnósticas permiten el análisis directo de la sangre, sus elementos formes y la médula ósea. Dichas pruebas incluyen pruebas de aglutinación, de detección precoz de la coagulación y aspiración y biopsia de la médula ósea.

Pruebas de aglutinación

Las pruebas de aglutinación evalúan la capacidad de los elementos formes de la sangre para reaccionar a sustancias extrañas, clasificándolos en grupos. Incluyen la tipificación ABO, la compatibilidad cruzada y la tipificación Rh (véase *Compatibilidad de la transfusión de sangre y plasma*, p. 750).

Tipificación ABO

La tipificación ABO clasifica la sangre en grupos A, B, AB u O de acuerdo con la presencia de los antígenos mayores A y B en las superficies de los eritrocitos, y según la presencia de los anticuerpos séricos anti-A y anti-B.

Hacia adelante y después en reversa

Para prevenir una reacción letal en una transfusión, se requieren la tipificación de la sangre tanto directa como inversa. En la tipificación *directa*, se mezcla una muestra de sangre con suero que contiene anticuerpos anti-A; luego se mezcla otra muestra con suero que contiene anticuerpos anti-B. Se observan y registran los patrones de coagulación.

En la tipificación *inversa*, la muestra de sangre se mezcla con sangre de los tipos A y B, y se observan y registran los patrones de coagulación.

Consideraciones de enfermería

- Antes de que el paciente reciba una transfusión, compara la tipificación ABO actual y pasada, así como la compatibilidad cruzada para detectar una identificación errónea y ayudar a prevenir las reacciones transfusionales. Recuerda: si el tipo de sangre del receptor es A, puede recibir sangre de tipo A u O. Si su tipo de sangre es B, el paciente puede recibir sangre de tipo B u O. Si su tipo de sangre es AB, el receptor pueden recibir sangre de tipo A, B, AB u O. Si su tipo de sangre es O, puede recibir solamente sangre de tipo O. Además, se debe considerar el factor Rh.
- Considera que la administración reciente de dextrano o de medios de contraste i.v. hace que las células se agreguen de manera parecida a la aglutinación. Si el paciente recibió sangre durante los últimos 3 meses, es posible que se hayan desarrollado anticuerpos contra la sangre del donante, lo que interfiere con la prueba de compatibilidad.

Compatibilidad de la transfusión de sangre y plasma

Con el fin de que una transfusión de sangre o plasma sea segura, los tipos de sangre del paciente y del donante deben ser compatibles. La siguiente tabla te permite determinar la compatibilidad. Considera que, antes de que comience la transfusión, el producto sanguíneo *debe* someterse a una compatibilidad cruzada para establecer plenamente la compatibilidad entre el donante y el receptor.

Cuadro de compatibilidad del producto sanguíneo

Tipo de sangre del receptor	Tipo de sangre completa compatible	Tipo de eritrocito compatible	Tipo de plasma compatible (no se requiere coincidencia de Rh)
O Rh+	**O** Rh+, **O** Rh–	**O** Rh+, **O** Rh–	**O, A, B, AB**
O Rh–	**O** Rh–	**O** Rh–	**O, A, B, AB**
A Rh+	**A** Rh+, **A** Rh–	**A** Rh+, **A** Rh–, **O** Rh+, **O** Rh–	**A, AB**
A Rh–	**A** Rh–	**A** Rh–, **O** Rh–	**A, AB**
B Rh+	**B** Rh+, **B** Rh–	**B** Rh+, **B** Rh–, **O** Rh+, **O** Rh–	**B, AB**
B Rh–	**B** Rh–	**B** Rh–, **O** Rh–	**B, AB**
AB Rh+	**AB** Rh+, **AB** Rh–	**AB** Rh+, **AB** Rh–, **A** Rh+, **A** Rh–, **B** Rh+, **B** Rh–, **O** Rh+, **O** Rh–	**AB**
AB Rh–	**AB** Rh–	**AB** Rh–, **A** Rh–, **B** Rh–, **O** Rh–	**AB**

Compatibilidad cruzada

La compatibilidad cruzada establece si la sangre del donante y del receptor son compatibles y sirve como confirmación final de dicha compatibilidad. La falta de aglutinación indica la compatibilidad entre la sangre del donante y del receptor, lo que significa que la transfusión puede continuar.

Compatibilidad cruzada en una crisis

Siempre se realiza la compatibilidad cruzada antes de una transfusión, excepto en urgencias extremas. Una compatibilidad cruzada completa puede tomar 45 min a 2 h, por lo que una incompleta (10 min) puede resultar aceptable en una urgencia.

Una transfusión de urgencia debe realizarse con una consideración especial de las complicaciones que pueden resultar de la tipificación y la compatibilidad cruzada incompletas. Después de la prueba de compatibilidad, las unidades de sangre compatibles se etiquetan y se llena un registro de compatibilidad.

Consideraciones de enfermería

- Si han transcurrido más de 48 h desde la transfusión anterior, la sangre del donante que se sometió con anterioridad a la prueba de compatibilidad cruzada debe probarse una vez más con una nueva muestra de sangre receptora para detectar incompatibilidades recién adquiridas antes de la transfusión.

Verificación de protocolos

- Si el receptor no ha recibido la transfusión, la sangre del donante no necesita someterse a compatibilidad cruzada de nuevo durante 72 h. Revisa los protocolos de transfusión de tu institución.
- Si el paciente está programado para cirugía y recibió sangre durante los 3 meses anteriores, se debe realizar la compatibilidad cruzada de nuevo para detectar incompatibilidades adquiridas recientemente.

Tipificación Rh

El sistema Rh clasifica la sangre por la presencia o ausencia del antígeno $Rh_o(D)$ en la superficie de los eritrocitos. Esta prueba se utiliza para establecer el tipo de sangre de acuerdo con el sistema Rh para determinar si el donante y el receptor son compatibles antes de la transfusión.

Comprender el Rh

Clasificado como Rh-positivo, Rh-negativo o Rh-positivo D^u, la sangre del donante puede transfundirse solamente si es compatible con la sangre del receptor (D^u es una variante de Rh_o [D]).

Consideraciones de enfermería

Alienta al paciente a llevar una tarjeta de identificación con su grupo sanguíneo en la cartera para protegerlo en caso de una urgencia. La mayoría de los laboratorios proporcionan dicha tarjeta a petición del interesado.

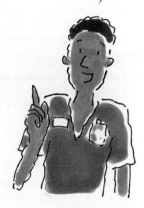

La tipificación ABO y la compatibilidad cruzada deben realizarse antes de hacer una transfusión.

Pruebas de detección precoz para coagulación

Las pruebas de detección precoz para coagulación ayudan a detectar trastornos hemorrágicos y defectos específicos de la coagulación. Las pruebas por lo general incluyen el tiempo de tromboplastina parcial (TTP) y los tiempos de sangría, de trombina en plasma y de protrombina (véase *Pruebas frecuentes de coagulación*, p. 752).

Consideraciones de enfermería

- Realiza una punción venosa limpia. La sangre contaminada con tromboplastina de tejido causa resultados confusos de la prueba.
- Coloca la muestra de sangre en hielo justo después de obtenerla para conservar sus factores lábiles.
- No permitas que transcurran más de 4 h entre la obtención de la muestra y las pruebas de coagulación. Permite sólo 2 h entre la centrifugación de la sangre y la prueba de la coagulación; después de ser centrifugados, los eritrocitos pierden su efecto amortiguador en el plasma.

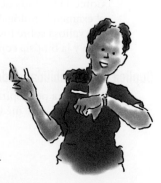

Sin han transcurrido más de 48 horas desde la transfusión anterior, la sangre del donante debe someterse a compatibilidad cruzada con una nueva muestra de sangre del receptor.

Pruebas frecuentes de coagulación

Las pruebas de coagulación se ordenan con frecuencia e incluyen tiempo de tromboplastina parcial, tiempo de sangría, tiempo de trombina en plasma y tiempo de protrombina.

Tiempo de tromboplastina parcial

La prueba de TTP evalúa todos los factores de coagulación vía intrínseca (excepto los factores VII y XIII) a través de la medición del tiempo necesario para que se forme un coágulo de fibrina después de que se añade una emulsión de calcio y fosfolípido a una muestra de plasma. El TTP se basa en el activador de caolín para acortar el tiempo de coagulación.

Tiempo de sangría

La prueba de tiempo de sangría mide la duración de la hemorragia después de una incisión cutánea estándar. Esta prueba depende de la elasticidad de la pared de los vasos sanguíneos, el recuento de plaquetas y la capacidad para formar un tapón hemostático. La prueba debe incluir dos punciones por separado, y los resultados deben promediarse.

Tiempo de trombina plasmática

También conocida como *prueba de tiempo de coagulación de trombina*, mide la rapidez con la que se forma un coágulo después de añadir una cantidad estándar de trombina bovina a una muestra de plasma deficiente en plaquetas del paciente y una muestra de control de plasma normal.

Rápida pero cuestionable

Debido a que la trombina convierte con rapidez el fibrinógeno en un coágulo de fibrina, esta prueba proporciona una estimación rápida, pero imprecisa, de las concentraciones plasmáticas de fibrinógeno.

Tiempo de protrombina

La prueba de protrombina determina el tiempo necesario para que un coágulo de fibrina se forme en una muestra de plasma citratada después de añadir ion calcio y tromboplastina de tejido (factor III). A continuación, se compara este tiempo con el tiempo de coagulación de fibrina en una muestra de plasma de control.

Aprovechamiento del tiempo de protrombina

Esta prueba mide de forma indirecta la protrombina (factor II) y sirve como un excelente método de detección para evaluar la protrombina, el fibrinógeno y los factores de coagulación extrínseca V, VII y X. Es la prueba de elección para evaluar la terapia anticoagulante oral.

Biopsia

Los procedimientos de biopsia implican la extracción de una pequeña muestra de tejido para realizar pruebas adicionales. La aspiración de la médula ósea es importante para evaluar los elementos formes de la sangre.

Aspiración de médula ósea y biopsia con aguja

Como la mayoría de la hematopoyesis tiene lugar en la médula ósea, el examen histológico y hemático de ésta ofrecen información diagnóstica valiosa sobre los trastornos sanguíneos. La aspiración de médula ósea y la biopsia con aguja proporcionan el material para este examen.

Duplica las probabilidades de diagnóstico

La biopsia por aspiración obtiene una muestra de líquido que contiene células de médula ósea en suspensión. La biopsia con aguja

toma un núcleo de médula que contiene células pero sin líquido.
El empleo de ambos métodos proporciona las mejores muestras
de médula ósea posibles.

La biopsia de médula ósea ayuda a:

- Diagnosticar las anemias aplásica, hipoplásica y por deficiencia de
vitamina B_{12}, así como granulomas, leucemias, linfomas, mielofibro-
sis y trombocitopenia
- Evaluar tumores primarios y metastásicos
- Determinar las causas de infección
- Determinar el estadio de algunas alteraciones como la enfermedad
de Hodgkin
- Evaluar la eficacia de la quimioterapia
- Valorar la mielosupresión

El análisis hematológico, incluyendo el diferencial de leucocitos
y la relación mieloide-eritroide, puede sugerir la presencia de diversos
trastornos.

Consideraciones de enfermería

- Al preparar al paciente, explica que la prueba proporciona una
muestra de médula ósea para el examen microscópico. Infórmale
que no necesitará restringir los alimentos o líquidos con anterioridad. Explica quién llevará a cabo la biopsia, que por lo general
sólo toma de 5 a 10 min, y que los resultados suelen estar disponibles en tan sólo un día. Infórmale que puede ser necesario obtener
más de una muestra de médula ósea y que, antes de la biopsia,
el paciente necesitará dar una muestra de sangre para las pruebas
de laboratorio.
- Revisa la historia clínica del paciente con el propósito de detectar hipersensibilidad al anestésico local y asegúrate de que el expe-
diente médico del sujeto incluya un formato de consentimiento
firmado.
- Después de verificar con la persona que realizará el procedimiento, indica al paciente cuál será el hueso que servirá como sitio
de la biopsia (por lo general, la cresta ilíaca posterior). Infórmale
que recibirá un anestésico local, pero que sentirá presión con la
inserción de una aguja para biopsia y un breve dolor de tracción
con la toma de la médula (véase *Aspiración de médula ósea y sitios
de biopsia*, p.754).
- Según lo solicitado, administra un sedante leve 1 h antes
de la prueba.
- Después del procedimiento, revisa el sitio de la biopsia para saber si
hay sangrado e inflamación. Observa al paciente en busca de signos
de hemorragia e infección: pulso acelerado, presión arterial baja y
fiebre. Cambia el apósito sobre el sitio de la biopsia cada 24 h para
reducir el riesgo de infección.

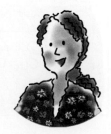

Antes de una aspiración de médula ósea, dile al paciente que puede ser necesaria más de una muestra.

Aspiración de médula ósea y sitios de biopsia

Estas ilustraciones muestran los sitios más frecuentes para la aspiración de la médula ósea y la biopsia. Estos sitios se usan porque las estructuras óseas involucradas son relativamente accesibles y ricas en cavidades medulares.

Cresta ilíaca superior posterior

La cresta ilíaca posterior superior es el sitio preferido, ya que no existen órganos vitales o vasos cercanos. Con el paciente acostado en posición prona o lateral con una pierna flexionada, el médico o el personal de enfermería anestesian el hueso e insertan la aguja varios centímetros lateralmente en la unión iliosacra. Dirigida hacia abajo, la aguja entra en la cresta del plano óseo y se avanza hacia la columna vertebral anterior. En algunos casos, la aguja entra a pocos centímetros por debajo de la cresta en un ángulo recto a la superficie ósea.

Proceso espinoso

Se prefiere el proceso espinoso si se necesitan punciones múltiples o si la médula está ausente en otros sitios. El paciente se sienta en el borde de la cama, apoyándose sobre la mesa lateral. El médico selecciona el proceso espinoso de la tercera o cuarta vértebra lumbar e inserta la aguja en la cresta o ligeramente hacia un lado, avanzando en la dirección del plano óseo.

Esternón

El esternón representa el mayor riesgo, pero proporciona el mejor acceso. El paciente se coloca en posición supina sobre una cama firme o una mesa de exploración, con una pequeña almohada debajo de los hombros para levantar el pecho y bajar la cabeza. El médico asegura el protector de la aguja a 3-4 mm de la punta para evitar perforar por accidente el corazón o un vaso principal. En la parte posterior, el médico inserta la aguja en la línea media del esternón en el segundo espacio intercostal.

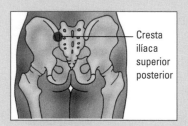

Cresta ilíaca superior posterior

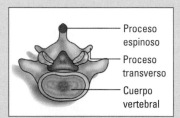

Proceso espinoso

Proceso transverso

Cuerpo vertebral

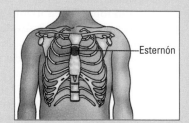

Esternón

Tratamientos

Los tratamientos para los trastornos hemáticos y linfáticos incluyen la terapia farmacológica, las transfusiones y la cirugía.

Tratamiento farmacológico

Los fármacos utilizados para tratar los trastornos hemáticos y linfáticos incluyen:

- Hematínicos, que combaten la anemia al aumentar la cantidad de hemoglobina en la sangre.
- Anticoagulantes y antagonistas de heparina, que impiden la coagulación de la sangre.
- Hemostáticos, que detienen el flujo sanguíneo o reducen el sangrado capilar.

- Hemoderivados, que reemplazan la pérdida de sangre causada por enfermedades o procedimientos quirúrgicos.
- Enzimas trombolíticas, que tratan los trastornos trombóticos.
- Vitaminas, que corrigen deficiencias vitamínicas (p. ej., vitamina B_{12}).

Transfusiones

Los procedimientos de transfusión permiten la administración de una amplia gama de productos sanguíneos. Aquí hay algunos ejemplos:
- Las transfusiones de eritrocitos reviven los tejidos sin oxígeno suficiente.
- Las transfusiones de leucocitos combaten las infecciones más allá del alcance de los antibióticos.
- Las transfusiones de factores de coagulación, plasma y plaquetas ayudan a los pacientes con hemofilia a vivir vidas prácticamente normales.

Reemplazo de eritrocitos

Un paciente que tiene anemia grave o hemorragia aguda que no pueden corregir los fármacos o la terapia nutricional puede requerir una transfusión de sangre entera o eritrocitos concentrados. Una transfusión de sangre entera repone tanto el volumen como la capacidad de transporte de oxígeno del sistema circulatorio, aumentando la masa de eritrocitos.

Una escasez de plasma

Por el contrario, la transfusión de eritrocitos concentrados, el tipo más frecuente de transfusión, restablece sólo la capacidad de transporte de oxígeno del sistema circulatorio, ya que el 80 % del plasma se ha eliminado antes de la transfusión. Los eritrocitos concentrados también pueden someterse a un proceso especial de lavado para extraer los leucocitos y las plaquetas, disminuyendo la posibilidad de una reacción en pacientes previamente sensibilizados a las transfusiones.

Preparación del paciente

- Familiarízate con las políticas y los procedimientos de la institución para administrar productos sanguíneos.
- Explica el procedimiento al paciente y asegúrate de que su registro médico contenga una orden escrita del médico y un formato de consentimiento firmado para la transfusión.
- Verifica que el paciente tenga un sitio de acceso venoso central o periférico permeable adecuado para la administración.

Es necesario ensamblar

- Ensambla el equipo requerido, incluyendo un juego estándar de administración de sangre con un filtro apropiado. Si es necesario, enjuaga el acceso venoso con solución salina normal. Sólo este tipo de solución puede infundirse a través de los mismos tubos que los componentes de la sangre.
- Obtén las constantes vitales de referencia del paciente y recoge los productos hemáticos del banco de sangre. Si éstos no se transfunden, deben ser devueltos en un lapso de 30 min.

- Inspecciona el producto sanguíneo para detectar cualquier color anómalo, turbidez, coágulos y exceso de aire. Asegúrate de que la sangre coincida con la orden escrita.
- Verifica la identidad del paciente utilizando un proceso de verificación de dos personas o de una persona acompañada de tecnología de identificación automatizada (como código de barras), de acuerdo con la política de tu institución. Involucra al paciente en el proceso si es posible. No inicies la infusión si encuentras alguna discrepancia, y notifica de inmediato al banco de sangre.

Control y cuidados posteriores
- Inicia la infusión, revisa las constantes vitales del paciente y valora cuidadosamente al paciente durante la transfusión, según la política de tu institución. Ten en cuenta que muchas reacciones transfusionales ocurren dentro de los primeros 15 min de haber iniciado la transfusión (véase *Guía de reacciones inmediatas a una transfusión*, p. 757).
- Realiza transfusiones de eritrocitos en 4 h. Si el paciente necesita varias unidades, cambia el tubo de administración después de cada segunda unidad para ayudar a prevenir infecciones. Otros tipos de transfusiones pueden requerir menos tiempo.
- Si el paciente desarrolla una reacción adversa, interrumpe la transfusión de inmediato y notifica al médico, según la política del centro. Mantén la vena abierta con solución salina normal, obtén las constantes vitales y comienza las intervenciones de enfermería apropiadas.

Reemplazo de factores

La infusión i.v. de factores de coagulación deficientes es una parte importante del tratamiento de los trastornos de la coagulación. El reemplazo del factor por lo general corrige las deficiencias del factor de coagulación, y por ende detiene o previene la hemorragia. El producto sanguíneo utilizado depende del trastorno específico que se esté tratando.

Comodidad fría

Por ejemplo, el plasma fresco congelado ayuda a tratar los trastornos de coagulación cuyas causas se desconocen, las deficiencias del factor de coagulación derivadas de hepatopatías o dilución sanguínea, los factores de coagulación consumidos como resultado de la coagulación intravascular diseminada (CID) y las deficiencias de factores coagulantes (como el factor V), para los que no existe ningún producto de sustitución específico.

Para gritar a los cuatro vientos

La administración de crioprecipitado, que se forma cuando el plasma fresco congelado se deshace lentamente, ayuda a tratar la enfermedad de von Willebrand y las deficiencias de fibrinógeno y del factor XIII.

Ocho es realmente genial

El factor VIII (antihemofílico) concentrado es el tratamiento a largo plazo de elección para tratar la hemofilia A, porque contiene una cantidad menos variable de factor VIII que el crioprecipitado. Se administra por

El plasma fresco congelado puede administrarse para tratar las deficiencias del factor de coagulación causadas por hepatopatías, dilución sanguínea, CID y otras enfermedades.

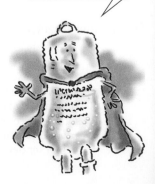

Guía de reacciones inmediatas a una transfusión

Cualquier paciente que reciba una transfusión de sangre o hemoderivados corre el riesgo de presentar una reacción transfusional. Una reacción inmediata puede ocurrir durante la transfusión o varias horas después. La siguiente tabla describe las reacciones inmediatas.

Reacción	Causas	Signos y síntomas	Intervenciones de enfermería
Hemolítica aguda	Administración de sangre incompatible	Dolor en el pecho, disnea, rubor facial, fiebre, escalofríos, hipotensión, dolor en el costado, exudado sanguinolento en el sitio de incisión quirúrgica o de infusión, náuseas, taquicardia	• Valora con cuidado al paciente, en especial durante los primeros 15 min de cualquier transfusión. Si observas señales de una reacción, interrumpe la transfusión de inmediato. • Administra líquidos i.v., oxígeno, epinefrina y un vasopresor, según lo ordenado. • Observa al paciente en busca de signos de coagulopatía.
Contaminación bacteriana	Contaminación del producto	Escalofríos, fiebre, vómitos, calambres abdominales, diarrea, *shock*	• Proporciona antibióticos de amplio espectro, según lo prescrito. • Valora al paciente durante varias horas para detectar fiebre después de haber concluido la transfusión. • Obtén hemocultivos de un sitio que no sea el sitio de infusión i.v. • Guarda todas las bolsas de sangre y sondas, y envíalas al banco de sangre.
Febril no hemolítica	Polisacáridos bacterianos. Anticuerpos receptores antileucocitos dirigidos contra los leucocitos del donante	Fiebre en un lapso de 2 h después de la transfusión, escalofríos, rigores, cefalea, palpitaciones, tos, taquicardia	• Alivia los síntomas con un antipirético. • Si el paciente requiere más transfusiones, considera el empleo de un filtro de eliminación de leucocitos.
Lesión pulmonar aguda relacionada con la transfusión	Anticuerpos de granulocitos en el donante o receptor (causan la liberación del complemento y la histamina)	Trastornos respiratorios graves dentro de las 6 h posteriores a la transfusión, fiebre, escalofríos, cianosis, hipotensión	• Interrumpe la transfusión de inmediato. • Proporciona oxígeno, según necesidad. • Monitoriza la oximetría de pulso. • Prepárate para realizar una intubación y dar apoyo ventilatorio y monitorización hemodinámica.
Reacción alérgica	Alérgenos en la sangre del donante	Urticaria, fiebre, náuseas, vómitos, anafilaxia (hinchazón facial, edema laríngeo, dificultad respiratoria) en casos extremos	• Interrumpe la transfusión y administra antihistamínicos, corticoesteroides o epinefrina, según lo ordenado. • Prepárate para la intubación y para dar apoyo respiratorio si el paciente desarrolla anafilaxia.
Sobrecarga circulatoria asociada con la transfusión	Infusión rápida de sangre Volumen excesivo de transfusión	Tensión en el pecho, escalofríos, disnea, taquipnea, hipoxemia, hipertensión, distensión de la vena yugular que tiene lugar 2-6 h después de la transfusión	• Supervisa ingresos y egresos, ruidos respiratorios y presión arterial. • Administra diuréticos, según necesidad. • Valora atentamente a los pacientes ancianos y a aquellos con antecedentes de cardiopatías, porque tienen un mayor riesgo de desarrollar insuficiencia cardíaca congestiva y edema pulmonar.

(continúa)

Guía de reacciones inmediatas a una transfusión *(continuación)*

Reacción	Causas	Signos y síntomas	Intervenciones de enfermería
Hipocalcemia	Infusión rápida de sangre tratada con citrato (dando como resultado la unión del citrato con el calcio)	Arritmias, hipotensión, calambres musculares, náuseas y vómitos, convulsiones, intervalo QT prolongado	• Administra gluconato de calcio i.v., según lo ordenado. • Monitoriza el electrocardiograma del paciente para detectar arritmias o un intervalo QT prolongado. • Observa con cuidado a los pacientes con una concentración elevada de potasio, porque tienen un riesgo mayor de hipocalcemia.

vía i.v. para pacientes hemofílicos que han sufrido lesiones. También se utiliza para tratar la enfermedad de von Willebrand.

Activos agrupados

El complejo de protrombina (el cual contiene los factores II, VII, IX y X) se utiliza para tratar la hemofilia B, la enfermedad hepática grave y las deficiencias adquiridas de los factores que contiene. Sin embargo, éste conlleva un alto riesgo de transmisión de la hepatitis, ya que se obtiene de grandes grupos de donantes.

Preparación del paciente
- Familiarízate con las políticas y procedimientos de tu institución para administrar hemoderivados.
- Explica el procedimiento al paciente.
- Ensambla el equipo necesario: un juego estándar de administración de sangre para dar plasma fresco congelado o complejo de protrombina, una jeringa de componentes o un juego de goteo para administrar crioprecipitado, una jeringa de plástico para inyección i.v. de factor VIII, o una jeringa de plástico y juego de infusión para infusión i.v.
- Obtén la fracción de plasma del banco de sangre o farmacia.
- Inspecciona la fecha de caducidad y revisa con cuidado la fracción de plasma para determinar si hay opacidad y turbidez. Si se transfundirá plasma fresco congelado, adminístralo dentro de las 4 h, porque no contiene conservadores.
- Mide las constantes vitales del paciente. Si una vía i.v. no está lista, realiza una venopunción e infunde solución salina normal a una velocidad que permita mantener la vena abierta.

Control y cuidados posteriores
- Durante y después de la administración de los factores de coagulación, observa al paciente para detectar signos y síntomas de anafilaxia, otras reacciones alérgicas y sobrecarga de líquidos.
- Valora la presencia de fiebre, sangrado y aumento del dolor o inflamación en el lugar de la transfusión.
- Supervisa con cuidado el TTP del paciente.

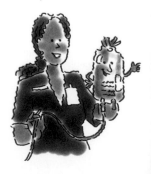

Inspecciona con cuidado la fracción de plasma para detectar opacidad y turbidez. También revisa la fecha de caducidad.

- Avisa al médico si se producen reacciones adversas o si sospechas de sangrado.
- Sigue el protocolo de tu institución para valorar las constantes vitales.
- Instruye al paciente y su familia sobre el cuidado y el uso adecuado del dispositivo de acceso vascular del paciente.

Instrucciones para la atención domiciliaria

El paciente o la familia pueden administrar terapia de reemplazo de factores en su domicilio. Si se ordena esta terapia en el hogar, cubre estos temas:
- Enseña al paciente y a la familia las técnicas correctas de infusión.
- Indícales que mantengan disponible el reemplazo de factores y el equipo de infusión, y que inicien el tratamiento de forma inmediata si el paciente experimenta sangrado.
- Enséñales a observar en busca de signos y síntomas de anafilaxia, reacciones alérgicas y sobrecarga de líquidos. Diles que contacten al médico de inmediato si se producen tales reacciones.

Cirugía

La extirpación quirúrgica del bazo a veces se hace para tratar diversos trastornos hemáticos.

Esplenectomía

El bazo puede extirparse para reducir la tasa de destrucción de eritrocitos y plaquetas, o para estadificar la enfermedad de Hodgkin. También se realiza como un procedimiento de urgencia para detener la hemorragia después de una rotura esplénica traumática.

Bazo medio vacío

La esplenectomía es el tratamiento de elección para enfermedades como la esferocitosis hereditaria y la púrpura trombocitopénica idiopática crónica en pacientes que no responden a los esteroides o al tratamiento con danazol. Además de la hemorragia y la infección, la esplenectomía puede causar otras complicaciones, como aumentar el riesgo de desarrollar neumonía y atelectasia.

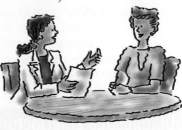

> Puedes llevar una vida normal sin tu bazo, pero será necesario que tomes precauciones adicionales frente a las infecciones.

Alerta de infección

Ten en cuenta que la ubicación del bazo cerca del diafragma y la necesidad de una incisión abdominal alta restringen la expansión pulmonar después de la cirugía. Además, los pacientes con esplenectomía, en especial los niños, son vulnerables a infecciones debido al papel del bazo en la respuesta inmunitaria.

Preparación del paciente
- Explica al paciente que la esplenectomía implica la extirpación del bazo bajo anestesia general. Informa al paciente que puede llevar una vida normal sin el bazo, aunque será más propenso a las infecciones.

- Obtén los resultados de los estudios de sangre, incluyendo pruebas de la coagulación y hemograma completo, e informa al médico.
- Si se ordena, transfunde sangre para corregir la anemia o la pérdida hemorrágica.
- De forma similar, administra vitamina K para corregir las deficiencias del factor de coagulación. Administra la vacuna contra la neumonía, según indicación.
- Mide las constantes vitales del paciente y realiza una evaluación respiratoria de referencia. Observa en busca de signos y síntomas de infección de las vías respiratorias, tales como fiebre, escalofríos, crujidos, roncus y tos. Informa de inmediato si sospechas de dicha infección; el médico puede retrasar la cirugía.
- Enseña al paciente las técnicas para la tos y de respiración profunda para ayudar a prevenir las complicaciones pulmonares postoperatorias.

Control y cuidados posteriores

- Durante el período postoperatorio temprano, revisa con cuidado (en especial si el paciente tiene un trastorno hemorrágico) en busca de sangrado de la herida o exudado y signos de hemorragia interna, como hematuria (orina con sangre) o hematoquecia (heces sanguinolentas).
- Debes saber que la leucocitosis (aumento del recuento de leucocitos) y la trombocitosis (aumento del recuento de plaquetas) aparecen después de la esplenectomía y pueden persistir durante años. Debido a que la trombocitosis puede predisponer al paciente a una tromboembolia, ayúdalo a hacer ejercicio y a caminar tan pronto como sea posible después de la cirugía. Aliéntalo a toser y realizar ejercicios de respiración profunda para reducir el riesgo de complicaciones pulmonares.
- Evalúa los signos y síntomas de infección, como fiebre y dolor de garganta, y valora los resultados de los estudios hemáticos. Si se desarrolla infección, administra un antibiótico, según prescripción.

Instrucciones para la atención domiciliaria

- Informa al paciente de que tiene un mayor riesgo de infección y pídele que informe con rapidez los signos y síntomas de ésta.
- Enséñale a tomar medidas para ayudar a prevenir la infecciones, como ponerse la vacuna contra la neumonía neumocócica.

Diagnóstico enfermero

Cuando cuides a pacientes con trastornos hemáticos, por lo general utilizarás varios diagnósticos de enfermería. A continuación hallarás los diagnósticos enfermeros utilizados junto con las intervenciones de enfermería apropiadas y sus justificaciones. Para obtener una lista completa de los diagnósticos NANDA, *véase* "Listado por dominio de los Diagnósticos NANDA-I (2015-2017)", en la p. 940.

Fatiga

Relacionada con la anemia causada por la disminución del hematócrito y la hemoglobina, la *fatiga* puede estar asociada con las anemias de células falciformes, perniciosa, folicular, ferropénica, aplásica o hipoplásica, así como talasemia, leucemia y anemia sideroblástica.

Resultados esperados

- El paciente demuestra que está descansando de forma adecuada al ser capaz de participar en las actividades diarias de rutina.
- La persona identifica medidas para prevenir o modificar la fatiga.
- El paciente indica que su energía ha aumentado.

Intervenciones de enfermería y sus justificaciones

- Ayuda al paciente a evitar actividades innecesarias, por ejemplo, evita programar dos procedimientos que impliquen el desgaste de energía el mismo día. Consulta a un terapeuta ocupacional para obtener sugerencias prácticas en la modificación del ambiente del hogar y del trabajo. El empleo de técnicas de ahorro de energía evita el exceso de esfuerzo y el potencial de agotamiento.
- Ayuda al paciente a conservar energía a través del reposo, la planificación y la fijación de prioridades, para prevenir o aliviar la fatiga.

Divide y conquistarás

- Alterna las actividades con períodos de descanso. Anima al paciente a llevar a cabo labores que puede concluir en períodos cortos o dividir en varios segmentos. Los períodos de descanso regular ayudan a disminuir la fatiga y a aumentar la resistencia.
- Comenta los efectos de la fatiga en la vida diaria y las metas personales del paciente.
- Explora con el paciente la relación entre la fatiga y el desorden, para mejorar su capacidad para hacerle frente.
- Estructura el entorno del paciente para estimular el cumplimiento del régimen de tratamiento. Por ejemplo, diseña un horario diario basado en sus necesidades y deseos.
- Alienta al paciente a comer alimentos ricos en hierro y minerales, a menos que estén contraindicados, para ayudar a prevenir la anemia y la desmineralización.
- Proporciona alimentos pequeños y frecuentes para conservar la energía del paciente y fomentar una nutrición óptima.
- Establece un patrón de sueño regular. Obtener 8-10 h de sueño nocturno ayuda a reducir la fatiga.
- Evita situaciones altamente emocionales, que empeoren la fatiga. Alienta al paciente a explorar sus sentimientos y emociones con un consejero, clérigo u otro profesional, para ayudarlo a lidiar con la enfermedad.

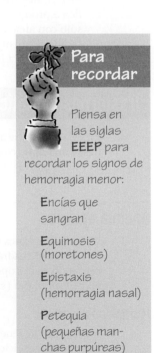

Para recordar

Piensa en las siglas **EEEP** para recordar los signos de hemorragia menor:

Encías que sangran

Equimosis (moretones)

Epistaxis (hemorragia nasal)

Petequia (pequeñas manchas purpúreas)

Perfusión tisular periférica ineficaz

Relacionada con el volumen sanguíneo inadecuado o el hematócrito, la *perfusión tisular ineficaz* puede estar asociada con hemofilia, trombocitopenia, diversas púrpuras, CID y enfermedad de von Willebrand.

Resultados esperados

- Las constantes vitales del paciente están dentro de los valores basales.
- El valor de oximetría de pulso del paciente está dentro de los límites normales.

Intervenciones de enfermería y sus justificaciones

- Valora las constantes vitales del paciente cada 4 h. Evalúa los signos y los síntomas de hemorragias *menores* (como sangrado de encías, equimosis, epistaxis y petequias) y hemorragias *graves* (como cambios en el estado mental, dolor de cabeza, hematemesis [vómitos de sangre], hemoptisis [tos con sangre], hipotensión, melena [heces negras, alquitranadas], cambios ortostáticos y taquicardia). Detectar el sangrado de forma oportuna ayuda a controlar complicaciones.
- Adopta medidas para prevenir el sangrado. Evita las medidas invasivas, tales como inyecciones, enemas rectales o supositorios, y cateterismo urinario. Evita administrar ácido acetilsalicílico o productos que lo contengan si es posible. Afeita al paciente sólo con afeitadora eléctrica. Administra cuidados bucales con un cepillo de dientes suave. Estas medidas previenen las complicaciones al mantener la integridad de la piel.

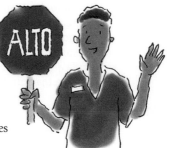

Si el paciente tiene problemas de sangrado, no apliques medidas invasivas, como inyecciones, enemas o supositorios.

Trastornos hemáticos frecuentes

En esta sección se analizan los trastornos hemáticos más frecuentes, desde anemias (como la aplásica y la de células falciformes) hasta trastornos hemorrágicos (como hemofilia y trombocitopenia).

Anemia aplásica

La anemia aplásica o hipoplásica es el resultado de la lesión o destrucción de las células madre en la médula ósea o en la matriz de la médula ósea, causando pancitopenia (deficiencia de eritrocitos, leucocitos y plaquetas) e hipoplasia (subdesarrollo) de la médula ósea.

Mortalidad alarmante

Aunque por lo general se utiliza de forma indistinta junto con otros términos para la insuficiencia de la médula ósea, la *anemia aplásica* se refiere con mayor exactitud a la pancitopenia que es el resultado de la disminución de la capacidad funcional de una medula ósea hipoplásica y grasa. La anemia aplásica con pancitopenia grave conlleva una mortalidad del 80-90 %. La muerte puede ser producto de una hemorragia o una infección.

Qué la causa

Las causas de la anemia aplásica pueden ser:
- Reacciones adversas a medicamentos
- Exposición a tóxicos, como el benceno y el cloranfenicol
- Radiación
- Factores inmunitarios
- Enfermedades graves, en especial la hepatitis
- Preleucemia e infiltración neoplásica de médula ósea
- Anomalías congénitas
- Cambios inducidos en el desarrollo fetal (que se sospechan como causa cuando no existe una historia genética consistente de anemia aplásica) o cambios idiopáticos

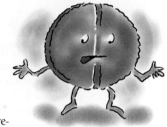

Las reacciones adversas a los medicamentos se encuentran en las diversas causas posibles de la anemia aplásica.

Fisiopatología

Por lo general, la anemia aplásica se desarrolla cuando las células madre dañadas o destruidas inhiben la producción de eritrocitos. Con menor frecuencia surge cuando la microvasculatura dañada de la médula ósea crea un ambiente desfavorable para el crecimiento y la maduración celular.

Qué buscar

Las características clínicas de la anemia aplásica varían con la gravedad de la pancitopenia. Generalmente se desarrollan de forma gradual y pueden incluir:
- Palidez, equimosis y petequias
- Hemorragias retinianas
- Debilidad y fatiga
- Alteraciones del nivel de consciencia
- Crepitación bibasilar
- Taquicardia
- Ruido de galope
- Fiebre
- Úlceras bucales y rectales
- Dolor de garganta
- Náuseas

Qué dicen las pruebas

- Los análisis de eritrocitos por lo general muestran células de tamaño, forma y color normales, aunque pueden presentarse de tamaños más grandes de lo habitual. El recuento total es de 1 millón/µL o menos.
- El recuento absoluto de reticulocitos es muy bajo.
- La concentración sérica de hierro está elevada (a menos que se produzca sangrado), pero la capacidad total de fijación de hierro es normal o ligeramente reducida. La hemosiderina (una proteína de

la sangre) está presente, y el almacenamiento de hierro en el tejido es microscópicamente visible.

- Disminuyen los recuentos de plaquetas y leucocitos. Un recuento menor de plaquetas se refleja en las pruebas anómalas de coagulación (tiempo de sangría).

Punciones secas

- Las biopsias de médula ósea tomadas de varios sitios pueden producir "punciones secas" (sin médula) o mostrar una médula gravemente hipocelular o aplásica, con una cantidad variable de grasa, tejido fibroso o reemplazo gelatinoso, así como ausencia marcada de hierro y megacariocitos y depresión de elementos de los eritrocitos.

Cómo se trata

El tratamiento eficaz debe eliminar las causas identificables de la anemia aplásica y proporcionar medidas de soporte vigorosas, tales como transfusiones de eritrocitos concentrados y de antígeno leucocitario humano (HLA, de *human leukocyte antigen*) compatibles. Aun así, la recuperación puede tardar meses.

El trasplante de médula ósea es el tratamiento preferido para la anemia provocada por aplasia grave y para pacientes que necesitan transfusiones constantes de eritrocitos.

Los individuos con recuentos bajos de leucocitos pueden necesitar intervenciones para evitar la infección. Pueden recibir antibióticos, pero el empleo profiláctico estimula el desarrollo de cepas resistentes de microorganismos. Los pacientes con cifras bajas de hemoglobina pueden necesitar oxigenoterapia y transfusión de sangre.

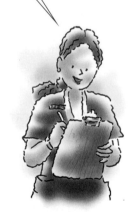

En la anemia aplásica, el recuento absoluto de reticulocitos, plaquetas y leucocitos cae por debajo de lo normal.

Estimular, suprimir o complementar

Otros tratamientos para la anemia aplásica incluyen:
- Estimulantes de la médula ósea, como los andrógenos (polémicos)
- Inmunosupresores (si el paciente no responde a otras terapias)
- Factores estimuladores de colonias, que estimulan el crecimiento de componentes celulares específicos en pacientes que han recibido quimioterapia o radioterapia (entre éstos se encuentran el factor estimulante de colonias de granulocitos, de granulocitos-macrófagos y eritropoyético)
- Terapias alternativas y complementarias para tratar la fatiga asociada

Qué hacer

- Si el recuento de plaquetas del paciente es inferior a 20 000/µL, toma medidas para prevenir hemorragias. Por ejemplo, evita las inyecciones i.m.; sugiere que el paciente utilice una afeitadora eléctrica y un cepillo de dientes suave; administra oxígeno humidificado, si se ordena, para prevenir que las membranas mucosas se sequen (la mucosa seca puede sangrar); y promueve evacuaciones regulares por medio de ablandadores de heces y una dieta adecuada. Asimismo, aplica presión a los sitios de venopunción hasta que se detenga el sangrado. Detecta la hemorragia de forma oportuna mediante la detección de sangre en orina y heces, y la evaluación de la piel en busca de petequias.

- Ayuda a prevenir la infección mediante la higiene minuciosa de las manos antes de entrar en la habitación del paciente, asegurándote de que éste consuma una dieta nutritiva rica en vitaminas y proteínas para aumentar su resistencia y fomenta un meticuloso cuidado bucal y perianal. Asegúrate de que los cultivos de garganta, orina y hemocultivos de rutina se realicen de forma regular para detectar infecciones.

Obsérvalo

- Ten cuidado con las hemorragias potencialmente mortales, infecciones y reacciones adversas a los medicamentos y a la transfusión.
- Programa períodos de descanso frecuentes para un paciente con un contenido bajo de hemoglobina.
- Administra oxigenoterapia, según la necesidad y la indicación.
- Si se administran transfusiones de sangre, evalúa su reacción, verificando la temperatura del paciente y observando en busca de sarpullido, urticaria, picazón, dolor de espalda, inquietud, escalofríos y temblores.
- Para prevenir la anemia aplásica, revisa con cuidado las concentraciones del fármaco en la sangre si el paciente está recibiendo un medicamento que pudiera causar anemia.
- Evalúa al paciente. Debe tener menos infecciones, sus recuentos sanguíneos deben volver a la normalidad, respirar con facilidad y dejar de presentar episodios hemorrágicos inducidos por traumatismos. El paciente y su familia deben demostrar conocimientos sobre estrategias de ahorro de energía (véase *Consejos sobre enseñanza para la anemia aplásica*).

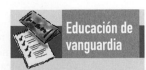

Educación de vanguardia

Consejos sobre enseñanza para la anemia aplásica

- Tranquiliza y apoya al paciente y su familia enseñándoles sobre la anemia aplásica y su tratamiento, en particular si el paciente tiene episodios agudos recurrentes.
- Enseña al paciente a reconocer signos y síntomas de infección e indícale que los informe de inmediato.
- Si el paciente no requiere hospitalización, aliéntalo a continuar con su estilo de vida normal con las restricciones apropiadas (tales como períodos de descanso regulares) hasta que se produzca la remisión.

Coagulación intravascular diseminada

La *coagulación intravascular diseminada* (CID) es un trastorno grave de la coagulación de la sangre que se produce como una complicación de los factores que aceleran este proceso. Causa oclusión de los vasos sanguíneos pequeños, necrosis de los órganos, agotamiento de los factores de coagulación circulantes y las plaquetas, y activación del sistema fibrinolítico (promotor de la formación de coágulos).

Factores de coagulación consumidos

Estos procesos, a su vez, pueden provocar una hemorragia grave a medida que se consumen los factores de la coagulación. La coagulación en la microcirculación por lo general afecta a los riñones y las extremidades, pero también puede ocurrir en el cerebro, los pulmones, la glándula hipófisis, las glándulas suprarrenales y la mucosa gastrointestinal.

Aunque suele ser aguda, la CID puede ser crónica en pacientes con cáncer. El pronóstico depende de la detección oportuna, el tratamiento, la gravedad de la hemorragia y el tratamiento de la enfermedad subyacente.

Qué la causa

La CID puede ser resultado de:

- Infección, como la septicemia gramnegativa o grampositiva; infección vírica, micótica o por rickettsias; o infección protozoaria (paludismo pernicioso)
- Complicaciones obstétricas, tales como desprendimiento de placenta, embolia de líquido amniótico o feto muerto retenido
- Neoplasias, como leucemia aguda o carcinoma metastásico
- Necrosis tisular de quemaduras o traumatismos extensos, destrucción de tejidos cerebrales, rechazo de trasplantes, exposición a toxinas o necrosis hepática

Otras posibles causas de CID incluyen paro cardíaco, insolación, *shock*, mordedura de serpiente venenosa, cirrosis, embolia grasa, transfusiones sanguíneas incompatibles, circulación extracorpórea intraoperatoria, hemangioma gigante (tumor vascular benigno), trombosis venosa grave y púrpura fulminante (una forma grave y rápidamente letal de púrpura no trombocitopénica).

Fisiopatología

La CID surge cuando uno de los factores predisponentes enumerados antes activa el sistema de coagulación. Se forma fibrina en exceso (desencadenado por la acción de la trombina, una enzima) y queda atrapada en la microvasculatura junto con las plaquetas, produciendo coágulos.

Hemorragia horrible

El flujo de sangre hacia los tejidos decrece, dando como resultado acidemia, estasis sanguínea e hipoxia tisular. Estas afecciones pueden llevar a una insuficiencia orgánica. Tanto la fibrinólisis (disolución de fibrina) como los mecanismos antitrombóticos inducen la anticoagulación. Las plaquetas y los factores de coagulación se consumen, con posibles hemorragias masivas (véase *Descifrando la coagulación intravascular diseminada*).

Qué buscar

Una hemorragia anómala, sin antecedentes de disfunción hemorrágica grave, puede indicar CID. Los signos de esta hemorragia incluyen:

- Exudación cutánea
- Petequias
- Equimosis
- Hematomas
- Sangrado en sitios de procedimientos quirúrgicos o invasivos (tales como incisiones y sitios i.v.)
- Sangrado del tubo digestivo

Complementos de valoración

Asimismo, valora al paciente para detectar acrocianosis (cianosis simétrica) y necrosis tubular aguda (daño a las células tubulares renales, lo que conduce a insuficiencia renal).

En la CID, la oclusión de pequeños vasos sanguíneos es parte de la serie de eventos que conducen a las hemorragias graves.

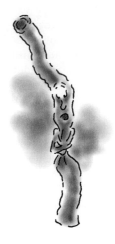

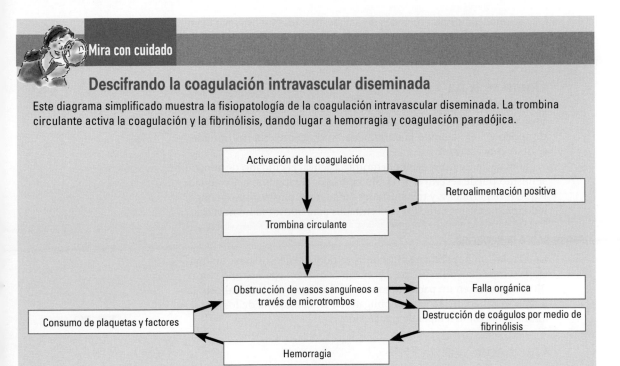

Mira con cuidado

Descifrando la coagulación intravascular diseminada

Este diagrama simplificado muestra la fisiopatología de la coagulación intravascular diseminada. La trombina circulante activa la coagulación y la fibrinólisis, dando lugar a hemorragia y coagulación paradójica.

Los síntomas relacionados y otros posibles efectos de la CID incluyen:

- Náuseas y vómitos
- Disnea
- Oliguria (reducción de la producción de orina)
- Convulsiones
- Coma
- *Shock*
- Dolor muscular, de espalda y abdominal grave
- Falla de los principales sistemas de órganos

Qué dicen las pruebas

- Los hallazgos iniciales de laboratorio que apoyan un diagnóstico tentativo de CID incluyen tiempo de protrombina mayor de 15 seg, tiempo de tromboplastina parcial que sobrepasa los 60 seg, concentraciones de fibrinógeno por debajo de 150 mg/dL, recuento plaquetario menor de 100 000/µL, y productos de degradación de fibrina por arriba de 100 µg/mL.
- Los datos de apoyo pueden incluir monómeros positivos de fibrina, concentraciones disminuidas de factores V y VIII, fragmentación de eritrocitos y valores de hemoglobina por debajo de 10 g/dL.
- La valoración del estado renal muestra una producción de orina inferior a 30 mL/h y concentraciones de nitrógeno ureico en sangre superiores a 25 mg/dL y de creatinina sérica mayores de 1.3 mg/dL.

Se pueden adoptar medidas de diagnóstico adicionales para determinar el trastorno subyacente, ya que otras enfermedades pueden causar muchos de los mismos resultados en las pruebas.

Cómo se trata

El tratamiento eficaz de la CID requiere un reconocimiento oportuno y un manejo adecuado del trastorno subyacente, que puede ser de apoyo (p. ej., cuando la enfermedad subyacente es autolimitada) o altamente específico.

Si el paciente no presenta hemorragia activa, el cuidado de apoyo por sí mismo puede revertir la CID. Sin embargo, el sangrado activo puede requerir heparina i.v. y transfusiones sanguíneas, plasma fresco congelado, plaquetas o eritrocitos concentrados para apoyar la hemostasia.

Disenso sobre la heparina

La terapia con heparina resulta controvertida. Puede utilizarse en una etapa temprana en la CID para prevenir la microcoagulación o como último recurso en un paciente con sangrado activo. En la trombosis, la terapia con heparina suele ser obligatoria. En la mayoría de los casos, se administra con la terapia de transfusión.

Qué hacer

- Enfoca la atención del paciente en el reconocimiento temprano de los signos y síntomas primarios de sangrado anómalo, el tratamiento oportuno del trastorno subyacente y la prevención de sangrado adicional.
- Para evitar que los coágulos se desprendan, evita frotar las áreas de sangrado.
- Utiliza presión, compresas frías y hemostáticos tópicos para controlar el sangrado.
- Protege al paciente de lesiones. Pide que cumpla el reposo en cama durante los episodios hemorrágicos. Si el paciente está agitado, cubre los barandales laterales.
- Revisa con frecuencia todos los sitios i.v. y de venopunción.
- Aplica presión sobre los puntos de inyección durante al menos 10 min.
- Evalúa los ingresos y egresos de líquidos cada hora en pacientes con CID, en especial cuando se administran productos sanguíneos. Observa en busca de reacciones transfusionales e indicaciones de sobrecarga de líquidos.
- Para medir la cantidad de sangre perdida, pesa los apósitos y las sábanas, y registra la cantidad de material de drenaje.
- Pesa al paciente todos los días, en especial si hay afectación renal.
- Revisa el dolor de cabeza del paciente y evalúa el estado neurológico de forma periódica.
- Evalúa las hemorragias gastrointestinales y genitourinarias. Para detectar un sangrado intraabdominal, mide el perímetro abdominal del paciente.
- Revisa cada 4 h y valora con cuidado los signos y síntomas de *shock*. Evalúa los resultados de los estudios de sangre en serie (en especial valores de hematócrito, hemogobina y tiempos de coagulación).

- Evalúa al paciente. Con el tratamiento exitoso, debe estar libre de sangrado y las pruebas deben mostrar sus parámetros de coagulación y del estado renal dentro de los límites normales (véase *Consejos sobre enseñanza para la CID*).

Hemofilia

La *hemofilia* es un trastorno hemorrágico hereditario resultado de la falta de factores específicos de la coagulación. Se presenta en dos formas principales:

- Hemofilia A (hemofilia clásica): observada en más del 80 % de los casos de hemofilia, como consecuencia de la deficiencia del factor VIII.
- Hemofilia B (enfermedad de Christmas): representa cerca del 15 % de los casos de hemofilia, como resultado de la deficiencia de factor IX.

Una imagen más bonita

Los avances en el tratamiento han mejorado de manera considerable el pronóstico, y muchos hemofílicos tienen una vida normal. Las cirugías ya se pueden realizar de forma segura bajo la guía de un hematólogo en centros especiales para el tratamiento de la hemofilia.

Qué la causa

Las hemofilias A y B se heredan como rasgos recesivos ligados al cromosoma X. Esto significa que las mujeres portadoras tienen un 50 % de probabilidad de transmitir el gen a cada hijo o hija. Las hijas que reciben el gen son portadoras; los hijos que lo reciben nacen con hemofilia.

¿Factores no funcionales?

Aunque de forma tradicional se considera una deficiencia de factores de la coagulación, evidencias recientes sugieren que la hemofilia puede ser el resultado de la presencia de factores VIII y IX que no funcionan.

Fisiopatología

La hemofilia produce un sangrado anómalo. Dependiendo del grado de deficiencia del factor, el sangrado puede ser leve, moderado o grave. El pronóstico general es mejor en pacientes con hemofilia leve, que no causa sangrado espontáneo ni deformidades articulares.

Tapones que previenen los coágulos

Después de que se forma un tapón plaquetario en un sitio de sangrado, la falta de factores de coagulación impide la formación de un coágulo estable de fibrina. El sangrado retrasado es más frecuente que la hemorragia inmediata.

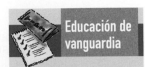

Educación de vanguardia

Consejos sobre enseñanza para la CID

- Explica las pruebas diagnósticas y los procedimientos aplicables al paciente. Designa un tiempo para las preguntas.
- Informa a la familia sobre el progreso del paciente. Prepáralos en cuanto a su apariencia, incluyendo la posibilidad de tener vías i.v., sondas nasogástricas, hematomas y sangre seca.
- Proporciona apoyo emocional. Cuando sea necesario, recurre a la ayuda de un trabajador social, asesor espiritual y otros miembros del equipo de cuidados de la salud para proporcionar ese apoyo.

Qué buscar

Los signos y síntomas varían dependiendo de la gravedad de la hemofilia.

- Con la hemofilia *leve*, el sangrado no tiene lugar de forma espontánea o después de un traumatismo menor. Sin embargo, un traumatismo o una cirugía mayor por lo general causa un sangrado prolongado.
- Con la hemofilia *moderada*, el sangrado espontáneo ocurre de manera ocasional. La cirugía o el traumatismo causan un sangrado excesivo.
- Con la hemofilia *grave*, la hemorragia ocurre de manera espontánea y puede ser grave incluso con un traumatismo menor, dando lugar a grandes hematomas subcutáneos e intramusculares profundos.

Sangrado y deformidad

Puede haber hemorragia dentro de las articulaciones y músculos que causa dolor, hinchazón, hipersensibilidad y, a veces, deformidad permanente.

Qué dicen las pruebas

Los hallazgos característicos en pacientes con hemofilia A incluyen:

- Prueba del factor VIII de 0-30 % con respecto a la normalidad
- TTP prolongado
- Recuento plaquetario, función, tiempo de sangría y protrombina normal

Los hallazgos característicos en pacientes con hemofilia B incluyen:

- Prueba del factor IX deficiente
- Resultados de referencia de la coagulación similares a los de la hemofilia A, excepto con las concentraciones normales de factor VIII

Tres grados de deficiencia

Con la hemofilia A o B, el grado de deficiencia de los factores determina la gravedad de la enfermedad:

- Hemofilia leve: valores del factor 5-40 % respecto de lo normal.
- Hemofilia moderada: valores del factor 1-5 % respecto de lo normal.
- Hemofilia grave: cifras del factor menores al 1 % respecto de lo normal.

Cómo se trata

Aunque la hemofilia no es curable, el tratamiento puede prevenir la aparición de deformidades discapacitantes y prolongar la esperanza de vida. El tratamiento correcto detiene de forma rápida el sangrado aumentando las concentraciones plasmáticas de los factores de la coagulación deficientes. Esto ayuda a prevenir las deformidades incapacitantes que resultan de hemorragias repetidas dentro de los músculos y las articulaciones.

El tratamiento incluye lo siguiente:

- Para la hemofilia A, el factor antihemofílico (AHF, de *antihemophilic factor*) crioprecipitado, el AHF liofilizado o ambos se administran en dosis lo suficientemente grandes como para elevar el contenido del factor de la coagulación por encima del 25 % de lo normal para soportar la hemostasia normal. Antes de la cirugía, se administra AHF para aumentar los factores de la coagulación a concentraciones hemostáticas. Los valores se mantienen dentro de un rango normal hasta que la herida ha cicatrizado. También se puede administrar plasma fresco congelado.

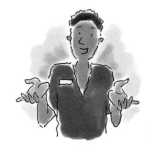

Los resultados de las pruebas que muestran que los valores de factor del paciente son del 4 % con respecto a la normalidad indican que tuvo hemofilia moderada.

Múltiples riesgos

- Los inhibidores del factor VIII se desarrollan tras múltiples transfusiones en el 10-20 % de los pacientes con hemofilia grave, causando resistencia a las infusiones del factor VIII. Se puede administrar desmopresina (DDAVP) para estimular la liberación del factor VIII almacenado, aumentando su concentración sanguínea. En la hemofilia B, la administración de un concentrado de factor IX durante los episodios de sangrado incrementa la cantidad de factor IX.
- El paciente sometido a una cirugía necesita un manejo cuidadoso por parte de un hematólogo experimentado en el cuidado de hemofílicos. El factor deficiente debe ser reemplazado antes y después de la cirugía (incluso en cirugías menores como las extracciones dentales). El ácido aminocaproico se utiliza con frecuencia para el sangrado bucal, con el fin de inhibir el sistema fibrinolítico activo en la mucosa bucal. La detección del virus de inmunodeficiencia humana reduce el riesgo de adquirir sida por transfusión.

Qué hacer

- En los episodios de sangrado, instila el factor de coagulación deficiente o plasma, según indicación. El cuerpo usa la AHF en 48-72 h, así que repite la infusión, según la orden, hasta que se detenga el sangrado.
- Aplica compresas frías o bolsas de hielo y eleva la parte lesionada.
- Para prevenir el sangrado recurrente, restringe la actividad del paciente durante 48 h después de que la hemorragia esté bajo control.
- Si hay hemorragia articular, eleva de inmediato la articulación afectada.
- Controla el dolor con un analgésico, como paracetamol, codeína o meperidina, según lo ordenado.
- Debes saber que el ácido acetilsalicílico y los medicamentos que lo contienen están contraindicados, ya que disminuyen la adherencia plaquetaria y pueden empeorar el sangrado.
- Evita las inyecciones i.m. debido a la posible formación de hematomas en el lugar de la inyección.
- Después de los episodios hemorrágicos y la cirugía, observa con atención en busca de signos y síntomas de hemorragia ulterior, como aumento del dolor e inflamación, fiebre o indicaciones de *shock*. Supervisa de forma cuidadosa el TTP.
- Para restablecer la movilidad de la articulación afectada, inicia ejercicios de amplitud de movimiento, si se ordenan, al menos 48 h después de controlado el sangrado. Pide al paciente que evite soportar el peso de la articulación hasta que el sangrado y la inflamación se detengan.
- Evalúa al paciente. Debe estar libre de sangrado, comprender cómo disminuir los riesgos de sangrado y saber qué hacer si se produce una hemorragia (véase *Consejos sobre enseñanza para la hemofilia*).

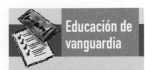

Educación de vanguardia

Consejos sobre enseñanza para la hemofilia

- Enseña a los padres de un niño con hemofilia qué precauciones deben tomar para prevenir episodios de hemorragia, así como los procedimientos apropiados para manejar estos episodios cuando ocurren.
- Recomienda a los nuevos pacientes un centro de tratamiento de la hemofilia para su evaluación. El centro puede desarrollar un plan de tratamiento y manejo para los cuidados primarios del paciente y servir como un recurso para el personal médico, odontólogos u otros involucrados en el cuidado de éste.

Anemia falciforme

La *anemia de células falciformes*, un tipo de anemia hemolítica congénita (menor supervivencia de eritrocitos e incapacidad de la médula ósea para compensar la disminución en la vida de este tipo de células), tiene lugar sobre todo en pacientes afroamericanos. Es el resultado de una molécula de hemoglobina defectuosa (HbS), la cual hace que los eritrocitos se vuelvan ásperos, adquieran una forma de hoz y se hagan más frágiles.

Eritrocitos renegados

Los eritrocitos anómalos alteran la circulación, lo que da como resultado una enfermedad crónica, crisis periódicas, complicaciones a largo plazo y muerte prematura.

Qué la causa

La anemia de células falciformes puede provenir de la herencia homocigótica del gen productor de HbS, lo que causa que el aminoácido valina reemplace al ácido glutámico en la cadena β de hemoglobina (véase *Comprender los rasgos drepanocíticos*).

Fisiopatología

La obstrucción de los vasos sanguíneos por eritrocitos rígidos y enredados causa hibridación de oxígeno tisular y posible necrosis. Estas alteraciones, a su vez, conducen a crisis vasooclusivas dolorosas, un sello distintivo de la enfermedad. La depresión de la médula ósea da como resultado una crisis aplásica (megaloblástica).

Crisis y sus causas

Los factores que predisponen al paciente a una crisis de células falciformes son la desoxigenación (como neumonía, hipoxia o buceo), la exposición al frío, la acidosis y la infección.

Qué buscar

Los signos y síntomas de la anemia de células falciformes incluyen:
* Huesos doloridos
* Cardiomegalia (agrandamiento del corazón)

Comprender los rasgos drepanocíticos

El rasgo drepanocítico es una afección relativamente benigna resultado de la herencia heterocigótica de un gen de la hemoglobina S (HbS) drepanocítica. Al igual que la anemia de células falciformes, el rasgo drepanocítico es más frecuente en los pacientes afroamericanos. Sin embargo, el rasgo drepanocítico nunca progresa para convertirse en anemia de células falciformes.

Todo está en los porcentajes

En las personas con rasgo drepanocítico (llamadas *portadores de células falciformes*), el 20-40 % de la hemoglobina total es HbS; el resto es normal. Estas personas rara vez experimentan síntomas, tienen valores normales de hemoglobina y hematócrito, y pueden tener una vida normal.

Riesgos genéticos

El asesoramiento genético es esencial para los portadores de células falciformes. Si dos portadores de células falciformes tienen hijos, cada uno de ellos tiene un 25 % de probabilidad de heredar la anemia de células falciformes.

- Dolor de pecho
- Fatiga crónica
- Soplos sistólicos y diastólicos o taquicardia
- Disnea de esfuerzo o inexplicable
- Hepatomegalia (aumento del hígado) o ictericia
- Mayor susceptibilidad a infecciones
- Úlceras isquémicas en las piernas (especialmente en los tobillos)
- Inflamación de articulaciones
- Palidez

Componentes de crisis

Durante una crisis vasooclusiva dolorosa, el paciente puede experimentar:
- Dolor abdominal, torácico, muscular u óseo intensos
- Fiebre baja
- Posible aumento de ictericia y orina oscura
- Disminución del tamaño del bazo en la enfermedad crónica (véase *Atención a un paciente con crisis de células falciformes*, p. 774)

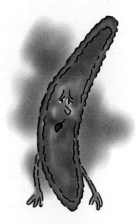

Cuando me transformo en célula falciforme, el paciente se enferma. Los signos incluyen dolor óseo, dolor torácico, fatiga y disnea.

Qué dicen las pruebas

- Una prueba de frotis de sangre con eritrocitos con forma de hoz y una electroforesis de Hb que muestra HbS confirman el diagnóstico.
- El hemograma completo muestra un recuento bajo de eritrocitos y un recuento elevado de leucocitos y plaquetas. Las cifras de hemoglobina pueden ser bajas o normales.
- La velocidad de eritrosedimentación y el tiempo de supervivencia de los eritrocitos disminuyen; los valores séricos de hierro y los recuentos de reticulocitos aumentan.

Cómo se trata

Aunque la anemia falciforme no se cura, el tratamiento puede aliviar los síntomas y prevenir crisis dolorosas. El tratamiento incluye lo siguiente:
- Las vacunas contra el neumococo polivalente y *Haemophilus influenzae* de tipo b; los antiinfecciosos, como la penicilina oral de dosis bajas; y los fármacos quelantes, como la deferoxamina, ayudan a disminuir las complicaciones.
- Los analgésicos pueden aliviar el dolor de la crisis vasooclusiva (véase *Manejo del dolor y la anemia de células falciformes: cuando mejorar la calidad hace la diferencia*, p. 755).
- Se puede proporcionar un suplemento de hierro si las concentraciones de ácido fólico son bajas.
- Se puede administrar un antiséptico. Sin embargo, el medicamento más utilizado de manera habitual, el cianato de sodio, tiene muchos efectos adversos, como daño a los nervios y cataratas.
- Durante una crisis de secuestro agudo, el tratamiento puede incluir sedación, analgesia, transfusiones de sangre, oxigenoterapia y grandes cantidades de líquidos v.o. o i.v.

Qué hacer

- Aconseja al sujeto que evite la ropa apretada que restrinja la circulación.

Atención a un paciente con crisis de células falciformes

Sospecha de una crisis de células falciformes si el paciente tiene estos signos y síntomas:
- Dolor grave
- Temperatura superior a 40.4 °C
- Fiebre de 38.2 °C durante al menos 2 días
- Labios, lengua, palmas o lechos ungueales pálidos
- Letargia o apatía
- Dificultad para despertar
- Irritabilidad

Tomando acciones
Aplica estas medidas:
- Proporciona un tratamiento eficaz para el dolor, incluyendo el empleo de analgésicos opiáceos, si es necesario. Valora el dolor del paciente con frecuencia. Pide al paciente que califique el dolor en una escala de 0 a 10 (o según la política de tu institución). Administra analgésicos opiáceos, según lo prescrito.

- Aplica compresas calientes en áreas dolorosas. Nunca utilices compresas frías porque pueden agravar su estado.
- Cubre al paciente con una manta.
- Administra un analgésico antipirético, como ácido acetilsalicílico o paracetamol, según lo ordenado.
- Fomenta el reposo en cama y coloca al paciente en una posición sedente.
- Si hay deshidratación o dolor grave, puede ser necesaria la hospitalización.

- Enfatiza la necesidad de tratar con rapidez la infección.
- Evalúa al paciente. Debe estar libre de dolor e infección. El paciente y su familia deben entender qué medidas tomar para evitar agravar la enfermedad (véase *Consejos sobre enseñanza para la anemia falciforme*, p. 775).

Trombocitopenia

El trastorno hemorrágico más frecuente, la trombocitopenia, se caracteriza por una deficiencia de plaquetas circulantes. Debido a que las plaquetas tienen un papel vital en la coagulación de la sangre, este trastorno amenaza seriamente la hemostasia.

Pronóstico de recuperación

La trombocitopenia inducida por fármacos conlleva un pronóstico excelente si se interrumpe el medicamento que la causa; la recuperación puede ser inmediata. De lo contrario, el pronóstico depende de la respuesta del paciente al tratamiento de la causa subyacente.

Qué la causa

La trombocitopenia puede ser congénita o adquirida (con mayor frecuencia). En cualquier caso, por lo general es resultado de:
- Producción disminuida o defectuosa de plaquetas en la médula ósea
- Aumento de la destrucción plaquetaria fuera de la médula, causada por un trastorno subyacente (como cirrosis hepática, CID o infección grave)

El peso de la evidencia

Manejo del dolor y la anemia de células falciformes: cuando mejorar la calidad hace la diferencia

Cuando en urgencias designan equipos de mejora de la calidad para estudiar la implementación de protocolos analgésicos iniciados por enfermería para pacientes con anemia falciforme, los resultados muestran que los pacientes no reciben el tratamiento inicial para el dolor con mayor rapidez, pero hay una mejoría en la reducción de las escalas de dolor. Los investigadores examinaron el tratamiento del dolor en urgencias para 2 934 consultas para el dolor relacionado con este tipo de anemia. Encontraron que, en promedio, los pacientes que recibían protocolos analgésicos iniciados por enfermería para el manejo del dolor aumentaban el puntaje documentado para su alivio. También hubo un incremento en el uso de medicamentos subcutáneos en adultos con este trastorno en el departamento de urgencias.

Tanabe, P., Hafner, J. W., Martinovich, Z., & Artz, N. (2012). Adult emergency department patients with sickle cell pain crisis: Results from a quality improvement learning collaborative model to improve analgesic management. *Academic Emergency Medicine, 19*(4), 430–438.

Educación de vanguardia

Consejos sobre enseñanza para la anemia falciforme

- Instruye al paciente para que evite ejercicios extenuantes, medicamentos vasoconstrictores, temperaturas frías, aviones no presurizados, altitudes elevadas y condiciones que provoquen hipoxia.
- Menciona la importancia de tener una atención meticulosa de heridas, buena higiene bucal, revisiones dentales y oculares regulares, y una dieta equilibrada como defensa contra infecciones.
- Aconseja mantener una alta ingestión de líquidos para prevenir la deshidratación.
- Recomienda que los miembros de la familia sean valorados para determinar si son portadores heterocigóticos del rasgo drepanocítico.
- Advierte a la paciente que tanto el embarazo como los anticonceptivos orales pueden representar riesgos para ella. Derívala a un ginecólogo para que reciba orientación sobre el control de la natalidad.
- Informa al paciente varón que puede experimentar episodios repentinos y dolorosos de priapismo.

- Secuestro (como en la hipotermia o el aumento de la destrucción de eritrocitos en el bazo) o pérdida de plaquetas

Afección adquirida

La trombocitopenia adquirida puede ser resultado de fármacos como antiinflamatorios no esteroideos, sulfonamidas, bloqueadores de la histamina, heparina, alquilantes o quimioterapéuticos antibióticos.

Formas fugaces

En los niños, es frecuente la trombocitopenia de causa desconocida (trombocitopenia idiopática). La trombocitopenia transitoria puede presentarse después de una infección vírica, como Epstein-Barr o mononucleosis infecciosa.

Fisiopatología

En la trombocitopenia, la falta de plaquetas puede causar una hemostasia inadecuada. Los cuatro mecanismos responsables incluyen:
- Reducción de la producción de plaquetas
- Disminución de la supervivencia plaquetaria
- Acumulación de sangre en el bazo
- Dilución intravascular de plaquetas circulantes

Encargado de los megacariocitos

La producción de plaquetas disminuye cuando el número de megacariocitos se reduce o cuando la elaboración de plaquetas se vuelve disfuncional.

Qué buscar

Ten cuidado con estos signos y síntomas:
- Hemorragia anómala (por lo general de aparición repentina, con petequias cutáneas o equimosis, o sangrado en las membranas mucosas)
- Malestar general y fatiga
- Debilidad general y letargia
- Grandes bullas (elevaciones) llenas de sangre en la boca

Qué dicen las pruebas

- Las pruebas de coagulación muestran una disminución del recuento de plaquetas con tiempo prolongado de sangría.
- Los estudios de médula ósea pueden revelar megacariocitos aumentados y una supervivencia plaquetaria más corta.

Cómo se trata

La causa subyacente debe tratarse. En la trombocitopenia inducida por fármacos, se retira el fármaco causante.

Descripción de las opciones

El tratamiento puede incluir:
- Esplenectomía por hiperesplenismo
- Quimioterapia para la leucemia aguda o crónica
- Esteroides, danazol o inmunoglobulina i.v. para la trombocitopenia idiopática
- Transfusiones plaquetarias (para reducir el riesgo de hemorragia espontánea) con un recuento de plaquetas por debajo de 20 000/µL

Qué hacer

- Toma todas las precauciones posibles contra las hemorragias (p. ej., protección contra traumatismos). Mantén arriba los barandales de la cama y cúbrelos con un cojín, si es posible. Instruye al paciente para que use una afeitadora y un cepillo de dientes suave. Evita los procedimientos invasivos, como venopunción o sondaje urinario, si es posible. Cuando la venopunción sea inevitable, ejerce presión en el sitio de punción durante al menos 20 min o hasta que se detenga el sangrado.
- Valora los recuentos de plaquetas de forma diaria. Evalúa las heces para detectar sangre oculta, y realiza pruebas de orina y vómito en busca de sangre. Observa si hay signos de sangrado (incluyendo petequias, equimosis, sangrado quirúrgico o gastrointestinal y menorragia).
- Cuando el paciente presente hemorragia, ordena reposo estricto en cama si es necesario.
- Cuando administres concentrados plaquetarios, recuerda que las plaquetas son extremadamente frágiles. Infúndelas con rapidez, empleando el kit de administración recomendado por el banco de sangre. Durante la transfusión de plaquetas, valora al paciente para detectar reacciones febriles (enrojecimiento, escalofríos, fiebre, cefalea, taquicardia e hipertensión) y otras reacciones transfusionales.

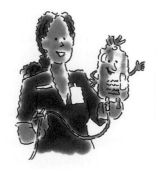

Cuando administres concentrados plaquetarios, recuerda que las plaquetas son frágiles y deben infundirse con rapidez.

- Ten en cuenta que se pueden ordenar las plaquetas de tipo HLA cuando el paciente ya no responda a las plaquetas combinadas (debido al desarrollo de anticuerpos). Las plaquetas bajas en eritrocitos pueden ordenarse para reducir el riesgo de reacciones febriles. Un paciente con antecedentes de reacciones menores puede beneficiarse con la administración de paracetamol y difenhidramina antes de la transfusión.

- Durante la terapia con esteroides, observa el equilibrio hidroelectrolítico del paciente, así como la glucemia. Mantente alerta ante la aparición de infecciones, fracturas patológicas y cambios de humor.

- Evalúa al paciente. Debe carecer de los signos y síntomas de sangrado macroscópico y microscópico. El paciente y su familia deben saber cómo reducir los riesgos de hemorragia (véase *Consejos sobre enseñanza para la trombocitopenia*).

Preguntas de autoevaluación

1. Las células sanguíneas que transportan oxígeno y dióxido de carbono hacia y desde los tejidos corporales son:
   - A. Eritrocitos
   - B. Leucocitos
   - C. Plaquetas
   - D. Granulocitos

Respuesta: A. Los eritrocitos transportan oxígeno y dióxido de carbono. Debido a su forma bicóncava, tienen la flexibilidad para viajar a través de vasos sanguíneos de diferentes tamaños.

2. Un paciente con tipo sanguíneo B puede recibir una transfusión de:
   - A. Sangre tipo A o tipo O
   - B. Sangre tipo B o tipo O
   - C. Sangre tipo AB o tipo O
   - D. Tipo A o tipo B

Respuesta: B. La sangre de tipo B contiene antígenos B y anticuerpos anti-A, pero no anticuerpos anti-B. Por lo tanto, un paciente con sangre de tipo B puede recibir sangre de tipo B u O (que no contiene anticuerpos anti-A ni anti-B).

3. ¿Qué tipo de anemia es resultado de la deficiencia de todos los elementos formes de la sangre, debido a la incapacidad de la médula ósea para generar suficientes células nuevas?
   - A. Anemia de células falciformes
   - B. Anemia por deficiencia de ácido fólico
   - C. Anemia aplásica
   - D. Anemia por deficiencia de hierro

Respuesta: C. La anemia aplásica generalmente se desarrolla cuando las células madre dañadas o destruidas del cuerpo inhiben la producción de eritrocitos.

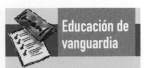

Consejos sobre enseñanza para la trombocitopenia

- Advierte al paciente que evite el ácido acetilsalicílico en cualquier forma, así como otros medicamentos que deterioran la coagulación. Enséñale cómo reconocer los compuestos que tienen ácido acetilsalicílico en las etiquetas de las preparaciones de venta libre.
- Aconseja al paciente que evite toser y realizar esfuerzos durante la defecación. Ambos pueden llevar a un aumento de la presión intracraneal, que podrían causar una hemorragia cerebral. Proporciona un ablandador de heces si es necesario.
- Si la trombocitopenia es inducida por fármacos, enfatiza la importancia de evitar el medicamento responsable.
- Si el paciente debe recibir terapia de esteroides a largo plazo, enséñale a obtener y reportar signos cushingoides (como acné, facies de luna llena, hirsutismo y edema). Enfatiza que los esteroides nunca deben interrumpirse de forma súbita; deben descontinuarse de forma gradual.

4. ¿Qué trastorno resulta de una deficiencia de plaquetas circulantes?
   A. Hemofilia
   B. Anemia de células falciformes
   C. Enfermedad de von Willebrand
   D. Trombocitopenia

   Respuesta: D. La trombocitopenia, el trastorno hemorrágico más frecuente, es el resultado de una deficiencia de plaquetas circulantes.

Puntuación

☆☆☆ Si respondiste correctamente a las cuatro preguntas, ¡muy bien! ¡Sea cual sea tu tipo de sangre, en esta prueba claramente tienes un diez!

☆☆ Si contestaste tres preguntas de manera acertada, ¡buen movimiento fagocítico! ¡Obviamente has ingerido y absorbido la mayor parte de este capítulo!

☆ Si respondiste correctamente menos de tres preguntas, tu experiencia hemática está un poco anémica. Te recomendamos volver a leer este capítulo para que obtengas una rápida transfusión de conocimiento.

Bibliografía

Baldino, C. (2014). Left upper quadrant pain in an adolescent male. *Journal of Pediatric Surgical Nursing, 3*(4), 110–111.

Crookston, K., Koenig, S., & Reyes, M. (2015). Transfusion reaction identification and management at the bedside. *Journal of Infusion Nursing, 3*(2), 104–113.

Dobson, C., & Byrne, M. (2014). Using guided imagery to manage pain in young children with sickle cell disease. *American Journal of Nursing, 114*(4), 26–36.

Hanes, D., Jefferson-Gordon, J., Lindsey, A., O'Connor, S., Petty, L., Weiss, M, … Overcash, J. (2013). Assessment and prediction of pruritus in sickle cell disease patients: A preliminary study. *Clinical Nurse Specialist: The Journal for Advanced Nursing Practice, 27*(5), 255–261.

Kauffman, J. (2014). Management of surgical patients with bleeding disorders. *Journal of Infusion Nursing, 5*(2), 88–94.

Robak, J. (2012). Evidence based guidelines for blood transfusion. *Journal of Infusion Nursing, 35*(3), 187–190.

Tanabe, P., Hafner, J. W., Martinovich, Z., & Artz, N. (2012). Adult emergency department patients with sickle cell pain crisis: Results from a quality improvement learning collaborative model to improve analgesic management. *Academic Emergency Medicine, 19*(4), 430–438.

Thomas, M. L. (2014). Assessment of hematologic function and treatment modalities. In J. Hinkle & K. Cheever (Eds.), *Brunner and Suddarth's textbook of medical surgical nursing* (13th ed.). Philadelphia, PA: Lippincott Williams & Wilkins.

National Heart, Lung, and Blood Institute. (2014). *Your guide to anemia.* Tomado de: www.nhlbi.nih.gov, on June 18, 2015.

Capítulo 17

Trastornos inmunitarios

Objetivos

En este capítulo aprenderás:

◆ La anatomía y fisiología del sistema inmunitario

◆ Efectos del sistema inmunitario en otros sistemas corporales

◆ Técnicas para valorar el sistema inmunitario

◆ Causas, fisiopatología, pruebas diagnósticas e intervenciones de enfermería para los trastornos inmunitarios más frecuentes

Una mirada a los trastornos inmunitarios

Un sistema inmunitario que funciona de manera normal protege frente a los efectos de la invasión de microorganismos y mantiene el equilibrio dentro del cuerpo regulando la degradación y la eliminación de las células dañadas. Cuando el sistema inmunitario funciona de forma anómala, los efectos fisiológicos pueden ser devastadores.

Los trastornos inmunitarios pueden ser resultado de o causar problemas en otros sistemas. Lo anterior hace que la valoración y la intervención precisas sean cruciales y desafiantes.

Además de poner en peligro la salud del paciente, o incluso su vida, algunos trastornos inmunitarios representan un serio riesgo para la salud de los cuidadores. Este es otro de los muchos desafíos que enfrentarás al cuidar a un paciente con un trastorno inmunitario.

Anatomía y fisiología

El *sistema inmunitario* se compone de células sanguíneas (linfocitos y macrófagos) y estructuras especializadas, incluyendo los ganglios linfáticos, el bazo, el timo, la médula ósea, las amígdalas, las adenoides y el apéndice.

La sangre es una parte importante de este sistema de protección. Aunque ésta y el sistema inmunitario son entidades distintas, están estrechamente relacionados. Sus células comparten un origen común en la médula ósea, y el sistema inmunitario utiliza el torrente sanguíneo para transportar sus componentes al sitio de invasión.

Inmunidad

La *inmunidad* se refiere a la capacidad que tiene el cuerpo para resistir a los organismos invasores y las toxinas, evitando así el daño de tejidos y órganos. Las células y los órganos del sistema inmunitario llevan a cabo esta función (véase *Descifrar el sistema inmunitario*, pp. 782 y783).

Carroñeros vigilantes

El sistema inmunitario reconoce, responde y elimina sustancias extrañas (antígenos), como bacterias, hongos, virus y parásitos. También conserva el ambiente interno mediante la recolección de células muertas o dañadas y dando seguimiento.

Tácticas triples

Para realizar estas funciones de manera eficiente, el sistema inmunitario utiliza tres estrategias básicas de defensa:
1. Barreras físicas y químicas frente a infecciones
2. Respuesta inflamatoria
3. Respuesta inmunitaria

Romper las barreras

Las barreras físicas, como la piel y las membranas mucosas, evitan que la mayoría de los organismos invadan el cuerpo. Los organismos que penetran esta primera barrera desencadenan de manera simultánea respuestas tanto inflamatorias como inmunitarias. Ambas respuestas implican la participación de células madre (células primitivas en la médula ósea de las cuales se derivan todos los tipos de células sanguíneas).

Tipos de inmunidad

En el caso de las defensas generales del hospedero, todas las sustancias extrañas provocan la misma respuesta. En contraste, determinados microorganismos o moléculas activan respuestas inmunitarias *específicas* y en un inicio pueden implicar conjuntos especializados de células inmunitarias. Estas respuestas específicas se clasifican como inmunidad *humoral* o *celular* (mediada por células). Los linfocitos B y T (células B y T) producen estas respuestas.

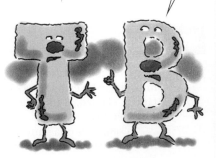

Los linfocitos B y T como nosotros desempeñan un papel crucial en la inmunidad humoral y mediada por células.

Puedes contar con nosotros.

Inmunidad humoral

En la respuesta humoral, un antígeno invasor hace que los linfocitos B se dividan y se diferencien en células plasmáticas. Cada célula plasmática, a su vez, produce y secreta grandes cantidades de inmunoglobulinas (Ig) específicas del antígeno en el torrente sanguíneo.

Cuidado con tus Ig

Existen cinco tipos de inmunoglobulinas: IgA, IgD, IgE, IgG e IgM. Cada tipo cumple una función particular:
- IgA, IgG e IgM actúan frente a la invasión vírica y bacteriana.
- IgD actúa como un receptor de antígenos de los linfocitos B.
- IgE causa una respuesta alérgica.

Gracias por el complemento

Indispensable para la inmunidad humoral, el sistema del complemento consiste en alrededor de 25 enzimas que "complementan" el trabajo de los anticuerpos ayudando a la fagocitosis o destruyendo las células bacterianas (a través de la punción de sus membranas celulares).

Inmunidad celular

La inmunidad mediada por células protege al cuerpo frente a las infecciones bacterianas, víricas y micóticas. También resiste a las células trasplantadas y las células tumorales. En la respuesta inmunitaria celular, un tipo de célula captadora llamada *macrófago* procesa el antígeno, que presenta posteriormente a los linfocitos T.

Valoración inicial

Valorar con precisión el sistema inmunitario puede desafiar tus habilidades, porque los trastornos inmunitarios por lo general causan síntomas vagos, como fatiga o disnea. En un inicio, estos síntomas parecen estar relacionados con otros sistemas corporales.

Anamnesis

Comienza tu valoración con una anamnesis completa. Debido a que el sistema inmunitario afecta a todas las funciones del cuerpo, asegúrate de investigar la salud general del paciente.

Estado de salud actual

Entre los pacientes con trastornos inmunitarios, los motivos de consulta más frecuentes incluyen fatiga o falta de energía, aturdimiento, hematomas frecuentes y cicatrización lenta de heridas.

Para recordar

Un comediante que no obtiene risas del público podría decir que la audiencia tiene inmunidad humoral. Pero *humor* es la palabra latina para "líquido", y la inmunidad humoral proviene de los elementos en la sangre, específicamente, los anticuerpos.

Puedes compararla con la inmunidad celular, que se produce a través de las acciones de los linfocitos T.

Descifrar el sistema inmunitario

El sistema inmunitario incluye órganos y tejidos en los que predominan los *linfocitos* (un tipo de leucocitos), así como las células que circulan en la sangre periférica. Los órganos linfáticos centrales son la médula ósea y el timo. Los órganos linfáticos periféricos incluyen los ganglios linfáticos y los vasos sanguíneos, el bazo, las amígdalas, las adenoides, el apéndice y el tejido linfático intestinal (placas de Peyer).

Crianza de las células bebé

La médula ósea y el timo desempeñan un papel en el desarrollo de las células del sistema inmunitario primario, los linfocitos B (células B) y los linfocitos T (células T). Ambos tipos de linfocitos probablemente se originan en la médula ósea.

Los linfocitos B también pueden madurar y diferenciarse de las células madre pluripotenciales en la médula ósea. Los linfocitos T maduran y se diferencian en el timo, una glándula endocrina bilobulada localizada en el mediastino superior. Los linfocitos B y T se distribuyen por todo el tejido de los órganos linfáticos periféricos, en especial en los ganglios linfáticos y el bazo.

Ganglios linfáticos

Más abundantes en la cabeza, el cuello, las axilas, el abdomen, la pelvis y la ingle, los *ganglios linfáticos* son pequeñas estructuras con forma ovalada ubicadas a lo largo de una red de canales linfáticos. Ayudan a eliminar y destruir antígenos (como toxinas, bacterias y otros materiales extraños) que circulan en la sangre y la linfa. Los ganglios linfáticos son también una fuente primaria de linfocitos circulantes, que proporcionan respuestas inmunitarias específicas.

Alrededor de cada ganglio linfático hay una cápsula fibrosa. Las bandas de tejido conectivo (trabéculas) provenientes de la cápsula se extienden hacia el ganglio, dividiéndolo en tres compartimentos: corteza superficial, corteza profunda y médula.
- La *corteza superficial* contiene folículos constituidos sobre todo por linfocitos B. Durante una respuesta inmunitaria, los folículos se agrandan y desarrollan un área germinal con células proliferantes grandes.
- La *corteza profunda* consta principalmente de linfocitos T, al igual que las áreas entre los folículos.
- La *médula* contiene numerosas células plasmáticas que secretan inmunoglobulinas (anticuerpos) durante una respuesta inmunitaria.

Vasos linfáticos

Los vasos linfáticos aferentes transportan linfa (un líquido incoloro que consiste principalmente en agua con sales disueltas y proteínas) en el seno subcapsular del gan-

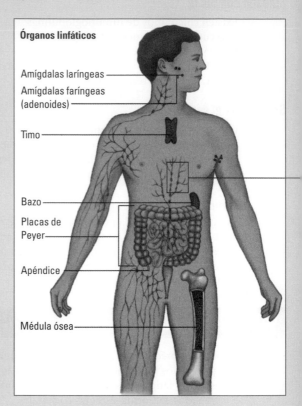

Órganos linfáticos

Amígdalas laríngeas

Amígdalas faríngeas (adenoides)

Timo

Bazo

Placas de Peyer

Apéndice

Médula ósea

glio. A partir de aquí, la linfa fluye a través de los senos corticales y senos medulares radiales más pequeños. En la corteza profunda y los senos medulares, los fagocitos (células que engullen, ingieren y digieren el material extraño) atacan al antígeno. El antígeno también puede quedar atrapado en los folículos de la corteza superficial.

Linfa ambulante

La linfa limpia sale del ganglio a través de vasos linfáticos eferentes en el hilio. Estos vasos drenan en cadenas específicas de ganglios linfáticos que, a su vez, drenan en grandes vasos linfáticos conocidos como *troncos*,

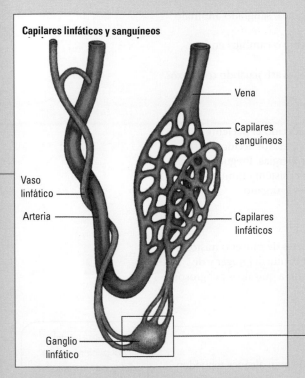

Capilares linfáticos y sanguíneos

Vena

Capilares sanguíneos

Vaso linfático

Arteria

Capilares linfáticos

Ganglio linfático

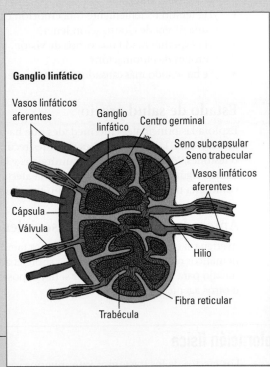

Ganglio linfático

Vasos linfáticos aferentes

Ganglio linfático

Centro germinal

Seno subcapsular
Seno trabecular

Vasos linfáticos aferentes

Cápsula

Válvula

Hilio

Fibra reticular

Trabécula

que se vacían en la vena subclavia del sistema vascular. En la mayoría de las partes del cuerpo, los vasos y los capilares linfáticos ayudan a las venas y los capilares sanguíneos a funcionar drenando los tejidos del cuerpo y aumentando el retorno de sangre al corazón.

Protección del centro

La linfa viaja a través de más de un ganglio linfático, ya que numerosos ganglios recubren los canales linfáticos que drenan una región en particular. Por ejemplo, los ganglios axilares filtran el drenaje de los brazos, mientras que los femorales (localizados en la región inguinal) filtran el drenaje de las piernas. Esta disposición impide que los organismos que entran en las áreas del cuerpo periférico migren sin oposición a las áreas centrales.

Bazo

El bazo se encuentra en el cuadrante superior izquierdo del abdomen, debajo del diafragma. Se encarga de reunir y aislar eritrocitos desgastados, materiales extraños y desechos celulares. También almacena sangre y alrededor del 20-30 % de las plaquetas del cuerpo.

Órganos accesorios

Otros tejidos linfáticos, como amígdalas, adenoides, apéndice, timo y placas de Peyer (localizadas en el intestino delgado), también eliminan desechos extraños de la forma en la que lo hacen los ganglios linfáticos. Están localizados en vías aéreas y alimenticias, lugares probables de acceso microbiano.

Consultas clave

Realiza estas preguntas para obtener detalles sobre la enfermedad actual del paciente:

- ¿Ha notado el agrandamiento o crecimiento de los ganglios linfáticos?
- ¿Ha experimentado debilidad o dolor en las articulaciones? Si es así, ¿cuándo notó el problema por primera vez?, ¿afecta sólo a un lado de su cuerpo o ambos?
- ¿Ha tenido recientemente una erupción cutánea, sangrado anómalo o una úlcera de cicatrización lenta?
- ¿Ha experimentado trastornos de visión, fiebre o cambios en los patrones de eliminación?
- ¿Se ha sentido más cansado recientemente? Si es así, ¿cuándo comenzó?

Estado de salud previo

Explora las principales enfermedades que ha padecido el paciente con anterioridad, las enfermedades menores recurrentes, los accidentes o lesiones, los procedimientos quirúrgicos y las alergias. Pregunta si ha tenido algún procedimiento que podría afectar el sistema inmunitario, como una transfusión de sangre o un trasplante de órgano.

Antecedentes familiares y sociales

Averigua si el paciente tiene antecedentes familiares de cáncer o trastornos hemáticos o inmunitarios. Pregunta sobre el ambiente del hogar y de trabajo para ayudar a determinar si hay exposición a químicos peligrosos u otros agentes.

Exploración física

Los efectos de los trastornos inmunitarios son de gran alcance y pueden materializarse en varios sistemas corporales. Presta especial atención a piel, cabello, uñas y membranas mucosas.

Inspección

- Observa en busca de palidez, cianosis (piel teñida de azul) e ictericia. También revisa si hay eritema (enrojecimiento), indicando una inflamación local, y plétora (una tez roja, rubicunda).
- Evalúa la integridad de la piel. Busca signos y síntomas de inflamación o infección, tales como enrojecimiento, inflamación, calor, sensibilidad, mala cicatrización de heridas, material de drenaje de heridas, induración (endurecimiento de tejidos) y lesiones.
- Revisa si hay erupción y observa su distribución.
- Observa la textura y distribución del cabello, y determina si existe alopecia (pérdida de cabello) en los brazos, las piernas o la cabeza.

Revisa la piel del paciente para detectar erupciones, y observa su distribución.

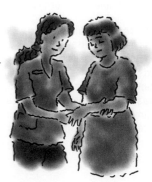

- Inspecciona las uñas en cuanto a color, textura, estriaciones longitudinales, onicólisis (separación del lecho ungueal) y dedos hipocráticos (agrandamiento de las yemas de los dedos).
- Inspecciona las membranas mucosas orales en busca de parches blancos esponjosos, placas blancas, lesiones, encías inflamadas, enrojecimiento y sangrado.
- Inspecciona las áreas donde el paciente informe "glándulas inflamadas" o "bolas" para detectar anomalías de color y aumento visible del ganglio linfático.
- Observa la frecuencia y el ritmo respiratorios, así como el gasto energético relacionado con el esfuerzo respiratorio. Observa la posición que asume el paciente para facilitar la respiración.
- Evalúa la circulación periférica. Inspecciona para detectar el fenómeno de Raynaud (vasoespasmo arteriolar intermitente de los dedos de las manos o de los pies y, a veces, las orejas y la nariz).
- Inspecciona el ano para detectar inflamación o excoriaciones en la superficie de la mucosa.

Palpación

Después de la inspección, palpa los pulsos periféricos, que deben ser simétricos y regulares. A continuación, palpa el abdomen, observando si hay órganos agrandados y dolorimiento, y posteriormente las articulaciones, para detectar inflamación, hipersensibilidad y dolor.

Observa los ganglios

Palpa los ganglios linfáticos superficiales en la cabeza y el cuello, y en las áreas axilar, epitroclear, inguinal y poplítea. Si la palpación revela un ganglio agrandado u otras anomalías, determina su ubicación, tamaño, forma, superficie, consistencia, simetría, movilidad, color, sensibilidad, temperatura, pulsaciones y vascularización (véase *Localización de los ganglios linfáticos en la cabeza y el cuello*, p. 786).

Percusión

A continuación, percute el tórax anterior, lateral y posterior, comparando ambos lados. Un sonido sordo indica consolidación, la cual puede ocurrir con la neumonía. La hiperresonancia (un aumento de los sonidos de percusión) puede ser resultado del aire atrapado por el asma bronquial.

Auscultación

Por último, ausculta sobre los pulmones para comprobar si hay ruidos accesorios (anómalos). La sibilancia sugiere asma o una respuesta alérgica. Las crepitaciones pueden indicar una infección de las vías respiratorias tal como neumonía.

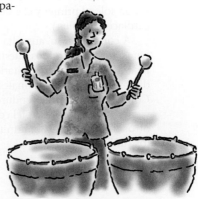

¡La percusión siempre ha sido mi técnica favorita de valoración!

Localización de los ganglios linfáticos en la cabeza y el cuello

Esta ilustración muestra la ubicación de los ganglios linfáticos en la cabeza y el cuello.

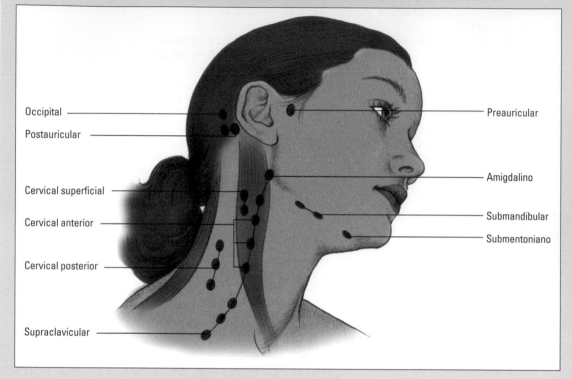

Occipital

Postauricular

Cervical superficial

Cervical anterior

Cervical posterior

Supraclavicular

Preauricular

Amigdalino

Submandibular

Submentoniano

Escúchalos

Ausculta en busca de ruidos cardíacos sobre el precordio. La auscultación normal revela sólo el primer y el segundo ruidos cardíacos (*pu-pum*).

A continuación, ausculta el abdomen para detectar los ruidos intestinales. Con los trastornos autoinmunitarios que causan diarrea, los ruidos intestinales aumentan. Con la esclerodermia (endurecimiento y engrosamiento de la piel con degeneración del tejido conectivo) y otros trastornos autoinmunitarios que causan estreñimiento, disminuyen los ruidos intestinales.

> Ausculta los pulmones del paciente en busca de ruidos accesorios, sobre el precordio para detectar ruidos anómalos del corazón y en el abdomen para los ruidos intestinales.

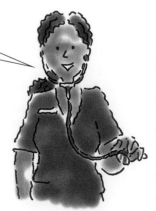

Pruebas diagnósticas

Dos estudios ordenados con frecuencia para evaluar la respuesta inmunitaria son las pruebas celulares generales (que ayudan a diagnosticar trastornos de inmunodeficiencia) y las cutáneas de hipersensibilidad retardada (que evalúan la respuesta inmunitaria mediada por células).

Pruebas celulares generales

Las pruebas celulares generales, como las pruebas de linfocitos T y B, ayudan a diagnosticar los trastornos de inmunodeficiencia primaria y secundaria.

Pruebas de marcadores de superficie de linfocitos T y B

Las pruebas de marcadores de superficie identifican células específicas implicadas en la respuesta inmunitaria y examinan el equilibrio entre las actividades reguladoras de varios tipos de células que interactúan, en particular los linfocitos T cooperadores y supresores. Estas pruebas utilizan anticuerpos monoclonales muy específicos para determinar los niveles de diferenciación de linfocitos y para analizar células normales y malignas.

Exceso de propósitos

Los resultados de las pruebas de marcadores de superficie de linfocitos T y B ayudan a:
- Valorar la inmunocompetencia en las infecciones crónicas
- Evaluar las inmunodeficiencias
- Clasificar la leucemia linfocítica, el linfoma y las enfermedades de inmunodeficiencia, como el síndrome de inmunodeficiencia adquirida (sida)
- Identificar la inmunorregulación asociada con trastornos autoinmunes
- Diagnosticar trastornos marcados por cifras y porcentajes anómalos de linfocitos T cooperadores, linfocitos T supresores y linfocitos B

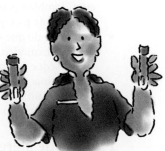

Asegúrate de enviar la muestra de sangre al laboratorio inmediatamente. Los linfocitos no permanecen viables por mucho tiempo.

Consideraciones de enfermería
- Informa al paciente que la prueba requiere una muestra de sangre.
- Según indicación, haz la venopunción. Envía la muestra de sangre al laboratorio de forma inmediata para asegurar que los linfocitos sean viables. La muestra no debe refrigerarse ni congelarse. Aplica presión en el sitio de venopunción hasta que se detenga el sangrado.
- Muchos pacientes con cambios en los linfocitos T y B tienen un sistema inmunitario comprometido, así que asegúrate de mantener el sitio de punción venosa limpio y seco.

Pruebas cutáneas de hipersensibilidad retardada

Estas pruebas evalúan la respuesta inmunitaria mediada por células. Incluyen pruebas intradérmicas, de alergia por escarificación y punciones.

Pruebas cutáneas intradérmicas

Para las pruebas cutáneas intradérmicas, los antígenos de memoria inmunitaria (antígenos a los que el paciente puede haber sido previamente sensibilizado) se inyectan en la capa superficial de la piel con una aguja, una jeringa o una lanceta estéril de cuatro dientes.

¿Con o sin tuberculosis?

Las pruebas cutáneas de tuberculina (púa o Mantoux) producen una reacción de hipersensibilidad retardada en aquellos pacientes con tuberculosis activa o latente.

Recordando antígenos del pasado

Las pruebas de antígeno de memoria inmunitaria para *Candida*, tétanos y paperas inducen reacciones de hipersensibilidad retardada o deprimida en pacientes con infecciones e inmunodeficiencias. Las pruebas de antígeno de memoria inmunitaria inducen reacciones de hipersensibilidad retardada positivas en pacientes que pueden mantener una respuesta inflamatoria inespecífica al antígeno (véase *Administración de antígenos de prueba*).

Consideraciones de enfermería
* Indica al paciente cuándo puede esperar que aparezca una reacción (generalmente después de 2 días). Revisa los antecedentes de hipersensibilidad a los antígenos de prueba y las reacciones anteriores a una prueba cutánea.
* Utiliza alcohol para limpiar la superficie volar (lado de la palma) del brazo, alrededor de 2 o 3 dedos de ancho distales al espacio antecubital (triángulo del codo) para proteger la ampolla de una posible infección. También puedes limpiar el área con acetona para eliminar los aceites de la piel que pueden interferir con los resultados de la prueba.
* Asegúrate de que el sitio de prueba que hayas elegido tenga un tejido subcutáneo adecuado y esté libre de vello y manchas. Deja que la piel seque por completo antes de administrar la inyección, para evitar la inactivación del antígeno.
* Instruye a un paciente ambulatorio para que regrese a la hora prescrita para registrar los resultados de la prueba.

Pruebas de alergia de escarificación y punciones

Las pruebas de alergia de escarificación y punción de la piel evalúan la capacidad del sistema inmunitario para responder a los alérgenos

Administración de antígenos de prueba

Esta ilustración muestra el brazo de un paciente sometido a una prueba de antígeno de memoria inmunitaria, la cual determina si ha habido una exposición previa a ciertos antígenos. Un panel de muestra de cuatro antígenos de prueba se inyecta previamente en el antebrazo y el sitio de prueba se marca y se etiqueta para cada antígeno.

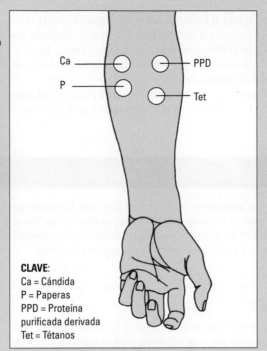

Ca

P

PPD

Tet

CLAVE:
Ca = Cándida
P = Paperas
PPD = Proteína
purificada derivada
Tet = Tétanos

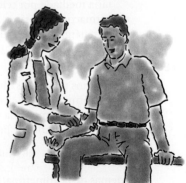

Esta prueba de escarificación y punción nos indicará a qué sustancias eres alérgico.

conocidos. Una pequeña cantidad de alérgeno se escarifica a través de o se pincha ligeramente en la piel de un área sin vello, como la escápula, la superficie volar del antebrazo o la superficie anterior del muslo. Si el paciente tiene una alergia, los alérgenos específicos causarán enrojecimiento e hinchazón.

Dosis pequeñísimas

Estas pruebas provocan reacciones de hipersensibilidad retardadas mediadas por linfocitos T. Aunque las cantidades ínfimas de los alérgenos de la prueba por lo general se utilizan para demostrar una respuesta inmunitaria intacta, los resultados también pueden indicar una reacción anérgica (disminuida o ausente) en pacientes mayores, así como en pacientes con leucemia aguda, enfermedad de Hodgkin, inmunodeficiencias congénitas o infecciones masivas.

Las pruebas de escarificación y punción están contraindicadas en pacientes con inflamación, enfermedades de la piel o deterioro inmunológico significativo.

Consideraciones de enfermería

- Utiliza la superficie volar del brazo para realizar la prueba en un adulto; en los niños, utiliza la parte superior de la espalda.
- Después de 20 min, revisa si hay algún área de urticaria pálida levantada alrededor de la punción o escarificación (roncha), rodeada por un área enrojecida que generalmente es redonda (eritema). Esto indica una respuesta positiva, lo que significa que un paciente es alérgico al alérgeno específico evaluado.
- Registra el mayor diámetro de la roncha y el eritema para cada alérgeno.
- Ten a la mano epinefrina en caso de que se presente una reacción anafiláctica.

Tratamientos

Los tratamientos para los trastornos inmunitarios incluyen la terapia farmacológica y el trasplante de médula ósea. Ambos pueden causar inmunosupresión adicional, por lo que deberás tomar precauciones especiales para mantener una estricta asepsia y prevenir infecciones y lesiones.

Tratamiento farmacológico

Numerosos trastornos inmunitarios se tratan con fármacos, por lo que tendrás que conocer las indicaciones, las dosis y las consideraciones de enfermería para medicamentos como:
- Antihistamínicos, los cuales previenen o alivian las reacciones alérgicas.
- Inmunosupresores, utilizados para combatir el rechazo de tejidos y ayudar a controlar los trastornos autoinmunitarios.
- Corticosteroides, que previenen o suprimen la respuesta inmunitaria mediada por células y reducen la inflamación.
- Fármacos citotóxicos, que matan las células inmunocompetentes.
- Adrenérgicos, que estimulan el sistema nervioso simpático.

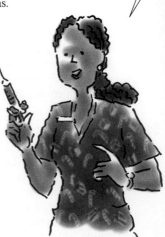

La epinefrina debe administrarse de forma inmediata en un paciente que sufre una reacción anafiláctica aguda.

Medicamentos principales

Para ciertos trastornos inmunitarios, los medicamentos son el tratamiento primario. Por ejemplo, la epinefrina es el fármaco de elección para el tratamiento de la reacción anafiláctica aguda. Para otros trastornos inmunitarios se prescriben para tratar los síntomas asociados.

Lista de medicamentos

Además de la epinefrina, otros fármacos utilizados para tratar trastornos inmunitarios incluyen:
- Azatioprina
- Ciclosporina

- Inmunoglobulina del citomegalovirus (humana)
- Didanosina
- Inmunoglobulina de la hepatitis B humana
- Inmunoglobulina
- Lamivudina
- Inmunoglobulina Rh_O (D)
- Estavudina
- Zidovudina

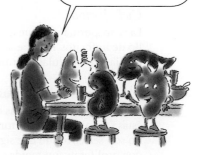

La terapia inmunosupresora puede utilizarse para prevenir el rechazo de un trasplante de órgano.

Terapia inmunosupresora

La inmunodeficiencia iatrógena (inducida por el tratamiento) puede ser un efecto adverso debido a una complicación de la quimioterapia u otro tratamiento. En algunos casos, sin embargo, es el objetivo de la terapia, por ejemplo, para suprimir el daño del tejido mediado por el sistema inmunitario en un trastorno autoinmune o para evitar el rechazo de un órgano trasplantado. Para inducir inmunodeficiencia, un paciente puede recibir diversos tipos de fármacos inmunosupresores.

Suero antilinfocítico

El suero antilinfocítico es un potente inmunosupresor inespecífico que destruye los linfocitos circulantes. Reduce el número y la función de los linfocitos T, suprimiendo así la inmunidad mediada por células. Se ha utilizado de forma eficaz para prevenir el rechazo mediado por células de injertos de tejido o trasplantes.

Globulina antitimocítica

La globulina antitimocítica (ATG, de *antithymocite globulin*) causa la destrucción específica de linfocitos T. Por lo general, se administra justo antes del trasplante y se continúa durante algún tiempo después.

Hacer que el suero enferme

Los efectos adversos de la ATG incluyen anafilaxia y enfermedad del suero. Suele aparecer alrededor de 1-2 semanas después de la inyección de ATG. La enfermedad del suero se caracteriza por la presencia de fiebre, malestar general, erupción cutánea, artralgias y a veces glomerulonefritis o vasculitis.

Corticoesteroides

Los *corticoesteroides* son hormonas adrenocorticales utilizadas ampliamente para tratar trastornos mediados por el sistema inmunitario debido a sus potentes efectos antiinflamatorios e inmunosupresores. Estabilizan la membrana vascular, bloqueando la infiltración tisular de neutrófilos y monocitos, inhibiendo así la inflamación. También "secuestran" los linfocitos T en la médula ósea, causando linfopenia.

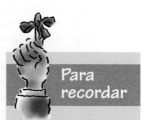

Para recordar

¿Estás buscando un "truco" que puedas utilizar para valorar a los pacientes por enfermedad del suero? Sólo piensa en la palabra **FARM**. Cada letra representa un signo clave o síntoma de la enfermedad del suero:

Fiebre

Artralgias

Rash (sarpullido)

Malestar general

Recuperación de los linfocitos

Sin embargo, debido a que estos fármacos no son tóxicos para las células, la concentración de linfocitos puede volver con rapidez a la normalidad en las 24 h posteriores a la interrupción del corticoesteroide. Además, los corticoesteroides parecen inhibir la síntesis de inmunoglobulina e interferir en su unión con el antígeno.

Ciclosporina

La ciclosporina suprime de manera selectiva la proliferación y el desarrollo de linfocitos T cooperadores, dando como resultado una inmunidad mediada por células deprimida.

Medicamentos citotóxicos

Los citotóxicos matan a las células inmunocompetentes mientras éstas se replican. Desafortunadamente, la mayoría de estos fármacos no son selectivos, lo que significa que interfieren con todas las células que proliferan con rapidez. Como resultado, causan disminución de linfocitos y fagocitos e interfieren con la síntesis de linfocitos y la liberación de inmunoglobulinas y linfocinas.

Tratamiento farmacológico furtivo

La ciclofosfamida, un potente fármaco citotóxico utilizado con frecuencia como inmunosupresor, en un inicio disminuye los linfocitos B, suprimiendo la inmunidad humoral. La terapia a largo plazo también reduce los linfocitos T, suprimiendo a su vez la inmunidad mediada por células. La ciclofosfamida puede administrarse a pacientes con lupus eritematoso sistémico (LES), granulomatosis de Wegener o ciertos trastornos autoinmunitarios.

Debido a que destruye de manera no selectiva las células que se dividen con rapidez, la ciclofosfamida puede provocar supresión grave de la médula ósea con concentraciones inusualmente bajas de eritrocitos (anemia), neutrófilos (neutropenia) o plaquetas (trombocitopenia). Asimismo, puede conducir a la supresión gonadal, dando como resultado esterilidad, alopecia, cistitis hemorrágica, náuseas y vómitos, estomatitis y un mayor riesgo de neoplasia linfoproliferativa.

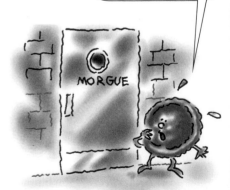

Otros cazadores inmunitarios

Otros fármacos citotóxicos utilizados para suprimir el sistema inmunitario incluyen:

- Azatioprina, utilizada de forma habitual en el trasplante de riñón.
- Metotrexato, empleado de manera ocasional para el tratamiento de la artritis reumatoide así como otros trastornos autoinmunitarios.

Trasplante de médula ósea

Los pacientes con ciertos trastornos inmunitarios pueden ser candidatos para el trasplante de médula ósea. Este procedimiento también se está explorando como tratamiento para ciertos trastornos hemáticos y cánceres, como el mieloma múltiple y algunos tumores sólidos.

Ponerse al día sobre trasplantes

En el trasplante de médula ósea se obtienen células de este órgano del paciente o un donante, y se trasplantan al sujeto después de destruir la médula ósea enferma con quimioterapia o radiación corporal total. El objetivo es permitirle reanudar la producción normal de células sanguíneas.

Como tratamiento preferido para la anemia aplásica y el síndrome de inmunodeficiencia combinada grave, este trasplante también se utiliza para tratar a los pacientes con leucemia en alto riesgo de recaída o sometidos a altas dosis de quimioterapia y radioterapia corporal total.

Preparación del paciente

Antes del procedimiento sigue estos pasos:

- Informa al paciente que el trasplante de médula ósea agotará los leucocitos, lo que crea un alto riesgo de infección justo después del procedimiento. Como medida de seguridad, el paciente será colocado en aislamiento inverso durante varias semanas.
- Prepara al paciente para el régimen de pretrasplante, que puede incluir quimioterapia citotóxica y radiación corporal total. Durante este régimen, el paciente debe esperar reacciones adversas, como parotiditis (inflamación o infección de las glándulas salivales parótidas), diarrea, fiebre, náuseas, vómitos y signos y síntomas de depresión de la médula ósea (fiebre, fatiga, escalofríos, equimosis y sangrado).

Control y cuidados posteriores

Durante y después del procedimiento sigue estos pasos:

- Durante la transfusión, valora de manera cuidadosa las constantes vitales del paciente para detectar con rapidez reacciones como fiebre, disnea e hipotensión.
- Evalúa al paciente cada 4 h para detectar signos y síntomas de infección, como fiebre y escalofríos.
- Mantén una estricta asepsia al cuidar al paciente. Toma medidas para protegerlo de lesiones.

Ser un mal huésped

- Mantente alerta para detectar los signos de enfermedad de injerto contra huésped, como dermatitis, hepatitis, anemia hemolítica y trombocitopenia. Esta enfermedad por lo general tiene lugar durante los primeros 90 días después del trasplante, y puede llegar a ser crónica;

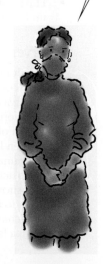

Si el paciente está en aislamiento inverso, colócate una mascarilla limpia cada vez que entres en la habitación, y asegúrate de que los visitantes hagan lo mismo.

asimismo, puede provocar el fracaso de trasplante, agotamiento linfático, infección o muerte.

Instrucciones para la atención domiciliaria

Antes del alta, proporciona al paciente estas instrucciones:

- Dile al paciente que se proteja frente a las infecciones. Adviértele que puede permanecer en extremo vulnerable a infecciones hasta 1 año después del trasplante de médula ósea.
- Pídele que mantenga citas médicas regulares para que el médico pueda evaluar su avance y detectar complicaciones tardías.

Diagnóstico enfermero

Cuando atiendas a pacientes con trastornos inmunitarios, descubrirás que se pueden emplear varios diagnósticos de enfermería en múltiples ocasiones. Los diagnósticos enfermeros más utilizados aparecen aquí, junto con las intervenciones de enfermería y sus justificaciones correspondientes. Véase "Listado por dominio de los Diagnósticos NANDA-I (2015-2017)", p. 940, para una lista completa de diagnósticos.

Riesgo de infección

Relacionado con factores externos o internos, el *riesgo de infección* puede estar asociado con sida, síndrome de inmunodeficiencia combinada grave, anemia perniciosa y otros trastornos inmunitarios.

Resultados esperados

- El paciente permanece libre de signos y síntomas de infección.
- La persona mantiene una función respiratoria adecuada.
- El paciente indica maneras de prevenir infecciones, incluyendo un lavado de manos adecuado y una buena higiene personal.

Intervenciones de enfermería y sus justificaciones

- Practica una estricta higiene de manos antes y después del contacto con el paciente para evitar la propagación de patógenos.
- Observa con atención al paciente en busca de signos y síntomas de infección, como fiebre y escalofríos. Valora las constantes vitales cada 4 h. La observación cuidadosa permite una intervención oportuna.
- Mantén la integridad de la piel y las mucosas para ayudar a prevenir una infección. Fomenta la deambulación y ayuda a cambiar de posición al paciente cada 2 h. No administres un enema o un supositorio ni tomes la temperatura rectal del paciente. Fomenta el cuidado bucal con bicarbonato de sodio y enjuague salino natural (1 cucharadita por 30 mL) para inhibir el crecimiento microbiano. Realiza la higiene y valoración oral todos los días.

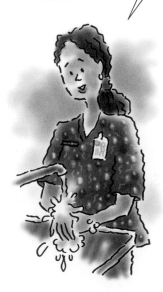

Practica una estricta higiene de manos antes y después del contacto con el paciente para evitar la propagación de patógenos.

- Ayuda al paciente a toser y realizar ejercicios de respiración profunda para prevenir la estasis pulmonar. La eliminación de las secreciones ayuda a prevenir infecciones de las vías respiratorias.
- Asegúrate de que los visitantes y miembros del personal con infecciones de las vías respiratorias superiores utilicen mascarillas cuando estén con el paciente para protegerlo de patógenos.
- Enseña al paciente medidas para disminuir el riesgo de infección. La participación en el cuidado estimula el cumplimiento de las modificaciones de la terapia y del estilo de vida.

Afrontamiento ineficaz

Relacionado con una pérdida personal percibida o inminente, el *afrontamiento ineficaz* puede estar asociado con trastornos de inmunodeficiencia que amenazan la vida.

Resultados esperados

- El paciente identifica mecanismos de afrontamiento eficaces.
- La persona demuestra tener un papel activo en las actividades de autocuidado.
- El paciente identifica los recursos apropiados para sacar el mayor provecho de su estado.

Intervenciones de enfermería y sus justificaciones

- Alienta al paciente y su familia a hablar sobre los mecanismos de afrontamiento anteriores y su eficacia. Hacer esto refuerza los comportamientos exitosos de afrontamiento y fomenta un sentido de control.
- Recomienda al paciente y su familia que participen en el cuidado y la toma de decisiones en curso, para aumentar su sentido de autoestima y dominio sobre la situación actual, y permitir al paciente progresar a su propio ritmo.
- Deriva al paciente y su familia a los centros comunitarios apropiados, según necesidad, para que continúe recibiendo apoyo para restaurar y mantener el equilibrio psicológico y prevenir futuras crisis.

Trastornos inmunitarios frecuentes

Los trastornos inmunitarios van desde dolencias leves (como vasculitis por hipersensibilidad) hasta las que ponen en riesgo la vida (como la anafilaxia). Algunas son congénitas, mientras que otras son adquiridas.

Los trastornos inmunitarios pueden ser resultado de:
- Hiperreactividad, como en la rinitis alérgica
- Autoinmunidad, como en el lupus eritematoso sistémico
- Inmunodeficiencia, como en el sida

Síndrome de inmunodeficiencia adquirida

Caracterizado por el debilitamiento progresivo de la inmunidad celular, el sida aumenta la susceptibilidad a infecciones oportunistas y cánceres poco frecuentes (véase *Infecciones oportunistas en el sida*). El diagnóstico depende de la cuidadosa correlación entre la historia clínica y las características clínicas del paciente con los recuentos de ciertos tipos de linfocitos T.

Tiempo y mortalidad

El tiempo entre la probable exposición al virus de la inmunodeficiencia humana (VIH, el agente causante del sida) y el diagnóstico de sida es de 8-10 años. Los niños parecen tener un tiempo de incubación más corto, con una media de 8 meses. En todo el mundo, más del 75 % de los pacientes con sida fallecen dentro de los 2 años posteriores al diagnóstico. Los pacientes pueden ser VIH positivos y asintomáticos por períodos variables.

Qué lo causa

El sida es causado por la infección por el VIH, un retrovirus presente en los líquidos corporales, como la sangre y el semen. Los modos de transmisión del VIH incluyen:
* Contacto sexual, asociado sobre todo con traumatismos en la mucosa rectal o vaginal
* Transfusión de sangre o hemoderivados contaminados
* Empleo de agujas contaminadas

Infecciones oportunistas en el sida

Este cuadro muestra algunas de las complicaciones debidas a infecciones que pueden presentarse en pacientes con el síndrome de inmunodeficiencia adquirida (sida). Otras alteraciones oportunistas observadas en los pacientes con sida incluyen el sarcoma de Kaposi, la enfermedad debilitante y el complejo de demencia del sida.

Agente microbiológico	Organismo	Enfermedad
Protozoos	*Pneumocystis jiroveci*	Neumonía por *Pneumocystis*
	Cryptosporidium	Criptosporidiosis
	Toxoplasma gondii	Toxoplasmosis
	Histoplasma	Histoplasmosis
Hongos	*Candida albicans*	Candidosis
	Cryptococcus neoformans	Criptococosis
Virus	Herpes	Herpes simple 1 y 2
	Citomegalovirus	Retinitis por citomegalovirus
Bacterias	*Mycobacterium tuberculosis*	Tuberculosis
	Mycobacterium avium-intracellulare	Infección por MAI

- Transmisión placentaria de una madre infectada a un feto por contacto cervical o sanguíneo durante el parto
- Lactancia de una mujer infectada

Circunstancias comprometedoras

Los factores de riesgo del sida incluyen:
- Contacto sexual con alguien que tiene sida o que está en riesgo de tenerlo
- Abuso presente o pasado de drogas i.v.
- Transfusión de sangre o productos sanguíneos

La exposición prenatal y perinatal al sida aumenta el riesgo de contraer el virus en los lactantes, al igual que la lactancia si la madre tiene sida o está en riesgo de padecerlo.

Fisiopatología

El VIH se une a los linfocitos T cooperadores que tienen un antígeno llamado *CD4+* en su superficie, lo cual sirve como un receptor para el virus, permitiéndole entrar en la célula. Después de invadir la célula, el VIH se replica, lo que lleva a la muerte celular, o el virus se vuelve latente.

De una forma u otra

La infección por VIH da como resultado una patología profunda, ya sea directa o indirectamente. Los efectos patológicos directos surgen a través de la destrucción de los linfocitos T CD4+ y otras células inmunitarias y neurogliales. Las consecuencias patológicas indirectas se producen a través de los efectos secundarios de la disfunción de los linfocitos T CD4+ y la inmunosupresión resultante.

Qué buscar

Después de la exposición inicial, una persona infectada puede no presentar signos o síntomas, o puede tener una enfermedad parecida a la gripe (enfermedad de seroconversión) y luego permanecer asintomática durante años.

Contagio malicioso

Sin embargo, a medida que el síndrome progresa, el paciente puede tener signos y síntomas neurológicos causados por la encefalopatía por VIH, así como signos y síntomas de una infección o enfermedad oportunista, como neumonía por *Pneumocystis jiroveci*, citomegalovirus o cáncer. Finalmente, las infecciones oportunistas repetidas destruyen las defensas inmunitarias debilitadas, invadiendo cada sistema del cuerpo.

Qué dicen las pruebas

- Los Centers for Disease Control and Prevention definen el sida como un recuento de linfocitos T CD4+ por debajo de 200 células/µL o cuando un paciente tiene una infección oportunista en el contexto de la infección por VIH.

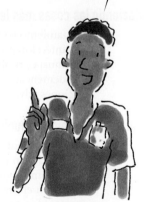

Un paciente con antecedentes de uso de drogas inyectables corre el riesgo de contraer sida, que puede transmitirse a través de agujas contaminadas.

- El análisis de inmunoabsorción enzimática (ELISA) y una prueba confirmatoria de Western blot detectan anticuerpos contra el VIH para diagnosticar la infección por este virus.
- Por lo general se miden las concentraciones de VIH circulante ("carga vírica") para evaluar el riesgo de progresión de la enfermedad y la respuesta del paciente a la terapia.

Cómo se trata

Aunque no existe una cura para el sida, los signos y síntomas pueden manejarse con tratamiento. La terapia primaria para la infección por VIH incluye las siguientes categorías de fármacos antirretrovirales:

- Los inhibidores de la transcriptasa inversa incluyen inhibidores nucleósidos y no nucleósidos. Los fármacos de esta categoría comprenden abacavir, delavirdina, didanosina, lamivudina, nevirapina, tenofovir y zidovudina.
- Entre los inhibidores de la proteasa están fosamprenavir, indinavir, ritonavir, saquinavir y tipranavir.
- Los inhibidores de la fusión incluyen enfuvirtida.
- Los inhibidores de la integrasa comprenden raltegravir y dolutegravir.
- Los antagonistas de los receptores CCR5 incluyen maraviroc.
  Utilizados en diversas combinaciones, estos fármacos están diseñados para inhibir la replicación vírica del VIH. Estos medicamentos pueden ser prescritos como fármacos combinados, proporcionando múltiples medicamentos en un solo comprimido, aumentando así el cumplimiento de la medicación.

> Las infecciones oportunistas repetidas finalmente abruman el sistema inmunitario debilitado de una persona con sida. Nosotros los patógenos no nos rendimos con facilidad.

Haciendo las cosas más lentas

El tratamiento con zidovudina reduce de manera eficaz la progresión de la infección por VIH, disminuyendo el número de infecciones oportunistas, prolongando la supervivencia y frenando el progreso de la demencia asociada. Sin embargo, el medicamento puede causar reacciones adversas y tóxicas graves.

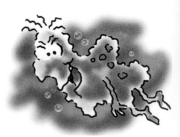

Ajuste del sistema inmunitario

Otros tratamientos farmacológicos utilizados para manejar el sida incluyen inmunomoduladores, diseñados para fortalecer el sistema inmunitario debilitado, y antiinfecciosos y antineoplásicos, usados con el fin de combatir las infecciones oportunistas y los cánceres asociados. Los medicamentos contra el VIH y el sida son objeto de una gran cantidad de investigación. Constantemente se están desarrollando nuevos medicamentos y muchos estudios están en curso para determinar los regímenes de tratamiento óptimos.

Qué hacer

- Evalúa al paciente para detectar fiebre: busca patrones.
- Busca ganglios linfáticos inflamados y dolorosos al tacto, y revisa los resultados de las pruebas de laboratorio de forma periódica.

- Busca con cuidado signos y síntomas de infección, como interrupción de la integridad de la piel, tos, dolor de garganta y diarrea.
- Mantente alerta en busca de signos de infección oral por *Candida* (aftas).
- Sigue las precauciones estándar, según las indicaciones de tu institución, dependiendo de la etapa y el estado de la enfermedad del paciente.
- Ofrece apoyo para hacer frente al impacto social y el desalentador pronóstico del sida.
- Evalúa al paciente. Después de recibir orientación y tratamiento, debe ser capaz de indicar los primeros signos y síntomas de infección, explicar cómo se transmite el VIH y describir las limitaciones que el sida puede imponer sobre el estilo de vida. El paciente también debe ser capaz de mantener un estado nutricional óptimo (véase *Consejos sobre enseñanza para el sida*).

Anafilaxia

La *anafilaxia* es una reacción de hipersensibilidad exagerada a un antígeno previamente encontrado. Una reacción anafiláctica grave puede inducir un colapso vascular, lo que provoca un *shock* sistémico y, en algunos casos, la muerte.

Qué la causa

Una reacción anafiláctica es el resultado de la exposición sistémica a un fármaco sensibilizante u otro antígeno, tales como:
- Penicilina (la causa más frecuente) u otros antibióticos
- Sueros
- Vacunas
- Extractos alergénicos
- Enzimas
- Hormonas
- Sulfonamidas
- Anestésicos locales
- Salicilatos
- Polisacáridos

Desencadenantes tóxicos

La anafilaxia también puede ser el resultado de productos químicos de diagnóstico (incluidos los medios de contraste radiográficos que contienen yodo), alimentos, sulfitos, veneno de insectos (p. ej., de una picadura de abeja) y, de forma rara, un quiste hidatídico roto (un quiste hepático con larvas de tenia o solitaria).

Fisiopatología

Así es como ocurre una reacción anafiláctica:
1. Ante una exposición inicial a un antígeno, el sistema inmunitario responde produciendo anticuerpos IgE en los ganglios linfáticos. Los linfocitos T cooperadores amplifican este proceso.

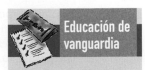

Educación de vanguardia

Consejos sobre enseñanza para el sida

- Explica cómo el síndrome de inmunodeficiencia adquirida (sida) afecta la respuesta inmunitaria y crea susceptibilidad a infecciones oportunistas. Comenta las maneras de prevenir la infección.
- Describe las medidas para prevenir la propagación del sida, como utilizar condón durante las relaciones sexuales vaginales o anales, no compartir agujas o jeringas, y no donar sangre, órganos o tejidos corporales, o espermas.
- Comenta las medidas anticonceptivas con la paciente mujer. Explica que una madre puede transmitir el sida a su feto durante el embarazo y a un bebé a través de su leche materna.
- Enseña al paciente acerca de las políticas de control de la infección en tu institución y cómo se implementan.

2. Los anticuerpos se unen a los receptores de membrana situados en los mastocitos de los tejidos conectivos y en los basófilos.
3. La próxima vez que la persona encuentre este antígeno, los anticuerpos IgE, o receptores de IgE reticulados, lo reconocerán como extraño y desencadenarán la liberación de poderosos mediadores químicos.

Qué buscar

Una reacción anafiláctica suele producir angustia o malestar súbito segundos o minutos después de la exposición a un alérgeno (puede ocurrir una reacción retardada o persistente hasta 24 h después). La gravedad de los signos y los síntomas depende de la dosis sensibilizante original del antígeno, la cantidad y distribución de los anticuerpos, y la vía de entrada y dosis del antígeno.

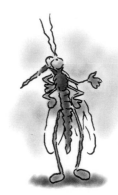

Productos químicos, alimentos, sulfitos y veneno de insectos pueden desencadenar una anafilaxia.

Directo en la puerta...

Los signos y síntomas iniciales de la anafilaxia incluyen:
- Sensación de miedo o de muerte inminente
- Debilidad
- Sudoración
- Estornudos
- Prurito (picazón)
- Urticaria (erupción de la piel que causa picazón) y angioedema (hinchazón aguda de cara, cuello, labios, laringe, manos, pies, genitales u órganos internos)
- Alteraciones cardiovasculares, por ejemplo, hipotensión, *shock* y arritmias
- Signos y síntomas respiratorios, incluyendo inflamación de la mucosa nasal, secreción nasal abundante, congestión nasal, ataques de estornudos repentinos y ronquera, estridor y disnea (signos tempranos de insuficiencia respiratoria aguda)
- Signos y síntomas gastrointestinales y genitourinarios (p. ej., calambres estomacales intensos, náuseas, diarrea, urgencia urinaria e incontinencia)

Cómo se trata

La anafilaxia es siempre una urgencia. Requiere una inyección inmediata de solución acuosa de epinefrina 1:1 000, que se repite cada 5-20 min, por razón necesaria.

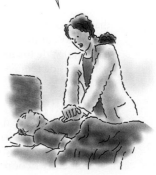

Si el paciente anafiláctico entra en un paro cardíaco, inicia la RCP de inmediato.

Epi al rescate

En las primeras etapas de la anafilaxia, cuando el paciente todavía tiene una presión arterial normal y está consciente, administra epinefrina i.m. o subcutánea. Masajea el lugar de la inyección para ayudar al fármaco a entrar en la circulación más rápidamente.

Con las reacciones graves, cuando el paciente ha perdido la consciencia y está hipotenso, administra epinefrina i.v.

Qué hacer

- Mantén la vía aérea permeable. Observa al paciente en busca de signos tempranos de edema laríngeo (estridor, ronquera y disnea), que por lo general requieren intubación endotraqueal o una traqueotomía y oxigenoterapia. Si se produce un paro cardíaco, comienza de inmediato la reanimación cardiopulmonar (RCP).
- Valora en busca de hipotensión y *shock*, y mantén el volumen circulatorio con expansores de volumen (plasma, solución salina y albúmina), según la necesidad y de acuerdo con lo ordenado.
- Después de la urgencia inicial, proporciona otros medicamentos, según prescripción: solución o suspensión de epinefrina por vía subcutánea, corticoesteroides y difenhidramina i.v. para el manejo a largo plazo, y aminofilina i.v. durante 10-20 min para el broncoespasmo. Ten en cuenta que la infusión rápida de aminofilina puede causar o empeorar una hipotensión grave.
- Si un paciente debe recibir un fármaco al que es alérgico, ayuda a evitar una reacción grave asegurándote de que se desensibilice utilizando dosis del antígeno que aumenten de forma gradual o comienza la administración de esteroides.
- Evalúa al paciente. Una vez recuperado, la presión arterial debe estar dentro de los límites normales, y la respiración debe ser regular y sin esfuerzo (véase *Consejos sobre enseñanza para la anafilaxia*).

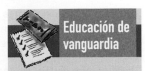

Consejos sobre enseñanza para la anafilaxia

- Para prevenir la anafilaxia, enseña al paciente a evitar la exposición a los alérgenos conocidos. Si hay una alergia a alimentos o medicamentos conocida, debe evitarlos en todas sus formas. Si es alérgico a picaduras de insectos, debe evitar campos abiertos y áreas boscosas durante la temporada de insectos y llevar consigo un kit de anafilaxia (que contiene epinefrina, antihistamínicos y torniquetes) cuando se encuentre al aire libre.
- Recomienda al paciente que utilice placas de identificación médica que mencionen sus alergias.

Asma

El *asma* es un trastorno crónico reactivo de las vías respiratorias que causa restricción episódica reversible de las vías respiratorias con broncoespasmo, aumento de la secreción de mucosidad y edema de la mucosa. Aunque esta enfermedad frecuente puede afectar a cualquier edad, los niños menores de 10 años representan el 50 % de los casos.

Desde dentro o desde fuera

El asma puede ser intrínseca o extrínseca. El asma *extrínseca* es resultado de la sensibilidad a alérgenos externos específicos. En el asma *intrínseca*, los síntomas no están asociados con una reacción alérgica, y el sistema inmunitario no está involucrado en la reacción.

¿Todos en la familia?

Alrededor de un tercio de todos los asmáticos comparten el trastorno con al menos un miembro de su familia inmediata, y aproximadamente tres cuartas partes de los niños con dos padres asmáticos también tienen asma.

Qué la causa

El asma extrínseca se presenta después de la exposición al polen, a la caspa animal, al polvo o al moho de la casa, a las almohadas que contienen plumas o un material sedoso llamado *kapok*, a los aditivos alimenticios que contienen sulfitos u otras sustancias sensibilizantes. El asma intrínseca puede desencadenarse por irritantes, ansiedad, fatiga, cambios endocrinos, cambios de temperatura y humedad o virus.

Clasificación de las causas

Otras causas de asma pueden incluir el ácido acetilsalicílico, varios fármacos antiinflamatorios no esteroideos (AINE, como la indometacina y el ácido mefenámico), la tartrazina (un colorante amarillo), el ejercicio y la exposición ocupacional a un factor alergénico (como el platino).

Fisiopatología

En el asma, los revestimientos traqueales y bronquiales reaccionan de manera excesiva a diversos estímulos, ocasionando espasmos episódicos de los músculos lisos que estrechan de forma grave las vías respiratorias. El edema mucoso y las secreciones espesas bloquean las vías respiratorias.

Hay inflación... y luego hay hiperinflación

Durante un ataque de asma, el flujo de aire espiratorio disminuye, atrapando gas en las vías respiratorias y causando que los alvéolos se hiperinflen. Asimismo, pueden presentarse atelectasias (colapsos del tejido pulmonar) en algunas regiones pulmonares. El aumento de la resistencia de las vías respiratorias conduce a una respiración fatigosa o disnea.

Qué buscar

Por lo general, el asma extrínseca está acompañada de signos y síntomas de atopia (alergia mediada por IgE), como el eccema y la rinitis alérgica. Habitualmente se presenta después de una infección respiratoria grave, en especial en adultos.

Drama y angustia

Un ataque agudo de asma puede empezar de forma dramática con el inicio simultáneo de múltiples síntomas graves. A veces, sin embargo, el comienzo es lento, con un aumento progresivo de la dificultad respiratoria. El asma que causa cianosis, confusión y letargia indica el inicio de un estado asmático e insuficiencia respiratoria que pone en riesgo la vida.

Los signos y síntomas de asma incluyen:
- Disnea repentina, sibilancias y opresión en el pecho
- Tos que produce esputo espeso, transparente o amarillo
- Taquipnea y empleo de los músculos respiratorios accesorios

Otros hallazgos pueden incluir pulso rápido, sudoración profusa, campos pulmonares hiperresonantes y ruidos respiratorios disminuidos.

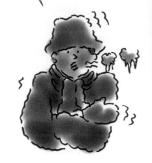

El estrés emocional, los cambios de temperatura, los virus y otros factores pueden desencadenar el asma intrínseca. ¡¡Brrr!!

Qué dicen las pruebas

- Los estudios de la función pulmonar revelan signos de enfermedad obstructiva de las vías respiratorias (menores tasas de flujo y volumen espiratorio forzado en 1 seg), capacidad vital disminuida o baja a normal y aumento de la capacidad pulmonar y residual total.
- El análisis de la gasometría arterial revela una reducción de la presión parcial de oxígeno y la presión parcial del dióxido de carbono arterial ($Paco_2$). Con el asma grave, la $Paco_2$ puede ser normal o elevada, lo que indica una obstrucción bronquial grave.
- Una radiografía de tórax puede mostrar hiperinflación pulmonar, con áreas de atelectasia local.
- Puede ser necesario realizar pruebas cutáneas para detectar alérgenos específicos si el paciente no presenta antecedentes de alergia.
- La prueba de exposición bronquial por inhalación evalúa la importancia de los alérgenos identificados mediante pruebas cutáneas.

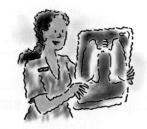

Si el paciente padece asma, una radiografía de tórax puede mostrar pulmones hiperinflados con áreas de atelectasia.

Cómo se trata

El tratamiento suele adaptarse a cada paciente y se centra en identificar y evitar factores desencadenantes, como alérgenos o irritantes. Por lo general, dichos estímulos no pueden eliminarse por completo. Aunque la desensibilización a antígenos específicos puede ser útil, rara vez es totalmente eficaz o persistente.

El tratamiento farmacológico por lo general incluye un broncodilatador y resulta más eficaz cuando se aplica poco después del inicio de los síntomas. Otros medicamentos utilizados para tratar el asma pueden incluir:

- Epinefrina de acción rápida
- Terbutalina
- Agonistas β de acción prolongada o agonistas β de acción corta
- Teofilina y preparaciones orales que contienen teofilina
- Simpaticomiméticos orales
- Corticoesteroides orales o inhalados
- Ácido cromoglícico para ayudar a prevenir la liberación de los mediadores químicos (histamina y leucotrienos) que causan broncoconstricción
- Modificadores del receptor de leucotrienos para ayudar a bloquear reacciones inflamatorias en los pulmones

Qué hacer

- Durante un ataque de asma, toma las medidas apropiadas para mantener la función respiratoria y aliviar la broncoconstricción, mientras permites la expulsión del tapón de moco.
- Si el ataque fue causado por el esfuerzo, haz que el paciente se siente, descanse y beba agua tibia.

Templando el terror

- La dificultad respiratoria grave es aterradora. Tranquiliza al paciente diciendo que lo ayudarás. Colócalo en la posición de semi-Fowler, motiva la respiración diafragmática, y pídele que se relaje tanto como sea posible.
- Debes saber que el estado asmático no aliviado por la epinefrina es una urgencia médica. La hipoxemia grave puede requerir intubación endotraqueal y ventilación mecánica.
- Administra fármacos y líquidos i.v., según indicación.
- Evalúa al paciente. Con el tratamiento exitoso, las respiraciones deben ser regulares y sin esfuerzo, y el paciente debe mostrar signos de intercambio adecuado de gases, como la ausencia de cianosis y confusión. Además, el paciente y su familia deben ser capaces de identificar factores predisponentes y establecer medidas para eliminarlos (véase *Consejos sobre enseñanza para el asma*).

Lupus eritematoso sistémico

El lupus eritematoso sistémico (LES) es un trastorno inflamatorio crónico del tejido conectivo que afecta a diversos sistemas de órganos (así como la piel) y puede ser letal. Está caracterizado por remisiones y exacerbaciones recurrentes, que son especialmente frecuentes durante la primavera y el verano.

El LES afecta 8 veces más a mujeres que a hombres, y esta proporción aumenta a 15 veces más durante los años de edad fértil. El LES tiene lugar en todo el mundo y es más frecuente entre la población asiática y negra.

Pronóstico: mixto

El pronóstico mejora con la detección temprana y el tratamiento, pero es malo para los pacientes que desarrollan complicaciones cardiovasculares, renales o neurológicas, o infecciones bacterianas graves.

Alrededor de 1 de cada 20 pacientes con lupus eritematoso discoide (otra forma de lupus eritematoso) desarrolla posteriormente LES.

Qué lo causa

La causa sigue siendo un misterio, pero la evidencia apunta a que las anomalías inmunitarias interrelacionadas y los factores ambientales, hormonales y genéticos son las posibles causas.

Un surtido de causas

Los factores que pueden aumentar el riesgo de exacerbación del LES incluyen:
- Predisposición genética
- Estrés

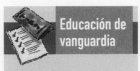

Educación de vanguardia

Consejos sobre enseñanza para el asma

- Ayuda al paciente a identificar los factores desencadenantes del asma. Explica cómo es que causan broncoespasmo, edema de las vías respiratorias y producción de moco.
- Explica cómo reconocer y prevenir la infección de vías respiratorias.
- Enseña cómo controlar un ataque de asma.
- Habla con él sobre los fármacos recetados y cómo emplearlos. Enseña al paciente cómo usar un inhalador oral. Explica que el nebulizador debe estar a la mano en todo momento. Advierte que no debe realizar más de dos o tres inhalaciones cada 4 h. Si el nebulizador es necesario con mayor frecuencia, aconseja llamar al médico. Explica que su uso excesivo puede debilitar su respuesta y disminuir el efecto terapéutico del fármaco. Advierte que el exceso de uso por un período prolongado puede conducir a un paro cardíaco y la muerte.
- Informa sobre grupos de apoyo para el asma como la American Lung Association.

- Infecciones estreptocócicas o víricas
- Exposición a la luz solar o ultravioleta
- Inmunización
- Embarazo
- Metabolismo anómalo de estrógenos

Los medicamentos que aumentan el riesgo de LES incluyen procainamida, hidralazina, anticonvulsivos y, menos frecuentemente, penicilinas, sulfamidas y anticonvulsivos hormonales.

Fisiopatología

Se cree que la autoinmunidad es el principal mecanismo asociado con el LES. El cuerpo produce anticuerpos contra los componentes de sus propias células, dando como resultado una enfermedad del complejo inmunitario. Los pacientes con LES pueden producir anticuerpos contra diversos componentes tisulares (como eritrocitos, neutrófilos, plaquetas, linfocitos) o prácticamente cualquier órgano o tejido del cuerpo.

Qué buscar

Los hallazgos característicos en el LES incluyen eritema facial (erupción cutánea en forma de mariposa), artritis no erosiva y fotosensibilidad (véase *Reconocimiento de la erupción cutánea en forma de mariposa*).

> Uno de los hallazgos característicos en el LES es una erupción clásica en forma de mariposa.

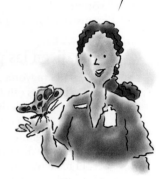

Reconocimiento de la erupción cutánea en forma de mariposa

En la erupción cutánea en forma de mariposa, clásica del lupus eritematoso sistémico, las lesiones aparecen en las mejillas y el puente de la nariz, creando un patrón de mariposa característico. La erupción puede variar en gravedad desde un eritema malar (enrojecimiento de las mejillas) hasta las lesiones discoides (placas).

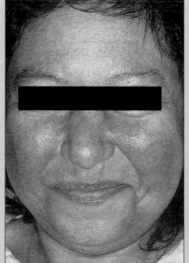

Una erupción de reacciones

El paciente también puede experimentar erupciones cutáneas discoides (erupciones cutáneas con picor, escamosas u ovales con más frecuencia localizadas en cara, cuero cabelludo, cuello y tórax después de la exposición al sol), úlceras bucales o nasofaríngeas, pleuritis, pericarditis, convulsiones, alopecia irregular o en parches e incluso psicosis.

Asimismo, el paciente por lo general presenta una combinación de estos signos y síntomas sistémicos: dolor, malestar, fatiga, fiebre baja o picos de fiebre, escalofríos, anorexia, pérdida de peso, agrandamiento de los ganglios linfáticos, dolor abdominal, náuseas y vómitos, diarrea o estreñimiento, fenómeno de Raynaud, menstruación irregular o amenorrea.

La exposición al sol puede desencadenar una erupción cutánea con picazón en la cara de un paciente con LES.

Qué dicen las pruebas

- Para la mayoría de los pacientes con enfermedad activa, las pruebas celulares con anticuerpos antinucleares, anti-ADN y lupus eritematoso son las pruebas para diagnosticar LES más específicas.
- El hemograma completo con diferencial puede mostrar anemia y disminución de los recuentos de leucocitos. El recuento de plaquetas también puede reducirse.
- La velocidad de eritrosedimentación puede estar elevada.
- La electroforesis sérica puede mostrar hipergammaglobulinemia (un exceso de gammaglobulinas en la sangre).
- Los estudios de orina pueden presentar eritrocitos y leucocitos en la orina, cilindros y sedimentos urinarios, y pérdida significativa de proteínas en la orina (más de 3.5 g/24 h).
- Los estudios de sangre que muestran reducción de las concentraciones del complemento sérico (C3 y C4) indican una enfermedad activa.
- Una radiografía de tórax puede mostrar pleurisia o neumonitis lúpica (inflamación pulmonar).

Cómo se trata

Los sujetos con enfermedad leve necesitan poca o ninguna medicación. El ácido acetilsalicílico y otros AINE pueden controlar los síntomas artríticos.

Las lesiones cutáneas requieren tratamiento tópico. Para las lesiones agudas, se recomiendan cremas corticoesteroideas. Las lesiones cutáneas refractarias se tratan con corticoesteroides intralesionales o antipalúdicos, como la hidroxicloroquina y la cloroquina.

¿Síntomas sistémicos? Comprométete con los esteroides

Los corticoesteroides siguen siendo el tratamiento de elección para síntomas sistémicos de LES, exacerbaciones agudas generalizadas y enfermedades graves relacionadas con sistemas de órganos vitales (pleuritis, pericarditis, nefritis lúpica, vasculitis y afectación del sistema nervioso central).

Qué hacer

- Busca signos y síntomas como dolor o rigidez de las articulaciones, debilidad, fiebre, fatiga y escalofríos, y adopta medidas que promuevan la comodidad del paciente.
- Observa al paciente para detectar disnea, dolor torácico y edema de brazos y piernas.
- Ten en cuenta el tamaño, el tipo y la localización de las lesiones de la piel.
- Revisa si hay sangre en la orina.
- Inspecciona el cuero cabelludo para detectar la pérdida de cabello y revisa la piel y las membranas mucosas en busca de petequias (pequeños puntos que indican hemorragias mínimas), sangrado, úlceras, palidez y equimosis.
- Proporciona una dieta equilibrada. Un paciente con afectación renal puede requerir una dieta baja en sodio y proteínas.
- Aplica compresas calientes para aliviar el dolor y la rigidez de las articulaciones. Fomenta el ejercicio regular para mantener la amplitud de movimiento completa y evitar las contracturas.
- Valora las constantes vitales, los ingresos y los egresos de líquidos, el peso y los hallazgos de laboratorio.
- Evalúa al paciente. Con una terapia exitosa, el paciente debe estar libre de dolor y rigidez, y las constantes vitales deben estar dentro de los límites normales (véase *Consejos sobre enseñanza para el LES*).

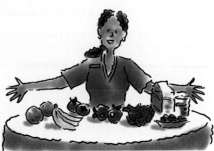

Los pacientes con LES deben comer una dieta balanceada. En caso de daño renal, deben limitar la ingestión de sodio y proteínas.

Educación de vanguardia

Consejos sobre enseñanza para el LES

- Indica al paciente que evite las aglomeraciones y a las personas que puedan ser contagiosas para disminuir el riesgo de infección.
- Revisa los ejercicios de amplitud de movimiento y las técnicas de alineación corporal para ayudar a reducir el dolor en las articulaciones.
- Indica al paciente que llame al médico si se presenta fiebre, tos o erupciones, o si empeora el dolor en el pecho, abdomen, músculos o articulaciones.
- Enfatiza la importancia de llevar una dieta equilibrada.
- Destaca la importancia de mantener las citas de seguimiento.
- Indica al paciente que utilice ropa protectora y protector solar cuando esté al aire libre para ayudar a disminuir los brotes en la piel.
- Asegúrate de que el paciente entienda y pueda mantener el régimen de medicación.
- Indica a la paciente que hable con el médico antes de intentar quedar embarazada.

Preguntas de autoevaluación

1. Si un paciente que es alérgico a la mantequilla de maní come una galleta con este ingrediente, ¿qué inmunoglobulina específica del antígeno producirá el organismo?
   A. IgA
   B. IgD
   C. IgE
   D. IgG

Respuesta: C. La IgE es responsable de las reacciones alérgicas.

2. El antígeno más frecuentemente causante de anafilaxia es:
   A. Mariscos
   B. Medio de contraste
   C. Veneno de abeja
   D. Penicilina

Respuesta: D. La penicilina es el antígeno que causa anafilaxia con mayor frecuencia, debido a sus efectos sistémicos en el cuerpo.

3. El asma está más fuertemente asociada con:
   A. Antecedentes familiares de asma
   B. Antecedentes de reacciones anafilácticas
   C. Presión arterial alta
   D. Antecedentes de infecciones frecuentes de las vías respiratorias superiores

Respuesta: A. Cerca de un tercio de los asmáticos comparten la enfermedad con al menos un miembro de su familia inmediata, y tres cuartas partes de los niños con dos padres asmáticos también padecen esta enfermedad.

4. En la mayoría de los casos, el tratamiento de elección para el LES es:
   A. Antibióticos
   B. Antimicóticos
   C. Corticoesteroides
   D. Ciclosporina

Respuesta: C. Los corticoesteroides son el tratamiento de elección para los síntomas sistémicos del LES.

Puntuación

☆☆☆ Si respondiste correctamente a las cuatro preguntas, ¡estamos impresionados! ¡Tu puntuación te ha hecho inmune a tener que releer este capítulo!

☆☆ Si contestaste tres preguntas de manera acertada, ¡bien hecho! ¡Tu conocimiento del sistema inmunitario está lejos de ser deficiente!

☆ Si respondiste menos de tres preguntas correctamente, ¡que no te dé urticaria! ¡Lee este capítulo otra vez para mejorar tu rendimiento anérgico!

Bibliografía

Krause, H. (2014). Allergic rhinitis. *The Nurse Practitioner, 39*(4), 9–10.

Krause, H., & Krause, J. (2014). Allergic rhinitis: Diagnosis through management. *The Nurse Practitioner, 39*(4), 20–28.

Nokes, K. (2013). Management of HIV infection and AIDS. En: J. Hinkle & K. Chenever (Eds.), *Brunner and Suddarth's textbook of medical surgical nursing*. Philadelphia, PA: Lippincott Williams & Wilkins.

Pope, B. (2011). Changing the status of acute severe asthma. *Nursing, 6*(4), 18–25.

Russell, C., Harcourt, D., Henderson, L., & Marks, D. (2011). Patient's experiences of appearance changes following allogenic bone marrow transplantation. *Cancer Nursing, 20*(1), 315–321.

Snight Moreland, S. (2013). Managing patients with immunodeficiency disorders. En: J. Hinkle & K. Chenever (Eds.), *Brunner and Suddarth's textbook of medical surgical nursing*. Philadelphia, PA: Lippincott Williams & Wilkins.

Stirling, Y., & Linville, L. (2015). A qualitative study of case management of children with asthma. *Professional Case Management, 20*(1), 30–39.

Theroux, N., Phipps, M., Zimmerman, L., & Relf, M. (2012). Neurological complications associated with HIV and AIDS: Clinical implications. *Journal of Neuroscience Nursing, 45*(1), 5–13.

Walden, P., Hardaway, A., & Petrus, B. (2011). Med check: Not just skin deep: Topical steroids. *Nursing Made Incredibly Easy, 9*(4), 49–50.

Weinstein, P. (2012). The face of lupus. *The Nurse Practitioner, 37*(12), 38–45.

Capítulo 18

Trastornos cutáneos

Objetivos

En este capítulo aprenderás:

◆ La anatomía y fisiología de la piel y sus anexos

◆ Técnicas para valorar la piel y sus anexos

◆ Causas, fisiopatología, pruebas diagnósticas e intervenciones de enfermería para trastornos cutáneos frecuentes

Una mirada a los trastornos cutáneos

Como el sistema principal de protección del cuerpo, las diversas funciones de la piel incluyen percepción sensitiva, regulación de la temperatura, prevención de la pérdida de agua y electrólitos y excreción. Los cuidados de enfermería para los trastornos cutáneos requieren un examen y observación cuidadosos, prevención de infecciones y regímenes de tratamiento prácticos, como la aplicación tópica de medicamentos y el desbridamiento de las heridas.

Anatomía y fisiología

La piel (tegumento) tiene como función cubrir las estructuras internas del cuerpo, así como protegerlas del mundo externo. La piel tiene dos capas distintas:

- La *epidermis*, o capa externa, que está formada por tejido epitelial escamoso, el cual contiene varias capas, los estratos córneo, lúcido, espinoso y basal.
- La *dermis*, la segunda capa, más profunda, que consiste en tejido conectivo y un material extracelular llamado *matriz*, que contribuye a darle la fuerza y la flexibilidad de la piel. La dermis contiene y soporta los vasos sanguíneos y linfáticos, los nervios y las glándulas sudoríparas y sebáceas; asimismo, sirve como el sitio de cicatrización de heridas y control de infecciones. Debajo de la dermis se encuentra el tejido subcutáneo (véase *Piel: la historia desde dentro*, p. 811).

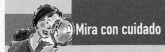

Mira con cuidado

Piel: la historia desde dentro

Esta sección transversal ilustra las principales estructuras de la piel.

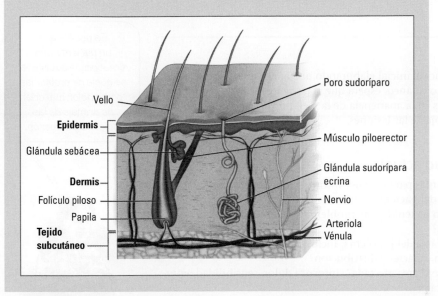

- Poro sudoríparo
- Vello
- **Epidermis**
- Músculo piloerector
- Glándula sebácea
- Glándula sudorípara ecrina
- **Dermis**
- Nervio
- Folículo piloso
- Papila
- Arteriola
- **Tejido subcutáneo**
- Vénula

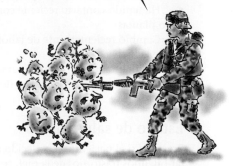

¡Retrocedan, bacterias! ¡La piel protege frente a lesiones y la invasión de microorganismos dañinos!

Apéndices con valor agregado

Puedes encontrar numerosos apéndices epidérmicos a través de la piel, entre ellos pelo, uñas y glándulas sebáceas y sudoríparas; estas últimas pueden ser *apocrinas* (halladas en axilas e ingle, cerca de los folículos pilosos) y *ecrinas* (sobre la mayor parte del cuerpo, excepto los labios).

Funciones de la piel

La piel realiza numerosas funciones, entre las cuales se incluyen:

- Proteger los tejidos de los traumatismos y las bacterias
- Prevenir la pérdida de agua y electrólitos del cuerpo
- Permitir la sensación de temperatura, dolor, tacto y presión
- Regular la temperatura corporal a través de la producción de sudor y su evaporación
- Sintetizar vitamina D
- Promover la reparación de heridas mediante la intensificación de los mecanismos normales de reemplazo celular

Valoración inicial

Los trastornos de la piel pueden involucrar o provenir de trastornos que se originan en otros sistemas corporales. Durante tu valoración inicial, asegúrate de investigar incluso los síntomas menores y las enfermedades sistémicas.

Anamnesis

Comienza la valoración inicial elaborando una anamnesis completa. En caso de un trastorno cutáneo, espera que el paciente informe problemas tales como cambios en la apariencia de la piel, prurito (picazón), dolor o material de drenaje de las lesiones.

Estado de salud actual

Realiza estas preguntas para obtener información sobre la causa de consulta principal del paciente:
- ¿Cuánto tiempo ha tenido este problema?, ¿cuándo comenzó?, ¿lo ha tenido antes?
- ¿Cómo se ve el área del problema, incluyendo su forma, tamaño, color, ubicación, carácter y distribución?
- ¿Cómo se siente el área afectada?, ¿provoca dolor, sensibilidad, entumecimiento o calor?
- ¿Algo parece provocar el problema (como estrés, menstruación o exposición al sol)?, ¿hay algo que lo empeore o lo alivie?
- ¿Ha tenido contacto reciente con detergentes, productos químicos o plantas?
- ¿Cambió recientemente de jabón o productos para el cuidado de la piel?
- ¿Ha intentado utilizar algo para mejorar el problema, como compresas, lociones o preparaciones de venta libre?

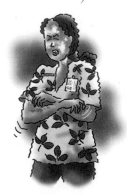

Es posible que un paciente con trastornos cutáneos se queje de problemas como dolor, material de drenaje de las lesiones y comezón.

Estado de salud previo

Pregunta si el paciente ha padecido alguna vez un problema cutáneo similar (algunos trastornos de la piel, como la psoriasis, pueden ser recurrentes). Averigua si alguna vez ha tenido una reacción alérgica a fármacos, alimentos u otras sustancias (como los cosméticos). Las alergias pasadas y presentes, incluidas las causadas por alérgenos cutáneos, ingeridos o inhalados, pueden predisponer al paciente a otros trastornos cutáneos.

También indaga si el paciente tiene antecedentes de diabetes mellitus, problemas vasculares o inmunodeficiencia, o si tiene limitaciones de movilidad.

Antecedentes familiares

Algunos trastornos de la piel, como la dermatitis atópica, el acné y la psoriasis, tienden a transmitirse en la familia. Los problemas cutáneos contagiosos, como la sarna, pueden ser transmitidos por miembros de la familia. Pregunta al paciente si alguien en la familia ha tenido un problema cutáneo. Si es así, ¿qué fue y cuándo ocurrió? Las alergias también pueden ser hereditarias. Averigua si algún familiar tiene alergias. Si es así, ¿cuáles son y cómo se han tratado?

Antecedentes sociales

Obtén información relevante sobre el estilo de vida del paciente, incluyendo ocupación, viajes, dieta, pasatiempos, hábito tabáquico, consumo de alcohol y drogas, exposición al sol, estrés y contacto sexual.

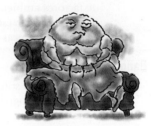

La sarna y otros problemas dérmicos pueden pasar de un miembro de la familia a otro. Yo me instale aquí, muy cómodamente, gracias.

Exploración física

Comienza observando el aspecto general de la piel del paciente para identificar las áreas que necesitan una evaluación adicional. A continuación, inspecciona y palpa la piel, una sola área a la vez; céntrate en el color, la textura, la turgencia, la humedad y la temperatura. Asegúrate de revisar y observar las lesiones cutáneas (véase *Herramientas de valoración*, p. 815).

Color

Busca áreas localizadas de equimosis (hematomas), cianosis, palidez y eritema (enrojecimiento). Comprueba en busca de uniformidad del color y áreas con una pigmentación más oscura o más clara que el resto del cuerpo del paciente. Recuerda que los cambios de coloración pueden variar dependiendo de la pigmentación de la piel.

Textura y turgencia

Inspecciona y palpa la textura de la piel, observando su espesor y movilidad. Debe lucir lisa y estar intacta.

Turgencia a prueba

Evalúa la turgencia sosteniendo con suavidad y tirando un pliegue de la piel, liberándola y observando con qué rapidez vuelve a la forma normal. La piel normal retomará su forma plana de inmediato.

Humedad

Observa el contenido de humedad de la piel; debe estar relativamente seca, con una cantidad mínima de transpiración. Las zonas de los pliegues cutáneos deben estar completamente secas.

Temperatura

Palpa para revisar la temperatura de la piel utilizando la parte posterior (superficie dorsal) de tus dedos o manos, que son la parte más sensible para percibir la temperatura. La piel debe sentirse de caliente a tibia y las áreas deben ser iguales cuando se comparan bilateralmente.

Lesiones

Siempre que veas una lesión cutánea, evalúala para determinar su origen. Comienza por clasificarla como primaria o secundaria. Una lesión *primaria* es un cambio en el color o textura de la piel que puede provenir de factores ambientales, reacciones alérgicas o enfermedades infecciosas, o incluso puede estar presente desde el nacimiento (véase *Identificación de lesiones cutáneas primarias*).

Daños colaterales

Las *secundarias* son el resultado de cambios en las lesiones primarias debido a la progresión natural o factores externos, como traumatismos o manipulación.

- Mide y registra el tamaño, la forma o la configuración de la lesión, su color, grado de elevación o depresión, pedunculación (conexión a la piel por un tallo o pedúnculo) y textura.
- Evalúa el olor, el color, la consistencia y la cantidad de exudado de la lesión.
- Valora el patrón de distribución de la lesión, incluyendo la extensión y el patrón de daño. Observa la localización de la lesión o lesiones,

> Utiliza la parte posterior de tus dedos para palpar la temperatura de la piel. Esta parte es la más sensible para percibir la temperatura.

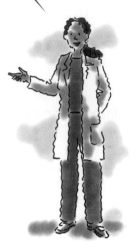

Identificación de lesiones cutáneas primarias

¿Tienes problemas para identificar la lesión en la piel del paciente? Aquí puedes dar un vistazo a tres lesiones frecuentes. Recuerda mantener a la mano una regla en centímetros para que puedas medir con precisión el tamaño de la lesión.

Mácula
Área plana circunscrita con un color de piel alterado; por lo general, de menos de 1 cm. Ejemplos: pecas, nevos planos.

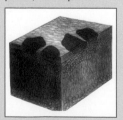

Pápula
Superficie elevada, circunscrita, sólida; por lo general, inferior a 1 cm. Ejemplos: nevo elevado, verrugas.

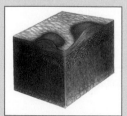

Vesícula
Lesión circunscrita elevada; contiene líquido seroso; mide menos de 1 cm. Ejemplo: varicela temprana.

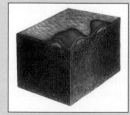

como en un dermatoma específico (áreas cutáneas de inervación del nervio periférico), en las superficies flexora o extensora, en los pliegues cutáneos, en las trayectorias de ropa o joyería, en las palmas de las manos o en las plantas del pie o si las lesiones aparecen al azar.

- Describe con precisión la disposición de las lesiones para ayudar a determinar su causa. ¿Cada lesión es discreta?, ¿se agrupan?, ¿se fusionan?, ¿son difusas?, ¿lineales?, ¿anulares (en forma de anillo)?, ¿arciformes (curvas o arqueadas)?, ¿giran alrededor de un punto fijo (girata)?

Pruebas diagnósticas

Diversos estudios pueden ayudar a diferenciar entre enfermedades tegumentarias. Entre éstos se incluyen la prueba del parche, la preparación de hidróxido de potasio (KOH), la biopsia de piel y la prueba de Tzanck.

Prueba del parche

La prueba del parche identifica las causas de una sensibilización alérgica por contacto. Indicada en pacientes con sospecha de alergias o con alergias por una causa desconocida, esta prueba utiliza una muestra de alérgenos o antígenos comunes para determinar si uno o más producirán una reacción positiva. Si el especialista sospecha de un agente causal particular, puede realizar pruebas específicas en busca de una reacción positiva.

Consideraciones de enfermería

- Si el paciente tiene una inflamación aguda, pospón la prueba del parche hasta que la inflamación desaparezca, porque esta prueba puede empeorarla.
- Aplica el parche en la piel normal, sin vellos, en la espalda o en la superficie interna del antebrazo.
- Instruye al paciente para que mantenga el parche en su lugar durante 48 h, pero lo retire de forma inmediata si desarrolla dolor, prurito o irritación.
- Revisa los resultados después de retirar el parche y, a continuación, vuelve a revisar 48 h más tarde en busca de una reacción retardada.

Espera otras 48 horas después de tu inspección inicial para verificar los resultados de la prueba del parche del paciente en caso de que ocurra una reacción retardada.

Herramientas de valoración

Herramienta de valoración ABCDE:
 Las lesiones cutáneas en todo paciente se pueden valorar con rapidez por medio de la herramienta de valoración ABCDE.
- Asimetría: un lado de la lesión es diferente.
- Borde: áspero, irregular.
- Color: más de un color, incluyendo negro, marrón, rojo, azul o blanco.
- Diámetro: más grande que la goma de un lápiz.
- Evolución: cambio de tamaño, forma, color o textura con el tiempo.

 Herramientas de valoración cutánea:
 Los pacientes con problemas de inmovilización tienen un mayor riesgo de sufrir excoriaciones en la piel. Para tratar sus necesidades, utiliza una herramienta de valoración que sea confiable y esté validada para garantizar una mejor práctica. Las herramientas de valoración como la escala de Braden para predecir el riesgo de úlceras por presión, la escala de Norton y la escala de Waterlow se utilizan para valorar los riesgos del paciente de sufrir daño cutáneo.

Preparación de hidróxido de potasio

La preparación de KOH ayuda a identificar las infecciones micóticas de la piel. Se trata de raspar las escamas de la piel, mezclarlas con unas gotas de KOH al 10-25 % en un portaobjetos de vidrio, y luego calentar ligeramente el portaobjetos. Las células de la piel lisan, dejando los elementos micóticos (hifas y esporas) visibles en el examen microscópico.

Consideraciones de enfermería
- Raspa con cuidado el borde de una erupción o una lesión cutánea con un escalpelo estéril para obtener una muestra. Después de raspar, inspecciona el área para detectar sangrado y aplica una ligera presión, si es necesario.
- Indica al paciente que la preparación de KOH puede identificar una infección por hongos, pero debido a que la prueba no es concluyente, el paciente debe cumplir con el tratamiento hasta que se conozcan los resultados del cultivo micótico.

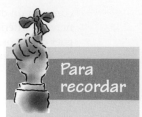

Para recordar

¿Sabías que el especialista utiliza la ERP para realizar una biopsia de la piel? La **ERP** se refiere simplemente a tres diferentes técnicas: escisión, rasurado o punción, que se utilizan para fijar una muestra de biopsia cutánea.

Biopsia cutánea

Durante una biopsia de piel, se extirpa una pequeña pieza de tejido sospechoso de malignidad u otra lesión cutánea. Para fijar la muestra se puede utilizar una de tres técnicas: escisión, rasurado o punción.
- Una biopsia por *escisión* elimina una lesión de pequeño tamaño en su totalidad. Esta técnica está indicada para lesiones de rápida expansión; escleróticas, ampulosas o atróficas; y para el examen del borde de una lesión y la piel normal circundante.
- Una biopsia por *rasurado* corta la lesión por encima de la línea de la piel, dejando las capas dérmicas inferiores intactas.
- Una biopsia por *punción* extrae un núcleo ovalado del centro de una lesión.

Consideraciones de enfermería
- Explica al paciente que primero recibirá un anestésico local.
- Después del procedimiento, aplica presión en el sitio de la biopsia para detener el sangrado, si es necesario, y coloca un apósito.
- Después de obtener la muestra para biopsia, colócala en un recipiente con solución de formaldehído al 10 %.
- Si el paciente tiene suturas, pídele que mantenga el área limpia y lo más seca posible. Indícale cuándo serán retiradas.
- Si el paciente tiene tiras adhesivas, instrúyelo para que las deje en su lugar durante 14-21 días.

Prueba de Tzanck

En la prueba de Tzanck, el líquido vesicular o exudado de una úlcera se esparce sobre un portaobjetos de vidrio y se tiñe con tinción de Papanicolaou, Wright, Giemsa o azul de metileno. El virus del herpes se confirma si el examen microscópico de la lámina o portaobjetos revela células gigantes multinucleadas, inclusiones intranucleares y balonización.

Consideraciones de enfermería

- Para obtener una muestra para teñir, abre una vesícula intacta y con una cuchilla de bisturí estéril raspa la base de la lesión para obtener líquido y células cutáneas. Coloca la muestra en un portaobjetos, deja que se seque al aire y después tíñela.
- Utiliza siempre guantes para obtener la muestra, porque el virus del herpes es transmisible.

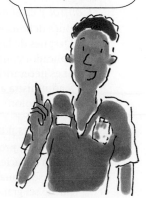

Después de una biopsia de piel, es posible que necesites aplicar en el sitio un apósito compresivo.

Tratamientos

Por lo general, el tratamiento de los trastornos cutáneos implica un cuidado práctico. La mayoría de los medicamentos se aplican de forma tópica. La cirugía suele realizarse sólo con un anestésico local, y el control depende poco de las pruebas de laboratorio y más de la simple observación.

Tratamiento farmacológico

Las categorías de medicamentos utilizados para tratar los trastornos de la piel incluyen:

- Antiinfecciosos, como aciclovir, bacitracina, clotrimazol, lindano y mupirocina
- Astringentes, como acetato de aluminio y de calcio
- Corticoesteroides tópicos, como hidrocortisona y triamcinolona
- Demulcentes, emolientes y protectores, como calamina, avena y ácido paraaminobenzoico
- Queratolíticos, como podofilum y ácido salicílico
- Fármacos diversos, como acitretina, isotretinoína, minoxidil tópico, sulfuro de selenio y tretinina

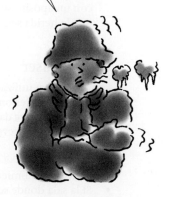

Con la criocirugía, se aplica frío extremo en la piel para provocar la destrucción del tejido.

Cirugía

Las técnicas quirúrgicas utilizadas para tratar los trastornos cutáneos incluyen criocirugía, cirugía láser, cirugía micrográfica de Mohs e injerto de piel.

Criocirugía

La *criocirugía* es un procedimiento realizado de manera frecuente en el que se aplica frío extremo a la piel para inducir la destrucción del tejido. Este procedimiento causa la separación epidérmica-dérmica sobre las membranas basales, ayudando a prevenir la cicatrización después de la reepitelización.

De simple a sofisticado

El procedimiento se puede realizar de forma muy sencilla, usando nada más que un hisopo sumergido en nitrógeno líquido y aplicándolo a la piel, o puede implicar una unidad crioquirúrgica compleja.

Preparación del paciente

Antes del procedimiento, sigue estos pasos:

- Pregunta al paciente si tiene alguna alergia o hipersensibilidad, en especial al yodo o al frío.
- Indica al paciente que durante el procedimiento inicialmente sentirá frío, seguido por una sensación de ardor.

Control y cuidados posteriores

Después del procedimiento, sigue estos pasos:

- Después de la criocirugía, limpia el área con cuidado utilizando un aplicador con un hisopo empapado en peróxido de hidrógeno.
- Si es necesario, aplica una bolsa de hielo para aliviar la inflamación y administra al paciente un analgésico, según lo ordenado, para aliviar el dolor.

Instrucciones para la atención domiciliaria

Antes del alta, proporciona al paciente estas instrucciones:

- Indica al paciente que presentará dolor, enrojecimiento e inflamación y que se formará una ampolla dentro de las 24 h del tratamiento. Ésta puede ser grande y sangrar. Por lo general, se aplana en unos pocos días y se desprende en 2-3 semanas. La exudación serosa puede seguir durante la primera semana, y puede desarrollarse una costra.

¡No toque!

- Para promover la cicatrización y prevenir la infección, advierte al paciente que no toque la ampolla. Infórmale que si la ampolla se vuelve molesta o interfiere con las actividades diarias, debe llamar al médico, quien puede descomprimirla con una cuchilla o alfiler estéril.
- Indica al paciente que limpie el área con cuidado empleando agua y jabón, alcohol o un hisopo empapado en un agente antiinfeccioso, según lo ordenado.
- Para prevenir la hiperpigmentación, instruye para que cubra la herida con un apósito suelto cuando el paciente esté afuera. Después de que la herida se cure, el paciente debe aplicar un protector solar sobre la zona.

Cirugía láser

La cirugía láser utiliza la luz intensa y altamente enfocada de un rayo láser para tratar lesiones dérmicas. Realizada de forma ambulatoria, esta cirugía evita que se dañe el tejido normal, promueve una curación más rápida y ayuda a prevenir la infección posquirúrgica.

Preparación del paciente

Antes del procedimiento, sigue estos pasos:

- Si la sala donde se va a realizar el procedimiento tiene ventanas, mantén las cortinas o las persianas cerradas. Cubre las superficies reflejantes y elimina los materiales inflamables.
- Asegúrate de que todos en la sala, incluido el paciente, utilicen gafas de seguridad, porque el reflejo del rayo láser puede dañar los ojos.

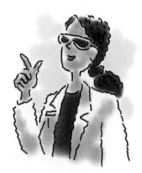

Durante la cirugía láser, todos en la sala (incluido el paciente) deben utilizar gafas para protegerse los ojos.

Control y cuidados posteriores

Después del procedimiento, aplica presión directa sobre cualquier herida sangrante durante 20 min. El cuidado inicial de la herida varía con el procedimiento.

Instrucciones para la atención domiciliaria

Antes del alta, proporciona al paciente estas instrucciones:

- Pídele que cubra la herida con un apósito todos los días. Permite que tome duchas, pero aconséjale que no sumerja el sitio de la herida bajo el agua.
- Si se presenta sangrado, instruye al paciente para que aplique presión directa con una gasa limpia o un paño durante 20 min. Si la presión no controla el sangrado, el paciente debe llamar al especialista de forma inmediata.
- Para evitar cambios en la pigmentación, advierte al paciente que tenga cuidado de proteger a la herida de la exposición al sol.

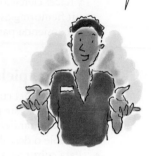

Indica al paciente que cubra la herida diariamente con un apósito. Permite que el paciente tome duchas, pero aconséjale que no sumerja el sitio de la herida en agua.

Cirugía micrográfica de Mohs

La cirugía micrográfica de Mohs implica la escisión en serie y el análisis histológico de tejidos con sospecha de cáncer. Al permitir la extirpación del tumor paso a paso, la cirugía de Mohs disminuye el tamaño de la cicatriz (importante si el tratamiento se realiza en el rostro) y ayuda a prevenir la recurrencia al eliminar todo el tejido maligno. Esta cirugía es muy eficaz en el tratamiento de carcinomas basocelulares.

Apoyo para la cicatrización

La cirugía de Mohs tiene dos complicaciones frecuentes: sangrado y cicatrices faciales. El sangrado se controla con facilidad mediante presión directa. Los efectos psicológicos de una gran cicatriz o defecto facial pueden ser devastadores, son más difíciles de tratar y requieren un apoyo emocional considerable.

Preparación del paciente

Antes del procedimiento, sigue estos pasos:

- Asegúrate de que el paciente entienda que el procedimiento en general toma muchas horas, la mayoría de las cuales se ocuparán esperando los resultados histológicos.
- Explica que el médico utilizará electrocauterización para controlar el sangrado y que una placa conectada a tierra se fijará a la pierna o al brazo del paciente para completar el circuito entre el lápiz cauterizador y el generador. Avísale que habrá un olor a quemado.

Control y cuidados posteriores

Después del procedimiento, sigue estos pasos:

- Evalúa el dolor del paciente y administra un analgésico, según lo ordenado.
- Revisa de forma periódica si hay sangrado excesivo. Si esto ocurre, retira el apósito y aplica presión sobre el sitio durante 20 min.

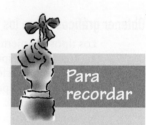

Para recordar

La palabra **CREE** te puede ayudar a memorizar uno de los beneficios principales de la cirugía de Mohs:

Con el fin de tratar la **C**icatriz mediante su **R**educción para **É**l o **E**lla.

Instrucciones para la atención domiciliaria

Antes del alta, proporciona al paciente estas instrucciones:

- Indica al paciente que deje el apósito en su lugar durante 24 h y que lo cambie diariamente después.
- Si el paciente experimenta sangrado franco, aconseja reforzar el apósito y aplicar presión directa sobre la herida durante 20 min, utilizando una gasa o una toallita limpia. Si esta medida no controla el sangrado, el paciente debe llamar al especialista.
- Instruye al paciente para que informe sobre cualquier signo o síntoma de infección.
- Aconséjale que se abstenga de tomar alcohol, ácido acetilsalicílico y hacer ejercicio excesivo 48 h después del procedimiento para prevenir hemorragias y promover la curación.
- Recomienda paracetamol para el malestar.

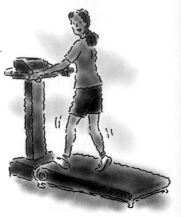

Después del procedimiento, aconseja al paciente que se abstenga de realizar ejercicio durante 48 horas para prevenir hemorragias y promover la cicatrización. ¡Esta caminadora puede esperar un par de días!

Injerto de piel

El injerto de piel cubre defectos causados por quemaduras, traumatismos y cirugía. Este procedimiento está indicado:

- Para reparar defectos quirúrgicos cuando el cierre primario no es posible o deseable
- Para cubrir áreas sin piel

El injerto puede realizarse utilizando un anestésico general o local. Se puede hacer de forma ambulatoria para pequeños defectos faciales o del cuello.

Obtener gráficos sobre los injertos

Los tipos de injertos de piel incluyen:

- Injertos de espesor parcial, que consisten en la epidermis y una pequeña porción de la dermis.
- Injertos de espesor total, los cuales incluyen la totalidad de la dermis y la epidermis.
- Injertos compuestos, que también incluyen tejidos subyacentes, como músculo, cartílago u hueso.

Preparación del paciente

Antes del procedimiento, sigue estos pasos:

- Debido a que el injerto exitoso de piel comienza con la elección de un injerto apropiado, se deberán preservar los potenciales sitios donantes proporcionando un cuidado meticuloso del tejido cutáneo.
- Monitoriza el sitio receptor. La supervivencia del injerto depende en buena medida de lograr un estrecho contacto con el tejido subyacente. De manera ideal, el sitio receptor deberá consistir en un tejido de granulación sano, libre de escaras (costra seca o gruesa que aparece después de una quemadura), residuos o productos de infección.

Control y cuidados posteriores

Después del procedimiento, tu función principal es garantizar la supervivencia del injerto.

- Coloca al paciente de manera que el sitio del injerto esté protegido. Si es posible, mantén el área del injerto elevada e inmovilizada.
- Modifica tus cuidados de enfermería para proteger el injerto (p. ej., nunca usar un manguito de presión arterial sobre el sitio de injerto).

Mantenlo limpio

- Utiliza una técnica estéril cuando cambies el apósito y trabaja con cuidado para evitar desprender el injerto.
- Mantén el sitio donante limpio, seco y protegido.

Instrucciones para la atención domiciliaria

Antes del alta proporciona al paciente estas instrucciones:

- Aconseja al paciente que no altere los apósitos en el injerto o sitios donantes por ninguna razón. Si necesitan cambiarse, instrúyelo para que llame al especialista.
- Si el injerto se realizó como un procedimiento ambulatorio, haz hincapié en que el sitio del injerto debe inmovilizarse para promover una cicatrización adecuada.
- Después de que el injerto haya cicatrizado, instruye al paciente para que aplique una crema emoliente en el sitio varias veces al día a fin de mantener la piel flexible y ayudar a que madure la cicatriz.
- Debido a que la exposición al sol puede afectar la pigmentación del injerto, aconseja al paciente que limite el tiempo al sol y que emplee un protector solar en todas las áreas injertadas.
- Explica que cuando se completa la cicatrización, el médico puede usar otras técnicas de cirugía plástica para mejorar la apariencia del injerto.

Desbridamiento

El desbridamiento puede implicar técnicas mecánicas, químicas o quirúrgicas para eliminar el tejido necrótico de una herida. Aunque este procedimiento puede ser extremadamente doloroso, es necesario para prevenir la infección y promover la cicatrización de quemaduras y úlceras en la piel.

Desbridamiento mecánico

El desbridamiento mecánico consiste en apósitos de húmedos a secos, irrigación, hidroterapia y desbridamiento a un lado de la cama del paciente.

- Los apósitos de húmedos a secos son apropiados para las heridas parcialmente cicatrizadas con sólo pequeñas cantidades de tejido necrótico y material de drenaje mínimo.
- La irrigación de una herida con una solución antiséptica limpia los tejidos y elimina los desechos celulares y el exceso de material de drenaje.
- La hidroterapia (también llamada "terapia en tina") incluye la inmersión del paciente en un tanque con agua caliente que se agita de forma intermitente. La hidroterapia se realiza a menudo en pacientes quemados.

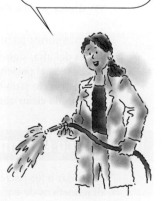

La irrigación proporciona desbridamiento mecánico. La solución limpia los tejidos y elimina los desechos celulares.

- El desbridamiento a pie de cama de una herida por quemadura implica una cuidadosa observación y el corte de escaras sueltas con pinzas y tijeras para separarlas del tejido viable que se encuentra debajo. Se trata de uno de los tipos más dolorosos de desbridamiento, pero puede ser la única forma práctica de eliminar el tejido necrótico de un paciente gravemente quemado.

Desbridamiento químico

En el desbridamiento químico se utilizan sustancias tópicas para absorber el exudado y los desechos de partículas. Estos productos también absorben las bacterias, reduciendo así el riesgo de infección.

Desbridamiento quirúrgico

Este procedimiento se realiza bajo anestesia general o regional. Proporciona el desbridamiento más rápido y completo, pero por lo general se reserva para los pacientes con quemaduras o aquellos con úlceras extremadamente profundas o grandes. Se realiza de forma habitual junto con un injerto de piel.

Preparación del paciente

Antes del procedimiento sigue estos pasos:
- Explica el tipo de desbridamiento que se le realizará al paciente. Asegúrale que recibirá un analgésico, si es necesario.
- Si se ordena, administra analgésicos 20 min antes del procedimiento.

Control y cuidados posteriores

Después del procedimiento, sigue estos pasos:
- Evalúa el dolor del paciente y administra analgésicos, según la prescripción médica.
- Durante los cambios de apósito, registra la cantidad de tejido de granulación, desechos necróticos y material de drenaje. Observa si hay signos de infección de la herida.
- Si se desbridó el brazo o la pierna del paciente, mantenlo elevado para promover el retorno venoso, en especial si la persona tiene una úlcera por estasis.

Instrucciones para la atención domiciliaria

Antes del alta, sigue estos pasos:
- Enseña al paciente cómo realizar cambios en el apósito si es apropiado.
- Instrúyelo para observar e informar signos o síntomas de infección o mala cicatrización.

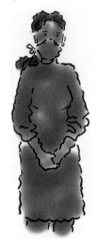

El desbridamiento quirúrgico, que se realiza bajo anestesia general o regional, ofrece el método más rápido y completo.

Diagnóstico enfermero

Al cuidar a los pacientes con trastornos de la piel, encontrarás que varios diagnósticos de enfermería son aplicables a muchas situaciones. Estos diagnósticos aparecen aquí, junto con las intervenciones de enfermería y justificaciones adecuadas. *Véase* "Listado por dominio de los Diagnósticos NANDA-I (2015-2017)", p. 940, para la lista completa de diagnósticos.

Deterioro de la integridad cutánea

Relacionado con la enfermedad, el *deterioro de la integridad cutánea* puede estar asociado con infección, inmovilidad, humedad excesiva, traumatismos, edad avanzada y deterioro de la irrigación sanguínea.

Resultados esperados

- El paciente verbaliza y demuestra una comprensión de todos los procedimientos y regímenes de cuidados de la piel para prevenir una mayor descomposición de los tejidos.
- El paciente verbaliza sus sentimientos sobre el estado de su piel.
- Mejora la integridad de la piel.

Intervenciones de enfermería y sus justificaciones

- Inspecciona la piel del paciente de forma diaria y documenta los hallazgos, observando sobre todo cualquier cambio en su estado. La detección precoz previene o disminuye la lesión de la piel.
- Realiza el régimen de tratamiento prescrito para el estado de la piel del paciente; observa el progreso. Informa las respuestas favorables y adversas al tratamiento para que el régimen actual pueda mantenerse o modificarse, según necesidad.

Ayuda con la higiene

- Ayuda al paciente con las medidas generales de higiene y comodidad necesarias para promover su confort y sensación general de bienestar.
- Promueve la movilidad y establece una rutina de prevención de úlceras por presión, si se indica.
- Coloca un soporte para proteger de las lesiones causadas por cobertores.
- Anima al paciente a expresar sus sentimientos sobre el estado de su piel. Lo anterior ayuda a aliviar su ansiedad y a desarrollar habilidades de afrontamiento.
- Discute los factores precipitantes si se conocen. Si el paciente tiene una alergia cutánea a los alimentos, explica las restricciones dietéticas para ayudar a reducir la aparición y la gravedad de las reacciones cutáneas.
- Enseña al paciente sobre su régimen de cuidado de la piel para asegurar el cumplimiento.

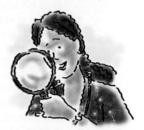

Inspecciona de forma diaria la piel del paciente, observando en particular los cambios en su estado. La detección oportuna previene y disminuye las excoriaciones de la piel.

Riesgo de infección

Relacionado con el deterioro de la integridad de la piel, el *riesgo de infección* también puede aplicarse a cualquier estado que afecte la capacidad de este órgano para protegerse frente a la invasión de microorganismos.

Resultados esperados

- El paciente permanece libre de infecciones adicionales.
- El paciente mantiene valores normales de temperatura y de las pruebas de laboratorio.

Intervenciones de enfermería y sus justificaciones

- Disminuye el riesgo de infección del paciente mediante el lavado adecuado de las manos y el uso de precauciones estándar al proporcionar atención directa.

Miedo a la fiebre

- Mide la temperatura del paciente por lo menos cada 4 h. Informa las elevaciones de manera inmediata. La fiebre postoperatoria constante puede indicar la aparición de complicaciones pulmonares, infección de la herida o dehiscencia (rotura prematura de las capas de la herida), o infección de las vías urinarias.
- Evalúa el recuento de leucocitos, según lo ordenado. Informa las elevaciones o disminuciones. Un recuento alto de leucocitos indica infección.
- Revisa las lesiones cutáneas en busca de eritema, calor o material de drenaje purulento para detectar una infección secundaria.
- Realiza cultivos de orina, secreciones respiratorias, drenaje de la herida o sangre según la política de tu institución y las órdenes del médico. Este procedimiento identifica patógenos y regula la antibioticoterapia.
- Instruye al paciente para que se lave las manos antes y después de las comidas y después de usar el baño, la bacinica o el orinal.
- Garantiza una nutrición adecuada. Ofrece suplementos altos en proteína, a menos que esté contraindicado, para ayudar a cicatrizar, estabilizar el peso y mejorar el tono y la masa muscular.
- Enseña al paciente acerca de una buena técnica de lavado de manos, factores que aumenten el riesgo de infección, y signos y síntomas de infección. Hacer esto ayuda al paciente a participar en su propio cuidado y modificar su estilo de vida para mantener una salud óptima.

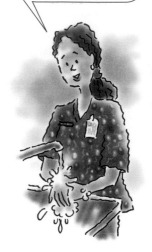

Instruye al paciente para que se lave las manos antes de comer y después de ir al baño o utilizar la bacinica o el orinal.

Trastornos cutáneos frecuentes

Esta sección abarca los trastornos cutáneos más frecuentes e incluye información sobre sus causas, resultados de la valoración, pruebas de diagnóstico, tratamiento, intervenciones de enfermería, enseñanza del paciente y criterios de evaluación.

Celulitis

La *celulitis*, una inflamación difusa de la dermis y del tejido subcutáneo, aparece de forma habitual alrededor de una rotura de la piel, por lo general una herida fresca o un pequeño sitio de punción. Con un tratamiento oportuno, el pronóstico suele ser bueno.

Qué la causa

La celulitis en general es resultado de una infección por estreptococos β-hemolíticos del grupo A o *Staphylococcus aureus*; también puede provenir de la infección causada por otros microorganismos.

Fisiopatología

La infección casi siempre es precedida por una pérdida en la integridad de la piel. A medida que el microorganismo invasor ocupa el área comprometida, ataca a las células de defensa (como neutrófilos, eosinófilos, basófilos y mastocitos) que normalmente contienen y delimitan la inflamación. A medida que avanza este trastorno, el patógeno invade el tejido alrededor del sitio inicial de la herida.

Qué buscar

Los signos y síntomas de la celulitis incluyen:
* Una zona tensa, cálida, eritematosa e inflamada, que suele estar bien delimitada
* Una placa caliente, roja y sensible que sigue el curso de algún vaso linfático
* Fiebre y escalofríos.

Qué dicen las pruebas

* Aunque el diagnóstico por lo general se puede hacer a partir de la presentación clínica, el especialista puede ordenar una tinción de Gram y el cultivo del tejido cutáneo.
* Si el paciente se encuentra gravemente enfermo, se pueden realizar hemocultivos.

Cómo se trata

La prevención de la destrucción generalizada del tejido cutáneo requiere tratamiento antibiótico i.v. u oral dependiendo de la gravedad de la infección.

Si se produce gangrena, el paciente debe someterse a desbridamiento quirúrgico e incisión y drenaje del tejido circundante.

Qué hacer

* Evalúa las constantes vitales del paciente (en especial la temperatura) cada 4 h.
* Valora al paciente cada 4 h para detectar un aumento en el tamaño de la zona afectada o agravamiento del dolor.
* Administra un antibiótico y un analgésico y coloca compresas calientes, según lo ordenado.
* Evalúa al paciente. Debe mostrar signos de resolución del eritema, el dolor y la calidez, así como mejoría de la integridad de la piel (véase *Consejos sobre enseñanza para la celulitis*).

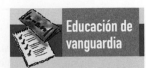

Educación de vanguardia

Consejos sobre enseñanza para la celulitis

* Haz hincapié en la importancia de cumplir con el tratamiento para prevenir una recaída.
* Enseña al paciente cómo aplicar compresas calientes.
* Aconseja elevar el miembro afectado para reducir la inflamación.
* Indica al paciente que limite la actividad hasta que el estado mejore.

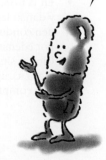

Para tratar la celulitis, el médico ordenará antibióticos.

Úlceras cutáneas

Las *úlceras cutáneas* son áreas localizadas de necrosis celular que surgen de sitios con oxigenación tisular deficiente. Las úlceras pueden ser superficiales o profundas (originadas en el tejido subyacente). Las que surgen de los tejidos profundos por lo general no se detectan hasta que penetran en la piel.

Qué las causa

Las tres úlceras cutáneas más frecuentes incluyen *úlceras por presión*, causadas por la presión; *úlceras arteriales*, que son resultado de la insuficiencia arterial crónica que proviene de una enfermedad arterial periférica; y *úlceras venosas*, resultado de la insuficiencia venosa. Las causas menos frecuentes de las úlceras cutáneas incluyen infección, linfedema, vasculitis, malignidad, reacciones adversas a medicamentos y enfermedades ulcerosas de la piel como el pioderma gangrenoso.

Una lista de factores de riesgo

Los factores que elevan el riesgo de desarrollar úlceras por presión incluyen:
- Movilidad deteriorada
- Nutrición inadecuada (que conduce a la pérdida de peso con reducción del tejido subcutáneo y la masa muscular)
- Lesión de la piel o del tejido subcutáneo (por edema o incontinencia)

Otros factores predisponentes para las úlceras por presión son la infección, los traumatismos, las condiciones patológicas y la obesidad.

Los factores que elevan el riesgo de desarrollar úlceras arteriales incluyen:
- Daño a las arterias por ateroesclerosis, hipertensión, diabetes, hábito tabáquico, traumatismos o radiación
- Trastornos inflamatorios de la vasculitis, como tromboangeítis obliterante, poliarteritis nodosa y arteritis por hipersensibilidad
- Trastornos vasoespásticos como el fenómeno de Raynaud
- Anomalías congénitas del sistema arterial como la coartación aórtica

Varias alteraciones aumentan el riesgo de desarrollar úlceras venosas:
- En los trastornos venosos hereditarios o adquiridos, las válvulas están ausentes o no funcionan de forma adecuada. Las válvulas venosas incompetentes permiten que la sangre refluya a través de las cúspides de la válvula en vez de moverse hacia el corazón.
- En la trombosis venosa profunda, los coágulos obstruyen las venas y dañan las válvulas venosas. Tales obstrucciones pueden conducir al síndrome posflebítico, caracterizado por edema crónico y úlceras que no cicatrizan bien.
- Ciertas situaciones, como edema por insuficiencia cardíaca, cirugía abdominal, obesidad y linfedema, pueden comprimir las venas y afectar el flujo venoso.

La movilidad deteriorada, como estar en tracción, aumentan el riesgo de desarrollar úlceras por presión.

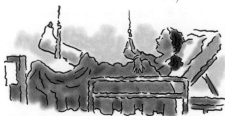

Fisiopatología

Las úlceras por presión son causadas por la presión que interrumpe la función circulatoria normal. La intensidad y la duración de la presión determinan la gravedad de la úlcera. La presión ejercida sobre un área durante un tiempo moderado (1-2 h) produce isquemia tisular e incrementa la presión capilar, lo que conduce a edema, inflamación, necrosis celular y ulceración.

Consecuencias de un flujo defectuoso

En las úlceras arteriales, el daño a las paredes arteriales puede conducir a bloqueos, aneurismas y cambios microvasculares. El flujo sanguíneo disminuido reduce el oxígeno suministrado al tejido, lo que da como resultado necrosis y úlceras.

En las úlceras venosas, el flujo sanguíneo hacia el corazón se ve afectado, causando altas presiones dentro de las venas. Esta hipertensión venosa causa inflamación local del tejido, dando como resultado cambios en la piel, anoxia del tejido, necrosis y úlceras.

Qué buscar

Las úlceras por presión se desarrollan de forma habitual sobre prominencias óseas. Las primeras características de las lesiones superficiales incluyen cambios brillantes y eritematosos sobre el área comprimida, causadas por la vasodilatación localizada cuando se alivia la presión y el eritema superficial se convierte en pequeñas ampollas o erosiones. A medida que la lesión avanza, se puede desarrollar ulceración y necrosis.

Calcula la etapa

Al ingresar, cada paciente con riesgo de desarrollar úlceras por presión debe recibir una valoración completa de la piel, incluyendo estadificación de la úlcera y una estimación del riesgo de desarrollar nuevas úlceras por presión. Dichas evaluaciones deben ser continuas, a intervalos regulares y en cualquier momento en el que cambie el estado del paciente, de acuerdo con la política de la institución. La detección temprana de los cambios en la piel asociados con el desarrollo de úlceras por presión desempeña un papel clave en la prevención de este tipo de úlceras (véase *Estadificación de las úlceras por presión*, p. 828).

Las úlceras arteriales a menudo tienen lugar en áreas donde aumenta la presión focal, como las puntas de los dedos de los pies, las cabezas de los metatarsianos y el maléolo lateral. Por lo general, estas úlceras son secas y pueden causar signos y síntomas de isquemia en el miembro afectado, como dolor en las extremidades, palidez, disminución de los pulsos, frío, cambios en las uñas y pérdida de cabello.

Los expertos recomiendan clasificar por etapas a las úlceras por presión desde su inicio y a partir de entonces al menos cada semana.

Estadificación de las úlceras por presión

El sistema de clasificación desarrollado por el National Pressure Ulcer Advisory Panel (NPUAP) es el sistema más ampliamente utilizado para clasificar las úlceras por etapas. El sistema NPUAP comprende seis categorías, incluyendo dos etapas definidas de forma reciente para lesiones en los tejidos y úlceras inclasificables.

Sospecha de lesión del tejido profundo

La lesión del tejido profundo se caracteriza por un área localizada púrpura o marrón de piel intacta o una ampolla llena de sangre causada por el daño del tejido blando subyacente por presión o fuerzas de cizallamiento. La lesión puede estar precedida por tejido que es doloroso, firme, blando, húmedo, tibio o frío en comparación con el tejido colindante. Puede resultar difícil de detectar en individuos con tonos oscuros de piel.

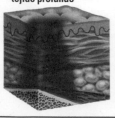

Sospecha de lesión de tejido profundo

Etapa I

La piel está intacta con enrojecimiento no blanquecino sobre un área localizada (normalmente sobre una prominencia ósea). La piel con pigmentos oscuros puede no blanquearse de manera visible, pero su color puede diferir del color del área circundante. Compara el área sospechosa con un área adyacente o con la misma región en otro lado del cuerpo. Las úlceras de la etapa I muestran diferencias en la temperatura de la piel, consistencia del tejido y sensibilidad.

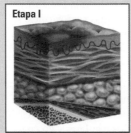

Etapa I

Etapa II

La pérdida parcial de espesor de la dermis se presenta como una úlcera superficial y abierta con un lecho de la herida rojo-rosado sin descamar. También puede presentarse como una ampolla llena de suero intacta o abierta.

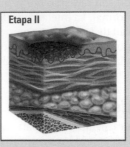

Etapa II

Etapa III

Hay pérdida de espesor total y puede ser visible la grasa subcutánea, pero hueso, tendón y músculo no están expuestos. Puede haber descamación, pero ésta no oscurece la profundidad de la pérdida de tejido. También pueden ocurrir socavamiento y tunelización.

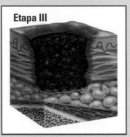

Etapa III

Etapa IV

Hay pérdida de espesor total con el tendón, el músculo y el hueso expuestos. Pueden estar presentes descamaciones y escaras en algunas partes del lecho de la herida. El socavamiento y la tunelización son habituales en esta etapa.

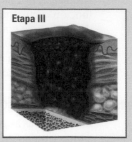

Etapa III

Úlcera inclasificable

Una úlcera inclasificable se caracteriza por una pérdida de tejido de espesor total, en la que la base de la úlcera en el lecho de la herida está cubierta de descamación (amarilla, café, gris, verde o marrón), escara (café, marrón o negro) o ambas. Hasta que se elimine suficiente escara o descamación para exponer la base de la herida, la profundidad verdadera, y por lo tanto la etapa, no pueden ser determinadas.

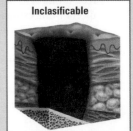

Inclasificable

Las úlceras venosas ocurren con mayor frecuencia arriba del tobillo medial y suelen ser superficiales y húmedas. La piel puede aparecer musculosa y marrón debido a cambios fibróticos, y el paciente puede tener edema crónico y várices.

Qué dicen las pruebas

El cultivo de la herida y las pruebas de sensibilidad del exudado de la úlcera identifican a los microorganismos infecciosos y ayudan a determinar si se necesita un antibiótico.

Cómo se tratan

El tratamiento es similar para muchos tipos de úlceras cutáneas. Comienza resolviendo cualquier proceso de enfermedad subyacente y maximizando la irrigación sanguínea para mejorar la oxigenación del tejido. Las lesiones abiertas se limpian con solución salina normal. Los apósitos, si son necesarios, deben ser porosos y estar pegados ligeramente a la piel sana. Los apósitos compuestos (como Coverderm® y Tegaderm®) son apropiados para las heridas con material de drenaje mínimo a abundante y tejido necrótico o de granulación saludable. El desbridamiento del tejido necrótico puede ser necesario para promover la cicatrización.

Qué hacer

* Limpia la piel con agua tibia y un detergente suave; después aplica la crema hidratante, si está indicada. Levanta la cabecera de la cama a 30° para evitar la presión de cizallamiento. Protege la herida de otros traumatismos.
* Gira y reposiciona al paciente cada 1-2 h, a menos que esté contraindicado. Para los pacientes en riesgo, utiliza un colchón para aliviar la presión.
* Asegura una ingestión dietética adecuada de proteínas y calorías.
* Utiliza dispositivos de reducción de presión y controla el exceso de humedad.
* Evalúa el proceso de cicatrización de heridas. Con un tratamiento exitoso, la úlcera debe reepitelizarse. El paciente y los cuidadores deben tomar medidas adecuadas para prevenir la recurrencia de úlceras cutáneas (véase *Consejos sobre enseñanza para úlceras cutáneas*).

Herpes zóster

También llamada *culebrilla*, el herpes zóster es una inflamación aguda unilateral y segmentaria de ciertas raíces nerviosas. Por lo general, aparece en adultos mayores de 40 años y causa lesiones cutáneas vesiculares localizadas, confinadas a un dermatoma (un área de la piel inervada por fibras sensoriales de un solo nervio raquídeo).

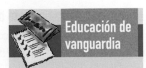

Educación de vanguardia

Consejos sobre enseñanza para úlceras cutáneas

* Recomienda al paciente seguir una dieta con calorías, proteínas y vitaminas adecuadas y dejar de fumar.
* Enséñale a un paciente con úlceras venosas a evitar mantener una posición por un tiempo prolongado y cruzar las piernas al sentarse, a elevar las piernas por encima del corazón para promover el retorno venoso y usar medias antiembólicas durante el día.
* Enfatiza la importancia de cambiar su posición con regularidad. Enseña al paciente y a su familia cómo cambiar la posición del paciente de forma adecuada.
* Enseña al paciente cómo inspeccionar y cuidar su piel. Aconséjale tratar la piel seca con hidratantes después del baño.
* Advierte al paciente que evite frotar su piel, ya que puede dañar los capilares.
* Si el paciente está confinado a una silla o usa una silla de ruedas, aconseja cambiar su peso cada 30 min para promover la irrigación sanguínea de los tejidos comprimidos.

No hay ganancia por este dolor

El dolor neurálgico intenso tiene lugar en áreas periféricas alimentadas por los nervios que surgen de los ganglios inflamados.

Qué lo causa

El herpes zóster es el resultado del virus de la varicela zóster, un virus del herpes que también causa la varicela. Cerca del 20 % de las personas que han tenido el virus de la varicela a la larga contraen herpes zóster.

Existen varios factores que se considera que causan la reactivación del virus en personas sanas, como mayor edad, población blanca, antecedentes familiares de herpes zóster y respuesta inmunitaria comprometida.

Fisiopatología

El herpes zóster brota cuando el virus varicela zóster se reactiva después de la latencia en los ganglios cerebrales (ganglios extramedulares de los nervios craneales) o de las raíces nerviosas posteriores. El virus puede multiplicarse a medida que se reactiva, y los anticuerpos que quedan de la infección inicial pueden intentar neutralizarla.

Neutralización de las neuronas

Si los anticuerpos no neutralizan de forma eficaz al virus, éste continúa multiplicándose en los ganglios, destruye las neuronas y se disemina en los nervios sensitivos hacia la piel.

Qué buscar

La aparición del herpes zóster se caracteriza por fiebre y malestar. Dentro de 2-4 días, se desarrollan dolor grave profundo, prurito y parestesias (sensación de ardor, picazón y hormigueo) o hiperestesias (aumento de la sensibilidad al tacto), por lo general, en el tronco y ocasionalmente en los brazos y las piernas. El dolor puede ser continuo o intermitente.

Ataque unilateral

Las lesiones cutáneas pequeñas, rojas y nodulares suelen estallar sobre las áreas de dolor y se propagan de forma unilateral alrededor del tórax o de forma vertical sobre los brazos o las piernas. Se convierten con rapidez en vesículas, o ampollas, llenas de líquido claro o pus. Alrededor de 10 días después de aparecer, las vesículas se secan y forman costras (véase *Atención al herpes zóster*).

Qué dicen las pruebas

- La distribución dermatómica de las lesiones suele ser suficiente para confirmar el diagnóstico.
- Una prueba de Tzanck de líquido vesicular y tejido infectado muestra inclusiones intranucleares eosinofílicas y virus de la varicela.

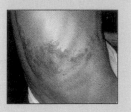

Atención al herpes zóster

Las clásicas vesículas del herpes zóster, que se muestran aquí, brotaron a lo largo del nervio periférico en el torso.

- En casos poco usuales, puede ser necesario llevar a cabo un frotis de Tzanck, biopsia y cultivo vírico para confirmar el diagnóstico.

Cómo se trata

Aliviar la comezón y el dolor neurálgico puede requerir una loción de calamina o avena coloidal y analgésicos. Si hay bacterias que han infectado las vesículas rotas, el tratamiento incluye un antibiótico sistémico.

Potentes pociones

El zóster trigémino con afectación corneal requiere la instilación de un antiviral. Para ayudar al paciente a lidiar con el dolor intratable de la neuralgia postherpética, el médico puede ordenar analgésicos, un corticoesteroide sistémico para reducir la inflamación, o un tranquilizante, sedante o antidepresivo tricíclico con fenotiazina.

Un gramo de prevención

Una vacuna llamada Zostavax® puede ayudar a prevenir el herpes zóster en las personas mayores de 60 años. Sin embargo, no cura el herpes zóster una vez que se presenta y los pacientes que ya lo han padecido no deben recibir la vacuna.

Qué hacer

- Promueve la comodidad del paciente.
- Administra los medicamentos, según indicación.
- Si las lesiones son graves y generalizadas, aplica un apósito húmedo. Si las vesículas se rompen, aplica una compresa fría, según lo ordenado.
- Observa con cuidado a un paciente inmunodeprimido en busca de signos y síntomas de diseminación (como lesiones generalizadas) e infección en el sistema nervioso central (como dolor de cabeza, debilidad, fiebre y rigidez del cuello).
- Evalúa al paciente. Con el tratamiento exitoso, el paciente debe mostrar la resolución de todas las lesiones cutáneas, aunque las extensas pueden producir cicatrices. Determina si tiene neuralgia postherpética (véase *Consejos sobre enseñanza para el herpes zóster*).

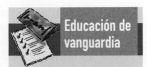

Educación de vanguardia

Consejos sobre enseñanza para el herpes zóster

- Enfócate en ayudar al paciente con herpes zóster a disminuir el dolor y prevenir la propagación de la infección.
- Instruye al paciente para que evite tocar las lesiones.
- Para reducir el dolor de las lesiones orales, aconseja utilizar un cepillo de dientes suave, llevar una dieta blanda y emplear solución salina como enjuague bucal.
- Proporciona actividades recreativas para quitar de su mente el dolor y el prurito.
- Advierte al paciente que debe evitar el contacto con personas que no han tenido varicela hasta que su erupción se haya resuelto.

Psoriasis

La *psoriasis*, un trastorno crónico, es una enfermedad inflamatoria cutánea no contagiosa marcada por pápulas rojizas (elevaciones sólidas) y placas cubiertas con escamas plateadas. La enfermedad toma un curso recurrente, con remisiones y exacerbaciones. Las lesiones psoriásicas varían ampliamente con respecto a gravedad y distribución. El trastorno se produce en alrededor del 1 % de la población de América del Norte, con un inicio habitual entre las edades de 25 y 30 años.

Qué la causa

La tendencia a desarrollar psoriasis se puede determinar genéticamente. Los investigadores han encontrado una incidencia significativamente mayor del antígeno leucocitario humano (HLA, de *human leukocyte antigen*) en pacientes con psoriasis, lo que sugiere una posible deficiencia autoinmunitaria.

Fisiopatología

Las células de la piel psoriásica tienen un tiempo de maduración que se acorta a medida que emigran de la membrana basal a la superficie o estrato córneo.

Ataque de la placa

Como resultado, el estrato córneo desarrolla placas gruesas y escamosas (el principal signo de la psoriasis).

Qué buscar

Las pequeñas pápulas eritematosas suelen ser el signo inicial de la psoriasis. Estas lesiones se agrandan o se fusionan para formar placas rojas elevadas con escamas plateadas. Con mayor frecuencia, son simétricas y se ven en cuero cabelludo, cara, pecho, codos, rodillas, espalda, nalgas y genitales.

Otras características de la psoriasis incluyen prurito, hendiduras en las uñas y rigidez articular (artritis psoriásica).

Qué dicen las pruebas

- La biopsia cutánea ayuda a descartar otros trastornos.
- La concentración sérica de ácido úrico puede estar elevada.
- En la psoriasis familiar de inicio temprano, las pruebas por lo general muestran la presencia del HLA conocido como Cw6, B13 y Bw57.

Cómo se trata

Las intervenciones para la psoriasis varían porque no existe una cura permanente. Todos los tratamientos son meramente paliativos.

Los baños tibios y la aplicación de bases de ungüentos oclusivos (vaselina o preparaciones que contienen urea) o preparados de ácido salicílico pueden suavizar y eliminar las escamas psoriásicas. Las cremas con esteroides son la base del tratamiento.

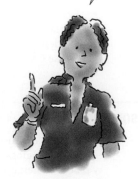

Los baños con agua tibia y las bases de ungüentos oclusivos o las preparaciones de ácido salicílico pueden suavizar y eliminar las escamas psoriásicas.

Sugerencia soleada

Para disminuir la rápida proliferación celular, el especialista puede recomendar la exposición a la luz ultravioleta (longitud de onda B [UVB] o luz solar natural) hasta el punto de mínimo enrojecimiento.

Consejos sobre la antralina

La antralina, combinada con una mezcla de pasta, se puede usar para las placas bien definidas. Sin embargo, no debe aplicarse en áreas no afectadas porque puede causar inflamación. La antralina irrita y mancha la piel. También mancha la ropa y los artículos del hogar como la bañera.

¿Alquitrán? Suena grotesco

Para un paciente con psoriasis crónica grave, el tratamiento de Goeckerman, que combina la aplicación de alquitrán y los tratamientos con UVB, puede ayudar a lograr la remisión y limpiar la piel.

La técnica Ingram, una variación del tratamiento de Goeckerman, utiliza antralina en lugar de alquitrán. La terapia de Psoralen más luz ultravioleta A (PUVA) combina metoxaleno (un derivado de psoraleno) con la exposición a la luz ultravioleta A. El metotrexato puede ayudar a la psoriasis grave y refractaria.

Avena, emolientes y ácido acetilsalicílico

Los antihistamínicos de baja dosificación, baños con avena, emolientes (quizás con fenol y mentol) y apósitos húmedos abiertos pueden aliviar el prurito. El ácido acetilsalicílico y el calor local alivian el dolor de la artritis psoriásica; los casos graves pueden requerir AINE, como la indometacina.

Para la psoriasis del cuero cabelludo, la terapia suele consistir en un champú de alquitrán, seguido de la aplicación de una loción de esteroides mientras el cabello está todavía húmedo.

La enfermedad grave puede requerir tratamiento sistémico con medicamentos como metotrexato, ciclosporina, etanercept o infliximab.

No es mucho para las uñas

No existe tratamiento eficaz para la psoriasis de las uñas. Sin embargo, éstas por lo general mejoran a medida que lo hacen las lesiones cutáneas.

Qué hacer

- Busca las reacciones adversas a la terapia. El paciente puede desarrollar reacciones alérgicas a la antralina, atrofia y acné causado por esteroides, ardor, picazón, náuseas y cáncer de piel producido por PUVA. El metotrexato puede provocar toxicidad en el hígado o la médula ósea.
- Evalúa al paciente. Con el tratamiento exitoso, las erupciones cutáneas pueden mantenerse bajo control; el paciente debe ser capaz de demostrar el cuidado adecuado de la piel. Observa si el paciente cumple con las citas de seguimiento necesarias para valorar las reacciones adversas al tratamiento (véase *Consejos sobre enseñanza para la psoriasis*).

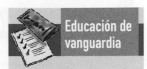

Educación de vanguardia

Consejos sobre enseñanza para la psoriasis

- Enseña al paciente cómo aplicar las cremas y lociones prescritas.
- Indica al paciente que usa el tratamiento Goeckerman que aplique el alquitrán con un movimiento hacia abajo para evitar frotarlo en los folículos.
- Instrúyelo para que aplique la antralina sólo en las placas psoriásicas. Recomienda utilizar guantes, porque este fármaco mancha la piel. Después de la aplicación, el paciente puede aplicarse talco para evitar que la antralina se adhiera en la ropa. Advierte que nunca se debe aplicar un apósito oclusivo sobre el medicamento. Sugiere el empleo de aceite mineral, luego jabón y agua, para eliminar el fármaco. Evita que el paciente frote la piel vigorosamente.
- Indica que los brotes están relacionados de forma habitual con factores ambientales y sistémicos específicos.
- Informa al paciente que está recibiendo psoraleno junto con una terapia con UVA que el tratamiento puede provocar ardor, picazón, náuseas y cáncer de piel.

Preguntas de autoevaluación

1. Las funciones de la piel incluyen:
   A. Protección, regulación de la temperatura, prevención de la pérdida de agua y electrólitos y excreción
   B. Percepción sensorial, inmunidad y regulación de la presión arterial
   C. Regulación de la temperatura, presión arterial y respiraciones, protección e inmunidad
   D. Síntesis de vitamina C, percepción sensorial e inmunidad

Respuesta: A. Las funciones de la piel incluyen la protección, la percepción sensorial, la regulación de la temperatura, la prevención de la pérdida de agua y electrólitos, la síntesis de vitaminas y la excreción.

2. ¿Qué diagnóstico de enfermería es más probable que se aplique a un paciente con trastornos cutáneos?
   A. Riesgo de desequilibrio nutricional: ingestión superior a las necesidades
   B. Perfusión ineficaz del tejido
   C. Riesgo de infección
   D. Deterioro de la movilidad física

Respuesta: C. El riesgo de infección se aplica a cualquier alteración que afecte la capacidad de la piel para proteger el cuerpo de los microorganismos.

3. ¿Los apósitos húmedos a secos, la irrigación, la hidroterapia y el desbridamiento a pie de cama del paciente son componentes de qué tipo de desbridamiento?
   A. Quirúrgico
   B. Químico
   C. Profilaxis
   D. Mecánico

Respuesta: D. El desbridamiento mecánico utiliza apósitos húmedos a secos, irrigación, hidroterapia y desbridamiento a pie de cama del paciente.

4. Tu paciente se queja de una erupción con picazón. En la inspección, observas parches rojos, escamosos, de color plateado en la espalda. ¿Qué trastorno puede causar estos hallazgos?
   A. Sarna
   B. Celulitis
   C. Psoriasis
   D. Herpes zóster

Respuesta: C. La psoriasis se caracteriza por la presencia de placas rojas y elevadas con escamas plateadas.

Puntuación

 Si respondiste las cuatro preguntas correctamente, ¡excelente! ¡Tu cociente de inteligencia tegumentaria ha alcanzado el estrato más alto!

 Si contestaste tres preguntas de manera acertada, ¡bien hecho! ¡Has añadido varias capas a tu comprensión de los asuntos cutáneos!

 Si respondiste menos de tres preguntas correctamente, ¡no hagas trabajar tus glándulas sudoríparas en exceso! ¡Simplemente date un agradable baño terapéutico y revisa este capítulo hasta que realmente se introduzca bajo tu piel!

Bibliografía

Cohen, J. (2013). Herpes zoster. *New England Journal of Medicine, 369*, 255–263. Tomado de: http://www.nejm.org/doi/full/10.1056/NEJMcp1302674

Daller, J. (2013). Skin graft. In *Medlineplus medical encyclopedia*. Bethesda, MD: U.S. National Library of Medicine. Tomado de: http://www.nlm.nih.gov/medlineplus/ency/article/002982.htm

MacNeal, R. (2015). Diagnostic tests for skin disorders. In: *Merck manual professional edition*. Kenilworth, NJ: Merk, Sharp & Dohme Corp. Tomado de: http://www.merckmanuals.com/professional/dermatologic-disorders/approach-to-the-dermatologic-patient/diagnostic-tests-for-skin-disorders

Menter, A., Korman, N., Elmets, C., Feldman, S., Gelfand, J., Gordon, K., … Bhushan, R. (2010). Guidelines of care for the management of psoriasis and psoriatic arthritis: Section 5. Guidelines of care for the treatment of psoriasis with phototherapy and photochemotherapy. *Journal of the American Academy of Dermatology, 62*, 114–135.

Moskowitz, R. (2014). Laser surgery-skin. En: *Medlineplus medical encyclopedia*. Bethesda, MD: U.S. National Library of Medicine. Tomado de: http://www.nlm.nih.gov/medlineplus/ency/article/002958.htm

Moskowitz, R. (2014). Mohs micrographic surgery. En: *Medlineplus medical encyclopedia*. Bethesda, MD: U.S. National Library of Medicine. Tomado de: http://www.nlm.nih.gov/medlineplus/ency/article/007634.htm

National Institute of Health. (2015). *NINDS shingles information page*. Bethesda, MD: National Institute of Neurological Disorders and Stroke. Tomado de: http://www.ninds.nih.gov/disorders/shingles/shingles.htm

Vorvick, L. (2013). Cryotherapy-skin. En: *Medlineplus medical encyclopedia*. Bethesda, MD: U.S. National Library of Medicine. Tomado de: http://www.nlm.nih.gov/medlineplus/ency/article/007506.htm

Capítulo 19

Atención oncológica

Objetivos

En este capítulo aprenderás:

◆ La epidemiología y la fisiopatología del cáncer

◆ Técnicas de valoración, diagnóstico y tratamiento de algunos cánceres específicos

◆ Causas, pruebas diagnósticas e intervenciones de enfermería para los pacientes con cáncer

Una mirada a la atención oncológica

Cáncer es un término general para un grupo de trastornos en los cuales grupos de células anómalas crecen, se multiplican de forma incontrolable y tienen la capacidad de invadir otros tejidos y crear metástasis. Las masas de tejido anómalo se denominan *tumores sólidos* y pueden ser benignos o malignos (cancerosos).

El cáncer causa más de 580 000 muertes al año en Estados Unidos, lo que lo convierte en la segunda causa más importante de muerte después de las enfermedades cardiovasculares. La American Cancer Society (ACS) estima que la mitad de todos los hombres y un tercio de todas las mujeres que viven actualmente en Estados Unidos en algún momento desarrollará algún tipo de cáncer.

Fisiopatología

En muchos casos, la causa exacta del cáncer sigue siendo desconocida. Sin embargo, algunos factores específicos han sido implicados en ciertos tipos de cáncer, a saber:
- Carcinógenos químicos
- Exposición a la luz ultravioleta (UV)
- Predisposición hereditaria
- Virus
- Sexo (género)

Donde hay humo…

Fumar puede causar cáncer de pulmón y se ha relacionado de forma marcada con los cánceres de boca, garganta, vejiga, riñón y otros órganos. Aunque no todos los que fuman padecerán cáncer, fumar sí aumenta el riesgo de padecerlo. Del mismo modo, el consumo excesivo de alcohol y tabaco sin humo (para mascar) aumenta el riesgo de padecer cáncer bucal.

No todo el que fuma padecerá cáncer, pero vaya que aumenta el riesgo de padecerlo. ¡Yo sugiero que apague ese cigarrillo!

Mutación genética

El tabaquismo y otros factores de riesgo pueden afectar el material genético de la célula, interfiriendo con la replicación normal de los genes antes de que tenga lugar la división celular (mitosis). Dicha interferencia puede aumentar la probabilidad de una mutación, un cambio anómalo en alguna parte del complemento genético de la célula (véase *Revisión de los factores de riesgo para cáncer*, p. 838).

La mutación genética puede ser resultado del envejecimiento, la exposición a productos químicos, radiación u hormonas, y otros factores. Con el tiempo, puede haber numerosas mutaciones genéticas en una célula, lo que le permite dividirse y crecer de una manera que eventualmente conduce al cáncer.

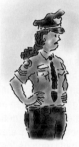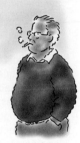

Crecimiento descontrolado

Las células cancerosas se desarrollan primero a partir de una mutación genética en una sola célula (véase *Características de la célula cancerosa*, p. 839), la cual crece sin el control que caracteriza al crecimiento celular normal. Además, no madura en el tipo de célula normal de la cual se originó.

Luego, mantiene el crecimiento localizado descontrolado. A diferencia de las células normales, las cancerosas siguen creciendo y multiplicándose incluso después de que las células perdidas hayan sido reemplazadas.

Metástasis

Además de este crecimiento localizado incontrolado, las células cancerosas pueden propagarse desde su sitio de origen en un proceso llamado *metástasis*. Las células cancerosas se metastatizan de tres maneras:
- Por la circulación a través del torrente sanguíneo y el sistema linfático
- Por un trasplante accidental durante una cirugía u otros procedimientos invasivos
- Por la propagación a los órganos y tejidos adyacentes

Clasificación del cáncer

El cáncer se clasifica por los tejidos o células sanguíneas en los que se origina. La mayoría se deriva de los tejidos epiteliales y se llama *carcinoma*.

Revisión de los factores de riesgo para cáncer

Aunque el cáncer puede afectar a cualquier persona, tanto adultos como niños, su incidencia aumenta con la edad. Muchos otros factores, internos y externos, contribuyen a la predisposición de una persona para padecer cáncer. A continuación algunos ejemplos.

Factores de riesgo internos

Los factores de riesgo internos incluyen edad, sexo, grupo poblacional y factores genéticos, inmunológicos y psicológicos.

Edad

La exposición a carcinógenos puede aumentar el riesgo de cáncer con la edad. Los fetos, los bebés y los niños están en mayor riesgo porque todavía están en desarrollo. Las quemaduras solares extremadamente intensas (que forman ampollas) en niños menores de 12 años pueden predisponerlos al cáncer de piel.

Los investigadores están examinando los efectos de los campos electromagnéticos bajos, como en mantas eléctricas o líneas eléctricas de alto voltaje, en los niños. Los hallazgos de los estudios son contradictorios al momento de vincular los campos electromagnéticos bajos con la presencia de cánceres como la leucemia o los tumores cerebrales.

Sexo

En general, las mujeres tienen una menor incidencia de cáncer que los hombres y tasas de supervivencia más altas. En las mujeres, los cánceres de mama, pulmón, colon y útero son los más frecuentes. En los hombres predominan los cánceres de pulmón, colon y vejiga.

Grupos poblacionales

La incidencia y la mortalidad por cáncer son más altas en la población negra, posiblemente por factores económicos, sociales y ambientales que pueden retrasar la detección oportuna y aumentar el riesgo de exposición a carcinógenos industriales.

Factores genéticos

Ciertos tipos de cáncer tienden a ser hereditarios. Por ejemplo, las mujeres que tienen parientes de primer grado (madres o hermanas) con cáncer de mama están en mayor riesgo que la población general.

Factores inmunológicos

Según la teoría de la vigilancia inmunológica, las diferencias antigénicas entre las células normales y las cancerosas pueden ayudar al cuerpo a eliminar las células malignas. Por lo tanto, la inmunosupresión puede aumentar la susceptibilidad al cáncer.

Factores psicológicos

El estrés emocional puede aumentar el riesgo de padecer cáncer de una persona al conducir a hábitos de salud deficientes (como fumar de forma habitual), deprimiendo el sistema inmunitario o llevando a la persona a ignorar las señales de alerta temprana.

Factores de riesgo externos

Los factores de riesgo externos incluyen la exposición a carcinógenos químicos o radiación, virus, dieta, consumo de tabaco y alcohol y fármacos quimioterapéuticos.

Carcinógenos químicos

La exposición ocupacional a carcinógenos químicos, como los utilizados en la refinación de níquel o en la industria del asbesto, es un importante factor de riesgo externo.

Los carcinógenos químicos por lo general causan cáncer en un proceso de dos pasos: iniciación y promoción.
• La *iniciación* implica la exposición al carcinógeno. Este paso irreversible convierte las células normales en células tumorales latentes.
• En la *promoción*, la exposición repetida a la misma o alguna otra sustancia estimula las células latentes a convertirse en células neoplásicas activas.

Radiación

Las radiaciones ionizantes de todo tipo (desde los rayos X hasta la radiación nuclear) son cancerígenas, aunque sus potencias varían.

Las personas de piel clara tienen un mayor riesgo de desarrollar cáncer de la piel por la radiación ultravioleta. Los carcinomas se desarrollan en los miembros expuestos, y su incidencia está correlacionada con la cantidad de exposición.

Virus

Algunos virus humanos tienen potencial carcinogénico. El virus de Epstein-Barr, por ejemplo, se ha relacionado con linfoma y carcinoma nasofaríngeo, y el virus del papiloma humano puede causar cáncer de cuello uterino.

Los virus de ácido desoxirribonucleico (como el virus del herpes simple de tipo 2) se han asociado con cáncer cervicouterino. Los virus del ácido ribonucleico están relacionados con el cáncer de mama en ratones.

Revisión de los factores de riesgo para cáncer *(continuación)*

Dieta y actividad física

Ciertos alimentos pueden suministrar carcinógenos (o precarcinógenos), afectar su formación o modificar el efecto de otros factores que producen cáncer. La dieta se ha implicado en el cáncer de colon, que puede ser resultado de un bajo consumo de fibra y del consumo excesivo de grasas.

Los tumores hepáticos están ligados con los aditivos alimenticios, como los nitratos (utilizados con frecuencia en la carne ahumada y procesada) y la aflatoxina (un hongo que crece en granos almacenados, nueces y otros alimentos).

Una dieta deficiente, el sobrepeso o la obesidad, y no estar físicamente activo pueden aumentar el riesgo de un individuo de padecer cáncer. El exceso de peso se ha relacionado con un mayor riesgo de tener cáncer a través del aumento de la producción de hormonas, como insulina y estrógenos, que pueden servir como combustible para el crecimiento del cáncer.

Consumo de tabaco

El cáncer de pulmón es la principal causa de muerte por cáncer tanto en hombres como en mujeres. El consumo de cigarrillos está relacionado con aproximadamente el 30 % de todos los cánceres y se le ha implicado en los de boca, faringe, laringe, esófago, páncreas, cuello uterino y vejiga. El tabaquismo en pipa y el tabaco para mascar están relacionados con el cáncer bucal.

Los estudios muestran un aumento de los riesgos de cáncer asociados con la inhalación de humo para los fumadores pasivos (en particular los niños).

Consumo de alcohol

El alcohol puede actuar de forma sinérgica con el tabaco. Los fumadores que beben mucho corren un mayor riesgo de cáncer de cabeza, cuello y esófago. El consumo excesivo de cerveza puede aumentar el riesgo de tener cáncer colorrectal a través de un mecanismo desconocido.

Fármacos quimioterapéuticos

Algunos fármacos quimioterapéuticos pueden ser directamente carcinogénicos o intensificar el desarrollo neoplásico al reprimir el sistema inmunitario.

Al alterar el equilibrio endocrino normal del cuerpo, las hormonas pueden contribuir (en lugar de estimular directamente) al desarrollo neoplásico, en especial en los órganos endocrinosensibles, como la mama o la próstata. El riesgo de padecer cáncer secundario a estos fármacos debe ponderarse de forma cuidadosa frente a sus beneficios.

Otros cánceres surgen de los siguientes tejidos y células:

- Tejidos glandulares (adenocarcinomas)
- Tejidos conectivos, musculares y óseos (sarcomas)
- Tejidos del cerebro y de la médula espinal (gliomas)
- Células pigmentadas (melanomas)
- Células plasmáticas (mielomas)
- Tejido linfático (linfomas)
- Leucocitos (leucemia)
- Eritrocitos (eritroleucemia)

Cánceres

En esta sección se analizan los cánceres más frecuentes de cada sistema corporal. Para cada trastorno, encontrarás información sobre las causas, los hallazgos de la valoración, las pruebas diagnósticas, el tratamiento, las intervenciones de enfermería, la enseñanza del paciente y los criterios de evaluación.

Características de la célula cancerosa

Las células cancerosas se caracterizan por el crecimiento y desarrollo celular incontrolados. Por lo general, estas células:
- Varían en tamaño y forma.
- No son encapsuladas.
- Sufren una mitosis anómala.
- Funcionan de forma anómala.
- No se asemejan a sus células de origen.
- Producen sustancias rara vez asociadas con la célula o tejido original.
- Pueden propagarse.

Leucemia aguda

En la leucemia aguda, los precursores de los leucocitos cancerosos llamados *blastos* proliferan en la médula ósea o el tejido linfático y luego se acumulan en la sangre periférica, la médula ósea y los tejidos corporales. Sin tratamiento, la leucemia aguda conduce de forma invariable a la muerte, por lo general por complicaciones de infiltración de células leucémicas de la médula ósea u órganos vitales. Con el tratamiento, el pronóstico varía. Entre los niños, la leucemia aguda es el cáncer más frecuente.

Clasificación de la leucemia aguda

Las formas más frecuentes de leucemia aguda son:
- Leucemia linfoblástica aguda (LLA), caracterizada por el crecimiento anómalo de precursores de linfocitos (linfoblastos).
- Leucemia mielógena aguda (LMA), que se caracteriza por una rápida acumulación de los precursores mieloides (mieloblastos).
- Leucemia monocítica aguda, o de tipo Schilling, que implica un marcado aumento de los precursores monocíticos (monoblastos). Otras variantes de la leucemia incluyen leucemia mielomonocítica aguda y eritroleucemia aguda.

Estadísticas de supervivencia

La tasa de supervivencia relativa a 5 años para la leucemia es superior al 50 %. Ésta depende del tipo de leucemia, la edad al momento del diagnóstico, el sexo y el grupo poblacional.

Qué la causa

Se desconoce la causa de la leucemia aguda. Según algunos expertos, los factores de riesgo incluyen:
- Una combinación de virus
- Factores genéticos e inmunológicos
- Exposición a radiaciones y ciertos productos químicos

Fisiopatología

La patogenia de la leucemia aguda aún no se entiende por completo. Los leucocitos inmaduros que no funcionan parecen acumularse primero en el tejido de donde se originan (linfocitos en el tejido linfático, granulocitos en la médula ósea). Luego, estos leucocitos se derraman en el torrente sanguíneo y se infiltran en otros tejidos. Finalmente, causan el mal funcionamiento de un órgano por su invasión o una hemorragia.

Qué buscar

Las características clínicas típicas de la leucemia aguda incluyen:
- Fiebre e infección

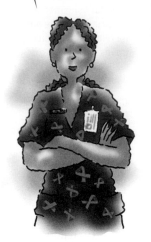

La tasa de supervivencia relativa a 5 años para la leucemia es mayor del 50 %, aunque la tasa específica depende del tipo de leucemia, la edad del paciente al momento del diagnóstico, el sexo y el grupo poblacional.

- Sangrado anómalo, propensión a hematomas y petequias
- Fatiga y pérdida de peso
- Ostalia (dolor de huesos)
- Ganglios linfáticos agrandados

Sea menos específico...

Los signos y los síntomas no específicos incluyen febrícula, palidez, debilidad y lasitud que pueden persistir durante meses antes de que surjan otros signos y síntomas.

A medida que avanza la enfermedad, el paciente puede desarrollar disnea, fatiga, malestar general, taquicardia, palpitaciones, soplo sistólico de eyección y dolor abdominal u óseo. En la leucemia meníngea, los síntomas tempranos suelen incluir confusión, letargia y cefalea (dolor de cabeza).

Qué dicen las pruebas

- Se realizan aspiraciones y biopsias de médula ósea con el fin de detectar y definir el estadio de la leucemia. La aspiración por lo general muestra la proliferación de leucocitos inmaduros y permite confirmar el diagnóstico.
- El diferencial de leucocitos determina el tipo de célula.
- El hemograma completo muestra valores reducidos de hemoglobina (anemia) y recuentos bajos de plaquetas (trombocitopenia) y neutrófilos (neutropenia).
- La punción lumbar detecta la afección meníngea.
- La medición del ácido úrico puede ser de utilidad para detectar hiperuricemia.

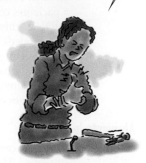

> Algunos signos frecuentes de la leucemia aguda incluyen hemorragias anómalas, petequias y propensión a hematomas. No olvides buscar signos inespecíficos también.

Cómo se trata

La quimioterapia sistémica tiene como objetivo erradicar las células leucémicas e inducir la remisión, restaurando la función normal de la médula ósea. La quimioterapia varía con la leucemia específica:

- Para la leucemia meníngea, el tratamiento incluye la instilación intratecal de metotrexato o citarabina, junto con radioterapia craneal.
- Para la LLA, el tratamiento consiste en el uso de vincristina y prednisona con metotrexato intratecal o citarabina; asparaginasa i.v., daunorrubicina y doxorrubicina; y el mantenimiento con mercaptopurina y metotrexato.
- Para la LMA, el tratamiento consiste en una combinación de daunorrubicina o doxorrubicina, citarabina i.v. y tioguanina oral. Si estos medicamentos no logran inducir la remisión, el paciente puede recibir una combinación de ciclofosfamida, vincristina, prednisona o metotrexato, dosis altas de citarabina sola o con otros fármacos, amsacrina, mitoxantrona o mantenimiento con dosis adicionales de quimioterapia.

Otros tratamientos

El tratamiento también puede incluir antibióticos, antimicóticos, antivirales y factores estimulantes de los granulocitos con el fin de estimular a la médula ósea para que produzca leucocitos y prevenir infecciones, y transfusiones de plaquetas para evitar el sangrado. También se pueden administrar transfusiones de eritrocitos para prevenir la anemia. Para algunos pacientes, el trasplante de médula ósea representa una opción.

Qué hacer

- Controla la infección colocando al paciente en una habitación privada e imponiendo aislamiento inverso o precauciones neutropénicas, según necesidad (existe controversia en cuanto a los beneficios del aislamiento inverso). Coordina la atención para que el paciente no entre en contacto con los miembros del personal que también cuidan a pacientes con infecciones o enfermedades infecciosas. Evita el uso de catéteres internos y la administración de inyecciones intramusculares, lo que puede abrir el camino para una infección. El personal de salud y los visitantes deberán colocarse guantes, bata, mascarilla, gorro y botas desechables antes de entrar en la habitación. Observa y reporta signos y síntomas de infección. La forma más eficaz de controlar la infección es el lavado de manos adecuado del personal y visitantes.

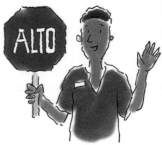

Si el paciente recibe tratamiento para la leucemia, no administres ácido acetilsalicílico, midas la temperatura rectal o realices exámenes rectales digitales.

Ahuyenta la fiebre

- Valora las constantes vitales del paciente cada 2-4 h. Una temperatura superior a 38.3 °C acompañada de una disminución del recuento de leucocitos requiere un tratamiento antibiótico inmediato.
- Ten cuidado con las hemorragias. Si hay alguna, aplica compresas frías y presión, y eleva el miembro afectado. Evita administrar ácido acetilsalicílico y medicamentos que lo incluyan, así como medir temperaturas rectales, administrar supositorios y realizar exámenes rectales digitales.

Supino por seguridad

- Identifica los signos y síntomas de la leucemia meníngea. Si éstos aparecen, proporciona atención después de la quimioterapia intratecal. Después de la instilación, coloca al paciente en la posición de Trendelenburg durante 30 min. Administra abundantes líquidos y mantén al paciente en posición supina durante 4-6 h. Revisa el sitio de punción lumbar con frecuencia para detectar hemorragias.
- Si el paciente ha recibido radiación craneal, instruye sobre los posibles efectos adversos e intenta disminuirlos.
- Toma medidas para prevenir la hiperuricemia, posible por la rápida lisis de células leucémicas inducida por la quimioterapia. Administra 2 L de líquidos de forma diaria, y acetazolamida, comprimidos de bicarbonato de sodio y alopurinol, según indicación. Evalúa el pH de la orina a menudo, que debe estar por arriba de 7.5. Ten cuidado con los exantemas y otras reacciones de hipersensibilidad al alopurinol.
- Valora las úlceras bucales revisando de forma habitual las úlceras evidentes y la inflamación de las encías, y proporciona cuidados bucales frecuentes y enjuagues con solución salina.

El peso de la evidencia

Vida después del cáncer: las familias también lo sienten

Aunque cada vez hay más investigaciones que analizan el impacto del cáncer en la calidad de vida de los pacientes, se sabe menos sobre los efectos de un diagnóstico de cáncer en los cuidadores familiares. Para obtener mayor información sobre las experiencias de los miembros de la familia, investigadores realizaron una encuesta a 1 635 cuidadores de sobrevivientes de cáncer 2 años después del diagnóstico, evaluando su salud mental y física, así como su ajuste psicológico y espiritualidad. Encontraron que, en general, los cuidadores informaron niveles normales de calidad de vida, junto con una mayor consciencia de la espiritualidad. Los predictores significativos de la calidad de vida incluyeron la edad, los ingresos del cuidador y el bienestar físico y mental del enfermo.

Atención para los cuidadores

Los investigadores descubrieron que los cuidadores más jóvenes y de bajos ingresos que proporcionaban cuidados a los parientes con mal funcionamiento mental y físico necesitaban a menudo apoyo espiritual y psicológico. Por el contrario, los cuidadores mayores tenían más probabilidades de necesitar apoyo para reducir la carga física que implica cuidar a un enfermo. ¿Los resultados finales? No sólo es el paciente quien necesita atención: los cuidadores familiares también necesitan recursos y apoyo.

Kim, Y., & Spillers, R. L. (2010). Quality of life of family caregivers at 2 years after a relative's cancer diagnosis. *Psychooncology, 19*(4), 431–440.

- Revisa el área rectal diariamente en busca de induración, inflamación, eritema, decoloración de la piel y material de drenaje.
- Disminuye el estrés proporcionando un ambiente tranquilo y silencioso que promueva el descanso y la relajación.
- Proporciona apoyo psicológico estableciendo una relación de confianza con el paciente. Permite que él y su familia o cuidadores expresen su enojo, ansiedad y depresión. Motívalos a participar en el cuidado del paciente tanto como sea posible. Derívalos a la sede regional de la Leukemia Society of America (véase *Vida después del cáncer: las familias también lo sienten*).
- Para un paciente con enfermedad terminal que resiste la quimioterapia, ofrece cuidados de apoyo dirigidos a promover la comodidad, manejar el dolor, la fiebre y el sangrado, y ofrecer apoyo emocional. Brinda la oportunidad de tener orientación espiritual si es apropiado. Conversa sobre las opciones de cuidados paliativos o cuidados en el hogar.
- Evalúa al paciente, quien, como su familia o cuidadores, debe comprender la justificación del tratamiento y las posibles complicaciones de la quimioterapia. También deben saber cómo reconocer los signos y síntomas de infección y comprender que deben notificar al médico si éstos ocurren. Deben tener la capacidad para discutir las opciones de tratamiento y verbalizar sus preocupaciones sobre un mal pronóstico (véase *Consejos sobre enseñanza para la leucemia aguda*, p. 844).

Generalidades del tratamiento del cáncer

Todos los cánceres se clasifican en etapas para determinar la extensión de la enfermedad. La mayoría se organizan mediante el sistema de estadificación TNM:

T: tamaño del **tumor** primario.
N: implicación del ganglio o **nódulo** linfático regional.
M: presencia o ausencia de **metástasis** a distancia.

La extensión o la etapa del cáncer determina el tipo de terapia, si se utiliza un solo tipo de tratamiento (cirugía, radioterapia, quimioterapia o terapia biológica) o si se combinan.

Cáncer de mama

El cáncer de mama es el más frecuente entre las mujeres en Estados Unidos. Este trastorno también ocurre en los hombres, aunque es poco usual.

Gracias al diagnóstico oportuno y a una gama más amplia de opciones de tratamiento, la tasa de supervivencia a 5 años para las pacientes con cáncer de mama localizado ha mejorado enormemente a través de las décadas.

Supervivencia *in situ*

Para el cáncer no invasor *in situ* (confinado al sitio de origen sin invadir el tejido circundante), la tasa de supervivencia es cercana al 100 %. Si el cáncer se ha propagado de forma regional, la tasa de supervivencia es del 71 %. Con metástasis a distancia, se reduce al 20 %.

Qué lo causa

Aunque se desconoce la causa exacta del cáncer de mama, existen ciertos factores de riesgo. Los principales factores incluyen:
- Sexo (más del 90 % de los cánceres de mama ocurren en mujeres)
- Edad (el riesgo se incrementa después de los 50 años)
- Antecedentes personales de la enfermedad (15 % de las mujeres desarrollan este cáncer en la mama opuesta)
- Antecedentes familiares de la enfermedad (las mujeres que tienen un familiar de primer grado con cáncer de mama tienen un riesgo que aumenta de dos a tres veces)

Factores de riesgo secundarios

Los factores de riesgo secundarios para el cáncer de mama incluyen:
- Nunca haber dado a luz
- Dar a luz a un primer hijo después de los 30 años
- Estimulación hormonal prolongada (menarca antes de los 12 años y menopausia después de los 50 años)
- Hiperplasia atípica (multiplicación celular anómala) en una biopsia previa de mama

Educación de vanguardia

Consejos sobre enseñanza para la leucemia aguda

- Si el paciente padece leucemia, enséñale los signos y síntomas de infección (como fiebre, escalofríos, tos y dolor de garganta) y de hemorragia anómala (como moretones y pequeñas manchas violáceas, o petequias, causadas por pequeñas hemorragias). También muestra cómo detener el sangrado, por ejemplo, aplicando presión o hielo.
- Instruye al paciente para que utilice un cepillo dental de cerdas blandas y evite los alimentos calientes y picantes, así como los enjuagues bucales comerciales a base de alcohol.

- Exposición excesiva a radiación ionizante (como en el tratamiento de la enfermedad de Hodgkin)
- Antecedentes de cáncer endometrial, ovárico o de colon

El descubrimiento de genes específicos relacionados con el cáncer de mama, llamados *BRCA1* y *BRCA2*, indica que la enfermedad puede ser hereditaria. Es importante señalar, sin embargo, que menos del 10 % de todos los cánceres de mama están asociados con mutaciones genéticas heredadas como éstas. Alguien que hereda cualquiera de los dos genes tiene aproximadamente una probabilidad del 80 % de desarrollar cáncer de mama.

Fisiopatología

El cáncer de mama se encuentra con mayor frecuencia en el pecho izquierdo que en el derecho. También es más usual en el cuadrante superior externo (véase *Sitios de tumores en la mama*, p. 846).

Las tasas de crecimiento varían. De forma teórica, el cáncer de mama de crecimiento lento puede tardar hasta 8 años en ser palpable con un tamaño de 1 cm.

Patrón de propagación

Esta enfermedad puede propagarse o metastatizar a través del cuerpo por medio del sistema linfático o del torrente sanguíneo. Los sitios más frecuentes incluyen el otro seno, el hueso, el cerebro, el hígado y el pulmón.

Qué buscar

Los signos y síntomas del cáncer de mama incluyen:
- Bulto o masa indolora en la mama
- Cambios en la simetría o el tamaño de la mama
- Cambios en la piel del seno, tales como hoyuelos (llamados *piel de naranja*), edema o úlceras
- Cambios en los pezones (p. ej., picazón, ardor, erosión, retracción o secreción)
- Cambios en la temperatura de la piel (un área tibia, caliente o rosa)

Si detectas alguno de estos cambios, sospecha de cáncer en una mujer no lactante que haya pasado la edad de tener hijos hasta que se demuestre lo contrario. Investiga la secreción espontánea de cualquier tipo en una mujer que no amamanta y no está lactando.

Signos y síntomas de metástasis

La enfermedad metastásica puede causar dolor de hombro, cadera o pelvis, tos, anorexia, mareos persistentes o ganglios linfáticos axilares o supraclaviculares agrandados.

Qué dicen las pruebas

- La detección de una masa o tumor de mama durante la autoexploración, el examen clínico de mamas o la mamografía sugiere cáncer de mama (véase *Recomendaciones de detección precoz de cáncer de mama*, p. 846).

Para recordar

ESH es una manera fácil de recordar los factores de riesgo primario para el cáncer de mama:

Edad: el riesgo aumenta después de los 50 años de edad.

Sexo: alrededor del 90 % de los cánceres de mama se encuentran en las mujeres.

Historia clínica: una historia personal o familiar de cáncer de mama aumenta el riesgo de la enfermedad.

El cáncer de mama afecta con mayor frecuencia la mama izquierda que la derecha y es más usual en el cuadrante superior externo.

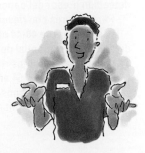

Sitios de tumores en la mama

Esta ilustración muestra la ubicación y la frecuencia del cáncer de mama. El cuadrante superior externo es el sitio afectado de manera más frecuente.

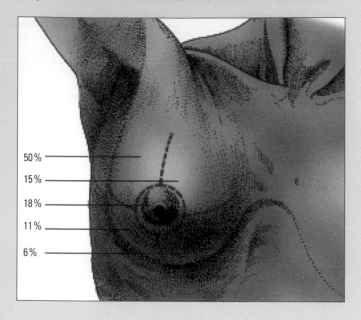

50 %
15 %
18 %
11 %
6 %

- El diagnóstico depende de la biopsia y la evaluación patológica del tejido sospechoso. Los estudios diagnósticos para la estadificación pueden incluir radiografías de tórax, y gammagrafía hepática y ósea.
- Una prueba de receptores hormonales de tejido tumoral obtenido por medio de la biopsia puede determinar si el crecimiento del tumor es estimulado por estrógenos (dependiente de estrógenos) o progesterona (dependiente de progesterona). Esta determinación guía las decisiones terapéuticas.

La estadificación del cáncer de mama puede requerir radiografías de tórax y gammagrafía de hígado y hueso.

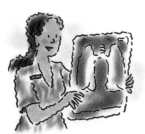

Recomendaciones de detección precoz de cáncer de mama

Estas recomendaciones de la American Cancer Society (2015) se centran en la detección precoz del cáncer de mama para mejorar las tasas de supervivencia:

Para mujeres con riesgo promedio:

Las **mujeres de 40-44 años de edad** deben tener la opción de comenzar la detección precoz anual de cáncer de mama con mamografías si así lo desean. Se deben considerar los riesgos de la detección y los posibles beneficios.

Las **mujeres de 45-54 años** deben hacerse mamografías cada año.

Las **mujeres de 55 años y mayores** deben cambiar a mamografías cada 2 años o tienen la opción de continuar con el examen anual.

Recomendaciones de detección precoz de cáncer de mama

(continuación)

Para las mujeres con riesgo superior al promedio:

Las mujeres que están en alto riesgo de padecer cáncer de mama basado en ciertos factores deben realizarse una resonancia magnética y una mamografía cada año. Esto incluye a las mujeres que:

• Tienen un riesgo de cáncer de mama del 20-25 % o más, de acuerdo con los instrumentos de evaluación de riesgo que se basan sobre todo en los antecedentes familiares (como el modelo de Claus).

• Tienen una mutación conocida del gen *BRCA1* o *BRCA2*.

• Tienen un pariente de primer grado (padre, hermano, hermana o hijo) con una mutación del gen *BRCA1* o *BRCA2* y no se han sometido a pruebas genéticas.

• Recibieron radioterapia en el tórax cuando tenían entre 10 y 30 años.

• Tienen alguno de los siguientes síndromes: de Bannayan-Riley-Ruvalcaba, de Cowden, de Li-Fraumeni, o tienen parientes de primer grado con uno de estos síndromes.

Cómo se trata

El tratamiento puede incluir una o cualquier combinación de las siguientes opciones.

Quimioterapia

La quimioterapia para el cáncer de mama puede implicar varias combinaciones de fármacos citotóxicos. En pacientes con afectación ganglionar axilar, pero sin evidencia de metástasis a distancia, la quimioterapia puede ser coadyuvante (utilizada después de la extracción del tumor primario) o neoadyuvante (empleada como tratamiento preliminar antes de una segunda modalidad de tratamiento necesaria).

Si se ha producido metástasis, la quimioterapia puede realizarse como tratamiento primario basado en factores tales como el estado premenopáusico o posmenopáusico de la paciente.

Quimio combos

Las combinaciones de fármacos usadas con mayor frecuencia incluyen:

• Ciclofosfamida, metotrexato y fluorouracilo
• Doxorrubicina y ciclofosfamida
• Ciclofosfamida, doxorrubicina y fluorouracilo

Otros tratamientos farmacológicos

El paclitaxel y el docetaxel se utilizan para tratar el cáncer de mama recurrente o metastásico. El trastuzumab es un anticuerpo monoclonal empleado para tratar el cáncer de mama metastásico en pacientes con una sobreexpresión de Her 2/neu, una proteína asociada con un tumor más agresivo. Aproximadamente el 30 % de las pacientes con cáncer de mama son candidatas para la terapia con trastuzumab. Se siguen desarrollando nuevos tratamientos farmacológicos.

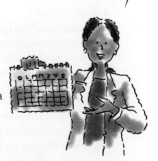

Por lo general, la radioterapia primaria comienza 2 a 4 semanas después de la cirugía, cuando las incisiones han cicatrizado.

Radioterapia

La radioterapia externa primaria comienza por lo general 2-4 semanas después de la cirugía, cuando las heridas han cicatrizado. Puede administrarse antes, durante o después de la quimioterapia.

La radiación también se puede utilizar como terapia adyuvante para los tumores que se encuentran cerca de la pared torácica, están localmente avanzados o son recurrentes, así como para el cáncer de mama inflamatorio. Si el cáncer se ha propagado al hueso, la radioterapia puede estar dirigida a sitios óseos específicos para reducir el dolor.

Cirugía

La *lumpectomía*, o la extirpación del tumor, por lo general es la cirugía inicial. También proporciona material para biopsia a fin de determinar el tipo de células tumorales.

Por lo regular, la lumpectomía se realiza de forma ambulatoria. Para algunas pacientes, en especial aquellas con tumores pequeños y sin evidencia de afectación de los ganglios axilares, es la única cirugía que se requiere. Sin embargo, también se combina de manera frecuente con la radioterapia.

La lumpectomía se realiza en dos etapas. Primero, el cirujano retira el nódulo y confirma la malignidad. Luego, comenta las opciones de tratamiento con la paciente.

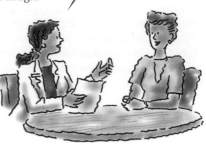

En una lumpectomía con disección de ganglio linfático axilar, el cirujano elimina solamente el tumor y los ganglios linfáticos bajo el brazo, no el propio seno.

Otras opciones de cirugía

Otros procedimientos quirúrgicos para el cáncer de mama incluyen:
- Lumpectomía con biopsia de ganglio centinela o disección de ganglios linfáticos axilares, que elimina el tumor y los ganglios linfáticos axilares, dejando el seno intacto.
- Mastectomía simple, que elimina la mama, pero no los ganglios linfáticos axilares o los músculos pectorales.
- Mastectomía radical modificada (elimina ganglios linfáticos y axilares).
- Mastectomía radical (poco frecuente), que elimina la mama, los músculos pectorales mayor y menor y los ganglios axilares.

Reconstrucción de la mama

La cirugía reconstructiva posmastectomía puede crear un montículo mamario si la paciente lo desea, lo que puede ayudarle a hacer frente a los cambios en su imagen corporal.

Otros métodos

Otros tratamientos para el cáncer de mama pueden incluir:
- Estrógenos, progesterona o terapia con andrógenos
- Terapia antiandrogénica con aminoglutetimida
- Terapia antiestrogénica

La terapia antiestrogénica implica la administración de tamoxifeno, un fármaco con pocos efectos adversos que inhibe la síntesis de ácido desoxirribonucleico. En las mujeres posmenopáusicas, los inhibidores de la aromatasa, como el anastrozol, combaten de manera eficaz los tumores dependientes de los estrógenos.

Qué hacer

- Obtén la historia clínica de la paciente. Evalúa sus sentimientos y conocimientos sobre su diagnóstico y determina sus expectativas.
- Explica las opciones de tratamiento según el nivel de comprensión de la paciente.
- Evalúa a la paciente. Con un tratamiento eficaz, debe recuperarse sin incidentes de la cirugía, la radiación, la quimioterapia u otros tratamientos. Debe realizar ejercicios apropiados y comprender las precauciones de seguridad postoperatoria para el brazo afectado. Además, debe demostrar la realización correcta de la autoexploración mamaria (véase *Consejos sobre enseñanza para el cáncer de mama*).

Cáncer de cuello uterino

El cáncer de cuello uterino (cérvix), el tercer cáncer más frecuente del aparato reproductor femenino (después del cáncer uterino y ovárico), puede ser preinvasor o invasor. Con la detección temprana y el tratamiento adecuado, la forma preinvasora tiene una alta tasa de curación.

Invasión no deseada

Si no se trata (y dependiendo de la forma del cáncer), la enfermedad puede avanzar hasta convertirse en invasora. El cáncer cervical invasor causa 4 000 muertes anuales en Estados Unidos. Es muy poco frecuente antes de los 20 años de edad (por lo general ocurre entre las edades de 30 y 50 años).

Qué lo causa

La causa del cáncer de cuello uterino se desconoce. Sin embargo, el factor de riesgo más importante es la infección por el virus del papiloma humano (VPH). El VPH es responsable de aproximadamente el 70 % de los casos de cáncer de cuello uterino. Se recomienda la vacuna recombinante contra el VPH (Gardasil® o Cervarix®) para las mujeres y niñas de 9-26 años de edad para proteger frente a este tipo de cáncer.

Otros factores de riesgo incluyen:
- Infección por clamidia
- Inmunosupresión
- Dieta deficiente y obesidad
- Embarazo precoz y embarazos múltiples
- Hábito tabáquico

Fisiopatología

El cáncer de cuello uterino preinvasor varía desde la displasia cervical mínima, en la que el tercio inferior del epitelio contiene células anómalas, hasta el carcinoma *in situ*, que involucra el espesor completo del epitelio.

Membrana basal

En el cáncer invasor, las células cancerosas penetran en la membrana basal y pueden propagarse directamente a las estructuras pélvicas adyacentes o a sitios distantes a través del sistema linfático.

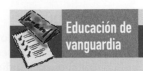

Educación de vanguardia

Consejos sobre enseñanza para el cáncer de mama

- Promover el diagnóstico y el tratamiento oportunos del cáncer de mama; enseñar a las pacientes la importancia de la mamografía y el seguimiento adecuado.
- En el postoperatorio, instruir a la paciente para que continúe con estas prácticas para detectar nuevas lesiones mamarias.

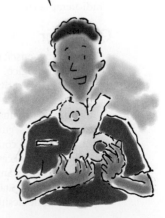

Los porcentajes de supervivencia al cáncer cervical preinvasor son altos, con una tasa de curación cercana al 100 %.

Qué buscar

El cáncer de cuello uterino preinvasor es asintomático. El sangrado vaginal anómalo, la secreción vaginal persistente y el dolor y sangrado poscoital pueden indicar una enfermedad invasora temprana.

La enfermedad avanzada puede causar dolor pélvico o salida vaginal de orina y heces por una fístula, junto con anorexia, pérdida de peso y fatiga.

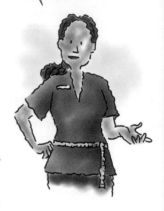

El tratamiento eficaz para el cáncer de cuello uterino se adapta a la etapa del cáncer.

Qué dicen las pruebas

- Un frotis de Papanicolaou, o citología vaginal, puede detectar el cáncer de cuello uterino antes de que surjan los síntomas. La ACS recomienda la realización de pruebas anuales de Papanicolaou alrededor de 3 años después del inicio de las relaciones sexuales, a más tardar comenzando a los 21 años de edad. Las mujeres entre 30 y 70 años de edad con tres o más exámenes consecutivos satisfactorios y con hallazgos normales deben hacerse un frotis de Papanicolaou cada 2-3 años. Para las mujeres de 70 años o más con tres o más exámenes consecutivos satisfactorios y sin frotis de Papanicolaou anómalos en los últimos 10 años, la detección puede interrumpirse.
- Se recomienda realizar una prueba de ADN del VPH para detectar el virus en mujeres mayores de 30 años que han tenido frotis de Papanicolaou anómalos.
- La colposcopia (examen del epitelio vaginal y cervical con un colposcopio) puede revelar la presencia y el grado de las lesiones preclínicas.
- La biopsia y el examen histológico confirman el diagnóstico.
- Estudios adicionales, como la linfangiografía, la cistografía y las exploraciones, pueden detectar metástasis.

Cómo se trata

El tratamiento eficaz se adapta a la etapa del cáncer. Las lesiones preinvasoras pueden justificar la biopsia excisional total, la criocirugía, la destrucción del tumor con láser, la conización (extracción de una sección cónica del cuello uterino) con un seguimiento mediante frotis de Papanicolaou o, con poca frecuencia, una histerectomía. El cáncer escamoso, o carcinoma espinocelular, en su variante invasora puede requerir histerectomía radical y radioterapia (interna, externa o ambas).

Qué hacer

- Ofrece una enseñanza integral a la paciente, así como apoyo emocional y psicológico.
- Si la paciente recibe radioterapia interna, determina si la fuente radiactiva será insertada mientras esté en la sala de operaciones (precargada) o al pie de la cama (cargada posteriormente). Recuerda que las precauciones de seguridad (tiempo, distancia y blindaje) deben comenzar tan pronto como la fuente radiactiva esté preparada. Indica a la paciente que necesitará una habitación privada.
- Revisa las constantes vitales de la paciente cada 4 h. Observa en busca de reacciones cutáneas, hemorragia vaginal, malestar abdominal y evidencia de deshidratación.

Al alcance de la mano

- Asegúrate de que la paciente pueda alcanzar todo lo que necesita sin estirarse ni tensarse. Ayúdala a realizar ejercicios de amplitud de movimiento para el brazo; ten en cuenta que los ejercicios de las piernas y otros movimientos corporales podrían desplazar la fuente de radiación.
- Organiza el tiempo que pasas con la paciente para disminuir al mínimo tu exposición a la radiación. Informa a los visitantes sobre las precauciones de seguridad y cuelga un aviso que incluya estas precauciones en la puerta de la paciente.
- Evalúa a la paciente. Cuando valores su respuesta al tratamiento, anota qué tan bien tolera la terapia. Ella debe entender que no afectará su capacidad para tener relaciones sexuales. También debe comprender la importancia de cumplir con el régimen de tratamiento (véase *Consejos sobre enseñanza para el cáncer de cuello uterino*).

Cáncer colorrectal

El cáncer colorrectal es la tercera causa más frecuente de muerte por cáncer en Estados Unidos. Afecta a hombres y mujeres por igual.

Casi todos los cánceres colorrectales son adenocarcinomas. Alrededor del 50 % son lesiones rectosigmoideas que se adhieren estrechamente a la superficie mucosa (llamadas *sésiles*). El resto son pólipos.

Lento para extenderse, más fácil de curar

Debido a que el cáncer colorrectal se propaga con lentitud, es potencialmente curable con el diagnóstico precoz. Las tasas de supervivencia disminuyen, dependiendo de la etapa de la enfermedad, una vez que el cáncer se extiende a la región local o tiene metástasis a distancia.

Qué lo causa

La causa del cáncer colorrectal sigue siendo desconocida. Sin embargo, los estudios muestran que es frecuente en áreas de mayor desarrollo económico. Esto sugiere que está vinculado con una dieta alta en grasas.

Otros factores que aumentan el riesgo para esta enfermedad incluyen:
- Edad mayor de 50 años
- Enfermedad inflamatoria intestinal
- Antecedentes de pólipos
- Tendencia hereditaria a los pólipos de colon
- Estilo de vida sedentario y obesidad
- Consumo excesivo de alcohol
- Dieta alta en carnes rojas
- Antecedentes familiares de cáncer colorrectal, en especial antes de los 60 años

Fisiopatología

La mayoría de las lesiones del intestino grueso son adenocarcinomas moderadamente diferenciados. Los tumores tienden a crecer de forma lenta y permanecen asintomáticos durante largos períodos.

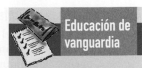

Educación de vanguardia

Consejos sobre enseñanza para el cáncer de cuello uterino

- Si la paciente con cáncer de cuello uterino se somete a una biopsia excisional, una criocirugía o una terapia con láser, indícale que espere una secreción o sangrado leve durante aproximadamente una semana. Aconseja a la paciente que no utilice duchas vaginales, tampones, y que evite tener relaciones sexuales durante este tiempo.
- Explica que la radioterapia ambulatoria (si es necesaria) continúa durante 4-6 semanas.
- Indica a la paciente que puede ser hospitalizada por un período de 2-3 días para el tratamiento de radiación interna, según necesidad.
- Debido a que la radioterapia puede hacerla más susceptible a infecciones al disminuir su recuento de leucocitos, recomienda evitar a personas con infecciones evidentes durante la terapia.
- Asegura a la paciente que el cáncer de cuello uterino y su tratamiento no tienen por qué afectar de manera negativa su función sexual.

Estiramiento de la circunferencia

Los tumores en el colon sigmoideo y descendente crecen de forma circunferencial y constriñen el lumen intestinal. En el momento del diagnóstico, los tumores en el colon ascendente suelen ser grandes y palpables en la exploración física.

Qué buscar

Los signos y síntomas del cáncer colorrectal incluyen malestar general y fatiga. Otros hallazgos resultan de la obstrucción local y, en etapas posteriores, de la extensión directa a órganos adyacentes (como vejiga, próstata, uréteres, vagina y sacro) o de metástasis a distancia (generalmente al hígado).

Los signos y síntomas tardíos incluyen:
- Pérdida de peso
- Dolor
- Palidez
- Heces con sangre
- Caquexia (desnutrición, debilidad y emaciación)
- Ascitis (acumulación de líquido seroso en la cavidad abdominal)
- Hepatomegalia (aumento del hígado)
- Linfangiectasia (ensanchamiento de los vasos linfáticos)

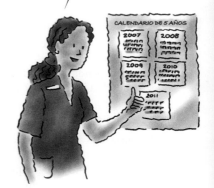

Las personas mayores de 50 años de edad deben realizarse exámenes de sangre oculta en heces, sigmoidoscopia flexible cada 5 años, o colonoscopia cada 10 años.

Qué dicen las pruebas

- Sólo una biopsia tumoral puede confirmar la presencia del cáncer colorrectal, pero otras pruebas ayudan a detectarlo. Para las mujeres y hombres de 50 años o más, la ACS recomienda una de las siguientes pruebas: prueba de sangre oculta en heces (PSOH) o prueba inmunoquímica fecal (PIQF) cada año, sigmoidoscopia flexible cada 5 años, PSOH o PIQF cada año más sigmoidoscopia flexible cada 5 años, colonoscopia cada 10 años, o enema de bario de doble contraste cada 5 años.
- El examen rectal digital detecta casi el 15 % de los cánceres colorrectales. Puede utilizarse para detectar lesiones rectales y perianales sospechosas.
- La PSOH y la PIQF detectan la sangre en las heces, una señal de advertencia de cáncer de recto.
- La proctoscopia o la sigmoidoscopia permiten la visualización del tubo digestivo más bajo y pueden detectar hasta dos tercios de los cánceres colorrectales.

Fotografía de la evidencia

- La colonoscopia permite la inspección visual (y de fotografías) del colon hasta la válvula ileocecal. También proporciona acceso para la polipectomía y la biopsia de lesiones sospechosas.
- La resonancia magnética (RM) utiliza campos magnéticos para obtener imágenes detalladas de las estructuras corporales.
- La prueba del antígeno carcinoembrionario, aunque no tan específica o sensible para el diagnóstico precoz, ayuda a valorar al paciente antes y después del tratamiento para detectar metástasis o recurrencias.

Tratamiento del cáncer colorrectal

El tratamiento más eficaz para el cáncer colorrectal es la cirugía para extirpar el tumor maligno, los tejidos adyacentes y los ganglios linfáticos cancerosos. El sitio quirúrgico depende de la localización del tumor. Las siguientes ilustraciones muestran las diferentes localizaciones en el colon que pueden resecarse para la extirpación de tumores y los diferentes tipos de posibles anastomosis (readherencias).

Tratamiento postoperatorio
Después de la cirugía, el tratamiento por lo general incluye quimioterapia o radioterapia. Si el cáncer se ha diseminado a otros sitios o el paciente padece enfermedad residual o un tumor inoperable recurrente, la quimioterapia es esencial.

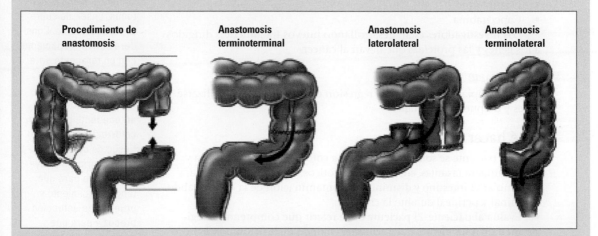

Procedimiento de anastomosis — Anastomosis terminoterminal — Anastomosis laterolateral — Anastomosis terminolateral

Cómo se trata

La cirugía busca eliminar el tumor canceroso y los tejidos adyacentes, así como los ganglios linfáticos que pueden contener células cancerosas. El tipo de cirugía depende de la ubicación del tumor (véase *Tratamiento del cáncer colorrectal*).

Opciones quirúrgicas

- Para los tumores del intestino ciego o el colon ascendente, la hemicolectomía derecha para la enfermedad avanzada puede incluir la resección del segmento terminal de íleon, ciego, colon ascendente y mitad derecha del colon transverso con el mesenterio correspondiente.
- Para los tumores del colon proximal y del colon transverso medio, la colectomía derecha incluye el colon transverso y el mesenterio que corresponden con los vasos cólicos medios. Como alternativa, el cirujano puede realizar la resección segmentaria del colon transverso y los vasos cólicos medios asociados.
- Para los tumores de colon sigmoideo, la cirugía en general se limita al colon sigmoideo y al mesenterio.
- Los tumores del recto superior suelen necesitar una resección anterior o baja anterior. Un método más reciente que utiliza una engrapadora

permite realizar resecciones mucho más bajas de lo que era posible con anterioridad.
- Para los tumores en el recto inferior, se llevan a cabo la resección abdominoperineal y la colostomía sigmoidea permanente.

Mejor vida a través de la quimioterapia

La quimioterapia puede utilizarse como terapia adyuvante o para pacientes con metástasis, enfermedad residual o tumores recurrentes inoperables. Los fármacos empleados con mayor frecuencia incluyen:
- 5-fluorouracilo, con o sin leucovorina
- Irinotecán
- Oxaliplatino
- Capecitabina

Los investigadores están desarrollando nuevos tratamientos dirigidos a los genes y las proteínas que llevan al cáncer.

Radioterapia

La radioterapia puede inducir la regresión del tumor y puede utilizarse antes y después de la cirugía.

Qué hacer

- Si el paciente se somete a una cirugía colorrectal, evalúa la dieta y administra laxantes, enemas y antibióticos, según indicación (para limpiar el intestino y disminuir la contaminación de la cavidad abdominal y perineal durante la cirugía).
- Evalúa al paciente. El paciente debe referir que comprende el régimen de tratamiento, que incluye el cuidado de la ostomía, y la necesidad de un seguimiento a largo plazo (véase *Consejos sobre enseñanza para el cáncer colorrectal*).

Enfermedad de Hodgkin

La *enfermedad de Hodgkin* es un cáncer linfático caracterizado por un agrandamiento progresivo e indoloro de los ganglios linfáticos, el bazo y otros tejidos lintáficos. Si no se trata, sigue un curso variable pero progresivo y, en última instancia, letal.

Probabilidades prometedoras

Sin embargo, los recientes avances terapéuticos hacen que la enfermedad de Hodgkin sea potencialmente curable, incluso en estadios avanzados. El tratamiento adecuado brinda una supervivencia a largo plazo en alrededor del 65-90 % de los pacientes, dependiendo del estadio de la enfermedad.

Qué la causa

La causa exacta de la enfermedad de Hodgkin es desconocida, aunque la evidencia indirecta sugiere que puede tratarse de un virus. La enfermedad es más frecuente en adultos jóvenes.

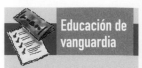

Educación de vanguardia

Consejos sobre enseñanza para el cáncer colorrectal

- Si el paciente con cáncer colorrectal se someterá a una colostomía, enséñale sobre el procedimiento. Considera derivar al paciente con un terapeuta enterostomal antes de la cirugía.
- Debido a que un antecedente de cáncer colorrectal aumenta el riesgo de otros cánceres primarios, instruye al paciente para que tenga seguimiento y pruebas de detección precoz y para que aumente su ingestión de fibra dietética.
- Instruye a la familia del paciente sobre los riesgos familiares del cáncer colorrectal, y sobre la modificación dietética para reducir su riesgo. También enséñales como reconocer los primeros signos y síntomas de este tipo de cáncer.

Fisiopatología

La hipertrofia de los ganglios linfáticos, el bazo y otros tejidos linfáticos es resultado de la proliferación de linfocitos, histiocitos, eosinófilos y células de Reed-Sternberg. Estas últimas células son características de la enfermedad.

Qué buscar

Por lo general, el primer signo es la inflamación indolora de un ganglio linfático cervical (o, en ocasiones, de un nódulo linfático en otra área). Otros signos y síntomas pueden incluir prurito (picazón), fiebre persistente, sudores nocturnos, fatiga, pérdida de peso y malestar general.

Los signos y síntomas tardíos incluyen edema facial y de cuello, ictericia, neuropatía, ganglios linfáticos retroperitoneales agrandados e infiltración nodular del bazo, hígado y huesos.

Qué dicen las pruebas

- La biopsia de ganglios linfáticos revela proliferación histológica anómala, fibrosis nodular, necrosis y células de Reed-Sternberg. La biopsia del ganglio linfático también se utiliza para confirmar la afectación de otros nódulos linfáticos y órganos.
- Los análisis de sangre muestran anemia normocítica (anemia con eritrocitos de tamaño normal) de leve a grave; anemia normocrómica (marcada por cantidades normales de hemoglobina) en el 50 % de los casos; un recuento de leucocitos elevado, normal o reducido; y el diferencial de leucocitos que muestran cualquier combinación de neutrofilia (recuentos excesivos de neutrófilos), linfocitopenia (recuentos deficientes de linfocitos), monocitosis (recuentos excesivos de monocitos) y eosinofilia (recuentos excesivos de eosinófilos).
- Los concentraciones séricas de fosfatasa alcalina pueden estar elevadas, indicando afectación hepática u ósea.
- Se requiere una laparotomía de estadificación para pacientes menores de 55 años y para aquellos sin enfermedad avanzada evidente (estadios III o IV), histología de predominio de linfocitos o contraindicaciones médicas.
- Las tomografías computarizadas (TC) evalúan la extensión de la enfermedad.

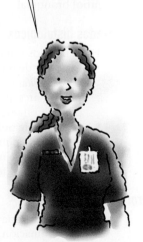

Se utiliza una combinación de quimioterapia y radioterapia para tratar a pacientes con enfermedad de Hodgkin.

Cómo se trata

Dependiendo de la etapa de la enfermedad, el tratamiento puede incluir quimioterapia, radioterapia o ambos. La elección del tratamiento depende de una exploración física cuidadosa, una interpretación histológica precisa y una estadificación clínica adecuada. El tratamiento correcto prolonga la supervivencia e induce a una aparente curación en muchos pacientes.

Una perspectiva favorable

Los pacientes con pronósticos favorables pueden beneficiarse de una combinación de radiación dirigida junto con quimioterapia. Las combinaciones de quimioterapia utilizadas con mayor frecuencia incluyen:

- Doxorrubicina, bleomicina, vinblastina y dacarbazina
- Ciclofosfamida, doxorrubicina, etopósido, vincristina, bleomicina, procarbazina y prednisona

Qué hacer

- Observa con cuidado al paciente para ver si hay indicios de toxicidad causada por la quimioterapia o la radiación. Cuando sea apropiado, trata los síntomas para ayudar a prevenir la necesidad de interrumpir o disminuir el tratamiento.
- Proporciona apoyo emocional y ofrece la orientación y el consuelo apropiados.
- Evalúa al paciente. El paciente debe entender y cumplir con el régimen de autocuidado para la radioterapia y la quimioterapia. Debe poder reconocer los efectos adversos del tratamiento y saber cuándo notificar al médico. También debe ser capaz de controlar la pérdida de peso y permanecer libre de infecciones (véase *Consejos sobre enseñanza para la enfermedad de Hodgkin*).

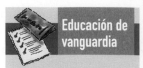

Educación de vanguardia

Consejos sobre enseñanza para la enfermedad de Hodgkin

- Enseña al paciente y a su familia o cuidadores qué pueden hacer para aliviar los efectos adversos del tratamiento. También enséñales cuándo contactar al médico para ayudar a manejar los síntomas.
- Informa al paciente y a su familia o cuidadores que la sede local de la American Cancer Society y la Leukemia Society of America están disponibles para obtener información, asistencia financiera y orientación de apoyo.

Cáncer de pulmón

Aunque en gran medida prevenible, el carcinoma pulmonar es la causa más frecuente de muerte por cáncer tanto en hombres como en mujeres. Por lo general se desarrolla dentro de la pared o el epitelio del árbol bronquial.

Encabezados histológicos

Hay dos tipos principales de cáncer de pulmón:

- El cáncer de pulmón microcítico, también conocido como *cáncer de células en avena*, representa el 10-15 % de los carcinomas pulmonares. Por lo general comienza en los bronquios y se propaga ampliamente.
- El cáncer de pulmón no microcítico representa el 85-90 % de los carcinomas pulmonares e incluye los carcinomas basocelulares, los adenocarcinomas y los carcinomas macrocíticos o de células grandes (no diferenciados).

Pronóstico sombrío

El pronóstico varía dependiendo del tipo de célula y la extensión de la diseminación en el momento del diagnóstico. Sólo el 15 % de los pacientes con cáncer pulmonar tardío sobreviven 5 años después del diagnóstico.

Qué lo causa

El hábito tabáquico explica cerca del 90 % de los cánceres de pulmón y está asociado de manera estrecha con todos los tipos histológicos. Otros factores de riesgo incluyen la predisposición genética y la exposición a contaminantes carcinógenos industriales o contaminantes del aire (asbesto, uranio, arsénico, níquel, óxidos de hierro, cromo, polvo radiactivo y polvo de carbón). Algunas personas sin ningún factor de riesgo desarrollan cáncer de pulmón.

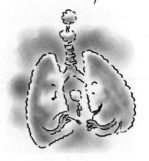

El tabaquismo (cof) explica alrededor del 90 % (cof) de los cánceres de pulmón (cof).

Fisiopatología

Los tumores de pulmón muestran cambios epiteliales bronquiales que evolucionan a partir de cambios de células escamosas o metaplasia (cambios anómalos en células adultas) hasta el carcinoma *in situ*. Los tumores originados en los bronquios producen más moco.

El crecimiento tumoral causa el bloqueo parcial o total de las vías respiratorias, llevando al colapso de los lóbulos pulmonares distales al tumor.

Propagación torácica

La metástasis temprana ocurre en otras estructuras torácicas, como los ganglios linfáticos hiliares y el mediastino. Las metástasis a distancia pueden incluir el cerebro, el hígado, los huesos y las glándulas suprarrenales.

Qué buscar

Debido a que el cáncer de pulmón de etapa temprana tiende a tener un inicio gradual, la enfermedad suele encontrarse en las etapas más avanzadas en el momento en el que se diagnostica.

En el caso del cáncer microcítico y los cánceres escamosos, los hallazgos respiratorios tardíos incluyen tos de fumador, ronquera, sibilancias, disnea, hemoptisis (expectoración de sangre) y dolor torácico. Con el cáncer no microcítico y el adenocarcinoma, los hallazgos incluyen fiebre, debilidad, pérdida de peso, anorexia y dolor en los hombros.

Desarmonía hormonal

En algunas ocasiones, el cáncer de pulmón causa cambios relacionados con las hormonas, incluyendo:
- Ginecomastia o agrandamiento de mamas en los hombres (con cáncer no microcítico)
- Dolor óseo y articular (con cáncer no microcítico y adenocarcinoma)
- Signos o síntomas del síndrome de Cushing, como obesidad central, cara redonda, panículos adiposos supraclaviculares, atrofia muscular, edema y cambios emocionales (con cáncer microcítico)
- Signos o síntomas del síndrome carcinoide, como enrojecimiento, diarrea, calambres, lesiones cutáneas, respiración dificultosa y palpitaciones (con cáncer microcítico)
- Signos o síntomas de hipercalcemia, por ejemplo, dolor muscular y debilidad

Señales de propagación

Si el cáncer de pulmón se propaga, los signos y los síntomas varían. Con la obstrucción bronquial, los signos y los síntomas metastásicos incluyen hemoptisis, hiperplasia (colapso del tejido pulmonar), neumonitis (inflamación pulmonar) y disnea.

En el caso de la invasión recurrente de los nervios, los hallazgos pueden incluir parálisis de las cuerdas vocales. Con la invasión de la pared torácica, el paciente puede tener dolor perforante en el pecho, disnea creciente y dolor intenso en el hombro que irradia hacia abajo del brazo. Si hay diseminación linfática local, espera encontrar tos, hemoptisis, estridor (un sonido grave al exhalar) y derrame pleural.

Qué dicen las pruebas

- Una radiografía de tórax, por lo general, muestra una lesión avanzada, pero puede detectarla hasta 2 años antes de que aparezcan los síntomas. También define el tamaño y la ubicación del tumor.
- La broncoscopia puede localizar el sitio del tumor. Los lavados con broncoscopios brindan material para examen citológico e histológico. El uso de un fibrobroncoscopio flexible aumenta la eficacia de la prueba.
- La biopsia con aguja utiliza un control visual fluoroscópico biplano para detectar tumores periféricos; tiene precisión diagnóstica del 80 %.
- La biopsia tisular de los sitios metastásicos accesibles incluye ganglios supraclaviculares y mediastínicos y biopsia pleural.
- La toracocentesis (extracción de líquido de la cavidad torácica) permite el examen químico y citológico del líquido pleural.
- Las pruebas para detectar las metástasis incluyen gammagrafía ósea (una exploración positiva puede llevar a realizar una biopsia de médula ósea, que también se recomienda en pacientes con cáncer microcítico), TC cerebral, estudios de función hepática y gammagrafía con galio (exploración nuclear no invasiva) de hígado, bazo y hueso.

> Una radiografía de tórax puede detectar un tumor de pulmón hasta 2 años antes de que aparezcan los síntomas.

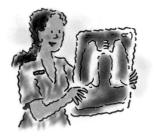

Cómo se trata

El tratamiento implica combinaciones de cirugía, radiación y quimioterapia. Aunque el tratamiento puede mejorar el pronóstico y prolongar la supervivencia, es en gran parte paliativo, porque la mayoría de los cánceres de pulmón se diagnostican en una etapa avanzada de la enfermedad.

Cirugía

La cirugía es el tratamiento principal para el cáncer no microcítico, a menos que el tumor no sea resecable u otras alteraciones (como la enfermedad cardíaca) la contraindiquen. La cirugía incluye la extirpación parcial de un pulmón (resección en cuña y lobectomía) o la extirpación total del pulmón (neumectomía y neumonectomía radical).

Radioterapia

La radioterapia preoperatoria puede reducir la masa tumoral para permitir su resección quirúrgica, pero su valor es cuestionable. Este tratamiento se recomienda en general para las lesiones en etapas iniciales (etapas I y II) si la cirugía está contraindicada y como complemento a la cirugía (ya sea preoperatoria o postoperatoria).

La irradiación craneal profiláctica puede utilizarse con el fin de prevenir o retardar las metástasis cerebrales en el cáncer de pulmón microcítico. Algunos pacientes se someten a radioterapia para controlar los síntomas relacionados con el cáncer o para prolongar su vida funcional.

Quimioterapia

La quimioterapia para el cáncer de pulmón microcítico utiliza una combinación de fármacos como:
- Cisplatino y etopósido
- Carboplatino y etopósido
- Cisplatino e irinotecán

Para los cánceres no microcíticos, el cisplatino, el carboplatino, el paclitaxel y el docetaxel se encuentran entre los fármacos utilizados con mayor frecuencia.

Otros tratamientos

Otros métodos de tratamiento posibles incluyen ablación por radiofrecuencia, terapia fotodinámica y terapia con láser.

Qué hacer

- Proporciona una atención integral de apoyo y enseña al paciente cómo disminuir las complicaciones y promover la recuperación de la cirugía, la radiación o la quimioterapia.
- Evalúa al paciente, quien debe experimentar una recuperación sin incidentes de la cirugía, la radiación o la quimioterapia. El paciente y su familia o cuidadores deberán verbalizar que comprenden los factores de riesgo y modificar su conducta con respecto al hábito tabáquico, según corresponda. El paciente debe seguir el régimen de tratamiento y comprender la necesidad de llevar a cabo una buena higiene pulmonar y de tener un seguimiento. Asimismo, debe reconocer los signos y los síntomas de infección de las vías respiratorias y comprender la necesidad de informarlas de inmediato al médico tratante (véase *Consejos sobre enseñanza para el cáncer de pulmón.*)

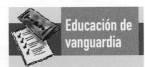

Educación de vanguardia

Consejos sobre enseñanza para el cáncer de pulmón

- Antes del alta, enseña al paciente con cáncer de pulmón cómo utilizar la oxigenoterapia domiciliaria. Asegúrate de que el paciente y su familia o cuidadores conozcan los signos y los síntomas de las infecciones de las vías respiratorias y la necesidad de reportarlas al médico.
- Para ayudar a prevenir el cáncer de pulmón, recomienda a los pacientes de alto riesgo que dejen de fumar. Refiere a los fumadores que quieran hacerlo a la sucursal local de la American Cancer Society o la American Lung Association. Informa a los pacientes que se pueden prescribir chicles o parches de nicotina y un antidepresivo en combinación con asistencias a grupos de enseñanza y de apoyo.
- Alienta a los pacientes con infecciones recurrentes o crónicas de vías respiratorias y con enfermedad pulmonar crónica a que consulten al médico de inmediato para una evaluación si detectan cambios en las características de la tos.

Melanoma maligno

La forma más letal de cáncer de piel, el melanoma maligno, aún es poco frecuente, pero está aumentando a una tasa de alrededor del 4 % por año. Cada año se desarrolla un estimado de 73 000 nuevos casos, con alrededor de 9 900 muertes. La edad promedio de detección es a los 62 años.

Los cuatro tipos de melanoma son:

- De extensión superficial
- Nodular
- Lentiginoso acral
- Lentiginoso maligno

Qué lo causa

Se desconoce la causa del melanoma maligno. Los factores de riesgo incluyen una tendencia familiar y antecedentes de melanoma o nevos displásicos, exposición excesiva al sol, quemaduras de sol graves y tono de piel claro.

Afección ancestral

La mayoría de las personas que desarrollan melanoma tienen cabello rubio o rojo, piel clara y ojos azules, son propensos a las quemaduras de sol, y son de origen celta o escandinavo. Otros factores de riesgo son la terapia inmunosupresora y el tratamiento con psoraleno + UVA para la psoriasis.

Fisiopatología

El melanoma surge de los melanocitos (células que sintetizan el pigmento melanina). Además de la piel, los melanocitos se encuentran con menos frecuencia en las meninges (membranas del cerebro y médula espinal), los ojos, la boca y la vagina.

Cuando el melanoma se vuelve móvil

El melanoma se propaga a través de los sistemas linfático y vascular a los ganglios linfáticos regionales, la piel, el hígado, los pulmones y el sistema nervioso central. El pronóstico varía dependiendo del grosor del tumor. En general, las lesiones superficiales son curables, mientras que las lesiones más profundas tienden a metastatizar y conllevan un pésimo pronóstico.

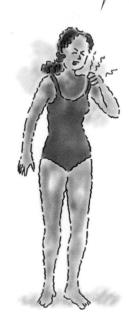

La exposición excesiva al sol y los antecedentes de quemaduras de sol graves son factores de riesgo para el desarrollo de melanoma maligno. ¡Ouch!

Qué buscar

Sospecha melanoma cuando alguna lesión de la piel o nevo se agrande, cambie de color, se inflame o irrite, pique, se ulcere, sangre, cambie de textura o muestre signos de regresión del pigmento circundante (halo nevo o vitiligo) (véase *Reconocimiento de los nevos potencialmente malignos*, p. 862).

Melanoma de extensión superficial

Las características del melanoma de extensión superficial, el tipo más frecuente, incluyen:
- Color rojo, blanco y azulado sobre un fondo marrón o negro
- Márgenes irregulares con muescas
- Superficie irregular
- Nódulo elevado de pequeño tamaño que puede ulcerarse y sangrar
- Patrón de crecimiento horizontal

Melanoma maligno nodular

Este melanoma suele crecer de forma vertical, invade la dermis y metastatiza temprano. Por lo general aparece como pólipo y tiene una decoloración uniforme oscura, a veces grisácea, parecido a una zarzamora; puede coincidir con el color de la piel del paciente. Pueden aparecer manchas de pigmento alrededor de la base de la lesión, que puede estar inflamada.

Melanoma lentiginoso acral

El melanoma acral lentiginoso se presenta sobre todo en las palmas de las manos y las plantas de los pies, en especial en la punta de los dedos o en el pliegue o el lecho de la uña. Algunas veces se observa en las superficies mucosas, como la vulva o la vagina. Aparece como una mancha negra irregular, que se agranda y tiene una etapa no invasora prolongada. Aunque es bastante raro, también es el tipo de melanoma más frecuente en personas que no son de piel blanca.

Melanoma lentiginoso maligno

El melanoma lentiginoso maligno, un tipo relativamente raro, se desarrolla durante muchos años a partir de un lentigo maligno (una lesión negra o marrón, moteada, de crecimiento lento con bordes irregulares) sobre una superficie cutánea expuesta. Por lo general se diagnostica entre los 60 y 70 años de edad. La lesión parece una peca plana, grande, de 2.5-6.5 cm.

Una paleta neutral

La lesión puede ser marrón, negra, blanca o gris pizarra y puede tener nódulos negros dispersos en la superficie. Con el tiempo puede ulcerarse.

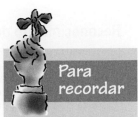

Para recordar

Utiliza la regla **ABCD** para valorar el potencial maligno de un lunar:

Asimetría: ¿el lunar tiene una forma irregular?

Borde: ¿el borde es irregular, con muescas, o mal definido?

Color: ¿el color varía, por ejemplo, entre tonos de marrón, rojo, blanco o negro?

Diámetro: ¿el diámetro es mayor de 6 mm?

El melanoma lentiginoso acral se presenta sobre todo en la palma de la mano o en las plantas de los pies.

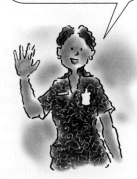

Reconocimiento de los nevos potencialmente malignos

Las lesiones cutáneas llamadas *nevos* (lunares) por lo general están pigmentadas y pueden ser hereditarias. Comienzan a crecer en la infancia y se hacen más numerosas durante la edad adulta temprana.

Hasta el 70 % de los pacientes con melanoma tienen antecedentes de nevos preexistentes en el sitio del tumor. De éstos, alrededor de un tercio son congénitos; el resto se desarrolla a lo largo de la vida.

Los cambios en los nevos (p. ej., en color, tamaño, forma o textura, o inicio de ulceraciones, sangrado o picazón) sugieren una posible transformación maligna. La presencia o ausencia de pelo dentro de un nevo no tiene importancia.

Los tipos de nevos incluyen azules, compuestos, dérmicos, displásicos, de unión y lentigo maligno.

Nevo azul

Los nevos azules son lesiones planas o ligeramente elevadas de 0.5-1 cm de diámetro. Dos veces más frecuentes en las mujeres que en los hombres, aparecen en cabeza, cuello, brazos y dorso de las manos. Su color azul es resultado del pigmento dérmico y el colágeno, que reflejan la luz azul, pero absorben otras longitudes de onda. Deben extirparse para descartar un epitelioma de células basales pigmentadas o melanoma, o por razones estéticas.

Nevo compuesto

Los nevos compuestos por lo general son de color bronce a marrón oscuro y levemente elevados, aunque el tamaño y el color varían. Contienen melanocitos en la dermis y la epidermis y rara vez sufren transformación maligna. La extirpación puede ser necesaria para descartar la transformación maligna o por razones estéticas.

Nevo dérmico

Los nevos dérmicos son lesiones elevadas de 2-10 mm de diámetro que varían en color de bronce a marrón. Por lo general, se desarrollan en los adultos mayores en la parte superior del cuerpo. Suelen eliminarse sólo para descartar la transformación maligna.

Nevo displásico

Los nevos displásicos en general son mayores de 5 mm de diámetro, con bordes irregulares con muescas o indistintos. La mayoría de las veces son de color bronce o marrón, pero a veces presentan pigmentación roja, rosa o negro. No hay dos de estas lesiones que sean exactamente iguales. Se producen en gran número (por lo general más de 100 a la vez), rara vez solos, con mayor frecuencia en la espalda, el cuero cabelludo, el pecho y las nalgas.

Los nevos displásicos son potencialmente malignos, sobre todo en pacientes con antecedentes personales o familiares de melanoma. La biopsia cutánea confirma el diagnóstico; el tratamiento se realiza por medio de la extirpación, seguida de exploraciones físicas regulares (cada 6 meses) para detectar nuevas lesiones o cambios en las lesiones existentes.

Nevo de unión

Los nevos de unión son planos o levemente elevados y de color marrón claro a oscuro, con melanocitos confinados a la epidermis. Por lo general, aparecen antes de los 40 años. Pueden convertirse en nevos compuestos si las células del nevo de unión proliferan y penetran en la dermis.

Lentigo maligno

También llamada *peca melanótica* o *peca melanótica de Hutchinson*, el lentigo maligno es un precursor del melanoma maligno (alrededor de un tercio evoluciona en un melanoma maligno).

Por lo general, ocurren en personas mayores de 40 años, en especial en áreas expuestas de la piel, como la cara. Al principio, estas lesiones son manchas planas, pero de forma gradual se ensanchan y se oscurecen, desarrollando áreas moteadas negras contra un fondo bronce a café. Se recomienda la extirpación por medio de una escisión simple (sin electrodesecación y curetaje).

Qué dicen las pruebas

- Una biopsia cutánea con examen histológico distingue el melanoma maligno de un nevo benigno, queratosis seborreica o epitelioma basocelular pigmentado. También determina el espesor tumoral.
- La radiografía de tórax ayuda a la estadificación (detectar metástasis).
- Los estudios de sangre pueden mostrar anemia y una elevada tasa de eritrosedimentación. En caso de metástasis, estas pruebas también pueden revelar un recuento de plaquetas y estudios de la función hepática anómalos.

Cómo se trata

La resección quirúrgica amplia es imprescindible en el tratamiento del melanoma maligno. El grado de resección depende del tamaño y la localización de la lesión primaria. La cirugía puede incluir una linfadenectomía regional.

Quimioterapia y bioterapia

Las lesiones primarias profundas pueden ameritar una quimioterapia adyuvante con dacarbazina y nitrosoureas, carmustina y cisplatino. En la actualidad, se encuentran bajo investigación la bioterapia con interferones, interleucina 2, factor de necrosis tumoral y terapia de vacunación.

Radioterapia

La radioterapia por lo general se reserva para la enfermedad metastásica. No prolonga la supervivencia, pero puede reducir el tamaño del tumor y aliviar el dolor. El pronóstico depende del espesor del tumor.

Qué hacer

- Después de la cirugía, adopta medidas para prevenir la infección. Revisa la herida a menudo en busca de material de drenaje excesivo, olor fétido, enrojecimiento e inflamación. Si la cirugía implica linfadenectomía, disminuye el linfedema aplicando una media de compresión e instruye al paciente para que mantenga la extremidad elevada.
- Durante la quimioterapia, debes saber cuáles son las reacciones adversas y hacer lo posible por disminuirlas. Por ejemplo, administra un antiemético, según indicación, para reducir las náuseas y los vómitos.
- Para la enfermedad metastásica avanzada, es necesario controlar y prevenir el dolor administrando analgésicos las 24 h del día. No esperes hasta que el dolor comience para iniciar el alivio del dolor.
- Proporciona apoyo psicológico para ayudar al paciente a sobrellevar la ansiedad. Fomenta la expresión de temores. Responde a las preguntas con sinceridad, sin destruir sus esperanzas.
- Evalúa al paciente, quien debe recuperarse sin incidentes de la cirugía. El paciente también debe comprender los factores de riesgo del melanoma y la importancia de llevar a cabo un seguimiento cuidadoso del tratamiento, prevenir la exposición al sol y realizar autoexploraciones mensuales de la piel (véase *Consejos sobre enseñanza para el melanoma maligno*).

Cáncer de próstata

El cáncer de próstata, el carcinoma más frecuente en los hombres mayores de 50 años, es la segunda causa principal de muerte por cáncer entre los pacientes varones. La incidencia es más alta en la población negra y en aquellos con tipo sanguíneo A, y más baja en los asiáticos. La incidencia no se ve afectada por el estatus socioeconómico o la fecundidad.

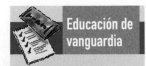

Educación de vanguardia

Consejos sobre enseñanza para el melanoma maligno

- Informa al paciente con melanoma maligno que el sitio donante para un injerto de piel puede ser tan doloroso como (o incluso más doloroso que) el sitio donde se extirpa el tumor.
- Al preparar al paciente para el alta, destaca la necesidad de un seguimiento cercano para detectar las recurrencias de forma oportuna. Explica que las recidivas y la propagación del melanoma (si ocurre) suelen demorarse, por lo que el seguimiento debe continuar durante años.
- Enseña al paciente cómo reconocer los signos de recurrencia del melanoma.
- Para ayudar a prevenir el melanoma maligno, haz hincapié en los riesgos de la exposición a la luz solar. Recomienda que el paciente utilice un bloqueador o protector solar siempre que esté al aire libre. Enséñale a llevar a cabo autoexploraciones de la piel mensuales y realizar exámenes anuales por parte de un dermatólogo.

Pruebas, pruebas

Tanto el tacto rectal como el antígeno prostático específico (APE) sérico se emplean para detectar el cáncer de próstata. Sin embargo, hay límites para la exploración y la ACS recomienda que los pacientes discutan la exploración con sus médicos.

Pronósticos y predicciones

Cuando el cáncer de próstata se trata en su forma localizada, la tasa de supervivencia a 5 años es del 84%. Después de que ocurre la metástasis, la tasa cae por debajo del 35%. La muerte suele ser el resultado de una metástasis ósea generalizada.

Qué lo causa

Se desconoce la causa del cáncer de próstata. Los factores de riesgo pueden incluir:
- Edad mayor de 40 años (y en especial mayores de 60 años, ya que el riesgo aumenta en gran medida)
- Dieta rica en grasas saturadas
- Factores hormonales (la testosterona puede iniciar o promover el cáncer de próstata)

Fisiopatología

El cáncer de próstata crece con lentitud. Cuando las lesiones primarias se expanden más allá de la próstata, invaden la cápsula prostática y se extienden a lo largo de los conductos eyaculatorios en el espacio entre las vesículas seminales.

Qué buscar

Los signos y síntomas del cáncer de próstata sólo aparecen en las etapas avanzadas de la enfermedad y pueden incluir:
- Dificultad para orinar
- Goteo urinario
- Retención de orina
- Cistitis (inflamación de la vejiga urinaria) inexplicable
- Hematuria (sangre en la orina), un signo poco frecuente
- Dolor en la espalda o en la pelvis
  El tacto rectal puede revelar un nódulo duro, que se puede sentir antes de que se desarrollen otros signos y síntomas.

Qué dicen las pruebas

- La prueba de APE puede emplearse para detectar el cáncer.
- La ecografía prostática transrectal puede encontrar una masa.
- La biopsia confirma el diagnóstico.

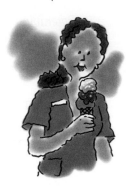

Los factores de riesgo del cáncer de próstata incluyen una dieta alta en grasas saturadas. Así que dile al paciente que se mida con el helado, ¡o que se olvide de él por completo!

- Las concentraciones séricas de fosfatasa ácida están elevadas en dos tercios de los pacientes con metástasis de cáncer de próstata. El tratamiento exitoso restaura la concentración normal de la enzima; un aumento posterior apunta hacia una recurrencia del cáncer.
- El aumento de los valores de fosfatasa alcalina y una gammagrafía ósea positiva sugieren metástasis ósea. Sin embargo, las radiografías óseas de rutina no siempre muestran evidencia de metástasis.

Cómo se trata

El tratamiento varía con cada etapa de la enfermedad, pero generalmente incluye:
- Radiación
- Prostatectomía (extirpación de la próstata)
- Orquiectomía (extirpación de uno o ambos testículos) para disminuir la producción de andrógenos
- Crioablación (extirpación del tumor mediante congelación)
- Terapia hormonal con estrógenos sintéticos (dietilestilbestrol [DES]), leuprolida y flutamida

Medidas radicales

Para las lesiones localizadas sin evidencia de metástasis, la prostatectomía radical (extirpación de la próstata con su cápsula, vesículas seminales, conductos deferentes, algunas fascias pélvicas y, en ocasiones, ganglios linfáticos pélvicos) por lo general es eficaz.

Radioterapia

La radioterapia se utiliza en las primeras etapas para aliviar el dolor óseo resultado de la complicación esquelética metastásica o de forma profiláctica para los pacientes con tumores ganglionares regionales.

Planta una semilla

Como alternativa, la implantación de semillas radiactivas (braquiterapia) centra la radiación en la próstata al tiempo que disminuye la exposición del tejido circundante.

Quimioterapia

Si la terapia hormonal, radioterapia y cirugía no son fiables o resultan ineficaces, puede intentarse la quimioterapia. Las combinaciones más frecuentes incluyen vinblastina, doxorrubicina, estramustina, paclitaxel y vindesina.

Qué hacer

- Proporciona terapia de sostén si el paciente está programado para una prostatectomía, junto con la atención postoperatoria y el tratamiento sintomático de las complicaciones por radiación y posquirúrgicas.

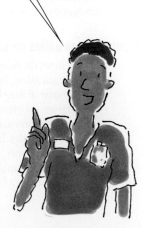

Se puede implantar una semilla radiactiva para enfocar la radiación en la próstata mientras se disminuyen los efectos en el tejido circundante.

- Si se presenta incontinencia o disfunción eréctil después del tratamiento, el paciente y su pareja deben ser informados sobre técnicas
  correctivas y grupos de enseñanza y apoyo. Alienta al paciente a
  ponerse en contacto con la ACS para obtener información.
- Si el paciente ha recibido radioterapia o terapia hormonal, valora
  y trata las náuseas, los vómitos, la piel seca y la alopecia. También observa los efectos adversos del DES (como ginecomastia,
  retención de líquidos, náuseas y vómitos) y la tromboflebitis
  (como dolor, tensión, inflamación, calor y enrojecimiento en
  una pantorrilla).
- Evalúa al paciente. Debe entender el régimen de tratamiento y estar
  al tanto de las reacciones adversas que requieren atención médica
  inmediata (como la tromboflebitis). También debe expresar sus sentimientos acerca de la posible disfunción sexual (véase *Consejos sobre
  enseñanza para el cáncer de próstata*).

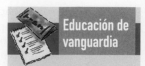

Educación de vanguardia

Consejos sobre enseñanza para el cáncer de próstata

- Explica al paciente los efectos posteriores de la cirugía (como la disfunción eréctil y la incontinencia) y la radioterapia. Comenta la colocación de sondas y los cambios de apósito.
- Enseña al paciente a realizar ejercicios perineales 1-10 veces por hora, así como a apretar juntos los glúteos, mantener esta posición durante unos segundos y luego rela-jarse. Anima al paciente a comenzar los ejerci-cios perineales 24-48 h después de la cirugía.

Carcinoma de células escamosas de la piel

El *carcinoma de células escamosas* o *espinocelular* es un tumor invasor
con potencial metastásico que surge de las células escamosas (células delgadas y planas en la capa externa de la piel). La enfermedad
se desarrolla con frecuencia en áreas dañadas por el sol.

Excepto en el labio inferior y en las orejas, las lesiones en la piel
dañada tienen menos probabilidades de metastatizar con tanta facilidad como las lesiones que surgen en la piel no expuesta. Con el tratamiento, el pronóstico es excelente para las lesiones bien diferenciadas
en áreas dañadas por el sol.

Qué lo causa

El carcinoma de células escamosas puede ser el resultado de una exposición excesiva a rayos UV, radiación, irritación e inflamación crónica de
la piel, ingestión de herbicidas que contienen arsénico y exposición a carcinógenos locales (como el alquitrán y el aceite).

Secuelas de los baños de sol

Los factores de riesgo para el carcinoma de células escamosas incluyen:
- Ser caucásico, hombre y tener más de 60 años
- Trabajar al aire libre
- Vivir en un clima soleado y cálido
- Lesiones premalignas
- Enfermedades hereditarias tales como el xeroderma pigmentoso
  o el albinismo
- Psoriasis o lupus eritematoso discoide crónico
- Vacuna contra la viruela

Fisiopatología

La transformación de una lesión premaligna en carcinoma de células escamosas puede comenzar con el endurecimiento e inflamación de una lesión preexistente. Cuando la enfermedad surge de la piel normal, el nódulo crece lentamente sobre una base firme y endurecida. Si no se trata, este nódulo al final se ulcera e invade los tejidos subyacentes.

Qué buscar

Los hallazgos físicos pueden incluir lesiones en la cara, los oídos o el dorso de las manos y los antebrazos, así como en otras áreas de la piel dañadas por el sol. Las lesiones pueden ser escamosas y queratósicas (marcadas por un crecimiento excesivo del tejido cutáneo córneo), con bordes elevados e irregulares.

Polvo y corteza

En la enfermedad tardía, las lesiones crecen hacia fuera desde el epitelio, son friables (se desmenuzan con facilidad) y tienden a convertirse en una costra crónica.

Qué dicen las pruebas

La biopsia excisional de la lesión confirma el diagnóstico.

Cómo se trata

Dependiendo de la lesión, el tratamiento puede consistir en una amplia escisión quirúrgica o la electrodesecación (destrucción por corriente eléctrica), seguida de curetaje (extracción de tejido). Estos procedimientos ofrecen buenos resultados cosméticos para las lesiones más pequeñas.

La radioterapia se utiliza por lo general en pacientes mayores o debilitados. También puede estar indicada la cirugía de Mohs (escisión en serie y análisis histológico de tejidos cancerosos).

Qué hacer

- Las lesiones desfigurantes pueden ser angustiantes para el paciente. Acepta al paciente sin prejuicios, desarrolla estrategias para aumentar su autoestima y proyecta una relación de cuidado.
- Desarrolla un plan de cuidado sistemático para cambiar los apósitos del paciente. Una rutina estándar ayuda al paciente y a su familia a aprender cómo cuidar la herida quirúrgica. Mantén la herida seca y limpia. Trata de controlar el olor con bálsamo del Perú, hojuelas de yogurt, aceite de clavo de olor u otras sustancias que ocultan el olor (aunque por lo general son ineficaces para utilizarse a largo plazo).

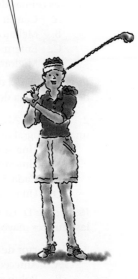

La sobreexposición a los rayos ultravioleta, como la luz del sol, puede conducir a un carcinoma de células escamosas. ¡No olvides el protector solar cuando estés al aire libre!.

Los antibióticos tópicos o sistémicos también controlan de forma temporal el olor y al final alteran la flora bacteriana de la lesión.

- Evalúa al paciente, quien debe recuperarse de la cirugía sin incidentes y también debe demostrar una comprensión de los métodos de protección solar y la importancia de los cuidados de seguimiento (véase *Consejos sobre enseñanza para el carcinoma de células escamosas*).

Preguntas de evaluación

1. Las células de Reed-Sternberg están asociadas con:
   A. Cáncer de próstata
   B. Melanoma maligno
   C. Enfermedad de Hodgkin
   D. Mieloma múltiple

Respuesta: C. El diagnóstico de la enfermedad de Hodgkin depende de la presencia de las células de Reed-Sternberg.

2. Según la ACS, ¿con qué frecuencia debe una mujer realizarse una mamografía?
   A. Una vez cada 3 años a partir de los 21 años de edad
   B. Una vez al año a partir de los 35 años de edad
   C. Cada 5 años a partir de los 30 años de edad
   D. Una vez al año a partir de los 45 años de edad

Respuesta: D. La ACS recomienda una mamografía anual para todas las mujeres mayores de 45 años de edad.

3. Un factor de riesgo para el cáncer de próstata es:
   A. Antecedentes de infertilidad
   B. Pobreza
   C. Tener entre 15 y 34 años de edad
   D. Tener más de 40 años de edad

Respuesta: D. El cáncer de próstata rara vez se desarrolla antes de los 40 años de edad. El estado socioeconómico y la infertilidad no parecen afectar el riesgo de este cáncer.

4. La principal causa de muerte por cáncer en las mujeres es:
   A. Cáncer de mama
   B. Cáncer de pulmón
   C. Cáncer de cuello uterino
   D. Cáncer de ovario

Respuesta: B. El cáncer de pulmón es el segundo cáncer más frecuente entre las mujeres en Estados Unidos (después del cáncer de mama); sin embargo, es la principal causa de muerte por cáncer en las mujeres.

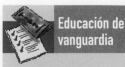

Educación de vanguardia

Consejos sobre enseñanza para el carcinoma de células escamosas

Para ayudar a prevenir la recurrencia del carcinoma de células escamosas, cubre estos temas con el paciente:
- Evitar la exposición excesiva al sol.
- Aplicar protector solar 30-60 min antes de la exposición al sol. Emplear un filtro solar fuerte que contenga ácido paraaminobenzoico, oxibenzona y óxido de cinc.
- Utilizar ropa protectora, como sombrero y mangas largas, cuando esté al aire libre.
- Emplear protector solar para labios para protegerlos de los daños causados por el sol.
- Examinar de forma periódica la piel en busca de lesiones precancerosas, que deben eliminarse con rapidez.

Puntuación

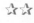 Si respondiste correctamente las cuatro preguntas, ¡felicidades! Conquistaste el capítulo del cáncer y tienes las herramientas para seguir adelante con tu vida.

Si contestaste de manera acertada a tres preguntas, ¡tómate un descanso! Tu comprensión del cáncer está casi completa.

Si contestaste de manera correcta menos de tres preguntas, no te retires. Sólo revisa el capítulo una vez más, y tu déficit de conocimiento estará obligado a entrar en remisión.

Bibliografía

American Cancer Society: http://www.cancer.org/

American Cancer Society: http://www.cancer.org/cancer/hodgkindisease/detailedguide/hodgkin-disease-survival-rates

American Cancer Society: http://www.cancer.org/cancer/breastcancer/moreinformation/breastcancerearlydetection/breast-cancer-early-detection-acs-recs

American Cancer Society: http://www.cancer.org/cancer/skincancer-melanoma/detailedguide/melanoma-skin-cancer-key-statistics

Association of Pediatric Hematology/Oncology Nurses: http://www.aphon.org/

International Society of Nurses in Cancer Care: http://www.isncc.org/

Leukemia and Lymphoma Society: http://www.lls.org/

National Cancer Institute: http://www.cancer.gov/

National Institute of Nursing Research: http://www.ninr.nih.gov/

Oncology Nursing Society's website: https://www.ons.org/

Oncology Nursing Society's Evidence-Based Practice website: https://www.ons.org/practice-resources/pep

Capítulo 20

Obesidad

Objetivos

En este capítulo aprenderás:

◆ Los efectos y las complicaciones asociados con la obesidad

◆ Las causas del sobrepeso y la obesidad

◆ Las pautas para evaluar el peso

◆ Factores de riesgo asociados con la obesidad

◆ Tratamientos que ayuden a garantizar la pérdida exitosa de peso

Una mirada a la obesidad

La prevalencia de la obesidad en Estados Unidos ha aumentado de forma notable durante las últimas dos décadas. Según los Centers for Disease Control and Prevention (CDC), casi el 40 % de los adultos entre 40 y 60 años son obesos. La tendencia hacia la obesidad ha aumentado de forma constante. Los niños y los adolescentes no han escapado a esta tendencia, y aproximadamente el 17 % se consideran obesos.

Enfrentar un riesgo terriblemente grande

El exceso de peso aumenta de manera sustancial el riesgo de padecer diabetes, enfermedades cardiovasculares, ciertos tipos de cáncer y otras enfermedades, que incluyen:

* Anomalías ginecológicas
* Artrosis
* Enfermedad de la vesícula
* Incontinencia de esfuerzo

El riesgo de muerte por cualquier causa en personas obesas es un 50-100 % mayor que en las personas con peso normal. Además, el coste anual de la atención médica de la obesidad en 2008 alcanzó US$147 mil millones y se espera que aumente cada año.

Pensamiento mórbido

Además del riesgo de morbilidad por enfermedades relacionadas con la obesidad, este trastorno puede aumentar la morbilidad de otras enfermedades preexistentes. Los pacientes obesos con enfermedad coronaria existente, diabetes de tipo 2, ictus y apnea del sueño enfrentan un mayor

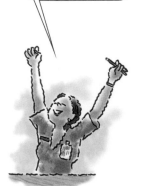

La obesidad es un gran problema que puede conducir a una gama de otras enfermedades y complicaciones.

riesgo de desarrollar complicaciones propias de estas enfermedades que pueden conducir a la muerte.

Y por si no fuera suficientemente perturbador

La obesidad también se asocia con complicaciones durante la cirugía, el embarazo, el trabajo de parto y el parto. Además de contribuir de manera importante con muertes que pueden evitarse, la obesidad también provoca baja autoestima, autoimagen negativa, desesperanza y consecuencias sociales negativas, como los estereotipos, los prejuicios, el aislamiento social y la discriminación.

Causas

La causa básica de la obesidad es un desequilibrio energético que se produce cuando el número de calorías absorbidas excede el número de calorías utilizadas como energía. Un desequilibrio recurrente conduce con el tiempo al aumento de peso. Con mayor frecuencia este desequilibrio es resultado de comer en exceso, la inactividad o ambos.

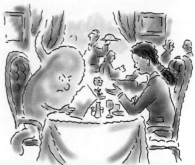

Te estoy diciendo que si comes muchas calorías, tendrás que ejercitarte más duro para quemarlas. ¿Por qué no simplemente nos saltamos el postre?

Factores de riesgo

Puedes notar que algunas personas con sobrepeso comen sólo cantidades moderadas de alimentos, pero aun así aumentan de peso, y que algunas personas de peso medio comen en exceso, pero nunca suben de peso. Lo anterior ocurre porque otros factores también pueden influir en la acumulación de grasa en el cuerpo.

Heredaste las caderas de la abuela...

Los antecedentes familiares de obesidad aumentan las probabilidades de que una persona se vuelva obesa en un 25-30 %. Además, la distribución de la grasa corporal está influida por la genética. Las familias también comparten hábitos alimenticios y de estilo de vida que pueden contribuir a la obesidad.

... y el control remoto

El medio ambiente también influye de manera importante en la obesidad. Ello incluye conductas relacionadas con el estilo de vida, tales como hábitos alimenticios, dietéticos y nivel de actividad física. Los estadounidenses tienden a comer alimentos ricos en grasa y colocan el gusto y la practicidad por encima de la nutrición. Menos de la mitad de los estadounidenses logran los 30 min diarios de actividad física recomendados.

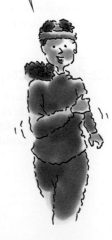

Un estilo de vida inactivo puede contribuir a la obesidad. ¡Así que a movernos!

Enigma calórico

La nutrición también desempeña un rol importante en el aumento de peso. Aunque el tipo de alimentos marca la diferencia, consumir demasiadas calorías en cualquier forma conduce al aumento de peso. Se sabe que los alimentos altos en grasa son altos en calorías, pero comer demasiados alimentos bajos en grasa también puede conducir a un sobreconsumo.

Comer bajo influencia de las emociones

Los factores psicológicos también pueden influir en los hábitos alimenticios. Muchas personas comen en respuesta a emociones positivas, como exaltación, o a emociones negativas, como aburrimiento, tristeza e ira.

Puede resultar bastante complicado

Algunas enfermedades pueden conducir a la obesidad o a una tendencia a subir de peso. Algunos ejemplos incluyen hipotiroidismo, síndrome de Cushing, depresión y ciertos problemas neurológicos que llevan a comer en exceso. Además, fármacos como los esteroides, los antipsicóticos y algunos antidepresivos pueden causar un aumento de peso. Un médico puede determinar si las alteraciones médicas subyacentes están causando el aumento de peso o dificultando su pérdida.

Algunos factores adicionales

Factores socioculturales, como grupo poblacional, sexo, ingresos, educación y etnia, también pueden contribuir a la obesidad (p. ej., los hombres mayores de 45 años y las mujeres posmenopáusicas corren mayor riesgo).

¿Dices que tiendes a comer cuando estás emocionado? Bueno, ¡pues tienes que controlar tus emociones, porque acabo de terminar de colocar el glaseado en este postre!

Cómo evaluar el peso

Los CDC han desarrollado definiciones de lo que constituye tener sobrepeso y obesidad. Según estas definiciones, un adulto que tiene un índice de masa corporal (IMC) entre 25 y 29.9 se considera con *sobrepeso*; un IMC de 30 o superior se considera *obeso*.

El IMC de una persona suele correlacionarse con la cantidad de grasa corporal que tiene. Otros métodos para estimar la grasa corporal incluyen el perímetro de cintura y el grosor del pliegue cutáneo. Una vez que se ha determinado la cantidad de grasa corporal de un paciente, se pueden evaluar los factores de riesgo para enfermedades y otras condiciones.

Índice de masa corporal

El IMC es una medida de peso en relación con la estatura. Se puede calcular utilizando el sistema métrico o el sistema anglosajón (libras y pulgadas) (véase *Cálculo del IMC*, p. 873). Este índice también se puede estimar sin hacer cálculos (véase *Como utilizar una gráfica de IMC*, p. 874).

Cálculo del IMC

Puedes utilizar una de las fórmulas que aparecen a continuación para calcular el índice de masa corporal del paciente.

$$IMC = \left(\frac{Peso\ (libras)}{estatura\ (pulgadas) \times estatura\ (pulgada)} \right) \times 703$$

$$IMC = \left(\frac{Peso\ (kilogramos)}{estatura\ (centímetros) \times estatura\ (centímetros)} \right) \times 10\,000$$

o

$$IMC = \left(\frac{Peso\ (kilogramos)}{estatura\ (metros) \times estatura\ (metros)} \right)$$

Un poco o mucho peso

De manera oficial, una persona con un IMC de 25 a 29.9 se considera con sobrepeso, mientras que alguien con un IMC de 30 o más se considera obeso. La obesidad puede categorizarse de la siguiente manera:

- Clase I: IMC de 30 a 34.9.
- Clase II: IMC de 35 a 39.9.
- Clase III: IMC de 40 o más.

Inclinando la balanza

Considera que la relación entre el peso corporal y la buena salud es más complicada que sólo comparar el número en la báscula con una tabla de rangos de peso. De hecho, las tablas de rangos de peso no son apropiadas para emplearse con todos los individuos, porque no todo el mundo cuyo peso cae dentro del rango "saludable" está necesariamente en un peso saludable. Por ejemplo, un paciente podría tener más grasa y menos músculo de lo que se considera saludable, y otra persona podría tener más músculo que grasa y podría estar bien.

¿Qué hace el atún para no subir de peso?

No sé... Dime, ¿qué hace el atún para no subir de peso?

Nada, nada, nada (Jajaja).

Cómo utilizar una gráfica de IMC

El índice de masa corporal (IMC) es una relación del peso con la estatura. Los rangos de IMC mostrados aquí son para adultos. No son rangos exactos para determinar pesos saludables o no saludables; sin embargo, muestran que los riesgos para la salud aumentan en los niveles más altos de sobrepeso y obesidad. Para utilizar esta gráfica, encuentra el peso del paciente a lo largo de la parte inferior y luego sigue la recta hasta llegar a la línea que coincide con la estatura. El área sombreada indica si el paciente está sano o con sobrepeso u obesidad.

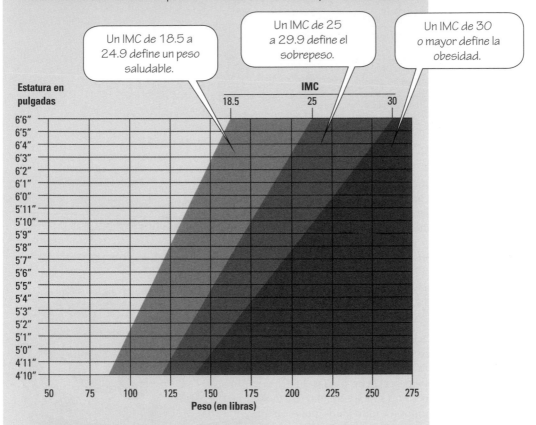

Adaptado de National Heart, Lung, and Blood Institute. (2008). *Do you need to lose weight?* (NIH Publication No. 08-6354.) Bethesda, MD: Author.

Perímetro de cintura

El lugar en el que se deposita la grasa de una persona en el cuerpo (distribución del peso) puede ser un indicador más importante de los problemas de salud que de la cantidad de grasa que realmente tiene. Las personas con una distribución alta de la grasa alrededor de su cintura (en forma de manzana) en contraposición a sus caderas y muslos (en forma de pera) tienen mayor riesgo de desarrollar enfermedades como diabetes de tipo 2, dislipidemia, hipertensión y enfermedades cardiovasculares (véase *¿Forma de pera o manzana?*).

Medida media

Para evaluar la distribución del peso, mide el perímetro de la cintura. Localiza el hueso superior de la cadera y la parte superior de la cresta ilíaca. Coloca una cinta métrica de forma horizontal alrededor del abdomen a nivel de la cresta ilíaca. Antes de leer la cinta métrica, asegúrate de que ésta se encuentre bien ajustada, sin comprimir la

¿Forma de pera o manzana?

Las ilustraciones a continuación representan personas cuyos cuerpos tienen forma de manzana y de pera. Los estudios indican que el lugar donde se deposita el exceso de grasa corporal puede ser un indicador más importante y confiable de los riesgos de enfermedades que la cantidad total de grasa del cuerpo.

Forma de pera

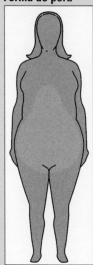

Forma de manzana

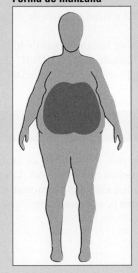

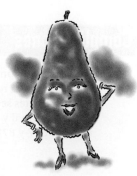

Creo que mi forma es divina, pero es posible que no se vea tan bien en tu cuerpo…

piel, y que esté paralela al suelo. Toma la medida al final de la espiración. Si la medida es mayor de 89 cm para las mujeres o 102 cm para los hombres con un IMC normal, el paciente tiene un mayor riesgo de problemas de salud. Si el IMC es de 35 o más, la medida de la cintura es irrelevante, porque el riesgo de enfermedad ya es alto basado sólo en el IMC.

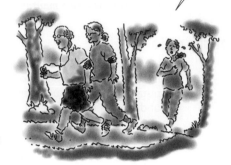

Debes preguntar a tus pacientes (uf) cuánto ejercicio realizan diariamente, ¡si puedes ir a su ritmo! (uf).

Factores de riesgo

Determinar cuántos factores de riesgo para la salud tiene el paciente te ayudará a evaluar la necesidad de controlar su peso. A mayor número de factores de riesgo presentes, mayores beneficios tendrá el paciente con la pérdida de peso.

Preguntas, preguntas

Realiza las siguientes preguntas al paciente para evaluar los factores de riesgo de sufrir obesidad:

- ¿Fuma? Si es así, ¿cuántos paquetes al día?
- ¿Cuánto ejercicio realiza diariamente?, ¿tiene un estilo de vida o un trabajo sedentario?
- ¿Cuál es su edad?
- ¿Es posmenopáusica (para mujeres)?
- ¿Tiene algún antecedente de tipo personal o familiar de enfermedad cardíaca?
- ¿Padece diabetes mellitus o una concentración de glucosa en ayunas alterada?
- ¿Presenta presión arterial alta o tiene factores de riesgo de presión arterial elevada?
- ¿Tiene concentraciones altas de lipoproteínas de baja densidad (LDL) o bajas de lipoproteínas de alta densidad (HDL)?
- ¿Sus concentraciones de triglicéridos están elevadas?

Complicaciones

Los pacientes con obesidad son más susceptibles de padecer ciertas complicaciones respecto de aquellos que no lo son. Las complicaciones más frecuentes se presentan en los sistemas pulmonar, cardiovascular, gastrointestinal y musculoesquelético (véase *Complicaciones de la obesidad*, pp. 877 y 878).

Complicaciones de la obesidad

Los pacientes con obesidad por lo general tienen más complicaciones que afectan a varios sistemas del cuerpo. He aquí algunas de las más frecuentes, junto con su fisiopatología e intervenciones de enfermería relacionadas.

Sistema/Aparato	Consecuencias fisiopatológicas	Problemas potenciales	Intervenciones de enfermería
Pulmonar	• Disminución del movimiento diafragmático • Disminución de la capacidad vital • Disminución de la ventilación alveolar • Disminución del cumplimiento • Disminución del impulso respiratorio • Retención crónica de dióxido de carbono	• Aumento de la frecuencia respiratoria • Desajuste de ventilación-perfusión • Hipoxemia • Acidosis respiratoria • Dificultad para la desconexión gradual del ventilador • Apnea obstructiva del sueño • Mayor riesgo de broncoaspiración	• Prueba de ventilación de presión positiva no invasiva, como la presión positiva de las vías respiratorias en dos niveles o presión positiva continua en las vías respiratorias. • Mantente alerta por si se requiere intubación. • Calcula el volumen corriente basado en el peso ideal, no en el peso real. • Disminuye el tiempo que el paciente pasa en posición supina. • Observa las secreciones para mantener la permeabilidad del aire. • Reposiciona al paciente al menos cada 2 h.
Cardiovascular	• Hipertrofia ventricular izquierda • Aumento del volumen sanguíneo total • Aumento del volumen sistólico • Aumento del gasto cardíaco • Aumento de la atrofia cardíaca	• Insuficiencia cardíaca derecha e izquierda • Hipertensión • Infarto de miocardio • Ictus • Insuficiencia venosa crónica • Trombosis venosa profunda • Embolia pulmonar	• Fomenta la movilidad, según lo tolerado. • Observa si hay signos de sobrecarga de líquidos. • Valora la presión arterial. • Administra los medicamentos, según indicación.
Endocrino	• Aumento de los requerimientos metabólicos • Aumento de la resistencia a la insulina	• Diabetes de tipo 2 • Hiperlipidemia	• Valora con cuidado la glucemia del paciente, en especial si está recibiendo esteroides. • Trabaja con un dietista para garantizar que se cumplan las necesidades metabólicas.
Digestivo	• Aumento de la presión intraabdominal • Aumento del volumen gástrico	• Aumento en la incidencia de la enfermedad por reflujo gastroesofágico • Aumento en el riesgo de aspiración, en especial con alimentación enteral • Mayor estreñimiento • Mayor riesgo de padecer pancreatitis	• Administra medicamentos, según indicación. • Mantén la cabecera de la cama a 30°, siempre que resulte posible. • Aumenta la ingestión de líquidos y fibra. • Evalúa las concentraciones de amilasa y lipasa. • Mantente alerta en casos de farmacocinética alterada causada por algunos medicamentos.

(continúa)

Complicaciones de la obesidad *(continuación)*

Sistema/Aparato	Consecuencias fisiopatológicas	Problemas potenciales	Intervenciones de enfermería
Inmunitario	• Respuesta inmunitaria deteriorada • Inmunidad celular deteriorada	• Cicatrización deteriorada • Mayor riesgo de infecciones de la herida • Mayores excoriaciones en la piel y úlceras por presión • Disminución en la resistencia a las infecciones	• Valora las heridas para detectar los primeros signos de infección. • Reposiciona al paciente al menos cada 2 h. • Valora los pliegues cutáneos para detectar úlceras por presión o excoriaciones de la piel. • Trabaja con un dietista para garantizar que se cumplan las necesidades metabólicas para la cicatrización adecuada.
Musculoesquelético	• Aumento de los traumatismos articulares • Disminución de la movilidad • Aumento de la atrofia por falta de uso • Aumento del dolor con el movimiento	• Artrosis • Artritis reumatoide	• Fomenta la movilización. • Realiza ejercicios de amplitud de movimiento con el paciente. • Proporciona medidas de alivio del dolor no farmacológicas.

Tratamientos

El tratamiento de la obesidad puede ser largo y difícil. Ningún método único o combinación garantiza una pérdida de peso o mantener la pérdida de peso en todas las personas. Puedes seguir las pautas del National Heart, Lung and Blood Institute para dirigir el tratamiento (véase *Algoritmo de tratamiento para la obesidad*, p. 879).

> Considera que el camino para lograr una pérdida de peso exitosa es largo y difícil. Ten cuidado con los obstáculos en el camino y las llantas, que pueden desinflarse durante el viaje.

Tratamiento dietético

El tratamiento dietético o nutricional incluye las instrucciones para los pacientes sobre cómo modificar su dieta para disminuir la ingestión de alimentos altos en calorías.

Calorías culpables

Un elemento clave de las recomendaciones actuales es una reducción moderada de las calorías para lograr una pérdida de peso lenta y progresiva de 0.5-1 kg por semana. Las calorías deben reducirse sólo al nivel requerido para lograr el peso objetivo.

El peso de la evidencia

Algoritmo de tratamiento para la obesidad

Este algoritmo puede guiarte para realizar el tratamiento de un paciente obeso.

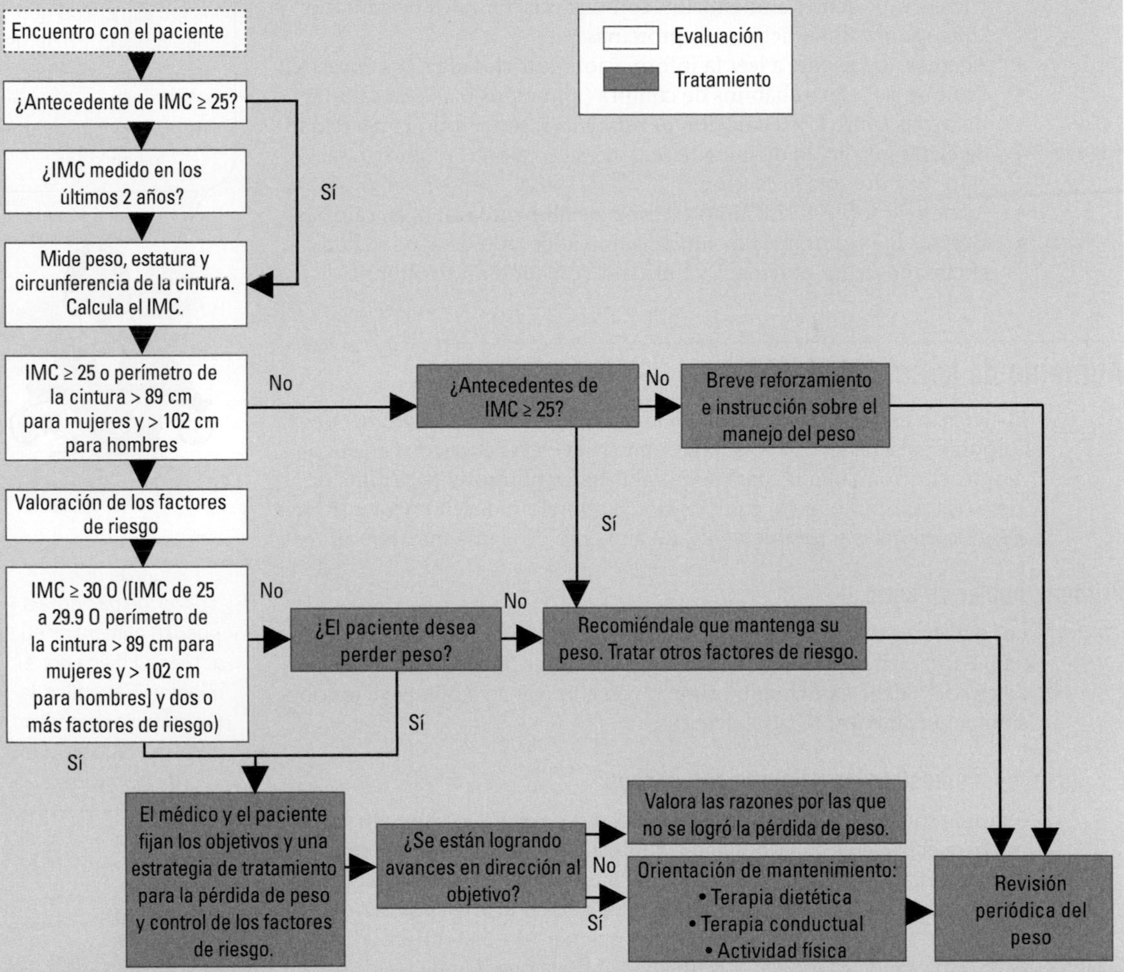

Encuentro con el paciente

☐ Evaluación

▦ Tratamiento

¿Antecedente de IMC ≥ 25?

¿IMC medido en los últimos 2 años?

Sí

Mide peso, estatura y circunferencia de la cintura. Calcula el IMC.

IMC ≥ 25 o perímetro de la cintura > 89 cm para mujeres y > 102 cm para hombres

No

¿Antecedentes de IMC ≥ 25?

No

Breve reforzamiento e instrucción sobre el manejo del peso

Valoración de los factores de riesgo

Sí

IMC ≥ 30 O ([IMC de 25 a 29.9 O perímetro de la cintura > 89 cm para mujeres y > 102 cm para hombres] y dos o más factores de riesgo)

No

¿El paciente desea perder peso?

No

Recomiéndale que mantenga su peso. Tratar otros factores de riesgo.

Sí

Sí

El médico y el paciente fijan los objetivos y una estrategia de tratamiento para la pérdida de peso y control de los factores de riesgo.

¿Se están logrando avances en dirección al objetivo?

No

Valora las razones por las que no se logró la pérdida de peso.

Sí

Orientación de mantenimiento:
• Terapia dietética
• Terapia conductual
• Actividad física

Revisión periódica del peso

Fuente: U.S. Department of Health and Human Services, Public Health Service, National Institutes of Health, National Heart, Lung, and Blood Institute. (2000). *Clinical guidelines on the identification, evaluation, and treatment of overweight and obesity in adults: The evidence report* (NIH Publication No.00-4084). Bethesda, MD: Author.

Menús conscientes

El éxito para bajar de peso es más probable cuando se incluyen las preferencias alimenticias del paciente en el menú y se imparte instrucción dietética.

Consejos dietéticos para la carne de res

Al instruir al paciente asegúrate de que:

- Cubras los temas sobre el valor energético de diferentes alimentos y los componentes alimenticios, como grasas, hidratos de carbono (incluyendo fibra dietética) y proteínas.
- Alientes al paciente a leer la información nutricional en los envases.
- Promuevas nuevos hábitos de compra (alimentos bajos en calorías).
- Instruyas sobre la preparación de alimentos, sobre todo la necesidad de evitar la adición de ingredientes altos en calorías (como grasas y aceites) durante la cocción.
- Adviértele sobre el consumo excesivo de alimentos altos en calorías.
- Destaca la importancia de un consumo adecuado de agua, reducir el tamaño de las porciones y limitar el consumo de alcohol.

Cuando enseñes a los pacientes sobre la pérdida de peso, recuerda resaltar la importancia de reducir calorías y planear menús que incluyan los alimentos que les gustan. En otras palabras, enséñales cómo utilizar de forma inteligente las calorías permitidas.

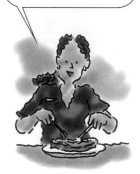

Aumento de la actividad física

El ejercicio tiene un papel crítico en la pérdida y mantenimiento del peso corporal. La actvidad física es importante para elevar el gasto energético, mantener o aumentar la masa corporal magra y promover la pérdida de grasa. Estos cambios en la composición corporal producen mejores dimensiones corporales y, posiblemente, un aumento de la tasa metabólica.

Primero, hablar en serio...

Los pacientes con problemas médicos por lo general tienen dificultades para hacer ejercicio. Cualquier paciente que desee iniciar una rutina de ejercicio debe comentarlo primero con el médico y obtener su aprobación para comenzar a hacer ejercicio.

Recuerda que no todos los pacientes pueden aumentar su actividad física por sí mismos. Recomienda que primero comenten con el médico su plan de ejercicio.

... después, demostrar las palabras con hechos

Caminar todos los días es una forma atractiva de ejercicio físico, en especial para el paciente con obesidad. Aconséjale que comience caminando 10 min 3 días por semana y, posteriormente, aumente el tiempo de forma progresiva hasta 30-45 min de caminata más intensa, al menos 5-7 días a la semana. Con este régimen, se pueden quemar 100-200 cal/día adicionales. Una cantidad moderada de actividad física que quema alrededor de 250 cal se puede lograr de varias maneras (véase *A quemar calorías*, p. 881).

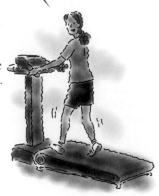

Cada granito de arena ayuda

Reducir el tiempo sedentario, como el tiempo dedicado a ver la televisión, es otra forma de aumentar la actividad. Los pacientes deben

A quemar calorías

Este cuadro muestra la actividad y la duración necesaria para quemar 150 cal en un adulto promedio de 70 kg.

Actividad	Intensidad	Duración (min)
Voleibol, no competitivo	Moderada	43
Caminata, paso moderado (4.8 km/h, 12 min/km)	Moderado	37
Caminata a paso rápido (6.4 km/h, 9 min/km)	Moderada	32
Tenis de mesa	Moderada	32
Barrer hojas	Moderada	32
Baile social	Moderada	29
Cortar el césped (podadora manual)	Moderada	29
Trotar	Fuerte	18
Hockey sobre pasto	Fuerte	16
Correr	Muy fuerte	13

Todas estas pequeñas actividades cotidianas y pasos adicionales cuentan. ¡Piensa en cuántas calorías vas a quemar; y lo limpia que estará tu casa para el fin de semana!

realizar acciones cotidianas; por ejemplo, estacionarse más lejos de lo habitual en el trabajo o al hacer las compras y subir las escaleras en lugar de tomar los ascensores son maneras fáciles de aumentar la actividad física diaria.

Terapia conductual

La terapia conductual o de comportamiento representa un complemento útil para la disminución prevista en la ingestión de alimentos y el aumento de la actividad física. El objetivo de este tipo de terapia consiste en superar las barreras para el cumplimiento de los hábitos alimentarios y de actividad.

Cambio a una visión de largo plazo

A continuación se enumeran los supuestos primarios de la terapia conductual (recuerda que la disminución del peso a largo plazo probablemente no tendrá éxito a menos que se adquieran o desarrollen nuevos hábitos).

> *Todas esas pequeñas actividades cotidianas y pasos adicionales cuentan. Piensa en cuántas calorías vas a quemar y lo limpia que estará tu casa para el fin de semana.*

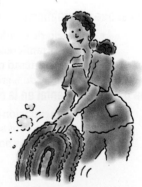

- Modificar los hábitos alimenticios y de actividad física permite cambiar el peso corporal.
- Los hábitos alimenticios y de actividad física son aprendidos y pueden ser modificados.
- El entorno debe cambiarse para cambiar los patrones.

Estrategias para el éxito

Se deben emplear diversas estrategias para modificar el comportamiento, porque ningún método es superior.

Revísate

- Autoexaminación alimenticia y actividad física: esta estrategia implica registrar la cantidad, el tipo, el valor calórico y la composición nutricional de los alimentos consumidos, así como la frecuencia, la intensidad y el tipo de actividad física que se realiza cada día. Registrar esta información permite al paciente comprender mejor su comportamiento.

Tranquilidad, calma y control del estrés

- Manejo del estrés: el estrés provoca hábitos alimenticios disfuncionales. El empleo de estrategias para enfrentarlo, como meditación, técnicas de relajación y ejercicio, puede ayudar a aliviar el estrés.

Ponle el seguro al gatillo

- Control de estímulo: esta estrategia consiste en identificar los estímulos desencadenantes que fomentan la alimentación incidental y tomar las medidas necesarias para limitarlos, como mantener los alimentos altos en calorías fuera de la casa, limitar el tiempo y los lugares para comer, y evitar situaciones en las que se producen excesos.

Alternativas, por favor

- Solución de problemas: esto incluye la identificación de problemas relacionados con el peso y la planificación e implementación de comportamientos alternativos.

¡Eso sí que es gratificante!

- Manejo de contingencias: recompensar los cambios positivos en el comportamiento, como aumentar el ejercicio o reducir el consumo de un alimento específico, puede ser una estrategia eficaz.

Una palmadita mental en la espalda

- Reestructuración cognitiva: esta estrategia implica cambiar los pensamientos y los sentimientos autodestructivos reemplazándolos con pensamientos positivos y estableciendo metas razonables.

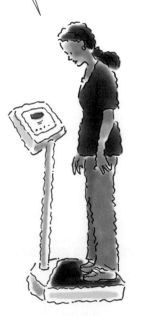

Desafortunadamente, cuando tratas de bajar de peso, no hay manera de escapar de la temida báscula, ¡uf!

Con un poco de ayuda de mis amigos

- Apoyo social: un buen sistema de apoyo puede ayudar a proporcionar el soporte emocional necesario para perder peso. Incluir a los amigos y los familiares en la actividad física y la dieta o unirse a un grupo de apoyo puede resultar beneficioso.

Tratamiento farmacológico

Se debe considerar el tratamiento con fármacos si, después de 6 meses de tratamiento dietético y aumento de la actividad física, el paciente no ha perdido el peso recomendado de 0.5 kg por semana.

No seas tan modesto

Los fármacos producen una pérdida modesta de peso de 2-10 kg en los primeros 6 meses, y pueden ayudar a mantenerla. Sin embargo, la mayoría de los estudios muestran un rápido aumento de peso después de que se suspenden los medicamentos. Cuando la terapia con fármacos es eficaz y los efectos adversos son manejables, el tratamiento puede continuar a largo plazo; sin embargo, nadie sabe durante cuánto tiempo puede mantenerse de forma segura.

Cuando los riesgos son altos

Debido a que se han realizado pocos estudios a largo plazo sobre la seguridad y la eficacia de los medicamentos tradicionales para bajar de peso, estos fármacos sólo deben ser utilizados en pacientes que tienen un mayor riesgo médico debido a su peso. Estos pacientes incluyen aquellos con un IMC de 30 o más o que padecen alguno de los siguientes trastornos:

- Hipertensión
- Dislipidemia
- Enfermedad coronaria
- Diabetes de tipo 2
- Apnea del sueño

Ponderar las probabilidades de éxito

No todos los pacientes responden al tratamiento con fármacos. Las pruebas muestran que quienes responden en un principio tienden a seguir respondiendo, mientras que aquellos que no lo hacen son menos propensos a responder incluso al aumentar la dosis. La terapia con fármacos debe interrumpirse si los efectos adversos resultan incontrolables o si la terapia es ineficaz. La decisión de añadir un fármaco a un programa de tratamiento de la obesidad debe hacerse después de considerar todos los riesgos y los beneficios potenciales y sólo después de que se hayan agotado todas las opciones de modificación del comportamiento.

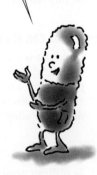

> Nadie sabe con certeza cuánto tiempo se pueden utilizar los medicamentos de pérdida de peso de forma segura. Por lo tanto, es mejor emplearlos sólo cuando los pacientes enfrentan un mayor riesgo médico debido a su peso y se han agotado todas las otras opciones.

Ponderar las opciones

Los primeros fármacos empleados para bajar de peso causaban la supresión del apetito o el aumento del metabolismo. Después, se introdujeron los medicamentos que bloquean la absorción de grasa en los intestinos. Los agonistas selectivos de reabsorción de serotonina, como el clorhidrato de lorcaserina, hacen que el paciente se sienta satisfecho con menos comida. Recientemente se introdujo un fármaco que aumenta el metabolismo, disminuye el apetito y estimula el sistema de recompensa (naltrexona/bupropión). Otros medicamentos para la pérdida de peso están en desarrollo.

Cirugía para la pérdida de peso

La cirugía representa una alternativa para algunos pacientes que están experimentando complicaciones por obesidad grave y resistente. Debe considerarse sólo si el riesgo de permanecer obeso es mayor que el riesgo de una cirugía.

Comprometidos con el éxito

El éxito a largo plazo de los procedimientos quirúrgicos depende de la capacidad del paciente para cambiar su comportamiento y comprometerse a recibir un seguimiento de por vida. Aproximadamente el 70 % de los pacientes mantienen una pérdida de peso del 50 % durante 5 años.

Dos opciones

Se utilizan principalmente dos tipos de cirugía para promover la pérdida de peso: restrictivos y malabsortivos.

Procedimientos restrictivos

En la restricción gástrica, también conocida como *gastroplastia con bandas verticales* y *banda gástrica ajustable*, el tamaño del estómago se disminuye mediante cirugía, de modo que un paciente se sienta satisfecho después de comer una pequeña cantidad de alimento.

Apriétalo

En la gastroplastia con bandas verticales, se introduce una fila vertical de grapas a través del estómago del paciente, disminuyendo el tamaño del estómago a 15-30 mL. Además, una banda reduce la apertura de la bolsa superior a aproximadamente 1 cm, lo que retrasa el vaciado gástrico. Con el tiempo, la bolsa puede estirarse para soportar más alimentos (véase *Procedimientos quirúrgicos para la pérdida de peso*, p. 885).

Procedimientos quirúrgicos para la pérdida de peso

Dos tipos de procedimientos quirúrgicos promueven la pérdida de peso: los restrictivos y la combinación de procedimientos restrictivos-malabsortivos.

Procedimientos restrictivos

Banda gástrica ajustable

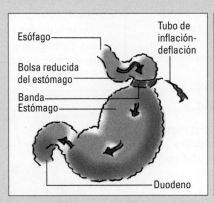

Esófago

Tubo de inflación-deflación

Bolsa reducida del estómago

Banda
Estómago

Duodeno

Gastroplastia de bandas verticales

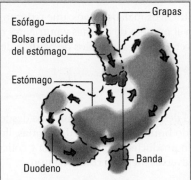

Grapas

Esófago

Bolsa reducida del estómago

Estómago

Duodeno

Banda

Procedimientos restrictivos-malabsortivos

Bypass gástrico (en "Y" de Roux)

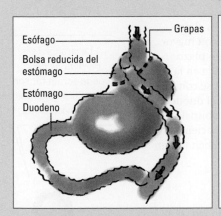

Grapas

Esófago

Bolsa reducida del estómago

Estómago
Duodeno

Derivación biliopancreática con cruce duodenal

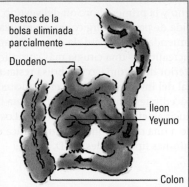

Restos de la bolsa eliminada parcialmente

Duodeno

Íleon
Yeyuno

Colon

Banda lista para la acción

En la banda gástrica ajustable, se pone una banda de silicona alrededor de la porción superior del estómago, creando una pequeña bolsa con una abertura estrecha en la porción más grande del estómago. La banda puede inflarse o desinflarse con solución salina a través de un tubo unido a un puerto de acceso bajo la piel, permitiendo ajustar el tamaño de la abertura del estómago. El procedimiento se puede realizar mediante laparoscopia.

Para complicar las cosas

Las complicaciones de la restricción gástrica pueden incluir la rotura de las grapas si se consume demasiada comida o líquido antes de que cicatrice la línea de grapas, y su obstrucción si los alimentos no se mastican correctamente. Las complicaciones nutricionales incluyen hipoalbuminemia y deficiencias de vitaminas, así como náuseas y vómitos.

Procedimientos restrictivos malabsortivos

Los procedimientos restrictivos malabsortivos, que reducen el tamaño del estómago, así como el número de calorías y nutrientes que el cuerpo puede absorber, producen mejores resultados de pérdida de peso que la resección gástrica.

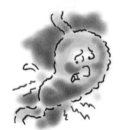

Los procedimientos restrictivos malabsortivos pueden ayudar a perder peso, ¡pero los odio cuando me provocan cólicos!

¡Deshazte de él.... rápido!

Después de la cirugía, el desecho rápido de alimentos desde el estómago hacia el intestino delgado limita la absorción de calorías, llevando a la pérdida de peso. Pueden producirse náuseas, diarrea y cólicos abdominales, pero estos efectos adversos mejoran con el tiempo.

Toma la ruta de derivación

Actualmente se están llevando a cabo dos tipos de procedimientos restrictivos malabsortivos.

- Derivación gástrica: también conocida como *derivación gástrica en "Y" de Roux*, este procedimiento combina la resección gástrica con un *bypass* del duodeno y la primera porción del yeyuno. Es el procedimiento de pérdida de peso quirúrgico que se realiza con mayor frecuencia y se recomienda para la pérdida de peso a largo plazo.
- Derivación biliopancreática: es una cirugía más complicada en la que se extrae la parte inferior del estómago y la bolsa restante se conecta al segmento terminal del intestino delgado, evitando así el duodeno y el yeyuno. Este procedimiento no se utiliza de forma habitual porque puede conducir a deficiencias nutricionales. Los pacientes que se han sometido a una derivación biliopancreática deben tomar suplementos de vitaminas liposolubles (A, D, E y K).

La cirugía de pérdida de peso puede ser un factor clave para controlar el peso con éxito.

Todo con moderación

En una versión modificada del procedimiento, se deja una mayor porción del estómago y la válvula pilórica, lo que permite controlar el movimiento del contenido estomacal en el duodeno. Con esta variación, el paciente puede ingerir más alimentos que con otros procedimientos.

Consideraciones de enfermería

Muchas de las consideraciones de enfermería son las mismas, de forma independiente del tipo de cirugía de pérdida de peso realizada.

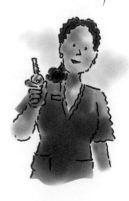

Preparaciones preoperatorias

- Antes de la cirugía, asegúrate de que el paciente se haya sometido a una evaluación médica y psicológica completa. Por lo general, el paciente también contará con orientación nutricional extensa antes del procedimiento.
- Asegúrate de que el paciente haya firmado un formato de consentimiento apropiado.
- Administra líquidos i.v. y alimentación parenteral total (APT), según lo ordenado.

Cuidados postoperatorios

- Si el paciente tiene una sonda nasogástrica colocada después de la cirugía, no vuelvas a poner el tubo a menos que lo ordene el médico.
- Fomenta la movilidad temprana y los ejercicios de tos y respiración profunda. Recuerda que los pacientes obesos tienen un mayor riesgo de presentar complicaciones pulmonares.
- Valora las constantes vitales del paciente, los ingresos y los egresos, y el peso diario.
- Administra líquidos i.v., APT y reemplazos de electrólitos, según indicación.
- Valora con cuidado los resultados de las pruebas de laboratorio y mantente alerta a las alteraciones electrolíticas.
- Administra medicamentos para el dolor, según la necesidad.
- Recuerda al paciente la importancia de seguir la dieta, según la indicación, y que pueden necesitarse suplementos vitamínicos.
- Informa al paciente sobre las posibles complicaciones y cuándo notificar al médico.

Preguntas de autoevaluación

1. ¿Cuál de las siguientes opciones es un beneficio de la pérdida de peso?
   A. Concentraciones más bajas de HDL
   B. Concentraciones más altas de LDL
   C. Aumento de la presión arterial
   D. Reducción del riesgo de diabetes y enfermedades cardiovasculares

Respuesta: D. Los beneficios de la pérdida de peso incluyen concentraciones más altas de HDL, disminución de la presión arterial y un menor riesgo de diabetes y enfermedades cardiovasculares.

2. Un paciente con un IMC de 37.9 se cataloga en qué clase de IMC:
   A. Clase I
   B. Clase II
   C. Clase III
   D. Clase IV

Respuesta: B. Hay tres clases de IMC. La clase I corresponde a un IMC de 30 a 34.9; la clase II, IMC de 35 a 39.9; y la clase III, IMC de 40 o más.

3. Una de las complicaciones de la obesidad es:
   A. Hipertensión
   B. Diabetes de tipo 1
   C. Hipotiroidismo
   D. Cáncer

Respuesta: A. La hipertensión es una de las complicaciones de la obesidad. Los pacientes obesos son más propensos a tener diabetes de tipo 2, no de tipo 1. El hipotiroidismo y el cáncer no se consideran complicaciones de la obesidad.

4. ¿Qué tipo de cirugía de pérdida de peso puede provocar deficiencias nutricionales?
   A. Bandas gástricas ajustables
   B. Derivación biliopancreática
   C. Gastroplastia con bandas verticales
   D. Derivación gástrica

Respuesta: B. La derivación biliopancreática puede conducir a mayores deficiencias nutricionales, porque el paciente ya no puede absorber las vitaminas liposolubles (A, D, E y K).

Puntuación

☆☆☆ Si respondiste a las cuatro preguntas correctamente, ¡fenomenal! Te has quitado un gran peso de encima al conocer todas las respuestas correctas.

☆☆ Si contestaste tres preguntas de manera acertada, ¡bien hecho! Practica un poco la reestructuración cognitiva y convierte esos pensamientos negativos en positivos.

☆ Si respondiste correctamente menos de tres preguntas, ¡no te desanimes y corras por el frasco de galletas! ¡Ten en cuenta que el objetivo es hacerlo mejor la próxima vez!

Bibliografía

Centers for Disease Control and Prevention. (2015). Overweight and obesity. Tomado de: http://www.cdc.gov/obesity/data/adult.html el 19 de mayo de 2015.

National Institutes of Health, National Heart, Lung, and Blood Institute. (2000). *Clinical guidelines on the identification, evaluation, and treatment of overweight and obesity in adults: The evidence report* (NIH Publication No. 98-4084.) Bethesda, MD: Author.

National Institutes of Health, National Heart, Lung, and Blood Institute. (2008). *Do you need to lose weight?* Bethesda, MD: Author. Tomado de: https://www.nhlbi.nih.gov/health/resources/heart/latino-weight-html/need el 19 de mayo de 2015.

National Institutes of Health, National Heart, Lung, and Blood Institute. (2012). *How are overweight and obesity treated?* Bethesda, MD: Author. Tomado de: http://www.nhlbi.nih.gov/health/health-topics/topics/obe/treatment el 19 de mayo de 2015.

Capítulo 21

Atención gerontológica

Objetivos

En este capítulo aprenderás:

◆ Los cambios fisiológicos asociados con el envejecimiento

◆ Técnicas para valorar al adulto mayor

◆ Los efectos adversos y las interacciones más frecuentes de los fármacos en los adultos mayores

◆ Métodos para tratar la incontinencia urinaria y prevenir las caídas

Una mirada a la atención gerontológica

Las personas mayores de 65 años necesitan servicios de salud más a menudo que cualquier otro grupo de edad. Lo más probable es que cuides a muchos adultos mayores a lo largo de tu carrera. Por ello, es esencial que entiendas cómo valorar de forma adecuada al paciente anciano. Las actitudes sobre el envejecimiento están mejorando entre el público general y los profesionales de la salud por igual. Una mayor cantidad de personas ha llegado a considerar el envejecimiento como un proceso normal de la vida que comienza en la concepción y culmina con la vejez.

La American Nurses Association (ANA) enfatiza la atención y el tratamiento holístico de los pacientes ancianos. De forma significativa, la ANA ahora emplea el término *gerontológico* en lugar de *geriátrico* para describir el proceso para proporcionar cuidados de enfermería a los adultos mayores. No sólo es una cuestión de semántica, este cambio reconoce la necesidad de abordar tanto las condiciones relacionadas con la edad, como las cuestiones fisiológicas, patológicas, psicológicas, económicas y sociológicas asociadas.

Tendencias demográficas

La población de adultos mayores está creciendo con rapidez y con una diversidad racial y étnica cada vez mayor, lo que refleja los cambios demográficos en la población de Estados Unidos. En 2009, 39.6 millones de personas de 65 años o mayores vivían en Estados Unidos (lo que significa uno de cada ocho estadounidenses) y se prevé que el número de adultos mayores crecerá a 72.1 millones en el 2030.

Los viejos se hacen mayores

Además, la población de adultos mayores de Estados Unidos se está haciendo cada vez más longeva. En 2013, la población con 85 años de edad o más era de 6 millones de personas.

Tendencias de género

La proporción de mujeres ancianas es mayor que la de los hombres, y aumenta con la edad. Existen alrededor de 25.1 millones de mujeres mayores, en comparación con los 19.6 millones de hombres mayores.

Percepciones de la salud entre los ancianos

Al contrario de los estereotipos, casi la mitad de los adultos mayores consideraron su salud de forma positiva, la que describieron como muy buena o excelente. A pesar de esto, la probabilidad de tener una enfermedad crónica aumenta con la edad. La mayoría de los estadounidenses ancianos presentan al menos un problema médico crónico. Las enfermedades crónicas más frecuentes en los ancianos son la artritis, las enfermedades del corazón, el cáncer, la diabetes y la hipertensión.

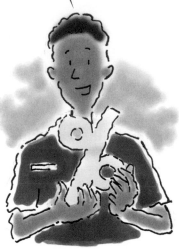

La probabilidad de padecer una enfermedad crónica aumenta con la edad, y más del 20 % de los mayores de 65 años tienen al menos una enfermedad crónica.

Implicaciones para enfermería

Estas tendencias demográficas tienen implicaciones importantes para el cuidado de la salud. Por ejemplo, demuestran una mayor necesidad de servicios de atención a largo plazo y más personal de enfermería gerontológico en todo el país. Además, a medida que se incrementa el número de mujeres de edad avanzada, también aumenta la necesidad de tener instrucción sobre la salud de las mujeres a lo largo de su vida.

Cambios normales del envejecimiento

Con el envejecimiento se produce la pérdida completa de algunas células del cuerpo y la reducción del metabolismo y la función en otras. Estos cambios conducen a una alteración en la composición y la reducción de ciertas funciones del cuerpo. Por ejemplo, los depósitos de tejido adiposo (graso) por lo general aumentan con la edad, mientras que la masa corporal magra y el contenido de minerales óseos disminuyen.

Envejecimiento y su efecto en el cuerpo

Aunque los efectos del envejecimiento varían dependiendo del tejido o el órgano específico, todos los adultos mayores al final se vuelven más susceptibles a la fatiga y las enfermedades. Algunos ejemplos de estos cambios fisiológicos producidos con el envejecimiento son los siguientes:

- La pérdida gradual de grasa subcutánea y elastina hace que la piel se arrugue y se caiga.
- Después de los 50 años, las células cerebrales disminuyen a una tasa del 1 % anual.
- La eficiencia del hígado disminuye en un 10 %.

- Entre las edades de 30 y 75 años, la eficiencia cardíaca disminuye en un 30 % y la de los pulmones en un 40 %.
- Entre las edades de 40 y 90 años, la función renal y el tamaño y la capacidad de la vejiga disminuyen hasta en un 50 %.

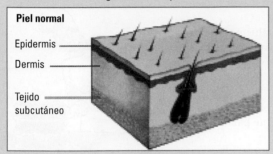

Piel normal

Epidermis

Dermis

Tejido
subcutáneo

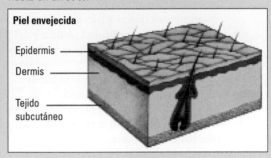

Piel envejecida

Epidermis

Dermis

Tejido
subcutáneo

Más viejo, pero no necesariamente enfermo

Aunque el cuerpo de una persona mayor tiende a trabajar de forma menos eficiente que alguien más joven, la enfermedad no es una consecuencia inevitable de la vejez. Es cierto que el corazón, los pulmones, los riñones y otros órganos son menos eficaces a los 60 que a los 20 años, pero eso no significa que el envejecimiento siempre conduzca a la deficiencia de los sistemas corporales.

Como parte del personal de enfermería, debes reconocer estos cambios graduales en la función del cuerpo para que puedas ajustar tus técnicas de valoración como corresponde (véase *Envejecimiento y su efecto en el cuerpo*). También es importante entender cómo el envejecimiento aumenta el riesgo de desarrollar ciertas enfermedades y de soportar ciertos tipos de lesiones.

Aspectos nutricionales del envejecimiento

Las necesidades de proteínas, vitaminas y minerales, por lo general, permanecen estables a medida que envejecemos, pero las necesidades calóricas disminuyen. La disminución de los niveles de actividad puede reducir los requerimientos diarios de energía alrededor de 200 cal para los hombres y mujeres entre 51 y 75 años de edad, 400 cal para las mujeres mayores de 75 años y 500 cal para los hombres mayores de 75 años.

Notas sobre nutrición

Otros cambios fisiológicos que pueden afectar el estado nutricional de un paciente de edad avanzada son:

* Disminución o alteración de la función renal, lo cual incrementa la susceptibilidad a la deshidratación y a la formación de cálculos renales
* Reducción de la secreción de pepsina y ácido clorhídrico, lo cual tiene el potencial de disminuir la absorción de calcio y vitaminas B_1 y B_2
* Disminución del flujo salival y reducción del sentido del gusto, que puede disminuir el apetito y conducir a un mayor consumo de alimentos dulces y picantes
* Reducción de la motilidad gástrica y del peristaltismo intestinal
* Adelgazamiento del esmalte dental, haciendo que los dientes se vuelvan más frágiles
* Disminución de la fuerza de mordida
* Deterioro del reflejo nauseoso
* Movilidad limitada (en personas con ciertas condiciones de salud), lo cual puede dificultar la capacidad del paciente para preparar alimentos o alimentarse

Algunos adultos mayores comen más alimentos dulces que salados porque el sentido del gusto disminuye con la edad.

Problemas gastrointestinales

La reducción o deterioro de la motilidad intestinal puede llevar a la aparición de trastornos gastrointestinales como el estreñimiento. Otros factores que pueden contribuir al estreñimiento en los adultos mayores son:

* Dietas nutricionalmente inadecuadas que son altas en alimentos suaves y refinados y bajas en fibra dietética
* Inactividad física
* Estrés emocional
* Empleo de ciertos medicamentos
* Ingestión inadecuada de líquidos debido a la disminución de la percepción de la sed

Sobrecarga de laxantes

Algunos adultos mayores usan laxantes en exceso, lo que da como resultado un transporte rápido de los alimentos a través del tubo digestivo. Esto, a su vez, disminuye la digestión y la absorción.

Factores socioeconómicos y psicológicos

Los factores socioeconómicos y psicológicos que pueden afectar el estado nutricional de una persona mayor son:

* Soledad
* Percibir que tiene menor importancia para la familia
* Susceptibilidad a la desinformación nutricional
* Falta de dinero para comprar alimentos nutritivos beneficiosos
* Falta de atención dental regular o prótesis dentales mal ajustadas

Piel, cabello y uñas

La pérdida de grasa subcutánea relacionada con la edad, el adelgazamiento dérmico y la reducción del colágeno llevan al desarrollo de líneas faciales alrededor de los ojos (patas de gallo), la boca y la nariz. La piel de la mujer, más seca y delgada que la de los hombres, muestra signos de envejecimiento unos 10 años antes. Además, las regiones supraclavicular y axilar, los nudillos, los tendones y los vasos sanguíneos de la mano se hacen más prominentes, al igual que los panículos adiposos sobre las prominencias óseas. El reemplazo celular disminuye en un 50%.

Mucosas relativamente secas

Las membranas mucosas se secan y las glándulas sudoríparas reducen su tamaño, número y función. Ello, junto con una disminución en la cantidad de grasa subcutánea, dificulta al cuerpo regular la temperatura.

Líneas pigmentarias

La piel también pierde elasticidad con la edad, hasta el punto donde puede parecer casi transparente. Aunque la producción de melanocitos (células cutáneas que producen la melanina del pigmento) disminuye, la proliferación localizada de melanocitos es frecuente. Así, las personas mayores tienden a tener manchas marrones (lentigo senil), en especial en áreas que suelen estar expuestas al sol. El pigmento del cabello se deteriora con la edad a medida que se reduce el número de melanocitos, por lo que el cabello puede volverse gris o blanco. El cabello también se adelgaza; por los 70 años, puede ser fino como el de un bebé.

Los cambios hormonales causan pérdida de vello púbico. El vello facial por lo general aumenta en las mujeres posmenopáusicas y disminuye en los hombres que han envejecido.

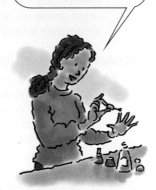

Con la edad, el crecimiento de las uñas se hace más lento y aumentan las crestas longitudinales, el engrosamiento, la fragilidad y las malformaciones.

Noticias sobre las uñas

Con la edad, el crecimiento de las uñas disminuye y las crestas longitudinales, el engrosamiento, la fragilidad y las malformaciones pueden aumentar. Las uñas de los pies pueden decolorarse.

Papilomas cutáneos, tumores y queratosis

Otras afecciones frecuentes de la piel en adultos mayores incluyen:
- Queratosis senil: sobrecrecimiento y engrosamiento del epitelio córneo.
- Acrocordón: papilomas cutáneos benignos.
- Angiomas seniles: tumores benignos formados por vasos sanguíneos o vasos linfáticos.
- Retraso en la cicatrización de heridas.

Ojos y visión

El envejecimiento trae cambios tanto en la estructura del ojo como en la agudeza visual. Al avanzar la edad, los ojos se asientan con mayor profundidad en las órbitas óseas y los párpados pierden su elasticidad, volviéndose laxos y arrugados. La conjuntiva (la membrana que cubre la superficie externa del ojo) se vuelve más delgada y amarilla, y pueden aparecer pinguéculas (manchas amarillentas) en la conjuntiva bulbar.

¿No más lágrimas?

A medida que el aparato lagrimal pierde de forma gradual el tejido adiposo, las lágrimas disminuyen en cantidad. Las lágrimas también tienden a evaporarse con más rapidez, lo que aumenta el riesgo de infección ocular.

El iris se desvanece o desarrolla pigmentación irregular, tornándose pálida. La córnea pierde su brillo y se hace plana. El incremento del tejido conectivo puede causar endurecimiento de los músculos del esfínter ocular.

Que se haga (más) la luz

La pupila se encoge, lo que disminuye la cantidad de luz que llega a la retina. Para ver los objetos con claridad, los adultos mayores necesitan alrededor de tres veces más luz que los jóvenes.

El envejecimiento también reduce la visión nocturna y la percepción de profundidad. La esclerótica se vuelve gruesa y rígida, y los depósitos de grasa causan un color amarillento. Se pueden desarrollar placas hialinas seniles.

Flotadores y anillos

El humor vítreo (la sustancia vítrea detrás del cristalino) puede degenerarse con el tiempo, revelando opacidades y restos vítreos flotantes en el examen. Además, el vítreo puede separarse de la retina, apareciendo como un espacio vacío. A través de un oftalmoscopio, el vítreo desprendido parece un anillo oscuro delante del disco óptico.

Lecciones sobre el cristalino

El cristalino o lente se agranda y pierde transparencia con la edad. El ajuste disminuye debido a la menor elasticidad de la lente, que conduce a la *presbicia*, un defecto de visión en el cual los objetos muy cercanos al ojo no pueden verse con claridad sin lentes correctivas. Esto suele ser notorio alrededor de los 50 años.

Reducción del color

Muchos adultos mayores tienen problemas de visión de color, sobre todo en los rangos azul y verde, a medida que los conos retinianos fotorreceptores se deterioran. La disminución de la reabsorción del líquido intraocular puede predisponer a los adultos mayores al glaucoma.

No te sorprendas si un adulto mayor tiene una visión defectuosa del color. Con la edad, los conos retinianos fotorreceptores se deterioran.

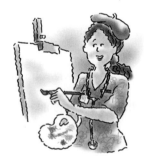

Oídos y audición

Muchas personas mayores pierden algún grado de audición. La pérdida auditiva a veces da como resultado una acumulación gradual de cerumen en el oído. Con mayor frecuencia, la pérdida de la audición progresa con lentitud, dando lugar a la presbiacusia. Esta pérdida auditiva neurosensorial, irreversible y bilateral por lo general comienza durante la edad madura y empeora de forma gradual. La presbiacusia afecta a los hombres más que a las mujeres.

¡Dije que muchos adultos mayores pierden cierto grado de audición!

Silencio en sonidos de alta frecuencia

La forma más habitual de pérdida auditiva relacionada con la edad, llamada *presbiacusia sensitiva*, es resultado de la atrofia del órgano de Corti (el cual contiene receptores auditivos especiales) y el nervio auditivo. La pérdida auditiva se produce principalmente en los rangos tonales más altos.

No hay escasez de sordera

El envejecimiento produce cambios estructurales degenerativos en todo el aparato auditivo. De hecho, la pérdida de audición en los ancianos puede ser más frecuente de lo que indican las estadísticas. Algunas personas pueden no estar conscientes de forma inmediata de la aparición o el avance de un defecto auditivo. Otros pueden reconocer el problema, pero lo ven como una parte natural del envejecimiento, por lo que no lo comentan con su médico.

Aparato respiratorio

Los cambios anatómicos relacionados con la edad en las vías respiratorias superiores incluyen la ampliación de la nariz debido al crecimiento continuo del cartílago, la atrofia de las amígdalas y la desviación traqueal causada por cambios en la columna vertebral envejecida.

En el tórax, el diámetro anteroposterior puede aumentar debido al metabolismo alterado del calcio y a la calcificación costal del cartílago. Esto, a su vez, reduce la movilidad de la pared torácica. La cifosis (curvatura de la columna torácica) avanza con la edad a partir de factores como la osteoporosis y el colapso vertebral. También puede producirse degeneración o atrofia muscular respiratoria, reduciendo la función pulmonar.

Cambios pulmonares

La capacidad ventilatoria disminuye a medida que se reduce la capacidad de difusión de los pulmones. Además, una menor fuerza muscular inspiratoria y espiratoria reduce la capacidad vital. La degeneración del tejido pulmonar disminuye el retroceso elástico de los pulmones, causando un mayor volumen residual.

Falta de oxígeno

Además, el cierre de algunas vías aéreas deteriora la ventilación de las áreas basales, disminuyendo tanto la superficie disponible para el intercambio gaseoso como la presión parcial del oxígeno arterial (PaO_2).

Como resultado, disminuyen las capacidades respiratoria máxima, vital forzada y vital, así como el volumen de reserva inspiratoria, reduciendo la tolerancia al débito de oxígeno.

Envejecimiento y alvéolos

Con la edad, los pulmones se vuelven más rígidos y el número y el tamaño de alvéolos disminuyen. Una reducción del 30 % de los líquidos respiratorios y una reducción de la acción ciliar y de los macrófagos aumentan el riesgo de infección de las vías respiratorias y los tapones de moco.

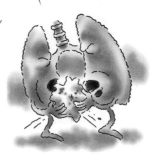

Una reducción del 30 % en los líquidos respiratorios (cof) y una disminución en la acción ciliar y los macrófagos (¡aghh!) aumentan el riesgo de infección de las vías respiratorias y los tapones de moco.

Sistema cardiovascular

El corazón suele hacerse un poco más pequeño con la edad (excepto en personas con hipertensión o enfermedad cardíaca). A la edad de 70 años, muchas personas experimentan una disminución del 35 % del gasto cardíaco en reposo.

Válvulas más rígidas, paredes más gruesas

El músculo cardíaco se vuelve menos eficiente y pierde fuerza contráctil; los cambios fibróticos y escleróticos engrosan las válvulas del corazón y reducen su flexibilidad. Las válvulas pueden volverse rígidas e incapaces de cerrarse por completo, dando lugar a soplos sistólicos. Además, el espesor de la pared ventricular izquierda aumenta un 25 % entre las edades de 30 y 80 años.

La capacidad del corazón para responder al estrés físico y emocional puede disminuir de forma notable con la edad; por ejemplo, la frecuencia cardíaca tarda más en volver a la normalidad después del ejercicio. Además, los adultos mayores pueden desarrollar enfermedad coronaria obstructiva y fibrosis del esqueleto cardíaco.

Vasos sanguíneos en peligro

El envejecimiento por lo general contribuye a la insuficiencia arterial y venosa, ya que los vasos sanguíneos pierden fuerza y elasticidad. Estos factores contribuyen a una mayor incidencia de enfermedad coronaria.

A medida que aumenta la irritabilidad miocárdica con la edad, se pueden producir sístoles adicionales, junto con arritmias sinusales y bradicardia. El aumento del tejido fibroso se infiltra en el nódulo sinoauricular y en los conductos auriculares internodales, lo que puede dar lugar a fibrilación o aleteo auricular.

Oleada de presión

El flujo sanguíneo de la arteria coronaria disminuye un 35 % entre las edades de 20 y 60 años. La aorta se vuelve más rígida, provocando que la presión arterial sistólica aumente en una proporción mayor que la presión arterial diastólica (lo que da como resultado una presión de pulso ampliada).

Las venas también se dilatan con la edad y la sangre tiende a acumularse en las extremidades.

Los cambios electrocardiográficos pueden incluir incrementos en los intervalos PR y QT, complejos QRS reducidos y desplazamiento a la izquierda del eje QRS.

> Los cambios electrocardiográficos del envejecimiento pueden incluir aumento en los intervalos PR y QT, complejos QRS reducidos y un desplazamiento hacia la izquierda del eje QRS.

Aparato digestivo

Cuando valores el aparato digestivo del paciente anciano, presta especial atención a los cambios fisiológicos que acompañan al envejecimiento. Los cambios normales incluyen la disminución de la elasticidad de la mucosa y la reducción de las secreciones gastrointestinales, que a su vez pueden alterar la digestión y la absorción.

Digestión rezagada

La motilidad del tubo digestivo, el tono del esfínter esofágico inferior, la pared intestinal y el tono del esfínter anal y la fuerza muscular abdominal pueden disminuir con la edad. Estos cambios pueden causar signos y síntomas que van desde la pérdida del apetito al reflujo esofágico y hasta el estreñimiento.

Pérdidas del hígado

En el hígado, los cambios normales relacionados con la edad incluyen disminución del peso del hígado, de la capacidad regenerativa y del flujo sanguíneo.

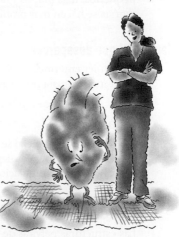

Aparato urinario

Después de los 40 años, la función renal puede disminuir. A los 90 años puede disminuir hasta en un 50 %. Los cambios relacionados con la edad en la vasculatura renal reducen la filtración glomerular.

La irrigación sanguínea renal disminuye un 53 % debido a un menor gasto cardíaco y a los cambios ateroescleróticos relacionados con la edad. La reabsorción tubular y la capacidad de concentración renal también disminuyen a medida que el tamaño y el número de nefronas funcionales se reducen.

Además, los músculos vesicales se debilitan, probablemente causando evacuación incompleta de la vejiga y retención urinaria crónica, alteraciones que establecen el escenario para una infección vesical. La orina residual, la polaquiuria y la nicturia también se hacen más frecuentes.

Reducciones renales

Otros cambios relacionados con la edad que afectan la función renal incluyen una disminución del tamaño del riñón, el deterioro de la depuración renal de fármacos, la reducción del tamaño y la capacidad de la vejiga, y la disminución de la capacidad renal para responder a las variaciones en la ingestión de sodio. Las concentraciones de nitrógeno ureico en sangre aumentan alrededor del 20 % a los 70 años.

Aparato reproductor femenino

La disminución en las concentraciones de estrógenos y progesterona provocan diversos cambios físicos en las mujeres que envejecen. A medida que las concentraciones de estrógenos disminuyen y la menopausia se acerca (generalmente alrededor de los 50 años), se produce una serie de cambios fisiológicos.

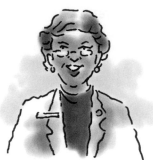

A medida que se aproxima la menopausia, las concentraciones de estrógenos y progesterona disminuyen y se producen varios cambios físicos.

Mamas

Los tejidos glandulares, de sostén y grasos de la mama se atrofian con la edad. A medida que los ligamentos de Cooper pierden su elasticidad, las mamas se vuelven pendulares. Los pezones se tornan más pequeños, más planos y no erectos; asimismo, las crestas inframamarias se hacen más pronunciadas.

Enfermedad que desaparece

Cualquier enfermedad fibrocística de la mama presente antes de la menopausia por lo general disminuye y desaparece.

Ovarios

La ovulación en general se detiene 1-2 años antes de la menopausia. Cuando los ovarios llegan al final de su ciclo productivo, no responden a la estimulación gonadotrópica.

Estructuras pélvicas de sostén

Las estructuras pélvicas de sostén suelen relajarse después de la menopausia. Dicha relajación puede ocurrir primero con el trabajo de parto y el parto; sin embargo, los efectos clínicos pueden pasar desapercibidos hasta la menopausia, cuando la relajación se acelera por la disminución de estrógenos y la pérdida de elasticidad y tono del tejido conectivo.

Los signos y síntomas incluyen presión y tirantez en el área por encima de los ligamentos inguinales, dolor lumbar, sensación de pesadez pélvica y dificultad para levantarse de una silla. La incontinencia urinaria de esfuerzo puede convertirse en un problema si los ligamentos uretrovesicales se debilitan.

Útero

Después de la menopausia, el útero se atrofia con rapidez a la mitad de su peso premenstrual. La regresión uterina continúa hasta que el órgano alcanza aproximadamente una cuarta parte de su tamaño premenstrual. El cuello uterino se contrae y ya no produce moco para la lubricación, y el endometrio y el miometrio se vuelven más delgados.

Vagina

La atrofia provoca que la vagina se haga más corta y el revestimiento mucoso se vuelva delgado, seco, pálido y menos elástico. En este estado, la mucosa vaginal es muy susceptible a la abrasión. Además, aumenta el pH de las secreciones vaginales.

Vulva

La vulva se atrofia con la edad. Tiene lugar la pérdida de vello púbico y los labios mayores se hacen planos. El tejido vulvar se encoge, exponiendo el área sensible alrededor de la uretra y la vagina a abrasiones e irritación (p. ej., por la ropa interior). Con la edad, el introito (apertura vaginal) se constriñe, los tejidos vaginales pierden su elasticidad, y la epidermis se adelgaza de 20 capas hasta aproximadamente 5.

A pesar de estos cambios corporales, las mujeres mayores pueden seguir siendo sexualmente activas a lo largo de su vida.

Aparato reproductor masculino

En los hombres de edad avanzada, la menor producción de testosterona puede causar una disminución de la libido, la atrofia y el ablandamiento de los testículos, y la disminución de la producción de espermatozoides.

La glándula prostática suele agrandarse con la edad, mientras sus secreciones se reducen. El líquido seminal decrece en volumen y viscosidad.

Todavía un ser sexual

Durante el coito, los adultos mayores experimentan reacciones fisiológicas más lentas y débiles. Sin embargo, estos cambios no debilitan de forma necesaria el impulso ni la satisfacción sexuales (véase *Características del climaterio masculino*).

Sistema musculoesquelético

La disminución de la estatura es el cambio musculoesquelético más evidente relacionado con la edad, la cual es resultado de las curvaturas espinales aumentadas y el estrechamiento de los espacios intervertebrales, que acortan el tronco y hacen que los brazos parezcan relativamente largos.

Otros cambios musculoesqueléticos incluyen:

- Disminución de la masa ósea
- Reducción de la masa muscular, que puede conducir a debilidad muscular
- Disminución de la formación de colágeno, que causa pérdida de resistencia y elasticidad en las articulaciones y las estructuras de soporte
- Mayor viscosidad del líquido sinovial
- Aumento de la fibrosis de las membranas sinoviales

Características del climaterio masculino

A continuación encontrarás una lista de los cambios fisiológicos que caracterizan el climaterio masculino:
- Las erecciones requieren más tiempo y estimulación para lograrse.
- Las erecciones no son tan completas o tan duras como antes.
- La producción de testosterona disminuye.
- La próstata se agranda y sus secreciones se reducen.
- El líquido seminal disminuye.
- La fuerza eyaculadora disminuye.
- Las contracciones en la glándula prostática y la uretra peneana durante el orgasmo varían en longitud y calidad.
- El período refractario después de la eyaculación puede alargarse de minutos a días.
- Las sensaciones de placer se vuelven menos localizadas en los genitales y más generalizadas.

Problemas al caminar

Un adulto mayor puede tener dificultades para realizar una marcha atlética (caminar apoyando primero el talón y después los dedos en línea recta). Además, puede realizar pasos más cortos y mantener una postura más ancha de las piernas para lograr un mejor equilibrio y una distribución de peso más estable.

Sistema nervioso

El envejecimiento afecta al sistema nervioso de muchas maneras. Las neuronas del sistema nervioso central y periférico sufren cambios degenerativos. La transmisión nerviosa se hace más lenta, haciendo que el adulto mayor reaccione con más lentitud a los estímulos externos.

Drenaje celular cerebral

Después de los 50 años de edad, el cerebro pierde células a una tasa de alrededor del 1 % anual. A pesar de esto, los efectos clínicos por lo general no se notan hasta que el envejecimiento es más avanzado.

Otros cambios neurológicos

Aquí hay otros efectos de la edad sobre el sistema nervioso:
- El hipotálamo se vuelve menos eficaz en la regulación de la temperatura corporal.
- El reflejo corneal se vuelve más lento, por lo que los párpados se cierran más lentamente como reacción a la irritación corneal.
- El umbral del dolor aumenta.
- Ciertas etapas del sueño (incluyendo el sueño de movimiento ocular rápido) se acortan.

Superposición del sistema

Cuando evalúes el sistema nervioso de un paciente de edad avanzada, ten en cuenta que los cambios neurológicos derivados de alteraciones en otros sistemas corporales pueden afectar los hallazgos de la valoración. Por ejemplo, los cambios en los receptores sensoriales pueden conducir a la pérdida de la audición y visión, una disfunción cerebrovascular y cambios en el estado mental inducidos por los medicamentos.

Otros factores que pueden influir en los resultados de los exámenes neurológicos de un paciente anciano son la fatiga, la falta de sueño, la depresión, la hiperactividad, el miedo y la ansiedad. El paciente puede parecer desinteresado y preocupado, o puede tardar en responder.

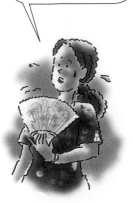

Conforme tiene lugar el envejecimiento, el hipotálamo se vuelve menos eficaz para regular la temperatura del cuerpo. ¿Soy yo, o hace calor?

Sistema endocrino

Un cambio endocrino usual e importante en los adultos mayores es una reducción de la capacidad para tolerar el estrés. El signo más grave de una baja en la respuesta al estrés es el metabolismo alterado de la glucosa.

Estrés y picos de azúcar

Por lo general, la glucemia en ayunas no difiere de manera significativa en los adultos de todas las edades. Sin embargo, en un adulto mayor, el estrés estimula un aumento de la glucosa en la sangre que dura más tiempo que en un adulto más joven. En parte se debe a la disminución de la secreción de insulina y la reducción de la respuesta de los receptores de insulina. Cerca del 26 % de las personas mayores tienen diabetes.

Desaceleración de la tiroides

Las hormonas tiroideas, triyodotironina y tiroxina, disminuyen su concentración un 25 % en los adultos mayores. Por lo general, la secreción restante de hormonas tiroideas es adecuada para la homeostasis. Sin embargo, la tasa metabólica basal y el consumo de oxígeno son lentos.

Fin de la menstruación

Durante la menopausia, la senescencia ovárica provoca el cese definitivo de la actividad menstrual. Aunque los cambios en la función endocrina en la menopausia varían de una mujer a otra, las concentraciones de estrógenos y progesterona en general disminuyen y la producción de hormona foliculoestimulante aumenta.

La deficiencia de estrógenos en las mujeres de edad avanzada está relacionada con la enfermedad coronaria y la osteoporosis. Tanto en hombres como en mujeres, otras variaciones normales en la función endocrina incluyen una disminución del 50 % en las concentraciones séricas de aldosterona y una disminución del 25 % en la tasa de secreción de cortisol.

Sistemas hemático e inmunitario

Los recuentos de leucocitos totales y diferenciales no cambian de manera significativa con la edad. Sin embargo, después de los 65 años, algunas personas tienen una ligera disminución en el rango de recuentos normales de eritrocitos. Cuando esto ocurre, los recuentos de linfocitos B y linfocitos totales disminuyen, y los linfocitos T se reducen en número y se vuelven menos eficaces.

Yo y el otro

La función inmunitaria comienza a declinar al alcanzar la madurez sexual y continúa disminuyendo con la edad. La incidencia de enfermedades autoinmunitarias aumenta, ya que el sistema inmunitario comienza a perder la capacidad de diferenciar entre los componentes propios y los extraños.

La incidencia de cáncer también aumenta conforme el sistema inmunitario se hace menos competente para reconocer y destruir las células mutantes. La disminución de la respuesta de los anticuerpos en los adultos mayores aumenta la susceptibilidad a infecciones. La atrofia amigdalina y la linfadenopatía son frecuentes.

He escuchado que después de los 65 años el recuento de linfocitos B y linfocitos totales puede disminuir.

Bueno, yo he escuchado que los linfocitos T pueden disminuir en número y se hacen menos eficaces.

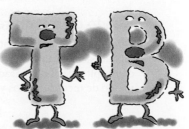

Valoración inicial

Una valoración integral de la salud del adulto mayor se centra en la historia clínica y el estado de salud actual, incluyendo una revisión de los sistemas corporales y una evaluación del régimen dietético y la capacidad para funcionar del paciente. Además de establecer el estado de salud de los pacientes, la información que obtengas durante la valoración te ayudará a evaluar mejorías o deterioros del estado del paciente a través del tiempo y a determinar si los servicios de apoyo están justificados.

Anamnesis

La información que obtengas al realizar la historia clínica y la anamnesis te alertará sobre las áreas clave en las que debes enfocarte durante la exploración física.

Para comenzar la anamnesis, establece el bienestar del paciente como tu principal preocupación. Hablar con él acerca de sus preocupaciones de salud promueve la consciencia sanitaria, ayuda a identificar los déficits de conocimiento y te permite individualizar la enseñanza del paciente.

Avanza metódicamente

Como el paciente puede pasar por alto alguna información importante sobre su salud, asegúrate de realizar la entrevista de manera metódica. Cuando sea necesario, recopila información adicional o corrobora la que tengas con la familia o amigos.

Estado de salud actual

Pide al paciente que describa su salud; registra las respuestas utilizando sus propias palabras.

Luego registra la razón por la que está buscando tratamiento (motivo principal de consulta). Pregunta sobre el uso de medicamentos y tratamientos actuales, la dieta y cualquier dispositivo utilizado (como bastón, andadera/andador o auxiliar auditivo).

Si el paciente parece confundido o muestra signos de deterioro cognitivo, considera pedir permiso para incluir a un cónyuge, hijo o pareja en la entrevista.

Estado de salud previo

Durante la anamnesis, obtén una visión general del estado de salud general del paciente, un historial de enfermedades de los adultos, un registro de hospitalizaciones pasadas, la frecuencia de las citas médicas y el empleo previo de medicamentos y otros tratamientos y su propósito.

> Pregunta al paciente qué medicamentos y suplementos está tomando, y averigua si emplea un bastón, un auxiliar auditivo u otro dispositivo médico.

Revisión de los sistemas corporales

Al revisar los sistemas corporales de un adulto mayor, considera los cambios fisiológicos que por lo general se asocian con el envejecimiento. Asimismo, ten presente que los adultos mayores exhiben rasgos atípicos de la enfermedad. Por ejemplo, los cambios sutiles en el apetito y el estado mental pueden ser los únicos síntomas de algunos trastornos.

Valoración sistematizada

Valora áreas y sistemas específicos del cuerpo mediante el abordaje de la cabeza a los pies o el abordaje del sistema principal del cuerpo. Ambos métodos proporcionan un marco sistemático y organizado, así que elige el que mejor te funcione.

Exploración física

Durante la exploración física, utiliza la inspección, palpación, percusión y auscultación para reunir datos objetivos que ayuden a validar los datos subjetivos obtenidos de la anamnesis.

Revisión general

Comienza la exploración física con una revisión general de la cabeza a los pies para obtener una impresión global de la salud del paciente.
    Asegúrate de observar:
* Aspecto general, incluyendo constitución corporal, piel, higiene y aseo
* Movilidad general
* Nivel de consciencia, afecto y estado de ánimo
* Signos manifiestos de angustia

A continuación, mide las constantes vitales del paciente. Ten en cuenta que en un adulto mayor la temperatura corporal normal oscila entre 35.6 y 37 °C.

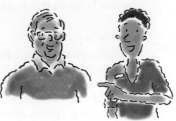

Comienza tu exploración física con una revisión general de la cabeza a los pies.

Piel

Inspecciona la piel del cuero cabelludo del paciente, la cabeza, el cuello, el tronco y los miembros. Asegúrate de observar su color, temperatura, textura, tono, turgencia, espesor y humedad. Recuerda que las áreas como las rodillas y los codos pueden verse un poco más oscuras debido a la exposición al sol, y que las áreas callosas pueden verse amarillentas.

Prueba de turgencia

Considera que la valoración de la turgencia de la piel puede no reflejar de forma confiable la hidratación en las personas mayores, que tienen menos tejido subcutáneo. Para obtener resultados más precisos, revisa la turgencia pinzando con cuidado el tejido subcutáneo de la frente o sobre el proceso xifoides y observando un rápido retorno a la línea de referencia.

Escrutinio de la piel

Inspecciona la piel para detectar roturas, laceraciones, cicatrices, lesiones y ulceraciones. Busca signos tempranos de úlceras por presión como enrojecimiento localizado sobre sitios de presión.

Mantente alerta para detectar lesiones cutáneas benignas usuales que se encuentran en los adultos mayores; éstas deben diferenciarse de las lesiones precancerosas o malignas. Registra el tamaño de la lesión, el patrón de distribución, la forma, el color, la consistencia y los bordes; también pregunta sobre el inicio de las lesiones. Cualquier lesión sospechosa merece una evaluación adicional.

Cabello y uñas

Inspecciona y palpa el cabello del paciente, observando su color, cantidad, distribución y textura (fina, sedosa o gruesa). Debes saber que el adelgazamiento del cabello y la escasez son usuales alrededor de las axilas y la sínfisis del pubis.

Trastornos de las uñas que no significan nada

Inspecciona las uñas de los pies y las manos, observando su color, forma, grosor y relleno capilar, así como la presencia de cualquier lesión. Algunas distorsiones de la superficie por lo general plana o ligeramente curvada de las uñas son normales con el envejecimiento, pero otros cambios en el color, la forma o el ángulo pueden indicar un estado patológico.

Cabeza y cara

Inspecciona la cabeza del paciente, observando su tamaño, contorno y simetría. El tamaño y la forma del cráneo no cambian con la edad. La inflamación de los tejidos blandos o el abultamiento craneal pueden indicar un traumatismo craneoencefálico reciente.

Palpa el cráneo, observando sensibilidad, masas o lesiones. El aumento craneal localizado requiere una evaluación adicional.

Lectura de caras

Inspecciona la cara y el cuello para determinar el color y la proporción de la piel. El color de la piel debe distribuirse de manera uniforme. Las características faciales deben ser proporcionales al tamaño de la cabeza. Además, observa la expresión facial y los movimientos del paciente.

Nariz y boca

Examina la porción externa de la nariz del paciente, observando cualquier asimetría o deformidad estructural. Inspecciona la mucosa interna,

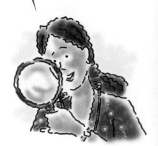

Inspecciona la cara y el cuello del paciente en cuanto al color y la proporción de la piel. El color de la piel debe estar distribuido de manera uniforme.

observando su color y cualquier secreción, inflamación, sangrado o lesiones. El área debe ser rosada y húmeda, con moco claro y sin costras o lesiones. Palpa los senos frontales y maxilares en busca de dolorimiento, el cual debe estar ausente.

Observaciones bucales

Inspecciona la boca, empezando con los labios. Ten en cuenta su color, la simetría y el estado de hidratación, así como cualquier lesión o úlcera. Los labios secos y resecos indican deshidratación.

Nota si el paciente utiliza una prótesis dental. Inspecciona la boca con el aparato en su lugar, confirma su ajuste y observa en busca de llagas o abscesos resultantes de la fricción.

Luego, inspecciona la mucosa bucal, observando color, textura, estado de hidratación y cualquier exudado. La mucosa y las encías deben ser rosadas, lisas y húmedas, aunque en una persona de piel oscura, la mucosa puede ser ligeramente azulada.

Palpa la mucosa bucal para detectar lesiones y nódulos, observando si hay sensibilidad, dolor o sangrado. Inspecciona las encías enfocándote en su color, inflamación, lesiones y sangrado. Deben ser rosadas y húmedas. Si el paciente conserva sus dientes naturales, anota el número y su estado.

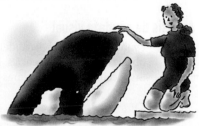

¡Su mucosa bucal se ve muy bien hidratada para alguien de su avanzada edad!

Cuentos de lengua para afuera

A continuación, observa color, tamaño, textura y revestimiento de la lengua. La lengua por lo general es de rosada a roja, lisa y libre de movimiento involuntario. Valora la posición de la lengua. La desviación hacia un lado sugiere un trastorno neurológico.

Observa la faringe para detectar signos de inflamación, decoloración, exudación y lesiones. Debe ser de rosada a rosa pálido, sin presentar secreciones ni lesiones.

Ojos

Cuando examines los ojos de un adulto mayor, ten en cuenta que los signos oculares del envejecimiento pueden afectar la apariencia de todo el ojo. Además, debes saber que la pérdida de tejido graso inducida por la edad puede hacer que los ojos se asienten más profundamente en las órbitas óseas.

Párpados y lagrimeo

Compara el color del párpado con el color de la piel del rostro; el párpado debe estar libre de enrojecimiento y otros cambios de color. Revisa en busca de lesiones y edema y observa la dirección de las pestañas. Determina si el párpado superior cubre parcial o totalmente la pupila, una indicación de ptosis, un hallazgo anómalo.

Inspecciona el aparato lagrimal, observando si hay secreciones, enrojecimiento, edema, desgarro excesivo o sensibilidad. Examina la esclerótica y la conjuntiva; la primera debe verse de color blanco cremoso.

Punteros en las pupilas

A continuación, inspecciona las pupilas, anotando su tamaño, forma y reacción a la luz. Observa el iris, notando cualquier cambio de los márgenes. Es posible que observes una pigmentación irregular del iris de forma bilateral, un color marrón pálido que sustituye al pigmento normal.

Análisis de agudeza visual

Evalúa la agudeza visual del paciente con y sin lentes correctivas, observando las diferencias. Realiza un examen oftalmoscópico para inspeccionar las estructuras internas de los ojos.

Oídos

Inspecciona las orejas, observando cambios de color y temperatura, secreciones o lesiones. Palpa la oreja para detectar dolorimiento.

Inspecciona las estructuras internas del oído con un otoscopio. Examina el conducto externo y la membrana timpánica y observa el reflejo de la luz. Busca lesiones, el abultamiento de la membrana timpánica, la acumulación de cerumen (cerilla) o (en un hombre) el crecimiento de vello.

¿Puede escucharme?

Para detectar la pérdida auditiva, realiza las pruebas de diapasón de Weber y Rinne. Además, evalúa la capacidad del paciente para oír y entender el habla en caso de que necesites recomendar terapia de rehabilitación. Si el paciente utiliza un auxiliar auditivo, revísalo con cuidado para ver si funciona de la manera correcta.

Cuello

Inspecciona el cuello del paciente en busca de cicatrices, masas o asimetrías. Palpa con suavidad cualquier masa, notando su consistencia, tamaño, forma, movilidad y textura. Repite esta inspección para los ganglios linfáticos.

Revisa la alineación de la tráquea. Por lo general, la tráquea es la línea media en la escotadura yugular. Observa cualquier desplazamiento o masa.

Espía la tiroides

Inspecciona la glándula tiroides mientras el paciente sorbe agua. Observa cualquier masa, abombamiento o protuberancia.

Tórax y aparato respiratorio

Inspecciona la forma y la simetría del tórax del paciente, tanto anterior como posterior. Observa el diámetro anteroposterior y lateral. Durante las respiraciones, escucha para detectar sibilancias inspiratorias o espiratorias, que pueden ser audibles desde las vías respiratorias a nivel bucal.

Palpa el tórax anterior y posterior en busca de sensibilidad, masas y nódulos. Evalúa el movimiento diafragmático. Palpa el tórax anterior y posterior de forma simétrica para evaluar el frémito táctil. Por lo general, el frémito es más evidente cerca de la bifurcación traqueal.

Una discusión sobre la percusión

Percute los campos pulmonares anterior y posterior desde las bases hasta los ápices. Asegúrate de percutir en un patrón simétrico para poder comparar. Los campos pulmonares normales son resonantes. Las prominencias óseas, los órganos o el tejido consolidado tienen un sonido sordo.

A continuación, ausculta desde las bases pulmonares hasta los ápices anterior y posterior. Pide al paciente que respire profundamente varias veces con la boca abierta. Podrás escuchar los ruidos disminuidos en las bases pulmonares si alguna de las vías respiratorias está cerrada. La inspiración es mucho más audible que la espiración.

Sistema cardiovascular

Inspecciona y palpa el punto de máximo impulso (o pulso apical), que por lo general se localiza en el cuarto o quinto espacio intercostal justo a la mitad de la línea medioclavicular. En un adulto mayor, el pulso apical puede desplazarse hacia abajo hacia la izquierda.

Utilizando el talón de la mano, palpa sobre las áreas aórtica, pulmonar y mitral para detectar frémitos, impulso precordial aumentado o vibraciones. Es posible detectar un frémito palpable en un paciente con cardiopatía valvular.

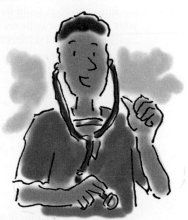

Ausculta desde las bases pulmonares hasta los ápices mientras el paciente respira profundamente a través de la boca.

Sinfonía de ruidos cardíacos

Ausculta el corazón sobre las áreas aórtica, pulmonar, tricúspide y mitral, y el punto de Erb, escuchando los primeros y los segundos ruidos cardíacos (R_1 y R_2) sobre cada área. Asimismo, escucha los ruidos cardíacos extradiastólicos o los ruidos cardíacos tercero y cuarto (R_3 y R_4).

En un adulto mayor, un R_3 escuchado entre R_1 y R_2 (por lo general en el borde esternal inferior) no es un indicador confiable de la insuficiencia cardíaca. En su lugar, puede ser fisiológica o tener lugar en respuesta a un aumento del flujo diastólico. Puedes escuchar R_4 después de R_2 y antes de R_1 mucho mejor sobre el ápice del corazón.

Investigación sobre los vasos sanguíneos

A continuación, valora los vasos sanguíneos de la cabeza, el cuello, el tronco y las extremidades del paciente. Palpa las arterias carótidas una a la vez, presionando con cuidado para que no suprimas el pulso carotídeo. Observa la velocidad, el ritmo, la fuerza y la simetría de ambos pulsos. Ausculta cada arteria carótida en busca de soplos carotídeos, zumbidos o sonidos agudos que pueden representar el estrechamiento de la luz arterial.

Evalúa la distensión de la vena yugular. Identifica el nivel de pulsación venosa y mide su altura con respecto al ángulo esternal. Una altura superior a 3 cm es considerada anómala y puede indicar insuficiencia cardíaca derecha.

Palpa las arterias periféricas, registrando la velocidad, el ritmo, la fuerza y la igualdad de los pulsos y la valoración de los soplos. En un adulto mayor, espera que las arterias sean tortuosas, torcidas y, posiblemente, más rígidas. Sin embargo, los pulsos deben tener una resistencia simétrica.

Una mirada a las extremidades

Al inspeccionar las piernas, observa su color y temperatura y verifica si hay edema, varicosidades y cambios tróficos en los dedos de los pies.

Empleando el talón de la mano, evalúa la temperatura de los brazos y las piernas, que debe ser igual de forma bilateral. La trombosis suele asociarse con una sensación de calor, aunque esta respuesta puede reducirse en un adulto mayor.

Exploración del edema

Finalmente, revisa si hay edema, el cual se valora mejor sobre las prominencias óseas o el sacro. Típicamente, el edema es más pronunciado en las zonas declives del cuerpo. Determina si el edema es con fóvea o sin ella y clasifica el grado.

> El edema puede tener lugar sobre las prominencias óseas en las zonas declives del cuerpo, tales como los tobillos.

Aparato digestivo

Al examinar el aparato digestivo, ten en cuenta que los adultos mayores son más propensos a tener distensión y menos probabilidades de tener rigidez abdominal que los adultos más jóvenes. Inspecciona el abdomen, observando su forma y simetría y cualquier cicatriz, masa, pulsación, distensión o estría. Describe el abdomen como obeso, escafoideo o distendido.

Ausculta los cuatro cuadrantes abdominales para detectar ruidos intestinales. Escucha sobre la aorta abdominal en busca de soplos.

A continuación, percute el abdomen para determinar la presencia de aire o líquido, valora el tamaño del hígado y evalúa la distensión de la vejiga. El aire en el intestino grueso suena timpánico, mientras que el líquido tiene un sonido sordo.

Implicaciones de la palpación

Palpa el vientre, observando las masas o la sensibilidad en la palpación ligera o profunda. Ten cuidado con los signos peritoneales, como la rigidez o la sensibilidad de rebote. Las masas en los cuadrantes inferiores pueden ser heces impactadas. Trata de sentir el bazo; por lo general, no es palpable.

Aparato urogenital

Cuando evalúes el aparato urogenital del paciente, utiliza la misma técnica básica que en un paciente más joven. Ten en cuenta que el vello púbico se vuelve escaso y gris con la edad. Por lo general, los testículos de un hombre adulto mayor son ligeramente menores de tamaño que los de un adulto más joven. Sin embargo, deben ser simétricos, suaves y móviles, sin nódulos.

Sistema musculoesquelético

La valoración del sistema musculoesquelético ayuda a determinar la capacidad general del adulto mayor para funcionar. Las limitaciones en la amplitud de movimiento, la dificultad en la deambulación y el dolor articular difuso o localizado se pueden detectar con facilidad durante la exploración física.

Mantente alerta a los signos y síntomas de disfunción motora y sensitiva, por ejemplo, debilidad, espasticidad, temblores, rigidez y alteraciones sensitivas.

Valoración de la marcha

Observa la marcha del paciente y analiza el paso y la postura. La marcha refleja la integración de los reflejos, así como la función motora. Valora el equilibrio estático y la posición empujando con suavidad los hombros mientras el paciente está de pie.

Luego, observa la marcha en tándem (primero el talón y después los dedos), en busca de una ataxia (dificultades de coordinación) exagerada y analizando la posición de la cabeza y el cuello en relación con los hombros y las piernas.

Para evaluar la postura y el equilibrio, busca el signo de Romberg anotando si el paciente se inclina o cae al estar de pie con los pies juntos y los ojos cerrados. El balanceo indica un signo positivo.

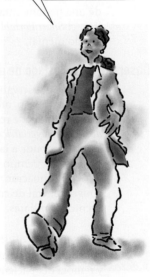

Observa si hay ataxia exagerada mientras el paciente realiza la marcha en tándem (primero el talón y después los dedos).

Juzgar las articulaciones

Inspecciona las articulaciones de las manos, las muñecas, los codos, los hombros, el cuello, las caderas, las rodillas y los tobillos. Observa cualquier hipertrofia de la articulación, hinchazón, sensibilidad, crepitación, cambios de temperatura o deformidades.

Y siguen los pies

Evalúa los pies para detectar deformidades frecuentes, tales como:
- *Hallux valgus* o juanete, una angulación del dedo gordo lejos de la línea media o hacia los otros dedos
- Prolapso del metatarso (antepié)
- Dedo de martillo, una flexión del segundo, tercer o cuarto dedo del pie en la articulación media

Qué músculos

Inspecciona cada grupo muscular para detectar atrofia, fasciculaciones, movimientos involuntarios y temblores. Mueve las articulaciones a través de ejercicios de amplitud de movimiento pasivos y palpa los músculos para revisar el tono y la fuerza.

A continuación, evalúa la rigidez y la espasticidad. La rigidez se detecta mejor en la muñeca o en la articulación del codo.

Evalúa el cierre y el agarre

Durante la exploración física, pide al paciente que te muestre cómo abotona y cierra la cremallera de su ropa. Esto te permite observar de manera directa la capacidad para realizar actividades seleccionadas de la vida diaria. También observa cuando el paciente tome objetos, como el picaporte de la puerta o un grifo o llave de agua.

Sistema nervioso

El examen neurológico incluye la valoración del nivel de consciencia, afecto, estado de ánimo, cognición, orientación, habla, conocimiento general, memoria, razonamiento, reconocimiento de objetos y funciones cognitivas superiores, nervios craneales, sistema motor y sensitivo, y reflejos.

Tiempo de prueba

Para valorar el estado cognitivo del adulto mayor, considera el empleo de una herramienta de exploración, como el *Mini-Mental State Examination,* el *Short Portable Mental Status Questionnaire* o un cuestionario del estado mental.

Observación del estado de ánimo

Comienza observando la apariencia general del paciente, incluyendo estado de ánimo, afecto y aseo personal. Un adulto mayor que parece deprimido puede requerir una evaluación adicional, como la de la *Escala de depresión geriátrica*. Observa si el paciente está vestido de forma apropiada, responde a las preguntas de manera correcta y está orientado en persona, tiempo y espacio.

A continuación, evalúa el habla del paciente. Valora su vocabulario y nivel general de conocimientos al discutir las noticias actuales o los eventos familiares.

Memoria, razonamiento y reconocimiento

Para evaluar la memoria, examina la memoria inmediata, reciente y remota del paciente.

- Revisa la memoria *inmediata* nombrando cierto grupo de objetos o recitando un conjunto de números. Luego, haz que el paciente los repita de inmediato.
- Para valorar la memoria *reciente*, pregunta sobre los eventos ocurridos durante las últimas 24-48 h.
- Para evaluar la memoria *remota*, pide recordar eventos significativos ocurridos hace muchos años.

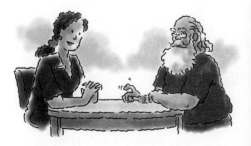

Para valorar la memoria remota del paciente, pídele que recuerde eventos ocurridos hace muchos años.

Razonamiento y recuento

A continuación, evalúa la capacidad del paciente para razonar haciendo preguntas que requieran juicio, discernimiento y abstracción para responder.

Para valorar el reconocimiento de objetos, señala dos y pide al paciente que identifique cada uno. Clasifica la respuesta como normal o agnosia (incapacidad para nombrar objetos).

Nervios craneales

Evalúa cada nervio craneal de forma secuencial, comenzando con el nervio craneal I y progresando hacia el nervio craneal XII.

Sistema motor y sensitivo

Evalúa la función muscular y articular del paciente. Valora los movimientos rápidos, rítmicos y alternos, que reflejan la coordinación. Observa si el paciente puede repetir maniobras y realizarlas con suavidad en la ejecución. Espera que un adulto mayor responda con más lentitud que una persona más joven.

Probar la percepción

A continuación, evalúa la percepción del dolor del paciente utilizando los extremos filoso y romo de un alfiler; de la temperatura, por medio de sustancias calientes y frías; del tacto, mediante un ligero toque de la mano; y de la vibración, utilizando un diapasón vibratorio.

Además, evalúa la discriminación en dos puntos y el sentido de la posición. Las percepciones deben ser precisas y simétricas.

Reflejos

Evalúa los reflejos de un adulto mayor como lo harías en cualquier otro paciente. Asegúrate de revisar los reflejos plantar y de Babinski, lo que puede sugerir enfermedad de las motoneuronas superiores.

Consideraciones especiales

Los adultos mayores tienen necesidades especiales de salud que requieren cuidados específicos y por parte de personas calificadas. En el año 2013, el 73.6 % de los adultos mayores informaron haber tomado al menos un medicamento recetado en los últimos 30 días. Cuando se considera que los cambios fisiológicos relacionados con la edad pueden influir en las acciones de los fármacos, se debe entender cómo los medicamentos afectan a los pacientes de edad avanzada en un esfuerzo por promover el cumplimiento y disminuir las reacciones adversas.

Es posible que también necesites ayudar a un adulto mayor a aprender a lidiar con problemas relacionados con la edad, como el manejo de múltiples enfermedades crónicas y la prevención de caídas.

Tratamiento farmacológico

Cuatro de cada cinco adultos mayores tienen problemas de salud crónicos. Como consecuencia, compran alrededor de 400 millones de recetas al año, el doble del número comprado por personas menores de 65 años. Entre 2007 y 2010, la mitad de los estadounidenses de edad avanzada tomaron 1-4 medicamentos recetados, y casi el 40% tomó más de 5.

En los pacientes ancianos con trastornos crónicos, los fármacos pueden extender y mejorar su calidad de vida. Uno o más medicamentos pueden manejar con éxito afecciones frecuentes como artritis, diabetes, enfermedades del corazón, glaucoma, osteoporosis e hipertensión.

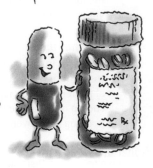

Los adultos mayores compran dos veces más medicamentos al año que las personas menores de 65 años.

Problemas de la polifarmacia

Por otro lado, si el paciente tiene múltiples enfermedades y toma varios medicamentos diferentes, asegúrate de observar los problemas derivados de la polifarmacia (uso concomitante de múltiples medicamentos), como los efectos de las interacciones medicamentosas.

Cambios en la farmacocinética por la edad

El tratamiento farmacológico en los adultos mayores se complica por los cambios en las funciones corporales relacionados con la edad, que pueden influir en la acción de un fármaco, cómo se absorbe en el torrente sanguíneo y cómo se distribuye por todo el cuerpo, se metaboliza y se elimina (véase *Cómo influye el envejecimiento en la acción de los fármacos*, p. 913).

Cambios en la farmacodinámica por la edad

Los cambios farmacodinámicos pueden alterar de manera significativa la acción y el efecto de los fármacos en un adulto mayor. El envejecimiento altera la sensibilidad de los tejidos a los medicamentos, potenciando ciertos efectos. Esto es cierto sobre todo para los medicamentos hipnóticos, las benzodiazepinas, como el diazepam, y el alcohol.

Carencia de receptores de fármacos

Los cambios relacionados con la edad en el número o la función de los receptores de tejidos y órganos también pueden alterar el efecto de un fármaco. Por ejemplo, el número de receptores β-adrenérgicos disminuye con la edad, reduciendo la función receptora e influyendo en los efectos farmacológicos que estimulan o bloquean estos receptores, como carvedilol.

De forma similar, los cambios en los receptores colinérgicos y dopaminérgicos pueden influir en el efecto de fármacos como las fenotiazinas y otros psicoactivos. Estos cambios pueden contribuir a la aparición de reacciones neurológicas adversas como los efectos extrapiramidales y la discinesia tardía. Para compensar estos cambios farmacodinámicos, los médicos suelen reducir las dosis de fármaco para pacientes ancianos.

Cómo influye el envejecimiento en la acción de los fármacos

Los cambios fisiológicos que vienen con el envejecimiento causan cambios en la forma en la que el cuerpo absorbe, distribuye, metaboliza y elimina los fármacos. El conocimiento de estos cambios puede ayudarte a predecir mejor el resultado del tratamiento farmacológico del paciente.

Acción	Cambio fisiopatológico
Absorción	• Aumento del pH gástrico • Vaciado gástrico más lento • Disminución del flujo sanguíneo gástrico y la motilidad
Distribución	• Más tejido adiposo • Menor masa corporal magra
Metabolismo	• Disminución del agua corporal total • Hígado más pequeño • Menor flujo sanguíneo y actividad enzimática hepáticos • Menor intercambio de gases • Disminución de la masa renal
Eliminación	• Disminución de la función de las nefronas • Reducción de la filtración glomerular, secreción tubular y depuración y reabsorción de creatinina

Los cuidadores pueden atribuir erróneamente somnolencia y otros efectos adversos de los medicamentos al envejecimiento.

Efectos adversos de los medicamentos

Los efectos adversos y las interacciones no deseadas por fármacos son frecuentes en los pacientes de edad avanzada y resultan sobre todo de los cambios fisiológicos y del uso de múltiples medicamentos.

Un aspecto problemático del tratamiento con fármacos en adultos mayores es el potencial de diagnosticar de forma incorrecta o no detectar reacciones adversas, tales como confusión, depresión, somnolencia y retención de orina. Los cuidadores pueden confundir estos problemas con el proceso de envejecimiento.

Detección de reacciones adversas

Una cuidadosa valoración de enfermería puede ayudar a identificar las reacciones adversas para que la dosis del fármaco que las provoca pueda disminuirse o sustituirse por otra más segura. Para reconocer las reacciones adversas más frecuentes, asegúrate de conocer los efectos deseados y adversos de todos los fármacos que toma el paciente (véase *Reconocer los efectos adversos frecuentes de los fármacos en los pacientes de edad avanzada*, p. 914).

Reconocer los efectos adversos frecuentes de los fármacos en los pacientes de edad avanzada

Los efectos adversos habituales incluyen urticaria, impotencia, incontinencia, malestar estomacal y erupciones cutáneas. Los pacientes ancianos son muy susceptibles a los efectos adversos e incluso pueden experimentar efectos más graves como hipotensión ortostática, estado mental alterado, anorexia, deshidratación, trastornos sanguíneos y discinesia tardía.

Además, algunos efectos adversos como ansiedad, confusión y olvido pueden clasificarse de forma errónea como efectos típicos del envejecimiento en lugar de identificarse de manera adecuada como reacciones adversas a los medicamentos.

Para ayudarte a reconocer las reacciones adversas a los fármacos, asegúrate de conocer los posibles efectos adversos de los fármacos que esté tomando el paciente.

Clase farmacológica	Efectos adversos potenciales
Inhibidores de la enzima convertidora de angiotensina	Mareos, dolor de cabeza, fatiga, hipotensión ortostática, congestión nasal, tos
Bloqueadores α-adrenérgicos	Mareos, palpitaciones, náuseas
Aminoglucósidos	Ototoxicidad, nefrotoxicidad
Antiarrítmicos	Mareos, temblores, visión borrosa, náuseas, vómitos, sequedad de boca
Anticolinérgicos, antihistamínicos	Somnolencia, visión borrosa, fatiga, estreñimiento, sequedad de boca
Anticoagulantes	Hemorragia
Antidiabéticos	Hipoglucemia, aumento de peso, náuseas
Antiespasmódicos, fenotiazinas, antidepresivos tricíclicos	Sedación, movimientos extrapiramidales, efectos anticolinérgicos
Bloqueadores β-adrenérgicos	Bradicardia, fatiga, hipotensión, anomalías del sistema nervioso central (SNC), impotencia
Diuréticos	Alteraciones electrolíticas, polaquiuria, deshidratación
Bloqueadores de la histamina-2	Diarrea, fatiga, mareos, neutropenia
Antiinflamatorios no esteroideos	Sangrado, trastorno gastrointestinal, compromiso renal
Opiáceos	Depresión del SNC, depresión respiratoria, dependencia

Interacciones farmacológicas

Muchos medicamentos potentes utilizados de manera habitual por los adultos mayores pueden interactuar, dando como resultado consecuencias peligrosas. Por ejemplo, la cimetidina interactúa con la aminofilina, la fenitoína, los antidepresivos, el propranolol y muchos otros fármacos.

Los anticolinérgicos, como algunos antidepresivos y tranquilizantes, pueden presentar efectos aditivos cuando se utilizan en conjunto. La digoxina puede tener efectos tóxicos que aumentan cuando se toma con un diurético u otro fármaco que disminuye las concentraciones de potasio en el cuerpo.

Interacciones que obstaculizan

Para ayudar a prevenir las interacciones nocivas entre los medicamentos, asegúrate de conocer todos los fármacos que esté tomando el paciente. Ten en cuenta que puede estar tomando medicamentos prescritos de forma independiente por varios médicos.

Cumplimiento del tratamiento farmacológico

Un adulto mayor puede tener cualquier número de razones para no adherirse al régimen de tratamiento, por ejemplo, visión o audición deficientes, incapacidad física, incapacidad para pagar los medicamentos, creencias culturales o falta de comprensión de la importancia de tomar un medicamento en particular.

Reforzar el cumplimiento

La falta de cumplimiento puede conducir al fracaso del tratamiento. Si el médico interpreta de manera errónea este fracaso como un tratamiento farmacológico ineficaz, puede aumentar la dosis o prescribir un segundo fármaco, lo que agravará el problema.

Ayudar al paciente a superar los obstáculos para cumplir el tratamiento es una importante responsabilidad de enfermería. Para llevarla a cabo, asegúrate de que el paciente entienda el propósito de cada medicamento recetado y sepa cómo tomar cada uno de manera adecuada.

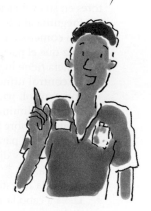

Para promover el cumplimiento del tratamiento farmacológico, asegúrate de que el paciente entienda el propósito y el método de administración de cada fármaco.

Incontinencia urinaria

La incontinencia, el paso incontrolable de la orina, es frecuente entre los ancianos, pero no debe considerarse una parte normal del envejecimiento. La incontinencia puede resultar de anomalías de la vejiga o trastornos neurológicos. Puede ser transitoria o permanente e implicar grandes volúmenes de orina o goteo escaso.

Categorías de incontinencia

La incontinencia urinaria se presenta de cuatro formas principales:
* La incontinencia de *esfuerzo* se refiere a la pérdida de menos de 50 mL de orina desencadenada por el aumento de la presión abdominal, por ejemplo, al toser o estornudar.
* La incontinencia por *rebosamiento* es una pérdida involuntaria de orina que ocurre a intervalos algo predecibles cuando se alcanza un volumen específico de la vejiga.
* La incontinencia de *urgencia* supone una necesidad repentina y fuerte de orinar, seguida de forma inmediata de una contracción de la vejiga que conduce a una pérdida involuntaria de orina.
* La incontinencia *total* es la ausencia completa de control urinario, dando como resultado la incapacidad de la vejiga para retener la orina.

Qué la causa

La incontinencia urinaria puede ser resultado de una amplia gama de trastornos, que incluyen:
- Hiperplasia prostática benigna
- Cálculos de la vejiga
- Cáncer de vejiga
- Prostatitis crónica
- Neuropatía diabética
- Fármacos, como diuréticos, sedantes, hipnóticos, antipsicóticos, anticolinérgicos y bloqueadores α-adrenérgicos
- Síndrome de Guillain-Barré
- Esclerosis múltiple
- Cáncer de próstata
- Lesión de la médula espinal
- Ictus
- Estenosis uretral

En algunos pacientes, la incontinencia se debe a una prostatectomía (extirpación de la próstata) que dañó el esfínter uretral.

Qué buscar

Si el paciente tiene incontinencia urinaria, asegúrate de cubrir estos factores en su evaluación:
- Pregunta al paciente cuándo notó por primera vez el problema y si comenzó de forma repentina o gradual.
- Haz que el paciente describa su patrón urinario típico: ¿la incontinencia tiene lugar durante el día o la noche?, ¿presenta algún grado de control urinario o es totalmente incontinente? Si a veces orina con control, ¿cuáles son los casos en los que orina y las cantidades de orina eliminada?
- Pregunta sobre la presencia de otros problemas urinarios, como dificultades para iniciar la micción, polaquiuria, urgencia urinaria, nicturia y disminución de la fuerza o la interrupción del chorro de orina.
- Evalúa la ingestión de líquidos del paciente.
- Lleva a cabo la anamnesis, evaluando sobre todo si hay infecciones de las vías urinarias, enfermedad de la próstata, lesión o tumor de la columna vertebral, ictus o cirugía que involucre la vejiga, la próstata o el suelo pélvico.
- Determina si en la actualidad el paciente está tomando algún medicamento, en particular sedantes o hipnóticos, anticolinérgicos o diuréticos.
- Después de completar la exploración física, pide al paciente que vacíe la vejiga.
- Inspecciona el meato uretral para detectar alguna inflamación o anomalía anatómica evidente. Pide al paciente que se acueste; observa cualquier filtración de orina.

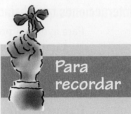

Para recordar

La mnemotecnia **RUTE** puede ayudarte a recordar las principales formas de incontinencia urinaria:

Incontinencia por **R**ebosamiento: pérdida de orina que ocurre cuando se alcanza un volumen específico de la vejiga.

Incontinencia de **U**rgencia: pérdida de orina por una contracción de la vejiga que sigue a una necesidad fuerte y repentina de orinar.

Incontinencia **T**otal: pérdida completa del control urinario, a partir de un músculo del esfínter uretral no funcional.

Incontinencia de **E**sfuerzo: pérdida de pequeñas cantidades de orina (menos de 50 mL) cuando se incrementa la presión abdominal, como cuando una persona tose, estornuda o levanta un objeto pesado.

Corrección de la incontinencia por medio del reentrenamiento vesical

Un paciente incontinente por lo general se siente frustrado y avergonzado, a veces incluso sin esperanza. Por fortuna, el reentrenamiento vesical, un programa que pretende establecer un patrón de micción regular, puede ayudar a corregir el problema. Aquí hay algunas pautas para establecer tal programa.

Valora los patrones de eliminación
Antes de iniciar el programa, valora el patrón de ingestión de líquidos del paciente, el patrón de micción y el comportamiento (p. ej., tranquilidad o verborrea) antes de cada episodio de micción.

Establece un horario de micción
Alienta al paciente a utilizar el baño 30 min antes del momento en el que generalmente se convierte en incontinente. Si esto no tiene éxito, reajusta la programación.

Una vez que el paciente puede permanecer seco durante 2 h, aumenta el tiempo entre las micciones 30 min cada día hasta que logre un horario de micción de 3-4 h.

Proporciona regularidad y privacidad
Cuando el paciente orine, asegúrate de que la secuencia de estímulos condicionantes sea siempre la misma. Además, ofrece privacidad al orinar; cualquier estímulo inhibidor debe evitarse.

Registra los resultados y mantente optimista
Mantén un registro de la continencia y la incontinencia durante 5 días para ayudar a reforzar los esfuerzos del paciente para permanecer continente.

Estos son algunos consejos adicionales que pueden ayudar al paciente a tener éxito:
- Asegúrate de que el paciente esté cerca de un cuarto de baño o un baño portátil.
- Deja una luz encendida por la noche. Si el paciente necesita ayuda para levantarse de la cama o la silla, responde con rapidez a la llamada de ayuda.
- Alienta al paciente a emplear su ropa habitual. Esto transmite que tienes certeza de que pueden permanecer continentes. Las alternativas aceptables a los pañales incluyen condones para los hombres y toallas o pantaletas para incontinencia para las mujeres.
- Alienta al paciente a beber 2-2.5 L de líquido cada día. Una ingestión menor de líquidos no evita la incontinencia, sino que promueve la infección. Para ayudar a promover la continencia durante la noche, limita la ingestión después de las 6 p.m.
- Tranquiliza al paciente si tiene un episodio de incontinencia, eso no significa que el programa haya fallado. Aliéntalo a mantener una actitud persistente y optimista.

- Palpa con cuidado el abdomen para detectar distensión de la vejiga, lo que indica retención de orina.
- Realiza una evaluación neurológica completa, observando la función motora y sensitiva y la atrofia muscular.

Intervenciones de enfermería

- Prepara al paciente para pruebas diagnósticas como una cistoscopia y un estudio neurológico completo.
- Cuando corresponda, implementa un programa de reentrenamiento vesical (véase *Corrección de la incontinencia por medio del reentrenamiento vesical*).
- Asegúrate de que el paciente reciba la ingestión de líquidos adecuada.
- Haz que el paciente orine de forma regular.
- Si la incontinencia tiene una base neurológica, valora la retención de orina, lo que puede justificar sondajes periódicos.
- Si resulta apropiado, enseña al paciente a autosondarse.

Caídas

En las personas con 75 años o más, las caídas causan tres veces más muertes que los accidentes automovilísticos. Varios factores pueden hacer que las caídas sean peligrosas para los pacientes de edad avanzada: la convalecencia e inmovilidad prolongada, el riesgo de recuperación incompleta y la incapacidad para hacerle frente fisiológicamente. Además, las lesiones causadas por las caídas pueden ser devastadoras psicológicamente, conduciendo a la pérdida de la independencia y la confianza en sí mismo.

¿Accidente o presagio?

Las caídas pueden ser accidentales o una consecuencia de afecciones como parálisis muscular temporal, vértigo, hipotensión postural o lesiones del sistema nervioso central (SNC). Las caídas accidentales, por lo general, son resultado de factores ambientales como pasillos de escaleras mal iluminados, alfombras y pisos muy encerados. A veces una caída accidental se deriva de factores fisiológicos tales como disminución de la agudeza visual, pérdida de fuerza muscular o mala coordinación.

La parálisis muscular temporal puede explicar caídas que ocurren sin causa aparente. Se cree que este fenómeno se debe a un suministro anómalo de sangre para la formación reticular en la médula cerebral. Lo anterior es causado por la espondilosis (fijación o rigidez de la articulación vertebral) resultado del movimiento de la cabeza y el cuello en presencia de artritis cervical.

Otros factores de caída

El vértigo, originado por una alteración o infección del oído medio, puede causar que el paciente pierda el equilibrio y caiga. La hipotensión ortostática puede ocasionar mareos, lo que provoca una caída cuando el paciente se levanta demasiado rápido cuando está acostado o sentado. Las lesiones del SNC, como un ictus, pueden afectar los impulsos nerviosos y preparar el terreno para las caídas.

Qué buscar

Si encuentras al paciente en el piso o si informa alguna caída, no lo muevas hasta que haya sido evaluado. Alivia la ansiedad y al mismo tiempo valora las constantes vitales, el estado mental y la capacidad funcional.

Observa si hay signos y síntomas como confusión, temblores, debilidad, dolor, mareos o acortamiento de una pierna. Toma medidas para controlar cualquier hemorragia y evalúa si el paciente golpeó su cabeza. Obtén una radiografía si sospechas de una fractura. Observa y valora el estado del paciente durante las siguientes 24 h.

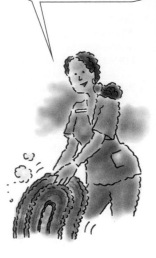

Las caídas accidentales por lo general son resultado de factores ambientales como las alfombras. ¡Así que realiza una limpieza profunda y deshazte de ellos!

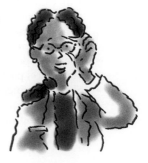

Enseña a tus pacientes algunos métodos para reducir el riesgo de caídas accidentales, incluyendo el uso de lentes, si es necesario.

Siguiendo las pistas

Después de estabilizar el estado del paciente, incluye estos factores en tu valoración:

- Evalúa los eventos anteriores a la caída para ayudar a evitar futuros episodios.
- ¿El paciente hizo un cambio abrupto de posición u otro movimiento? Si el paciente normalmente utiliza lentes correctivos, ¿los llevaba puestos cuando cayó?
- Revisa el empleo de medicamentos como benzodiazepinas y opiáceos, que pueden causar somnolencia y provocar una caída.
- Evalúa otros factores predisponentes, como trastornos de la marcha, visión disminuida o borrosa, uso inadecuado de aparatos de apoyo y riesgos ambientales.

Qué hacer

- Adopta medidas para aliviar el dolor y las molestias. Administra un analgésico, si está indicado. Aplica compresas frías durante las primeras 48 h y luego compresas calientes para reducir el dolor y la inflamación.
- Si el paciente está en cama como resultado de la caída, aliéntalo a mantenerse lo más activo posible para evitar quedarse confinado a una cama e inmóvil.
- Proporciona una atención adecuada al paciente que ha sufrido una fractura.
- Si está indicado, haz arreglos para visitar los servicios de enfermería durante el período de recuperación después del alta del paciente.

Consejos de moda sobre seguridad

- Enseña al paciente cómo reducir el riesgo de caídas accidentales empleando zapatos bien ajustados con suelas antideslizantes, evitando las túnicas largas y usando anteojos, si es necesario.
- Aconseja al paciente que se siente en el borde de la cama durante unos minutos antes de levantarse y que utilice un bastón o andadera si se siente aunque sea un poco inestable en sus pies.
- Sugiere maneras de adaptar el hogar para protegerse contra caídas accidentales, por ejemplo: colocar barandales antideslizantes en las escaleras e instalar tubos en las paredes alrededor de la bañera, la ducha y el inodoro.
- Enseña al paciente cómo caerse con seguridad protegiendo las manos y la cara. Si el paciente emplea una andadera o silla de ruedas, asegúrate de que sepa cómo hacer frente a una caída, si se produce. Enséñale a inspeccionar la habitación en busca de un mueble bajo y robusto (p. ej., una mesa de centro o ratona) para utilizarlo como soporte. A continuación, enséñale el procedimiento adecuado para levantarse del suelo y ponerse de pie con una andadera o sentarse en la silla de ruedas.

Preguntas de autoevaluación

1. ¿Qué cambio no suele estar relacionado con el envejecimiento?
   A. Dificultad para regular la temperatura corporal
   B. Visión borrosa causada por aplanamiento de la córnea y pérdida de brillo corneal
   C. Cardiomegalia
   D. Disminución de la función pulmonar

Respuesta: C. A medida que una persona envejece, por lo general, el corazón se hace un poco más pequeño, no más grande.

2. ¿Qué afirmación sobre la incontinencia urinaria no es verdadera?
   A. Es un resultado normal del envejecimiento
   B. Puede estar asociada con ciertos medicamentos
   C. Puede ser transitoria o permanente
   D. Puede resultar de alteraciones como el cáncer de próstata

Respuesta: A. La incontinencia urinaria no es un resultado normal del envejecimiento.

3. ¿Qué cambio cardiovascular en el adulto mayor no es normal?
   A. Pérdida de eficiencia y fuerza del músculo cardíaco
   B. Hipotensión
   C. Disminución del gasto cardíaco en reposo
   D. Desplazamiento del pulso apical y de los ruidos cardíacos

Respuesta: B. El envejecimiento provoca que las paredes arteriales se engrosen y pierdan elasticidad, lo que lleva a una presión arterial superior a la normal, no hipotensión.

4. ¿Qué instrucción puede aumentar el riesgo de caídas de un paciente?
   A. "Use un bastón o andadera si se siente incluso un poco inestable"
   B. "Use zapatos bien ajustados con suelas antideslizantes"
   C. "Levántese con rapidez cuando salga de la cama"
   D. "Instale tubos alrededor de la bañera, la ducha y el inodoro"

Respuesta: C. En lugar de sugerir que el paciente se levante rápidamente de la cama, debes aconsejar que se siente en el borde de la cama durante unos minutos antes de levantarse para evitar la hipotensión ortostática y los consecuentes mareos.

Puntuación

⭐⭐⭐ Si respondiste a las cuatro preguntas correctamente, ¡fantástico! Demuestras sabiduría que va más allá de tus años cuando se trata de la atención gerontológica.

⭐⭐ Si contestaste tres preguntas de manera acertada, ¡buen trabajo! Tu experiencia en el cuidado de ancianos está madurando bastante bien.

⭐ Si respondiste menos de tres preguntas correctamente, ¡que no te salgan canas de preocupación! Si lees este capítulo de nuevo, tu comprensión del envejecimiento seguro va a madurar.

Bibliografía

Administration on Aging. (2014). A profile of older Americans: 2014. Tomado de: http://www.aoa.acl.gov/Aging_Statistics/Profile/2014/docs/2014-Profile.pdf

American Diabetes Association. (2014). Statistics about diabetes. Tomado de: http://www.diabetes.org/diabetes-basics/statistics/

Bickley, L. (2013). The older adult. In L. Bickley & P. Szilagyi (Eds.), *Bates' guide of physical examination and history taking* (11th ed., pp. 917–966). Philadelphia, PA: Lippincott Williams & Wilkins.

National Center for Health Statistics. (2014). Health, United States, 2013: With special feature on prescription drugs. Tomado de: http://www.cdc.gov/nchs/data/hus/hus13.pdf

Capítulo 22

Atención en el final de la vida

Objetivos

En este capítulo aprenderás:

◆ El objetivo de los cuidados paliativos

◆ Los cuidados en el final de la vida que realiza el personal de enfermería

◆ Problemas éticos y legales asociados con la atención en el final de la vida

Una mirada a la atención en el final de la vida

Los investigadores y los profesionales de la salud continúan mejorando la tecnología médica y buscando la cura para prácticamente todas las enfermedades conocidas que afectan a la humanidad. Las enfermedades terminales, sin embargo, no tienen cura. Hace décadas, los pacientes con estas enfermedades tenían pocas opciones y con frecuencia las enfrentaban con grandes molestias e incomodidad. Hoy en día, están disponibles centros y programas de cuidados paliativos para ayudar y cuidar a los pacientes que se acercan al final de su vida. Los profesionales de enfermería pueden proporcionar ciertas intervenciones durante estos momentos para maximizar la calidad de vida de estos pacientes y prepararlos para la muerte.

Cuidados paliativos

Los cuidados paliativos son un programa organizado para proporcionar atención en el final de la vida. Este programa se enfoca en el apoyo y el cuidado de las personas en la última fase de una enfermedad incurable con el fin de que puedan vivir de la mejor y más cómoda manera posible. Además de brindar apoyo personal a estos pacientes, los cuidados paliativos incluyen apoyo a la familia del paciente tanto durante el proceso de la muerte como a través del duelo.

> La atención en el final de la vida se enfoca en maximizar la calidad de vida restante del paciente.

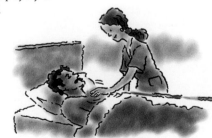

Disposiciones de paliación

El cuidado paliativo procura aliviar el sufrimiento y ofrecer la mejor calidad de vida posible para los pacientes con enfermedades crónicas avanzadas y que ponen en riesgo su vida.

Se han ampliado los horizontes

Durante los primeros días del movimiento de cuidados paliativos en Estados Unidos, la mayor parte de la atención se prestó a los pacientes diagnosticados con cáncer. En la actualidad, la atención en el final de la vida y los cuidados paliativos están disponibles para pacientes con cualquier enfermedad grave, incluyendo enfermedades cardiovasculares y pulmonares, trastornos neurodegenerativos, ictus, cáncer, virus de inmunodeficiencia humana (VIH) o síndrome de inmunodeficiencia adquirida (sida) e insuficiencia renal. Los centros de cuidados paliativos y atención paliativa se enfocan en el alivio del dolor, el tratamiento de los síntomas de la enfermedad y los factores de estrés, dar apoyo al paciente y su familia para la vida diaria, y dar asistencia en las decisiones médicas difíciles y seguimiento a los deseos de atención del paciente y la familia (véase *Estándares de cuidados y atención paliativos de enfermería*, p. 924, y *Cuidados paliativos reflejados en cifras en el 2013*, p. 925).

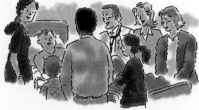

"Cuidados paliativos" consiste en apoyar no sólo al paciente sino también a la familia de los pacientes.

Contexto de los cuidados

Hoy en día, los programas de cuidados paliativos se proporcionan a los pacientes en hospitales, instituciones residenciales, prisiones, centros de atención a largo plazo y, para mantener la tradición del cuidado a los pacientes, también en sus hogares. Los servicios del equipo de cuidados paliativos complementan la atención en un momento en el que el personal de la institución, los miembros de la familia y el paciente se enfrentan a necesidades cada vez mayores y a veces urgentes relacionadas con el proceso de la muerte.

Ubicación, ubicación

Los programas de cuidados paliativos son proporcionados tanto por sistemas hospitalarios como por agencias de salud en el hogar. Estos programas se encuentran en hospitales de atención aguda y ambulatoria. Las organizaciones de cuidados paliativos tienen como objetivo dar servicios de atención paliativa antes de lo que, de forma tradicional, se hace durante el curso de la enfermedad del paciente.

Atención de enfermería en el final de la vida

Los cuidados de enfermería proporcionados a los pacientes en el fin de su vida se centran en la evaluación y el tratamiento de los síntomas y sus causas, lo cual incluye proveer evaluaciones, modalidades de tratamiento receptivo y comunicación sobre la terapia para el paciente y su familia.

Cambio en las metas de enfermería

Con los cuidados en el final de la vida, las metas de enfermería para el paciente cambian de un intento curativo a la comodidad y el manejo de sostén. Por ejemplo, puedes proporcionar instrucciones por escrito para

El peso de la evidencia

Estándares de cuidados y atención paliativos de enfermería

A continuación se enumeran los estándares de la práctica de enfermería paliativa, según lo establecido por la American Nurses Association y la Hospice and Palliative Nurses Association.

Estándar	Acción
Valoración inicial	Recolectar datos básicos del paciente y su familia.
Diagnóstico	Analizar los datos de la valoración y determinar el diagnóstico a través de un marco aceptado que respalde el conocimiento de cuidados y atención paliativos de enfermería.
Identificación de resultados	Identificar los resultados esperados pertinentes para el paciente y su familia, en asociación con el equipo interdisciplinario.
Planificación	Desarrolla un plan de cuidados –negociado con el paciente, su familia y el equipo interdisciplinario– que incluya intervenciones y tratamientos para lograr los resultados esperados.
Implementación A. Coordinación de la atención B. Enseñanza y promoción de la salud C. Consulta D. Autoridad prescriptiva y tratamiento	Implementa las intervenciones identificadas en el plan de cuidados.
Evaluación	Evaluar el progreso del paciente y su familia para lograr los resultados esperados.

Fuente: Scope and standards of practice: Palliative nursing: An essential resource for hospice and palliative nurses. (2014). American Nurses Association and co-authored by the Hospice and Palliative Nurses Association.

> El cambio de un paciente hacia un enfoque del fin de la vida requiere que te tomes un tiempo para cambiar los objetivos de enfermería, de un propósito curativo a uno de consuelo y apoyo.

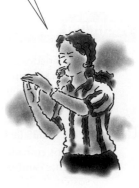

todos los medicamentos, fomentar la respiración profunda y técnicas de relajación para disminuir la ansiedad del paciente y su familia, y discutir con el paciente quién debe proporcionar la atención práctica.

Cambio de las prioridades médicas

Los pacientes que están al final de su vida por lo general tienen diferentes prioridades médicas en comparación con aquellos que están enfocados en recuperar la salud. Algunos problemas que se encuentran con frecuencia y tienen prioridad incluyen anorexia, ansiedad, estreñimiento, depresión y dolor.

El peso de la evidencia

Cuidados paliativos reflejados en cifras en el 2013

- Entre 1.5 y 1.6 millones de personas recibieron servicios de cuidados paliativos en 2013.
- Casi el 67 % de los pacientes de cuidados paliativos recibieron atención en su hogar, en comparación con el 26 % de pacientes ambulatorios y el 7 % en el entorno hospitalario.
- Más del 41 % de los pacientes con cuidados paliativos en 2013 tenían 85 años o más.
- Los principales diagnósticos primarios para los inscritos en cuidados paliativos incluyeron cáncer (36.5 %), demencia (15.2 %), cardiopatía (13.4 %) y enfermedad pulmonar (9.9 %).
- Casi el 90 % de los cuidados paliativos están cubiertos por las prestaciones de Medicare.
- Por cada muerte, cerca de dos personas recibieron apoyo durante el duelo por parte de los proveedores de cuidados paliativos.

Fuente: National Hospice and Palliative Care Organization. (2014). NHPCO facts and figures: Hospice care in America. Alexandria, VA: National Hospice and Palliative Care Organization.

> Anticipa que los pacientes tengan dificultades para tomar incluso un *bocado* de su comida favorita una vez que aparezca la anorexia.

Anorexia

La *anorexia* es la pérdida del apetito que conduce a la incapacidad para comer, y es el resultado de la enfermedad subyacente y sus modalidades de tratamiento. La caquexia, o síndrome de desgaste, se observa con frecuencia en pacientes con cáncer, VIH y sida, y puede conducir a la anorexia en ciertas enfermedades.

Mantente pendiente...

Evalúa al paciente preguntando sobre sus patrones de alimentación y la presencia de úlceras en la boca y cambios del gusto, los patrones intestinales, el nivel de dolor, los patrones de sueño, la fatiga, la ansiedad y la capacidad para cocinar y alimentarse. Durante tu exploración física, compara el peso y el índice de masa corporal actual del paciente con los niveles iniciales, y evalúa su cavidad bucal y garganta para detectar úlceras o lesiones.

Opciones de tratamiento digestivo

Los tratamientos más frecuentes incluyen alimentación parenteral, estimulantes del apetito y complementos nutricionales. Los medicamentos que pueden estimular el apetito incluyen dronabinol, ciproheptadina y acetato de megestrol. Se ha demostrado que los ácidos grasos omega-3 también aumentan el apetito. Además, alienta al paciente a participar en ejercicios tales como caminar, amplitud de movimiento, yoga y estiramientos para ayudar a aumentar su apetito, si se siente capaz y así lo elige.

Calidad, no cantidad

Recuerda: la meta nutricional del paciente es la calidad, no la cantidad. Si el paciente disfruta de dos bocados de comida, entonces tuviste éxito.

La tranquilidad ayuda

A medida que la sed y el hambre de un paciente disminuyen en respuesta a la desaceleración de las demandas fisiológicas de su cuerpo, los miembros de la familia pueden sentirse muy sensibles y es necesario tranquilizarlos. Otros miembros del equipo interdisciplinario, incluyendo el asesor espiritual y el trabajador social, pueden convertirse en grandes recursos de apoyo para ayudar a la familia durante este período emotivo.

Ansiedad

La causa de la ansiedad puede ser específica de la enfermedad (como en las enfermedades cardíacas, endocrinas, pulmonares, neurológicas y hemáticas) o debido a deficiencias nutricionales y efectos secundarios de los medicamentos. La ira, la culpa y el estrés emocional en el final de la vida son causas frecuentes de ansiedad en este tipo de situación.

Tratamiento de conversación

Pregúntale al paciente acerca de las experiencias pasadas con la ansiedad, así como sus mecanismos habituales para afrontarla, el uso de medicamentos y sistemas de apoyo. Alentarlo a discutir sus temores puede ayudar a aliviar la ansiedad.

Relajar la mente y el cuerpo

El paciente puede beneficiarse al tomar un medicamento ansiolítico, como una benzodiazepina, un neuroléptico, un ansiolítico no benzodiazepínico o un antihistamínico. Además, las actividades que el paciente disfruta, como escuchar música, leer un libro o recibir un masaje, pueden resultar igual de útiles.

Estreñimiento

El estreñimiento puede ser incómodo para el paciente en el final de su vida y conducirlo a tener un fecaloma. Las principales causas de estreñimiento son la deshidratación, los medicamentos, la depresión y la ascitis.

Pregunta sobre el tema

Pregunta al paciente acerca de:
- Estado nutricional y de hidratación
- Frecuencia de defecación
- Características y cantidad de las heces
- Malestar abdominal
- Flatulencias
- Náuseas

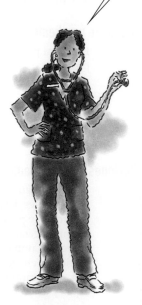

Cuando el paciente experimenta estreñimiento, escucha los ruidos intestinales en los cuatro cuadrantes, registrando las características del peristaltismo.

- Plenitud rectal
- Evacuación incompleta

Utiliza tus sentidos

Escucha los ruidos intestinales en los cuatro cuadrantes observando las características del peristaltismo; palpa el abdomen en busca de molestias o masas y realiza un tacto rectal si el paciente se queja de una evacuación incompleta o si sospechas que está demasiado débil para evacuar por completo.

Gerente a cargo

Se puede controlar el estreñimiento del paciente aumentando la ingestión de líquidos y fibra dietética, y fomentando la actividad física para promover la motilidad intestinal. La mayoría de los programas de cuidados paliativos emplean un régimen intestinal escalonado. Por lo general, debes comenzar con un estimulante y, si esto no funciona, emplear un enema salino; a continuación, un agente salino oral, y luego un laxante osmótico.

Una conversación estimulante

Los estimulantes intestinales pueden causar cólicos molestos en los pacientes con neuropatías o en aquellos que están extremadamente débiles. Para estos pacientes, se recomienda el uso de ablandadores de materia fecal y enemas diarios o cada tercer día.

Olvida la bacinica

Alienta al paciente a utilizar un cómodo a un lado de la cama; estas medidas son mucho más eficaces que una bacinica.

Tos

La tos es frecuente en el final de la vida de los pacientes con cáncer de pulmón, enfermedad pulmonar obstructiva crónica e insuficiencia cardíaca. Es un mecanismo protector que elimina el moco, los líquidos y los cuerpos extraños inhalados, desde la tráquea y los bronquios.

Hacia arriba y hacia fuera

Valora la tos del paciente con respecto a:
- Frecuencia
- Duración
- Factores agravantes
- Factores atenuantes
- Esputo (color, cantidad, consistencia)

Hay que suprimir esa tos

Los antitusivos son útiles en el manejo de la tos cuando la causa subyacente no puede ser tratada. Los fármacos como el benzonatato y el dextrometorfano/guaifenesina son particularmente eficaces.

No seas tan naif

También puedes elegir administrar pequeñas dosis de morfina cada 3-4 h a los pacientes que nunca han utilizado opiáceos. Para los pacientes que ya están tomando morfina, aumenta la dosis un 25 %. Si este régimen no es eficaz, intenta aumentar la dosis otro 25 %. La codeína y la hidrocodona son otras opciones de opiáceos.

Un poquito de…

Aunque no es apropiado para todas las situaciones, la furosemida puede ayudar a disminuir la tos en pacientes con insuficiencia cardíaca o aquellos que tienen exceso de líquido con un edema con fóvea.

Otros remedios y consejos

Intenta utilizando un elixir caliente de miel y limón, ventilación con una ventana abierta, paños frescos en la cara del paciente y agua potable para ayudar a aflojar el esputo. Es necesario que le enseñes y recuerdes a toser de manera eficaz para prevenir la acumulación de secreciones en sus pulmones. Indica a los miembros de la familia que no deben fumar, cocinar o permitir el hacinamiento en la habitación del paciente.

Delirio y agitación terminal

Los miembros de la familia por lo general se sienten indefensos mientras su ser querido muestra agitación, confusión y fallos cognitivos, síntomas de delirio y agitación terminal. Esta desesperación proviene de la incapacidad de comunicarse y consolar al paciente. Asegura a la familia del paciente que este comportamiento es habitual.

Valorar e intervenir

Valora los antecedentes psiquiátricos, los medicamentos, los hábitos intestinales, el estado de infección, los patrones respiratorios y los hábitos urinarios del paciente. Una intervención farmacológica útil para el delirio y la agitación terminal es el haloperidol. Otras intervenciones de apoyo incluyen:

- Explorar las preocupaciones del paciente con respecto a la muerte, las tareas no terminadas y la espiritualidad
- Supervisar la seguridad del paciente
- Mantener al paciente en un ambiente familiar
- Discutir con su familia la transición del paciente a su muerte cercana

> Normalmente los familiares se sienten indefensos y necesitan que los consueles mientras su ser querido muestra agitación, confusión y fallos cognitivos durante la última fase de una enfermedad terminal.

Depresión

Muchos de los síntomas asociados con las enfermedades terminales se superponen a los síntomas de la depresión. Para evaluar si el paciente está deprimido, pregúntale acerca de los cambios en el estado de ánimo, los patrones de sueño, la dieta y la fatiga. Para averiguar si el paciente está en riesgo de suicidio, pregúntale sobre los sentimientos de desesperanza, inutilidad e impotencia.

Depresión decreciente

Los medicamentos utilizados para tratar la depresión incluyen inhibidores selectivos de la recaptación de serotonina (ISRS), inhibidores de la recaptación de serotonina-noradrenalina (IRSN) y antidepresivos tricíclicos y atípicos. Los ISRS tienen menos efectos secundarios sedantes que otros antidepresivos. Para los que están gravemente deprimidos, los psicoestimulantes como el metilfenidato pueden mejorar el estado de ánimo, aumentar el apetito y reducir la fatiga. Los psicoestimulantes administrados con un antidepresivo alivian la depresión con más rapidez. Si la ansiedad es parte del trastorno depresivo del paciente, el médico también puede ordenar una benzodiazepina.

Métodos no farmacológicos

Los siguientes tratamientos pueden aliviar algunos de los síntomas asociados con la depresión:
- Aromaterapia
- Terapia cognitiva-conductual
- Terapia del color
- Imágenes guiadas
- Musicoterapia
- Terapia de mascotas

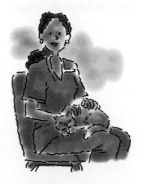

No subestimes el efecto que las mascotas pueden tener en un paciente. Pueden resultar muy reconfortantes para pacientes con depresión que enfrentan una enfermedad terminal.

Disnea

La *disnea* es una experiencia subjetiva que incluye dificultad para respirar, consciencia incómoda de la respiración y falta de aliento. Si el paciente tiene dificultad para hablar o si responder preguntas exacerba su problema, es posible que tengas que intervenir primero y hacer preguntas más tarde.

Valora y pregunta

La exploración física incluye la auscultación de los pulmones, la monitorización de la saturación de oxígeno y la evaluación de la piel del paciente en busca de signos de hipoxia. Debido a que la ansiedad casi siempre acompaña a la disnea, pregunta sobre la presencia de ansiedad antes, durante y después de los episodios de disnea.

Trata y toma precauciones

Las formas no farmacológicas para tratar la falta de aliento incluyen técnicas de relajación, consuelo, modificaciones de la actividad y aire fresco de un ventilador que sopla en la cara. Los opiáceos se emplean con frecuencia en el tratamiento de la disnea, pero hay que tener cuidado, ya que estos medicamentos pueden causar depresión respiratoria. Las benzodiazepinas, como el lorazepam, son muy eficaces en el tratamiento de la disnea cuando hay ansiedad. Los pacientes disneicos deben valorarse a menudo y deben contar con un mecanismo para pedir ayuda.

Fatiga

La fatiga, otra queja subjetiva, es causada por enfermedades crónicas en el final de la vida.

Factores predisponentes de fatiga

Muchos factores contribuyen a la fatiga, a saber:
- Medicamentos
- Quimioterapia y radioterapia
- Estrés
- Depresión
- Infecciones
- Nutrición e hidratación inadecuadas

Pregunta al paciente sobre la presencia de sentimientos depresivos, factores causales, agravantes y atenuantes, y patrones de fatiga.

Destructores de fatiga

Verifica las listas de medicamentos para detectar posibles interacciones medicamentosas que pudieran contribuir a la fatiga. Las intervenciones farmacológicas eficaces pueden incluir psicoestimulantes, corticoesteroides, antidepresivos y hemoderivados, dependiendo de la causa. Otras medidas útiles incluyen equilibrar la actividad y el descanso, priorizar las actividades, ejercitarse regularmente (si es posible) y participar en actividades de restauración de la atención, como jugar a las cartas. Es necesario informar al paciente y su familia que los niveles de fatiga aumentan con el avance de la enfermedad y la muerte inminente.

Náuseas y vómitos

Entre el 40 y el 70% de los pacientes con cáncer avanzado han informado tener náuseas y vómitos. Los síntomas ocurren más a menudo en mujeres, personas menores de 50 años y pacientes con enfermedad renal o trastornos electrolíticos.

Aquí viene esa sensación de hundimiento

La valoración del paciente incluye:
- Pedirle que identifique los factores agravantes y atenuantes
- Anotar el volumen, el color, la consistencia y el contenido del vómito
- Señalar el estado de la defecación
- Identificar los tratamientos utilizados
- Revisar medicamentos para detectar posibles agentes emetogénicos

Némesis de la emesis

Aunque los fármacos como los antieméticos son el pilar terapéutico, las náuseas y vómitos a veces pueden controlarse con terapias no farmacológicas. Las intervenciones no farmacológicas incluyen distracción, relajación, musicoterapia y acupuntura. Además, los cambios dietéticos, como ofrecer porciones más pequeñas de comidas que disfruta el paciente y sorbos de agua, jugo (zumo), té y bebidas de jengibre también pueden ayudar.

Dolor

El *dolor* es un fenómeno con componentes físicos, afectivos, cognitivos, conductuales, socioculturales, espirituales y ambientales. Es importante recordar que el dolor existe cuando el paciente dice que existe.

Arsenal de valoración

Una de las maneras más frecuentes de valorar el dolor es pedirle al paciente que califique la intensidad del dolor en una escala de 0 a 10, donde "0" significa sin dolor y "10" es el peor dolor posible. Además de calificar el dolor, incluye las siguientes descripciones del dolor en tu valoración:

- Localización
- Calidad
- Gravedad
- Duración
- Factores agravantes y atenuantes
- Impacto en la función y la calidad de vida
- Respuesta al tratamiento actual y pasado
- Objetivos y expectativas

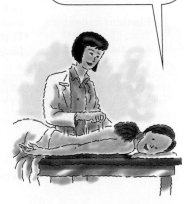

Aunque los medicamentos son la base para controlar las náuseas y vómitos, las intervenciones no farmacológicas, como la relajación y la acupuntura, también pueden ayudar.

Indicios

Además de la comunicación verbal, busca mensajes no verbales mostrados a través de gestos, posturas, movimientos corporales y expresiones faciales. Durante tu exploración física, valora la frecuencia respiratoria del paciente, la presión arterial, el pulso y el color y estado de la piel.

Paliación sin dolor

Tanto los opiáceos como los no opiáceos suelen administrarse al final de la vida de la persona para el manejo del dolor. Pregunta al paciente acerca de sus preferencias de fármacos para el dolor y sus experiencias previas, y utiliza la escalera analgésica como protocolo para administrar medicamentos para el dolor (véase *Escalera analgésica*, p. 932). Para lograr un mejor control del dolor, considera administrar medicamentos apropiados en intervalos de 3-6 h, no sólo cuando el paciente lo pida. Los opiáceos de acción prolongada o los medicamentos de liberación prolongada se pueden complementar con medicamentos de acción corta para el dolor intenso. Los medicamentos no opiáceos pueden ser útiles para manejar el dolor neuropático.

La valoración del dolor incluye preguntar directamente al paciente sobre el dolor y buscar pistas no verbales que indiquen que está sufriendo. ¡Oh!, y no te olvides de la exploración física... que también puede ser reveladora.

No eludas los efectos secundarios

Al administrar morfina, asegúrate de abordar la cuestión de los efectos secundarios, que incluyen estreñimiento, depresión respiratoria, prurito y retención urinaria. Enseña al paciente y su familia acerca de los medicamentos para el dolor, incluyendo su administración y posibles efectos

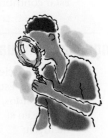

Escalera analgésica

La Organización Mundial de la Salud utiliza una escalera analgésica para guiar el tratamiento del dolor. Si el dolor del paciente persiste o aumenta, sube un peldaño. Si disminuye, puedes descender por la escalera.

Paso 3

- Opiáceo como morfina para dolor moderado a grave
- Se puede agregar un fármaco no opiáceo

Paso 2

- Opiáceos como codeína, para dolor leve a moderado
- Se puede agregar un fármaco no opiáceo

Paso1

- Fármacos no opiáceos, como paracetamol, ibuprofeno o ácido acetilsalicílico

Fuente: World Health Organization. (2015). *WHO's pain relief ladder.* Tomado de: http://www.who.int/cancer/palliative/painladder/en/

secundarios, y proporciona información sobre medidas alternativas de control del dolor, como masajes, aplicaciones de calor o frío y distracción.

Trastornos del sueño

Los trastornos del sueño en el paciente en el final de la vida pueden deberse a efectos secundarios de fármacos, dieta, depresión, infección o ansiedad. Evalúa estas posibilidades y aborda el problema con el paciente.

Sólo un sueñito

Las opciones farmacológicas incluyen hipnóticos benzodiazepínicos, hipnóticos no benzodiazepínicos, antidepresivos y hormonas de la glándula pineal. La elección del medicamento depende del tipo de problema de sueño que experimente el paciente, y debes tener cuidado al elegir un fármaco para los ancianos. Los remedios caseros incluyen reducir el ruido, disminuir la ingestión de cafeína en la noche, beber té de hierbas o leche caliente, y explorar los temores y ansiedades del paciente que puedan estar contribuyendo al insomnio.

Angustia espiritual

Muchos pacientes experimentan angustia espiritual cuando se aproxima la muerte. Esta angustia puede deberse al arrepentimiento de los sueños incumplidos, la culpa por un mal, o el miedo al proceso de morir y a la muerte en sí. Otros sentimientos asociados con la angustia espiritual incluyen:

Los trastornos del sueño en los pacientes en el final de la vida pueden tener su origen en diversas causas. Los remedios caseros incluyen beber un vaso de leche tibia o té.

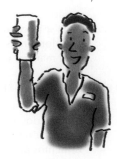

- Abandono
- Enfado
- Traición
- Desesperación
- Dolor
- Remordimiento
- Depresión

La familia

Los miembros de la familia también pueden experimentar algunas dificultades espirituales durante este período. El cuidado del paciente y su familia incluye escuchar con empatía, comprender las reacciones de ira, discutir los temores y ponerse en contacto con un sacerdote o asesor espiritual. Para algunos pacientes, es mejor hablar del significado de su vida, en lugar de hablar de forma directa sobre espiritualidad o religión.

Enseñanza del paciente

Durante la fase final de una enfermedad terminal, necesitarás preparar al paciente y su familia para saber qué esperar. Esto incluye prepararlos no sólo para los aspectos físicos del deterioro del paciente, sino también para el acto de morir.

Necesidades físicas

Es importante enseñar al paciente y su familia acerca de:
- Cuidados bucales
- Prevención de úlceras por presión
- Aseo personal
- Prevención de las contracturas

Activo y libre de lesiones

Muestra al paciente y su familia cómo realizar ejercicios de amplitud de movimiento y el método correcto para transferir a una persona débil desde una cama a una silla o un cómodo.

Muerte inminente

La familia del paciente puede sentir ansiedad a medida que se acerca la muerte de su pariente. Es muy importante enseñar a los miembros de la familia acerca de los signos y síntomas de la muerte inminente y asegurarles que lo que estás haciendo es procurar que el paciente se sienta lo más cómodo posible (véase *Signos y síntomas de muerte inminente*, p. 934).

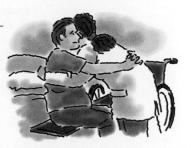

Saber la manera correcta de transferir a un paciente débil es fundamental tanto para el paciente como para tu espalda.

Signos y síntomas de muerte inminente

Enseñar a la familia del paciente acerca de los signos y síntomas de la muerte inminente puede ayudar a aliviar su ansiedad acerca de lo que deben esperar. Los signos y síntomas frecuentes se enumeran aquí.

Sistema corporal	Signos y síntomas
Respiratorio	• Falta de aliento • Tos • Producción de moco • Incapacidad para eliminar las secreciones
Digestivo	• Náuseas y vómitos • Dolor en la boca • Pérdida del apetito y pérdida de peso • Estreñimiento y diarrea
Musculoesquelético	• Deterioro evidente • Debilidad • Lentitud, letargia, anergia • Espasmos musculares, sobre todo en las extremidades
Cutáneo	• Irritación o sequedad • Áreas de presión que aparecen con rapidez • Úlceras por presión (posible) • Color grisáceo, pálido o gris • Piel floja por la pérdida de peso • Aversión al tacto, incluyendo las mantas
Genitourinario	• Infecciones de vías urinarias • Olor desagradable, turbio o concentrado en la orina • Espasmos vesicales • Retención de orina • Disminución o ausencia de producción de orina
Cardíaco	• Edema de los miembros y área sacra (posible) • Distensión abdominal (posible)
Neuropsicológico	• Menor participación en actividades familiares • Menor preocupación por hablar o escuchar noticias acerca de la familia • Mayor énfasis en las necesidades personales y la comodidad • Menos habilidad para sentir empatía con las necesidades o sentimientos de los demás • Agitación de causa poco clara, incluyendo pellizcar las mantas o ropa (posible)

Permiso para salir

Es crucial explicar a la familia que la audición es el último sentido que pierde una persona moribunda. Los pacientes todavía pueden escuchar lo que está ocurriendo en su entorno, incluso si no pueden comunicarse. Se debe alentar a los miembros de la familia a que hablen y toquen a su ser querido durante estos momentos. Aliéntalos a tranquilizar al paciente diciendo algo como "Puedes partir tranquilo(a)... Nos cuidaremos el uno al otro cuando te hayas ido". Una declaración como esta puede permitir que el paciente libere sus ansiedades emocionales y tenga una muerte más pacífica.

Necesidades sociales

Las necesidades sociales de un paciente y su familia pueden ser amplias y justificar una evaluación detallada. Enfócate en apoyar a la familia como unidad, así como en los miembros individuales en sus diversos roles familiares. Cuando sea posible, trabaja con un asistente social o un asesor espiritual para atender las necesidades de la familia.

Lista larga

Las áreas en las que debes concentrarte al realizar una valoración social incluyen:
- Equipo médico
- Necesidades nutricionales
- Medicamentos
- Finanzas
- Relaciones
- Otras redes sociales

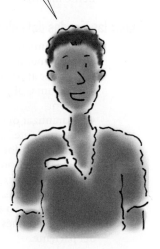

Todos en la familia se ven afectados por la enfermedad del paciente y la muerte inminente. Debes ser solidario y hacer todo lo posible por atender sus necesidades personales y colectivas.

Aspectos éticos y legales

Si el paciente puede tomar decisiones, éstas deben guiar su cuidado y el nivel de participación de la familia en su cuidado. Si ya no puede tomar decisiones y comunicarlas, necesitará depender de directrices anticipadas (deseos, valores y preferencias previamente expresados del paciente) y los tomadores de decisiones sustitutos apropiados.

Toma al toro por los cuernos

Cuando sea posible, pide al paciente y su familia que preparen sus directrices anticipadas, testamentos, acuerdos de tutela y otros documentos legales antes de que el paciente ya no sea capaz de expresar sus deseos (véase *Ventajas de las directrices anticipadas*, p. 936).

Ético hasta el final

Si surgen inquietudes éticas, manéjalas de acuerdo con los principios de beneficencia, autodeterminación, confidencialidad y consentimiento informado. Mantén un cuidado del paciente y su familia congruente con el código de ética profesional de enfermería. Incluye al servicio o equipo de cuidados paliativos en decisiones con implicaciones éticas tales como retener la nutrición e hidratación, seguir órdenes de "no reanimar" y administrar sedantes.

Asesoramiento ante el duelo

El duelo por la pérdida de un ser querido, en muchos casos, inicia mucho antes de la muerte del paciente, y no se limita sólo a los miembros de la familia. El paciente también se aflige por su inminente muerte.

Tomar las riendas del dolor

El asesoramiento de duelo para el paciente implica:
- Mantener una comunicación abierta
- Ayudar al paciente a aceptar su muerte
- Preguntar al paciente cómo desea morir
- Garantizar que se respeten los deseos del paciente

Un trabajador social puede ayudar en las reuniones entre el paciente y sus familiares con respecto a cuestiones financieras, asuntos legales y la atención y apoyo a los miembros de la familia después de la muerte del paciente.

Respuesta al duelo

Es importante tranquilizar al paciente y su familia indicando que el duelo es un proceso individual, sin ningún tipo de horario ni restricciones emocionales. El paciente y su familia pueden experimentar las cinco etapas del duelo: negación, ira, negociación, depresión y aceptación, o pueden no experimentar estas emociones en absoluto, o al menos no en el orden presentado.

Las personas por lo general manifiestan su duelo de diferentes maneras, ya sea de forma física, cognitiva, emocional, conductual o espiritual. Deberás seguir apoyándolos y alentar a todos los miembros de la familia a tener paciencia y tratar de aceptar las emociones que están experimentando.

> Asegúrate de ser congruente con el código de ética profesional de enfermería y seguir los principios de beneficencia, autodeterminación, confidencialidad y consentimiento informado. Y recuerda, nunca cae mal repasar un poco tus lecturas. ¡Me encanta aprender!

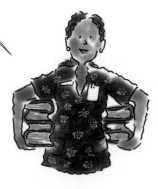

Ventajas de las directrices anticipadas

Las directrices anticipadas ofrecen varias ventajas, entre ellas:
- Tranquilidad para el paciente de que sus deseos se lleven a cabo aunque no pueda comunicarse
- Instrucciones claras para la familia y otras personas sobre los deseos del paciente
- Instrucciones claras para los prestadores de servicios de salud sobre los deseos del paciente
- Prevención de los argumentos entre la familia y aumento de la tensión en un momento emocionalmente difícil

Preguntas de autoevaluación

1. El objetivo de un programa de cuidados paliativos es:
    A. Devolver al paciente a un estado de salud óptima tan pronto como sea posible
    B. Apoyo y atención a los pacientes en la última fase de una enfermedad incurable
    C. Rehabilitación a largo plazo para los pacientes
    D. Mantener a los pacientes en el hospital siempre que resulte necesario

Respuesta: B. Los cuidados paliativos se centran en el apoyo y el cuidado de las personas en la última fase de una enfermedad incurable para que puedan vivir lo más completa y cómodamente posible.

2. La meta nutricional para un paciente en el final de su vida es:
    A. Promover la calidad de los alimentos por encima de la cantidad
    B. Comer lo más posible
    C. Aumentar medio kilo por semana
    D. Comer tres comidas bien balanceadas cada día

Respuesta: A. La meta nutricional para un paciente en el final de su vida es disfrutar de lo que come. No importa cuánto o cuán poco coma el paciente.

3. El tercer paso en la escala analgésica incluye:
    A. Empleo de fármacos no opiáceos solos
    B. Adición de un opiáceo a otros medicamentos opiáceos para el dolor moderado
    C. Administrar opiáceos como la morfina para el dolor grave
    D. Uso de fármacos antiinflamatorios solos

Respuesta: C. El tercer paso en la escala analgésica incluye el uso de opiáceos para el dolor grave. Asimismo, se puede añadir un fármaco no opiáceo.

4. ¿Cuáles son las etapas del duelo?
    A. Negación
    B. Negociación
    C. Aceptación
    D. Temor
    E. Ira

Respuesta: A, B, C, E son todas etapas del duelo. El temor no es una de las cinco etapas del duelo. La otra etapa del duelo es la depresión.

Puntuación

☆☆☆ Si respondiste cuatro preguntas correctamente, ¡súper! Ya sabes lo suficiente para ofrecer el apoyo que se necesita.

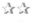 Si contestaste a tres preguntas de manera acertada, ¡no te desanimes! Tú puedes lograrlo.

 Si respondiste menos de tres preguntas correctamente, siéntate, toma un poco de aire, lee de nuevo el capítulo y responde a las preguntas de autoevaluación.

Bibliografía

American Nurses Association and Hospice and Palliative Nurses Association. (2014). *Scope and standards of practice: Palliative nursing: An essential resource for hospice and palliative nurses.*

Bruera, E., & Dev, R. (2015). *Overview of managing common non-pain symptoms in palliative care.* In UpToDate. Disponible en: http://www.uptodate.com/home

Dudgeon, D., & Shadd, J. (2015). *Assessment and management of dyspnea in palliative care.* In UpToDate. Disponible en: http://www.uptodate.com/home

National Cancer Institute. (2013). *Nausea and vomiting.* Tomado de: http://www.cancer.gov/about-cancer/treatment/side-effects/nausea/nausea-pdq#section/_13

National Hospice and Palliative Care Organization. (2014). *NHPCO facts and figures: Hospice care in America.* Alexandria, VA: National Hospice and Palliative Care Organization.

World Health Organization. (2015). *WHO's pain relief ladder.* Tomado de: http://www.who.int/cancer/palliative/painladder/en/

Apéndices e índice alfabético

Esta lista presenta la taxonomía NANDA International (NANDA-I) II del 2015 al 2017 de acuerdo con sus dominios.

Dominio: promoción de la salud

- Déficit de actividades recreativas
- Disposición para mejorar la gestión de la salud
- Estilo de vida sedentario
- Gestión ineficaz de la salud
- Gestión ineficaz de la salud familiar
- Incumplimiento
- Mantenimiento ineficaz de la salud
- Protección ineficaz
- Riesgo de síndrome de fragilidad del anciano
- Salud deficiente de la comunidad
- Síndrome de fragilidad del anciano
- Tendencia a adoptar conductas de riesgo para la salud

Dominio: nutrición

- Déficit de volumen de líquidos
- Desequilibrio nutricional: inferior a las necesidades corporales
- Deterioro de la deglución
- Disposición para mejorar el equilibrio de líquidos
- Disposición para mejorar la lactancia materna
- Disposición para mejorar la nutrición
- Exceso de volumen de líquidos
- Ictericia neonatal
- Interrupción de la lactancia materna
- Lactancia materna ineficaz
- Leche materna insuficiente
- Obesidad
- Patrón de alimentación ineficaz del lactante
- Riesgo de déficit de volumen de líquidos
- Riesgo de desequilibrio de volumen de líquidos
- Riesgo de desequilibrio electrolítico
- Riesgo de deterioro de la función hepática
- Riesgo de ictericia neonatal
- Riesgo de nivel de glucemia inestable
- Riesgo de sobrepeso
- Sobrepeso

Dominio: eliminación e intercambio

- Deterioro de la eliminación urinaria
- Deterioro del intercambio de gases
- Diarrea
- Disposición para mejorar la eliminación urinaria
- Estreñimiento
- Estreñimiento funcional crónico
- Estreñimiento subjetivo
- Incontinencia fecal
- Incontinencia urinaria de esfuerzo
- Incontinencia urinaria de urgencia
- Incontinencia urinaria funcional
- Incontinencia urinaria por rebosamiento
- Incontinencia urinaria refleja
- Motilidad gastrointestinal disfuncional
- Retención urinaria
- Riesgo de estreñimiento
- Riesgo de estreñimiento funcional crónico
- Riesgo de incontinencia urinaria de urgencia
- Riesgo de motilidad gastrointestinal disfuncional

Dominio: actividad/reposo

- Déficit de autocuidado: alimentación
- Déficit de autocuidado: baño
- Déficit de autocuidado: uso del inodoro
- Déficit de autocuidado: vestido
- Deprivación de sueño
- Descuido personal
- Deterioro de la ambulación
- Deterioro de la bipedestación
- Deterioro de la habilidad para la traslación
- Deterioro de la movilidad en la cama
- Deterioro de la movilidad en silla de ruedas
- Deterioro de la movilidad física
- Deterioro de la sedestación
- Deterioro de la ventilación espontánea
- Deterioro del mantenimiento del hogar
- Disminución del gasto cardíaco
- Disposición para mejorar el autocuidado
- Disposición para mejorar el sueño
- Fatiga
- Insomnio
- Intolerancia a la actividad
- Patrón respiratorio ineficaz
- Perfusión tisular periférica ineficaz
- Respuesta ventilatoria disfuncional al destete
- Riesgo de deterioro de la función cardiovascular
- Riesgo de disminución de la perfusión tisular cardíaca
- Riesgo de disminución del gasto cardíaco
- Riesgo de intolerancia a la actividad

- Riesgo de perfusión cerebral ineficaz
- Riesgo de perfusión gastrointestinal ineficaz
- Riesgo de perfusión renal ineficaz
- Riesgo de perfusión tisular periférica ineficaz
- Riesgo de síndrome de desuso
- Trastorno del patrón de sueño
- Vagabundeo

Dominio: percepción/cognición

- Confusión aguda
- Confusión crónica
- Conocimientos deficientes
- Control de impulsos ineficaz
- Control emocional inestable
- Desatención unilateral
- Deterioro de la comunicación verbal
- Deterioro de la memoria
- Disposición para mejorar la comunicación
- Disposición para mejorar los conocimientos
- Riesgo de confusión aguda

Dominio: autopercepción

- Baja autoestima crónica
- Baja autoestima situacional
- Desesperanza
- Disposición para mejorar el autoconcepto
- Disposición para mejorar la esperanza
- Riesgo de baja autoestima crónica
- Riesgo de baja autoestima situacional
- Riesgo de compromiso de la dignidad humana
- Riesgo de trastorno de la identidad personal
- Trastorno de la identidad personal
- Trastorno de la imagen corporal

Dominio: rol/relaciones

- Cansancio del rol de cuidador
- Conflicto del rol parental
- Desempeño ineficaz del rol
- Deterioro de la interacción social
- Deterioro parental
- Disposición para mejorar el rol parental
- Disposición para mejorar la relación
- Disposición para mejorar los procesos familiares
- Interrupción de los procesos familiares
- Procesos familiares disfuncionales
- Relación ineficaz
- Riesgo de cansancio del rol de cuidador
- Riesgo de deterioro de la vinculación

- Riesgo de deterioro parental
- Riesgo de relación ineficaz

Dominio: sexualidad

- Disfunción sexual
- Disposición para mejorar el proceso de maternidad
- Patrón sexual ineficaz
- Proceso de maternidad ineficaz
- Riesgo de alteración de la díada materno/fetal
- Riesgo de proceso de maternidad ineficaz

Dominio: afrontamiento/tolerancia al estrés

- Aflicción crónica
- Afrontamiento defensivo
- Afrontamiento familiar comprometido
- Afrontamiento familiar incapacitante
- Afrontamiento ineficaz
- Afrontamiento ineficaz de la comunidad
- Ansiedad
- Ansiedad ante la muerte
- Conducta desorganizada del lactante
- Deterioro de la regulación del estado de ánimo
- Deterioro de la resiliencia
- Disminución de la capacidad adaptativa intracraneal
- Disposición para mejorar el afrontamiento
- Disposición para mejorar el afrontamiento de la comunidad
- Disposición para mejorar el afrontamiento familiar
- Disposición para mejorar el poder
- Disposición para mejorar la conducta organizada del lactante
- Disposición para mejorar la resiliencia
- Disreflexia autónoma
- Duelo
- Duelo complicado
- Estrés por sobrecarga
- Impotencia
- Negación ineficaz
- Planificación ineficaz de las actividades
- Riesgo de conducta desorganizada del lactante
- Riesgo de deterioro de la resiliencia
- Riesgo de disreflexia autónoma
- Riesgo de duelo complicado
- Riesgo de impotencia
- Riesgo de planificación ineficaz de las actividades
- Riesgo de síndrome de estrés del traslado
- Riesgo de síndrome postraumático
- Síndrome de estrés del traslado
- Síndrome del trauma posviolación
- Síndrome postraumático
- Temor

Dominio: principios vitales

- Conflicto de decisiones
- Deterioro de la religiosidad
- Deterioro de la toma de decisiones independiente
- Disposición para mejorar el bienestar espiritual
- Disposición para mejorar la religiosidad
- Disposición para mejorar la toma de decisiones
- Disposición para mejorar la toma de decisiones independiente
- Riesgo de deterioro de la religiosidad
- Riesgo de deterioro de la toma de decisiones independiente
- Riesgo de sufrimiento espiritual
- Sufrimiento espiritual
- Sufrimiento moral

Dominio: seguridad/protección

- Automutilación
- Contaminación
- Deterioro de la dentición
- Deterioro de la integridad cutánea
- Deterioro de la integridad tisular
- Deterioro de la mucosa oral
- Hipertermia
- Hipotermia
- Limpieza ineficaz de las vías aéreas
- Respuesta alérgica al látex
- Retraso en la recuperación quirúrgica
- Riesgo de asfixia
- Riesgo de aspiración
- Riesgo de automutilación
- Riesgo de caídas
- Riesgo de contaminación
- Riesgo de desequilibrio de la temperatura corporal
- Riesgo de deterioro de la integridad tisular
- Riesgo de deterioro de la integridad cutánea
- Riesgo de deterioro de la mucosa oral
- Riesgo de disfunción neurovascular periférica
- Riesgo de hipotermia

- Riesgo de hipotermia perioperatoria
- Riesgo de infección
- Riesgo de intoxicación
- Riesgo de lesión
- Riesgo de lesión corneal
- Riesgo de lesión del tracto urinario
- Riesgo de lesión postural perioperatoria
- Riesgo de lesión térmica
- Riesgo de reacción adversa a medios de contraste yodados
- Riesgo de respuesta alérgica
- Riesgo de respuesta alérgica al látex
- Riesgo de retraso en la recuperación quirúrgica
- Riesgo de sangrado
- Riesgo de sequedad ocular
- Riesgo de *shock*
- Riesgo de síndrome de muerte súbita del lactante
- Riesgo de suicidio
- Riesgo de traumatismo
- Riesgo de traumatismo vascular
- Riesgo de úlcera por presión
- Riesgo de violencia autodirigida
- Riesgo de violencia dirigida a otros
- Termorregulación ineficaz

Dominio: confort

- Aislamiento social
- Disconfort
- Disposición para mejorar el confort
- Dolor agudo
- Dolor crónico
- Dolor de parto
- Náuseas
- Riesgo de soledad
- Síndrome de dolor crónico

Dominio: crecimiento/desarrollo

- Riesgo de crecimiento desproporcionado
- Riesgo de retraso en el desarrollo

Diagnósticos enfermeros: Definiciones y Clasificación 2015-2017 © 2009, 2007, 2005, 2003, 2001, 1998, 1996, 1994 NANDA International. Utilizado por convenio con Wiley-Blackwell Publishing, una compañía de John Wiley & Sons, Inc. Para usar con seguridad y eficacia los diagnósticos NANDA-I de enfermería, es esencial que el personal de enfermería se remita a las definiciones y las características diagnósticas enumeradas en este trabajo.

Genotipificación para el control del dolor

Los médicos que tratan el dolor han visto que la respuesta a los opiáceos varía mucho entre los pacientes, y las dosis requeridas también varían ampliamente en el contexto clínico. Los pacientes pueden reaccionar de forma diferente a la misma dosis de analgésicos (algunos con buena respuesta, otros con mínimo alivio del dolor). La respuesta del paciente a los opiáceos puede explicarse por muchos factores, como la edad, el tipo de alteración, las enfermedades asociadas, la función de los órganos y otros medicamentos que esté tomando. Cada vez se reconocen más diferencias genéticas en el metabolismo de los fármacos en el hígado como factores clave para las diferencias individuales y étnicas de las respuestas clínicas. Los investigadores están comenzando a explicar las diferencias de respuesta entre los pacientes debido a las variaciones genéticas de sus sistemas enzimáticos hepáticos del citocromo P450. Los pacientes con una deficiencia en una de las enzimas, la CYP2D6, pueden no ser capaces de convertir el opiáceo administrado y, por lo tanto, éste podría tener poco o ningún efecto analgésico. La atención puede mejorar mediante la genotipificación. Al conocer que un paciente puede responder de forma favorable a un opiáceo determinado, un médico puede guiar las decisiones terapéuticas hacia las decisiones farmacológicas apropiadas. La medicina del siglo XXI ha comenzado a reconocer que la genética puede tener la clave para explicar la variedad de respuestas y predecir de manera más eficaz y menos peligrosa las decisiones terapéuticas.

(Trescot, 2014)

Diagrama del modelo de la neuromatriz

Marco conceptual para comprender el dolor en el humano

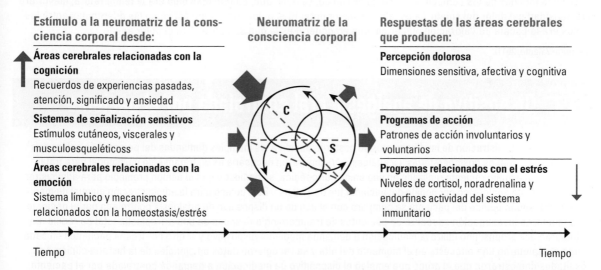

Factores que contribuyen con los patrones de actividad generada por la neuromatriz corporal, la cual está compuesta por neuro-módulos sensitivos, afectivos y cognitivos. Los patrones aferentes de la neuromatriz producen múltiples dimensiones de experiencia dolorosa, así como respuestas homeostáticas y conductuales (tomado de Melzack, R. [2001]. *Pain and the neuromatrix in the brain*. Journal of Dental Education, 65, *1378–1382*).

Tomado de: http://humanantigravitysuit.blogspot.com/2012/03/dermoneuromodulation-neuromatrix-model.html

Herramientas de evaluación dirigidas

Datos Orientados de Evaluación del Dolor: **PQRST**

Factores precipitantes o paliativos (P, de *precipitating or palliative*): ¿qué precipita el dolor?, ¿hay algo que alivie el dolor?, ¿cuál es el patrón doloroso?

Calidad o cantidad (de Q, de *quality or quantity*): ¿cuáles son las cualidades del dolor?, ¿cómo describiría el dolor?

Región o irradiación (R, de *region or radiation*): ¿cuál es la región (localización) del dolor?, ¿puede señalar con el dedo dónde está el dolor?, ¿el dolor se irradia a otras áreas del cuerpo?

Intensidad (S, de *severity scale*): ¿cuál es la gravedad o intensidad del dolor?

Momento (T, de *timing*): ¿cuál es el momento en el que aparece el dolor?, ¿cuándo y cómo comienza, y cómo se relaciona con otros eventos en la vida del paciente?

(Ignatavicius, 2013).

Validación de cuatro escalas de graduación de la intensidad del dolor

La Escala análoga visual (VAS, de *Visual Analogue Scale*), la Escala de valoración numérica (NRS, de *Numerical Rating Scale*), la Escala de valoración verbal (VRS, de *Verbal Rating Scale*) y la Escala revisada del dolor con caras (FPS-R, de *Faces Pain Scale-Revised*) están entre las formas de medición de intensidad del dolor más utilizadas por médicos e investigadores. La confiabilidad y la validez de cada una de estas mediciones están apoyadas por la investigación. En un estudio reciente que empleó un método que indujo el dolor mediante inmersión en agua fría, que se cree imita muchos de los componentes del dolor clínico, se halló que, cuanto más baja era la temperatura, mayor era la intensidad del dolor del sujeto. La escala que mejor detectó el doloro del sujeto así como las diferencias entre los sexos era la Escala de valoración numérica, que en general es la que se utiliza para el dolor agudo.

(Ferreira-Valente, 2011)

Dispositivo de analgesia oral controlada por el paciente

A menudo, la administración de medicamentos se posterga debido a las múltiples demandas del personal de enfermería dentro de las unidades postoperatorias. La analgesia oral por razón necesaria es un tratamiento multimodal para tratar el dolor. En un estudio reciente realizado en una unidad ortopédica, se demostró que el tiempo promedio para administrar un medicamento analgésico por pedido del paciente fue de 10.9 min. Este tiempo para la administración manual de medicación oral según pedido del paciente se comparó con el uso de un dispositivo de analgesia controlada por el paciente a demanda. La investigación se realizó en pacientes de traumatología después de una artroplastia total de rodilla. Se estudiaron dos grupos: uno utilizó la medicación a demanda mediante dispositivo y el otro no. Treinta pacientes en cada grupo completaron una encuesta en el momento del alta y se recogieron datos adicionales de la historia clínica. Los resultados demostraron que el grupo que empleó el dispositivo de medicación a demanda controlada por el paciente tuvo puntuaciones significativamente mejores que el grupo de atención habitual. El grupo del dispositivo de medicación a demanda informó una interferencia global significativamente menor del dolor con la actividad general, el humor, la fisioterapia, el sueño y el apetito. Los investigadores hallaron que el uso de dispositivos a demanda mejoró la puntuación del dolor de los pacientes y la satisfacción medida con encuestas institucionales.

(Lambert, 2014; Pizzi, 2013)

Paracetamol intravenoso

Los datos clínicos demuestran que el paracetamol intravenoso (i.v.) puede producir analgesia de calidad, reducción en el consumo de opiáceos y mayor satisfacción del paciente respecto del alivio del dolor. El paracetamol i.v. fue introducido en Estados Unidos en 2010. Aunque se trata de una vía nueva para este producto, se está utilizando como monoterapia o como parte de formas multimodales para el control del dolor en muchos entornos diferentes. Hay varios beneficios de la vía parenteral para este fármaco común. Un beneficio importante es que los niveles pico se pueden alcanzar a concentraciones más bajas por vía i.v. Estos niveles son menos hepatotóxicos que sus equivalentes orales. Otro beneficio importante es que el paracetamol i.v. está aprobado para tratar tanto el dolor como la fiebre en niños mayores de 2 años. Esto es importante, ya que no hay otro producto aprobado para su administración i.v. tanto para el dolor como para la fiebre en los pacientes pediátricos. Por último, se ha demostrado que el paracetamol i.v. reduce la cantidad de analgésico opiáceo requerido para el control del dolor de las cirugías abdominales, pélvicas y traumatológicas, lo que extiende el tiempo entre las dosis de opiáceos y sus reacciones adversas. Estos beneficios pueden reducir muchos efectos negativos potenciales de los opiáceos.

(Turkoski, 2015)

Esquema de la OMS

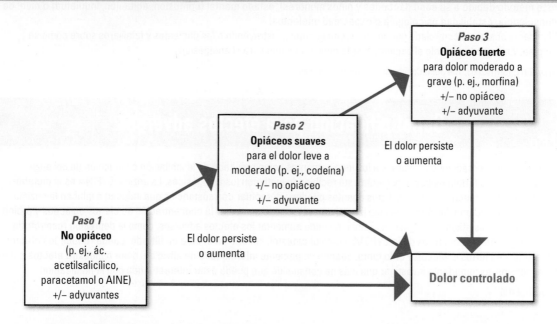

Paso 3
Opiáceo fuerte
para dolor moderado a
grave (p. ej., morfina)
+/– no opiáceo
+/– adyuvante

Paso 2
Opiáceos suaves
para el dolor leve a
moderado (p. ej., codeína)
+/– no opiáceo
+/– adyuvante

El dolor persiste
o aumenta

Paso 1
No opiáceo
(p. ej., ác.
acetilsalicílico,
paracetamol o AINE)
+/– adyuvantes

El dolor persiste
o aumenta

Dolor controlado

Tomado de: http://www.paineurope.com/tools/who-analgesic-ladder

Consejos para la analgesia controlada por el paciente

Consejos para utilizar analgesia controlada por el paciente con seguridad del Institute for Safe Medication Practices (ISMP) y la Joint Commission:

a. Utilizar conjuntos de indicaciones estándares y sistematizar las concentraciones de los medicamentos. Las jeringas precargadas con concentraciones estándares de morfina u otros opiáceos pueden evitar las confusiones.

b. El personal de enfermería debe ser competente para el empleo de analgesia controlada por el paciente y saber cómo ingresar las prescripciones correctamente, solicitar el control de un miembro del personal de enfermería independiente para confirmar la dosis y mantenerse capacitado.

c. Confirmar los ajustes del aparato de analgesia controlada por el paciente al menos una vez cada 4 h.

d. Valorar las constantes vitales y evaluar la sedación cada 1 o 2 h las primeras 24 h tras iniciar el tratamiento con opiáceos y después cada 4 h o con más frecuencia, si se requiere, hasta suspender la analgesia. Incluso en dosis terapéuticas, los opiáceos suprimen la respiración, la frecuencia cardíaca y la presión arterial. Puede ser adecuada la monitorización con oximetría de pulso o capnografía. La evaluación debe incluir frecuencia respiratoria y calidad de la respiración, especialmente durante las primeras 24 h de tratamiento y por la noche, cuando puede producirse una hipoxia nocturna.

e. Utilizar una escala de sedación para evaluar de manera sistemática los niveles. La estimulación oral o táctil debe emplearse al mínimo. Se debe tener en mente que un paciente hipersedado puede responder a una estimulación más vigorosa.

f. Verificar que el paciente es un buen candidato para la analgesia controlada. Algunos pueden no ser apropiados para este método debido a su edad (lactantes y niños menores), estado mental (confusión, agitación, inquietud) o nivel de consciencia, estabilidad psicológica o capacidad intelectual.

g. Eliminar la analgesia controlada por poder (acompañantes), instruyendo a los pacientes y familiares sobre cómo se emplea, y remarcar que sólo el paciente puede oprimir el botón para el analgésico.

(D'Arcy, 2011; ISMP, 2003; The Joint Commission, 2005; D'Arcy, 2008).

Genotipificación para efectos adversos

Pueden producirse reacciones adversas a los medicamentos como resultado de la inhibición o inducción de las enzimas P450 por otros fármacos que el paciente está recibiendo junto con los analgésicos. La enzima CYP34A es el metabolizador principal de muchos opiáceos. Estos agentes pueden interactuar con sustancias que inducen o inhiben la enzima CYP34A. El bergamoteno, hallado en el jugo (zumo) de uvas, puede aumentar la concentración de ciertos opiáceos y prolongar o intensificar los efectos analgésicos. También puede aumentar los efectos adversos, como la depresión respiratoria. La administración de inductores de la CYP34A, como el cafestol, hallado en el café no filtrado, puede reducir los efectos analgésicos de ciertos opiáceos. Por lo tanto, cuando un paciente informa falta de alivio del dolor o muestra efectos colaterales excesivos, es importante investigar qué más ha consumido que pueda estar interactuando con la medicación.

(Sitkowski, 2010)

Paracetamol oculto en los medicamentos de venta libre

Algunos medicamentos de venta libre que contienen paracetamol, según su marca registrada:

Alka-Seltzer Plus Cold & Sinus® (contiene paracetamol y fenilefrina)
Anacin® (contiene paracetamol, ácido acetilsalicílico y cafeína)
Contact Sinus® (contiene paracetamol y clorfeniramina)
Coricidin® (contiene paracetamol y clorfeniramina)
Duraflu® (contiene paracetamol, dextrometorfano, guaifenesina, seudoefedrina)
Excedrin® (contiene paracetamol, ácido acetilsalicílico, cafeína)
Excedrin PM® (contiene paracetamol, difenhidramina)
Midol PMS® (contiene paracetamol, pamabrom, pirilamina)
NyQuil Cold/Flu Relief® (contiene paracetamol, dextrometorfano, doxilamina)
Pamprin® (contiene paracetamol, pamabrom, pirilamina)
Robitussin Cold Cough and Flu® (contiene paracetamol, dextrometorfano, guaifenesina, seudoefedrina)
Sine-Aid® (contiene paracetamol, seudoefedrina)
Sinutab® (contiene paracetamol, seudoefedrina)
Sudafed PE Cold and Cough® (contiene paracetamol, dextrometorfano, guaifenesina, fenilefrina)
Theraflu Sore Throat® (contiene paracetamol, clorfeniramina, seudoefedrina)
Vicks 44 Cold, Flu and Cough® (contiene paracetamol, clorfeniramina, dextrometorfano, seudoefedrina)
...entre muchos otros.

Tomado de: http://www.fda.gov/ForConsumers/ConsumerUpdates/ucm336581.htm

Musicoterapia

Se han realizado numerosos estudios para evaluar el efecto analgésico de la música en la reducción del dolor. Dos de ellos, realizados en pacientes postoperatorios, confirmaron de forma positiva este efecto. El primero se realizó en niños. Sesenta niños de 9 a 14 años sometidos a cirugía mayor fueron asignados a tres grupos. Uno escuchó música de su propia elección durante 30 min; otro escuchó un audiolibro de su elección durante 30 min; el último grupo escuchó 30 min de silencio a través de auriculares que suprimían los ruidos externos. Se realizaron dos sesiones de audioterapia 48 h después de la cirugía. El resultado primario que se buscaba era el alivio del dolor. El dolor de los niños se evaluó con la Escala revisada del dolor con caras (*Faces Pain Scale-Revised*) antes y 30 min después de cada sesión de música. Los investigadores hallaron que los niños que escuchaban música o una historia experimentaron una reducción importante del dolor postoperatorio en comparación con los del grupo control. El segundo estudio investigó los efectos de escuchar música de elección personal sobre la intensidad del dolor informada por el propio paciente y sobre parámetros fisiológicos en pacientes sometidos a cirugía cardíaca a cielo abierto. El estudio se realizó en pacientes de 18 a 78 años. Se recolectaron los datos fisiológicos y se aplicó la escala de intensidad del dolor. En el grupo tratado con música se halló un aumento en la saturación de oxígeno y una reducción en el nivel del dolor con respecto al grupo control. Los resultados de estas investigaciones proporcionan evidencia de que, a lo largo de todos los rangos etarios, la música puede ser una forma simple, segura y eficaz para reducir las respuestas fisiológicas potencialmente nocivas debidas al dolor postoperatorio.

(Ozer, 2013; Suresh, 2015)

afasia: pérdida o deterioro de la capacidad para comunicarse a través del discurso oral, el lenguaje escrito o signos debido a una enfermedad o un traumatismo cerebral.

anemia: reducción en el número y el volumen de eritrocitos (glóbulos rojos), la cantidad de hemoglobina o el volumen de eritrocitos sedimentados.

aneurisma: dilatación anómala de una arteria o una vena causada por una debilidad en la pared.

angiografía: visualización radiográfica de los vasos sanguíneos después de la inyección de un material de contraste radiopaco.

anorexia: pérdida del apetito.

apraxia: incapacidad parcial o total para realizar movimientos intencionales en ausencia de deterioro motor o sensitivo.

ascitis: líquido en la cavidad peritoneal.

ataxia: deterioro de la capacidad para coordinar movimientos musculares voluntarios.

aura: sensación previa a un ataque paroxístico, como una convulsión o una migraña.

auscultación: técnica de evaluación física en la que el examinador escucha (por lo general, con un estetoscopio) los sonidos o ruidos provenientes del corazón, los pulmones, el abdomen u otros órganos.

cólico renal: dolor lumbar que se irradia hacia la ingle.

crepitación: sonido crujiente o rechinante escuchado debajo de la piel, alrededor de los pulmones o en las articulaciones.

disfagia: dificultad para deglutir.

disfasia: deterioro del habla que implica no poder utilizar las palabras en un orden adecuado, por lo general como resultado de una lesión en el área del habla en la corteza cerebral.

dismenorrea: menstruación dolorosa.

disnea: respiración dificultosa.

dispepsia: malestar gástrico, como plenitud, ardor retroesternal, meteorismo y náuseas, que ocurre después de comer.

distal: más lejos.

distensión venosa yugular: dilatación de las venas del cuello que puede indicar un aumento en la presión venosa central.

embolia: obstrucción repentina de un vaso sanguíneo por una sustancia extraña, un coágulo sanguíneo o una placa que viaja a través del torrente circulatorio.

enfermedad: estado patológico que ocurre cuando el cuerpo no puede mantener la homeostasis.

equimosis: magullón, moretón.

exacerbación: aumento en la gravedad de una enfermedad.

fasciculación: contracción involuntaria de un músculo.

gasto cardíaco: volumen de sangre eyectado por el corazón por minuto.

hematuria: sangre en la orina.

hemoglobina: pigmento con hierro de los eritrocitos que transporta el oxígeno desde los pulmones hasta los tejidos.

hemoptisis: expectoración de sangre.

hemorragia: salida de sangre a través de un vaso sanguíneo roto.

hipertensión: presión arterial inusualmente elevada.

hipotensión: presión arterial inusualmente baja.

hipoxia: reducción del oxígeno en los tejidos a menos de los niveles normales.

hirsutismo: crecimiento excesivo o distribución anómala de cabello.

hormona: sustancia química producida en el cuerpo que tiene efectos reguladores sobre la actividad de células u órganos específicos.

idiopático: enfermedad sin causa conocida.

inspección: observación crítica del paciente durante la cual el examinador puede usar la vista, el oído o el olfato para hacer observaciones informadas.

insulina: hormona secretada en la sangre por los islotes de Langerhans del páncreas; promueve el depósito de glucosa, entre otras funciones.

isquemia: reducción en la irrigación sanguínea de un órgano o tejido.

letargia: retraso de las respuestas, entorpecimiento del habla y disminución de los procesos mentales y motores en una persona orientada en tiempo y espacio.

linfadenopatía: agrandamiento de los ganglios linfáticos.

liquenificación: engrosamiento y endurecimiento de la epidermis.

melena: heces negras y alquitranadas.

necrosis: muerte de un tejido.

nicturia: aumento de la micción durante la noche.

oliguria: producción de orina por debajo de los 30 mL/h.

ortopnea: dificultad respiratoria que se alivia al sentarse recto.

palpación: técnica de exploración física mediante la cual el examinador utiliza el sentido del tacto para sentir pulsaciones y vibraciones o para localizar estructuras corporales y evaluar su textura, tamaño, consistencia, movilidad y firmeza.

patógeno: agente o microorganismo capaz de producir una enfermedad.

percusión: técnica de exploración física mediante la cual el examinador golpea la piel con sus dedos para valorar el tamaño, los límites y la consistencia de órganos internos y detectar y evaluar líquidos en una cavidad corporal.

peristaltismo: contracciones y ondas intestinales que propulsan la comida a través del estómago y el intestino.

petequias: áreas de hemorragia múltiples y pequeñas sobre la piel.

plaqueta: estructura sanguínea en forma de disco que desempeña un papel crucial en la coagulación.

plasma: líquido de la sangre que transporta anticuerpos y nutrientes a los tejidos y retira los desechos.

polidipsia: sed excesiva.

polifagia: consumo anómalo de grandes cantidades de comida.

poliuria: producción excesiva de orina.

posición de decorticación: asociada con una lesión en los lóbulos frontales, los pedúnculos cerebrales o la cápsula interna; el paciente yace con los brazos aducidos y flexionados, las muñecas y los dedos de las manos flexionados sobre el pecho, las piernas rígidas extendidas y rotadas hacia adentro, y las plantas de los pies flexionadas.

posición de descerebración: asociada con una lesión alta en el tronco encefálico o una lesión bilateral grave del cerebro; el paciente típicamente yace con las piernas extendidas, la cabeza retraída, los brazos abducidos y extendidos, las muñecas pronadas y los dedos de las manos, los tobillos y los dedos de los pies flexionados.

posición de Fowler: el paciente se coloca con la cabeza elevada y las rodillas ligeramente flexionadas.

posición de litotomía: el paciente yace sobre su espalda con las caderas y las rodillas flexionadas y los muslos abducidos y rotados hacia afuera.

posición de Trendelenburg: el paciente yace con la cabeza a un nivel más bajo que el resto del cuerpo.

posición de Trendelenburg invertida: el paciente yace con la cabeza más alta que las piernas o el cuerpo.

posición supina: el paciente yace plano sobre su espalda.

prurito: picazón intensa.

ptosis: caída de los párpados.

soplo (*bruit*): ruido anómalo sobre los vasos sanguíneos en la auscultación que indica un flujo turbulento.

soplo (*murmur*): ruido anómalo a la auscultación del corazón, causado por el flujo anómalo de una válvula.

subluxación: dislocación parcial de una articulación.

tofo: acumulación de cristales de urato rodeada de inflamación tisular; ocurre en la gota.

trastorno autoinmunitario: trastorno en el que el cuerpo lanza una respuesta inmunitaria contra sí mismo.

trombosis: desarrollo de un trombo (o un coágulo).

vasopresor: agente que estimula la contracción de los tejidos musculares de los capilares o las arterias.

virus: parásito microscópico infeccioso que contiene material genético y requiere una célula hospedera para replicarse.

Índice alfabético de materias

Nota: los folios seguidos por "f" indican figuras; los que vienen seguidos por "c" indican cuadros.

RRS1705